多发性骨髓瘤造血干细胞移植

主　审：黄晓军　吴德沛

主　编：李　娟　路　瑾　陈文明　傅琤琤

副主编：刘俊茹

编　者：（按姓氏笔画排列）

马静玲	中山大学附属第一医院	谷景立	中山大学附属第一医院
王荷花	中山大学附属第一医院	邹外一	中山大学附属第一医院
王峰蓉	北京大学人民医院	陈文明	首都医科大学附属北京朝阳医院
史青林	江苏省人民医院	陈丽娟	江苏省人民医院
邝丽芬	中山大学附属第一医院	陈美兰	中山大学附属第一医院
刘扬	北京大学人民医院	陈海佳	广东省赛莱拉干细胞研究院
刘洋	徐州医科大学附属医院	周振海	中山大学附属第一医院
刘俊茹	中山大学附属第一医院	郑冬	中山大学附属第一医院
许多荣	中山大学附属第一医院	侯秋秀	中山大学附属第一医院
孙春艳	华中科技大学同济医学院附属协和医院	黄红铭	南通大学附属医院
		黄蓓晖	中山大学附属第一医院
李娟	中山大学附属第一医院	韩玉霞	中山大学附属第一医院
李春蕊	华中科技大学同济医学院附属同济医院	傅琤琤	苏州大学附属第一医院
		童秀珍	中山大学附属第一医院
李振宇	徐州医科大学附属医院	路瑾	北京大学人民医院
李晓哲	中山大学附属第一医院	阚伊湄	华中科技大学同济医学院附属同济医院
李福嫦	中山大学附属第一医院		
杨光忠	首都医科大学附属北京朝阳医院	颜灵芝	苏州大学附属第一医院

人民卫生出版社

·北京·

图书在版编目（CIP）数据

多发性骨髓瘤造血干细胞移植 / 李娟等主编. —北京：人民卫生出版社，2024.8

ISBN 978-7-117-36215-3

Ⅰ. ①多… Ⅱ. ①李… Ⅲ. ①多发性骨髓瘤－诊疗②造血干细胞－干细胞移植 Ⅳ. ①R733.3②R550.5

中国国家版本馆 CIP 数据核字（2024）第 073706 号

人卫智网	www.ipmph.com	医学教育、学术、考试、健康，购书智慧智能综合服务平台
人卫官网	www.pmph.com	人卫官方资讯发布平台

多发性骨髓瘤造血干细胞移植

Duofaxing Gusuiliu Zaoxue Ganxibao Yizhi

主　　编：李　娟　路　瑾　陈文明　傅玎玎
出版发行：人民卫生出版社（中继线 010-59780011）
地　　址：北京市朝阳区潘家园南里 19 号
邮　　编：100021
E - mail：pmph @ pmph.com
购书热线：010-59787592　010-59787584　010-65264830
印　　刷：三河市潮河印业有限公司
经　　销：新华书店
开　　本：787×1092　1/16　　印张：28
字　　数：681 千字
版　　次：2024 年 8 月第 1 版
印　　次：2024 年 9 月第 1 次印刷
标准书号：ISBN 978-7-117-36215-3
定　　价：129.00 元

打击盗版举报电话：010-59787491　E-mail：WQ @ pmph.com
质量问题联系电话：010-59787234　E-mail：zhiliang @ pmph.com
数字融合服务电话：4001118166　E-mail：zengzhi @ pmph.com

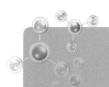

· 主 审 ·

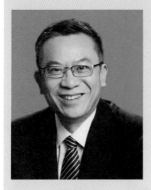

黄晓军

博士生导师、主任医师、北京大学博雅讲席教授
中国工程院院士
北京大学血液病研究所所长,国家血液系统疾病临床医学研究中心主任
中国医学科学院学术咨询委员会学部委员
法国国家医学科学院外籍院士
国家自然科学基金委员会创新群体、教育部、科技部创新团队负责人
世界华人医师协会第四届理事会副会长
第四、第五届中国医师协会血液科医师分会会长
中国病理生理学会实验血液学分会主任委员
第九届中华医学会血液学分会主任委员
Journal of Translational Internal Medicine 执行主编,*Brit J Hematol*,*J Hematol & Oncol*,*Ann Hematol*,*Chin Med J* 等核心期刊副主编,第九届《中华血液学杂志》总主编

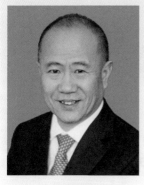

吴德沛

教授,主任医师,博士生导师
苏州大学附属第一医院血液科主任
国家血液系统疾病临床医学研究中心常务副主任
江苏省血液研究所副所长
苏州大学造血干细胞移植研究所所长
第十三届全国政协委员
中华医学会血液学分会主任委员
中国医师协会血液科医师分会副会长
中国造血干细胞捐献者资料库专家委员会副主任委员
《中华血液学杂志》总编辑

主 编

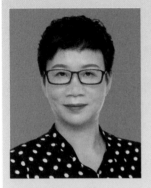

李 娟

中山大学二级教授,一级主任医师,博士生导师,中山大学名医
中山大学血液病研究所所长,中山大学附属第一医院血液科主任
广东省医师协会血液科医师分会主任委员
广东省医学会血液病学分会前任主任委员
广东省健康管理学会血液病学专业委员会主任委员
中华医学会血液学分会常务委员、浆细胞疾病学组组长
中国医师协会血液科医师分会副会长、多发性骨髓瘤专业委员会副
主任委员
中国女医师协会血液专业委员会、海峡两岸医药卫生交流协会血液
病学专业委员会、中国医疗保健国际交流促进会血液学分会、中国医药教
育协会血液学专业委员会副主任委员
中国老年医学学会血液学分会常委
国际骨髓瘤协会和亚洲骨髓瘤网成员
主持过或正主持国家自然科学基金等 20 多项,以第一作者或通讯作
者发表论文 200 多篇,SCI 收录 90 多篇,以第一负责人获广东省科技进
步奖一等奖和三等奖,华夏医学奖二等奖,主编专著 8 部。

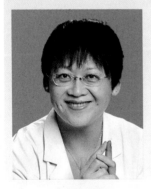

路 瑾

教授,博士生导师,北京大学血液病研究所主任医师,北京大学人民
医院骨髓瘤-淋巴瘤病区主任。主要进行多发性骨髓瘤、原发系统性淀
粉样变性、淋巴瘤、细胞免疫治疗等的临床以及实验室的研究。
中国医师协会多发性骨髓瘤专业委员会副主任委员
中国老年医学会血液病学分会副会长
中国老年医学会多发性骨髓瘤学术委员会主任委员
北京医师协会血液医师分会会长
中华医学会血液学分会浆细胞学组副组长
中国医师协会血液科医师分会组织细胞疾病专业委员会副主任委员
中国淋巴瘤联盟常务委员
中国研究型医院学会淋巴瘤学组副组长
中国医师协会血液科医师分会秘书、委员
中国及国际原发系统性淀粉样变性协作组成员
国际骨髓瘤工作组、亚太骨髓瘤工作组委员
国际肾脏与单克隆免疫球蛋白病研究组委员

· 主 编 ·

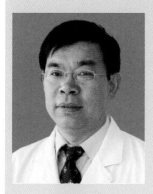

陈文明

主任医师，教授，博士生导师，首都医科大学附属北京朝阳医院血液科主任、北京市多发性骨髓瘤医疗研究中心主任、首都医科大学血液病学系主任。

《医学参考报》检验医学频道编辑部主任

国际骨髓瘤工作组（IMWG）委员，亚洲骨髓瘤工作组（AMN）常委

中国医药教育协会常务理事、血液学专业委员会主任委员

中国自体造血干细胞移植工作组副主任委员

中华医学会血液学分会浆细胞疾病学组副组长

中国医师协会血液科医师分会骨髓瘤专委会副主任委员

中国免疫学会血液免疫分会常务委员

中国抗癌协会血液肿瘤分会常委

中国临床肿瘤学会白细胞专委会常委

北京大众健康科普促进会副会长

先后获国家科技重大专项 2 项，国家自然科学基金、国家科技支撑计划、北京市自然科学基金等 10 余项资助，发表学术论文 300 余篇。

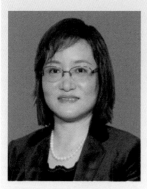

傅玲玲

主任医师，副教授，博士生导师，苏州大学附属第一医院血液科副主任

中华医学会血液学分会浆细胞疾病学组副组长

中国医师协会血液科医师分会多发性骨髓瘤专业委员会委员

中国抗癌协会血液肿瘤分会委员

中国女医师协会靶向治疗专委会委员

江苏省研究型医院协会浆细胞疾病学组副组长

中国医药教育协会血液学专业委员会常务委员

亚太骨髓瘤网成员

国际骨髓瘤协会成员

作为项目负责人先后获江苏省卫生厅"科教兴卫"重点人才基金、国家自然科学基金、江苏省自然科学基金资助。获得教育部、国家科学技术进步奖二等奖，江苏省新技术引进奖等。

序

多发性骨髓瘤是起源于浆细胞的恶性肿瘤，在欧美国家的发病率居血液系统恶性肿瘤第二位，随着人口老龄化以及诊断水平的不断提高，我国发病率也逐年升高。目前多发性骨髓瘤已严重危害了全球中老年人的健康，如何提高患者的疗效和延长生存是每一位诊治骨髓瘤的医务工作者不断奋斗的目标。

造血干细胞移植自 20 世纪 80 年代起应用于多发性骨髓瘤领域，显著改善了患者生存。近 20 年来，该领域研究发展迅猛，各种新药、新方案给多发性骨髓瘤患者带来了更多治疗选择，进一步提升了患者预后，造血干细胞移植特别是自体造血干细胞移植在多发性骨髓瘤治疗中的地位屡受挑战。另外，基于中华医学会血液学分会造血干细胞应用学组的移植登记数据，国内接受自体造血干细胞移植的多发性骨髓瘤患者比例明显低于欧美国家。

基于目前我国在多发性骨髓瘤移植领域存在的问题，从"规范性""科学性"和"实用性"出发，李娟、路瑾、陈文明、傅琤琤带领相关领域专家，编写了《多发性骨髓瘤造血干细胞移植》一书。本书对移植在骨髓瘤治疗领域中的应用历史、现状和未来分别进行回顾、阐述和展望，并着重说明移植各个技术环节的具体流程和关键点，从而给全国从事移植治疗骨髓瘤的医务工作者提供翔实有力的临床指导。

本书的主编均为在多发性骨髓瘤治疗领域有着很深造诣的专家，参与编写的作者也分别来自全国各大医院，撰写时参考了国内外最新权威文献和进展，并紧密结合了各自单位多年的临床经验。因此，本书具有较高学术价值和很强的临床指导意义。

黄晓军　吴德沛
2023 年 5 月

·前　言·

　　自体造血干细胞移植（autologous hematopoietic stem cell transplantation，ASCT）自 20 世纪 80 年代初开始应用于多发性骨髓瘤（multiple myeloma，MM）的治疗，一直在国际上被认为是年龄≤65 岁新诊断 MM 患者的首选或一线治疗方案。近年来，随着新药的不断涌现，MM 的疗效得到很大的提高，ASCT 在 MM 治疗中的地位曾几度被质疑，但自体移植的地位目前仍旧不可代替。与欧美国家相比，我国适合移植的骨髓瘤患者能够进行自体造血干细胞移植的比例很低，这种现象可能是导致我国 MM 患者的无进展生存期（PFS）和总生存期（OS）明显劣于欧美国家的原因之一。因此应普及骨髓瘤造血干细胞移植的相关理念，提高临床医生对 ASCT 在 MM 治疗中的重要作用和地位。

　　迄今为止，国内外尚无专门针对多发性骨髓瘤移植方面的书籍，因此编撰本书有着很高的学术价值和实用价值。本书内容包括造血干细胞移植治疗 MM 的发展史和目前的地位、移植前 MM 患者筛选和诱导治疗、干细胞动员采集及保存、预处理及干细胞回输、移植后的治疗、特殊情况下的自体造血干细胞移植、双次和挽救性自体造血干细胞移植在 MM 的应用、异基因造血干细胞移植、微小残留病变检测在造血干细胞移植中的应用、移植后复发及处理、移植相关并发症的防治、细胞免疫治疗在多发性骨髓瘤的应用、造血干细胞移植护理等。各章节还结合了国内外最新进展以及各单位临床经验，并且每个章节特设总结部分，帮助读者能尽快和更好地了解本书内容。

　　这是一本专门介绍多发性骨髓瘤移植相关知识的书籍，对推动我国造血干细胞移植治疗骨髓瘤工作有十分积极的作用。在本书编写过程中，黄晓军教授和吴德沛教授给予精心指导，并为本书作序，在此对他们表示崇高的敬意和感谢。因多发性骨髓瘤领域研究发展迅速，限于我们的学识、经验等限制，本书内容难免有不足之处，还请各位专家和读者朋友批评指正。

李　娟　路　瑾　陈文明　傅琤琤

2023 年 5 月

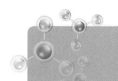

目 录

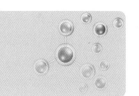

第一章
多发性骨髓瘤基本知识

第一节　多发性骨髓瘤概况

一、多发性骨髓瘤发病机制概述

多发性骨髓瘤（multiple myeloma，MM）是骨髓浆细胞克隆增殖性疾病。克隆性浆细胞在骨髓中异常增生，干扰正常造血细胞的功能，发生贫血；产生大量克隆性免疫球蛋白而正常免疫球蛋白生成减少，患者感染的风险增加；异常浆细胞分泌的免疫球蛋白的轻链往往超过重链，游离的轻链既可由尿中排除，也可对肾脏、心脏等器官造成损害；克隆性浆细胞在骨髓中呈灶状生长，异常浆细胞分泌大量的破骨细胞活化因子，导致局部骨破坏。

MM 是血液系统常见的恶性疾病，在中国缺乏确切的流行病学资料，约占血液系统恶性疾病的 10%，占所有肿瘤的 1%，其年发病率为 1/100 000～2/100 000，生存期中位数为5～7 年。MM 发病与多种因素相关，在美国，MM 的发病因种族不同差异较大，病率最高的是黑人，其次是白人，发病率最低的是亚裔。电离辐射、有毒物质长期接触、病毒感染，特别是人类疱疹病毒 8 型（HHV-8），以及遗传因素等与 MM 发病有关。

MM 的发生经历了从癌前病变——正常浆细胞向意义未明的单克隆免疫球蛋白血症（monoclonal gammopathy of unknown significance，MGUS），到癌性病变——冒烟性骨髓瘤（smoldering multiple myeloma，SMM）、活动性多发性骨髓瘤（active multiple myeloma，AMM）及浆细胞白血病（plasma cell leukemia）。

MGUS 的克隆性浆细胞甚至是生发中心 B 细胞已经存在染色体易位，包括 t（4；14）、t（6；14）、t（11；14）、t（14；16）、t（14；20）和超二倍体，在此基础上发生染色体数量的改变[包括 Gain（1q）、Del（1p）和 Del（17p）]，以及基因突变才促进疾病进展为 SMM 及 MM。如果再次发生新的异常，可出现如下改变，如 *MYC* 易位、跳跃易位、纯合抑癌基因（tumor suppressor gene，TSG）失活、1q21 扩增等。从 MGUS 到 SMM，再到 MM 及浆细胞白血病的多级转化中，涉及染色体易位、染色体拷贝数的变化、基因突变等遗传学异常。同一个 MM 患者可有多种起源的克隆并存，各自具有不同的生物学特性（克隆异质性）。MM 的克隆进化有 3 种模式：遗传学稳定型、线性进展型和优势克隆此消彼长的分枝模型。遗传学稳定型表现为复发时克隆与初诊时一致的稳定型基因组，可表现为超二倍体或者没有高危遗传学异常，属于遗传学危险分层的低危组；线性进展型表现为初诊时的克隆获得一种或多种遗传学异常，但致病克隆仅有一种优势克隆；分枝模型表现为病程中出现多种亚克隆，之间相互竞争，此消彼长。后两种属于遗传学危险分层的高危组。

浆细胞是 B 淋巴细胞终末分化的细胞，在抗原暴露前称为初始（naïve）B 细胞，在暴露于抗原后获得了产生特异性免疫球蛋白的能力。naïve B 细胞停滞在细胞周期的 G_0/G_1 期，成为骨髓中的长寿浆细胞或淋巴结中的记忆 B 细胞。骨髓瘤细胞的发生就是休眠的浆细胞或记忆 B 细胞获得了优势生长，这个过程是通过调节 G_1/S 转换期的关键因子，即细胞周期蛋白 D 家族实现的。

正常体细胞染色体为 46 条，23 对，为二倍体细胞。如果染色体为 46 条但不是 23 对称为假二倍体，比二倍体染色体数目增加或减少为非整倍体。非整倍体包括：染色体比 46 条多的（47～57 条）称超二倍体（hyperdiploid），常为奇数染色体 3、5、7、9、11、15、19 和 21 的三体，提示预后相对好；比 46 条少的（35～45 条）称亚二倍体（hypodiploid），常为 -8、-13、-14、-17、-22 等，提示预后差；染色体 58～103 条为三/四倍体，预后不明。

在 MM 的发生过程中，50%～60% 的浆细胞首先发生了 *IgH* 易位，并直接或间接地引起 *CCND* 基因调控紊乱；40%～50% 的患者发生染色体数目变化，随后出现的二次"遗传学打击"包括 *RAS* 突变、*MYC* 基因的过表达、13q 染色体丢失及 DNA 甲基化等，促使 MGUS 向 MM 转化、骨髓瘤细胞由 G_1 期向 S 期加速，随后 NF-κB 激活、*MYC* 基因易位、1q21 扩增、17p 缺失等事件，致骨髓瘤细胞进一步发展。

二、多发性骨髓瘤的检查及进展

对于临床怀疑为 MM 的患者，常常需要进行以下检查。

（一）血常规

血常规检查内容包括：血常规 + 网织红细胞计数、白细胞分类。MM 患者的血常规常表现为正细胞、正色素贫血，部分 MM 患者可能合并有缺铁性贫血。血小板正常或轻度升高，如果在疾病过程中（化疗期间除外）出现血小板升高或降低，提示疾病进展或者骨髓造血衰竭，应该引起重视。白细胞计数及分类正常，如果外周血出现异常浆细胞提示预后不良。如果有贫血，查血常规时应该查网织红细胞计数，有助于判断是否合并溶血性贫血。

（二）尿常规

尿常规检查内容包括：尿常规分析及尿沉渣镜检分析。查尿常规的尿液应该是新鲜尿（即 2 小时内的尿），而不是早晨第一次尿液。骨髓瘤患者尿中可能有大量蛋白，如果患者尿中泡沫增多，但是尿常规中蛋白及糖均阴性，应该考虑有尿轻链蛋白存在。这是由于尿常规干化学检查的是白蛋白及球蛋白，如果为轻链型蛋白尿，尿常规干化学检查可能为阴性。如果尿常规干化学法发现红细胞，往往是指血红蛋白，故应该在显微镜下观察红细胞计数及形态，确定尿中红细胞来源。如果尿糖阳性伴有氨基酸阳性，应该进一步检查是否有范科尼综合征（碱性尿、低比重尿、蛋白尿、尿糖及氨基酸阳性；尿钙、钾、磷、尿酸高），确定是否为近端小管病变。

（三）大便常规

大便常规检查内容包括：常规分析 + 镜检 + 大便潜血分析。查大便常规应该留新鲜大便而不宜放置过久，应该取大便有问题的部分送检。对于有腹泻患者，应该加做细菌检查。大便常规主要看大便性状、是否有白细胞、是否有黏液（如果有，应该确定与大便的关系）、是否有血（如果有，应该确定与大便的关系），特别需要鉴别是消化道出血还是痔疮出血等。大便检查有助于确定腹泻原因：如果是感染所致，往往有大便球菌与杆菌比例失调；如果是药物的副反应，往往是水样便；如果是多发性骨髓瘤伴肠道淀粉样变性，腹泻是长期的慢性腹泻，伴有食物消化、吸收障碍。

（四）血生化检查

血生化检查至少应该包括：白蛋白及球蛋白、血尿酸、血钙、血钾、血钠、血氯；肝功能、肾功能、乳酸脱氢酶及碱性磷酸酶、血 β_2- 微球蛋白、血 NT-proBNP 及 cTnT、24 小时尿总蛋白及白蛋白定量等。

血白蛋白及血 β_2- 微球蛋白有助于疾病临床分期；血乳酸脱氢酶也有助于预后判断。如果血白蛋白低于正常值，应该做血钙校正，公式如下：校正血清钙（mmol/L）= 血清总钙（mmol/L）－ 0.025 × 血清白蛋白浓度（g/L）＋ 1.0（mmol/L）。血肌酐（SCr）有助于判断肾功能，对于老年患者，应该计算肌酐清除率，公式为：肌酐清除率（CCr）=（140－年龄）× 体重（kg）/［0.818 × SCr（μmol/L）］，女性均按照计算结果 × 0.8。多发性骨髓瘤患者往往血碱性磷酸酶降低，出现血碱性磷酸酶升高提示有肝脏淀粉样变性、合并其他肿瘤或已接受过 MM 相关治疗的可能。血 NT-ProBNP 及 cTnT 有助于判断心脏淀粉样变性的分期。24 小时尿总蛋白及白蛋白定量有助于判断肾脏受累严重程度及部位，如果为混合性蛋白尿（尿中既有白蛋白也有球蛋白）提示为肾小球受累；如果仅为白蛋白尿提示为淀粉样变性；如果尿中仅为轻链，提示肾小管受累或肾脏没有明显受累。

需要注意的是，部分多发性骨髓瘤患者可能有血高黏状态（特别常见于 IgG3 及 IgA1 亚型及 IgM 型），导致球蛋白检测不准确。如果球蛋白检测与临床不符，应该查找原因：部分骨髓瘤细胞分泌的免疫球蛋白是冷球蛋白（在北方冬天可能会发现），临床应该细心识别；有单位应用胱氨酸蛋白酶抑制剂 C 监测肾功能，由于受胱氨酸蛋白酶抑制剂 C 影响因素多，临床已很少应用。

（五）免疫学检查

免疫学检查应该包括：血清蛋白电泳及 M 蛋白定量、血免疫球蛋白定量、血免疫固定电泳、血清游离轻链定量、血清免疫球蛋白重 / 轻链比值、24 小时尿免疫球蛋白轻链定量、尿蛋白电泳、尿免疫固定电泳。

血清蛋白电泳可以确定血中是否存在单克隆免疫球蛋白（M 蛋白）。如果有，可以计算 M 蛋白浓度。血清蛋白电泳检测结果不仅要提供各组分比例，还应该提供电泳图，有助于判断球蛋白升高是否为单克隆升高，只有出现单克隆免疫球蛋白升高，才需要进一步做骨髓瘤相关检查（图 1-1-1）。

M 蛋白定量是多发性骨髓瘤诊断与疗效判断的重要依据，是根据蛋白电泳中 M 蛋白占比乘以总蛋白得出的。在球蛋白（免疫球蛋白）浓度特别高或者特别低时计算的 M 蛋白定量可能不精。如果球蛋白（免疫球蛋白）浓度特别高，应该行多次稀释后行蛋白电泳；如果患者血 M 蛋白浓度特别低或者化疗后达到非常好的部分缓解（VGPR），M 蛋白计算往往不准确。由于球蛋白中主要是免疫球蛋白，而骨髓瘤患者免疫球蛋白中主要是 M 蛋白，故应该是球蛋白定量＞免疫球蛋白定量＞M 蛋白定量，并且 3 者间差异不能太大，否则结果不准确。IgA 型免疫球蛋白容易形成二聚体，甚至是三聚体，容易发生 M 蛋白计算误差。如果出现这种情况，应该解聚后再行蛋白电泳重新计算 M 蛋白。双克隆型骨髓瘤少见，如果血免疫固定电泳出现两条相同的轻链（比如 IgG-κ；κ）或出现二条相同的重链（比如出现二条 IgA-λ），均应该是单克隆而不是双克隆多发性骨髓瘤（图 1-1-2）。

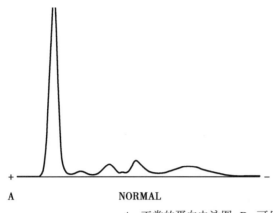
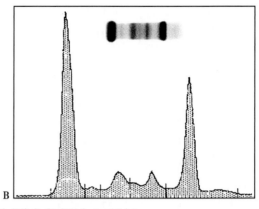

A. 正常的蛋白电泳图；B. 可见单克隆免疫球蛋白（M 蛋白）

图 1-1-1 血清蛋白电泳

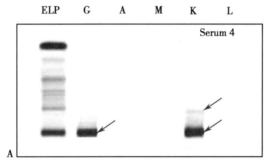
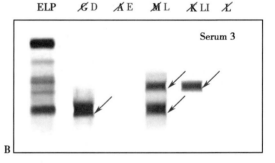

A. IgG-κ；κ，可见两条相同的轻链 κ 条带，未结合 κ 为游离轻链 κ；B. IgD-λ；λ，伴游离轻链 λ

图 1-1-2 血清免疫固定电泳图

血清游离轻链有助于分泌型 MM 和淀粉样变性的诊断，以及各种类型浆细胞疾病的疗效判断。约 80% 多发性骨髓瘤患者存在血清游离轻链比值异常，有部分患者发病时游离免疫轻链比值正常，需要加做血清免疫球蛋白重/轻链比值检测。尿游离轻链检测结果不准确，不建议使用。尿轻链应该做 24 小时尿轻链定量而不是临时尿。24 小时尿轻链计算方法：留 24 小时尿，放在一起计算总量；混匀后从中取部分尿液送检，测得的浓度乘以尿量就是 24 小时尿轻链定量。

IgA 容易形成二聚体甚至三聚体，IgM 容易形成多聚体，这种情况免疫固定电泳往往在各泳道均可见蛋白带，应该将血浆稀释再行电泳检测（图 1-1-3）。

（六）骨髓检查

骨髓穿刺检测应该包括：形态学分析、骨髓活检＋组化染色、流式细胞免疫表型分析、骨髓瘤细胞荧光原位免疫杂交（FISH）分析、骨髓细胞染色体分析。

骨髓瘤细胞比例应该包括原始浆细胞、幼稚浆细胞及成熟浆细胞（图 1-1-4），浆细胞形态与预后相关。根据各种形态骨髓瘤细胞的比例可将多发性骨髓瘤分为四种亚型：①成熟型。成熟型骨髓瘤细胞＞10%，不成熟型骨髓瘤细胞＜10%，原始浆细胞型骨髓瘤细胞＜2%。②不成熟型。不成熟型骨髓瘤细胞＞12%，成熟型骨髓瘤细胞＜13%，原始浆细胞型骨髓瘤细胞＜2%。③原始浆细胞型。原始浆细胞型骨髓瘤细胞≥2%。④中间型。不满足以上条

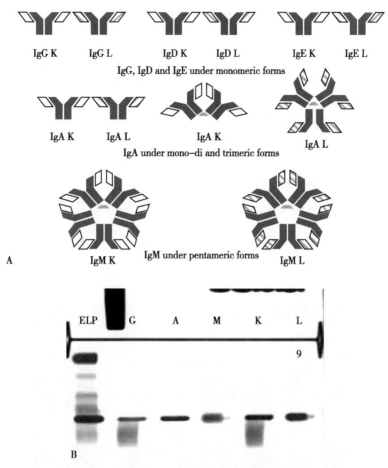

A. IgA 及 IgM 可以形成多聚体；B. 如果有多聚体存在，在各泳道均可见条带

图 1-1-3　免疫球蛋白结构示意图

件的其他类型。需要强调的是，骨髓浆细胞分布不均匀，对于怀疑多发性骨髓瘤的患者，可能需要多次、多部位骨髓穿刺，以确定骨髓浆细胞比例。骨髓活检应该看浆细胞灶性分布区域（热点区域）的组化染色免疫表型，而不是看全片，同时计数至少 100 个浆细胞的 κ、λ

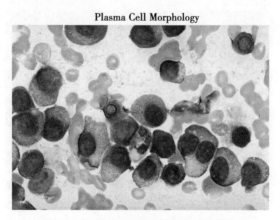

图 1-1-4　多发性骨髓瘤患者的骨髓象

比例,确定浆细胞的克隆性。骨髓活检全片 Ki-67 没有太大预后意义,应该看浆细胞热点区域 Ki-67 所占比例。流式细胞分析也有助于确定浆细胞是否为克隆性浆细胞,以及克隆性浆细胞在所有浆细胞中所占比例。FISH 检测至少应该包括:del 17p、1q21 获得(gain)或扩增、t(4;14)、t(11;14)、t(14;16)。FISH 检测骨髓瘤浆细胞染色体异常,应该做 CD138 细胞富集后分析结果,若不做分选则阳性率低。FISH 检测结果对预后的评估价值取决于异常基因的比例,比例越高预后意义越大。骨髓染色体主要看是否存在 13 号染色体缺失、超二倍体及亚二倍体,复杂核型预后意义不明确。

(七)影像学检测

影像学检测应该包括 X 线、CT、PET/CT、核磁共振(MRI)。无论用什么方法学检测,针对多发性骨髓瘤骨病的检测均为是否存在溶骨性骨病变,并要求病变 > 5mm,而非是否有高代谢。X 线主要用于颅骨、四肢骨病变检测(图 1-1-5);针对肋骨病变及肋骨浆细胞瘤的检测可选用 CT(图 1-1-6);MRI 可用于颈椎、胸椎及腰椎、骨盆骨病变检测,并可用于脊髓是否有浆细胞瘤的检测(图 1-1-7)。

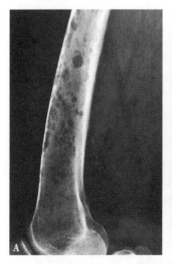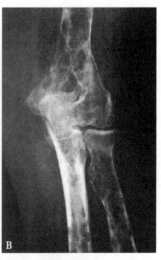

图 1-1-5　X 线片示四肢骨溶骨性病变

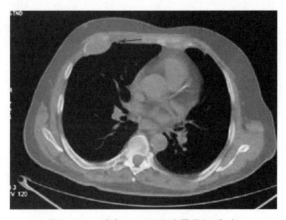

图 1-1-6　胸部 CT 可见肋骨浆细胞瘤

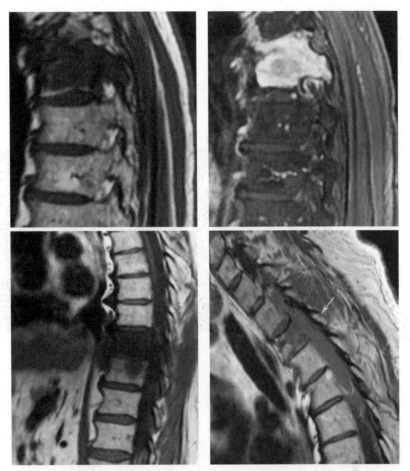

图 1-1-7　椎体核磁显示椎体骨质破坏,黄色箭头示椎旁浆细胞瘤及浆细胞瘤浸润至椎管

PET/CT 有助于判断是否有骨外软组织浆细胞瘤,以及是否有骨破坏及骨破坏部分代谢活性(图 1-1-8)。对于没有骨质破坏,仅有弥漫性骨质疏松(图 1-1-9)判断为骨病要非常慎重,但是对于绝经前女性、年龄小于 50 岁男性,出现严重骨质疏松应考虑为骨病。无论 CT 还是 MRI,均不行造影增强检查,因为 MM 患者有潜在的肾功能不全,造影剂有可能诱发急性肾功能衰竭。骨同位素扫描(ECT)主要检查是否有成骨性改变,MM 患者骨病变为破骨细胞活性增强(破骨为主),而成骨细胞活性降低,没有成骨或少有成骨,故 ECT 不能客观反映骨髓瘤骨病,不建议使用 ECT 进行 MM 骨病检测。

（八）微量残留病（MRD）检查

包括血清游离轻链、免疫球蛋白重/轻链比值及质谱(MS)检测;多参数流式(MFC)及二代流式(NGF)、二代测序(NGS)、PET/CT 等检测。血清游离轻链、免疫球蛋白重/轻链比值及质谱检测浆细胞分泌能力;多参数流式(MFC)及二代流式(NGF)是检测骨髓异常浆细胞比例;PET/CT 有助于判断骨病变部位代谢活性。以上三种方法分别从不同层面检测多发性骨髓瘤 MRD,不能互相替代,临床上最好把几种方法学综合运用。使用流式细胞术或者二代测序,均应该检测至少 5×10^6 个细胞,以达到需要的检测灵敏度;二代测序是检测浆细胞 IgH(VDJH)、IgH(DJH)或 Ig-κ(IGK)克隆性重排,而不是检测基因突变。

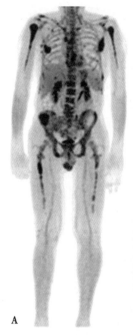
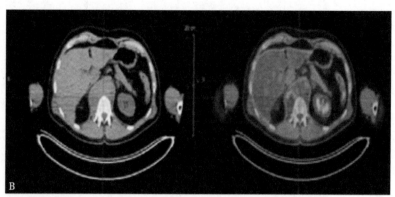

A. 多发骨质破坏、浆细胞瘤，伴代谢活性增高；B. 软组织浆细胞瘤，伴代谢活性增高
图 1-1-8　PET/CT 在 MM 中的应用

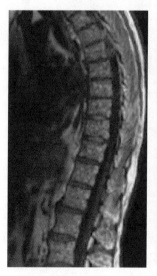
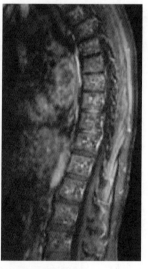

图 1-1-9　MRI 示胸椎弥漫性骨质疏松

三、多发性骨髓瘤的临床表现

多发性骨髓瘤常表现为贫血、骨病（骨痛、骨质疏松、溶骨性骨病变、病理性骨折）、肾功能不全（蛋白尿、肌酐升高、少尿或多尿）、感染（细菌感染为主）等多种症状。

（一）贫血

贫血是 MM 常见的临床表现，约 95% 的 MM 患者在病程中出现不同程度贫血。贫血最主要的症状是乏力、心悸和活动后呼吸困难。血常规常表现为正常细胞正常色素性贫血，也有合并缺铁性贫血者。部分患者浆细胞产生的免疫球蛋白为自身抗体，可能发生溶血性贫血。

MM 贫血的机制非常复杂，主要包括以下几方面：①骨髓瘤细胞在骨髓中异常增殖、浸润，取代和破坏了正常造血组织；②红系干 / 组细胞的发育障碍、凋亡增加、生存时间缩短；③ MM 患者血清铁蛋白升高，但是血清铁正常或降低，骨髓含铁血黄素升高，但是由于骨髓瘤患者炎症因子分泌增加，导致铁调素的表达升高，从而使铁无法从细胞内释放至血浆，铁吸收减少，最终使 MM 患者处于功能性缺铁状态；④肾小球性肾功能不全可导致促红细胞生成素（erythropoietin，EPO）生成不足，慢性炎症可导致 EPO 功能障碍，从而导致贫血发生；⑤浆细胞分泌的免疫球蛋白也可能是自身抗体，导致溶血性贫血；⑥其他因素如营养不良、化疗放疗引起的骨髓抑制等，也在 MM 贫血的发生发展中起一定的作用。

MM 的贫血多为正细胞正色素型贫血。在血清免疫球蛋白水平较高时，外周血涂片可以观察到红细胞呈"缗钱状"排列，此时血常规提示为大细胞性贫血。如果患者存在铁代谢异常等因素，也可表现为小细胞低色素性贫血。

（二）骨病

多发性骨髓瘤骨病是由于骨髓瘤细胞在骨髓大量增殖，分泌破骨细胞活化因子，导致破骨细胞活化、成骨细胞功能受抑制而发生的一系列病理生理变化，临床表现为骨痛、骨质疏松、高钙血症、溶骨性骨破坏和病理性骨折等。在骨髓瘤患者的疾病过程中，80% 以上的 MM 患者有不同程度的骨病变。多发性骨髓瘤骨病最常发生于扁骨，包括颅骨、脊柱、骨盆、肋骨及胸骨，四肢长骨病变相对少见，以股骨和肱骨最为常见。

骨痛是 MM 患者就诊最常见的临床症状，常见的疼痛部位是腰背部、胸肋部、四肢、骨盆，临床易被误诊为骨质疏松症、腰椎间盘突出症、腰肌劳损、骨质增生等运动系统疾病。多发性骨髓瘤骨病临床诊断并不困难，如果患者有"骨痛"，而不是肌肉痛，常规止痛治疗效果不佳，同时患者血沉明显加快，就应该考虑有骨髓瘤的可能。针对多发性骨髓瘤骨病，常规 X 线主要用于颅骨、四肢长骨及骨盆病变检测；如果考虑肋骨病变，建议用 CT 检测；脊柱骨（颈椎、胸椎及腰椎）病变，常规核磁共振更敏感。针对不同部位的骨病变，应选用不同的检测手段。ECT 检测的是成骨性病变，对于以破骨为主而成骨活性极低或者没有的 MM 患者，ECT 不能客观反应 MM 骨病变，不建议使用。PET/CT 是把 PET 与 CT 结合的检测技术，PET 可了解病变部位的代谢活性，而 CT 可以了解高代谢部位是否有骨病变，二者结合有助于发现软组织或骨旁浆细胞瘤。为了进一步提高 CT 检测的灵敏度，近年来，国际上建议使用全身低剂量 CT（WBLD-CT）用于 MM 骨病检测，WBLD-CT 可以降低 X 线的剂量，从而降低对患者的危害，提高检测的灵敏度，一次可以检测全身病变，方便适用。

个别 MM 患者临床表现为骨硬化，病理诊断为骨硬化型骨髓瘤，常见于 POEMS 综合征。此类患者更年轻，疾病进展较惰性，骨髓穿刺、活检克隆性浆细胞比例常小于 5%，常合并脱髓鞘性神经病变、皮肤改变、内分泌异常及肝脾等器官肿大。

（三）肾病

约 20%～50% 的患者在疾病过程中出现肾功能不全，2%～12% 的 MM 患者需要接受肾脏替代治疗。肾功能不全不仅是 MM 诊断后的早期死亡原因，在传统化疗时代也是判断 MM 总体生存的独立预后因素。

多种机制共同参与了 MM 相关肾损害，其中游离轻链发挥了重要作用。骨髓瘤细胞分泌大量异常免疫球蛋白，由于免疫球蛋白轻链合成速度比重链快，导致重链与轻链比例失衡，多余的免疫球蛋白轻链经肾小球滤过，经近端小管重吸收（近端小管每天可以吸收 10～20g 轻链），当浆细胞产生的富余免疫球蛋白轻链经肾小球滤过后，超过近端小管的吸收和分解能力时，就会由尿中排出。由于远端小管具有浓缩功能，如果浆细胞产生的大量免疫球蛋白轻链在远端小管达到一定浓度，就会和远端小管细胞表面的尿调节素（Tamm-Horsfall protein，THP）结合而形成蛋白管型，阻塞远端小管，导致肾小管性肾病。另外轻链也可以在肾基底膜及血管沉积，导致单克隆免疫球蛋白沉积病（MIDD）。此外，脱水、感染、高钙血症、高尿酸血症、高黏滞综合征、肾毒性药物（非甾体抗炎药、双膦酸盐等）及造影剂等均可诱发或加重 MM 患者肾损伤。

MM 肾损害的临床表现为夜尿增多（远端小管浓缩功能障碍）、尿量减少（管型肾病阻塞肾小管或者肾小球病变）、泡沫尿（尿中蛋白增多）、糖尿及氨基酸尿（近端小管病变）、镜下血尿（提示免疫球蛋白沉积病）等临床症状，尿蛋白可以是轻链、白蛋白、轻链 + 白蛋白、白蛋白 + 球蛋白、白蛋白 + 球蛋白 + 轻链等，可以根据尿蛋白组成确定肾脏受损部位。可见血清肌酐及尿素氮升高、肌酐清除率降低、高尿酸血症等实验室检查异常。MM 肾功能损害的定义为：血肌酐（SCr）＞176.8μmol/L（2mg/dl）或内生肌酐清除率（CCr）＜40ml/min。SCr 浓度受年龄、肌肉量等影响，只有当肾小球滤过率（GFR）下降 1/2～1/3 时才开始升高。CCr 相较于 SCr 更敏感，但容易因患者留尿依从性差而出现误差。且 SCr 和 CCr 主要反映肾小球功能的异常，评估 MM 早期常见的肾小管损害具有一定滞后性。此外，中性粒细胞明胶酶载脂蛋白（NAGL）是急性肾损伤（AKI）的独立预测因子，是 AKI 的生物学标志物。视黄醇结合蛋白（RBP）通过肾小球滤过后被近端小管重吸收分解，当近端小管受损时 RBP 可明显升高，是肾小管损伤的早期指标。

（四）高钙血症

高钙血症是 MM 重要且常见的并发症。欧美国家高钙血症的发生率在 10%～60%，我国高钙血症发生率明显低于西方国家（6.6%～45.2%）。MM 患者血钙升高是由于破骨细胞活化，骨代谢增加，发生广泛骨质疏松，甚至溶骨性骨质破坏导致钙盐释放入血等所致。

由于多发性骨髓瘤患者常伴有低白蛋白血症，因此应对血钙进行校正［公式：校正血清钙（mmol/L）= 血清总钙（mmol/L）− 0.025 × 血清白蛋白浓度（g/L）+ 1.0（mmol/L）或校正血清钙（mg/dl）= 血清总钙（mg/dl）− 血清白蛋白浓度（g/L）+ 4.0（mg/dl）］，校正血清钙 ＞2.75mmol/L 定义为高钙血症。

高钙血症临床表现包括：食欲减退、恶心、呕吐、腹胀、腹痛、便秘；头痛、疲乏、嗜睡、精神淡漠、谵妄，甚至昏迷；高血压、心律失常、PR 间期缩短等等，属于临床急症，一旦发现应立即处理。

（五）感染

MM 患者以体液免疫缺陷为主，伴有树突状细胞、T 细胞、NK 细胞功能轻度障碍。随着蛋白酶体抑制剂的广泛应用，细胞免疫缺陷在 MM 中也越来越常见。由于骨髓中克隆性浆细胞异常增生，正常浆细胞增殖受抑制，导致正常多克隆免疫球蛋白生成减少，异常单克隆免疫球蛋白大量生成。单克隆性免疫球蛋白缺乏免疫活性，体液免疫缺陷，导致细菌感染风险增加。而细胞免疫缺陷，则导致病毒感染风险增加。

MM 患者细菌感染的风险是正常人群的 7 倍，接受蛋白酶体抑制剂治疗患者病毒感染的风险增加 10 倍，可能与蛋白酶体抑制剂破坏病毒抗原表达和减少 T 细胞数量并抑制其功能有关。常见的感染部位包括呼吸道（下呼吸道多于上呼吸道）、血流、皮肤及黏膜、泌尿道、消化道等。社区感染患者中，革兰氏阳性与阴性菌比例相当；医院获得性感染时，革兰氏阴性菌比例最高，多为机会致病菌，如大肠埃希菌、肺炎克雷伯菌、肠杆菌及非发酵类单胞菌。革兰氏阳性菌中以葡萄球菌属及肠球菌多见。病毒感染常见带状疱疹病毒、小 RNA 病毒、单纯疱疹病毒、副流感病毒等。当患者表现为严重细胞及体液免疫缺陷时，真菌感染的风险明显增加，以白色假丝酵母菌为主，但非白色假丝酵母菌感染也在不断增多。

（六）出血与血栓

MM 导致出血的原因包括：异常浆细胞大量增殖导致正常造血功能受抑制，血小板生成减少；大量免疫球蛋白覆盖于血小板表面封闭其受体，影响血小板黏附功能；免疫球蛋白附着于凝血因子及纤维蛋白原表面，从而抑制其活性；合并淀粉样变性而导致 X 因子缺乏；免疫球蛋白为自身抗体，发生免疫性血小板减少症或者血栓性血小板减少性紫癜。

MM 患者血栓发生机制包括：免疫球蛋白附着于红细胞表面，致红细胞聚集，增加血液黏度；骨髓瘤细胞及骨髓基质细胞释放的炎性因子 IL-6、VEGF 使血液处于高凝、纤溶抑制状态；免疫调节剂如沙利度胺、来那度胺引起血管内皮受损，活化血小板、释放血管性血友病因子（vWF）；贫血患者使用重组红细胞生成素（EPO）使静脉血栓风险增加；高龄、制动、中心静脉导管等也可能促进血栓的发生。MM 的血栓常为下肢小静脉血栓。

（七）神经系统损害

MM 神经系统病变大致分为周围神经病变、浆细胞瘤或者骨折导致脊髓或者神经根压迫、中枢神经系统病变等。周围神经病变（PN）是 MM 神经系统最常见的病变，临床表现为感觉神经、运动神经、自主神经受损的症状或体征，根据病因可以分为两大类：骨髓瘤疾病本身相关 PN 和药物治疗相关 PN。硼替佐米治疗相关 PN 发生机制包括：硼替佐米使内质网释放钙离子增多，激活线粒体相关凋亡途径，引起神经细胞内质网及线粒体损伤；抑制蛋白酶体导致泛素化蛋白在胞质内蓄积，引起代谢性改变；抑制核因子 κB（NF-κB），阻断营养性神经因子的转录；增加微管稳定性。单核苷酸多态性（SNP）也与硼替佐米治疗相关 PN 的发生及类型有一定关系。沙利度胺治疗相关 PN 发生机制包括：抗新生血管生成作用使神经纤维血供不足；细胞毒性使背根神经节（DRG）神经元胞体及轴突发生变性；下调肿瘤坏死因子 α 水平，使神经纤维发生沃勒变性（Wallerian）；抑制 NF-κB 使神经调节因子作用紊乱。SNP 也与沙利度胺治疗相关 PN 的发生有一定相关性。

（八）淀粉样变性

淀粉样变性（amyloidosis）是指淀粉样蛋白沉积于细胞外基质，造成沉积部位组织、器官损伤，引起重要器官功能衰竭。研究显示约 10%～15% 的 MM 患者在疾病进程中可出现明显的轻链淀粉样变性，通过活检可以发现症状不典型的淀粉样变性。MM 合并淀粉样变性的比例可高达 38%。由于 MM 患者中高钙血症、肾功能不全、贫血、骨质破坏（CRAB）症状突出，往往容易忽略淀粉样变性的存在。

淀粉样变性涉及多个器官、系统，其临床表现复杂多变，具体包括：

1. 肾脏损害　单纯蛋白尿、肾病综合征，24 小时尿蛋白 > 0.5g/L，并以白蛋白为主。
2. 循环系统　胸闷、气促、呼吸困难、水肿等心功能不全表现、直立性低血压、晕厥、心包积液及心房颤动、频发性室性期前收缩等心律失常；实验室检查可见肌钙蛋白 T 及 pro-BNP 增高，心电图显示肢导联低电压、胸导联 R 波递增不良或假性坏死性 Q 波；超声心动图可表现为心室壁增厚、双房增大、心肌回声增强，特别是颗粒样回声增强，部分患者可见心室舒张功能障碍、心室射血分数减低；心肌 MRI 呈钆延迟显像。

3. 消化系统　可表现为舌体肿大、舌肿块、吞咽困难、食欲下降、肝肿大、肝功能异常等。

4. 神经系统　可表现为四肢麻木、感觉异常、累及正中神经时可出现腕管综合征。

5. 皮肤　可表现为紫癜、瘀斑，眶周瘀斑是淀粉样变性的特征性表现，以及皮疹、溃疡、皮肤增厚、色素沉着等。

6. 呼吸系统　发热、咳嗽、咳痰、气促、顽固性胸腔积液等。

器官受累的数目、程度，尤其是心脏受累是淀粉样变性的主要预后不良因素。

（九）高黏滞综合征

高黏滞综合征是 MM 中一组较为少见而特殊的临床表现，最常见于 IgG3 及 IgA1 亚型的多发性骨髓瘤患者。临床表现包括：①一般症状如乏力、厌食、呕吐、腹泻等；②神经系统症状表现为头痛、头晕、晕厥、共济失调、耳鸣、听力下降、精神状态改变等；③视觉改变包括视力下降、视野异常，眼底检查可见眼底血管呈"腊肠样"改变、视盘水肿、渗出和出血；④出血症状多表现为口腔、鼻腔、皮肤和消化道出血，偶见尿道、阴道出血；⑤血浆容量增加可引起一系列循环系统改变，包括胸痛、呼吸困难，甚至充血性心力衰竭。

（十）高尿酸血症

由于肿瘤细胞分解产生尿酸增加，以及肾功能受损时尿酸排泄减少，MM 患者常常出现高尿酸血症，很少出现痛风样表现，但可能诱发急性肾功能不全，应予重视。

四、多发性骨髓瘤的诊断及鉴别诊断

（一）多发性骨髓瘤诊断标准

按照国际骨髓瘤工作组（IMWG）的指南，诊断无症状骨髓瘤（冒烟性骨髓瘤）和症状性骨髓瘤（活动性骨髓瘤）的标准如下（表 1-1-1 和表 1-1-2）。

表 1-1-1　无症状骨髓瘤（冒烟性骨髓瘤）诊断标准

序号	项目
1	血清单克隆 M 蛋白≥30g/L，24h 尿轻链≥0.5g
2	骨髓单克隆浆细胞比例 10%～59%
3	无相关器官及组织的损害（无 SLiMCRAB 等终末器官损害表现）

注：1. 需满足第 3 条 + 第 1 条和 / 或第 2 条。

2. SLiM-CRAB 表现的具体内容见表 1-1-2。

（二）鉴别诊断

1. 意义未明的单克隆免疫球蛋白血症（MGUS）　血 M 蛋白及 24 小时尿轻链定量、骨髓克隆性浆细胞比例均没有达到骨髓瘤的诊断标准，没有 SLiMCRAB。

2. 原发性系统性轻链型淀粉样变性　骨髓存在单克隆浆细胞，一般小于 10%，浆细胞为成熟浆细胞，血 / 尿中存在 M 蛋白，但是达不到骨髓瘤的诊断标准；伴有蛋白尿（肾脏大小皮

表 1-1-2　症状性(活动性)多发性骨髓瘤诊断标准

序号	项目
1	骨髓克隆性浆细胞≥10% 或活检证实为浆细胞瘤
2	骨髓中克隆性骨髓浆细胞≥60%(S)
3	血清游离轻链比值≥100(Li)
4	MRI 显示 1 处以上局灶性病变(M)
5	高钙血症(C):血钙-正常值上限>0.25mmol/L 或 1mg/dl;或者血钙>2.75mmol/L 或 11mg/dl
6	肾功能不全(R):肌酐清除率<40ml/min 或血肌酐>177μmol/L 或 2mg/dl
7	贫血(A):血红蛋白低于正常值下限 20g/L 或者<100g/L
8	骨病(B):通过 X 线、CT 或 PET/CT 发现一处或多次溶骨性骨损害

须满足第 1 条及 2～8 中的 1 条或多条

注:1. IgD 型 MM:血固定电泳 IgD 单克隆免疫球蛋白阳性及 24 小时尿轻链(≥500mg),以及骨髓克隆性浆细胞≥10%;非分泌型 MM 需要骨髓克隆性浆细胞≥10% 伴有 SLiMCRAB,并排除其他疾病;IgM 型 MM:血 IgM>30g/L 并流式检测为浆细胞表型,且 *MYD88* 突变阴性。

2. 如果伴有低白蛋白血症,血钙需要通过以下公式校正:血清钙(mmol/L)=血清总钙(mmol/L)-0.025×血清白蛋白浓度(g/L)+1.0(mmol/L),或校正血清钙(mg/dl)=血清总钙(mg/dl)-血清白蛋白浓度(g/L)+4.0(mg/dl)。

3. 肌酐清除率:CCr=(140-年龄)×体重(kg)/72×SCr(mg/dl);CCr=(140-年龄)×体重(kg)/[0.818×SCr(μmol/L)],女性均按照计算结果×0.8。

质厚度均正常,白蛋白为主,可以有或没有血尿,往往没有高血压;也可能存在肾病综合征);心脏受累(心电图肢体导联低电压、心脏超声室间隔≥12mm),肝脏肿大(超声大于 15cm,血碱性磷酸酶升高)等;淀粉样变性的确定诊断需要组织病理学活检刚果红染色或电镜检测。

3. 瓦尔登斯特伦巨球蛋白血症/淋巴浆细胞淋巴瘤　为 IgM 型 M 蛋白,罕见 IgG 或 IgA 亚型;骨髓穿刺为淋巴样浆细胞,也可能存在浆细胞及淋巴细胞;流式表现为 CD38⁺CD138⁺CD19⁺CD20⁺CD45⁺/⁻;约 90% 伴有 *MYD88* 基因突变。

4. POEMS 综合征　需要符合其诊断标准,包括两项强制性标准,分别是多发性神经病变和单克隆浆细胞增殖异常(或存在 M 蛋白);至少一项主要标准,包括硬化性骨病变、巨大淋巴结增生症(卡斯尔曼病)、血 VEGF 水平升高;至少一项次要标准,包括脏器肿大、水肿、内分泌病变、皮肤改变、视盘水肿、血小板增多症。

5. 肿瘤骨转移　往往存在原发疾病,骨病变部位活检可见肿瘤细胞。

(三)临床分期

多发性骨髓瘤有多个分期系统,最常用的有 DS 分期系统、ISS 分期系统及 R-ISS 分期系统。DS 分期主要判断体内肿瘤负荷,对预后判断的价值有限,临床已很少使用;ISS 分期适用于非新药时代的预后判断,而不太适合新药时代疾病预后的判断;R-ISS 分期适用于接受新药治疗的患者预后判断。

1. Durie-Salmon 分期　1975 年,Durie 和 Salmon 提出了 Durie-Salmon(DS)分期系统,其包括了 MM 患者发病时患者的血红蛋白水平、血清钙水平、X 线中溶骨病变的数目及单克隆免疫球蛋白的分类与水平。基于此分期体系,MM 患者可分为 Ⅰ、Ⅱ、Ⅲ期(表 1-1-3),各期患者又分为 A、B 组。

表 1-1-3 Durie-Salmon 分期及标准

分期	标准
I 期	瘤细胞数<$0.6\times10^{12}/m^2$(体表面积)且满足下列所有条件： Hb>100g/L； 血清钙≤2.65mmol/L； 未见溶骨病灶； 血清 IgG<50g/L，血清 IgA<30g/L，尿本周蛋白<4g/24h
II 期	不符合 I 期与 III 期的其他患者
III 期	瘤细胞数>$1.2\times10^{12}/m^2$(体表面积)且满足下列任一条件： Hb<85g/L； 血清钙>2.65mmol/L； 溶骨病灶多于 3 处； 血清 IgG>70g/L，IgA>50g/L，尿本周蛋白>12g/24h

其中各期又分为 A 组(血肌酐<177μmol/L)和 B 组(血肌酐≥177μmol/L)。

DS 分期系统可反映 MM 的肿瘤负荷，被视为新诊断 MM 患者最常用的预后评估方案之一。但其缺陷也较为显著，主要包括：①对于 IgD 型、IgE 型、IgM 型及非分泌型 MM 等少见类型缺乏评估标准；②溶骨病变评估须考虑操作人员水平，易忽略早期病变病灶；③血清钙水平受影响因素较多，稳定性欠佳。

2. 国际分期体系(ISS 分期) 20 世纪 70 年代起，研究人员陆续提出基于其他预后因素的几种分期系统，其中应用度最广的是 2005 年发布的基于血清 β_2-微球蛋白(β_2-MG)水平和白蛋白(ALB)水平的国际分期系统(ISS)。基于此分期体系，MM 患者可分为 I、II、III 期(表 1-1-4)。

表 1-1-4 ISS 分期及标准

分期	标准
I 期	β_2-MG<3.5mg/L 且 ALB≥35g/L
II 期	不符合 I 期与 III 期的其他患者
III 期	β_2-MG≥5.5mg/L

相较 DS 分期体系，ISS 分期体系使用的参数易于检测且不受主观限制，稳定性较好，对于 MM 患者生存时间的区分度更佳。其发布时，针对 MM 遗传学特征的检测手段已较前明显丰富，因此 ISS 分期体系的主要缺陷之处包括：①缺乏基于细胞遗传学的因素分析；②囊括参数较少，对于预后的区分度欠佳。

3. 修订后的国际分期系统(R-ISS) 2015 年，包括荧光原位杂交(FISH)提示的细胞遗传学异常及血清乳酸脱氢酶(LDH)水平的修订后的国际分期系统(R-ISS)发布(表 1-1-5)。R-ISS 分期体系综合患者遗传学特征及实验室检测指标，对于 MM 患者的危险度及生存预后的区分度较佳，但因 FISH 检测条件及费用所限，目前在临床实践中仍存在应用受限的客观阻碍。

表 1-1-5 R-ISS 分期及标准

分期	标准
Ⅰ期	符合 ISS Ⅰ期，LDH 水平正常且无细胞遗传学高危
Ⅱ期	不符合Ⅰ期与Ⅲ期的其他患者
Ⅲ期	符合 ISS Ⅲ期，LDH 水平升高或 FISH 提示存在细胞遗传学高危因素

注：细胞遗传学高危包括 del（17p）、t（4；14）及 t（14；16）

（杨光忠　陈文明）

【参考文献】

[1] TORRE L A, BRAY F, SIEGEL R. L, et al. Global cancer statistics, 2012[J]. CA Cancer J Clin, 2015, 65（2）: 87-108.

[2] MANIER S, SALEM K Z, PARK J, et al. Genomic complexity of multiple myeloma and its clinical implications[J]. Nat Rev Clin Oncol, 2017, 14（2）: 100-113.

[3] GREIPP P R, RAYMOND N M, KYLE R A, et al. Multiple myeloma: significance of plasmablastic subtype in morphological classification[J]. Blood, 1985, 65（2）: 305-310.

[4] RAJKUMAR S V, DIMOPOULOS M A, PALUMBO A, et al. International Myeloma Working Group updated criteria for the diagnosis of multiple myeloma[J]. Lancet Oncol, 2014, e538-e548.

[5] DURIE B G, SALMON S E. A clinical staging system for multiple myeloma[J]. Cancer, 1975, 36（3）: 842-854.

[6] GREIPP P R, SAN MIGUEL J, DURIE B G, et al. International staging system for multiple myeloma[J]. J Clin Oncol, 2005, 23（15）: 3412-3420.

[7] PALUMBO A, AVET-LOISEAU H, OLIVA S, et al. Revised international staging system for multiple myeloma: a report from international myeloma working group[J]. J Clin Oncol, 2015, 33（26）: 2863-2869.

第二节　特殊类型多发性骨髓瘤的诊断和现状

一、冒烟型骨髓瘤

冒烟型骨髓瘤（smoldering multiple myeloma，SMM）又称为无症状骨髓瘤。诊断标准为同时满足以下两项：①血清单克隆 M 蛋白（IgG 或 IgA 型）≥30g/L 或 24 小时尿轻链≥0.5g 或骨髓单克隆浆细胞比例 10%～60%；②无相关器官及组织的损害（无 SLiM、CRAB 或淀粉样变等终末器官损害表现）。据国外报道，SMM 的发病率估计为每 10 万人 0.4～0.9 例，发病年龄中位数为 67 岁。SMM 可随着时间推移进展为有症状多发性骨髓瘤（active multiple myeloma，AMM）。研究显示，诊断 SMM 后在最初的 2 年中，约有 30% 的 SMM 患者进展，在随后的 3 年中 20% 患者进展，在后续的 5 年中又有 20% 患者进展，剩下的 30% 的 SMM 患者如果 10 年后仍未进展，则进展风险每年约 1%（类似于 MGUS）。进展时间长短不一，提示 SMM 为异质性较大的一类疾病。骨髓浆细胞比例超过 60% 或血清游离轻链（FLC）比值大于 100 或 MRI 显示超过 1 个 5mm 以上的局灶性骨质破坏的患者 2 年内进展为有症状 MM 的比例≥80%,因此 2014 年 IMWG 诊断标准中,把该类患者诊断为有症状多发性骨髓瘤,并建议开始治疗。

目前最常用的用于预测 SMM 进展风险的危险分层标准包括西班牙模型,以及 Mayo2018 危险分层标准("2/20/20")(见表 1-2-1),主要包括以下因素:血清 M 蛋白、骨髓中浆细胞 (bone marrow plasma cell, BMPC)、血清游离轻链比值(free light chain ratio, FLCr),以及细胞遗传学。此外,SMM 的高危因素还可能包括:高危基因表达谱改变、IgA 亚型、未受累的免疫球蛋白下降、流式细胞学检测骨髓浆细胞中异常浆细胞占总浆细胞比例≥95%、循环浆细胞增多、PET/CT 提示高代谢但无溶骨性损害及 MRI 检测到脊柱或骨盆病变等。

表 1-2-1 预测 SMM 进展风险的危险分层标准

标准	危险因素	危险因素数目	进展风险 /%	
			2 年	5 年
2020 IMWG 模型(含细胞遗传学)(n=689)	1)血清 M 蛋白>2g/dl; 2)FLCr>20; 3)BMPC>20%; 4)高危细胞遗传学: t(4; 14), t(14; 16), 1q gain, 或 del 13q	0(低危)	6	
		1(低中危)	23	
		2(中危)	46	
		≥3(高危)	63	
2020 IMWG 模型(不含细胞遗传学)(n=1 996)	1)血清 M 蛋白>2g/dl; 2)FLCr>20; 3)BMPC>20%	0(低危)	6	
		1(中危)	18	
		≥2(高危)	44	
2018 Mayo 危险分层标准(n=421)	1)血清 M 蛋白>2g/dl; 2)FLCr>20; 3)BMPC>20%	0(低危)	9.7	22.5
		1(中危)	26.3	46.7
		≥2(高危)	47.4	81.5
2007 西班牙 PETHEMA 模型(n=93)	1)流式检测骨髓异常浆细胞占总浆细胞比例≥95%; 2)正常免疫球蛋白受抑制	0(低危)		4
		1(中危)		46
		2(高危)		72

既往认为,SMM 不需要化疗,目前尚无针对 MGUS 或 SMM 的推荐治疗方法。SMM 可随着时间推移进展为 AMM,因此需要密切随访,当 SMM 发展为 AMM 时,再予化疗。这样做的理由主要是基于早期应用 MP 方案、沙利度胺等进行早期干预的研究未获得阳性结果。早期有研究比较了在确诊 SMM 时使用美法仑为基础的治疗与直至出现症状才启动治疗对比,结果发现早期治疗虽可以延缓疾病进展,但不能改善患者 OS,且急性白血病的发生率增加。此外,还有随机临床研究观察比较了在 SMM 患者中采用来那度胺单药治疗的疗效,亚组分析提示低中危 SMM 患者并无显著的 PFS 获益。目前认为对于低中危 SMM 患者,首选是观察和监测,直至进入 AMM 再启动治疗。疾病监测建议确诊后第一年每 2～3 个月进行一次检查,检查包括血细胞计数、血清蛋白电泳、血清免疫固定电泳、尿 M 蛋白定量、血清肌酐、血清钙、骨髓穿刺等,必要时完善 MRI 等影像学检查。若第一年监测疾病稳定,第二年起每 6 个月监测一次。

关于高危 SMM 是否需要提早进行干预目前尚未定论。近期一些临床研究结果显示，早期干预可能有助于延长高危 SMM 患者的疾病进展时间和生存时间。来自西班牙的研究结果证实，对高危 SMM 患者应用地塞米松联合来那度胺早期干预，有利于降低进展为 AMM 的风险，延长 OS，并且早期干预并未导致疾病进展时的耐药性增加。此外，当前有一些正在进行的试验正在研究不同的药物治疗 SMM 以延迟或预防进展为 AMM，如肿瘤疫苗、伊布替尼、抗 PD-1 抗体、CD38 单抗、伊沙佐米等。另外，目前亦有正在进行的一些临床研究应用更高强度的治疗方案，尝试"治愈"SMM，如 GEM-CESAR 研究采用卡非佐米 + 来那度胺 + 地塞米松（KRd）诱导 + 自体干细胞移植 + KRd 巩固 + Rd 维持治疗高危 SMM，在达到随访时间中位数 28 个月时，总有效率达 94%，MRD 阴性率 62%，总体生存率达 98%。另一个"治愈试验"ASCENT 研究在 KRd 的基础上加入了 CD38 单抗达雷妥尤单抗（daratumumab），初步结果提示疗效进一步提高，MRD 阴性率可高达 75%，这有望转化为更长的生存。因此目前国际上对于高危 SMM 需要提早干预的呼声越来越高，但药物毒性、OS 是否真正获益、治疗费用，以及是否诱导耐药等问题亦不能忽略，且上述临床研究对高危 SMM 的定义各有不同，在决定高危 SMM 是否需要治疗之前，需要先选定真正高危的患者。对高危 SMM 患者而言，监测的方法同低中危 SMM，但间隔时间需要缩短。

二、孤立性浆细胞瘤

孤立性浆细胞瘤（solitary plasmacytoma，SP）包括孤立性骨浆细胞瘤（solitary bone plasmacytoma，SBP）和孤立性髓外浆细胞瘤（solitary extramedullary plasmacytoma，SEP）。这种浆细胞瘤占浆细胞病的比例不到 10%，瑞典报道 SBP 的发生率女性为 0.090/100 000 人，男性为 0.191/100 000 人；SEP 的发生率女性为 0.063/100 000 人，男性为 0.078/100 000 人。诊断年龄中位数约为 50 岁（比多发性骨髓瘤约年轻 10 岁），临床表现为单个病灶的骨或者软组织病理有单克隆浆细胞浸润，骨髓涂片浆细胞比例不超过 10%，且没有多发骨质破坏、肾功能不全、贫血等其他的器官功能损害。

SBP 是原发于骨骼的单个骨浆细胞瘤。SBP 占所有 SP 病例的 70%，诊断标准如下：①单一骨病变活检证实有单克隆浆细胞浸润，伴或不伴软组织肿胀；②骨髓浆细胞比例 <10%；③没有出现因浆细胞增殖性疾病引起的高钙血症、肾功能不全或贫血，PET/CT 核实为单一病灶且无其他部位骨质破坏征象。若骨髓中出现克隆性浆细胞，并且比例 <10%，则定义为 SBP 伴微小骨髓浸润。SBP 多累及中轴骨，尤其是脊椎骨。临床表现以局部骨骼疼痛、骨骼包块或病理性骨折最常见，中轴骨比四肢骨更常受累，发生在膝盖以下的四肢骨罕见。脊椎受累时可出现脊髓或脊神经根压迫症状。SBP 也可向软组织浸润而出现骨骼肿块。本病中大部分患者可进展为 AMM，妙佑医疗国际（原梅奥诊所）报道，不伴微小骨髓浸润的 SBP 进展时间中位数为 42 个月，而 SBP 伴微小骨髓浸润者进展时间中位数为 15 个月。老年患者、中轴骨病变、≥5cm 的大溶骨性病灶、起病时骨髓中可检测到克隆性浆细胞、游离轻链比值异常、未受累的免疫球蛋白水平降低、PET/CT≥2 个高代谢灶、放疗后 M 蛋白持续存在是 SBP 进展为 MM 的危险因素。

SEP 是指原发于骨骼以外的单个浆细胞瘤。SEP 诊断标准如下：①单一软组织病灶活检证实有克隆性浆细胞；②骨髓中浆细胞比例 <10%；③没有出现因浆细胞增殖性疾病引起的高钙血症、肾功能不全、贫血或骨质破坏，通过 PET/CT 证实只有单一病灶，且无骨质破

坏。若骨髓中出现克隆性浆细胞，并且比例<10%，则定义为 SEP 伴微小骨髓浸润。SEP 中80%～90% 发生在头颈部黏膜部位，其中又以上呼吸道最为好发（约 80%），主要包括鼻腔、鼻咽部、鼻窦、喉部及唾液腺等，可引起鼻塞、鼻腔分泌物增多、鼻出血、嗅觉障碍、咽痛、声嘶等，严重者可导致气道堵塞而引起呼吸困难甚至窒息。SEP 还可以发生在肝、脾、淋巴结、胃肠道、肺部、皮肤、中枢神经系统、尿道等，引起相应的临床症状和体征。SEP 不存在由浆细胞瘤引起的贫血、高钙血症、肾功能不全和骨骼病变，但可引起局部淀粉样变性。目前认为伴有微小骨髓浸润、肿瘤直径大于 5cm、治疗前游离轻链比值异常、累及肝脏等是 SEP 进展为 MM 的危险因素。

　　SBP 和 SEP 均可转化为多发性骨髓瘤，其中大部分的 SBP 最终都转化为多发性骨髓瘤，大约 50% 的 SBP 病例，以及 30%SEP 病例在 10 年内进展为多发性骨髓瘤。文献报道 SBP 和 SEP 的 OS 中位数分别为 86.4 个月和 100.8 个月。大约有 50% 的患者可伴有少量 M 蛋白（其球蛋白处于正常水平）存在，往往随着放疗而消失；若治疗后 M 蛋白持续存在，则须注意多灶性病变可能。放疗后 M 蛋白持续存在超过 1 年为不良预后因素。若治疗后 M 蛋白再次升高，则须警惕复发或进展可能。局部治疗（主要是放疗和手术辅助）是 SBP 及 SEP 的标准治疗，单纯手术切除而不行放疗者局部复发率较高。放射治疗后辅助化疗在 SP 治疗中的作用尚有争议，目前认为对放疗后无反应或瘤体仍较大者可予以辅助化疗。由于发病率低，目前尚缺乏针对 SP 的较大的前瞻性临床研究，MM 治疗的新药对 SP 的疗效尚无相关报道。

三、特殊类型的多发性骨髓瘤

（一）IgM 型多发性骨髓瘤

该类型罕见，占多发性骨髓瘤比例约 0.5%。由于 IgM 分子量巨大，易引起高黏滞综合征。文献报道，该类型多发性骨髓瘤中 t(11；14) 的发生率高达 87.5%。IgM 型多发性骨髓瘤的预后与其他类型的 MM 相当，主要取决于患者的临床分期和表现。IgM 型多发性骨髓瘤在诊断上须注意与华氏巨球蛋白血症（Waldenström macroglobulinemia，WM）等伴浆细胞分化的 B 细胞肿瘤相鉴别。WM 的瘤细胞形态为淋巴样浆细胞，流式细胞术检测常发现其表达 B 淋巴细胞末期和浆细胞早期的标志，MYD88L265P 突变常见，肝脾淋巴结肿大更常见，病程上相对更惰性，治疗上对 CD20 单克隆抗体反应较好，以上这些特点可作为与 MM 的鉴别点。

（二）IgE 型多发性骨髓瘤

IgE 型多发性骨髓瘤罕见，占多发性骨髓瘤比例仅为 0.01%。平均诊断年龄为 62 岁，男性稍多见。IgE 型多发性骨髓瘤与其他类型多发性骨髓瘤具有相似的临床特征，但浆细胞白血病的发生率更高，游离轻链、骨硬化及肝脾肿大的发生率更高。文献报道，该类型 t(11；14)(q13；q32) 的发生率较高。既往报道 IgE 型多发性骨髓瘤生存时间与其他类型相比更短，但这类报道多在新药应用前的年代，随着新药，以及自体造血干细胞移植的应用，IgE 型多发性骨髓瘤患者的生存得到了改善。

（三）不分泌型多发性骨髓瘤

不分泌型多发性骨髓瘤（non-secretory multiple myeloma，NSMM）有单克隆浆细胞增生，以及器官受损的依据，但不伴有单克隆免疫球蛋白。早期文献报道，NSMM 占多发性骨髓瘤的 3%～5%。然而，随着实验室检测方法尤其是游离轻链检测方法的进步，目前发现既往报道的 NSMM 中其实包含着两种类型的 MM：①寡分泌型多发性骨髓瘤（oligo-secretory multiple myeloma）。该类型只分泌游离轻链，这些游离轻链在血清蛋白电泳、尿蛋白电泳及免疫固定电泳中均难以发现，但应用血浆游离轻链检测可检测出异常。②不分泌可测量的重链或轻链的类型，占所有多发性骨髓瘤的比例为＜1%～2%。其中包括不产生任何免疫球蛋白者、产生免疫球蛋白但不分泌到细胞质外者（可通过免疫荧光方法检测到细胞质内免疫球蛋白）。文献报道 t（11；14）在 NSMM 中的发生率达 79%。Chawla 等人在 2015 年进行的一项回顾性研究对 124 例 NSMM 患者的生存和预后进行了分析：在 2001 年之前，NSMM 患者和分泌型 MM 患者的生存相似；在新药逐步应用后（2001—2012 年），两组的 OS 均显著增加，但 NSMM 组的 OS 改善似乎更大。此外，如果起病时为分泌型，复发时为 NSMM 的患者则往往预后差。

（四）双克隆型骨髓瘤

该类型罕见，约占 1.5%。常为 IgM＋IgG/A 或 IgG＋IgA，双克隆轻链型亦有病例报道。双克隆既可来自单一克隆浆细胞的分泌，亦可分别来自两个克隆浆细胞的分泌。2017 年一个 50 例的病例对照研究显示，双克隆型 MM 与单克隆型 MM 患者在高钙血症、肾功能不全、贫血、骨质破坏发生率上相近，在治疗反应率，以及生存情况上亦相似。

（邝丽芬　李　娟）

【参考文献】

[1] RAJKUMAR S V，DIMOPOULOS M A，PALUMBO A，et al. International Myeloma Working Group updated criteria for the diagnosis of multiple myeloma[J]. Lancet Oncol，2014，15（12）：e538-e548.

[2] PÉREZ-PERSONA E，VIDRIALES M B，MATEO G，et al. New criteria to identify risk of progression in monoclonal gammopathy of uncertain significance and smoldering multiple myeloma based on multiparameter flow cytometry analysis of bone marrow plasma cells[J]. Blood，2007，110（7）：2586-2592.

[3] LAKHMAN A，RAJKUMAR S V，BUADI F K，et al. Risk stratification of smoldering multiple myeloma incorporating revised IMWG diagnostic criteria[J]. Blood Cancer J，2018，8（6）：59.

[4] MATEOS M V，KUMAR S，DIMOPOULOS M A，et al. International Myeloma Working Group risk stratification model for smoldering multiple myeloma（SMM）[J]. Blood Cancer J，2020，10（10）：102.

[5] CAERS J，PAIVA B，ZAMAGNI E，et al. Diagnosis，treatment，and response assessment in solitary plasmacytoma：updated recommendations from a European Expert Panel[J]. J Hematol Oncol，2018，16，11（1）：10.

[6] PHAM A，MAHINDRA A. Solitary plasmacytoma：A review of diagnosis and management[J]. Curr Hematol Malig Rep，2019，14（2）：63-69.

[7] SCHUSTER S R，RAJKUMAR S V，DISPENZIERI A，et al. IgM multiple myeloma：disease definition，prognosis，and differentiation from Waldenstrom's macroglobulinemia[J]. Am J Hematol，2010，85（11）：853-855.

[8] PANDEY S，KYLE R A. Unusual myelomas：A review of IgD and IgE variants[J]. Oncology（Williston Park），2013，27（8）：798-803.

[9] DUPUIS M M，TUCHMAN S A. Non-secretory multiple myeloma：From biology to clinical management[J]. Onco Targets Ther，2016，9：7583-7590.

[10] AVET-LOISEAU H，GARAND R，LODÉ L，et al. Translocation t（11；14）（q13；q32）is the hallmark of IgM, IgE, and nonsecretory multiple myeloma variants[J]. Blood，2003，101（4）：1570-1571.

[11] JURCZYSZYN A，GOZZETTI A，GDULA-ARGASIŃSKA J，et al. Similar survival outcomes in patients with biclonal versus monoclonal myeloma：a multi-institutional matched case-control study[J]. Ann Hematol，2017，96（10）：1693-1698.

第三节 超高危多发性骨髓瘤的定义及治疗困惑

一、高危多发性骨髓瘤的定义

在有症状性骨髓瘤中，"高危"是指疾病可能早期进展并最终早期死亡。既往认为诊断以后 2～3 年内死亡者为高危多发性骨髓瘤（high risk multiple myeloma，HRMM）。尽管多发性骨髓瘤的治疗进步很大，但仍有约 15%～20% 的患者在诊断后 2 年内死亡，这部分 MM 患者被称为超高危多发性骨髓瘤（ultra high-risk multiple myeloma，UHRMM）。近 10 余年来，对于如何识别和定义高危 / 超高危骨髓瘤，血液科医生的认识亦在不断加深。用于识别骨髓瘤危险度的指标可分为生物学指标与临床表现两大类。

二、高危多发性骨髓瘤的特点

（一）生物学指标

2005 年定义的 ISS（international staging system）分期系统，根据血清 β_2- 微球蛋白以及血清白蛋白的水平，将 MM 患者分为三期：ISS 分期 I 期组总生存期（OS）中位数为 62 个月，ISS 分期 II 期组总生存期中位数为 44 个月，ISS 分期 III 期组为 29 个月。

血清乳酸脱氢酶（LDH）是反映 MM 生物学特性的另一个标志物。LDH 水平高于正常上限提示疾病侵袭性增加，并提示高增殖率和 / 或髓外病变的存在。传统治疗年代的研究表明，高 LDH 水平与较短的 OS 相关。在新药时代，LDH 同样与生存相关。

细胞遗传学异常（cytogenetic abnormality，CA）是定义多发性骨髓瘤生物学特性的一个重要指标，亦是识别高危多发性骨髓瘤的一个关键要素。检测方法包括传统的染色体核型分析、间期荧光原位杂交（interphase fluorescent in situ hybridization，iFISH）、基于单核苷酸多态性（SNP）的映射阵列、比较基因组杂交（comparative genomic hybridization，CGH）、基因表达谱分析（gene expression profiling，GEP），其中 iFISH 是目前临床工作中常用的标准方法。基于单核苷酸多态性（SNP）的映射阵列、比较基因组杂交灵敏度高，多用于临床试验。GEP 具有一定预测意义，但需要生物信息学支持。2016 年 IMWG 关于高危细胞遗传学共识中定义的高危特征包括：FISH 检测的 t（4；14）、t（14；16）、t（14；20）、del（17/17p）、gain（1q），非超二倍体核型，核型 del（13），具高风险特征的 GEP；标危特征包括：包括 t（11；14）、t（6；14）在内的其他异常 FISH 结果。

2015 年 IMWG 提出的修订的国际分期系统（revised international staging system，R-ISS）是目前广泛应用的一个相对简单的评估 MM 危险度的综合模型。该分期综合了 ISS 分期、细胞遗传学，以及 LDH 三个指标。R-ISS I 期（ISS I 期、iFISH 检测为标准风险 CA 和 LDH 正常）患者总生存期（OS）中位数尚未达到，5 年存活率达到 82%；R-ISS II 期（非 R-ISS I 期或Ⅲ期)患者OS中位数为83个月；R-ISS Ⅲ期(ISS Ⅲ期，iFISH检测为高危CA或LDH升高)患者的OS中位数为43个月，5年OS率为40%，5年PFS率为24%。然而，R-ISS Ⅲ期并不囊括所有的高危患者。R-ISS分期系统中62%患者为Ⅱ期，在这些患者中，有17%的ISS Ⅰ期患者和22%的ISS Ⅱ期患者具有高危的细胞遗传学，同样具有高危的特点。

（二）临床特征

除生物学特性外，有一些临床特征亦提示多发性骨髓瘤的高危特质。合并髓外病变（extramedullary disease，EMD）的MM患者的EFS显著低于不伴有髓外病变的患者。与此同时，伴高危细胞遗传学改变的MM患者，EMD的发生率更高。从MGUS到SMM到MM，循环肿瘤细胞（circulating tumor cell，CTC）比例逐步升高，2018年Sanoja-Flores的研究显示，CTC高的MM患者生存显著低于CTC不高的患者。除此以外，原发性浆细胞白血病、外周血浆细胞比例升高及疾病累及中枢神经系统，同样提示疾病高危。

除了上述临床表现外，对治疗的反应同样可以作为判断疾病是否高危的依据。原发性难治性疾病（对免疫调节剂和蛋白酶体抑制剂的治疗方案治疗反应差）、移植后早期复发（1年内）或者在疾病治疗间歇期短期内（如干细胞采集休息期间或移植后恢复期间）复发亦提示疾病高危。

（三）不同的危险因素，以及不同的检测手段组合进一步识别超高危骨髓瘤

MRC Myeloma Ⅸ和Myeloma Ⅺ临床试验荟萃分析共入组了1 905例MM患者，应用了FISH、多重连接探针扩增技术（multiplex ligation-dependent probe amplification，MLPA）、qRT-PCR等方法进行细胞遗传学检测。研究显示，不良细胞遗传学的组合出现提示疾病危险程度进一步增加。以下3种不良细胞遗传学检测结果[① t(4;14)，t(14;16)，t(14;20)；② gain(1q)；③ del(17p)]中，同时存在2个因素定义为双打击（double-hit），同时存在3个因素定义为三打击（triple-hit）。双打击患者OS显著差于仅存在单个不良细胞遗传学的患者，而三打击的患者预后最差，OS中位数仅19个月，与没有不良细胞遗传学的患者相比，*HR*达6.23。

Walker等人的研究入组784名小于75岁患者，应用二代测序的方法进行细胞遗传学检测，将*TP53*双等位基因失活，或ISS Ⅲ期伴1q21扩增拷贝数≥4的MM患者定义为双打击高危患者（占总体人群6.1%），这部分患者PFS中位数仅15.4个月，OS中位数仅20.7个月。Thakurta等人2019年发表在*Blood*上的研究入组1 273名初诊多发性骨髓瘤（NDMM）患者，发现del(17p)患者中，高亚克隆分数（cancer clonal fraction，CCF）大于0.55并同时伴有*TP53*突变与非常差的预后相关。妙佑医疗国际2018年更新了mSMART 3.0预后分层系统，提出"双打击"和"三打击"概念，不良细胞遗传学[t(4;14)，t(14;16)，t(14;20)，gain(1q)，del(17p)，p53突变]中存在任意2种定义为"双打击"（double-hit），存在任意3种定义为"三打击"（triple-hit），均提示疾病危险度极高。

MM作为一种生物学异质性较大的疾病，单一的临床分期系统或预后指标难以完全识别高危患者，尽管目前尚无统一标准界定"双打击""三打击"MM，不同预后指标的组合可有助于更好区分不同危险度的患者，尤其是UHRMM。

三、高危多发性骨髓瘤的治疗

HRMM患者预后不佳，目前的临床研究尝试从诱导、移植、巩固、维持等多个方面优化

HRMM 的治疗以期改善预后。

越来越多的新药应用到 HRMM 的诱导治疗中，HRMM 患者的生存得到了不同程度的改善，但无论是新一代免疫调节剂，或是新一代蛋白酶体抑制剂，新型药物均不能克服 HRMM 的不良预后。随着 CD38 单抗的问世，数个临床试验探讨了单克隆抗体联合化疗是否能克服 HRMM 的不良预后。CASSIOPEIA 试验中，高危患者中达雷妥尤单抗 + 硼替佐米 + 沙利度胺 + 地塞米松（D-VTd）组 MRD 转阴率高于硼替佐米 + 沙利度胺 + 地塞米松（VTd）组，然而，高危组患者 PFS 仍然显著低于标危组患者。GRIFFIN 试验中，达雷妥尤单抗 + 硼替佐米 + 来那度胺 + 地塞米松（D-VRD）组患者严格意义的完全缓解（stringent complete response，sCR）率，以及 MRD 转阴率均显著高于硼替佐米 + 来那度胺 + 地塞米松（VRD）组，但是，这种优势在高危 CA，以及 ISS Ⅲ期两个亚组的患者中并不显著。而在不适合移植的患者中，不论是 ALCYONE 试验（D-VMP vs. VMP）还是 MAIA 试验（D-Rd vs. Rd），均显示联合 CD38 单克隆抗体改善了 HRMM 的预后，但并不能完全克服 HRMM 的不良预后。目前联合单克隆抗体的四联诱导治疗方案，并未能克服 HRMM 的不良预后。

对于适合移植的 HRMM 患者，自体造血干细胞移植具有重要角色。2019 年欧洲血液协会（EHA）会议展示的来自意大利的 FORTE 试验的更新数据显示，在 R-ISS Ⅱ/Ⅲ亚组患者中，KRd 序贯移植与 KRd12 疗程化疗组相比，前者 1 年的持续 MRD 阴性率显著高于后者，自体移植可以降低早期复发风险。亚组分析显示，在 KRd12 疗程化疗组中，有更多的 R-ISS 分期为Ⅱ、Ⅲ期的患者在 1 年时 MRD 转阳。该研究提示，自体造血干细胞移植对于高危患者提高持续 MRD 阴性率，以及降低早期复发风险是有益的。

单次自体造血干细胞移植对于 HRMM 是有益的，串联移植（tandem transplant）在近期的研究结果中亦提示可使 HRMM 患者获益。欧洲的 EMN02/HO95 试验及最近更新数据的美国的 STaMINA 试验结果均显示，在 HRMM 亚组患者中，串联移植组的 PFS 显著高于单次移植组，提示串联移植可以克服 HRMM 的不良预后。

异基因移植亦是 HRMM 的一个治疗选择。德国的多中心研究显示，在 del（13q）合并 del（17p）的患者中，自体序贯异基因造血干细胞移植与串联自体移植相比，PFS，以及 OS 可以显著提高，提示在 del（17p）患者中，异基因造血干细胞移植治疗可能可以获益。然而异基因造血干细胞移植的治疗相关死亡仍然是不可忽视的问题。

巩固治疗在 HRMM 中的意义尚不明确。EMN02/HO95 试验显示，VRD 巩固可以提高 PFS，然而在高危亚组中却并没有显示 PFS 的显著获益。有研究者提出，巩固治疗应选择与诱导治疗不一样的治疗方案，并且应该根据 MRD 的状态有所调整。目前有临床试验纳入 CAR-T 作为高危骨髓瘤患者的"巩固治疗"，研究结果有待后续进一步展示。

HOVON-65/GMMG-HD4 试验显示，硼替佐米维持可以改善高危患者生存。在硼替佐米治疗组，del（17）的不良影响被消除，这个研究结果也使得硼替佐米成为 HRMM 的标准维持治疗选择。来那度胺是标危骨髓瘤患者移植后的标准维持治疗方案，对于高危骨髓瘤患者建议蛋白酶体抑制剂（PI）维持治疗，未来 PI + 免疫调节剂（IMID）联合维持可能可以给高危骨髓瘤患者带来更大的获益。

最近引进的新型治疗药物，如更多的单克隆抗体、嵌合抗原受体 T 细胞（CAR-T 细胞）、双特异性 T 细胞衔接器（BiTE）等正在展示出有希望的结果，为难治复发的 MM 患者提供了更多的治疗选择。对 HRMM 分子生物学的更多认识也为更个体化的分子靶向治疗提供了新的希望。此外，随着 MRD 检测手段的进步，根据 MRD 状态调整 HRMM 的治疗策略可能可以改善 HRMM 的治疗效果。尽管如此，对于 HRMM 患者来说，疾病复发和 MM 相关死亡仍然是不可避免的，需要更多的尝试来更好地改善这些患者的预后。

（邝丽芬　李　娟）

【参考文献】

[1] GREIPP P R, SAN MIGUEL J, DURIE B G, et al. International staging system for multiple myeloma[J]. J Clin Oncol, 2005, 23（15）: 3412-3420.

[2] SONNEVELD P, AVET-LOISEAU H, LONIAL S, et al. Treatment of multiple myeloma with high-risk cytogenetics: a consensus of the International Myeloma Working Group[J]. Blood, 2016, 127（24）: 2955-2962.

[3] TERPOS E, KATODRITOU E, ROUSSOU M, et al. High serum lactate dehydrogenase adds prognostic value to the international myeloma staging system even in the era of novel agents[J]. Eur J Haematol, 2010, 85（2）: 114-119.

[4] PALUMBO A, AVET-LOISEAU H, OLIVA S, et al. Revised international staging system for multiple myeloma: A report from International Myeloma Working Group[J]. J Clin Oncol, 2015, 33（26）: 2863-2869.

[5] AVET-LOISEAU H. Ultra high-risk myeloma[J]. Hematology Am Soc Hematol Educ Program, 2010（1）: 489-493.

[6] SHAH V, SHERBORNE A L, WALKER B A, et al. Prediction of outcome in newly diagnosed myeloma: a meta-analysis of the molecular profiles of 1905 trial patients[J]. Leukemia, 2018, 32（1）: 102-110.

[7] THAKURTA A, ORTIZ M, BLECUA P, et al. High subclonal fraction of 17p deletion is associated with poor prognosis in multiple myeloma[J]. Blood, 2019, 133（11）: 1217-1221.

[8] WALKER B A, MAVROMMATIS K, WARDELL C P, et al. A high-risk, Double-Hit, group of newly diagnosed myeloma identified by genomic analysis[J]. Leukemia, 2019, 33（1）: 159-170.

[9] STADTMAUER E A, PASQUINI M C, BLACKWELL B, et al. Autologous transplantation, consolidation, and maintenance therapy in multiple myeloma: Results of the BMT CTN 0702 Trial[J]. J Clin Oncol, 2019, 37（7）: 589-597.

[10] JOSEPH N S, GENTILI S, KAUFMAN J L, et al. High-risk multiple myeloma: Definition and management[J]. Clin Lymphoma Myeloma Leuk, 2017, 17S: S80-S87.

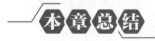

多发性骨髓瘤（MM）是一种恶性浆细胞病，根据文献报道，我国 MM 患者年发病率约为 1.03/10 万。事实上，北京（1.78/10 万）、上海（1.89/10 万）、香港（2.31/10 万）、澳门（2.06/10 万）等医疗条件较为先进的地区的发病率数据对国内 MM 的实际发病情况的反映可能更为客观。随着医疗技术水平不断进步，中国人均寿命不断提高，预计 MM 年发病率将进一步升高，须临床血液科医师高度警惕。

在 MM 的发生发展过程中，大部分 MM 患者存在意义未明的单克隆免疫球蛋白病（MGUS）、冒烟型骨髓瘤（SMM）阶段，终末期发展为浆细胞白血病（PCL）。目前研究发现，该疾病的发生发展与基因突变存在密切相关性，超过半数患者的浆细胞中存在14号染色体异常，同时可能合并其他基因位点异常。关于疾病的发生机制，二次"遗传学打击"学说被大多数学者认可，然而，MM发生的"始作俑者"尚不明确。

MM患者的主要临床表现包括骨病、贫血、肾功能不全、高钙血症。然而，上述症状缺乏特异性。事实上，MM患者的临床表现并不局限于以上几种常见情况，还包括出凝血异常、淀粉样变性、高尿酸血症、反复感染等。在诊断MM时，必须明确相关临床事件是否与MM相关（myeloma defined event, MDE）。如果不是MDE，则临床诊断MM需慎重，尤其注意与SMM相鉴别。

初诊MM患者须全面评估病情，尤其是细胞遗传学、医学影像学。靶向Bcl-2的药物已经走进临床，适用于存在Bcl-2高表达或者t(11; 14)阳性的MM患者。也许在不久的将来，将有靶向t(4; 14)、t(14; 16)、*TP53*的小分子药物陆续问世。及早甄别出患者的异常基因，有利于及时合理应用特异靶向性的小分子药物。医学影像学评估，尤其是合并髓外病变的患者，有利于临床治疗策略的制定。

MM临床分期系统已经从最初的DS分期、ISS分期到R-ISS分期，细胞遗传学的预后价值日益得到重视。事实上，影响MM患者预后的因素有很多，除细胞遗传学之外，还包括髓外病变、患者基础状况、新药可及性、是否存在原发耐药等。

特殊类型骨髓瘤包括冒烟型骨髓瘤、孤立性骨髓瘤、IgM型MM、IgE型MM、不分泌型MM、双克隆型MM等。冒烟型骨髓瘤无骨髓瘤相关的器官及组织损害，可随时间推移进展为有症状多发性骨髓瘤，需要随访监测，目前有研究显示提前对高危的冒烟型骨髓瘤进行提前干预可以延缓疾病进展、改善生存。孤立性骨髓瘤分为孤立性骨浆细胞瘤和孤立性髓外浆细胞瘤两类，均可转化为多发性骨髓瘤，目前的标准治疗是放射治疗。IgM型MM、IgE型MM、不分泌型MM、双克隆型MM发病率低，随着对单克隆免疫球蛋白检测手段的进步，对不分泌型MM的认识逐步加深。

在有症状性骨髓瘤中，"高危"是指疾病可能早期进展并最终早期死亡。临床分期、细胞遗传学等危险因素是目前常用的危险分层方法，基因表达谱分析、DNA测序和MRD检测等新技术，以及不同危险因素的组合评估有可能提供更多的预后信息。目前的新药治疗可一定程度改善高危/超高危患者的预后，但未能完全克服不良预后影响。目前研究显示自体造血干细胞移植对适合移植的高危MM患者有益。高危骨髓瘤患者可使用PI维持治疗，未来蛋白酶体抑制剂＋免疫调节剂联合维持可能可以给高危骨髓瘤患者带来更大的获益。新型治疗药物和方法，如单克隆抗体、CAR-T细胞治疗等，为高危，以及复发患者提供了更多的治疗选择。尽管如此，对于高危MM患者来说，疾病复发和MM相关死亡仍然是不可避免的，需要更多的尝试来改善这些患者的预后。

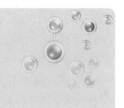

第二章
造血干细胞移植治疗多发性骨髓瘤的发展史和目前的应用

多发性骨髓瘤（multiple myeloma，MM）是一种浆细胞恶性肿瘤，发病率为血液系统恶性肿瘤的第二位。MM 治疗发展总体可分成四个历史阶段，分别是 20 世纪 60 年代的传统化疗年代、80 年代的造血干细胞移植年代、21 世纪以来的新药年代，以及 2015 年以后的免疫治疗时代。传统化疗完全缓解（complete remission，CR）率一般小于 10%，总生存期（overall survival，OS）中位数 33 个月左右。自体造血干细胞移植（autologous stem cell transplantation，ASCT）技术在传统化疗诱导后的应用，将 MM 患者的 CR 率提高到 20%～40%，OS 中位数延长至 48 个月。以沙利度胺、来那度胺和硼替佐米等为代表的新药为 MM 的治疗开创了一个新的阶段，用含这些药物的诱导治疗就可获得媲美以往 ASCT 后的 CR 率。新药的出现，曾使一部分人对 ASCT 在 MM 治疗中的地位产生了怀疑。但几个大型前瞻性随机对照临床研究的结果提示，在一代和二代新药年代，新药序贯移植是适合移植 MM 患者的最佳治疗方案。新药的作用主要是提高 ASCT 前的疗效，并在移植后加入巩固和维持治疗中以进一步提高疗效。异基因造血干细胞移植（allogeneic stem cell transplantation，allo-SCT）使 MM 治愈成为可能，但其治疗存在许多困难，限制了其广泛应用。本文将造血干细胞移植治疗 MM 的历史、现状及进展做一简述。

第一节　传统化疗年代自体造血干细胞移植应用前多发性骨髓瘤的治疗情况回顾

在 20 世纪 60 年代以前，多发性骨髓瘤的治疗可选择的药物很少。1947 年，氨基甲酸乙酯开始被应用于多发性骨髓瘤的治疗。但在一个纳入 83 名有症状的多发性骨髓瘤患者比较氨基甲酸乙酯和安慰剂的随机对照研究中表明，安慰剂组的 OS 中位数更长。且该药物的毒副作用大，有高度致癌性。这个阶段骨髓瘤患者的 OS 中位数仅为 6 个月左右。

1953 年 Bergel 和 Stock 通过以 L- 苯丙氨酸替代氮芥类药物的甲基的方式，首次合成了代号为 NSC-8806 的烷化剂，也就是现在我们熟知的美法仑。美法仑的应用是骨髓瘤治疗史上的第一次突破。1958 年，Blokhin 等人首次报道了接受美法仑治疗的 6 例多发性骨髓瘤患者中有 3 例获益。接着 1962 年 Bergsagel 等人报道在接受美法仑治疗的 24 名骨髓瘤患者中，有 8 名患者的病情显著改善，另外 6 名患者在一项或多项客观标准上有所改善。随后，Hoogstraten 等人首次报道用美法仑联合泼尼松的 MP 方案治疗 64 例新诊断或既往治疗过的多发性骨髓瘤患者，78% 的患者有一定的疗效。1969 年一个比较美法仑联合泼尼松和单用美法仑的随机临床试验奠定了 MP 方案在 MM 中的治疗地位。与单用美法仑相比,MP 组的反应率提高到了 50%～75%,存活时间延长 6 个月。MP 方案成为了传统化疗年代最经典的方案之一,该方案在 20 世纪中期一直被认为是多发性骨髓瘤患者的标准治疗方案,其生存期中位数 2～4 年,5 年以上生存率为 5%～10%。MP 方案优点是大部分患者(包括老年或全身状况不好的患者)对该方案耐受性良好,口服给药,用药方便,适合门诊治疗。其缺点为 CR 率低(<3%),起效缓慢,4 疗程才开始起效,对进展较快的 MM 患者不适合;对有肾功能损害的患者应慎用,对造血干细胞有剂量蓄积毒性,导致许多患者骨髓衰竭。

基于 MP 方案 CR 率低、OS 短的局限性,从 1968 年开始,许多研究者采用以烷化剂为基础的多药联合化疗方案治疗 MM 患者,希望可以进一步提高疗效和生存期,同时避免 MP 的毒副作用。Harley 等人首先采用了由卡莫司汀、美法仑、环磷酰胺和泼尼松组成的第一个烷基化组合方案用于治疗多发性骨髓瘤。随后,Lee 等人采用美法仑(M)、环磷酰胺(C)、泼尼松(P)、卡莫司汀(B)和长春新碱(V)的联合方案(M2 方案)治疗 36 例骨髓瘤患者,获得超过 60% 的疗效。在随后的 25 年中,有多个不同的烷化剂组合方案被用于多发性骨髓瘤的治疗,例如 VMCP 方案(长春新碱 + 美法仑 + 环磷酰胺 + 泼尼松)、VBAP 方案(长春新碱 + 卡莫司汀 + 多柔比星 + 泼尼松)等。这些多药联合化疗方案与 MP 方案相比确实可以提高总体有效率,然而大多数研究结果均未能证明使用联合方案化疗的患者的生存时间较 MP 方案延长。为回答联合化疗与 MP 方案孰优孰劣,1998 年 *Journal of Clinical Oncology* 上发表了一项荟萃分析,分析了 27 项随机临床研究的 6 633 名患者的数据,结果发现虽然联合化疗组的有效率明显高于 MP 方案(60% vs. 53.2%,$P<0.000\ 01$),但这两种治疗方案的病死率没有差异,联合化疗组与 MP 组的 OS(29 个月 vs. 29 个月)和疗效持续时间差异均无统计学意义。鉴于这些联合化疗方案会增加毒副作用和经济成本,而长期生存没有明显增加,因此数十年来,MP 方案仍然是骨髓瘤治疗最主要的化疗方案。

此后,从 20 世纪 60 年代至 90 年代末期,国外研究者尝试了多种不同的治疗方案。其中包括了大剂量地塞米松、长春新碱 + 多柔比星 + 地塞米松(VAD 方案)、长春新碱 + 多柔比星脂质体 + 地塞米松方案(DVD 方案)等多药联合方案,希望进一步提高 MM 患者的疗效。

VAD 方案是传统化疗年代另一个代表性化疗方案。该方案最早用于 MP 方案耐药的患者,结果发现有大约 50% 患者有效,但疗效持续时间仅 9 个月。此后该方案逐渐被应用于新诊断多发性骨髓瘤的诱导治疗,其有效率达 55%～84%,完全缓解率 <10%。其主要优点为起效迅速,对 MM 的临床血液学指标改善较快,3～4 个疗程可使 90% 的患者达到最大疗效;对有肾功能不全的患者,不需要调节用药剂量,对合并有肾功能不全和 / 或高钙血症的 MM 患者可选此方案;无干细胞毒性。缺点是该方案为 96 小时持续滴注,需要中心静脉导管,导致导管相关感染和血栓栓塞等副作用;类固醇相关的副作用发生率高;完全缓解率不高,缓解期不长,与 MP 方案比较,并不能延长生存期(36～44 个月)。

DVD 方案是 VAD 的替代方案,这一方案中将多柔比星换成多柔比星脂质体。多柔比星脂质体通过与甲氧基聚乙二醇(MEPG)的表面结合包裹在脂质体中,有利于逃脱体内免疫系统的吞噬,延长药物的血液循环时间。MEPG 还可以在脂质体表面扩散形成一层保护膜,可减少脂类双分子层与血浆组分之间的相互作用,从而增加药物的稳定性。此外,这些脂质体很小(平均直径大约 85～100nm),足以从肿瘤组织的高通透性血管中完整地渗透出来并在肿瘤组织中蓄积,具有肿瘤靶向性。与传统的多柔比星比较,在毒副作用方面如心脏毒性、骨髓抑制、脱发等均较低，从而也可以缩短住院时间。一个多中心Ⅲ期临床试验比较了 DVD 和 VAD 在初治 MM 患者中的疗效和副作用。这个临床试验把新诊断的 192 例 MM 患者随机分为 DVD 组和 VAD 组，结果发现两组患者的总体反应率、无进展生存率和总体生存率均相似，而在 3 到 4 级粒细胞缺乏和粒细胞缺乏相关性发热方面，前者发生率显著少于后者（10% vs. 24%，$P = 0.01$）。其他的如败血症的发生率、抗生素的使用、中心静脉导管、集落刺激因子的使用，以及脱发的发生等，DVD 方案均显著少于 VAD 方案，提示 DVD 方案与传统 VAD 方案疗效类似，但毒副作用则明显减轻，患者耐受性良好，可以作为 VAD 方案的替代方案。

　　1986 年，Alexanian 等人在一个非随机研究中单用大剂量地塞米松治疗新诊断多发性骨髓瘤患者，获得了 43% 的缓解率。Kumar 等人总结了妙佑医疗国际 1985 年至 1998 年接受大剂量地塞米松（$n = 35$）与 VAD 化疗（$n = 72$）的疗效，结果显示两组的缓解率分别为 63% 和 74%（$P = 0.25$）。与 VAD 相比，大剂量地塞米松的最大好处在于可以有效迅速改善症状的同时不会抑制骨髓造血和不需要深静脉插管。

　　但上述所有方案与 MP 比较，其总体生存时间均没有明显延长，这个时期 MM 患者的 OS 仅 33 个月左右。

第二节　自体造血干细胞移植在多发性骨髓瘤患者中的应用历史及发展

　　1983 年，英国的 Mcelwain 和 Powles 首次报道应用大剂量美法仑（high dose melphalan，HDM）100～140mg/m² 治疗 1 例原发性浆细胞白血病和 8 例多发性骨髓瘤（4 例为初治病例），所有人都对治疗有反应。其中 5 例初治患者中有 3 例获得生化和骨髓完全缓解，4 例复发难治的患者中有 1 例获得完全缓解。缓解持续时间中位数为 19 个月。该研究首次论证了大剂量美法仑在多发性骨髓瘤患者中的疗效。接着，Selby 报道了采用大剂量美法仑（140mg/m²）治疗 58 例骨髓瘤患者，在初治患者中可达到 27% 的 CR 率，但骨髓抑制时间长，白细胞和血小板恢复的时间中位数分别是 28 天和 24 天，早期病死率高，17% 的患者在 2 周内由于感染或出血死亡，且这些患者的疗效持续时间中位数仅 19 个月。

　　为了减少大剂量美法仑的毒副作用，1986 年美国 Barlogie 等人开始尝试用大剂量美法仑后用自体干细胞挽救（即现在的 ASCT）以减少其毒副作用。在 23 例难治 MM 患者中应用中 - 大剂量美法仑治疗复发难治多发性骨髓瘤，其中 7 例采用大剂量美法仑（140mg/m²）序贯自体骨髓移植（年龄中位数 63 岁），16 例单用中 - 大剂量美法仑（80～100mg/m²）治疗（年龄中位数 44 岁）。结果显示 75% 的患者有效，采用自体造血干细胞移植挽救的 7 例患者只有 1 例死于骨髓抑制，治疗相关死亡率 14.2%；而 16 例未采用自体造血干细胞移植挽救的患者 6 例死于骨髓抑制，治疗相关死亡率高达 37.5%。该研究结果提示在干细胞移植的支持下，HDM 可以在 MM 患者中安全应用。自 20 世纪 80 年代中期开始，大剂量美法仑序贯自体造血干细胞移植（HDM-ASCT）的临床研究开始在欧美许多骨髓移植中心开展。早期开展的 ASCT 作为一种挽救性治疗，用于难治或复发的患者，其目的是为延长 MM 患者的生存期，但总疗效不令人满意。

　　在 20 世纪 90 年代，研究者开始尝试将 ASCT 作为 MM 的一线治疗方案来治疗年轻的初诊 MM 患者,并取得了较好的疗效(表 2-2-1)。早期小样本研究表明,对初诊患者而言,ASCT 是安全(治疗相关死亡率<5%)和有效的巩固治疗方案。随后,前瞻性的随机对照研究开始开展。1996 年法国骨髓瘤工作组首次报道了著名的 IFM90 试验。该临床研究是大剂量美法仑序贯自体造血干细胞移植与传统化疗治疗初治骨髓瘤患者的随机对照研究。200 例初治 65 岁以下的骨髓瘤患者在确诊时随机分为 HDM-ASCT 组和常规化疗组(CCT),其中 HDM-ASCT 组的预处理方案为美法仑($140mg/m^2$)+全身照射。结果显示 HDM-ASCT 有效率为 81%(其中完全缓解 22%,部分缓解 16%),而 CCT 有效率为 57%(其中完全缓解 5%,部分缓解 9%,$P<0.001$)。两组的 5 年无事件生存(EFS)率分别为 28% 和 10%($P=0.01$),5 年 OS 率分别为 52% 和 12%($P=0.03$)。两组的治疗相关死亡率相似。该试验确立了大剂量化疗联合自体造血干细胞移植在年轻 MM 患者中的治疗地位。

2003 年英国公布的 MRC Ⅶ 试验纳入 407 例 65 岁以下 MM 患者。这些患者随机接受常规化疗(ABCM 方案)或诱导化疗(C-VAMP)后接受 ASCT 治疗。随访时间中位数 42 个月的结果显示,与常规化疗组相比,ASCT 组 *ORR*(86% vs. 46%,$P<0.001$)和 CR 率(44% vs. 8%,$P<0.001$),EFS(32 个月 vs. 20 个月,$P<0.01$)和 OS(54.1 个月 vs. 42.3 个月,$P=0.04$)均显著优于传统的常规化疗。尽管移植组中只有 75% 的患者完成 ASCT,而 15% 的常规化疗组患者复发时接受了 ASCT 挽救治疗,但意向性分析仍然显示 ASCT 优于传统化疗组。

意大利 M97G 研究纳入了 194 例初治年龄 50~70 岁的 MM 患者,对比美法仑(melphalan,MEL)联合泼尼松(MP 组)传统化疗和双次半量 MEL($100mg/m^2$)序贯自体造血干细胞移植(MEL100 组)。MEL100 组的接近完全缓解(nCR)率明显高于 MP 组(25% vs. 6%,$P=0.000\ 2$),3 年 EFS 率分别为 37% 和 16%($P<0.000\ 1$),OS 率分别为 77% 和 66%($P=0.000\ 5$)。

但也有一些试验例如 MAG90、PETHEMA,以及 US 协作组研究未能显示出基于大剂量美法仑联合 ASCT 治疗在 OS 方面的确切优势。MAG90 研究纳入了 190 例 55~65 岁初治 MM 患者,随机分为常规化疗组(VAMP 方案)和 ASCT 组,其中 ASCT 组包括 MEL $200mg/m^2$ 或 MEL $140mg/m^2$+白消安 16mg/kg。平均随访 120 个月,ASCT 组和 CCT 组的 EFS 中位数分别为 25 个月和 19 个月($P=0.07$),OS 中位数分别为 47.8 个月和 47.6 个月($P=0.91$)。ASCT 组患者的无症状、无治疗和无毒性的时间(TwiSTT)明显长于 CCT 组患者($P=0.03$)。这个试验中 CCT 组有 22% 的患者接受了挽救性 ASCT,这也导致了对两个组的 OS 有一定的影响。在 PETHEMA 研究中,在患者初诊时接受 4 疗程 VBMCP/VBAD 交替化疗,有反应的患者被随机分为继续接受另外 8 疗程的 VBMCP/VBAD 化疗或接受 ASCT 治疗。ASCT 组的 CR 率高于常规化疗组(30% vs. 11%,$P=0.002$)。但两组的 PFS(42 个月 vs. 33 个月,$P>0.05$)和 OS 差异不显著(61 个月 vs. 66 个月)。两组的复发后生存时间也相同(15.9 个月 vs. 16.4 个月)。在 S9321 研究中,大剂量美法仑序贯移植和标准剂量化疗的 CR 率是相似的(17% vs. 15%),PFS 和 OS 差异也没有统计学意义。前后介绍的临床研究得出了不同的结论,有几个原因可能可以解释这些差异。首先,纳入患者条件不同。比如西班牙 PETHEMA 试验中,只有对诱导化疗敏感的患者被随机分组进行后续试验,法国的 MAG 研究只纳入 55 岁到 65 岁的患者。若 PETHEMA 研究在诊断时就进行随机化或 MAG 试验中纳入 55 岁以下患者,最终是否会得出不同的结果不得而知。其次,诱导方案的不同。PETHEMA 试验中的 VBMCP/VBAD 和美国 S9321 试验中的 VBMCP 化疗剂量强度强于 IFM 和 MRC 试验的诱导方案。最后,部分试验中 SDT 组的患者有大比例的患者交

表 2-2-1 早期 ASCT 与 SDT 治疗多发性骨髓瘤的相关随机对照试验

研究名称	作者	时间/年	例数	年龄/岁	随访时间中位数/月	干细胞来源	ASCT 方案（诱导→预处理方案）	SDT 方案	TRM/%	CR 率（常规化疗 vs. ASCT）/%	EFS 中位数/月	OS 中位数/月	结论
IFM90	Attal	1990	200	58	SDT 37; ASCT 41	BM	VMCP/BVAP→MEL 140/TBI-8	VMCP/BVAP	5 vs. 7	5 vs. 22	18 vs. 22	44 vs. 57	EFS 和 OS 获益
MAG90	Fermand	1990	185	48	58	PBSC	VAMP→Cc/Cy/VP/MEL140/TBI12	VMCP	0 vs. 12.1	5 vs. 19			EFS 获益 OS 无获益
MAG91	Fermand	1991	190	60	120	PBSC	VAMP→Bu/MEL140 or MEL200	VMCP	2.1 vs 5.3	4 vs. 6	19 vs. 25	48 vs. 48	EFS 获益 OS 无获益
MRC7	Child	1993	401	55	SDT 31.5; ASCT 40	PBSC	VAMPC→MEL200 or MEL140/TBI	ABCM	NR vs 3.4	8 vs. 44	20 vs. 32	42 vs. 54	PFS 和 OS 获益
S9321	Barlogie	1993	516	55	76	PBSC	VAD→MEL140/TBI-12	VAD→VBMCP	0.4 vs. 3.4	11 vs. 11	22 vs. 25	54 vs. 62	无获益
PETHEMA	Blade	1994	164	57	56	PBSC	VBMCP/VBAD→MEL200 or MEL140/TBI-12	VBMCP/VBAD	3.6 vs. 3.7	11 vs. 30	33 vs. 42	66 vs. 61	无获益

* BM: bone marrow, 骨髓; PBSC: peripheral blood stem cell, 外周血干细胞。VMCP: V, 长春新碱; M, 美法仑; C: 环磷酰胺; P, 强的松。BVAP: B, 卡莫司汀; V, 长春新碱; A, 多柔比星; P, 强的松。MEL, 美法仑。VAMP: V, 长春新碱; A, 多柔比星; M, 美法仑; P, 强的松。Cc/Cy/VP/MEL140: Cc, 洛莫司汀; Cy, 环磷酰胺; VP: 依托泊苷; MEL: 美法仑。VAD: V, 长春新碱; A, 多柔比星; D, 地塞米松。Bu/MEL: Bu, 马利兰; MEL, 美法仑。VBMCP: V, 长春新碱; B, 卡莫司汀; M, 美法仑; C: 环磷酰胺; P, 强的松。VMCP: V, 长春新碱; M, 美法仑; C: 环磷酰胺; P, 强的松。VBAD: V, 长春新碱; B, 卡莫司汀; A, 多柔比星; D, 地塞米松。

又至 ASCT 组，导致对 OS 的估算困难。

为进一步了解接受 ASCT 的 MM 患者的 OS 和 PFS 获益情况，Dana Farber 肿瘤研究所的 Koreth 等用荟萃分析纳入 9 个多中心随机对照临床研究（IFM90、MAG90、MAG91、MRC7、S9321、PETHEMA、HOVON、M97G、IFM9906）共 2 411 名患者的数据。结果显示与常规化疗组相比，ASCT 组患者的 PFS 延长（95%CI 0.59～0.96，P=0.02），也许对提高患者生活质量具有一定帮助，但 OS 两组差异无统计学意义（95%CI 0.76～1.19，P=0.02）；且与常规化疗相比，移植相关死亡率增加了 3 倍。OS 没有延长可能有以下几个原因：①该荟萃分析中纳入的临床研究中部分患者是在常规化疗复发后再接受 ASCT 治疗的；②这些研究的美法仑剂量不一致，有些采用的是美法仑 140mg/m^2，部分采用的是美法仑 200mg/m^2；③其中一个研究的对照组接受的是含新药沙利度胺的治疗方案。

预处理方案是影响 ASCT 临床疗效的主要因素之一。2002 年的一项研究比较了在年龄小于 65 岁的新诊断 MM 患者采用美法仑（140mg/m^2）+ 全身照射（TBI）8Gy 和美法仑 200mg/m^2 两种方案预处理后序贯自体干细胞移植的疗效，共 282 名患者入组。结果发现，MEL200 组的中性粒细胞减少和血小板减少的恢复更快，输血需求更低，住院时间中位数也更短。MEL140 + TBI 组的严重黏膜炎的发生率显著增加。两组患者的无事件生存时间中位数相似（21 个月 vs. 20.5 个月，P=0.6），但 45 个月的存活率分别为 65.8% 和 45.5%（P=0.05）。这种差异的产生可能与 MEL200 组复发后对挽救性治疗的耐受性较好有关。在随后的 IFM 99-04 研究中，对比了美法仑 200mg/m^2 和美法仑 220mg/m^2 联合鼠抗白细胞介素 -6 抗体进行预处理的效果。结果发现 MEL220 预处理增加了治疗相关毒性，却没有提高 EFS 和 OS。这些研究奠定了 MEL200 在 MM 自体造血干细胞移植前预处理方案的地位。

早期的干细胞移植多采用骨髓移植的方法。外周血干细胞作为多发性骨髓瘤自体骨髓移植的替代干细胞来源在 20 世纪 80 年代末被引入。1988 年，Henon 等人最早开始尝试用外周血干细胞移植作为大剂量美法仑的挽救治疗，但当时粒细胞集落刺激因子（G-CSF）和粒细胞 - 巨噬细胞集落刺激因子（GM-CSF）尚未上市，动员干细胞是用单纯化疗的方法，干细胞采集数量受限，外周血干细胞移植没有被广泛应用。在 20 世纪 90 年代，G-CSF 在美国上市，自此，G-CSF 和 GM-CSF 开始广泛应用于造血干细胞动员。为评估骨髓移植与外周血干细胞移植孰优孰劣，一个对照临床研究招募了 343 名 MM 患者，两组患者随机接受骨髓移植和外周血造血干细胞（PBSC）移植。骨髓移植组和 PBSC 组的 6 年 OS 率分别为 37% 和 50%（P=0.07），6 年 EFS 率分别为 21% 和 26%，差异无统计学意义。另一项随机研究比较了骨髓和外周血作为骨髓瘤患者干细胞来源的效果，其中 133 名患者接受了外周血干细胞移植，89 名患者接受了自体骨髓移植。接受外周血干细胞移植的患者中性粒细胞植入更快（9.7 天 vs. 12.2 天，P<0.001）。两组的治疗相关死亡率、疗效和两年存活率没有差异。其他几个研究还发现外周血造血干细胞移植具有经济优势。总体而言，与骨髓移植相比，外周血造血干细胞移植有采集简单方便、患者无须忍受麻醉和骨髓穿刺的痛苦、造血恢复快及减少移植物污染等优点。因此，目前外周血在很大程度上取代了骨髓作为自体造血干细胞移植的干细胞主要来源。

在很长的一段时间里，究竟 ASCT 是对大部分 MM 患者是有益的，还是仅有某些亚群患者受益，一直是一个悬而未决的问题。在西班牙 PETHEMA 试验中证明，移植后获得 CR 与 EFS 和 OS 的显著延长有关。但也有一些研究未能发现疗效与生存的关系。为评估移植患者的疗效与患者生存的关系，Helgi 等人用荟萃分析纳入 21 项 ASCT 研究（10 项前瞻性研究和 11 项回顾性研究）共 4 990 名 MM 患者的结果。荟萃分析结果表明，在 ASCT 期间或之后的获得 VGPR 或以上疗效与患者的长期预后（总生存率和无事件 / 无进展生存率）之间存在高度的相关性；诱导治疗后的缓解率与患者的长期预后（总生存率和无事件 / 无进展生存率）之间也存在高度相关性。

随着粒细胞集落刺激因子、抗生素等药物的应用，以及自体造血干细胞移植技术水平的提高，大剂量美法仑 + 自体造血干细胞移植治疗相关死亡率显著下降。传统年代以 VAD 为主的诱导 4 疗程后序贯单次自体造血干细胞移植可获得 20%～40% 的完全缓解率，PFS 中位数 2.5～4 年。对比传统化疗，OS 中位数延长 12 个月左右。基于这一系列的研究结果，HDM 序贯 ASCT 很快发展为当时的新诊断适合移植 MM 患者的治疗方案，并在 20 世纪 90 年代开始得到广泛应用，这是自 MP 案以来骨髓瘤治疗取得的第二次飞跃。因此，自 1996 年以来，HDM/ASCT 开始作为适合移植患者的一线推荐治疗方案，2003 年后更是作为适合 ASCT 患者的 I 类推荐。

第三节　双次自体造血干细胞移植的问世及背景

在传统化疗年代，自体移植后的 CR 率只有 20%～40%。研究发现，移植后疗效与患者的生存时间密切相关，移植后获得 VGPR 以上疗效的 MM 患者有较长的 PFS。因此，为了改善患者的预后，20 世纪 90 年代，Barlogie 及其团队就开始尝试用两次移植提高骨髓瘤患者的疗效。早期的非随机研究显示，与单次移植相比，双次移植的反应率更高，EFS 和 OS 也得到改善，高达 70% 的患者能够耐受双次移植。在早期试验证实双次移植的安全性后，Barlogie 等人随即开展了 Total Therapy（TT1）研究，在这个研究中首次提出了串联移植（Tandem ASCT）的定义，指在第一次移植后的 3～6 个月内有计划地进行第二次移植。为进一步探索 Tandem ASCT 的作用，国外研究者们开展了一系列的串联移植与单次移植对比的临床研究。

在 TT1 研究中，对初诊有症状 MM 患者采用 3 疗程 VAD 化疗后大剂量环磷酰胺（CTX）+ GM-CSF 动员干细胞，之后再予 EDAP 方案化疗 1 疗程，后序贯两次 ASCT，第二次移植在第一次移植后 3～6 个月进行，移植后予干扰素维持治疗。第一次预处理采用美法仑 200mg/m²，对于第一次移植后获得≥PR 疗效的患者，第二次预处理采用相同的方案；对于未达到 PR 的患者则改用美法仑 140mg/m² + TBI。第二次自体移植后予干扰素维持治疗。完成一次和两次移植的比例分别为 84% 和 71%。第一次移植和第二次移植过程中分别有 2 例（1%）和 6 例（4%）患者在移植过程中死亡。各个阶段的 CR 率和≥PR 率分别是 VAD 后 5%，诱导结束后 15%，第一次移植后 26%，第二次移植后 83%。OS 和 EFS 中位数分别为 68 个月和 43 个月。15 年 OS 率和 EFS 率为 17% 和 7%。这个结果证实了双次移植的可行性，该试验虽非随机对照研究，但结果令人鼓舞。

最早报道的前瞻性对照研究是 IFM94 的结果。该研究入组了 399 例初治 60 岁以下 MM 患者，这些患者在确诊后随机分为单次移植组和双次移植组，接受 3～4 疗程 VAD 方案诱导化疗后序贯单次或串联自体移植，预处理方案为 HDM 140mg/m² + TBI 8Gy。串联移植组和单次移植组的≥VGRP 率分别 50% 和 42%（P=0.1），7 年 EFS 率分别为 20% 和 10%（P=0.03），

7 年 OS 率分别为 42% 和 21%（$P = 0.01$），串联移植组均高于单次移植组。进一步分层分析发现，在第一次移植后三个月内未能获得 ≥VGPR 率以上疗效的患者明显受益于第二次移植（单次移植组 7 年 OS 率 11%，串联移植组 43%，$P < 0.001$）。而在第一次移植后疗效 ≥VGPR 率的患者则没有从第二次移植中获益（$P = 0.70$）。

Bologna 96 研究同样是为了比较单次与串联 ASCT 对新诊断多发性骨髓瘤的疗效。共 321 例 60 岁以下初治 MM 患者入组，在确诊后随机分为单次移植组（预处理方案为美法仑 200mg/m²，$n = 163$）和串联移植组（第一次预处理方案为美法仑 200mg/m²，在 3～6 个月后接受第二次移植，第二次预处理方案为美法仑 120mg/m² + 白消安 12mg/kg，$n = 158$）。串联 ASCT 组获得 ≥nCR 疗效的比例高于单次 ASCT 组（47% vs. 33%，$P = 0.008$）。在第一次移植后没有达到 ≥nCR 疗效的患者中，有 20% 的患者在第二次移植后获得了 CR 或 nCR。串联 ASCT 组较单次 ASCT 组的 EFS（35 个月 vs. 23 个月，$P = 0.001$）和无复发生存时间（RFS）（42 个月 vs. 24 个月，$P < 0.001$）都显著延长。两组的 7 年 OS 率接近（43% vs. 46%，$P = 0.9$），这可能与单次移植组中有 50% 的患者复发后接受第二次移植或新药治疗有关。两组的治疗相关死亡率接近（4% vs. 3%，$P = 0.7$）。

此后又有多个临床随机对照研究，但结果并不一致（表 2-3-1）。GMMG-HD2 试验纳入了 358 名初治骨髓瘤患者，比较双次移植和单次移植的疗效。超过随访时间中位数（11 年）后，意向性分析中，两组患者的 EFS（$P = 0.53$）和 OS（$P = 0.33$）差异均无统计学意义。在串联移植组中，有 26% 的患者因非医疗原因拒绝第二次 HDM/ASCT。符合研究方案分析中，包括按计划接受干预的患者（单次移植 / 串联移植：$n = 156/93$）和因病情未接受第二次 HDM/ASCT 的患者（12%，$n = 22/181$），两组患者的 EFS（$P = 0.61$）和 OS（$P = 0.26$）差异无统计学意义。串联移植组的 CR 率在第二次移植后有增加（$P = 0.04$），串联组首次复发后 OS 明显缩短（$P = 0.04$）。在这个研究中，串联移植并不优于单次移植。

2009 年 Kumar 等人对 6 个随机对照试验的 1 803 名患者进行荟萃分析，以比较双次和单次移植在 MM 患者中的有效性。结果发现，与单次移植相比，串联移植组的 OS[病死率风险比（HR）= 0.94，95%CI 0.77～1.14] 和 EFS 没有优势（$HR = 0.86$，95%CI 0.70～1.05）。串联移植组的有效率显著高于单次移植组[相对危险度（relative risk，RR）= 0.79，95%CI 0.67～0.93]，但治疗相关死亡率（TRM）明显增加（$RR = 1.71$，95%CI 1.05～2.79）。结论是在初治多发性骨髓瘤患者中，使用串联 ASCT 可以改善患者的应答率，但不会改善患者的 OS 和 EFS，且 TRM 显著增高。这个荟萃分析发表后受到了批评，原因包括：①其中纳入的 Sonneveld 的研究不符合单次和双次移植的标准，因为患者只是接受了大剂量化疗后序贯单次移植或不移植；②这些临床研究的试验方案和患者的临床特征差异很大；③其中一项关键研究后续被撤回，当这项研究被排除在荟萃分析之外时，采用串联 ASCT 的 EFS 明显改善。

2012 年，Martino 等人发表了第二项比较传统化疗年代双次和单次移植在 MM 患者中有效性的系统性分析。该分析纳入了 5 个随机对照试验共 1 506 名患者。考虑到这些临床研究有大量的临床和方法上的异质性，作者没有进行正式的荟萃分析。这五项研究中，仅一项试验有 OS 获益，4 项有 EFS 获益，EFS 平均延长 3～12 个月。但这些研究中个别试验的偏倚方向不确定，由于试验之间入组条件的巨大差异和低报告质量，无法充分评估治疗或移植相关死亡率。作者的结论是考虑到固有偏差，目前任何研究都不足以为当代关于单次或串联 ASCT 的治疗决策提供确定的信息，且当时这些研究都没有采用新药治疗。

表 2-3-1 传统化疗年代的单次移植和双次移植随机对照试验

名称	组别	例数	年龄/岁	诱导方案	预处理方案	维持方案	CR/%	EFS中位数/月	OS中位数	TRM%	结论
IFM94	TASCT	200	52	3～4×VAD	1）MEL 140 2）MEL 140＋8Gy TBI	α-干扰素	50	30	58	6	双次移植 OS/EFS 获益
	SASCT	199	52		MEL 140＋8Gy TBI	α-干扰素；激素	42	25	48	4	
MAG95	TASCT	114	50	大剂量激素＋?	1）MEL 140 2）MEL 140＋VP16＋12Gy TBI	NR 或无	39	34	75	7	EFS 和 OS 无差别
	SASCT	113	50	大剂量激素和 3×"VAD-like"	BCNU＋VP16＋MEL 140＋CYP＋12Gy TBI	NR	37	31	57	12	
Bologna 96	TASCT	158	53	4×VAD	1）MEL 200 2）MEL 120＋口服 BU	α-干扰素	48	35	71	4	双次移植 OS/EFS 更好
	SASCT	163	52		MEL 200	α-干扰素	35	23	65	3	
GMMGHD2	TASCT	180	56	VID 或 VAD（最多 6 个疗程，直至 CR 或平台期）	1）MEL 200 2）MEL 200	α-干扰素	NA	29	77	3	双次移植 EFS 更好
	SASCT	178	55		MEL 200	α-干扰素		25	72	2	
DSMM-I	TASCT	98	54	4×ID	1）MEL 200 2）MEL 200	α-干扰素		43	NR	4	高交叉率
	SASCT	100	54		BU CYP＋9Gy TMI	α-干扰素		36		3	

因此,在传统化疗年代,没有证据支持双次自体造血干细胞移植可以作为所有初治MM 患者的首选治疗方案。因此,大多数专家认为对于单次自体移植后不能获得≥VGPR的较年轻患者可以在第一次移植后 6 个月内进行二次移植。

第四节　新药时代自体造血干细胞移植的地位

一、一代新药时代,自体造血干细胞移植的地位仍不可动摇

虽然大剂量美法仑 + 自体造血干细胞移植显著改善了 MM 治疗的疗效,但该方案使MM 患者的 CR 仅提高到 30%~40%,尚有 60%~70% 的患者疗效欠佳,有进一步提高的空间,且该方案只是加大了美法仑的剂量,骨髓瘤仍会对美法仑耐药复发,复发后 MM 治疗的有效药物仍相当有限。随着对各种移植方法应用价值认识的加深,人们开始意识到,双次移植、异基因造血干细胞移植等移植方法仅适用于小部分的 MM 患者,大多合适移植的患者接受单次移植已经可以明显获益,因此,研究的热点又重新回到自体造血干细胞移植。此时,骨髓瘤的治疗已进入新药年代。

自 20 世纪 90 年代末期开始,以沙利度胺、来那度胺和硼替佐米为代表的新药相继进入 MM 治疗的舞台,拉开了骨髓瘤治疗第三次飞跃的序幕。1999 年,Singhal 将沙利度胺用于治疗难治复发多发性骨髓瘤(relapsed/refractory multiple myeloma, RRMM)并取得突破性的疗效,开创了 MM 治疗的新药时代。2001 年,Orlowski 等和 Hideshima 等分别报道了蛋白酶体抑制剂(proteasome inhibitor, PI)硼替佐米(bortezomib)和第二代免疫调节剂(immunomodulatory drug, IMID)来那度胺(lenalidomide)治疗 MM,使得 MM 的治疗效果进一步提高。这 3 个第一代的新药使初治骨髓瘤患者在诱导治疗阶段就能获得以往大剂量美法仑 + 自体造血干细胞移植才能获得的 CR 率和 3 年 OS 率,因此在新药年代,ASCT 的地位一度受到了挑战。有学者认为 MM 患者无须接受 ASCT 也能获得同样的疗效;也有人提出在新药年代,ASCT 已经不再是 MM 患者的首选治疗方案,另有学者讨论 ASCT 是要早期进行或是晚期进行获益更大。为了回答这些问题,一系列临床研究陆续展开。

一项研究中入组了 273 例 65 岁及以下的患者,接受了 Rd 诱导化疗后随机分为 MPR(美法仑 + 泼尼松 + 来那度胺)巩固治疗组和 ASCT 巩固治疗组,随访时间中位数为 51.2 个月。移植组的 PFS 中位数(43.0 个月 vs. 22.4 个月,$HR=0.44$,95%CI 0.32~0.61,$P<0.001$)和 4 年 OS 率(81.6% vs.65.3%,$HR=0.55$,95%CI 0.32~0.93,$P=0.02$)均优于 MPR 巩固化疗组。ASCT 组的 3/4 级中性粒细胞减少症的发生率(94.3% vs. 51.5%)、胃肠道不良反应(18.4% vs. 0)和感染(16.3% vs. 0.8%)显著高于 MPR 组。该临床试验第一次证实了与单用新药治疗相比,新药诱导序贯移植可以延长患者的生存。

另一项开放性、随机、多中心 3 期临床研究招募了 256 名 65 岁或以下的符合移植条件的新诊断骨髓瘤患者,接受 4 疗程 RD 诱导,采集干细胞后随机分为巩固治疗组(6 个疗程RCD 方案化疗,$n=129$)或 ASCT 组(根据诱导后疗效,如果疗效≥VGPR 率,可以选择 1~2次移植;若疗效小于 VGPR,则选择 2 次移植,$n=127$)。随访时间中位数为 52.0 个月。结果显示与 RCD 巩固治疗组相比,ASCT 组的 PFS 明显延长(28.6 个月 vs. 43.3 个月,$HR=2.51$,$P<0.000\ 1$),3 级或 4 级不良事件增加。

但以上两项研究都是采用来那度胺为基础的两药方案诱导化疗,没有包括蛋白酶体抑制剂,也没有采用目前标准的三药诱导方案。随后,又有两个采用目前公认含硼替佐米的三药联合方案后序贯新药巩固或移植的研究。

在 IFM2009 试验中,纳入了 700 名多发性骨髓瘤患者,随机分为两组,一组接受 8 个疗程的 VRD 持续治疗,另一组接受 3 疗程 VRD 方案诱导化疗后序贯自体造血干细胞移植,移植后再两疗程 VRD 治疗。结果显示 ASCT 组的 CR 率(59% vs. 48%,$P=0.03$)、微量残留病(MRD)阴性率(79% vs. 65%,$P<0.001$)较 VRD 持续治疗组增加,PFS 中位数(50 个月 vs. 36 个月,$HR=0.65$,$P<0.001$)较 VRD 持续治疗组延长。且在亚组分析中,发现各种 ISS 分期和细胞遗传学分层的患者均能从 ASCT 中获益。但在 4 年总生存率方面两组尚没有统计学差异(81% vs. 82%),这可能与 VRD 持续治疗组患者复发后接受了挽救性移植及观察时间不长有关。在毒副作用方面,移植组的 3 级或 4 级中性粒细胞减少率、胃肠道反应和感染明显高于 VRD 持续治疗组。在治疗相关死亡率、二重肿瘤、血栓栓塞事件和周围神经病变方面,没有观察到两组之间有差异。

EMN02/HO 05 研究是目前比较移植与新药巩固治疗的最大宗的Ⅲ期随机对照临床研究,共有 1 503 名患者被纳入研究。患者首先接受 3~4 疗程 VCD 诱导化疗,然后随机接受 4 疗程 VMP 巩固化疗或 1~2 次 ASCT。随访时间中位数 60.3 个月,与 VMP 组比较,ASCT 组 PFS 中位数显著提高(56.7 个月 vs. 41.9 个月,$HR=0.73$,$P=0.000\ 1$)。ASCT 组的血液系统、胃肠道和感染的不良事件发生率高于 VMP 组。

Dhakal 等人(表 2-4-1)对所有含新药诱导后序贯 ASCT 或新药巩固的临床研究进行荟萃分析。共纳入了 4 个随机对照试验共 2 421 例患者用于常规荟萃分析,5 个随机对照试验共 3 171 例患者用于网络荟萃分析。结果显示,在 PFS 方面,二次移植最佳($HR=0.49$,$95\%CI$ $0.37~0.65$),其次是 VRD 诱导后序贯单次自体移植($HR=0.53$,$95\%CI$ $0.37~0.76$),以及非 VRD 的诱导方案序贯单次自体移植($HR=0.68$,$95\%CI$ $0.53~0.87$),最后是不移植组。在 OS 方面,各种移植方法对 OS 均无显著影响。ASCT 的治疗相关死亡率与不移植组相似,均<1%。

因此,在一代新药时代,ASCT 进行巩固治疗的疗效仍优于单纯药物治疗,可明显改善患者 CR 率甚至 MRD 阴性率,延长 PFS 和 OS,国内外各大指南依然推荐 ASCT 作为合适移植患者的一线治疗方案。

表 2-4-1　新药时代 ASCT 与不移植方案随机对照试验

作者	例数	诱导方案	预处理方案	标准化疗方案	CR 率(ASCT vs. 未进行 ASCT)	PFS(ASCT vs. 未进行 ASCT)	OS 率(ASCT vs. 未进行 ASCT)
Palumbo 等	402	Rd×4	MEL 200×2	MPR×6	23% vs. 18%	中位数: 43 个月 vs. 22 个月,$P<0.001$	4 年: 82% vs. 65%,$P=0.02$
Gay 等	389	Rd×4	MEL 200×2	CRd×6	33%~37% vs. 23%~27%	中位数: 43 个月 vs. 29 个月,$P<0.001$	4 年: 86% vs. 73%,$P=0.004$
Cavo 等	1 503	VCd×3~4	MEL 200×1 或 2	VMP+/- VRD	≥VGPR 84% vs. 75%	3 年 PFS 率: 64% vs. 57%,$P=0.002$	3 年: 两组均为 85%
Attal 等	700	VRD×3	MEL 200	VRD×5	59% vs. 48%	中位数: 50 个月 vs. 36 个月,$P<0.001$	4 年: 81% vs. 82%,无显著差异

二、二代新药时代，自体造血干细胞移植仍是高危患者的首选治疗

2015 年开始，包括新一代的蛋白酶体抑制剂如卡非佐米、伊沙佐米、marizomib 和 opromazib 等，以及新一代免疫调节剂泊马度胺等陆续问世。二代新药开始在临床广泛应用，进一步提高了 MM 患者的疗效和生存。在这种情形下，一个争议性的话题产生了：二代新药时代，ASCT 仍需要的吗？FORTE 试验的研究结果可以很好地回答这个问题。该研究入组 474 例年龄小于 65 周岁的 NDMM 患者，随机分为 KRd×4 诱导治疗联合 ASCT 再加 KRd×4 巩固治疗、连续 12 个疗程的 KRd 治疗、KCd×4 诱导治疗联合 ASCT 再加 KCd×4 巩固治疗三组，并评估了不同 R-ISS 分期患者的≥VGPR 率、≥CR 率、严格意义的完全缓解（stringent complete response，sCR）率和 MRD 阴性率比例，同时也评估了不同危险度分层患者的早期复发率，并分析预测不同因素对于早期复发的影响。随访时间中位数 25 个月，其中 KRd-ASCT-KRd 和 KRd×12 组具有相似的≥VGPR 率、≥CR 率、sCR 率和 MRD 阴性率，且在不同的危险分组中，两组维持前的 MRD 阴性率无显著差异。但在接受维持治疗 1 年以后再进行 MRD 阴性率的对比，发现高危者 1 年持续 MRD 阴性率中 ASCT 组优于 KRd 巩固组（90% vs. 72%），18 个月复发的风险 ASCT 组低于 KRd 巩固组（11% vs. 22%）。同时，R-ISS Ⅱ期和 R-ISS Ⅲ期患者相较于 R-ISS Ⅰ期患者早期复发危险更高。因此，FORTE 试验提示在二代新药时代，尽管治疗效果已经得到明显提高，对于 R-ISS Ⅱ～Ⅲ期患者 ASCT 仍然应该作为首选方案；而在综合考虑治疗费用、毒副作用、患者耐受性等因素下，R-ISS Ⅰ期患者也可以考虑首先 ASCT 治疗。

三、免疫治疗时代，自体造血干细胞移植的地位

随着对骨髓瘤生物学研究的进一步加深，骨髓瘤的新药层出不穷，大量的单克隆抗体，如 CS1 单抗 elotuzumab、CD38 单抗达雷妥尤单抗（daratumumab）、免疫检测点抑制剂 PD-1 和 PD-L1 等相继问世。此外，抗原特异度的嵌合抗原受体（chimeric antigen receptor）T 细胞治疗（CAR-T）也是近几年新兴的一种有效治疗 MM 的方法，对复发难治 MM 患者有效率高，目前最广泛应用的治疗靶点是 BCMA 和 CD19。这些免疫治疗明显改善了患者的疗效和预后。此外，还有大量其他的新药相应问世，如 DNA 损伤剂如苯达莫司汀、美法仑类似物 melflufen；小分子靶向药物如 Bcl-2 抑制剂维奈克拉（venetoclax）、XPO1 抑制剂塞利尼索（selinexor）等；作用于表观遗传学的药物如组蛋白脱乙酰酶（HDAC）抑制剂 panobinostat 和 vorinostat 等。随着新药的不断问世应用，骨髓瘤患者的生存将进一步得到改善。在免疫治疗时代，目前已没有研究挑战移植的地位，而是采用含免疫治疗联合一、二代新药联合化疗，评估是否可以进一步提高 MM 患者的疗效和预后。

CD38 单抗中的达雷妥尤单抗是免疫治疗时代最具代表性的药物之一。该药由于疗效理想，在美国已批准为合适移植 MM 患者的一线治疗药物。

CASSIOPEIA 研究是第一项显示达雷妥尤单抗联合硼替佐米治疗治疗合适移植的新诊断多发性骨髓瘤患者的研究。这是一项多中心随机Ⅲ期临床研究，目的是评估在自体干细胞移植前后在 VTd 中加入达雷妥尤单抗是否可以提高新诊断的多发性骨髓瘤患者的疗效。该研究招募了 1 085 例合适移植的新诊断多发性骨髓瘤患者，随机分组，一组接受 4 疗程 VTd 诱导化疗后序贯自体移植，移植后 2 疗程 VTd 巩固治疗（$n=542$）；另一组接受 4 疗程 VTd 联合达雷妥尤单抗（Dara＋VTd）诱导化疗后序贯自体移植，移植后 2 疗效 Dara＋VTd

巩固化疗（$n = 543$）。结果显示，在移植后第 100 天，在意向性研究人群中，Dara + VTd 组和 VTd 组获得 sCR 比例分别为 29% 和 20%（$OR = 1.60$，$95\%CI$ $1.21 \sim 2.12$，$P = 0.001\,0$），MRD 阴性率 64% 和 44%（多参数流式检测，10^{-5} 灵敏度，$P < 0.000\,1$）。两组的无进展生存率中位数均未达到（$HR = 0.47$，$95\%CI$ $0.33 \sim 0.67$，$P < 0.000\,1$）。

GRIFFIN 研究是一项随机、开放性 Ⅱ 期临床研究，目的是评估 Dara-VRD 方案在适合移植的 NDMM 患者中的疗效和安全性。207 例患者随机分为 VRD ± Dara 诱导 4 疗程、ASCT、VRD ± Dara 巩固 2 疗程和来那度胺 ± Dara 维持治疗 26 个周期。随访时间中位数 22.1 个月，VRD + Dara 的 sCR（62.6% vs. 45.4%，$OR = 1.98$，$95\%CI$ $1.12 \sim 3.49$，$P = 0.017\,7$）和 MRD 阴性率（多参数流式检测，10^{-5} 灵敏度，51.0% vs. 20.4%，$P < 0.000\,1$）优于 VRD 组。2 年 PFS 率分别为 95.8% 和 89.8%。

在免疫治疗时代，由于自体造血干细胞移植的作用已被公认，目前各大临床研究不再挑战 ASCT 的地位，对于合适移植的患者而言，仍推荐一线选择自体造血干细胞移植治疗。

四、新药序贯移植疗效评价标准的更新

随着沙利度胺、硼替佐米和来那度胺等新药在 MM 中的广泛应用，MM 治疗的疗效和预后有了长足的进步，疗效评价标准已不满足于 CR，需要更加精确的疗效评价标准以比较不同药物和 / 或方法的疗效。2006 年国际骨髓瘤工作组（IMWG）制定了新的疗效评价标准，该标准基于原来的欧洲血液和骨髓移植协会（EBMT）1998 年的标准进行修订并改进。在这个疗效标准中，最重要的是引入了严格意义的完全缓解（sCR）和非常好的部分缓解（VGPR）的疗效评价，删除了微小缓解（MR）。其中 sCR 要求在符合的 CR 基础上加上血清游离轻链比值正常和经免疫组织化学或免疫荧光证实骨髓中无克隆浆细胞。这个方法增加了用血清游离轻链（serum free light chain，sFLC）检测来评估疗效。这是一个比免疫固定电泳灵敏度更高，同时特异度也很高的定量检测方法。

在新药序贯移植年代，尤其是二代新药甚至免疫治疗的应用，MM 患者的疗效持续提高。此时，2006 IMWG 疗效评价标准已不能很好地反映目前治疗进展为患者带来的临床获益程度。同样获得 CR 的患者，其预后可能差异很大。究其原因，可能与 CR 不能反映 MM 患者深层次缓解程度有关，即仅依靠 CR/sCR 已经远远不能很好反映目前最先进的治疗药物和方案带来的最佳疗效。对于 MM 患者，已不再停留在单纯追求 CR 的阶段，如何评价新药带来的深层次缓解的话题开始被提上议程。传统的疗效评估主要通过细胞形态学、骨骼 X 光照片、免疫固定电泳等方法判断，而目前可以用更先进的技术来进行检测患者的疗效。在细胞克隆性水平上可采用流式细胞术（FCM）、等位基因特异性寡核苷酸杂交 PCR（ASO-PCR）、二代测序等方法检测。在细胞增殖性方面可应用血清游离轻链检测、液相色谱电离串联质谱等方法检测。在细胞侵袭性方面可以采用全身 MRI、全身 CT 和全身 PET/CT 等方法检测。这些检测技术或手段的应用使得检测 MM 的 MRD 成为可能。此外，还有用外周血检测循环中的浆细胞、循环肿瘤 DNA、RNA 等方法检测 MRD，以避免骨髓瘤灶性分布的假阴性结果。为此，2011 年 IMWG 再次更新的疗效评判标准，纳入了免疫表型缓解（ICR）、分子学缓解（mCR）和 PET/CT 缓解（PET-CR）等，通过多种手段检测体内的肿瘤情况，这些新的疗效标准比传统的 CR、VGPR 更能反映疾病的缓解程度。随后大量研究证实，获得 ICR、mCR 或 PET-CR 的患者预后优于未获得的患者。

2016 年，IWMG 再次更新疗效评价标准，将 MRD 正式纳入疗效标准，对 MRD 检测的评判标准等做了定义并规定了 MRD 检测的方法。MRD 阴性包括以下几种情况：①持续 MRD 阴性，指新一代流式或二代测序检测骨髓 MRD 阴性并且影像学检测阴性，至少间隔 1 年两次检测均为阴性；②流式 MRD 阴性，指用新一代流式检测显示未发现骨髓有异常表型的克隆性浆细胞；③测序 MRD 阴性，指用二代测序显示未发现骨髓有异常表型的克隆性浆细胞。克隆定义为应用 LymphoSIGHT 平台（或者经过验证的等效方法）进行 DNA 测序，未发现有两个相同的序列，最低检测灵敏度为 10^5 个有核细胞中可检测出 1 个克隆性浆细胞；④原有影像学阳性的 MRD 阴性，要求新一代流式或二代测序检测 MRD 阴性，并且原有 PET/CT 上所有高代谢病灶消失，或者病灶标准摄取值（SUV）低于纵隔血池，或者低于周围正常组织的 SUV。

五、新药时代，串联移植的地位

传统化疗年代，双次自体移植仅对第一次移植后不能获得 VGPR 以上疗效的患者有效。新药时代，许多患者在第一次移植后可以获得 CR，双次移植的意义又是如何？近年来有两个大宗Ⅲ期临床研究回答了这个问题。

欧洲的 EMN02/HO05 试验中，双次自体移植组的 5 年 PFS 率（53.5% vs. 44.9%，$P = 0.036$）和 5 年 OS 率（80.3% vs. 72.6%，$P = 0.022$）均显著高于单次移植组。亚组分析显示高危患者有从双次自体移植中获益的倾向，而标危患者相对获益倾向不明显。高危细胞遗传学亚组的 PFS 中位数在双次移植组和单次移植组分别为 46.0 个月和 26.7 个月（$P = 0.062$），5 年 OS 率两组差异无统计学意义。在 17p- 亚组中，双次移植获益更明显（$HR = 0.24$，$P = 0.006\,0$），5 年 OS 率分别为 80.2% 和 57.1%（$P = 0.066$）。在双次移植组中，17p- 患者的 PFS（$P = 0.44$）和 OS（$P = 0.53$）与标危患者相似，提示双次移植可能可以克服 17p- 的不良预后。

美国的 STaMINA 试验入组了 750 例初治 MM 患者，一次移植后随机分为来那度胺维持治疗组，VRD 巩固治疗组和双次移植组。在达到随访时间中位数的 38 个月进行中期分析时，意向性研究中双次移植组、VRD 巩固治疗组和来那度胺维持治疗组三组患者的 PFS 率（分别是 56.5%、56.7% 和 52.2%）和 OS 率（分别是 82.0%、80.5% 和 83.4%）的差异均无统计学意义。但 STaMINA 试验中双次移植组中有接近三分之一的患者没有按预期接受串联移植或者诱导方案选择的不是含新药的三药联合方案，因此意向性研究分析结果可能受到一定的影响。随着随访时间延长，对接受治疗人群分析时发现双次移植组的 6 年 PFS 率优于 VRD 巩固治疗组和来那度胺维持治疗组（49.4%、39.7% 和 38.6%，$P = 0.015$），OS 三组差异无统计学意义。亚组分析发现，主要是高危细胞遗传学患者从双次移植中获益（5 年 PFS 率 43.7%、37.3% 和 32%，$P = 0.03$），标危患者（5 年 PFS 率 58.1%、48.2% 和 47.7%，$P = 0.196$）三组差异无统计学意义。

2016 年 IMWG 在专家共识中指出，高危 MM 患者给予新药诱导序贯串联移植可能优于单次 ASCT。综合上述两个大型临床研究，目前认为在新药时代，双次移植的临床意义在于改善高危患者的长生存，无论第一次移植后是否获得了完全缓解。

六、移植的时机选择：早期移植还是晚期移植？

早在传统化疗年代，就有研究探讨了早期移植与晚期移植的获益情况。Fermand 等人进行了一个多中心随机临床研究，旨在评估 ASCT 的最佳时机。研究入选患者 202 例，年龄中位数 56 岁，先予 VAD 化疗 3～4 疗程，在随机分组前先采集干细胞，后进入随机分组。185 例患者进入随机分组，其中 91 例进入早期移植组，94 例进入常规剂量化疗和晚期移植组。晚期 ASCT 组在常规化疗耐药或复发时用 ASCT 作为挽救性治疗。随访时间中位数 58 个月，早期移植组的 EFS 优于晚期移植组（39 个月和 13 个月），但两组的 OS 中位数差异无统计学意义（64.6 个月 vs. 64 个月，$P=0.92$）。此外，早期 ASCT 与没有症状和治疗毒性的显著时间（TwISST）相关。另外，一个荟萃分析也显示早期移植可以延长患者的 EFS 而非 OS。考虑到治疗时间、无症状持续时间及毒副作用等因素，在传统化疗年代早期移植还是更多人的选择。

在新药年代，诱导治疗的缓解率显著提高，其疗效可以与传统化疗序贯移植的疗效相媲美，因此许多国内外专家均对是否需要进行早期移植提出疑问。如同本章节前面所述，新药序贯移植的研究结果表明早期 ASCT 改善了患者的 PFS 和疗效，因此 ASCT 仍然是符合移植条件的新诊断 MM 患者的标准治疗方案。然而，早期移植对 OS 的获益仍不清楚。因此，对于新诊断的 MM 患者，ASCT 的最佳时机和早期 ASCT 与晚期 ASCT 的选择仍存在相当大的争议。

两项回顾性分析比较了早期 ASCT（确诊后 12 个月内）和晚期 ASCT（确诊后超过 12 个月）。Kumar 等人回顾性分析了 290 名接受含免疫调节剂的方案诱导治疗后接受早期移植或晚期移植患者的疗效和生存。早期移植组和晚期移植组从 ASCT 到进展时间（TTP）中位数相似（20 个月 vs. 16 个月，$P>0.05$），4 年 OS 率差异无统计学意义。但这个研究中晚期移植组的诱导缓解深度高于早期移植组，因此这个研究的价值可能有限。Dunavin 等人回顾了 167 例接受新药诱导治疗并在确诊后 12 个月内接受移植或较晚接受移植的患者的生存情况，结果显示早期移植组和晚期移植组的复发时间中位数分别为 28 个月和 23 个月（$P=0.055$），3 年和 5 年 OS 率差异无统计学意义。

为评估早期移植和晚期移植对患者的影响，Gay 等人对 2 项Ⅲ期试验（RV-MM-209 和 EMN-441）进行了汇总分析。结果显示，在没有进行早期 ASCT 的患者中，只有 53% 的患者能够在复发时进行 ASCT。早期移植的患者不仅第一次 ASCT 后的 PFS（PFS1）较长（42 个月 vs. 24 个月，$HR=0.53$，$P<0.001$），而且 4 年 PFS 2（第一次疾病进展到第二次疾病进展）率（71% vs. 54%，$HR=0.53$，$P<0.001$）和 OS 率（84% vs. 70%，$HR=0.51$，$P<0.001$）也较高。在最近的 IFM 2009 试验中，两组患者的 PFS 有差异，而 OS 没有差异。其中晚期移植组有 79% 的患者可以接受挽救性移植，这可能是两组之间 OS 没有差异的主要原因，需要延长观察时间评估晚期 ASCT 对 PFS2 和 OS 的影响。

最近一个荟萃分析中比较了早期移植和晚期移植的 OS 和 PFS。该研究共纳入了 12 项研究，包括 3 633 例患者，其中 1 811 例接受早期 ASCT，1 822 例接受 SDT/晚期 ASCT。结果显示早期移植组的 PFS 优于晚期移植组，两组之间 OS 差异无统计学意义。亚组分析显示，在使用新药诱导的患者中，结果同总体研究一致，即早期移植组 PFS 获益但两组 OS 相似。

上述结果提示，或许不是所有患者均需要进行早期移植，但早期移植总体而言可以延长 PFS，从而提高患者生活质量。此外，晚期移植还有其他一些缺点：①选择晚期移植可能导致患者丧失移植机会。以往的数据已表明，患者进行早期移植的可行率为 95%，而到晚期移植时,可行率下降至 75%。患者在疾病复发难治时可能出现重要脏器损害、体力状态下降、多药耐药等情况,导致无法进行移植治疗。②晚期移植时患者往往既往使用过沙利度胺和 / 或干扰素维持治疗,若在晚期移植后再次选用同类药物维持治疗疗效必然不理想,因此推荐对这些患者选择来那度胺或硼替佐米维持治疗,但这些药物的费用昂贵,且长期应用毒副作用大,患者耐受性差,往往会出现停药的情况。由于目前尚无循证医学证据支持哪种患者可以选择早期移植,哪种患者可以选择晚期移植,笔者认为对适合自体造血干细胞移植的患者,在初治时应首选新药序贯移植的治疗方案。

七、65 岁以上患者的自体造血干细胞移植

一般情况下,ASCT 适用于年龄在 65 岁以下、无严重并发症的患者。但关于合适自体移植人群的年龄选择没有一个明确的共识,因此,不同机构和国家的做法有所不同。大多数随机对照临床研究纳入的研究对象都是 65 岁以下的患者,这主要是为了减少退出率和减少严重毒副作用的发生,但这并不意味着 ASCT 在老年患者中不可行。

在 IFM90 临床试验中,超过 60 岁患者接受 ASCT 与传统化疗比较 OS 并无差异,主要是由于老年患者(60~65 岁)只有 58% 可以完成移植,而年轻患者完成移植率达到 82%。因此在意向性分析时,老年患者的 OS 低于年轻患者。然而,随着粒细胞集落刺激因子、粒细胞 - 巨噬细胞集落刺激因子的应用,以及外周造血干细胞移植技术的广泛开展,老年患者对大剂量美法仑 + 自体造血干细胞移植的耐受性显著提高。1999 年美国 Barlogie 等人比较了 49 例 65~76 岁老年患者与 501 例 <65 岁年轻患者的自体造血干细胞移植的治疗疗效,结果显示虽然年轻患者的完全缓解率高于老年患者(43% vs. 20%,$P=0.02$),以及病死率低于老年患者(2% vs. 8%),但两者的 PFS,以及 OS 相当。因此,Barlogie 等人认为 65 岁不应该作为移植的禁忌证,如果患者体能状态良好并且无严重并发症,患者的年龄上限可以放宽至 75 岁。

在新药时代,移植在老年患者中的意义再次受到挑战。在 IFM99-06 试验中,两次 HDM(100mg/m²)的缓解率虽然高于 MP 组(VGRP 率分别为 41% 和 7%),但两组的 PFS,以及 OS 并无差异(PFS 19 个月 vs. 17 个月,OS 38 个月 vs. 30 个月),而 MPT 组的缓解率(49% VGRP 率)、EFS(30 个月),以及 OS(随访 56 个月时仍未达到 OS 中位数)均优于自体造血干细胞移植组或 MP 组。年龄 >65 岁骨髓瘤患者是否早期移植尚无定论。一项研究分析了 61 例年龄大于 65 岁的老年骨髓瘤患者自体造血干细胞移植的安全性和有效性,其中包括 12 名 ≥70 岁的患者,与同期治疗的 65 岁以下的 237 名 65 岁以下 MM 患者比较,发现老年组自体造血干细胞移植后 100 天内中性粒细胞恢复、感染率和治疗相关死亡率与年轻组无差异,自体造血干细胞移植后 1 年和 2 年的 PFS 和 OS 也无差异。但 70 岁以上的 MM 患者住院时间较长(26 天 vs. 20 天,$P=0.000\,1$),血小板恢复($>20\times10^9$/L)时间较长(20 天 vs. 3 天,$P=0.000\,7$)。在单中心研究中,比较了年龄 30~65 岁和 66~75 岁患者接受 HDM/ASCT 后的情况。结果显示,两组患者的 PFS、OS 和 TRM 没有显著差异。斯坦福骨髓瘤中心一个回顾性分析中,比较了 70 岁及以上的骨髓瘤患者移植与不移植的转归。其中 ASCT 组 53 例,非移植组 85 例。结果显示移植组的 PFS 优于非移植组(47 个月 vs. 34 个月,$P=0.006$),OS 差异无统计学意义(5 年 OS 率 76% vs. 82%,$P=0.62$)。这些研究结果证明符合特定条件的老年患者可以耐受移植,且远期疗效理想。

第五节 挽救性自体造血干细胞移植的地位

对于复发难治的 MM 患者,挽救性自体造血干细胞移植是一种治疗选择。有多个回顾性研究评估了挽救性自体造血干细胞移植在复发情况下的作用,结果表明,对于曾经接受过 ASCT 的患者,第二次甚至第三次挽救性自体造血干细胞移植是一种可行且有效的治疗选择。

EBMT 登记的回顾性分析显示,挽救性自体造血干细胞移植是安全有效的,1 年无复发死亡率 2%,3 年 OS 率 46%。该研究还证实了 ASCT 无复发间隔时间较长(>36 个月)的患者的 PFS($P=0.045$)和 OS($P=0.019$)较无复发间隔时间较短(≤36 个月)的患者更长。Lemieux 等人的回顾性分析证实了类似的结果,他们分析了 81 例接受挽救性自体造血干细胞移植的患者,挽救性移植后平均 PFS 为 18 个月,其中 93% 的患者挽救性移植后疗效 ≥PR,46% 的患者达到 VGPR。该研究未观察到与治疗相关的死亡。同样,第一次 ASCT 的疗效持续时间较长(>24 个月)的患者比较短的患者(≤24 个月)有更长的 PFS 和 OS。

一个配对分析比较了第一次移植后复发后用挽救性二次移植或单纯化疗的效果。按 1∶3 配比入组,其中 48 名患者进行了挽救性二次移植,144 名患者接受了单纯化疗。结果显示,挽救性二次植组的 OS 中位数优于单次化疗组(55.5 个月 vs. 25.4 个月,$P=0.035$),明显更好。

英国的 Myeloma X 试验是一个比较挽救性自体移植与化疗在复发患者中的疗效的前瞻性Ⅲ期随机对照研究。该研究共入组 174 例一次 ASCT 后至少 18 个月后出现首次进展或复发的患者。入组的患者采用硼替佐米、地塞米松和多柔比星(PAD)诱导化疗,后采集造血干细胞,然后随机分为挽救性自体造血干细胞移植组($n=89$)或口服环磷酰胺组($n=85$)。结果显示,与环磷酰胺组相比,挽救性自体造血干细胞移植组的 PFS 中位数显著延长(19 个月 vs. 11 个月,$P<0.0001$),但 OS 没有延长(65 个月 vs. 56 个月,$P=0.19$)。

德国 GMMG 的复发试验纳入了 282 例复发难治 MM 患者,在复发后采用 Rd 再诱导后随机分为挽救性自体造血干细胞移植组和 Rd 持续治疗组。意向性分析结果显示两组患者的 PFS 中位数(挽救性移植组 20.7 个月,Rd 持续治疗组 18.8 个月,$P=0.34$)和 OS(挽救性移植组未达到,Rd 持续治疗组 62.7 个月,$P=0.37$)无显著差异。但这个研究中进入挽救性移植组的患者中有 29.5% 的患者没有按计划 ASCT,可能严重影响了这组患者的 PFS 和 OS。对完成研究人群分析显示,挽救性移植组的 PFS 中位数较 Rd 持续治疗组有延长趋势(23.3 个月 vs. 20.1 个月,$P=0.09$),OS 显著延长(57 个月 vs. 未达到,$P=0.046$)。亚组分析显示,一线接受 ASCT 的患者和低危者可以从挽救性移植中获益。

这些研究结果证明,对于复发难治 MM 患者而言,挽救性自体造血干细胞移植是一种安全有效的治疗选择。美国和欧洲的指南都认为挽救性自体造血干细胞移植是对既往有充足干细胞储备的复发难治性患者的一种可行的治疗选择。

哪些患者可以从挽救性二次自体移植中获益仍有一定的争议。不同的研究选择的挽救性二次移植患者距离第一次移植的复发时间从 12 个月到 36 个月不等,而距离第一次移植多久复发才能确实从挽救性二次自体移植中获益目前没有数据支持。有研究表明,第一次自体移植后的 PFS 与挽救性自体移植后的 PFS 和 OS 存在线性关系。2015 年,ASBMT、

EBMT、BMT-CTN 和 IMWG 共同发表了一个关于挽救性自体移植在多发性骨髓瘤应用的专家共识。该共识推荐：对于初次治疗后复发的患者，包括第一次自体移植后疗效持续时间超过 18 个月的患者，应考虑挽救性自体造血干细胞移植。但是，由于有效的抗骨髓瘤药物不断增加，应仔细筛选那些可能从挽救性自体造血干细胞移植中获益最多的患者（如首次 ASCT 后复发的时间、体能状态等）。

第六节　异基因造血干细胞移植在多发性骨髓瘤治疗中的地位

早在 1957 年，Thomas 等人就首次报道在 MM 患者中行异基因造血干细胞移植（allo-SCT），当时疗效并不理想，所有患者都在数月后死亡。因此，在后续的二十多年里，异基因移植在 MM 治疗的研究基本处于停滞状态。随着异基因移植方法学的改善及在其他血液系统疾病如再生障碍性贫血、急性白血病等的治疗上取得的成功，人们开始重新关注异基因移植治疗 MM。20 世纪 80 年代，研究者开始应用异基因移植治疗一系列 MM 患者。1987 年 EBMT 发表了第一个大样本量的研究，用 allo-SCT 治疗 90 例 MM 患者。结果显示 58% 的患者获得 CR，达到随访时间中位数 76 个月时 OS 率为 40%，移植后获 CR 的患者 PFS 中位数为 48 个月，但治疗相关死亡率高达 35%～40%。

异基因移植的目的是通过预处理方案清除体内肿瘤细胞，再进行异基因移植干细胞移植，一方面干细胞来源没有肿瘤细胞污染的风险，另一方面移植物具有抗骨髓瘤效应（graft versus myeloma effect，GVM）。这种 GVM 效应可能具有持久性，从而使患者可以获得长久的缓解。有报道与 ASCT 比较，allo-SCT 的患者完全缓解率更高，MRD 阴性率更高，无病生存时间更长，因此 allo-SCT 一直被认为可能是可以治愈多发性骨髓瘤的一种方法。但这个治疗手段存在两个重要的缺点：①存在年龄和供者的限制。异基因移植的年龄限制高于自体移植，一般要求在 50 岁以下的患者中进行，且要求有 HLA 配型相合的供者，因此有条件行异基因移植的患者有限。②移植相关死亡率高。异基因移植风险较自体移植明显增加，加上骨髓瘤患者多数年龄较大，经常合并重要脏器功能不全，应用该方法有较高的移植相关风险，如化疗相关毒性、移植物抗宿主病（graft versus host disease，GVHD）和感染等。早期报道清髓性异基因移植的治疗相关死亡率可高达 50% 左右。因此，allo-SCT 在 MM 的临床应用受到了一定的限制。随后有包括非清髓性预处理和单次自体序贯非清髓性预处理等治疗用于治疗多发性骨髓瘤，希望可以在利用异基因移植的优势的同时减少毒副作用。

一、清髓性预处理方案

20 世纪 90 年代中期，EBMT 报告了一项对 189 例接受清髓性同种异体干细胞移植的骨髓瘤患者的回顾性分析，用性别和既往化疗疗程等匹配的 189 例接受自体干细胞移植的骨髓瘤患者作为对照组。结果显示 allo-SCT 组的 4 年复发率低于 ASCT 组（50% vs. 70%，$P = 0.04$），但 ASCT 组的 OS 中位数优于 allo-SCT 组（34 个月 vs. 18 个月，$P = 0.09$），主要原因是 allo-SCT 组 TRM 远高于比 ASCT 组（41% vs. 13%，$P = 0.001$）。

两项前瞻性研究比较了自体移植和清髓性异基因造血干细胞移植的疗效。在美国 S9321 研究中，纳入了 36 例患者入组 allo-SCT 组，这些患者接受大剂量美法仑 + TBI 的清髓性预处理方案。这组患者的移植相关死亡率超过 50%，因此该组在入组 36 例患者后停止继续入组。但有趣的是，经过 7 年多的随访，allo-SCT 组的总生存率为 40%，高于单次或双次 ASCT 组，这主要是由于 allo-SCT 存在 GVM 效应，从而可以获得更深入更持久的缓解，因此与 ASCT 组相比，allo-SCT 组的复发率更低。另一个荷兰的 HOVON 24 研究则发现 allo-SCT 患者的 TRM 超过 30%，且 PFS 和 OS 低于自体移植组。

随着治疗手段的改善和更好的支持治疗，清髓性预处理方案的 OS 逐渐增加。在 EBMT 登记结果中显示，在 1994—1998 年接受 allo-SCT 的患者的 4 年 OS 从 1983—1993 年的 32% 提高到为 50%，无复发死亡率从 46% 降到 30%。但即使无复发死亡率明显下降，这种治疗的风险仍相当大。

综上所述，这些数据表明清髓性异基因干细胞移植是一种潜在的治疗多发性骨髓瘤的方法，可以使患者获得持续 CR。然而，由于 TRM 较高，清髓性移植对于 MM 患者而言不是合适的一线方案。因此许多移植中心开始探索清髓性异基因 SCT 的替代方案，从而引入了减低剂量（reduced-intensity conditioning, RIC）（非清髓性）异基因移植的概念（RIC allo-SCT）。

二、减低剂量（非清髓）异基因移植

在 20 世纪 90 年代末，为了减少 TRM 的同时更多地依赖 allo-SCT 的 GVM 效应来提高疗效，人们开始尝试使用 RIC allo-SCT 治疗 MM。

最早西雅图研究小组开创性地使用小剂量 TBI（2Gy）联合氟达拉滨、免疫抑制剂环孢素和吗替麦考酚酯预处理并进行异基因移植，结果 TRM 低。这个研究鼓励了人们采用 RIC allo-SCT 治疗 MM，此后人们尝试了多种减低剂量预处理和预防 GVHD 的方案治疗 MM，希望可以植入和减少 GVHD 的同时减少治疗相关死亡率。EBMT 登记的回顾性研究中，在 229 名患者中采用了 26 种不同的预处理方案，包括 T 细胞耗竭和没有 T 细胞耗竭的方案。其中 80% 的患者接受了异基因移植。急性移植物抗宿主病Ⅱ～Ⅳ级的患者占 31%，广泛性慢性移植物抗宿主病占 25%。尽管 TRM 很低，只有 22%，但 3 年 OS 和 PFS 分别为 41% 和 21%，结果令人失望。

EBMT 回顾了在 1998 年至 2002 年间 196 名接受清髓性和非清髓性异基因移植患者的情况。结果显示 RIC allo-SCT 组 TRM 显著降低（$P = 0.001$），但两组患者的 OS 差异无统计学意义。此外，由于 RIC allo-SCT 组的复发率明显增加（54% vs. 27%，$P < 0.001$），这组患者的 PFS 较差（$P = 0.009$）。国际血液和骨髓移植研究中心（CIBMTR）也做过类似的分析，他们对 1989 年至 2005 年间共 1 211 名接受异基因 SCT 治疗的多发性骨髓瘤的患者进行了基于移植年份的分析，将这些患者分为三组：1989 年至 1994 年（346 例），1995 年至 2000 年（285 例），2001 年至 2005 年（580 例）。随着时间的推移，清髓性方案的使用率逐渐减少（分别是 82%、62% 和 9%），TRM 也逐渐下降（分别是 40%、48% 和 29%），但三组患者的 OS 是相似的，分别是 30 个月、32 个月和 29 个月，主要是因为最后一组复发的风险明显增加。因为单用 RIC allo-SCT 的高复发率，该方案逐渐被舍弃。

三、单次自体移植序贯减量异基因移植在初治多发性骨髓瘤患者中的应用

（一）ASCT/ASCT 和 ASCT/RIC allo-SCT 的比较

由于清髓性移植毒副作用过大，非清髓性预处理复发率高，21 世纪初开始有报道采用 ASCT 序贯 RIC allo-SCT（ASCT/RIC allo-SCT）治疗 MM。这种治疗方法一方面可以减少肿

瘤负荷，保留 GVM 效应，另一方面也降低了 TRM。最早的 ASCT 序贯 RIC allo-SCT 的治疗策略是由西雅图研究小组提出的，即在自体移植 2～4 个月后进行 RIC allo-SCT。他们发现在自体移植后不久进行减低剂量异基因移植时，即使不使用氟达拉滨，也没有观察到移植排斥反应。他们用这种方案治疗了 52 例 MM 患者，其中 48% 的患者获得 CR，48 个月的 PFS 率和 OS 率分别为 48% 和 69%。此后一个多中心研究纳入了 100 例年龄在 65 岁以下的接受了 ASCT/RIC allo-SCT 的新诊断 MM 患者，他们接受 VAD 诱导化疗后大剂量美法仑序贯自体造血干细胞移植，后接受非清髓性预处理及异基因移植。达到随访时间中位数 5 年后，OS 未达，EFS 为 37 个月。53% 的患者获得 CR。随后有多个随机对照临床研究比较了 ASCT 序贯 RIC allo-SCT 和串联自体移植的疗效。

2007 年，来自意大利的 Bruno 等报道了首次比较了 ASCT/ASCT 和 ASCT/RIC allo-SCT 治疗新诊断多发性骨髓瘤患者的疗效的临床研究。该研究纳入了 162 例≤65 岁的患者，先接受 VAd 方案诱导化疗，后根据是否 HLA 同胞全相合供者进行分组。有 HLA 同胞全相合的患者接受一次 ASCT 和一次 RIC allo-SCT，没有 HLA 同胞全相合的患者接受两次 ASCT。在第 1 次 ASCT 后，有 80 例 MM 患者接受了 RIC allo-SCT，82 例患者接受了第 2 次 ASCT。在意向性治疗分析中，ASCT/RIC allo-SCT 组的 PFS 中位数（35 个月 vs. 29 个月，$P=0.02$）和 OS 中位数（80 个月 vs. 54 个月，$P=0.01$）均优于 ASCT/ASCT 组。长期随访的结果类似，仍提示 ASCT/RIC allo-SCT 组优于 ASCT/ASCT 组。但这个研究中 ASCT/ASCT 组的第 2 次预处理所使用的美法仑剂量不同，可能会影响这组患者的 PFS。

PETHEMA 报道了一个小样本量研究。在 PETHEMA/GEM-2000 研究中，拟入组第一次自体移植后未能达到 CR 或 nCR 的患者进行第二次自体移植或 RIC allo-SCT。一共有 280 例患者一次 ASCT 后未能达到 CR 或 nCR，但仅有 110 名患者按计划接受第二次移植，其中 85 名患者接受了第二次 ASCT，25 名患者接受了 RIC allo-SCT。结果显示，ASCT/RIC allo-SCT 组较 ASCT/ASCT 的 CR 率较高（40% vs. 11%，$P=0.001$），PFS 有延长的趋势（未达到 PFS 中位数为 vs. 31 个月，$P=0.08$），OS 差异无统计学意义。这个研究中入组的 ASCT/RIC allo-SCT 组的病例数较少，但初步可看出，在第一次 ASCT 后未达到 CR 的患者中，序贯 RIC allo-SCT 有获益的趋势。

HOVON-50 研究纳入了 260 例 MM 患者，其中 122 例有同胞全相合供者，138 例没有。在 122 例有供者的患者中有 99 例接受了 ASCT/RIC allo-SCT，而没有供者的患者在第一次 ASCT 后接受了 ASCT 或沙利度胺维持治疗。意向性研究显示，虽然 ASCT/RIC allo-SCT 组 8 年的复发率较 ASCT/ASCT 组更低（55% vs. 77%），但两组患者 8 年或 10 年的 PFS 或 OS 差异统计学无显著性差异。在接受治疗分析中，ASCT/RIC allo-SCT 组的 PFS 则优于 ASCT/ASCT 组的患者，但 OS 没有差异。

BMT CTN 0102 研究是目前入组例数最大的比较 ASCT/ASCT 和 ASCT/RIC allo-SCT 的研究。该研究入选了年龄小于 70 岁且至少接受 3 个周期化疗的 710 例 MM 患者，根据是否有 HLA 同胞全相合供者进行生物学分组。有合适供者的进入 ASCT/RIC allo-SCT 组，没有供者的进入 ASCT/ASCT 组。结果显示 ASCT/ASCT 组和 ASCT/RIC allo-SCT 组中标危组患者 3 年的 PFS 率（43% vs. 46%，$P=0.671$）和 3 年 OS 率（77% vs. 80%，$P=0.191$）差异无统计学意义；高危组患者的 3 年的 PFS 率（40% vs. 33%，$P=0.74$）和 3 年 OS 率（59% vs. 67%，$P=0.46$）同样统计学无显著性差异。最近该研究的长期随访数据结果显示，两组患者的 PFS 和 OS 仍没有统计学差异。

第二个大宗临床研究来自 EBMT 的 NMAM2000 研究,该研究纳入了包括来自 23 个中心的 357 名年龄小于 70 岁的骨髓瘤患者。其中有 HLA 同胞全合供者的患者被分为 ASCT/RIC allo-SCT 组($n=108$),没有的分为串联 auto 组($n=249$)。该研究在随访 36 个月时,ASCT/RIC allo-SCT 和 ASCT/ASCT 组的 3 年 PFS 率分别为 43% 和 39%,OS 率分别为 75% 和 68%。两组之间差异无统计学意义,且 ASCT/RIC allo-SCT 组非复发死亡率高于 ASCT/ASCT 组(13% vs. 3%,$P<0.05$)高,并未显示出 ASCT/RIC allo-SCT 组的优势。但随着随访时间延长,至随访 96 个月时,ASCT/RIC allo-SCT 组 PFS 率(22% vs.12%,$P=0.012$)和 OS 率(49% vs. 36%,$P=0.020$)均明显优于 ASCT/ASCT 组,主要原因是 ASCT/RIC allo-SCT 组 96 个月复发率低于 ASCT/ASCT 组(60% vs. 82%,$P<0.05$)。值得注意的是,在随访 36 个月时,ASCT/RIC allo-SCT 与 ASCT/ASCT 在 PFS 或 OS 方面没有显著差异,强调需要进行长期随访才能观察到 ASCT/RIC allo-SCT 的益处。亚组分析结果表明,CR 是实现长期 PFS 的重要因素,而使用 ASCT/RIC allo-SCT 获得的 CR 比使用 ASCT/ASCT 获得的 CR 持续时间更长($P=0.027$)。该研究最近进行了更新的长期随访数据显示,ASCT/RIC allo-SCT 组 10 年 OS 率为 47.0%,ASCT/ASCT 组为 26.6%($P=0.011\ 3$)。此外,在 ASCT/RIC allo-SCT 组的 53 名复发患者和 ASCT/ASCT 组的 173 名复发患者中,无论后期治疗情况,ASCT/RIC allo-SCT 组的复发后 OS 率都优于 ASCT/ASCT 组,分别为 28.4% 和 14.7%。

早年有两个比较 ASCT/ASCT 和 ASCT/RIC allo-SCT 的荟萃分析,结果显示两组的 PFS 和 OS 无差异。Arneson 等人用荟萃分析分别比较 ASCT/ASCT 和 ASCT/RIC allo-SCT 在初治 MM 患者中的疗效,结果发现 ASCT/RIC allo-SCT 获得 CR 的比例高于 ASCT/ASCT,但两组之间的 PFS 没有显著差异,且 ASCT/RIC allo-SCT 组的 TRM 发生率高于 ASCT/ASCT 组。另一项荟萃分析同样证实,尽管 ASCT/RIC allo-SCT 组的 CR 率较高,但无论是基于意向性分析还是基于接受治疗方案分析,两组的 EFS 和 OS 差异均无统计学意义。这可能与 ASCT/RIC allo-SCT 组治疗相关的非复发性死亡率明显高于 ASCT/ASCT 组有关。但这些荟萃分析基于的研究数据多数是短期随访结果。

最近一个研究对意大利、西班牙 PETHEMA、EBMT-NMAM2000 和 BMT-CTN0102 研究的 1 338 例患者长期随访数据结果进行了汇总分析,其中 ASCT/RIC allo-SCT 组 439 例,ASCT/ASCT 组 899 例。在这项更新的分析中,平均随访时间为 118.5 个月,ASCT/RIC allo-SCT 组比 ASCT/ASCT 组的 OS 和 PFS 均有改善。ASCT/RIC allo-SCT 组和 ASCT/ASCT 组的 5 年 OS 率分别为 62.3% 和 59.8%,5 年 PFS 率为 30.1% 和 23.4%($P=0.01$);10 年 OS 率为 44.1% 和 36.4%($P=0.01$),10 年 PFS 率为 18.7% 和 14.4%($P=0.06$)。ASCT/RIC allo-SCT 组 10 年无进展死亡率较 ASCT/ASCT 组更高(19.7% vs. 8.3%,$P=0.001$),而 10 年疾病进展率更低(61.6% vs. 77.2%,$P=0.001$)。复发 5 年后,ASCT/RIC allo-SCT 患者存活率高于 ASCT/ASCT 组(51.1% vs. 37.0%,$P<0.001$)。这项 4 个研究的合并患者数据分析显示 ASCT/RIC allo-SCT 在 PFS 和 OS 上优于 ASCT/ASCT。

（二）单次自体移植序贯减量异体移植在高危 MM 患者中的应用

上述研究均是在没有分层的患者中进行 ASCT/RIC allo-SCT 和 ASCT/ASCT 的比较的。关于初治高危患者的异基因移植的资料很少。IFM99-03/99-04 是第一项针对高危患者的研究。其中高危的定义为 β₂- 微球蛋白超过 3mg/L 和 13 号染色体缺失,ASCT/RIC allo-SCT

组 65 例, 串联 ASCT 组 219 例。诱导治疗方案为 VAd 方案, 后根据是否有 HLA 同胞全合供者分组。有供者接受 RIC allo-SCT (IFM99-03 试验), 没有供者的用接受第二次 ASCT (IFM99-04 方案)。在意向性研究中, 两组患者的 OS 和 PFS 无差异。这项研究提示在高危初治多发性骨髓瘤患者中, ASCT 联合 RIC allo-SCT 并不优于串联 ASCT。

在 BMT-CTN 0102 研究最新的长期随访数据中, 对 85 名高风险患者进行了亚组分析, 这里高危患者的定义是常规染色体分析 del 13 或 β_2- 微球蛋白≥4mg/L。在这项长期随访中, 高危组患者 6 年的复发率 (47% vs. 77%, $P=0.05$) 和 6 年 PFS 率 (31% vs. 13%, $P=0.05$) 在 ASCT/RIC allo-SCT 组均明显优于 ASCT/ASCT 组, 而 OS 差异无统计学意义。因此, ASCT/RIC allo-SCT 在高危患者中的应用值得进一步探讨。

在 NMAM2000 研究的亚组分析中, 在 92 例 13 号染色体缺失 (常规染色体核型分析方法检测) 的患者中, ASCT/RIC allo-SCT 组 ($n=29$) 60 个月的 PFS 率优于 ASCT 组和 ASCT/ASCT 组 ($n=63$), 分别为 31% 和 10% ($P=0.002$); OS 结果类似, 分别为 69% 和 52% ($P=0.003$)。在 96 个月时, 相应的 PFS 和 OS 分别为 21% vs. 5% 和 47% vs. 31%。提示 ASCT/RIC allo-SCT 可以改善 13 号染色体缺失的不良预后。

最近一项研究比较了 ASCT/ASCT 和 ASCT/RIC allo-SCT 在新诊断的伴有 Del 13q 的 MM 患者中的疗效。患者在第一次自体移植后根据是否有 HLA 相合的相关或无关供者进行分组, 其中 126 名患者被分配到 ASCT/RIC allo-SCT 组, 74 名患者被分配到 ASCT/ASCT 组。随访时间中位数为 91 个月。ASCT/RIC allo-SCT 组的 PFS 中位数优于 ASCT/ASCT 组 (34.5 个月 vs. 21.8 个月, $P=0.003$), OS 中位数两组差异无统计学意义 (70.2 个月 vs.71.8 个月, $P=0.856$)。ASCT/RIC allo-SCT 组和 ASCT/ASCT 组的两年无复发死亡率分别为 14.3% 和 4.1% ($P=0.008$)。进一步分析, 发现同时携带 Del 13q 和 Del 17p 的患者中, ASCT/RIC allo-SCT 组 ($n=19$) 的 PFS 中位数 (37.5 个月 vs. 6.1 个月, $P=0.000\ 2$) 和 OS 中位数 (61.5 个月 vs. 23.4 个月, $P=0.032$) 均优于 ASCT/ASCT 组 ($n=6$)。

总体而言, ASCT/RIC allo-SCT 较 ASCT/ASCT 可以获得更高的 CR 率, 但 TRM 高, 所以短期随访两组的生存没有统计学差异, 但随着随访时间的延长, ASCT/RIC allo-SCT 可逐渐显示其生存优势, 尤其对于高危患者。

四、挽救性异基因造血干细胞移植的应用

异基因造血干细胞移植在复发 / 难治 MM 患者中的应用比初治患者的应用更为常见, 但目前这些报道大多是回顾性研究。

Schneidawind 等人用挽救性 allo-SCT 治疗 41 例 RRMM 患者, 其中 30 例为难治性 MM, 11 例为复发性 MM, 3 年 OS 率为 51%。Patriarca 等人分析了首次复发后用异基因移植和硼替佐米 + 免疫调节剂治疗的疗效, 其中 79 名患者接受了异基因移植, 90 名没有供者的患者接受硼替佐米 + 免疫调节剂治疗。结果显示移植组的 7 年 PFS 率和 OS 分别为 9% 和 31%, 明显优于硼替佐米 + 免疫调节剂治疗组的 0% 和 18%。

在最近报道的一项 EBMT 的回顾性研究中, 分析了 344 名接受一次自体移植后复发并接受不同预处理的异基因移植治疗的患者的疗效。这些患者年龄在 40~60 岁, 在第一次移植复发后采用清髓性预处理 (MAC)、RIC、非清髓性预处理 (NMA) 的 allo-SCT 或 ASCT/RIC allo-SCT。结果显示 MAC 组 (53.7%) 和 ASCT/RIC allo-SCT 组 (51.3%) 的 CR

率明显高于 RIC 组（36.5%）和 NMA 组（29.1%）（$P=0.028$）。NMA、RIC 和 ASCT/RIC allo-SCT 组的 5 年 OS 率分别为 44.7%、29% 和 34.2%，差异无统计学意义，但均明显优于 MAC 组。MAC 的不良预后似乎与 1 年时非复发死亡率（non relapse mortality，NRM）明显增高（33.2%）有关。

还有一些研究采用非血缘或单倍体移植作为挽救性治疗。Sobh 等人比较了接受脐带血移植（CB）、全相合无关供者（MUD）和 9/10 HLA 不全相合无关供者（MMUD）作为挽救性移植的效果。结果显示 MUD 组、MMUD 组和 CB 组患者 OS 中位数分别为 32 个月、31 个月和 20 个月（$P=0.35$），PFS 中位数分别为 12.7 个月、12 个月和 9.2 个月，3 年累计复发率分别为 50%、35% 和 54%，2 年无复发死亡率分别为 22%、33% 和 27%（$P=0.23$）。这项研究提示了非血缘异基因移植的可行性。另一个研究回顾性分析了 EBMT 和 CIBMTR 登记的 96 名接受单倍体相合移植作为挽救治疗的患者的情况，所有患者均接受过 1～3 次自体造血干细胞移植。这些患者的 1 年 NRM 率为 21%，2 年 PFS 率为 17%，OS 率为 48%。虽然随访时间很短，但结果比较理想。

目前缺乏挽救性异基因移植、自体移植与新药治疗之间的前瞻性对照研究，对于复发难治 MM 患者因选择异基因移植还是新药治疗目前没有明确共识。在包括来自美国血液和骨髓移植协会（ABMT）、EBMT、血液和骨髓移植临床试验网络和 IMWG 的成员的共识会议上，就难治性或复发性 MM 的治疗达成了一致意见：①异基因移植应被认为是任何符合条件的患者在初次治疗后早期复发（少于 24 个月）的一种可选的治疗方法，包括自体移植和 / 或高危患者；②如果可能，建议在临床试验背景下行挽救性异基因造血干细胞移植；③需要在精心设计的前瞻性研究的背景下探索异基因移植后维持治疗的作用；④需要进行前瞻性随机试验，以确定挽救性异基因造血干细胞移植在 MM 初次复发后的作用。

（李　娟）

【参考文献】

[1]　MIKHAEL J, ISMAILA N, CHEUNG M C, et al. Treatment of multiple myeloma: ASCO and CCO joint clinical practice guideline[J]. J Clin Oncol, 2019, 37(14): 1228-1263.

[2]　SONNEVELD P, AVET-LOISEAU H, LONIAL S, et al. Treatment of multiple myeloma with high-risk cytogenetics: a consensus of the International Myeloma Working Group[J]. Blood, 2016, 127(24): 2955-2962.

[3]　MOREAU P, KUMAR S K, SAN MIGUEL J, et al. Treatment of relapsed and refractory multiple myeloma: recommendations from the International Myeloma Working Group[J]. Lancet Oncol, 2021, 22(3): e105-e118.

[4]　KUMAR S K, BUADI F K, RAJKUMAR S V. Pros and cons of frontline autologous transplant in multiple myeloma: the debate over timing[J]. Blood, 2019, 133(7): 652-659.

[5]　KUMAR S K, RAJKUMAR V, KYLE R A, et al. Multiple myeloma[J]. Nat Rev Dis Primers, 2017(3): 17046.

[6]　HAROUSSEAU J L, ATTAL M. How I treat first relapse of myeloma[J]. Blood, 2017, 130(8): 963-973.

[7]　NOOKA A K, KASTRITIS E, DIMOPOULOS M A, et al. Treatment options for relapsed and refractory multiple myeloma[J]. Blood, 2015, 125(20): 3085-3099.

[8] GOLDMAN-MAZUR S, KUMAR S K. Current approaches to management of high-risk multiple myeloma[J]. Am J Hematol, 2021, 96(7): 854-871.

[9] RAJKUMAR S V, KUMAR S. Multiple myeloma current treatment algorithms.[J]. Blood Cancer J, 2020, 10(9): 94.

[10] BJORKSTRAND BB, LJUNGMAN P, SVENSSON H, et al. Allogeneic bone marrow transplantation versus autologous stem cell transplantation in multiple myeloma: a retrospective case-matched study from the European Group for Blood and Marrow Transplantation. Blood[J]. 1996, 88(12): 4711-4718.

[11] ATTAL M, HAROUSSEAU JL, STPOOA AM, et al. A prospective, randomized trial of autologous bone marrow transplantation and chemotherapy in multiple myeloma. Intergroupe Francais du Myelome[J]. N Engl J Med, 1996; 335(2): 91-97.

[12] CHILD JA, MORGAN GJ, DAVIES FE, et al. High-dose chemotherapy with hematopoietic stem-cell rescue for multiple myeloma[J]. N Engl J Med, 2003, 348(19): 1875-1883.

[13] PALUMBO A, TRIOLO S, ARGENTINA C, et al. Dose-intensive melphalan with stem cell support(MEL100) is superior to standard treatment in elderly myeloma patients[J]. Blood, 1999, 94(4): 1248-1253.

[14] HUSSEIN M. Role of high-dose chemotherapy with hematopoietic stem-cell rescue for multiple myeloma[J]. Leukemia, 2004, 18(4): 893.

[15] FERMAND JP, KASTRITIS S, DIVINE M, et al. High-dose therapy and autologous blood stem-cell transplantation compared with conventional treatment in myeloma patients aged 55 to 65 years: long-term results of a randomized control trial from the Group Myelome-Autogreffe[J]. J Clin Oncol, 2005, 23(36): 9227-9233.

[16] GIANNI AM, TARELLA C, BREGNI M, et al. High-dose sequential chemoradiotherapy, a widely applicable regimen, confers survival benefit to patients with high-risk multiple myeloma[J]. J ClinOncol, 1994, 12(3): 503-509.

[17] IMRIE K, ESMAIL R, MEYER RM. The role of high-dose chemotherapy and stem-cell transplantation in patients with multiple myeloma: a practice guideline of the Cancer Care Ontario Practice Guidelines Initiative[J]. Ann Intern Med. 2002, 136(8): 619-629.

[18] KORETH J, CULTER CS, DJBULBEGOVIC B, et al. High-dose therapy with single autologous transplantation versus chemotherapy for newly diagnosed multiple myeloma: A systematic review and meta-analysis of randomized controlled trials[J]. Biol Blood Marrow Transplant, 2007, 13(2): 183-196.

[19] LENHOFF S, HJORTH M, HOLMOLBERG E, et al. Impact on survival of high-dose therapy with autologous stem cell support in patients younger than 60 years with newly diagnosed multiple myeloma: a population-based study. Nordic Myeloma Study Group[J]. Blood, 2000, 95(1): 7-11.

[20] BLADE J, ROSINOL L, SUREDA A, et al. High-dose therapy intensification compared with continued standard chemotherapy in multiple myeloma patients responding to the initial chemotherapy: long-term results from a prospective randomized trial from the Spanish cooperative group PETHEMA[J]. Blood, 2005, 106(12): 3755-3759.

[21] LEVY V, KATSAHIAN S, FERMAND JP, et al. A meta-analysis on data from 575 patients with multiple myeloma randomly assigned to either high-dose therapy or conventional therapy[J]. Medicine, 2005, 84(4): 250-260.

[22] SOBH M, MICHALLET M, DUBIOS V, et al. Salvage use of allogeneic hematopoietic stem cell transplantation after reduced intensity conditioning from unrelated donors in multiple myeloma. A study by the Plasma Cell Disorders subcommittee of the European Group for Blood and Marrow Transplant Chronic Malignancies Working Party[J]. Haematologica, 2017, 102, e271-e274.

[23] PATRIARCA F, BRUNO BM, EINSELE H, et al. Long-term follow-up of a Donor versus No-Donor Comparison in patients with multiple myeloma in first relapse after failing autologous transplantation[J]. Boil. Blood Marrow Transplant, 2018, 24(2), 406-409.

[24] SAHEBI F, GARDEET L, KANATE AS, et al. Outcomes of haploidentical transplantation in patients with relapsed multiple myeloma: An EBMT/CIBMTR report[J]. Boil. Blood Marrow Transplant. 2018, 25(2), 335-342.

[25] KAWAMURA K, TSUKADA N, KANDA Y, et al. The role of allogeneic transplantation for multiple myeloma in the era of novel agents: A study from the Japanese Society of Myeloma. Boil. Blood Marrow Transplant. 2018, 24(7), 1392-1398.

[26] GREIL C, ENGELHART M, IHORST G, et al. Allogeneic transplantation of multiple myeloma patients may allow long-term survival in carefully selected patients with acceptable toxicity and preserved quality of life[J]. Haematologica, 2018, 104(2), 370-379.

[27] HAYDEN PJ, IACOBELLI S, PEREZ-SIMON JA, et al. Conditioning-based outcomes after allogeneic transplantation for myeloma following a prior autologous transplant(1991-2012)on behalf of EBMT CMWP[J]. Eur. J. Haematol, 2019, 104(3), 181-189.

[28] MOREAU P, ATTAL M, HULIN C, et al. Bortezomib, thalidomide, and dexamethasone with or without daratumumab before and after autologous stem-cell transplantation for newly diagnosed multiple myeloma (CASSIOPEIA): a randomised, open-label, phase 3 study[J]. Lancet, 2019, 394(10192): 29-38.

[29] GREIL C, ENGELHART M, FINKE J, et al. Allogeneic Stem Cell Transplantation in Multiple Myeloma[J]. Cancers(Basel), 2021; 14(1): 55.

[30] KNOP S, ENGELHART M, LIEBISCH P, et al. Allogeneic transplantation in multiple myeloma: long-term follow-up and cytogenetic subgroup analysis[J]. Leukemia, 2019; 33(11): 2710-2719.

[31] GAGELMANN N, EIKEMA DJ, KOSTER L, et al. Tandem Autologous Stem Cell Transplantation Improves Outcomes in Newly Diagnosed Multiple Myeloma with Extramedullary Disease and High-Risk Cytogenetics: A Study from the Chronic Malignancies Working Party of the European Society for Blood and Marrow Transplantation[J]. Biol Blood Marrow Transplant, 2019, 25(11): 2134-2142.

[32] STADTMAUER EA, PASQUINI MC, BLACKWELL B, et al. Autologous Transplantation, Consolidation, and Maintenance Therapy in Multiple Myeloma: Results of the BMT CTN 0702 Trial[J]. J Clin Oncol, 2019, 37(7): 589-597.

[33] BIORKSTRAND B, IACOBELLI S, HEGENBART U, et al. Tandem autologous/reduced-intensity conditioning allogeneic stem-celltransplantation versus autologous transplantation in myeloma: long-term follow-up[J]. J Clin Oncol, 2011, 29(22): 3016-3022.

[34] KRISHNAN A, PasquiniMC, LoganB, et al. Autologous haemopoietic stem-cell transplantation followed by allogeneic or autologous haemopoietic stem-cell transplantation in patients with multiple myeloma(BMT CTN 0102): a phase 3 biological assignment trial[J]. Lancet Oncol, 2011, 12(13): 1195-1203.

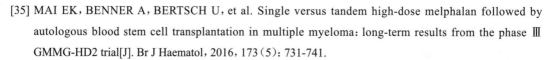

[35] MAI EK, BENNER A, BERTSCH U, et al. Single versus tandem high-dose melphalan followed by autologous blood stem cell transplantation in multiple myeloma: long-term results from the phase Ⅲ GMMG-HD2 trial[J]. Br J Haematol, 2016, 173(5): 731-741.

[36] GARDERET L, BEOHOU E, CAILLOT D, et al. Upfront autologous stem cell transplantation for newly diagnosed elderly multiple myeloma patients: a prospective multicenter study[J]. Haematologica, 2016, 101(11): 1390-1397.

[37] GIACCONE L, EVANGELISTA A, PATRIARCA F, et al. Impact of New Drugs on the Long-Term Follow-Up of Upfront Tandem Autograft-Allograft in Multiple Myeloma[J]. Biol Blood Marrow Transplant, 2018, 24(1): 189-193.

[38] JIMENEZ-ZEPEDA VH, REECE DE, TRUDEL S, et al. Early relapse after single auto-SCT for multiple myeloma is a major predictor of survival in the era of novel agents[J]. Bone Marrow Transplant, 2015, 50(2): 204-208.

[39] IACOBELLI S, DE WREEDE LC, SCHONLAND S, et al. Impact of CR before and after allogeneic and autologous transplantation in multiple myeloma: results from the EBMT NMAM2000 prospective trial[J]. Bone Marrow Transplant, 2015, 50(4): 505-510.

[40] SCHEIDAWIND C, DUERR-STOERZER S, FAUL C, et al. Follow-up of patients with refractory or relapsed multiple myeloma after allogeneic hematopoietic cell transplantation[J]. Clin Transplant, 2017, 31(7): 10.1111/ctr.12994.

[41] HAYDEN PJ, EIKEMA DJ, DE WREEDE LC, et al. Second allogeneic transplants for multiple myeloma: a report from the EBMT Chronic Malignancies Working Party[J]. Bone Marrow Transplant., 2021, 56(10): 2367-2381.

[42] SOBH M, MICHALLET M, DUBIOIS V, et al. Salvage use of allogeneic hematopoietic stem cell transplantation after reduced intensity conditioning from unrelated donors in multiple myeloma. A study by the Plasma Cell Disorders subcommittee of the European Group for Blood and Marrow Transplant Chronic Malignancies Working Party[J]. Haematologica, 2017, 102(7): e271-e274.

[43] DHAKAL B, VESOLE DH, HARI PN. Allogeneic stem cell transplantation for multiple myeloma: is there a future?[J]. Bone Marrow Transplant, 2016, 51(4): 492-500.

[44] MARTINO M, RECCHIA AG, FEDELE R, et al. The role of tandem stem cell transplantation for multiple myeloma patients[J]. Expert Opin Biol Ther, 2016, 16(4): 515-534.

本章总结

MM 治疗发展总体可分成四个历史阶段，分别是 20 世纪 60 年代的传统方案治疗年代、20 世纪 80 年代的造血干细胞移植年代、21 世纪以来的新药年代，以及 2015 年以后的免疫治疗时代。传统化疗完全缓解（CR）率一般小于 10%，生存期（OS）中位数 33 个月左右。自体造血干细胞移（ASCT）技术在传统年代的应用，将 MM 患者的 CR 率提高到 20%～40%，OS 中位数延长至 48 个月，且对于第一次移植后不能获得 VGPR 以上疗效的患者，双次自体移植可以改善这些患者的预后。以沙利度胺、来那度胺和硼替佐米等为代表的新药为 MM 的治疗开创了一个新的阶段，仅用含这些药物的诱导治疗就可获得媲美以往 ASCT 后的 CR 率。新药的出现，曾使一部分人对 ASCT 在 MM 治疗中地位产生了动摇。但几个头对头临床研究的结果提示，在一代和二代新药年代，新药序贯移植才是合适移植患者的最佳治疗方案。新药的作用主要是提高 ASCT 前的疗效，并在移植后加入巩固和维持治疗中以进一步提高疗效。在免疫治疗时代，由于自体造血干细胞移植的作用已被公认，目前各大临床研究不再挑战 ASCT 的地位，对于适合移植的患者而言，仍推荐一线选择自体造血干细胞移植治疗。对于新药年代双次移植的地位，目前认为其临床意义主要在于改善高危患者的长生存，而与第一次移植后是否获得了完全缓解无关。关于移植时机的问题，目前认为不是所有患者均需要进行早期移植，但早期移植总体而言可以延长 PFS，从而提高患者生活质量。晚期移植有导致患者丧失移植机会、治疗费用昂贵等弊端。

异基因造血干细胞移植（allogeneic stem cell transplantation，allo-SCT）使 MM 治愈成为可能，但其治疗存在许多困难，限制了其广泛应用。早期研究发现清髓性预处理移植毒副作用过大，而非清髓性预处理移植复发率高，21 世纪初开始有报道采用 ASCT 序贯 RIC allo-SCT 治疗 MM。这种治疗方法一方面可以减少肿瘤负荷，保留 GVM 效应，另一方面降低了 TRM。目前认为 ASCT/RIC allo-SCT 较 ASCT/ASCT 可以获得更高的 CR 率，但 TRM 高，所以短期随访两组的生存没有统计学差异，但随着随访时间的延长，ASCT/RIC allo-SCT 可逐渐显示其生存优势，尤其对于高危患者。

对于复发难治的 MM 患者，挽救性自体造血干细胞移植是一种治疗选择。但哪些患者可以从挽救性二次自体移植中获益仍有一定的争议。目前大多认为对于初次治疗后复发的患者，包括第一次自体移植后疗效持续时间超过 18 个月的患者，应考虑挽救性自体造血干细胞移植。但是，由于有效的抗骨髓瘤药物不断增加，应仔细筛选那些可能从挽救性自体造血干细胞移植中获益最多的患者（如首次 ASCT 后复发的时间、体能状态等）。

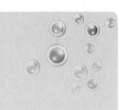

第三章
自体造血干细胞移植前多发性骨髓瘤患者的筛选和诱导治疗

第一节　适合移植患者的移植流程

适合移植的患者治疗分为几个阶段,包括诱导、移植、巩固和维持治疗。患者在诊断后首先要由医生评估是否适合移植,然后进入诱导治疗阶段,此阶段一般选用含新药的联合化疗 4～6 疗程,在疗效达 VGPR 或以上时即进入移植阶段。对于仅获得疾病稳定(SD)或微小缓解(MR)疗效的 MM 患者,由于后续干细胞采集及预处理采用的是大剂量的细胞毒性药物,部分也可能在 ASCT 中获益。本节简述适合移植患者的移植流程。

一、自体造血干细胞移植流程

患者在经过诱导治疗 4～6 疗程后(诱导治疗详见本章第二节),即进入自体造血干细胞移植阶段,该阶段分为造血干细胞动员、干细胞采集和冻存、预处理、干细胞回输和造血重建,以及每个阶段相关并发症的处理。示意图见图 3-1-1。

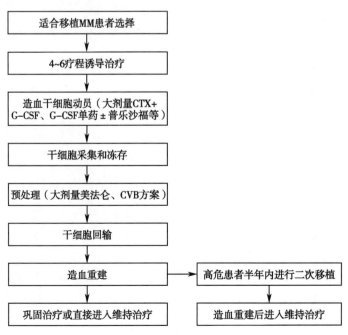

图 3-1-1　自体造血干细胞移植治疗 MM 的流程

（一）自体外周血造血干细胞动员

自体外周血干细胞移植须使用药物促进骨髓造血干细胞释放到外周血中，这个过程称为动员。动员方式包括化疗联合粒细胞集落刺激因子（G-CSF）或单纯粒细胞集落刺激因子动员，也有中心应用 CXCR4 趋化因子受体拮抗剂以增加动员效果，其中化疗联合粒细胞集落刺激因子的方案最为常用。

中山大学附属第一医院采用大剂量 CTX+G-CSF 方案动员，CTX $3.0g/m^2$，G-CSF $300\mu g/d$，第 2 天起，如白细胞 $>30\times10^9/L$ 或患者出现明显的骨痛可暂时停用 G-CSF，待白细胞降至 $<30\times10^9/L$ 时再重新应用 G-CSF，一直应用到干细胞采集结束。应用 CTX 期间监测尿 pH 保持在 7～8 之间。如第一次动员失败，第二次动员将 CTX 加量至 $5.0g/m^2$，G-CSF 的用法及用量不变。动员期间给予充分水化，每 24 小时 2 500ml/m² 液体量，并予利尿，液体 24 小时匀速静脉滴注，水化时间一般为 3 天，3 天后复查生化，如出现肌酐升高，将水化时间适当延长。患者进入粒细胞缺乏时常规给予预防性广谱抗细菌治疗。

（二）造血干细胞采集和冻存

患者在接受造血干细胞动员后，须监测血常规改变。白细胞降至最低点后，当白细胞总数又重新上升至 $2.0～4.0\times10^9/L$ 或单核细胞比例 20%～40% 时行外周血造血干细胞采集，应用血细胞分离机分离外周血单个核细胞（MNC），柠檬酸抗凝，全血流速为 30～60ml/min，每次循环血量为 200ml/kg，总量为 8～14L。如为 G-CSF 单药动员，一般在动员第 5 天进行干细胞采集。应用倒置显微镜计算 MNC 数量，并应用流式细胞仪检测 MNC 中 CD34⁺ 细胞的含量。最终能够采集的细胞数量满足 CD34⁺ 细胞 $>2.0\times10^6/kg$。应用大剂量 CTX+G-CSF 动员的患者，干细胞采集的时间中位数为第 11（9～13）天，采集次数为 1～2 次。中山大学附属第一医院的流程是一次采集足够两次造血干细胞移植所需的量，即 CD34⁺ 细胞 $>4.0\times10^6/kg$。采集的干细胞送有冻存资质的单位按照流程进行冷冻和保存（参见干细胞冻存和保存章节）。

骨髓中含有充足的造血干细胞，如果患者采用的是自体骨髓移植，一般给予 G-CSF 单药，5 天后采集骨髓。骨髓采集术需要严格无菌，在手术室进行，可采用硬膜外麻醉。一般选取双侧髂前上棘和髂后上棘作为穿刺点，抽取骨髓液的量根据患者体重而定，一般约需 500～1 000ml 骨髓液。骨髓造血干细胞采集的细胞数量以 MNC $1.5\times10^8～2.0\times10^8/kg$ 为目标。骨髓采集出来后放置 4℃ 冰箱保存，但注意最长保存时间不能超过 72 小时即回输至患者体内，冰箱注意要有温度质控。

（三）预处理

预处理是指造血干细胞回输前的大剂量放／化疗，自体移植的预处理的主要目的是清除体内残存的肿瘤细胞。多发性骨髓瘤的预处理方案常采用大剂量美法仑，即美法仑 $200mg/m^2$ 总量分两天或一次静脉输入，同时予止呕、水化等对症处理。对于肾功能不全的患者美法仑可适当减量，采用美法仑 $140mg/m^2$。也有采用其他药物或方案进行预处理，如 CVB 方案（环磷酰胺＋依托泊苷＋白消安）。

（四）造血重建

造血重建为髓系（中性粒细胞）、红系（红细胞和血红蛋白）和巨核系（血小板）的恢复。停用粒细胞集落刺激因子后，中性粒细胞绝对值 $>0.5\times10^9/L$ 连续 3 天即可达到粒系重建的标准。当脱离输注血小板时，能保持血小板计数 $>20\times10^9/L$ 连续 7 天即可达到巨核系重建的标准。红系重建定义为血红蛋白不低于 70g/L 且脱离输血。重建的速度与采用骨髓还是外周造血干细胞有关，骨髓移植一般在 22 天重建，而外周血干细胞植入较快，较骨髓移植可能提前 7～10 天。

二、异基因造血干细胞移植流程

异基因干细胞移植流程包括 HLA 配型进行供者筛选、供者造血干细胞采集、预处理、造血重建、GVHD 及感染预防等，流程图如下（图 3-1-2）。详细内容参见异基因造血干细胞移植章节。

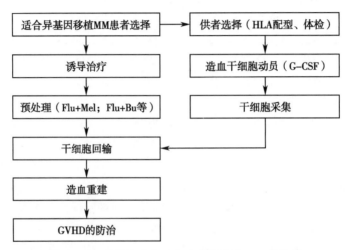

图 3-1-2　异基因造血干细胞移植治疗 MM 的流程

第二节　适合移植患者的选择

ASCT 的应用大幅提高了多发性骨髓瘤患者的长生存，但 ASCT 过程中动员所用的大剂量环磷酰胺，以及预处理应用大剂量美法仑等使得 ASCT 仍然是一项高风险的医疗行为。另一方面，与白血病、淋巴瘤等其他血液系统恶性肿瘤相比，MM 的发病年龄相对较大。欧美国家多发性骨髓瘤发病年龄中位数 70 岁，我国平均发病年龄较欧美国家年轻 10 岁左右。此外，MM 患者往往同时伴随着很多慢性病，如高血压、糖尿病、冠心病、慢性阻塞性肺疾病等。如何选择合适的移植患者，使他们既可以从 ASCT 中获益，又不至于发生严重的毒副作用从而导致移植相关死亡是临床医生面临的一个非常重要的问题，这要求在移植前正确评估患者的情况，预测患者移植风险和获益。

目前，接受移植的 MM 患者占适合移植 MM 患者的比例并不乐观。国内几个大的骨髓瘤中心统计 644 例年龄 <65 岁的 MM 患者，仅有 135 例接受了 ASCT，移植率仅为 21%。亚洲 2014 年接受 ASCT 的患者占适合移植 MM 患者的比例虽未见报道，但仅占总 MM 患者的 19.8%。CIMBTR 覆盖美国约 70%～80% 的移植例数，估计 2016 年接受 ASCT 的 MM 患者为 10 000 例。SEER 流行病学调查显示 2016 年新发 MM 患者约为 30 300 例，接受 ASCT 治疗的 MM 患者占总 MM 患者的 1/3，占适合移植 MM 患者的比例未见数据。2014 年一个横断面观察研究纳入比利时、法国、德国、意大利、西班牙、瑞士的 MM 患者，接受 ASCT 的

患者占总 MM 患者的 30%,占适合移植 MM 患者的 69%。各国接受 ASCT 的患者占总 MM 患者的 21%~56%,比例最高的国家是瑞士,接受 ASCT 的患者占总 MM 患者的 56%,占适合移植患者的 100%。由此可见,ASCT 在欧美实施情况尚好,但在亚洲,以及我国的实施情况较差,仅有小部分适合移植的患者最终进行了 ASCT,大部分患者都没有机会行 ASCT 从而不能获得移植带来的益处。亚洲及我国移植比例低的原因除了经济问题,主要因素是医生对 ASCT 目前的地位,以及风险认识不足,对 ASCT 在老年患者的应用有顾虑,担心动员和预处理带来的相关副作用,与患者及家属沟通不充分,最终导致大部分适合移植的患者未行 ASCT,从而不能使患者从 ASCT 中获益。

对于移植前患者的选择一般需要考虑如下几方面的因素:①患者本身因素,包括年龄、并发症与严重程度、重要脏器功能情况(心肺功能、肝功能、肾功能)、日常活动能力、认知程度、体能状况;②疾病因素,包括疾病的分期、预后、对诱导治疗的疗效;③社会因素,包括经济情况、社会及家庭支持、心理支持。

一、患者本身因素

(一) 年龄

多发性骨髓瘤是一种老年性疾病,SEER 流行病学调查显示 33% 的 MM 患者≥75 岁,中国大陆三家单位统计 MM 患者的年龄中位数为 59 岁,其中年龄≥65 岁为 31.6%。两项针对 65 岁以下患者的随机试验证明了大剂量化疗和 ASCT 的疗效优于标准化疗,奠定了 65 岁以下患者首选进行 ASCT 的基础。目前,大多数临床试验及指南中均把年龄≤65 岁作为是否移植的分界点,涉及移植的临床试验多将年龄 >65 岁的 MM 患者排除在外。随着人们平均年龄的提高,65 岁是否作为移植的恰当分界点也不断遭到挑战。尽管缺乏针对老年患者的 ASCT 的随机数据,但由于目前 ASCT 应用的经验不断增长,以及支持治疗的改善,ASCT 在老年人中的应用也越来越多。

既往对于 >65 岁的患者不建议进行移植,主要原因是年龄大的患者脏器储备功能差、并发症多,导致可能不能耐受移植前用于动员的大剂量环磷酰胺和用于预处理的大剂量美法仑等药物的毒副作用。但从目前的临床研究和我们中心的经验来看,>65 岁并不是一个绝对的禁忌,要结合患者的实际状况正确评估其重要脏器的功能,在脏器功能允许的情况下,即使 70 岁的患者也是可以进行移植的。

妙佑医疗国际的一项研究分析了自 2001 年至 2010 年诊断 MM 患者接受移植的情况,其中 <65 岁的患者有 56% 接受了 ASCT,而在 65 岁及以上的患者也有 21% 接受了 ASCT。妙佑医疗国际还评估了 1998—2015 年期间 207 例 70 岁以上患者接受 ASCT 的疗效,预处理方案采用全量的美法仑 200mg/m² 或者减量 140mg/m²(根据医生的选择,依据患者的基本状况、合并疾病,以及肾功能情况)。分为两个时间段,1998—2006 年和 2007—2015 年,结果表明 70 岁以上患者接受移植的比例在 2007—2015 年期间明显高于 1998—2006 年(12.9% vs. 7.8%),两组患者 OS 和 PFS 分别为 6.1 年 vs. 7.8 年($P=0.11$)和 33.5 个月 vs. 33.8 个月($P=0.91$)。EBMT 统计 60~64 岁、65~69 岁、≥70 岁接受 ASCT 的 MM 患者分别为 6 518 例、3 860 例和 740 例,2 年 OS 率分别为 86.3%、82.9% 和 80.2%,5 年 OS 率分别为 58.8%、53.2% 和 49.7%,移植 100 天各种原因导致的病死率分别为 1.8%、2.1% 和 2.4%。EBMT 的研究阐明了三个问题:①在欧洲 MM 患者接受 ASCT 比率持续增加,且主要在老年患者中增加;②年

龄较大的患者比年轻患者的接受 ASCT 生存率提高更多；③ ASCT 后的早期死亡在所有年龄段均降至很低水平。CIBMTR 分析了 2008—2011 年不同年龄段 MM 患者进行 ASCT 的情况，60～64 岁、65～69 岁、≥70 岁接受 ASCT 的分别为 2 617、2 049 和 946 例，60～69 岁和≥70 岁的 2 年 OS 率为 85% 和 83%，3 年 OS 率分别为 75% 和 72%，非复发死亡率分别为 2% 和 0%。从欧洲和北美的数据分析，>65 岁患者接受 ASCT 的 MM 患者的比例占总患者人数的 20% 左右，移植疗效和年轻的 MM 患者相近，移植相关死亡率也并未增加，进一步说明年龄并不是移植的绝对禁忌，只要能正确评估，老年患者也能从 ASCT 中获益。

　　Badros 等人评估了老年 MM 患者应用 MEL 200mg/m^2 和 MEL 140mg/m^2 的安全性，25 例年龄 >75 岁患者应用 MEL 200mg/m^2，有 4 例（16%）发生移植相关死亡，但将 MEL 剂量减至 140mg/m^2，移植相关死亡明显降低（45 例患者中仅有 1 例死亡）。日本和意大利合作进行的一项研究，38 例 65～70 岁 MM 患者成功进行 ASCT，没有发生移植相关死亡。相继有一些中心报道在老年和年轻患者接受 ASCT 的 TRM 并无区别，随着支持治疗方法的发展，目前 TRM 已经降为 3%～4%。老年和年轻的 MM 患者接受 ASCT 的 CR 率、PFS 和 OS 等相比均无差异。因此，减低剂量预处理方案的 ASCT 可作为年龄 65～75 岁身体状况良好患者的安全有效的选择。中山大学附属第一医院对 15 例年龄 >65 岁患者进行 ASCT，患者对大剂量 CTX 动员和标准剂量的 MEL 200mg/m^2，以及 CVB 方案预处理均可以很好耐受，年龄并不影响干细胞的采集，移植相关死亡率为 0%，与年轻患者的 PFS 和 OS 相比无差别。

　　如年龄≤65 岁，或虽 >65 岁，但经全身体能状态评分为的良好患者，自体造血干细胞移植应作为首选。通过适当选择，ASCT 对于 70～76 岁的 MM 患者来说是安全的，就像在随机对照试验中年轻患者可以从移植中获益一样，老年患者也可以从 ASCT 中受益。2013 年，14.8% 接受 ASCT 的美国 NDMM 患者的年龄 >65 岁，*ASCO 2017 Educational Book* 认为只要不是虚弱的患者，80 岁以下都可以考虑 ASCT。2006—2010 年，18.8% 接受 ASCT 的欧洲 NDMM 患者的年龄 >65 岁，年龄上限为 80 岁。随着移植成功率的明显提高及老年患者分层系统的逐渐完善，移植在老年患者中已经是一种很安全的治疗措施。欧美国家老年患者接受 ASCT 的人数均在逐年增加。美国和欧洲的移植数据均显示，年龄 >65 岁的新诊断 MM 患者行 ASCT 的长期生存及治疗相关死亡率与年轻患者相当。美国国家综合癌症网络（National Comprehensive Cancer Network，NCCN）2020 年指南对移植年龄已无严格限定，主要根据患者的体能状态和并发症判断患者是否可行移植；妙佑医疗国际 2013 年指南推荐年龄≤70 岁的患者可行 ASCT；欧洲 2017 年 EMSO 指南推荐对于≤70 岁体能状态良好的患者可行 ASCT。目前认为，对于年龄超过 65 岁的患者，需要进行全身体能状态评分，评分为"体健（fit）"的患者 ASCT 可作为首选，可以获得与年轻 MM 患者 ASCT 相同的生存期。

　　（二）患者体能状态

　　首先要区别患者身体虚弱的原因是骨髓瘤本身，还是患者存在与骨髓瘤无关的较严重的其他基础疾病。如果是骨髓瘤本身导致，如反复的肺部感染，则需要在积极抗感染的基础上进行针对骨髓瘤的化疗，只有骨髓瘤得到有效控制，反复的肺部感染才可能控制好。如果是由于骨髓瘤导致的肾功能不全，也要积极进行化疗才可能使肾功能改善甚至逆转。但如果患者除了骨髓瘤之外还合并严重的心脏疾病，以及与骨髓瘤无关的严重肾功能不全（如高血压、糖尿病导致的肾损害）或肝功能损害无法耐受化疗等，可先处理全身状况，再根据实际情况酌情选择毒副反应小、作用温和的药物治疗。

对于肿瘤患者化疗，以及临床试验，较为公认的体能状态评估系统包括 KPS、PS、ECOG。目前认为对于老年 MM 患者进行一般状况评估非常重要，结合 MM 患者的特点，目前应用于老年 MM 患者的有多个评分系统，包括 IMWG 评分系统、R-MCI 评分系统、IFM 评分系统及妙佑医疗国际评分系统等。IMWG 根据三个前瞻性多中心临床试验制定了评分量表，根据年龄、日常活动能力[Katz Index of Independence in Activities of Daily Living（ADL）量表]、工具性日常生活能力[the Lawton Instrumental Activities of Daily Living Scale（IADL）量表]以及并发症[CCI（the Charlson Index）量表]。其中 ADL 量表包含 6 个日常行为指标，能完成该项行为计分为 0，不能完成该项行为计分为 1，总分范围 0～6；IADL 量表包含 8 个日常行为指标，能完成该项行为计分为 0，不能完成该项行为计分为 1，总分范围 0～8；CCI 量表用来评估并发症的数目与严重程度，包括 19 种疾病，根据疾病的严重程度分为 0～6 分，总分范围为 0～37。根据年龄、并发症、认知和身体状况，用体能状态积分系统（范围 0～5）将患者分为 3 组：体健（fit），评分 ＝ 0，占 39%；体质中等（intermediate fitness），评分 =1，占 31%；体弱（frail），评分≥2，占 30%。IMWG 建议将这一体能状态评分系统纳入老年骨髓瘤患者的治疗前评估，用于预后预测、治疗方案制定、药物剂量调整等。根据评分采用不同的治疗方案，对于一般状况良好的老年患者，可采用和年轻 MM 患者相同的治疗方案。

目前欧洲医学肿瘤学协会（ESMO）指南推荐年轻的≤65 岁患者，以及体能状态为"fit"的 <70 岁患者均可作为 SCT 的候选者。欧洲骨髓瘤网络（European Myeloma Network，EMN）指南认为适合移植患者的选择标准包括年龄和伴发疾病，定义一个确定的年龄限制是不理想的，选择是否能够移植不应该单纯依靠患者的生物学年龄，其伴发疾病、体能状态，以及虚弱评分都是需要考虑的。除年龄外还应考虑表现状况，以及心脏、肺、肝和肾功能，以更好地评估每位患者的移植风险收益比。还可以利用特定的风险评估模型，例如骨髓瘤并发症指数（MCI）和 / 或使用造血细胞移植并发症指数（HCT-CI）更好地调节化疗剂量。

中山大学附属第一医院经验是对于在诱导治疗结束后达到 VGPR 以上疗效时，对患者进行 IMWG 评分系统进行评估。对于评估后评价为"fit"的患者，考虑 ASCT；如果评价为"体质中等（intermediate fitness）"的患者，与患者及家属充分沟通，根据患者及家属移植意愿，在患者和家属充分理解移植相关的毒副作用后再考虑行 ASCT，对于评估"虚弱（frail）"的患者，考虑到移植的风险，不进行移植。目前国内学者也正在进行结合中国人特点的评分系统的建立，以便更精准地对患者的体能状态进行评估。

（三）器官功能状态

评估应该基于患者的生理状况，而不应该仅是生物学年龄。对于异基因移植，一般规定年龄不超过 50 岁，但对于移植技术和经验丰富的中心来说，HLA 单倍体相合移植患者年龄最大为 66 岁。患者既往病史，尤其可累及重要脏器功能的病史都要详细记录和评估。

1. 心脏功能　动员时应用大剂量环磷酰胺，以及预处理时应用大剂量美法仑都有一定的心脏毒性。多发性骨髓瘤患者在新诊断时，一般都要进行心脏彩超、心电图，必要时进行心肌酶学、肌钙蛋白及脑钠肽的测定。继发心脏淀粉样变性的患者并非是移植的绝对禁忌，一般在诱导治疗 4 疗程时进行评估，如果经过诱导治疗心功能恢复[条件包括肌钙蛋白（TnT）<0.06μg/L、收缩压≥90mmHg（1mmHg = 0.133 3kPa）、心功能 NYHA 分级Ⅰ～Ⅱ级]，即可进入下一步移植流程。诱导治疗的药物如蒽环类药物（多柔比星脂质体）、硼替佐米等均具有一定的心脏毒性，如果在诱导治疗期间患者即出现严重的心脏损伤，如频发室性早

搏、心房颤动、心肌酶学和心肌结构蛋白的改变,后续的移植都要再仔细评估。考虑到这些患者可能不能耐受后续的大剂量化疗药动员和预处理,对这些患者一般不考虑移植。既往有心脏病史不是移植的禁忌证,我们对有放置心脏支架的患者进行移植,移植过程顺利。

2. 肺 骨髓瘤患者在初诊及化疗期间很容易合并肺部感染,动员和进仓前必须复查肺部 CT 了解有无肺部感染的情况存在。既往有慢性阻塞性肺疾病的患者不是移植的禁忌证,但须呼吸科评估是否能够耐受。当肺功能评估第 1 秒用力呼气容积(forced expiratory volume in one second,FEV_1)<60% 预计值百分比和 / 或弥散功能 <60% 预计值时,暂不宜行 ASCT。患者在椎体、肋骨、胸骨部位等受累可能会改变胸腔容量,应告知患者的肺功能明显下降,无法通过药物治疗纠正,不建议移植。

3. 肾脏 骨髓瘤最常累及的器官就是肾脏,初诊时肾功能不全不是移植的禁忌证,大部分患者的肾脏功能在有效的诱导治疗后可逆转或者改善,如诱导后肾功能恢复正常,可进入移植流程。如肾功能不能恢复,国外有报道仍可进行移植,如果不能脱离透析,可在层流病房放置透析设备。建议对于肾功能不全的患者可以进行移植,但需要将预处理美法仑的剂量减为 $140mg/m^2$。如果患者经诱导治疗后不能脱离透析,虽然有文献报道血液透析的患者可以进行移植,但移植相关死亡率相应增加。对于这些患者,由于需要美法仑的剂量进一步下调,移植给这些患者带来的获益不大,但相对移植风险增加很多,所以不建议肾功能很差的患者进行 ASCT。

文献报道预处理方案中美法仑减为 $100\sim140mg/m^2$,疗效和 $200mg/m^2$ 的疗效相似,但伴有肾功能不全的移植相关死亡率高于不伴肾功能不全的患者(4% vs. 1%)。如果把美法仑减量为 $100mg/m^2$,PFS 和 OS 均小于美法仑 $140mg/m^2$ 和美法仑 $200mg/m^2$ 的患者。肾功能损害严重时,美法仑剂量须减少至 $100mg/m^2$,此时移植并不能使患者的生存受益,考虑到 ASCT 的毒副作用,该类患者可能更适合持续新药治疗。对于诱导治疗后肾功能可以恢复至正常的患者不影响动员和干细胞采集,以及移植后的造血干细胞重建,未能恢复正常的患者相应减少预处理药物剂量,美法仑减至 $140mg/m^2$ 并未影响到患者的生存,但如减量至 $100mg/m^2$,PFS 和 OS 要比 $200mg/m^2$ 和 $140mg/m^2$ 的患者明显减少。

4. 肝脏 移植前须常规进行肝功能检测、肝炎病毒检测等。由于大剂量动员,以及预处理所用的药物均有肝毒性,应注意监测肝功能。对于有乙肝病毒携带或者既往感染过乙肝病毒的患者,需要常规服用抗乙肝病毒药物,在移植及移植后均须进行乙肝病毒拷贝数的监测,抗乙肝病毒药物用至移植后至少一年方可停药。一般在诱导治疗期间对于乙型肝炎表面抗原(HBsAg)阳性的患者即进行抗乙肝病毒治疗,如果在移植前乙肝病毒拷贝数仍很高,须延迟进仓时间,请专科医生指导抗病毒治疗。我们有过两例患者在移植后因自行停用抗乙肝病毒药物导致乙型肝炎暴发而死亡。如果患者处于肝硬化失代偿期,一般不建议行移植。

5. 感染情况 如患者在移植前诊断为活动性肺结核,应推迟移植,行抗结核治疗 3~6 个月,并由专科医生评估结核已被控制后方可进行,但在移植期间仍应进行预防性抗结核治疗以防止结核复发。如为陈旧性肺结核,既往经过正规治疗,在移植期间应积极预防。既往深部真菌感染的患者不是移植的禁忌,但须在移植期间进行二级预防,选择用药一般为既往治疗有效的药物。患者如果有潜在的感染灶,例如口腔、肛周等,须请专科进行感染病灶的清除。

二、疾病本身因素

理论上,患者在诱导化疗后获得任何疗效都可以考虑进行自体造血干细胞移植。但从移植后获益来说,移植前疗效决定了患者移植后的疗效和生存时间(见本章第四节)。诱导后疗效(即移植前疗效)与移植后疗效密切相关,诱导后疗效越好,移植后的疗效就越好,生存质量及时间就越长。因此,应尽可能在移植前获得最佳疗效后再进行移植。

诱导治疗不能达到 VGPR 以上疗效有几种情况:①原发耐药,即诱导化疗后疗效不能达到微小缓解或以上,可考虑通过更改方案以改善疗效;②起效缓慢,即诱导化疗后有一定的效果,但起效非常缓慢,可考虑增加诱导疗程数以提高疗效,但临床经验显示诱导治疗一般在 4~6 疗程即达到疗效高峰,在此基础上再增加相同方案的疗程数,疗效提高的空间很有限;③毒副作用不能耐受,即诱导化疗有一定的疗效,但因毒副作用无法继续化疗,可考虑更换其他化疗方案或直接进行自体造血干细胞移植治疗。对于伴有血行播散型髓外浸润的患者,即使应用含新药、细胞毒性药物等多药联合诱导治疗能达到较好的疗效,但疗效持续时间很短,须尽快序贯异基因造血干细胞移植或者 CAR-T 细胞治疗。

第三节　移植前的诱导治疗方案和疗程

从新药的发展历程看,多发性骨髓瘤移植前的诱导治疗大致可分为四个阶段:传统药物诱导治疗、一代新药诱导(包括沙利度胺、硼替佐米、来那度胺)、二代新药诱导(卡非佐米、伊沙佐米、泊马度胺)、单克隆抗体(CD38 单抗、CS-1 单抗)联合新药诱导。理想的诱导治疗须符合以下条件:快速降低肿瘤细胞负荷,逆转疾病相关的并发症,毒副作用可以耐受,且不影响之后的造血干细胞采集和移植后造血及免疫功能重建。本节从药物的发展历程,结合国内外指南变迁,就多发性骨髓瘤患者移植前的诱导治疗方案选择和疗程要求做一概述。

一、传统化疗药物诱导治疗

追溯 NCCN 指南的变迁,在 2007 年前没有明确规定适合移植的 MM 患者诱导治疗的推荐方案,仅在治疗章节提及对于计划做移植的 MM 患者,要尽可能在干细胞采集前避免应用烷化剂和亚硝基脲类药物。在新药问世前,移植前的诱导治疗方案主要有 VAD 方案、DVD 方案,以及大剂量地塞米松。总体来说,传统化疗药物诱导治疗的完全缓解(CR)率低,一般不超过 10%。移植前低的 CR 率导致移植后 CR 率只有 30%~40% 左右,其 OS 中位数约 48 个月。因此,传统化疗药物作为诱导治疗在欧美诊治指南早已不再被推荐,《中国多发性骨髓瘤诊治指南(2022 年修订)》也不再推荐传统方案作为移植前的诱导治疗。以传统药物为基础的方案已经退出 MM 移植前诱导治疗的历史舞台。

(一)VAD 方案

VAD 方案(长春新碱、多柔比星和地塞米松)是传统化疗药物诱导治疗的代表。早在 1984 年,Barlogie 等人首先报道应用 VAD 方案治疗对烷化剂耐药的 MM 患者,1987 年开始用于移植前诱导治疗,该方案部分缓解(PR)率为 52%~63%,完全缓解(CR)率 3%~13%。VAD 方案在新药问世前一直是 ASCT 前最常用的诱导治疗方案。VAD 方案的优点在于起效相对 MP 方案快,起效时间中位数 0.4(0.2~1.4)个月,3~4 个疗程可达到最大疗效,对造血干细胞无毒性蓄积作用，对于肾功能不全的患者不需要调整药物剂量。最大缺点是 CR 率低，此外，规范的 VAD 方案要求 96 小时持续静脉滴注给药，有一定的骨髓抑制作用。

（二）DVD 方案

DVD 方案（多柔比星脂质体、长春新碱和地塞米松），该方案是将 VAD 方案中的多柔比星更换为多柔比星脂质体，用法上不需要持续静脉滴注，地塞米松也仅用连续四天为一疗程。2005 年，一项Ⅱ期临床试验应用 DVD 方案治疗 33 例 NDMM 患者，缓解率可达 88%（12% CR，76% PR）。进一步的Ⅲ期临床试验对比了 DVD 方案和 VAD 方案的疗效和毒副作用，发现两组患者的总体反应率（44% vs. 41%）、无进展生存率和总体生存率均相似，但在 3/4 级血液系统毒副作用方面 DVD 组要低于 VAD 组，3/4 级中性粒细胞减少或伴发热 DVD 和 VAD 组分别为 10% 和 24%（$P=0.01$）。与 VAD 方案比较，DVD 方案还显著降低了中心静脉导管的需求和生长因子的使用。另外，由于多柔比星脂质体的靶向性，其对心脏的毒副作用相对较轻，引起脱发、恶心、呕吐等毒副作用的程度也较轻。地塞米松因在总的疗程中使用减少而明显降低了类固醇相关毒副作用的发生。NCCN 指南在 2004 年起把 DVD 方案作为移植前诱导治疗的 2B 级推荐，2017 年起不再被推荐。

（三）地塞米松单药

一项非随机研究应用大剂量地塞米松单药治疗新诊断 MM，缓解率达 43%，Kumar 等人总结妙佑医疗国际 1995—2002 年 107 例接受移植的 MM 患者应用 VAD 和地塞米松单药的疗效，其中 32 例应用大剂量地塞米松单药诱导 4 疗程，72 例应用 VAD 联合化疗诱导 4 疗程，诱导后两组缓解率分别为 74% 和 63%，移植后一年两组 PFS 和 OS 相比无统计学意义。结论认为大剂量地塞米松单药可以作为 VAD 方案的替代治疗。大剂量地塞米松可适用于伴有肾功能不全、高钙血症、血细胞减少的患者。在 2017 年之前的 NCCN 指南中，地塞米松单药方案一直作为适合移植患者诱导治疗 2B 级推荐。

二、一代新药为主的诱导方案

随着新药的问世，新诊断 MM 患者的诱导治疗的疗效有了很大的提高。一代新药主要包括沙利度胺、硼替佐米和来那度胺。新药的出现使得 MM 的治疗步入一个新时代，2007 年 NCCN 指南首次将含硼替佐米和来那度胺的方案作为移植前诱导治疗的推荐。随着越来越多的循证医学证据证实含新药的三药联合优于两药，2020 年 NCCN 指南中将含新药的三药联合方案的作为移植前诱导治疗的基石。

（一）以沙利度胺为基础的方案

1999 年，Singhal 等首次将沙利度胺应用于复发/难治 MM，总体反应率（ORR）为 32%，随后，沙利度胺用于新诊断 MM 患者的治疗。沙利度胺是新药年代第一个用于 ASCT 前诱导治疗的药物。沙利度胺相关的毒副作用包括周围神经炎、深静脉血栓、心率缓慢、白细胞减少、皮疹等，在肾功能不全的患者应用沙利度胺应注意防止高钾血症。深静脉血栓（DVT）的发生率中国和欧美国家明显不同，欧美国家 DVT 的发生率为 12%～17%，我国 DVT 发生率尚没有明确的统计数据，但据编者所在单位初步估计 DVT 发生率小于 1%。

1. 以沙利度胺为基础的两药联合——沙利度胺联合地塞米松（TD） 2005 年，一项回顾性病例对照研究首次证实了 TD 方案与 VAD 方案相比具有更好的疗效和缓解质量，TD 组与 VAD 组缓解率分别为 76% 和 52%，且对后续的干细胞采集无影响。随后进行的Ⅲ期研究证实了 TD 方案的疗效,结果显示 TD 方案对于新诊断 MM 比大剂量地塞米松具有更高的缓解率(63% vs. 41%),TD 方案起效时间中位数为 1.1 个月。在硼替佐米问世前,TD 方案是美国和欧洲国家最常应用的诱导方案之一,NCCN 指南在 2017 年以前一直把 TD 方案作为适合移植患者的诱导治疗方案推荐。

2. 以沙利度胺为基础的三药联合——TAD、CTD

(1) TAD 方案(沙利度胺、多柔比星和地塞米松):HOVON-50 Ⅲ期临床试验观察 TAD 方案与 VAD 方案的疗效,诱导治疗后 TAD 组 VGPR 率明显高于 VAD 组(37% vs. 18%),在 ASCT 后这种优势依然维持(54% vs. 44%)。TAD 诱导序贯 ASCT 之后应用沙利度胺维持患者的 EFS 中位数为 34 个月,而接受 VAD 方案序贯 ASCT 之后用干扰素维持患者的 EFS 仅为 22 个月。

(2) CTD 方案(环磷酰胺、沙利度胺和地塞米松):英国Ⅸ试验对比 CTD 方案和 CVAD 方案的疗效,意向性分析显示 CTD 组 *ORR*(≥PR)显著高于 CVAD 组(82.5% vs. 71.2%),CR 率分别为 13.0% 和 8.1%,CR 的优势在移植后仍然维持(50.0% vs. 37.2%)。Ⅺ试验的结果显示 CTD 诱导后≥VGPR 率为 52.8%,移植后≥VGPR 率为 76.1%。

(二) 以来那度胺为基础的方案

来那度胺为第二代免疫调节剂,优点是口服使用方便,与沙利度胺、硼替佐米相比周围神经炎的发生率低。缺点是与硼替佐米相比起效较慢、对于肾功能不全的患者来那度胺须调整用量(见表 3-3-1)、骨髓抑制,以及继发第二肿瘤的可能。有研究认为,长时间应用来那度胺可能引起干细胞采集 CD34$^+$ 细胞数量减少。如果应用含来那度胺的方案作为移植前诱导治疗,IMWG 建议在来那度胺应用 4 疗程内采集干细胞,或加用干细胞动员剂以克服干细胞动员不足的问题。含来那度胺的方案在 2007 年 NCCN 指南中即作为 2B 推荐用于适合移植患者的诱导治疗,直至目前各个最新指南中仍将含来那度胺的方案作为移植前诱导治疗的推荐。

表 3-3-1 根据肾功能调整来那度胺剂量

肾功能	来那度胺剂量
肾功能正常至轻度肾功能不全(肌酐清除率≥60ml/min)	每周期 28 天,第 1~21 天口服 25mg/d
中度肾功能不全(肌酐清除率≥30ml/min 但 <60ml/min)	每周期 28 天,第 1~21 天口服 10mg/d
重度肾功能不全(肌酐清除率 <30ml/min,不需要透析)	每周期 28 天,隔日口服 15mg/d,共 3 周
重度肾功能不全(肌酐清除率 <30ml/min,需要透析)、终末期肾病(ESRD)	每周期 28 天,第 1~21 天口服 5mg/d。透析治疗当日应透析结束后口服

1. 以来那度胺为基础的两药联合——来那度胺联合地塞米松(Rd) SWOG 进行的一项随机对照Ⅲ期临床试验对比 Rd 和地塞米松单药在新诊断 MM 患者的疗效,结果显示 Rd 组的 CR 率显著高于地塞米松单药组(22% vs. 4%)。在一个开放研究中,445 例新诊断 MM 患者随机接受来那度胺联合大剂量地塞米松(每个疗程 480mg)和联合小剂量地塞米松(每疗程 160mg),在 4 个疗程内,79% 的大剂量组和 68% 的小剂量组获得完全缓解或部分缓解。但是,大剂量组的高缓解率并没有转化为好的 PFS 和 OS,这个试验在 1 年后停止,大剂量组患者交叉到小剂量组,在 1 年的中期分析中,低剂量组 OS 率为 96%,高剂量组为 87%,

2 年 OS 率分别为 87% 和 75%。大剂量组低生存的原因考虑与毒性相关，52% 的患者发生Ⅲ级或以上的毒性反应，而低剂量组仅为 35%。无论低剂量组还是大剂量组在接受 ASCT 后 3 年的 OS 为 92%，表明来那度胺作为移植前诱导化疗是有效的。妙佑医疗国际进行了一项回顾性的研究比较了 411 例新诊断 MM 患者接受 Rd 或 TD 方案，Rd 组≥PR 率为 80.3%，TD 组为 61.2%，VGPR 率分别为 34.2% 和 12%。接受 Rd 组的患者的 PFS 和 OS 要长于 TD 组（PFS 和 OS 分别为 26.7 vs. 17.1 个月和未达到 vs. 57.2 个月）。来那度胺的Ⅲ级或Ⅳ级副作用主要为血液学毒性方面，14.6% 的患者可出现粒细胞缺乏。

2. 以来那度胺为基础的三药联合

（1）来那度胺、多柔比星脂质体和地塞米松（RAD）：一项Ⅱ期临床研究观察 RAD 方案作为诱导治疗的疗效和安全性，4 疗程后总反应率为 66.7%，≥VGPR 率为 20%。另一项Ⅱ期临床研究显示 RAD 方案总有效率和≥VGPR 率分别为 77.2% 和 42.1%，PFS 中位数为 28 个月，1 年和 2 年总生存为 98.1% 和 79.6%。中山大学附属第一医院也应用 RAD 方案作为移植前诱导治疗，结果发现，与 PAD 方案相比，诱导后疗效无区别，但骨髓抑制的发生率 RAD 比 PAD 方案高。此外，RAD 方案在 4 疗程时，即对后续的造血干细胞采集造成了影响，采集效果明显比 PAD 差。虽然 RAD 组和 PAD 组采集的总有核细胞（TNC）数量之间的差异无统计学意义，但是 RAD 组采集的 CD34$^+$ 细胞数量显著低于 PAD 组 [（1.88 ± 0.53）$\times 10^6$/kg vs. （8.83 ± 1.47）$\times 10^6$/kg，$P = 0.001$]。RAD 方案化疗≤3 疗程、4 疗程及以上采集 CD34$^+$ 细胞≥2×10^6/kg 比例分别为 100% 和 33.33%。RAD 组采集干细胞的采集天数中位数为 4（2～8）天，而 PAD 组采集天数中位数为 2（1～4）天，两组之间采集天数具有统计学差异（$P < 0.001$）。RAD 对造血重建亦有一定的影响，粒系重建两者无差别，但 RAD 组的巨核系重建时间中位数为 12（9～16）天，PAD 组的巨核系重建时间中位数为 11（8～15）天，两组之间差异有统计学意义（$P = 0.023$）。因此，RAD 方案作为移植前诱导治疗是有效的，但应在 3 疗程内采集干细胞，与国外指南推荐的 4 疗程内采集干细胞有出入。

（2）来那度胺、环磷酰胺和地塞米松（RCD）：来自妙佑医疗国际的一项Ⅱ期临床试验观察 RCD 的疗效，四个疗程诱导后≥PR 率为 85%，≥VGPR 率为 47%，PFS 中位数为 28 个月，2 年 OS 率为 87%，重要的是该研究中 14 例高危患者的 PFS 和 39 例标危患者相似。英国Ⅺ试验也应用 RCD 作为移植前的诱导治疗，诱导后≥VGPR 率为 64.9%，移植后≥VGPR 率 82.1%。但由于其方案中也含有 CTX，考虑到其对干细胞的蓄积毒性作用，如果有其他诱导方案可以选择，应尽量避免选择该方案。

（三）以硼替佐米为基础的方案

硼替佐米为第一代蛋白酶体抑制剂，2003 和 2004 年，SUMMIT 和 CREST 两个Ⅱ期临床试验首次证实了硼替佐米在复发/难治 MM 中的疗效。2004 年，首先进行硼替佐米单药的Ⅱ期临床试验治疗新诊断 MM，2006 年，IFM 的Ⅱ期临床试验应用硼替佐米联合地塞米松（BD）作为移植前诱导方案。含硼替佐米方案起效快，CR/nCR 率高，肾功能不全者无须调整剂量，可快速逆转肾功能不全且不影响后续的造血干细胞采集。其毒副作用主要包括周围神经炎、腹泻、血小板减少、乏力等，周围神经炎可以通过延长给药间隔、静脉给药改为皮下注射等方式改善。从 2007 年起，被 NCCN 指南推荐为适合移植患者的诱导首选方案（证据级别 2B），2010 年含硼替佐米的方案首次作为Ⅰ类推荐，在 2020 年版指南中，含硼替佐米的三药方案被力荐。

1. 以硼替佐米为基础的两药联合——硼替佐米联合地塞米松（BD） IFM2005/01 试验中，482 例患者随机接受 BD 方案和 VAD 方案作为 ASCT 前的诱导治疗，结果显示 BD 组较 VAD 组显示出更高的缓解率，CR/nCR 率为 15% vs. 6%，≥VGPR 率为 38% vs. 15%，这种高缓解率的优势在接受 ASCT 后继续维持，两组的 CR/nCR 分别为 35.0% vs. 18.4%，≥VGPR 率为 54.3% vs. 37.2%。随访时间中位数 32.2 个月，BD 组和 VAD 组的 PFS 中位数分别为 36 个月和 29.7 个月。另一项临床试验也分析了 BD 方案和 VAD 方案作为 ASCT 前诱导治疗的疗效，结果表明硼替佐米可以改善伴有 t（4；14）异常患者的预后（根据 EFS 和 OS）。BD 方案是新药问世以来被最广泛应用和有效的方案，该方案曾被作为移植前诱导方案的基石。BD 两药方案在最新的 NCCN 指南中已经不被推荐，除非用于一般情况差或者年龄偏大的患者，待一般情况改善后再加用第三种药物联合。

2. 以硼替佐米为基础的三药联合

（1）硼替佐米、地塞米松和多柔比星（PAD）：2007 年，Orlowski 等人在一项大型Ⅲ期临床试验证实硼替佐米联合多柔比星脂质体的缓解率和缓解持续时间均优于硼替佐米单药。HOVON-65/GMMG-HD4 的Ⅲ期临床试验观察了 PAD 和 VAD 作为诱导治疗的疗效，结果发现 PAD 组诱导后的 *ORR* 为 79%，VAD 为 57%，CR/nCR 率 PAD 组和 VAD 组分别为 11% 和 5%，≥VGPR 率为 45% vs. 17%。这种缓解优势在移植后继续维持，*ORR* 为 91% vs. 79%，≥VGPR 率为 71% vs. 44%，PFS 和 OS 在 PAD 组也明显高于 VAD 组。对于肾功能不全患者，PAD 组 PFS 从 13 个月延长至 30 个月，OS 从 21 个月延长至 54 个月，PFS 的改善同样见于伴有 17P- 的患者。PAD 方案目前仍在多个指南推荐，包括 NCCN 2023 版、中国多发性骨髓瘤诊治指南（2022 年版）、《中国多发性骨髓瘤自体造血干细胞移植指南（2021 年版）》等。

（2）硼替佐米、地塞米松联合 CTX（VCD）：三项包含 495 例 MM 患者的Ⅱ期临床研究证实了硼替佐米、环磷酰胺和地塞米松的疗效，总反应率为 88%，≥VGPR 率 61%，CR/nCR 率为 39%，在接受移植后，≥VGPR 率 74%，CR/nCR 率 70%。VCD 组的主要毒副作用是≥3 级的白细胞减少 / 粒细胞缺乏，发生率可达 35.2%。VCD 方案引起中性粒细胞减少主要是由于 CTX，我们也观察到移植前使用过烷化剂药物 CTX 的患者移植后造血重建困难，尤其对巨核细胞影响较大，因此，选择该方案作为移植前的诱导治疗要考虑 CTX 对造血重建的影响。

（3）硼替佐米、地塞米松联合沙利度胺（VTD）：临床前期的资料显示免疫调节剂可增强硼替佐米的活性，这给硼替佐米和沙利度胺的联合应用提供了理论基础。GIMEMA 报道了 VTD 与 TD 作为诱导治疗的研究结果，发现 VTD 可以明显提高诱导后的总反应率，CR 率为 19% vs. 5%，CR/nCR 率 31% vs. 11%，≥VGPR 率为 62% vs. 28%。这种优势在移植后继续保持（CR 40% vs. 23%，≥VGPR 率 79% vs. 58%）。来自西班牙研究显示 VTD 和 TD 方案的 CR 率分别为（35% vs. 14%，$P=0.001$），尤其对于高危细胞遗传学的患者，二组 CR 率分别为（35% vs. 0，$P=0.002$），这种优势在移植后继续保留（46% vs. 24%）。IFM2013-04 研究显示 VTD 和 VCD 4 疗程后≥VGPR 率和总反应率分别为 66.3% vs. 56.2%（$P=0.04$）和 92.3% vs. 83.4%（$P=0.02$），VCD 组血液学毒性大于 VTD 组，但周围神经炎发生率 VTD 组大于 VCD 组。该研究认为移植前的诱导治疗 VTD 要优于 VCD。但来自 2000 年 1 月至 2017 年 3 月期间 3 个美国数据库中 NDMM 患者使用 VCD 和 VTD 的真实世界数据评估 VCD＋ASCT 与 VTD＋ASCT 的长期疗效（OS），发现两组之间的 OS 无显著差异（$P=0.726$）。VTD 方案目前在国内外多个指南中均被推荐可以用于移植前的诱导治疗。

（4）来那度胺、硼替佐米和地塞米松（VRD）：在首个应用 VRD 治疗新诊断 MM 患者的 I/II 期临床试验中，PR 率达 100%，74% 患者获得≥VGPR 率，52% 患者 CR/nCR。IFM2008 II 期临床试验，以及 EVOLUTION II 期临床试验也证实了 VRD 方案的获益。IFM2008 显示 VRD 诱导后的≥VGPR 率可达 58%，疗效在移植和巩固治疗后持续提高，分别为 70% 和 80%。SWOG S077 III 期临床试验观察 VRD 三药和 RD 两药诱导的疗效，三药组的 PFS 和 OS 明显长于两药组，PFS 分别为 43 个月和 30 个月，OS 分别为 75 个月和 64 个月。PETHEMA/GEM2012 III 期临床试移植前给予 6 疗程 VRD 诱导治疗，疗效在 6 疗程内随着疗程数增加而不断加深，≥VGPR 率在 3 疗程为 55.6%，4 疗程为 63.8%，5 疗程和 6 疗程分别为 68.3% 和 70.4%，该临床研究还观察了 MRD 检测（灵敏度 3×10^{-6}）的结果，诱导后 MRD 转阴率诱导后为 28.8%，移植后为 42.1%，巩固治疗后为 45.2%。目前 VRD 方案在各个指南中均被推荐。

含硼替佐米的三药联合方案 VRD 对比 VTD 和 VRD 对比 VCD 目前没有头对头的临床研究。对欧洲三个随机对照临床试验（RCT）进行集合数据分析发现，VRD 方案诱导后≥VGPR 率和 MRD 转阴率明显高于 VTD 组，1 年和 2 年 PFS 率也有延长趋势，且 VRD 组 3/4 级周围神经炎的发生率，以及因治疗相关的毒副作用停药率要低于 VTD 组，因此认为作为诱导治疗，VRD 方案要优于 VTD 方案。IFM2013~04 随机对照研究结果显示 VTD 方案疗效优于 VCD 方案，VCD 组的血液学毒性高于 VTD 方案，结论认为 VTD 方案优于 VCD 方案。但来自 3 个美国数据库中真实世界数据显示两者无区别，来自 CASSIOPEIA 和 GMMG-M5 两个临床试验的匹配调整间接比较（MAIC）也显示 VTD 和 VCD 两组无区别。因此，在常用的诱导方案 VRD、VTD、VCD 中，VRD 方案应作为首选。

3. 以硼替佐米为基础的四药联合　来自妙佑医疗国际的 EVOLUTION II 期临床试验对比 VRCD 和 VRD 及 VCD，6 疗程后评价疗效，三组患者≥VGPR 率分别为 58%、51%、41%，CR 率分别为 25%、24%、和 22%，1 年 PFS 率分别为 86%、83%、93%，该研究结果并未得出四药联合较三药联合获益的结论，但结果提示四药联合增加了相应的毒副作用。另一个四药联合方案——VRD 联合多柔比星脂质体，4 疗程的 CR/nCR 和≥VGPR 率分别为 29% 和 57%。

4. 以硼替佐米为基础的多药联合——硼替佐米、沙利度胺、地塞米松、顺铂、多柔比星、环磷酰胺和依托泊苷（VTD-PACE 方案）　TT3 研究评价了 VTD-PACE 的疗效，在 TT3 中，VTD 联合顺铂、多柔比星、CTX 和依托泊苷（VTD-PACE）作为诱导治疗，并予该方案巩固后续双次移植并予 VTD 作为维持治疗 1 年，与 TT2（加入 TD 方案）相比，TT3 可明显改善 2 年 EFS 率和 CR 持续时间。目前该方案主要适用于高危、进展快速的患者，尤其伴血行播散型髓外浸润多发性骨髓瘤和浆细胞白血病患者移植前的诱导治疗。笔者在临床实践中使用改良的 DTPACE（地塞米松、沙利度胺、顺铂、多柔比星、环磷酰胺和依托泊苷），取得与 VTD-PACE 类似的疗效，但该方案骨髓抑制较强，须注意加强支持疗法。

三、第二代新药为主的诱导方案

二代新药主要包括蛋白酶体抑制剂卡非佐米和伊沙佐米，免疫调节剂泊马度胺。目前已有以二代新药为基础的方案应用于移植前诱导治疗的报道，含二代新药的方案在欧洲各个指南包括 ESMO、EMN 和英国血液学标准委员会（British Committee for Standards in Haematology，BCSH）中未作推荐，在 NCCN 指南中，2014 年和 2016 年分别将卡非佐米、来那度胺和地塞米松（KRD）和伊沙佐米、来那度胺和地塞米松（IRD）作为移植前诱导治疗的推荐，在目前最新的 NCCN 指南中（2023 版），KRD 和 IRD 也作为诱导治疗的推荐。曾经根据危险度分层，高危患者采用 KRD 方案诱导治疗，而低危和中危患者采用 VRD 方案作为诱导治疗，但在最新妙佑医疗国际指南更新中未再把卡非佐米作为一线治疗推荐。

（一）以卡非佐米为基础的方案

卡非佐米是第二代蛋白酶体抑制剂，高选择性不可逆性地和蛋白酶体结合，可持续抑制蛋白酶体并且无脱靶效应，抗瘤细胞的作用比第一代蛋白酶体抑制剂强，其 $IC_{50} < 5nM$，硼替佐米为 $(7.9 \pm 0.5) nM$，卡非佐米单药可使 23.7% 的 RRMM 患者达到至少 PR 以上疗效，缓解持续时间 7.8 个月。以卡非佐米为基础用于移植前诱导的方案主要是 KRD 方案，其他如 KCD、KTD、KCRD、KCTD 等方案也有报道。

2012 年，MMRC Ⅱ期临床试验评估了 KRD 在适合移植 NDMM 患者的疗效和毒副作用，四疗程诱导治疗后 ≥nCR 率为 38%，sCR 率 6%，8 疗程或以上的患者 ≥nCR 率为 78%，sCR 率 61%。美国国立卫生研究院（NIH）的Ⅱ期临床试验显示，3～4 个疗程 KRD 后，≥nCR 率为 62%。IFM 的Ⅱ期临床试验也评估了 KRD 在适合移植 NDMM 中的疗效，巩固治疗后 ORR 达 89%，包括 ≥VGPR 率为 85%，≥CR 率为 61%，流式细胞术方法检测 MRD 阴性率 70%。FORTE 试验比较了 KRD 诱导序贯 ASCT 和 KCD 诱导序贯 ASCT 的疗效，在进入维持治疗前，KRD 组 ≥VGPR 率和 sCR 率明显高于 KCD 组，分别为 89% vs. 44% 和 76% vs. 32%；MRD 转阴率 KRD 组也高于 KCD 组（58% vs. 42%）。FORTE 试验比较了 KRD 序贯 ASCT 和 KRD 治疗 12 疗程的疗效，结果显示维持治疗前，两组 ≥VGPR 率、≥CR 率、sCR 及 MRD 转阴率均无区别，亚组分析显示不同危险度分层患者 MRD 转阴率也无差别。但在接受维持治疗一年以后再进行 MRD 阴性的对比，结果发现序贯 ASCT 组高危患者维持治疗 1 年持续 MRD 阴性率优于 KRD 化疗组（90% vs. 72%），序贯 ASCT 组高危患者 18 个月内复发的风险低于 KRD 化疗组（11% vs. 22%）。FORTE 试验说明了两个问题：①卡非佐米联合来那度胺要比联合 CTX 疗效好；②后续治疗序贯 ASCT 对于高危患者要比单纯 KRD 化疗好。目前 ECOG-ACRIN 癌症研究组正在进行Ⅲ期临床试验，对比 KRD 和 VRD 的疗效。

CARTHADEX Ⅰ/Ⅱ期临床试验评估卡非佐米、沙利度胺联合地塞米松（KTD）作为诱导和巩固治疗在适合移植 NDMM 患者的疗效，KTD 的 4 疗程诱导治疗的 ORR 为 90%，包括 CR 率 25%，≥VGPR 率 68%，疗效在移植和巩固治疗后进一步提高。巩固治疗后，高危和低危组患者的 CR 率和 ≥VGPR 率相似。随访时间中位数 23 个月，3 年 PFS 率为 72%。进一步的研究增加了 KTD 诱导治疗的疗程数，结果显示虽然 KTD 8 疗程在诱导后和移植后的疗效要好于 KTD 4 疗程，但在巩固治疗后二者疗效无区别，且毒副作用 KTD 8 疗程组明显增加。

CYKLONE Ⅰ/Ⅱ期临床试验评估卡非佐米、环磷酰胺、沙利度胺和地塞米松（KCTD）四药联合在适合移植 NDMM 患者的疗效，四疗程诱导治疗 ORR 为 91%，≥VGPR 率为 59%。在Ⅲ期 UK NCRI Myeloma ⅩⅠ临床试验中，对比卡非佐米、环磷酰胺、来那度胺和地塞米松（KCRD）四药诱导和 CTD/CRD 三药诱导的疗效，KCRD 诱导后和移植后 ≥VGPR 率和 MRD 转阴率高于 CTD/CRD，诱导后 ≥VGPR 率分别为 82.3% 和 58.9%，ASCT 后 100 天 ≥VGPR

率分别为91.9%和79.3%。应用8色流式细胞术进行MRD检测，KCRD组诱导后和移植后的MRD转阴率分别为55%和77%。四药和三药组的3年PFS率分别为64.5%和50.3%。在各个危险度分层KCRD的PFS均优于三药联合，且四药联合的毒副作用可耐受。虽然四药诱导的效果好于三药，但四药诱导对高危细胞遗传学的预后并没有明显的改善。

（二）以伊沙佐米为基础的方案

伊沙佐米是口服蛋白酶体抑制剂，与第一代蛋白酶体抑制剂硼替佐米相比，因可以口服而应用更方便。伊沙佐米可采用固定剂量而不根据体表面积调节，其 IC_{50} 更低，为3.4nM，可以有效抑制肿瘤细胞。在I/II期临床试验中，Kumar等人观察了伊沙佐米、来那度胺和地塞米松（IRD）方案在新诊断MM患者的疗效，诱导治疗后的≥VGPR率为72%，≥CR率为28%。目前一项III期临床试验评估IRD对比Rd正在进行中，初步结果显示IRD组和Rd组PFS中位数分别为35.3个月和21.8个月，虽然提高了13.5个月，但相比无统计学意义（$P=0.073$）。I/II期临床试验评估伊沙佐米、环磷酰胺和地塞米松（ICD）方案在NDMM（不管是否移植的应用），77%患者获得≥PR，包括35% VGPR，4疗程缓解率71%，起效时间中位数为1.9个月。

二代蛋白酶体抑制剂的毒副作用与第一代有所不同。卡非佐米除了其更高的疗效外，须注意其心脏毒性。在FORTE试验中，3/4级严重的心脏事件在KRD组为2%~3%，KCD组为3%。XI试验中KCRD组心律失常、心功能不全和高血压发生率分别为2.3%、1%、<1%。相对于卡非佐米良好的疗效而言，≥3级以上的心力衰竭的发生率是相对低的。其他常见的3/4级毒副作用包括血小板减少（23%）、贫血（22%）和淋巴细胞减少（18%），周围神经炎（所有级别）的发生率为14%，3级PN为1.3%。伊沙佐米常见的毒副作用主要包括周围神经炎（27%）、外周性水肿（28%），其他副作用有恶心、呕吐、便秘、腹泻、血小板减少、皮疹及背痛。血小板减少呈短暂性和周期性，第14~21天患者血小板计数达到最低值，消化系统不良反应可通过调整剂量缓解，必要时可应用止泻及镇吐药物对症治疗。

四、单克隆抗体联合新药的诱导方案

单克隆抗体的问世又开启了MM治疗的新时代，目前应用在临床的主要是CD38单抗达雷妥尤单抗（daratumumab, Dara）和CS1单抗。最初关于Dara单抗的临床试验（Castor和Pollux试验），分别联合VD和RD，证实了其在复发难治MM的疗效，尤其在高危细胞遗传学患者的MRD转阴率方面有了明显的提高。单抗相关的毒副作用主要是首次输注时的输注相关反应，详见本书免疫治疗单克隆抗体章节。Dara单抗联合其他药物的方案在适合移植的NDMM中的应用主要有以下的临床试验。

（一）CD38单抗联合化疗

CASSIOPEIA比较了含Dara的D-VTD和VTD的疗效，二者诱导后≥VGPR率和MRD转阴率分别为64.9% vs. 56.1%和35% vs. 23%；D-VTD组PFS优于VTD组（18个月PFS率分别为93%和85%），D-VTD组可以降低ISS III/高危细胞遗传学患者进展或死亡的风险。Griffin试验观察Dara联合VRD的疗效，结果表明D-VRD比VRD有更高的sCR和MRD转阴率，分别为42.4% vs. 32%和51% vs. 20.4%，且不影响后续动员和重建，D-VTD被NCCN 2020作为移植前诱导治疗的推荐方案。PLEIADES II期临床试验评估皮下注射Dara联合VRD作为移植前诱导治疗，结果显示静脉与皮下注射Dara相比效果无区别。LYRA

研究观察了新诊断 MM 患者 Dara＋VCD 方案疗效，4 疗程≥VGPR 率 44%，*ORR* 为 79%，1 年的 PFS 为 87%。MMY1001 Ⅰb 期临床试验评估 Dara 单抗＋KRD 在 NDMM 的疗效，≥VGPR 率为 100%，≥CR 率为 57%。Kumar 等的Ⅱ期临床试验显示 Dara＋IRD 方案 4 疗程的 CR 率为 39%，该方案不影响后续干细胞采集。GMMG-CONCEPT Ⅱ期临床试验评估另一个 CD38 单抗伊沙妥昔单抗（isatuximab）联合 KRD（Isa-KRd）在高危 MM 的疗效，10 例可评估患者均获得≥VGPR 的疗效。

（二）CS1 单抗联合化疗

一个开放性的Ⅱa 期临床研究评估 elotuzumab 联合 VRD 在新诊断 MM 的疗效，4 疗程后 *ORR* 为 100%，其中 CR 为 24%，≥VGPR 率为 71%。该方案毒副作用可以接受，干细胞采集 CD34 阳性细胞数为 $10.3×10^6/kg$。德国的 GMMG-HD6 Ⅲ期临床试验观察 elotuzumab 联合 VRD 诱导对比 VRD 方案的疗效，主要研究终点是 PFS，次要研究终点为 OS，目前研究正在进行中，尚无数据报道。

虽然目前尚无含单抗的 4 药方案诱导后序贯或不序贯 ASCT 的头对头临床试验，但目前诱导后、移植后的结果，以及维持治疗过程均提示含单抗的 4 药方案优于不含单抗的 3 药方案。因此，含单抗的 4 药方案将很快成为移植前标准的诱导方案。

五、移植前诱导疗程和各指南对诱导治疗的推荐

（一）诱导治疗疗程

对于移植前诱导治疗需要的疗程数，目前尚无定论。以往大多数临床试验都是设计 3～4 疗程的诱导治疗，近几年推荐 4～6 疗程。目前缺乏移植前诱导治疗最佳疗程数的随机临床试验。PETHEMA GEM 2012 试验应用 6 疗程 VRD 方案诱导，PETHEMA GEM 2005 试验应用 6 疗程 VTD 方案作为诱导治疗，两个临床试验结果均显示，随着疗程数的增加，≥VGPR 率逐步增加，VRD 方案在 3、4、6 疗程后≥VGPR 率分别为 54.5%、62.7% 和 70.1%，VTD 方案在 3、4、6 疗程后≥VGPR 率分别为 35.1%、40.5% 和 55.9%。PETHEMA Ⅱ期临床研究观察硼替佐米和地塞米松交替化疗的效果并观察 M 蛋白下降速率，结果显示在第 1、2 疗程 M 蛋白下降速率最快，第 3、第 4 疗程 M 蛋白仍有一定程度下降，均较上一疗程 M 蛋白有统计学意义，但在第 5、第 6 疗程，M 蛋白基本不再继续下降，较上一疗程 M 蛋白相比均无统计学意义。中山大学附属第一医院血液科对于诱导治疗的疗程数对疗效的影响也进行了分析，发现对于在 4 疗程已达到 PR 或 VGPR 的患者，在此基础上再增加同样作用机制方案的疗程数并不能显著进一步提高疗效。结果证实，如用 CR 作为衡量标准，含硼替佐米的诱导方案在 4 疗程基本达到高峰，再增加同一作用机制药物的方案并不能进一步提高疗效，徒增医疗费用。妙佑医疗国际的一项研究结果也显示 4 疗程和 4 疗程以上的诱导治疗对长期生存无影响。

目前 EMN 指南推荐诱导治疗至少 3～4 疗程，VTD 方案如果 4 疗程达 PR 以上可继续多用 2 疗程。NCCN 指南推荐在 3～4 疗程的诱导治疗后即采集造血干细胞。ESMO 推荐干细胞采集前给予 4～6 个疗程的诱导治疗。根据危险度分层制定治疗方案，标危和中危的患者诱导治疗选择 3～4 个疗程的 VRD 方案，高危患者选择 3～4 个疗程的 KRD 方案。在 2022 版中国 MM 诊治指南和中国 MM 自体造血干细胞移植指南中，考虑到来那度胺可能影响到干细胞采集，建议如果应用含来那度胺的方案诱导治疗，建议疗程数≤4 个。

（二）各大指南对适合移植患者诱导治疗的推荐

1. NCCN 2023　对于适合移植的 MM 患者诱导治疗有如下推荐，3～4 个疗程后行干细胞采集。

（1）首选推荐方案：VRD（1 类推荐）、KRD；

（2）其他可推荐方案：Dara-VRD；

（3）在一定情况下可以使用的方案：VCD、PAD、KCD、ICD、VTD（1 类推荐）、CRD、Dara＋KRD、Dara＋VTD、Dara＋VCD、VTD-PACE、IRD。

2. ESMO 2021　对于适合移植的 MM 患者，诱导治疗建议选用 VRD、DaraVTD，如果上述方案不能获得，可应用 VTD 和 VCD 方案。干细胞采集前应用 4～6 个疗程诱导治疗。

3. BCSH 2013　VAD 或地塞米松单药不再被用于诱导治疗，诱导治疗方案至少应包括一种新药，CTD、TAD 和 PAD 方案作为诱导治疗疗效优于 VAD 方案。选择恰当的诱导治疗方案需要对以下因素进行评估，包括肾功能、血栓高危因素、已经存在周围神经病变。

4. 妙佑医学国际 2022　根据危险度分层制定治疗方案，标危患者诱导治疗选择 4 个疗程的 VRD 方案，高危患者选择 4 个疗程的 Dara-VRD 方案。

5. EMN 2018　对于适合移植的 MM 患者，诱导治疗建议三药联合方案，VTD、VCD、PAD 和 VRD 方案。干细胞采集前应用至少 3～4 个疗程诱导治疗。

6. 中国 MM 诊治指南（2022 年版）　适于移植患者的诱导治疗可选下述方案，硼替佐米/地塞米松（VD）、来那度胺/地塞米松（Rd）、来那度胺/硼替佐米/地塞米松（RVd）、硼替佐米/多柔比星/地塞米松（PAD）、硼替佐米/环磷酰胺/地塞米松（VCD）、硼替佐米/沙利度胺/地塞米松（VTD）、沙利度胺/多柔比星/地塞米松（TAD）、沙利度胺/环磷酰胺/地塞米松（TCD）和来那度胺/环磷酰胺/地塞米松（RCD）。

第四节　诱导后疗效对预后的影响

适合移植的患者在移植前须给予诱导治疗，诱导治疗的方案及疗程数在前面一节已经详述。国外诱导治疗疗程数一般按照临床试验疗程数进行，进行既定疗程数后进入移植流程。那么诱导治疗后的疗效对预后有何影响？不同疗效对预后是否有差异？

在传统药物治疗年代，由于诱导后 CR 率低，1/3 到 1/2 的患者达不到 PR 及以上疗效，诱导后疗效与移植后疗效和长生存的关系并未得到明确的结论。MD Anderson 癌症中心的 41 例对化疗耐药的患者经过 ASCT 后，56% 的患者获得 M 蛋白下降 >75% 的治疗效果。50 例患者诱导治疗耐药接受了 ASCT，总体反应率为 92%，CR 率达 20%，诱导治疗敏感组和耐药组 1 年 PFS 率并无差别。西南肿瘤工作组的研究显示 54 例对诱导治疗耐药的患者接受 ASCT，移植后获得 27% 的 CR 率和 58% 的 PR 率。另一项研究也发现 130 例患者接受 CTX、VCR、多柔比星和甲泼尼龙诱导治疗后，5 年 OS 在诱导敏感组和耐药组分别为 74% 和 79%。基于以上研究，当时一些专家推断，诱导治疗或者诱导治疗的疗效对于计划进行 ASCT 的患者并不是必需的。但是以上所有研究都是在新药出现前，在传统治疗时期，移植前总体缓解率约 50%，仅有少数患者能获得完全缓解，但在新药年代，30%～60% 的患者在经过 4 疗程诱导治疗后可达到 VGPR 或以上疗效，诱导治疗疗效对移植后疗效，以及预后的影响如何呢？

　　妙佑医疗国际分析接受免疫调节剂（沙利度胺、来那度胺）作为诱导治疗对移植后疗效的影响，诱导后获得 PR 以上疗效的患者移植后 CR + VGPR 率明显高于诱导后未获得 PR 以上疗效的患者（50% vs. 22%）。结果显示诱导后没有获得 PR 疗效的患者 OS 中位数和 PFS 均少于获得 PR 以上疗效的患者，分别为 73.5 个月 vs. 30.4 个月和 22.1 个月 vs. 13.1 个月，多因素分析发现移植前疗效是影响 PFS 的独立危险因素，结论认为沙利度胺或来那度胺的诱导治疗缺乏疗效预示移植后结局差。一项多中心回顾性研究分析至少应用含一种新药诱导治疗序贯 ASCT，评估诱导后疗效对预后的影响。随访时间中位数 44 个月，结果显示诱导后≥PR 组（化疗敏感组）和诱导后未达到 PR 组 4 年 PFS 分别为 23% 和 12%，差异无统计学意义；4 年的 OS 相近，分别为 66% 和 61%。进一步分析≥VGPR 疗效和 <VGPR 疗效的区别，两组 4 年 PFS 率和 OS 率分别为 26% vs. 20% 和 87% vs. 59%，差异均无统计学意义。尤其值得注意的是，17 例化疗耐药病例中分别有 8 例、2 例和 5 例患者在移植后获得 CR、VGPR 和 PR 的疗效。该研究认为不应该把对诱导治疗疗效不好的患者直接排除在适合移植队列之外。

　　IFM 2005-01 随机Ⅲ期临床研究观察 VD 组诱导治疗与 VAD 方案作为诱导治疗的疗效，随访时间中位数 32 个月，结果显示 VD 诱导治疗显著改善患者诱导后和移植后的缓解率，VD 组和 VAD 组诱导后≥VGPR 率分别为 38% 和 15%，PFS 中位数分别为 36.0 个月和 29.7 个月。多因素分析表明，ISS Ⅱ/Ⅲ期、诱导后不能获得 VGPR 及以上疗效是影响 PFS 的独立不良预后因素。诱导后和移植后是否取得 VGPR 及以上的疗效是关键的预后因素，尤其诱导后是否取得 VGPR 疗效更为重要。诱导后取得 VGPR 疗效的 PFS 中位数为 41.2 个月，而移植后取得 VGPR 疗效的 PFS 中位数仅为 31.1 个月，进一步说明了诱导后疗效的重要性。分层分析显示，VD 方案和 VAD 方案诱导后取得 VGPR 疗效，PFS 明显优于两组诱导未取得 VGPR 的患者，进一步说明，无论使用何种诱导方案，只要获得诱导后好的疗效就有好的预后，更加证实诱导后达到 VGPR 或以上疗效的重要性。这主要归功于以新药为主的联合方案具有比传统方案诱导治疗显著提高的疗效。因此，诱导治疗的疗效和预后，以及长生存之间有着密切的关系，即诱导治疗疗效越好，移植后的疗效和长生存越好。以新药为基础的方案诱导治疗后联合 ASCT 治疗 MM，可使患者获得更好的高质量缓解（达到 VGPR 及以上和 CR）。

　　Lahuea 等研究了造血干细胞移植前及移植后的疗效对 MM 患者生存时间的影响，共分析 632 例患者，结果显示移植前疗效越好，移植后 CR 率越高，移植前疗效为 CR 的患者移植后全部疗效仍为 CR，明显高于移植前为其他疗效患者。O'Shea 等对 211 例造血干细胞移植后 MM 患者影响生存期的因素进行分析，结果表明移植前状态是 OS 及 EFS 的独立影响因素，移植前疗效为 CR 患者 OS 及 EFS 均长于其他疗效患者。Lahueda 等的研究显示，通过使用新的化疗方案提高移植前 CR 率可以延长患者移植后的 OS。Molino 等对 290 例自体造血干细胞移植的 MM 患者进行回顾性研究，研究表明移植前疗效为 CR 患者，移植后有 98.2% 患者疗效为 CR，而移植前疗效为 PR、无变化（NC）、疾病进展（PD）患者移植后 CR 率分别只有 28%、20%、25%，这些研究结果均说明移植前诱导治疗效果对 MM 患者移植后疗效的重要影响。

　　诱导后疗效作为早期评估指标对预后和治疗干预有重要意义。初次诱导治疗后的反应深度即达到 CR/nCR/VGPR 表示 MM 对治疗方案的敏感，临床症状、肿瘤负荷、尿／血清蛋白质水平检测的缓解也预示可能拥有较好生存时间，诱导后序贯大剂量化疗联合干细胞移植治疗加深缓解，有效延长了生存时间及生存质量。尽管要考虑由于个体的差异，部分患者的疗效或许能在移植、巩固、维持治疗等阶段达到更好深度，但也不能忽视未能很好减轻肿瘤负荷会引起复发的更大可能。诱导后取得好的疗效与 MM 患者的遗传学特性有关，普遍认为 MM 患者在起病时存在多个细胞克隆，这些克隆对不同药物的敏感性不同。通常认为通过诱导治疗杀灭增殖比较快的细胞克隆，通过 ASCT 杀灭对细胞毒性药物敏感的细胞克隆，后续的维持治疗杀灭增殖比较缓慢的惰性克隆。

在 ISS Ⅱ～Ⅲ期和伴有高危细胞遗传学改变的患者中，获得非常好的部分缓解及以上的患者其无进展生存延长更为显著，提示高危患者更多获益于治疗反应程度的提高。既往研究认为，在各个分组中，新药的 VD 方案预后明显好于其他 2 药联合，事实上，在伴有不良预后的组别中，CR + VGPR 率明显提高，可以转化为好的 PFS。对于 ISS Ⅱ期和Ⅲ期患者，CR + VGRP 率为 37.6% 和 11.0%，两组 PFS 中位数分别为 32.7 个月和 23.6 个月。一项荟萃分析显示 9 个研究中有 5 个研究结果显示诱导后 CR 和 EFS/PFS 相关，3 个研究结果认为与 OS 相关。有两项研究证实诱导后的缓解越好，移植后的 CR 越高，移植前的疗效是决定移植后是否获得 CR 的重要因素。移植前最大疗效和 OS 显著相关（$P = 0.002\ 7$），和 PFS 显著相关（$P = 0.000\ 1$）。中山大学附属第一医院对采用 VD 方案诱导治疗后接受自体造血干细胞移植的 27 例患者进行了分析，观察移植前不同缓解状态对移植疗效的影响。结果显示，移植前疗效为 CR 患者移植后的疗效 100% 仍为 CR，移植前疗效为 CR/nCR 患者移植后 CR + nCR 率（50%）明显高于移植前未达 CR/nCR 患者 33.3% 的 CR + nCR 率（$P = 0.000$）。

对接受含硼替佐米方案诱导治疗序贯 ASCT 的 200 例患者进行分析，发现 CR 患者 TTP 中位数 88.9 个月，未达到 CR 的患者 TTP 中位数为 49.6 个月。CR 患者 OS 中位数为 99.5 个月，未达到 CR 患者的 OS 中位数为 78.4 个月。随着微量残留病检测在 MM 中的应用，MRD 是否转阴成为评估疗效及提示预后的新指标，诱导后流式细胞术检测 MRD 阴性和阳性患者的 TTP 中位数分别为"未达到"和 67.3 个月，OS 中位数分别为"未达到"和 83.8 个月（$P = 0.043$），结果仍提示诱导后获得 MRD 阴性的重要性。

尽管目前 CR 率越来越高，但并不是所有 CR 的患者都能获得长期生存，这就需要有更加精细的指标衡量疗效。目前 MRD 被认为与 MM 患者的长生存有密切的关系，诱导治疗后取得 MRD 阴性与移植后疗效和预后的关系如何呢？移植前 MRD 阳性移植后 MRD 阴性患者和移植前后均阴性的患者 PFS 和 OS 均无显著差异，但与移植前后均为 MRD 阳性的患者差异明显。英国Ⅺ试验比较 KCRD、CRD、CTD 方案诱导治疗的疗效，三者诱导后 MRD 转阴率分别为 55%、21% 和 11%，KCRD 组和 CRD/CTD 组的 3 年 PFS 率分别为 64.5% 和 50.3%，结论认为早期获得 MRD 阴性可以改善预后。中山大学附属第一医院也分析了影响移植患者疗效的因素，结果显示诱导后的疗效对长生存有影响，诱导后达到 CR 的患者 TTP 中位数较未达 CR 患者 TTP 明显延长，OS 差异无统计学意义。进一步使用流式细胞术检测 MRD 阴性，分析 MRD 对长生存的影响，发现诱导后获得 MRD 阴性者，不仅其 TTP 获益，OS 也大于未获 MRD 阴性的患者。这也进一步说明，随着新药序贯移植疗效的提高，单纯传统意义的疗效可能并不能很好地反映治疗方案的获益，更深层次的疗效评估可以更好地反映疗效，以及患者的预后。随着各种新药的应用，新药取得的缓解率和缓解深度已经明显提高，甚至可以和移植取得的疗效相媲美。

第五节　移植时机的选择

患者经过评估后适合移植，且经过有效的诱导治疗达到一定的疗效，那么移植是何时进行呢？目前随着新药的应用，诱导治疗的缓解率显著提高，从而大大提高了 MM 患者的预后，那么是将 ASCT 作为一线治疗应用，即早期移植，还是等待患者复发或者进展后再行挽救性二次移植，即晚期移植呢？早期移植是指经 4～6 个疗程诱导化疗后，随之进入干细胞采集和预处理、干细胞回输的过程；晚期移植是诱导后将干细胞采集后冻存起来，患者继续原诱导药物治疗共 8～9 个疗程，后续维持治疗，待复发后再进行挽救性自体造血干细胞移植。

在传统药物年代，Fermand 等报道 185 例患者在 3～4 疗程 VAMP 化疗后随机接受早期移植或晚期移植，晚期移植患者接受的化疗疗程中位数为 8 个，73% 的病例（90% 的适合移植病例）完成了挽救性移植，早期移植组 98% 的适合移植病例完成了 ASCT。早期移植组和晚期移植组患者 4 年 OS 分别为 66% 和 61%，而 EFS 中位数早期移植组显著长于晚期移植组，分别为 39 个月和 13 个月。结果表明，在传统治疗年代，虽然早期移植和晚期移植的 OS 并无区别，但 EFS 早期移植明显优于晚期移植。而且，晚期移植的患者实际较早期移植患者接受了更多的化疗疗程数和更长的治疗时间。另一方面，EFS 的缩短也使患者生活质量受到很大影响，随着年龄的增长及化疗对器官的损害，患者很可能丧失移植的机会而不能从 ASCT 获益。

随着新药不断问世，以新药为基础的化疗取得的缓解率和缓解深度已经明显提高，甚至可以和移植取得的疗效相媲美。因此，在新药年代，移植的地位受到挑战，选择移植的时机也在争论之中。在新药年代，诱导治疗的疗效得到很大的提高，甚至达到和 ASCT 相媲美的程度，ASCT 一线治疗的地位一直在遭到质疑，早期移植的地位是怎样？IFM2009/DFCI 的研究评估 VRD 方案诱导后早期移植和复发后挽救性移植的疗效，发现早期移植组和 VRD 化疗组相比，CR 率、≥VGPR 率、MRD 转阴率分别为 59% vs. 48%、88% vs. 77% 和 79% vs. 65%，两组的 PFS 中位数分别为 50 个月和 36 个月（$P < 0.001$），4 年 OS 率分别为 81% 和 82%（$P = 0.87$），VRD 化疗组 172 例进展，有 136 例（79%）接受挽救性移植，剩余 36 例患者没有进行挽救性移植，主要是因为疾病难治。亚组分析显示，年龄、性别、M 蛋白类型、ISS 分期、细胞遗传学等都提示移植组要好于化疗组（PFS）。二者 OS 无显著差异可能与挽救性移植的应用比例较高有关。对早期移植和晚期移植进行荟萃分析，结果显示早期移植 PFS 获益，OS 并无获益。IFM2009/DFCI 的研究显示早期移植可以提高患者的缓解率，尤其可以提高 MRD 转阴率，在多因素分析中显示 MRD 转阴是 PFS 很强烈的预后因素。中山大学附属第一医院早期研究结果显示，早期移植和晚期移植仅显示两组患者的 PFS 有差异，OS 并无差异，但随着随访时间的延长，早期移植和晚期移植不仅在 PFS 有区别，OS 也逐渐显示出差别。早期移植和晚期移植患者的 PFS 中位数分别为 81.0 个月和 27.2 个月（$P = 0.000$），OS 中位数分别为 122.0 个月和 58.3 个月（$P = 0.001$）。结果表明，对于适合移植的 MM 患者尽可能早期进行 ASCT，尤其在我国新药获取有限的情况下，更要创造条件进行早期移植。

目前认为或许不是所有患者均需要进行早期移植，FORTE 试验比较了 KRD 方案诱导治疗序贯 ASCT 和 KRD 治疗 12 疗程的疗效,结果显示维持治疗前两组的≥VGPR 率、≥CR 率、sCR 率,以及 MRD 转阴率均无区别,亚组分析显示不同危险度分层患者 MRD 转阴率也无差别。但在接受维持治疗一年以后再进行 MRD 阴性的对比,结果发现高危患者维持治疗 1 年持续 MRD 阴性率在序贯 ASCT 组优于 KRD 化疗组(90% vs. 72%),高危患者 18 个月内复发的风险在序贯 ASCT 组低于 KRD 化疗组(11% vs. 22%)。FORTE 试验说明了高危患者诱导治疗序贯 ASCT 的疗效好于单纯 KRD 化疗。

　　早期移植总体而言可以延长 PFS,从而提高患者生活质量。早期移植还有以下优点:首先,早期移植患者的全身情况好,治疗耐受性佳,移植的治疗相关死亡率小于 2%,而晚期移植的患者经历了复发及既往的多重治疗,一般情况和骨髓功能均较差,患者在疾病复发难治时可能出现重要脏器损害、体力状态下降、多重耐药等情况,导致无法进行移植治疗。这时再接受 ASCT,移植的治疗相关死亡率会明显升高,或者直接丧失移植机会。患者进行早期移植的可行率为 95%,而到晚期移植时,可行率下降至 75%。其次,早期移植仅需要 4~6 个疗程后即可进入 ASCT,后序贯维持治疗,总体费用相对较低;而晚期移植需要至少接受 8~9 个疗程的持续治疗,由于新药价格昂贵,推迟移植时机而一直予以新药持续治疗的总体费用高于早期移植,导致患者耐受性差,往往会出现停药的情况。最后,从目前的回顾性分析结果来看,早期移植虽然 OS 与晚期移植相当,但早期移植患者的 PFS 优于晚期移植。最后,对于高危骨髓瘤患者而言,尽快进行自体移植可以获得深层次缓解,从而改善这些患者的预后。

　　妙佑医疗国际对早期移植和晚期移植也进行了成本效益分析,按照 2012 年调整的消费价格指数(consumer price index,CPI)计算,早期移植和晚期移植所需金额分别为 249 236 美元和 262 610 美元,早期移植组有 1.96 年[以质量调整生命年(quality-adjusted life year,QALY)计]的获益,比晚期移植组多 0.23。研究结论认为早期移植比晚期移植具有更好的成本效益。一项荟萃分析结果也显示,对于适合移植的 MM 患者,一线治疗选择 ASCT 是最具有成本效益的。从我国目前的状况来看,一线选择 ASCT 的成本效益理论上更好。新药进入我国较慢,患者一旦复发后再次选择的余地小,即使能够选择,价格也相当昂贵,而自体造血干细胞移植的花费在我国相对较小,且大部分费用可以通过医保报销,无论疗效还是患者承受的经济压力都比晚期移植要好。由于目前尚无循证医学证据支持哪种患者可以选择早期移植,哪种患者可以选择晚期移植,我们认为对合适 ASCT 的患者,尤其在我国,在初治时应首选新药序贯移植的治疗方案,以尽可能延长患者的 PFS1,延缓患者疾病复发或者进展的时间,从而达到尽可能延长 OS 的目的。

(刘俊茹　李　娟)

【参考文献】

[1] LU J, LU J, CHEN W, et al. Clinical features and treatment outcome in newly diagnosed Chinese patients with multiple myeloma: Results of a multicenter analysis[J]. Blood Cancer J, 2014, 4(8): e239.

[2] AUNER H W, SZYDLO R, HOEK J, et al. Trends in autologous hematopoietic cell transplantation for multiple myeloma in Europe: Increased use and improved outcomes in elderly patients in recent years[J]. Bone Marrow Transplant, 2015, 50(2): 209-215.

[3] SHARMA M, ZHANG M J, ZHONG X B, et al. Older patients with myeloma derive similar benefit from

autologous transplantation[J]. Biol Blood Marrow Transplant，2014，20（11）：1796-1803.

[4] PALUMBO A，BRINGHEN S，MATEOS M V，et al. Geriatric assessment predicts survival and toxicities in elderly myeloma patients：an International Myeloma Working Group report [J]. Blood，2015，125（13）：2068-2074.

[5] 黄晓军. 实用造血干细胞移植 [M]. 2 版. 北京：人民卫生出版社，2019：56.

[6] ENGELHARDT M，DOMM A S，DOLD S M，et al. A concise revised Myeloma Comorbidity Index as a valid prognostic instrument in a large cohort of 801 multiple myeloma patients[J]. Haematologica，2017，102（5）：910-921.

[7] AWAN F T，OSMAN S，KOCHUPARAMBIL S T，et al. Impact of response to thalidomide-，lenalidomide- or bortezomib- containing induction therapy on the outcomes of multiple myeloma patients undergoing autologous transplantation[J]. Bone Marrow Transplant，2012，47（1）：146-148.

[8] LAHUERTA J J，PAIVA B，VIDRIALES M B，et al. Depth of response in multiple myeloma：A pooled analysis of three PETHEMA/GEM clinical trials[J]. J Clin Oncol，2017，35（25）：2900-2910.

[9] FU S S，WU C F，WANG M，et al. Cost effectiveness of transplant，conventional chemotherapy，and novel agents in multiple myeloma：A systematic review[J]. Pharmacoeconomics，2019，37（12）：1421-1449.

[10] PANDYA C，HASHMI S，KHERA N，et al. Cost-effectiveness analysis of early vs. late autologous stem cell transplantation in multiple myeloma[J]. Clin Transplant，2014，28（10）：1084-1091.

[11] FERMAND J P，RAVAUD P，CHEVRET S，et al. High-dose therapy and autologous peripheral blood stem cell transplantation in multiple myeloma：up-front or rescue treatment? Results of a multicenter sequential randomized clinical trial[J]. Blood，1998，92（9）：3131-3136.

[12] ATTAL M，LAUWERS-CANCES V，HULIN C，et al. Lenalidomide，bortezomib，and dexamethasone with transplantation for myeloma[J]. N Engl J Med，2017，376（14）：1311-1320.

[13] JAIN T，SONBOL M B，FIRWANA B，et al. High-dose chemotherapy with early autologous stem cell transplantation compared to standard dose chemotherapy or delayed transplantation in patients with newly diagnosed multiple myeloma：A systematic review and meta-analysis[J]. Biol Blood Marrow Transplant，2019，25（2）：239-247.

[14] THAKAR M S，BROGLIE L，LOGAN B，et al. The Hematopoietic Cell Transplant Comorbidity Index predicts survival after allogeneic transplant for nonmalignant diseases[J]. Blood，2019，133（7）：754-762.

[15] GAY F，OLIVA S，PETRUCCI M T，et al. Chemotherapy plus lenalidomide versus autologous transplantation，followed by lenalidomide plus prednisone versus lenalidomide maintenance，in patients with multiple myeloma：a randomised，multicentre，phase 3 trial[J]. Lancet Oncol，2015，16（16）：1617-1629.

[16] CAVO M，BEKSAC M，DIMOPOULOS M A，et al. Intensification therapy with bortezomib-melphalan-prednisone versus autologous stem cell transplantation for newly diagnosed multiple myeloma：an intergroup，multicenter，phase Ⅲ study of the European Myeloma Network（EMN02/HO95 MM trial）[J]. Blood，2016，128（22）：673.

[17] RIFKIN R M，GREGORY S A，MOHRBACHER A，et al. Pegylated liposomal doxorubicin，vincristine，and dexamethasone provide significant reduction in toxicity compared with doxorubicin，vincristine，and dexamethasone in patients with newly diagnosed multiple myeloma：A phase Ⅲ multicenter randomized trial[J]. Cancer，2006，106（4）：848-858.

[18] KNUDSEN L M, RASMUSSEN T, JENSEN L, et al. Reduced bone marrow stem cell pool and progenitor mobilisation in multiple myeloma after melphalan treatment[J]. Med Oncol, 1999, 16: 245-254.

[19] RAJKUMAR S V, BLOOD E, VESOLE D, et al. Phase III clinical trial of thalidomide plus dexamethasone compared with dexamethasone alone in newly diagnosed multiple myeloma: a clinical trial coordinated by the Eastern Cooperative Oncology Group[J]. J Clin Oncol, 2006, 24(3): 431-436.

[20] SONNEVELD P, SCHMIDT-WOLF I G, VAN DER HOLT B, et al. Bortezomib induction and maintenance treatment in patients with newly diagnosed multiple myeloma: results of the randomized phase III HOVON-65/ GMMG-HD4 trial[J]. J Clin Oncol, 2012, 30(24): 2946-2955.

[21] KUMAR S, FLINN I, RICHARDSON P G, et al. Randomized, multicenter, phase 2 study(EVOLUTION) of combinations of bortezomib, dexamethasone, cyclophosphamide, and lenalidomide in previously untreated multiple myeloma[J]. Blood, 2012, 119(19): 4375-4382.

[22] CAVO M, TACCHETTI P, PATRIARCA F, et al. Bortezomib with thalidomide plus dexamethasone compared with thalidomide plus dexamethasone as induction therapy before, and consolidation therapy after, double autologous stem-cell transplantation in newly diagnosed multiple myeloma: a randomised phase 3 study[J]. Lancet, 2010, 376(9758): 2075-2085.

[23] JAKUBOWIAK A J, GRIFFITH K A, REECE D E, et al. Lenalidomide, bortezomib, pegylated liposomal doxorubicin, and dexamethasone in newly diagnosed multiple myeloma: a phase 1/2 Multiple Myeloma Research Consortium trial[J]. Blood, 2011, 118(3): 535-543.

[24] ROSIÑOL L, ORIOL A, RIOS R, et al. Bortezomib, lenalidomide, and dexamethasone as induction therapy prior to autologous transplant in multiple myeloma[J]. Blood, 2019, 134(16): 1337-1345.

[25] 中国医师协会血液科医师分会, 中华医学会血液学分会, 中国医师协会多发性骨髓瘤专业委员会. 中国多发性骨髓瘤诊治指南(2022年修订)[J]. 中华内科杂志, 2022, 61(05): 480-487.

[26] 中华医学会血液学分会浆细胞疾病学组, 中国医师协会多发性骨髓瘤专业委员会. 中国多发性骨髓瘤自体造血干细胞移植指南(2021年版). 中华血液学杂志, 2021, 42(5): 353-357.

[27] LANDGREN O, SONNEVELD P, JAKUBOWIAK A, et al. Carfilzomib with immunomodulatory drugs for the treatment of newly diagnosed multiple myeloma[J]. Leukemia, 2019, 33(9): 2127-2143.

[28] RICHARDSON P G, ZWEEGMAN S, O'DONNELL E K, et al. Ixazomib for the treatment of multiple myeloma[J]. Expert Opin Pharmacother, 2018, 19(17): 1949-1968.

[29] MOREAU P, ATTAL M, HULIN C, et al. Bortezomib, thalidomide, and dexamethasone with or without daratumumab before and after autologous stem-cell transplantation for newly diagnosed multiple myeloma (CASSIOPEIA): a randomised, open-label, phase 3 study[J]. Lancet(London, England), 2019, 394(10192): 29-38.

[30] Gay F, Oliva S, Petrucci M T, et al. Chemotherapy plus lenalidomide versus autologous transplantation, followed by lenalidomide plus prednisone versus lenalidomide maintenance, in patients with multiple myeloma: a randomised, multicentre, phase 3 trial[J]. Lancet Oncol, 2015, 16(16): 1617-1629.

[31] ATTAL M, LAUWERS-CANCES V, HULIN C, et al. Lenalidomide, Bortezomib, and Dexamethasone with Transplantation for Myeloma[J]. N Engl J Med, 2017, 376(14): 1311-1320.

[32] CAVO M, BEKSAC M, DIMOPOULOS M A, et al. Intensification therapy with bortezomib-melphalan-prednisone versus autologous stem cell transplantation for newly diagnosed multiple myeloma: an

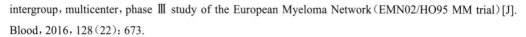

intergroup, multicenter, phase Ⅲ study of the European Myeloma Network（EMN02/HO95 MM trial）[J]. Blood, 2016, 128（22）：673.

[33] GAY F, CERRATO C, ROTA SCALABRINI D, et al. et al. S872 carfilzomib lenalidomide dexamethasone （KRD）with or without transplantation in newly diagnosed myeloma（FORTE trial）：Efficacy according to risk status[J]. HemaSphere, 2019, 3（S1）：390-391.

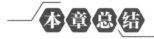

　　适合移植的患者治疗流程包括诱导、移植、巩固和维持治疗。目前高龄不再是移植的绝对禁忌，因此对 65 岁以上的 MM 患者实施 ASCT 应在经验丰富的治疗团队进行仔细的体能状态评估之后，在评分为"体健（fit）"的患者中进行。肾功能损伤的患者经诱导治疗后，部分患者肾功能可以明显改善甚至完全恢复，不影响下一步的移植。即使不能完全恢复甚至仍须透析，也不是接受 ASCT 的禁忌证，但需要降低预处理药物的剂量。对于肺功能、心脏等重要器官功能均须在移植前仔细评估。对于移植时机的选择，目前认为早期 ASCT 是符合移植条件，特别是高危 MM 和标危 MM 经诱导治疗不能获 MRD 转阴患者的标准治疗。目前资料证明，标危 MM 经诱导治疗获 MRD 转阴的人群中，晚期 ASCT 也是可行的，但应该告知采取晚期 ASCT 的患者将来在疾病复发时，可能会因各种原因，导致 25% 的概率无法实施 ASCT。

　　本章主要阐述移植前诱导治疗方案的选择和诱导治疗要求的疗程数。理想的诱导治疗须符合以下条件：快速降低肿瘤细胞负荷，逆转疾病相关的并发症，毒副作用可以耐受且不影响之后的造血干细胞采集和移植后造血及免疫功能重建。多发性骨髓瘤移植前的诱导治疗大致可分为四个阶段：传统药物诱导（以 VAD、DVD 和大剂量地塞米松为代表）、一代新药诱导（包括沙利度胺、硼替佐米、来那度胺）、二代新药诱导（卡非佐米、伊沙佐米）、单克隆抗体（CD38 单抗、CS1 单抗）联合新药诱导。传统药物诱导治疗因其疗效差，目前已经不再被各个指南推荐。一代新药的诱导治疗明显提高了移植前诱导治疗的疗效与 PFS，循证医学证据证实含新药的三药联合疗效明显高于两药，四药联合（不包括单克隆抗体）的疗效和三药联合相似，但相应的毒副作用增加。在常用的三药联合诱导方案 VRD、VTD 和 VCD 中，VRD 方案优于 VTD 方案，VTD 方案和 VCD 方案疗效类似。须注意 CTX 对干细胞的毒性蓄积作用，尤其对巨核细胞影响较大。由于来那度胺可能对干细胞采集的影响，我们的经验是在 3 疗程内即进行干细胞动员和采集。VTD-PACE 或 DT-PACE 方案主要适用于高危、病情进展快速的患者，尤其是伴血行播散型髓外浸润多发性骨髓瘤和浆细胞白血病患者移植前的诱导治疗。二代新药的问世进一步提高了诱导治疗的疗效。目前的研究证实对于 R-ISS 分期Ⅱ/Ⅲ期的 MM 患者，KRD 序贯 ASCT 仍然优于 KRD 方案的持续化疗。IRD 方案对照 Rd 方案的临床研究目前暂未得出阳性结论，有待于进一步增加病例数和延长观察时间来证实其疗效。单克隆抗体药物的开发成功开启了四药联合诱导化疗的新时代，CD38 单抗联合含一代、二代新药的诱导治疗无论在传统疗效评判，还是 MRD 转阴率及长生存等方面均有明显优势，尤其对于高危患者 MRD 转阴率的提高有可能可以克服其不良预后因素。含单抗的四药联合方案将很快成为移植前患者的标准诱导治疗。

　　对于移植前诱导治疗所需要的疗程数，目前尚无定论。以往大多数临床试验都是设计

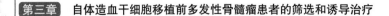

3～4 疗程的诱导治疗，近几年推荐 4～6 疗程。对于大多数患者而言，4 疗程的诱导治疗即可达到较稳定的疗效水平，因此，4 个疗程是大多数学者的推荐。诱导治疗的缓解深度对 ASCT 后患者的预后有影响，诱导治疗缓解程度越深，特别是获得 MRD 阴性的患者，移植后的 PFS 和 OS 越长，因此要求在移植前尽可能获得良好疗效再序贯移植，但对于不能获得非常好的部分缓解（VGPR）以上疗效的 MM 患者，部分也可能在 ASCT 中获益。

第四章
自体造血干细胞动员、采集及保存

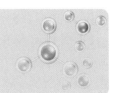

干细胞移植前需要先进行干细胞动员与采集。人体内造血干细胞（HSC）存在于骨髓、外周血（尤其是动员后），以及分娩时的脐带静脉血。其中自体造血干细胞移植的干细胞只能通过骨髓或外周血获取。历史上有很长一段时间骨髓一直是移植的干细胞主要来源。随着粒细胞集落刺激因子的问世，造血干细胞可以从骨髓中动员到外周血，外周血造血干细胞移植（PBSCT）有采集简单方便、患者无须接受麻醉和骨髓穿刺的痛苦、造血恢复快等优点。因此，目前外周血很大程度取代了骨髓作为自体造血干细胞移植的干细胞主要来源。以下分别叙述自体外周血造血干细胞和骨髓的动员及采集。

第一节　自体外周血造血干细胞动员

外周血造血干细胞（PBSC）是目前造血干细胞移植的最主要细胞来源之一。早在 1909 年，Maximow 就提出干细胞这个概念，推测外周血中可能有一些细胞可以维持造血。1962 年 Goodman 和 Hodgson 等通过体内实验证实小鼠的外周血中存在干细胞。此后，在大动物和人体内的外周血中均发现有造血干细胞的存在。随后，随着各种血细胞分离仪器的出现和发展，外周血循环中可采集到临床治疗所需的造血干细胞数量。1985 年，首例 PBSCT 获得成功。自此，PBSCT 开始在临床广泛应用，目前已取代骨髓移植（BMT）成为最常用的干细胞移植方式。

干细胞动员是指在接受细胞因子和 / 或化疗后，造血干细胞和造血祖细胞从骨髓中释放到外周血的过程。其目的是用最少的分离程序，以最低的成本效益收集足够的造血干细胞。外周血造血干细胞动员方法包括短效或长效的粒细胞集落刺激因子（G-CSF）的单药或联合 CXCR4 抑制剂普乐沙福（plerixafor），以及大剂量化疗联合短效或长效 G-CSF 的动员方案。

一、外周血造血干细胞动员机制

正常情况下 HSC 多存在于骨髓中，占所有单个核细胞的 1%～4%，未动员情况下，外周血循环中的 HSC 比例非常低，小于总循环白细胞的 0.05%。HSC 表达多种表面受体，如血管生成素 -1（angiopoietin-1，Ang-1）、迟现抗原 -4（very late antigen-4，VLA-4）、趋化因子 CXC 亚家族受体 -4（CXC subfamily receptor-4，CXCR4）、CXCR2、细胞表面糖蛋白 CD44 和 CD62L 及酪氨酸激酶受体 KIT 等。这些受体可以与骨髓基质细胞中的配体，包括基质细胞衍生因子 -1（stromal cell-derived factor 1，SDF-1）、人生长调节致癌基因 β（growth regulated oncogene β，GROβ）、血管细胞黏附分子 1（vascular cell adhesion molecule 1，VCAM-1）、KIT 配体、P 选择素糖蛋白配体和透明质酸等相互结合，黏附在骨髓微环境中。临床前数据显示，抑制 HSC 和骨髓基质之间这些受体 - 配体的相互作用可以促使骨髓干细胞动员到外周血中。

粒细胞集落刺激因子（granulocyte colony-stimulating factor，G-CSF）和粒细胞 - 巨噬细胞集落刺激因子（granulocyte-macrophage colony-stimulating factor，GM-CSF）是目前应用最广泛的动员干细胞的细胞因子。它们主要有两种作用机制，一种是促进单核细胞增生并产生蛋白酶，这些蛋白酶可以阻止 SDF-1 与 CXCR4 结合，导致 SDF-1 的降解。目前研究最多的蛋白酶是基质金属蛋白酶 9（matrix metalloproteinase 9，MMP-9），但二肽酶 CD266 似乎在这一过程中发挥了更重要的作用。第二个主要机制也是诱导蛋白水解，导致 VCAM-1、骨桥蛋白（osteopontin）和纤维连接蛋白（fibronectin）的降解，从而减少干细胞在骨髓基质中的黏附。

化疗药物联合细胞因子的动员机制尚未十分明确。研究发现环磷酰胺单独给药可以导致 SDF-1、CXCR4 和 KIT 等黏附分子的裂解，所以推测在生长因子中加入环磷酰胺对蛋白酶的释放有协同作用。此外，化疗药物对骨髓基质细胞有毒性作用，可能可以通过破坏基质细胞而促使干细胞释放。

普乐沙福是一种可逆的小分子 CXCR4 趋化因子受体拮抗剂，可以阻断 SDF-1 和 CXCR4 受体之间的相互作用和信号转导，下调黏附分子的表达，抑制 SDF-1 对造血干 / 祖细胞的趋化性，减少干细胞归巢，并可能通过鞘氨醇 -1- 磷酸信号被吸引到循环中，从而达到动员骨髓造血干细胞进入外周血循环作用。

二、动员方案

自体造血干细胞移植成功的关键是外周血干细胞的数量和质量，但是正常人 PBSC 含量很低，如何使骨髓中的干细胞迁移至外周血、提高外周血干细胞浓度是自体移植成功的关键。动员的主要目的是收集足够的干细胞，使患者能够进行 ASCT。理想的动员方案不仅需要收集足够的干细胞数量，还应最大限度地减少采集次数，降低成本，并避免动员相关并发症及动员失败等。目前我国临床常用的动员方案包括大剂量化疗、单用粒细胞集落刺激因子（G-CSF）、G-CSF 联合化疗，此外尚有许多临床研究仍在进行中。

（一）单用集落刺激因子

单用集落刺激因子动员骨髓干细胞到外周血是目前常用的一种动员方案，其动员动力学可以预测，因此可以预先做好干细胞采集计划和人员配备安排。与化疗联合 G-CSF 相比，单用集落刺激因子减少了生长因子的使用量和采集程序的成本。G-CSF 和 GM-CSF 是目前应用最广泛的干细胞动员因子。

1. G-CSF　包括短效的非糖基化 G-CSF 非格司亭（filgrastim）、糖基化 G-CSF 来诺拉提（lenograstim）和长效重组人粒细胞集落刺激因子（rhG-CSF）如聚乙二醇非格司亭（pegfilgrastim，PEG-G-CSF）等。目前临床最常用的是非格司亭，其剂量为 5～10μg/（kg•d），连用 5 天。与每日 2 次给药相比，每日 1 次的 G-CSF 给药方案具有相似的动员效果。通常连续给药 4 天，从第 5 天开始采集干细胞。有报道显示，来诺拉提 7.5μg/kg 等同于非格司亭 10μg/kg 的动员效果。然而，目前报道，单独标准剂量 G-CSF［5～16μg/（kg•d）］的动员失败率高达 38%。

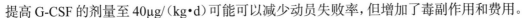

提高 G-CSF 的剂量至 40μg/（kg·d）可能可以减少动员失败率，但增加了毒副作用和费用。

2. PEG-G-CSF　PEG-G-CSF 是一种长效 G-CSF，在多发性骨髓瘤患者外周血造血干细胞动员中的研究不多。大多数研究认为与 G-CSF 相比，PEG-G-CSF 在造血干细胞动员效果方面具有非劣性。有研究显示该药可更快达到 CD34$^+$ 细胞峰值、动员出更高的 CD34$^+$ 细胞数和更快的白细胞恢复时间，还有研究显示粒系及血小板恢复时间更快。但也有研究表明，与单独的 G-CSF 队列相比，PEG-G-CSF 队列收集产量和分离天数相似。最近一个荟萃分析纳入了 8 个比较 PEG-G-CSF 和 G-CSF 在 MM 和淋巴瘤患者中动员效果的临床研究，共 719 名患者。结果显示，PEG-G-CSF 和 G-CSF 在多发性骨髓瘤患者中的 CD34$^+$ 细胞采集率相似（$P=0.948$）。与非格司亭相比，PEG-G-CSF 开始采集的时间更早（$P=0.030$），所需的采集次数明显减少（$P=0.013$）。两组在白细胞恢复时间（白细胞计数$\geq 1.0\times 10^9$/L）和血小板恢复时间（血小板计数$\geq 20\times 10^9$/L）方面没有显著差异（$P=0.145$）。两种药物均具有良好的耐受性，轻度骨痛是最常见的不良事件。用 PEG-G-CSF 动员干细胞的另一个好处是将所需的注射次数中位数从 11 次减少至 1 次。

对于 PEG-G-CSF 使用的剂量，有研究比较了 PEG-G-CSF 6mg 和 12mg 在 MM 患者动员中的作用，结果发现两种剂量采集的 CD34$^+$ 细胞相当。Herbert 等在另一个 52 例淋巴瘤 / MM 患者的研究中也发现了类似的结果。因此目前对于 PEG-G-CSF，大多推荐用 6mg 作为动员剂量。

3. GM-CSF　单独使用 GM-CSF 在 CD34$^+$ 干细胞采集数目、移植后造血恢复、输血及抗生素需求、住院时间等方面均不如 G-CSF。体外数据显示，联合应用 G-CSF＋GM-CSF 可提高 PBSC 的产量，但临床试验数据未发现联合治疗对 CD34$^+$ 细胞产量或造血恢复时间有显著影响，目前已不推荐 GM-CSF 用于干细胞动员。

（二）化疗联合细胞因子动员

既往研究发现，患者在化疗结束后，从骨髓抑制期恢复时，干细胞在外周血中呈数十倍地增长，利用这一特点可以从外周血中采集 HSC。在没有细胞因子的时代，化疗是主要的动员方式，但随着细胞因子的问世，目前单用化疗动员已成为历史。与单用 G-CSF 动员相比，化疗联合 G-CSF 有利有弊。其优点包括：①化疗和随后的骨髓抑制可以刺激 HSC 增殖，因此动员 CD34$^+$ 细胞的效果优于单用 G-CSF；②在肿瘤患者中，可以同时实现抗肿瘤和动员的效果，尤其适用于那些原发病治疗效果不佳的患者；③可以减少移植物受到肿瘤细胞的污染。但化疗联合细胞因子动员也有缺点：①毒副作用更大，尤其是 MM 患者年龄大，易合并其他系统疾病，毒副作用可能进一步增加；②住院时间和住院费用增加。

1. 大剂量 CTX＋G-CSF　大剂量 CTX 联合 G-CSF 是 MM 动员最常用的动员方案，其中 CTX 的剂量范围一般在 3～5g/m^2 之间，也有使用 2g/m^2 或 7g/m^2 的报道。G-CSF 动员最早应在化疗结束后开始，最晚应在白细胞最低点开始，并应持续到最后一次干细胞采集。大多数方案建议在化疗结束后 1～5 天内开始使用 G-CSF，但在应用 G-CSF 过程中需要警惕 G-CSF 的副作用，在白细胞$\geq 30\times 10^9$/L 时须暂停使用。一个回顾性分析比较了 716 例 MM 患者采用 CTX 联合 G-CSF（$n=370$）与单用 G-CSF（$n=346$）的动员效果，结果显示 CTX 联合 G-CSF 组在采集次数（中位数 2 次 vs. 4 次，$P<0.001$）和采集 CD34$^+$ 细胞数（中位数 10.3×10^6/kg vs. 9.9×10^6/kg，$P=0.01$）均优于单用 G-CSF 组。但 CTX 联合 G-CSF 组的血小板和中性粒细胞植入时间均长于单用 G-CSF 组，且接受 CTX 治疗的患者移植后非金

黄色葡萄球菌感染导致的菌血症发生率高于单用 G-CSF 组（13% vs. 7%）。另一个回顾性研究分析了 167 名新诊断的 MM 患者的动员效果，其中 94 例采用 CTX＋G-CSF 动员，73 例采用单纯 G-CSF 动员，结果显示 CTX＋G-CSF 组和单用 G-CSF 组采集的 CD34$^+$ 细胞的平均数分别为 12×10^6/kg 和 5.8×10^6/kg（$P<0.01$），平均采集天数是 1.6 天和 2.2 天（$P<0.01$）。但 CTX 也增加了动员相关的毒性，14% 的 CTX＋G-CSF 动员组患者因并发症住院，而单用 G-CSF 组没有患者需要住院治疗（$P<0.000\ 1$）。在长期生存方面，多因素分析显示 CTX＋G-CSF 组和单用 G-CSF 组在无事件生存和总生存方面差异无统计学意义。

关于 CTX 的剂量多少最为合适，有研究比较了 CTX $1\sim2$g/m^2 与 CTX $3\sim4$g/m^2 动员效果，结果不尽相同。有研究报道对比了使用 CTX $3\sim5$g/m^2 的患者和 $1\sim2$g/m^2 的患者采集的 CD34$^+$ 细胞数（中位数 7.71×10^6/kg vs. 5.17×10^6/kg，$P=0.018$）、采集够 2 次干细胞移植的干细胞数（88% vs. 65%，$P=0.05$），以及采集次数（1 次 vs. 2 次，$P=0.03$）。但 CTX $3\sim5$g/m^2 组中性粒细胞减少相关发热的发生率高于低剂量组（38% vs. 13%）。也有报道显示两组患者 CD34$^+$ 细胞采集数无差别（中位数 3.31×10^6/kg vs. 3.7×10^6/kg），而 CTX $3\sim4$g/m^2 组的粒细胞缺乏发生率及粒细胞缺乏持续时间高于低剂量组。也有研究比较了更高剂量 CTX（7g/m^2）与 CTX 4g/m^2 组的动员效果，结果显示两者动员 CD34$^+$ 细胞总数无差异，但 7g/m^2 组须输注红细胞和血小板的患者数、感染发生率及抗生素使用率均明显高于 4g/m^2 组。因此临床上目前比较常用的 CTX 剂量为 $3\sim5$g/m^2。

2. 其他动员方案　在多发性骨髓瘤患者中，大剂量 CTX＋G-CSF 是最常用的方案，但也有许多研究尝试用其他化疗方案联合 G-CSF，希望可以进一步提高 MM 患者的动员效率。

（1）VP-16 联合 G-CSF：有研究以 2 天 VP-16 375mg/m^2 联合 G-CSF 动员（$n=152$），其中 28% 的患者接受过放疗，19% 的患者使用过来那度胺，结果显示采集 CD34$^+$ 细胞的中位数 12×10^6/kg，其中 99% 的患者接受 2 次以下采集，没有病例动员失败。动员过程中 16% 的患者需要输注红细胞，6% 需要输注血小板，17% 使用抗生素。Song 等人比较了 CTX（3g/m^2，第 1 天，$n=65$）与 VP-16（375mg/m^2，第 1 天～第 2 天，$n=63$）联合 G-CSF 的动员效果。结果显示 VP-16 组的动员效果高于 CTX 组（采集的 CD34$^+$ 细胞分别是 27.6×10^6/kg vs. 9.6×10^6/kg，$P<0.001$）。

（2）地塞米松＋环磷酰胺＋依托泊苷＋顺铂联合 G-CSF：另外有研究采用地塞米松＋环磷酰胺＋依托泊苷＋顺铂（DECP）作为 MM 患者的动员方案。一个回顾性研究比较了大剂量 CTX（$n=61$）和 DECP（$n=55$）方案联合 G-CSF 的动员效果，结果显示两组患者采集的 CD34$^+$ 细胞中位数接近（5.9×10^6/kg vs. 5.82×10^6/kg），但 DECP 组患者达到 4×10^6/kg 以上的比例较高（75% vs. 59%，$P=0.05$）。CTX 组需要输注红细胞、需要输注血小板的患者比例和中性粒细胞缺乏的患者比例高于 DECP 组（分别 $P=0.000\ 9$、$P=0.01$ 和 $P=0.000\ 9$）。中性粒细胞减少相关发热的发生率分别是 18% 和 0%（$P=0.000\ 5$）。

（3）阿糖胞苷联合 G-CSF：最近有研究发现阿糖胞苷（Ara-C）是一种有效和安全的动员方案。一个回顾性研究比较了 89 例 MM 患者采用 CTX＋G-CSF 和 Ara-C＋G-CSF 的动员效果，其中 43 例采用 CTX＋G-CSF 动员，46 例采用 Ara-C［800mg/(m$^2\cdot$d)，连用 2 天］＋G-CSF 动员。结果 Ara-C 组和 CTX 组外周血 CD34$^+$ 细胞数峰值分别 132（84～202）/μl 和 51（29～69）/μl（$P<0.001$），Ara-C 组采集的 CD34$^+$ 细胞数中位数高于 CTX 组，分别为 10.3（4.2～17.9）$\times10^6$/kg 和 4.5（2.7～8.9）$\times10^6$/kg（$P<0.001$）。Ara-C 组有 1 名患者（2%）、CTX 组有 8

名（19%）患者动员失败（$P=0.013$），但 Ara-C 组的输血率显著高于 CTX 组。

（4）地塞米松＋沙利度胺＋顺铂＋多柔比星＋环磷酰胺＋依托泊苷联合 G-CSF：Tricot 等人在 140 名 MM 患者比较了地塞米松、沙利度胺、顺铂、多柔比星、环磷酰胺和依托泊苷（DT-PACE）化疗联合 G-CSF（每天 2 次）或 PEG-G-CSF（＋6 天和 ＋13 天两次 6mg）的动员效果。结果发现，PEG-G-CSF 组患者较 DT-PACE 组患者第 1 天收集的 CD34$^+$ 细胞数中位数更高（14.5×10^6/kg vs. 10×10^6/kg，$P=0.004$），前 3 天收集 5×10^6/kg 以上 CD34$^+$ 细胞的患者比例更高（89.13% vs. 71.88%，$P=0.0025$）；刺激因子注射次数更少（2 次 vs. 26 次，$P<0.0001$）；且在第一次和第二次移植后，中性粒细胞恢复较快（$P<0.001$），在第一次移植后，血小板恢复较快（$P=0.01$）。

此外，还有研究采用长春瑞滨、苯达莫司汀等药物联合化疗作为多发性骨髓瘤患者的动员方案。但这些报道大多例数较少，部分研究为回顾性研究，因此目前化疗联合 G-CSF 动员方案仍然是以大剂量 CTX＋G-CSF 方案最为成熟，应用最为广泛。

（三）动员剂联合细胞因子动员

普乐沙福是一种选择性可逆的 CXCR4 抑制剂。CXCR4 与其配体 SDF-1 相互结合，发挥趋化作用，使造血干细胞数量增加，并迁移到骨髓微环境中。普乐沙福阻断了这种相互作用，导致造血干细胞进入外周血循环。此外，一些临床前研究发现，联合应用普乐沙福和 G-CSF 动员的干细胞群不同于单独使用 G-CSF 动员的干细胞群，前者的具有较高比例的生长期细胞、CD34$^+$CD38$^-$ 祖细胞、B 淋巴细胞、T 淋巴细胞、树突状细胞和自然杀伤细胞。由普乐沙福动员的干细胞 VLA-4 和 CXCR4 表达上调，促进了细胞黏附、细胞运动、细胞周期和抗凋亡的基因的表达。这些特征表明，与单独使用 G-CSF 动员的移植物相比，普利沙福动员的细胞产物可能具有更强的重新填充骨髓和重建免疫系统的能力。这些特性已在小鼠和灵长类动物模型中得到证实。目前普乐沙福在 MM 的动员中主要用于一线动员和动员过程中的抢先干预。

1. 一线动员 普乐沙福的标准用法是在干细胞采集前 6～11 小时，按每天 240μg/kg 的剂量皮下注射，在 G-CSF 之后使用。一项多中心双盲、随机对照的Ⅲ期临床研究中比较了普乐沙福＋G-CSF 和单用 G-CSF 的效果。在这个研究中，MM 患者被随机分为两组，一组接受普乐沙福（240μg/kg）＋G-CSF（$n=128$），一组接受安慰剂＋G-CSF（$n=154$）。结果显示，普乐沙福＋G-CSF 组采集到 CD34$^+$ 细胞数多于 6×10^6/kg 的患者比例明显高于 G-CSF 组（71.6% vs. 34.4%，$P<0.01$），两组患者一次采集获得 CD34$^+$ 细胞数多于 6×10^6/kg 的比例分别为 54% 和 17.3%。4 次单采后，两组获得目标干细胞数目的比例分别为 86.8% 和 56%。与对照组比较，普乐沙福的主要毒副反应包括腹泻（18.4%）、恶心（16.3%）和注射局部的红斑（20.4%）等，患者的耐受性均可。另一项针对淋巴瘤患者的Ⅲ期临床研究也得出了类似的结论。总体而言，与单用 G-CSF 相比，普乐沙福联合 G-CSF 采集干细胞效果更好，动员失败率更低，分离次数更少。基于上述研究结果，美国食品药品监督管理局批准普乐沙福联合 G-CSF 用于骨髓瘤患者的干细胞动员。

目前尚没有关于普乐沙福联合 G-CSF 动员与化疗联合 G-CSF 动员的前瞻性研究。一个回顾性研究中比较了普乐沙福＋G-CSF 和大剂量 CTX（3～5g/m^2）＋G-CSF 的动员效果、成本及临床转归。该研究纳入 33 名接受普乐沙福＋G-CSF（研究组）动员的患者，同时通过配比方式纳入 33 名接受 CTX＋G-CSF 动员（对照组）的患者。研究组中 100% 的患者和对照组 88% 的患者在预定日期开始细胞采集（$P=0.04$），16 名对照组患者（48%）需要周末采血。结果显示两组之间收集的 CD34$^+$ 细胞数量、ASCT 后的植入情况、动员总费用没有差异。另外两个回顾性研究结果显示，与大剂量 CTX + G-CSF 动员比较，普乐沙福 + G-CSF 组有更多的患者在 1 天内完成干细胞采集，住院和输液时间更短。

2. 抢先干预　除了 ASCT 的一线造血干细胞动员外，普乐沙福还被应用于抢先干预，以预防动员失败。一项研究入组了 136 例需要接受 ASCT 的 MM 或淋巴瘤患者，其中 2010 年 1 月至 2012 年 10 月的患者（$n=76$）均常规予普乐沙福 + G-CSF 动员，为了降低动员成本，2012 年 11 月至 2014 年 1 月有 60 例患者接受普乐沙福抢先干预方案，其中普乐沙福仅应用于 G-CSF 单用动员失败风险高的患者（以下简称抢先干预组）。结果显示，常规普乐沙福 + G-CSF 组较抢先干预组采集的 CD34$^+$ 细胞量高（CD34$^+$ 细胞数 62/μl vs. 29/μl，$P<0.001$），第 1 天采集 CD34$^+$ 细胞数中位数较高（2.9×10^6/kg vs. 2.1×10^6/kg，$P=0.001$），最终采集的 CD34$^+$ 细胞数中位数较高（5.8×10^6/kg vs. 4.5×10^6/kg，$P=0.007$）。抢先干预组中，40%（24 例）在没有使用普乐沙福的情况下采集了足够的干细胞数。常规普乐沙福 + G-CSF 组和抢先干预组使用普乐沙福的中位天数分别是 2.1 天和 1.3 天（$P=0.000\ 2$），两组的动员失败率统计学无显著性差异（5.3% vs. 3.3%，$P=0.69$）。常规普乐沙福 + G-CSF 组的预计成本显著高于抢先干预组（27 513 美元 vs. 23 597 美元，$P=0.01$）。

在单采前监测外周血 CD34$^+$ 细胞计数有助于识别存在干细胞动员失败风险的患者，并提前在干细胞采集前抢先予普乐沙福动员，可以明显减少干细胞动员的失败率。Costa 等人开发了一种基于成本的决策算法，该算法通过检测使用 G-CSF 第 4 天时外周血中 CD34$^+$ 细胞计数和预计患者的目标 CD34$^+$ 细胞计数来决定是否抢先性使用普乐沙福（$n=50$），与 CTX + G-CSF 动员（$n=81$）的患者进行回顾性分析，结果显示抢先治疗组的动员失败率为 2%，CTX 组的失败率为 22%（$P=0.01$），且抢先治疗组的患者比 CTX 组的患者更少发生感染（2% vs. 30%，$P=0.01$）。此外，目前已有的多项临床研究数据表明，普乐沙福抢先干预可将动员失败率降至 10% 以下。2014 年 EBMT 指南推荐在干细胞单采前可预先监测外周血 CD34$^+$ 细胞计数，以评估患者动员不佳的风险，对存在高风险的患者可以进行抢先干预以预防动员失败。

（四）普乐沙福联合化疗及细胞因子动员

关于普利沙福联合化疗联合 G-CSF（普乐沙福 + 化疗 + G-CSF）作为一线动员的资料非常有限。一项在 MM 和非霍奇金淋巴瘤（NHL）患者中使用普乐沙福 + 化疗 + G-CSF 动员的小样本量研究表明，这种组合是安全的，外周血 CD34$^+$ 细胞采集量提高了 2 倍，且所有患者均动员成功（定义为采集的 CD34$^+$ 细胞数 $\geq2\times10^6$/kg）。另一项研究入组了 37 例预计动员能力较差的 MM 或淋巴瘤患者，这些患者有超过 1 个预测动员失败的因素，如既往动员失败、疾病晚期、既往接受过广泛的放疗或既往接受过多疗程有干细胞毒性的化疗、高龄和广泛骨髓受累等。结果显示普乐沙福在这些患者中是安全的，没有重大不良事件，这些患者的动员成功率可达 73%。

（黄蓓晖　李　娟）

第二节 自体外周血造血干细胞采集

一、采集时机

不同动员方案的采集时机不同。总体而言，动员后需要根据外周血中干细胞数量的高低决定干细胞采集的时机和采集次数，以保证尽量最大的采集量。

对于单用 G-CSF 动员而言，干细胞采集时机相对固定，一般连用 G-CSF 4～5 天后外周血的 CD34$^+$ 细胞数量达到高峰，而第 7 天以后开始逐渐下降。有研究比较了在使用 G-CSF 的第 5 天和第 6 天采集的细胞数，发现第 5 天采集获得的 CD34$^+$ 细胞较第 6 天高 3 倍。因此，对于单用 G-CSF 动员的患者，采集时机一般定在使用 G-CSF 的第 5 天。一个来自 EBMT 和 IBMTR 的数据显示，85% 的接受 G-CSF 动员的患者经 1～2 次采集即可获得所需的干细胞数目，仅 11% 的患者需要第 3 次采集。另外两个研究的结果类似。因此，目前公认的采集次数是 1～3 次，继续增加采集次数对提高干细胞数目意义不大。

对于化疗联合 G-CSF 动员而言，具体采集时间根据不同化疗方案的骨髓抑制期长短不同而不同。一般临床上采用以下几个指标综合评估：①一般在骨髓抑制期后，外周血白细胞恢复至（2.0～4.0）×10^9/L 时开始采集；②外周血单核细胞比例 20%～40% 时；③对于有条件检测外周血 CD34$^+$ 细胞计数的单位，也通过可以监测外周血 CD34$^+$ 细胞预测采集效果。

动员方案给药和分离的时机也可能影响 CD34$^+$ 细胞的产量。最近的数据表明，在采集前 3 小时给予 G-CSF 与采前一晚给药相比，采集的干细胞效率，获得最佳收获的患者比例更大。然而，需要进一步的研究来证实这些数据。

二、采集前准备

在干细胞采集前，应对患者的血管通路进行评估，以确定外周通路是否可接受，或者中心静脉通路是否必要。良好的静脉通路是成功收集 PBSC 的关键，一般不建议常规进行中心静脉导管，除非外周血管条件很差，预计穿刺困难或血流缓慢。若患者已有中心静脉导管，可用于干细胞采集，如果没有，则首选外周静脉通路。在单采前必须根据患者的血细胞计数，以及静脉进入和回流血流量设置细胞分离机的参数。

研究显示，早期检测外周血 CD34$^+$ 细胞数目有助于确定是否应该抢先使用普乐沙福以减少动员失败风险。因此，对于单用 G-CSF 动员的患者而言，建议在第 4 天和第 5 天用流式细胞术检测外周血 CD34$^+$ 细胞计数，以估计预期干细胞的采集量和干细胞采集的次数。如果采集的细胞数量不足，可以用 G-CSF 继续动员 1～2 天。然而，如果在第三次干细胞采集后仍然没有达到采集目标，则不太可能成功动员。对于化疗＋G-CSF 患者而言，因动员动力学不稳定，难以精准预测外周血中 CD34$^+$ 细胞峰值和干细胞采集的最佳时机，因此一般建议在白细胞恢复至 >1.0×10^9/L 时开始检测外周血 CD34$^+$ 细胞计数。EBMT 推荐对于采集前外周血 CD34$^+$ 细胞计数 >20/μl 的患者不需要积极干预；对于 CD34$^+$ 细胞计数 <10/μl 的患者，建议抢先使用普乐沙福以达到 CD34$^+$ 细胞计数 2×10^6/kg 的最低目标；而对于在采集前外周血 CD34$^+$ 细胞计数 10～20/μl 的患者，则建议结合其他预测干细胞动员效果的预测因素、目标干细胞数（如是否需要做 2 次移植）等综合考虑是否需要抢先应用普乐沙福。此外，

如果第一次分离不能收集至少 1/3 的采集目标，则应抢先性使用普乐沙福，因为这些患者动员失败的风险很高。

干细胞采集前一天必须进行血常规检测以了解患者的血小板计数，尤其是采取化疗 + G-CSF 动员的患者。因干细胞采集要求血小板 $> 30 \times 10^9/L$，若采集前一天血小板接近或 $< 30 \times 10^9/L$，需要预防性输注血小板以保障次日干细胞采集顺利进行。

三、干细胞采集量

临床常用的指标包括：

1. 外周血单个核细胞数　一般至少需要 $2 \times 10^8/kg$。这个计数方法简单易行，一般的单位都可以进行。但这个指标不能很好地反映干细胞比例，所以有时候不能直接预测植活情况。

2. CD34⁺ 细胞数　造血干细胞移植中输入的干细胞数量和移植后细胞植入动力学之间的相关性目前已经得到很好地证实。关于 CD34⁺ 细胞数的影响的研究主要是回顾性的，包括接受各种预处理方案的不同组的患者。1995 年 Weaver 等人分析了 692 名患者的数据，结果显示 CD34⁺ 细胞数 $> 5 \times 10^6/kg$ 似乎是最佳的，并且 CD34⁺ 细胞数 $> 12.5 \times 10^6/kg$ 与更快地血小板植入相关。Bensinger 等人证明，回输 CD34⁺ 细胞数 $< 2 \times 10^6/kg$ 与较慢的血液学恢复及较差的预后相关，而回输 CD34⁺ 细胞数 $> 5 \times 10^6/kg$ 血小板恢复更快。其他研究也发现，输注 CD34⁺ 细胞数低于 $(1.5 \sim 2.5) \times 10^6/kg$ 的范围会导致中性粒细胞和血小板恢复延迟；输注 CD34⁺ 细胞数 $< 1 \times 10^6/kg$ 会增加红细胞输注需求，甚至永久丧失植入；而输注 CD34⁺ 细胞数高于 $(3 \sim 5) \times 10^6/kg$ 与较快地中性粒细胞和血小板植入有关。目前公认回输 CD34⁺ 细胞数 $> 2 \times 10^6/kg$ 的剂量被认为是保障自体造血干细胞移植后细胞植入的最低可接受剂量。美国血液和骨髓移植学会（ASBMT）建议单次 ASCT 的最低 CD34⁺ 细胞数为 $2 \times 10^6/kg$，如果可行，建议每次输注 CD34⁺ 细胞数 $> 5 \times 10^6/kg$，但应考虑单采目标值和达到目标值采集单次数之间的平衡。国际骨髓瘤工作组（IMWG）同样推荐单次 ASCT 的最低 CD34⁺ 细胞剂量为 $2 \times 10^6/kg$，并建议采集干细胞的最低目标为 $4 \times 10^6/kg$ CD34⁺ 细胞；如果可行，建议采集 CD34⁺ 细胞数 $(8 \sim 10) \times 10^6/kg$，以保证骨髓瘤患者在病程中可以接受串联移植或挽救性二次移植。

四、干细胞采集过程

目前外周血干细胞采集多采用连续流动式血细胞分离机进行。采集时需要穿刺两条血管通路，一条出路引血，一条回路，形成体外循环。血液在细胞分离机中进行离心，利用血细胞比重不同分离，干细胞储存在采集袋中，其他血细胞回流入体内。一般血流速度要求 50～60ml/min，处理血量约 2～3 个循环当量（约 10 000～15 000ml）。单采过程采用柠檬酸钠抗凝。EBMT 推荐一次干细胞采集的持续时间一般不超过 5 小时，采集次数不超过 4 次，因为在大多数情况下，更多的采集次数不能提高干细胞数，而会增加患者精神压力及费用。

五、干细胞采集的主要并发症

1. 柠檬酸盐中毒　干细胞采集时使用的抗凝剂为柠檬酸钠，可与钙离子结合。若采集过程中接触大量抗凝剂可能导致低钙血症，引起口唇与指尖麻木、肌痉挛、心律失常和心室颤动等。因此,在采集过程中须定期补充葡萄糖酸钙(每使用 250ml 抗凝剂补充 10ml 10% 葡萄糖酸钙)。若出现低钙血症,则予减慢血流、推注葡萄糖酸钙等处理。

2. 血流不足　采集过程要求血流速度 50~60ml/min,血流量过小会影响干细胞采集的质量。一般血流不足的原因包括患者血管细小、情绪紧张、寒冷、血管变异等因素。处理方案包括提前评估血管情况、选择粗大的血管穿刺、提前做好解释工作减少患者紧张情绪、保暖等,如果血流速度仍然过慢,必要时考虑中心静脉穿刺。

3. 血小板减少　因采集物中含有血小板,可导致体内血小板丢失,采集后可能引起血小板减少,但一般减少程度不多。如果血小板 $<30\times10^9$/L,建议预防性输注血小板以保证干细胞采集的顺利进行。

4. 红细胞参数影响采集效果　如患者 Hb <60g/L 或者红细胞平均体积(MCV)过小,将影响采集效果。

(黄蓓晖　李　娟)

第三节　动员期间的毒副作用及处理

不同方案的动员毒副作用有所不同。若患者接受的是单用 G-CSF 的动员方案,动员期间可能出现的毒副作用主要与 G-CSF 有关;若患者接受的是化疗联合 G-CSF 的动员方案,动员期间可能会出现与化疗药物相关的毒副作用,以及与 G-CSF 相关的毒副作用。

单用 G-CSF 动员的毒副作用主要与白细胞升高有关。美国国家骨髓库报道了 1 080 例外周血 HSC 供者应用 G-CSF 动员后出现的症状,包括有肌肉痛(54%)、头痛(52%)、周身不适(49%)、失眠(28%)、恶心(25%)、出汗(14%)、流行性感冒样症状(12%)、食欲减退(11%)、发热(6%)、寒战(6%)、呕吐(2%)等。为了避免白细胞过高,在使用 G-CSF 动员期间,需要每天监测患者白细胞,若白细胞计数 $>30\times10^9$/L,则须暂停 G-CSF 的使用以减少其毒副作用的发生。对于使用 G-CSF 后出现明显疼痛的患者,可适当使用镇痛药物。部分患者可能出现低热、肌肉关节酸痛等表现,对症处理后症状可缓解。极少数患者可出现因高白细胞导致的淤积相关症状,如头晕、头痛、视物模糊、胸闷气短,行胸部 X 线或 CT 检查可有相应肺组织透过度下降的表现,严重者须终止动员。对于呼吸困难等症状可给予大剂量糖皮质激素,严重者予正压通气。

化疗药物相关的毒副作用主要包括骨髓抑制,以及消化系统、泌尿系统、皮肤及生殖系统的损害等。在骨髓抑制方面,主要表现白细胞减少、血小板减少。绝大多数患者在接受大剂量环磷酰胺后会出现粒细胞缺乏,在粒细胞缺乏期间易合并感染,而患者一旦合并感染,在发热 3 天内不宜采集干细胞,如存在菌血症,则 7 天内不宜采集干细胞,从而导致动员失败。为了避免动员期间发生感染,笔者所在单位对于接受大剂量 CTX + G-CSF 动员的患者,在粒细胞缺乏期间常规使用预防性抗生素治疗,大大降低了化疗 + G-CSF 动员期间患者因粒细胞缺乏导致的感染,使干细胞采集得以顺利进行。对于消化系统,大剂量环磷酰胺的一个常见的毒副作用为恶心、呕吐,因此在使用大剂量环磷酰胺的 3 天内建议常规使用镇吐药物。对于呕吐症状明显的患者,须注意监测电解质情况,避免电解质紊乱。对于泌尿系统,环磷酰胺的一个常见的毒副作用是引起出血性膀胱炎,患者可出现尿频、尿急、尿痛、排血尿、腰痛等情况,严重者可出现肾功能恶化。为了避免这种情况的发生,对于使用大剂量环磷酰胺的患者,除大剂量水化外,还要在使用环磷酰胺期间监测尿 pH,保证尿 pH 在 7~8 之间,并使用美司钠解毒。

(黄蓓晖 李 娟)

第四节 动员不良及补救

一、动员不良的定义

动员不良通常被定义为采集的 CD34$^+$ 细胞计数 < 2×10^6/kg。约 8%~15% 的 MM 患者可能动员不良。值得注意的是,在某些 CD34$^+$ 细胞计数 > 2×10^6/kg 的患者中,可能很难采集到足够的干细胞进行第二次 ASCT,这些患者通常被称为动员不足。也有研究将采集时外周血 CD34$^+$ 细胞计数低于(10~20)×10^6/L 或需要进行 3~5 次采集才能收集到至少 2×10^6/kg 的 CD34$^+$ 细胞定义为动员不良。另外,EBMT 和意大利干细胞移植组织(GITMO)提出了动员不良的定义有两种情况,一种是"已证实的"动员不良,其标准包括以下几点:①在充分动员(单用 G-CSF 10μg/kg 或化疗后给予 G-CSF≥5μg/kg)后,在 G-CSF 动员后 6 天或 CM+G-CSF 动员后最多 20 天内外周血 CD34$^+$ 细胞计数峰值 < 20×10^6/L;②在不多于 3 次干细胞采集中,CD34$^+$ 细胞数 < 2×10^6/kg。另一种是预测动员不良,其定义为患者至少具备以下一项主要标准或两项次要标准,主要标准包括:①既往采集失败;②既往接受过广泛部位放疗;③既往接受过含美法仑或其他可能影响干细胞动员的化疗;次要标准包括:①疾病晚期(既往接受过二线或以上化疗);②难治性疾病;③广泛的骨髓侵犯;④动员期间骨髓细胞 < 30%;⑤年龄 > 65 岁。

二、动员不良的危害

动员采集的 CD34$^+$ 细胞数没有达到最低目标值,导致患者无法接受 ASCT,会影响患者的治疗进程。临床研究已证实干细胞动员不良与患者预后相关。Moreb 等人的研究显示,动员不良的 MM 患者 PFS 和 OS 显著缩短。Gertz 等人的研究显示,在 MM 和 NHL 患者中,首次动员不良的患者再次动员的失败率分别为 36%、15%,且 G-CSF 和抗生素使用增加,后续动员、输血和采集次数增加,治疗总成本也相应增加。

三、动员不良的原因

(一)患者相关因素

1. 年龄 骨髓干/祖细胞随年龄增长储备量逐渐下降,这是老年患者动员效果差的主要原因之一,但并非所有的研究都证实了这个结果。德国一个研究中发现,年龄不是 NHL 或 MM 患者动员不良的预后因素。另一个在含 108 名年龄 > 65 岁的 MM 或 NHL 患者的单中心研究中,只有 8 名患者动员失败,71% 的患者只需要一次干细胞采集即可获得足够的干细胞数目。

2. 性别 性别对干细胞动员效果是否有影响仍存在争议,有研究发现男性患者的动员效果优于女性,但也有报道认为性别对动员效果没有影响。

3. 动员前血象 有研究发现动员前血小板计数低的患者骨髓细胞数低,伴随外周血

CD34⁺细胞数基线低,提示骨髓储备功能有限,与干细胞动员不良有关。

4. 糖尿病 最近研究发现糖尿病和糖耐量减低是动员失败的一个独立危险因素,其机制可能是与糖尿病相关的交感神经的失神经综合征改变了造血生态位。

（二）治疗相关因素

1. 既往化疗方案 先前化疗次数和方案是预测干细胞动员不良的最重要因素。烷化剂类药物有干细胞蓄积毒性,所以对于拟行自体造血干细胞移植的患者不推荐选择含烷化剂的方案作为诱导治疗,其中美法仑的干细胞毒性是最为明确的。既往使用过含环磷酰胺的方案诱导治疗对干细胞采集也有一定的影响,因此建议尽量避免或减少在诱导阶段使用含环磷酰胺的方案化疗。多个临床研究显示,来那度胺也对干细胞有蓄积毒性,IMWG建议对于拟行造血干细胞移植的患者在动员前来那度胺的使用疗程数不超过4个疗程。对于中国患者而言,在动员前使用4个疗程来那度胺已经明显影响患者的干细胞动员效果,而3个疗程则影响不大,因此推荐在动员前使用来那度胺的疗程数尽量不超过3个疗程。无论如何,对于拟行自体造血干细胞移植的患者,均建议一般在4~6个疗程的诱导化疗后进行干细胞动员。而对于准备行双次或复发后挽救性二次移植的患者,也在此时一并采集足够的干细胞并分袋保存。

2. 其他既往治疗 既往接受过放疗的患者,其骨髓微环境受到损害,会影响干细胞动员效果,特别是照射野较广的患者。既往接受过自体造血干细胞移植的患者,如果曾使用过大剂量环磷酰胺动员及美法仑预处理,则因对干细胞的毒性而动员失败率很高。

四、动员失败的补救

对于一次动员失败的患者,可以考虑再动员。Demirer等人尝试用大剂量G-CSF[16μg/(kg·d)]方案再动员,虽然CD34⁺细胞量有所增加,但不良反应和治疗成本也相应增加。因此,单用G-CSF的再动员方案不能有效增加动员不良患者的干细胞数量。一个回顾性研究中分析了1 834名淋巴瘤和骨髓瘤患者的动员情况,其中350名患者初始动员失败,其中269名患者接受了再动员,方案包括G-CSF和/或GM-CSF、化疗+G-CSF和普乐沙福+G-CSF。再动员的成功率仅23.0%,G-CSF和/或GM-CSF、化疗+G-CSF和普乐沙福+G-CSF的再动员失败率分别为81.6%、73.5%和27.8%（P<0.001）。既往,化疗+G-CSF一直被推荐作为单用G-CSF动员失败患者的主要再动员方案,但这种方案的再动员的失败率仍然高达74%。普乐沙福+G-CSF是几种方案中再动员失败率最低的。在一项对115例第一次动员失败的患者再动员的研究中,普乐沙福+G-CSF的成功率（再动员成功定义为CD34⁺细胞数≥2×10⁶/kg）在NHL、MM和霍奇金淋巴瘤患者分别为60.3%、71.4%和76.5%。在另一个研究中,在既往接受G-CSF或CM+G-CSF动员失败的骨髓瘤或淋巴瘤患者使用普乐沙福+G-CSF再动员成功率也可高达83.3%。

此外,对于动员失败的患者而言,还可以考虑骨髓移植。采集骨髓前使用G-CSF可以提高采集的骨髓干细胞质量,将前期采集的不足量的外周血干细胞及骨髓干细胞结合输注,可能可以提高植入率。有研究评估了外周血干细胞动员失败后接受G-CSF诱导的骨髓移植的造血恢复和移植相关病死率,其中包括21例急性白血病、难治/复发41例NHL、17例霍奇金淋巴瘤和7例MM。这些患者接受连续3天皮下注射G-CSF 15~16μg/kg,采集的骨髓液中有核细胞、集落形成单位细胞（CFU-C）和CD34⁺细胞的中位数分别为3.51×10⁶/kg、

$3.72 \times 10^6/kg$ 和 $0.82 \times 10^6/kg$。移植后,淋巴瘤 / 骨髓瘤患者达到粒细胞 $> 0.5 \times 10^9/L$,以及血小板 $> 20 \times 10^9/L$ 和 $50 \times 10^9/L$ 的时间中位数分别为 13(8~24)天、15(12~75)天和 22(12~180)天,移植相关死亡率为 4.6%。但这种方法需要患者接受麻醉及骨髓穿刺,治疗风险增大,成本提高,且骨髓移植物的使用与植入延迟和移植后严重副作用发生率增加有关。

ASBMT 对再次动员的建议:不应单用 G-CSF 进行再次动员;前期未采用普乐沙福的动员失败者,应将普乐沙福纳入再次动员方案中,再动员方案包括普乐沙福联合 G-CSF 或化疗联合普乐沙福和 G-CSF。普乐沙福加入化疗的动员方案需要进一步前瞻性研究和探索。对于单用 G-CSF 动员失败的患者,化疗联合 G-CSF 动员为可接受的再次动员策略。

(黄蓓晖　李　娟)

第五节　自体骨髓造血干细胞采集及保存

正常情况下,造血干细胞主要存在于骨髓中,因此直接抽取骨髓即可获得干细胞。骨髓移植中采集的骨髓实际上是骨髓和血液的混合产物。采集骨髓可以直接采集,也可以在骨髓采集前预先使用 G-CSF 10~16μg/(kg·d),皮下注射,共 3 天。有研究表明,既往接受过多种治疗且外周血干细胞动员不佳的患者,采用上述方法可以使其造血有效恢复。

一、骨髓干细胞采集

(一)物品准备

由于一次采集骨髓血的量比较多,可在采集前 10~14 天分次采集自体外周血 600~800ml,在手术过程中回输。于骨髓采集前一天备好物品,包括 400ml 无菌采血袋(每个袋子内含 CPDA 抗凝剂 56ml)、骨髓穿刺针、5ml 和 30ml 无菌注射器、生理盐水、肝素等。

(二)采集骨髓

1. 麻醉　一般选择硬膜外麻醉,因为其可在患者清醒状态下采集骨髓,便于观察患者情况,更为安全。也可选择静脉诱导麻醉联合局部麻醉,患者耐受性好。

2. 采集部位和采集方法　一般选择双侧髂前上棘或双侧髂后上棘为穿刺点。采集骨髓时采用多部位、多点或不同深浅层面穿刺,每个位点每次抽吸不超过 10ml 骨髓液。每次抽吸骨髓液的量不宜过大,以减少被血液稀释。

3. 采集量　采集骨髓的同时需要进行细胞计数,采集量根据骨髓液是否需要处理决定。要求有核细胞数达到 $2.0 \times 10^8/kg$ 以上。采集的体积一般为 10~15ml/kg 体重的骨髓液,最大体积不应超过 20ml/kg 体重。

4. 抗凝　采集的骨髓液一般采用肝素抗凝。提前配制肝素钠生理盐水抗凝液,方法为每 500ml 生理盐水加入 31 250U 肝素,肝素终浓度为 62.5U/ml。注意在回输骨髓时,由于骨髓液中含有肝素,须使用等量鱼精蛋白中和肝素,因此采集过程的肝素量应详细并如实记录。

5. 采集中后期回输先前储存的自体外周血。

二、采集目标

判断采集骨髓成功的主要指标是采集的细胞数,即有核细胞的数量每千克体重。通常在采集的过程中对骨髓液进行血细胞计数,以确保适当的细胞数量。目标是有核细胞计数

$\geqslant 2 \times 10^8$/kg 体重，但通常细胞数越多越好。骨髓 CD34$^+$ 细胞计数不是常规进行的，但应满足骨髓移植的要求。对于冷冻保存的骨髓，一些研究人员通常将小样本冷冻保存在微型容器或安瓿中，以便在解冻移植物（通常是自体移植物）前进行生存能力测试。

三、毒副作用及处理

骨髓采集的毒副作用主要包括以下几个方面：

（一）穿刺本身的不良反应

包括轻微的背部或髋部疼痛、穿刺部位红肿、损伤、愈合慢等，若操作不当，可能会引起组织、骨骼或神经的机械损伤，其中疼痛是最常见的。在健康供者的报道中，在捐献后第 2 日，供者常会出现背痛和 / 或髋部疼痛（82%）、咽喉痛（33%）、头痛（17%）等。多数供者中的疼痛是轻度的（1 级），80% 以上的供者在 1 个月内症状可获得缓解。一般对症处理即可。

（二）采集骨髓过程导致的失血

可引起乏力、失血性贫血、血容量下降而导致一过性低血压等。乏力是第二常见的症状，在采集骨髓后第 2 日，59% 的患者有轻至中度乏力，但大多数（95%）在 1 个月内可缓解。大多数情况下无须特殊处理，可自行恢复。若采集过程中出现一过性血压下降，可予补液。

（三）麻醉的不良反应

如恶心、呕吐等，一般多为一过性。如果发生明显的消化道症状，可对症予以镇吐药物。

（四）肝素和鱼精蛋白相关

根据输注的肝素按 1 : 1.5 用鱼精蛋白中和。若输注过多肝素而鱼精蛋白中和量不足时可引起出血，若输注过多鱼精蛋白可引起血栓。

（五）G-CSF 的不良反应

见第三节内容。

处理方面大多以对症处理为主，在采集骨髓过程中注意控制速度、及时补充血容量等，有利于减少不良反应的发生。

四、骨髓干细胞保存

与外周血干细胞不同，骨髓干细胞多采用非冷冻保存，以保证回输骨髓干细胞的活性。一般将采集的骨髓液放于 4℃冰箱保存。这种保存方式可维持干细胞活性数天。有研究报道，骨髓液在 4℃冰箱保存 24、48 和 72 小时后，骨髓干细胞的粒细胞单核细胞集落生成单位（CFU-GM）回收率无显著差异，分别为 90%、72% 和 68%，提示 4℃短期保存干细胞是可行和有效的。

（黄蓓晖　李　娟）

第六节　自体外周血造血干细胞冻存与复苏

一、造血干细胞冻存

由于患者在移植前需要经过一周或者更长时间进行放、化疗与预处理等，为保证造血干细胞的质量及造血和免疫重建功能，采集的造血干细胞必须进行冷冻保存，因此造血干细胞冻存是造血干细胞移植成功的关键技术之一。造血干细胞冻存可在采集单位内完成，如采集单位无相关冻存技术和储存条件，须委托第三方冻存机构进行冻存和储存管理。本节分别从造血干细胞冷链运输交接、造血干细胞冻存、造血干细胞程序降温、造血干细胞质量检测和造血干细胞储存管理等方面详细介绍造血干细胞冻存技术。

（一）造血干细胞冷链运输及交接

为保证造血干细胞的运输安全和质量，在造血干细胞冷链运输及交接过程中，须分别从运输温度、运输时间、运输效果测试、接收检查，以及样本编码等方面进行规范操作。

1. 运输温度及时间要求　造血干细胞样本对外部环境的温度十分敏感，样本的质量在运输过程中会受到温度变化的影响，所以维持和控制采集后的造血干细胞在运输过程中的温度环境稳定性是保证造血干细胞质量的重要环节之一。因此，在运输过程中须配备一个温度记录装置或采用有温度记录装置的冷链运输箱，以维持造血干细胞在整个转运过程中的温度稳定。

根据造血干细胞特性要求，采集后的造血干细胞样本通常在2~8℃的低温条件下冷藏运输，须提前准备好冷链运输容器，使其内部能够稳定维持在2~8℃的温度范围内方可运输造血干细胞样本。从样本采集、运输到冻存通常不超过24小时，运输前必须估算从出发地到目的地的运输时间及运输路线，避免运输时间过长影响造血干细胞质量。

2. 运输效果测试　对于需要进行运输的造血干细胞样本，鉴于其不可逆的特性和样本的珍贵性，必须在正式开启运输前进行长距离运输模拟测试，以帮助发现潜在的问题，从而保证在正式运输过程时能够采取适宜的措施确保运输成功。

3. 运输及交接记录　造血干细胞的采集机构和冻存机构应有从采集、运输到接收等过程环节的全套标准操作规程和相关记录表格，如造血干细胞采集信息登记表、造血干细胞转移运输信息记录表、造血干细胞交接记录表，关键信息应包括但不限于：①造血干细胞采集机构、采集时间、采集量及采集人员、冻存要求；②造血干细胞承运人员、运输的起止时间、运输过程中的温度变化及运输路线；③造血干细胞冻存机构、接收表格、接收人员及接收检查记录等信息。

4. 样本接收检查要求　冻存机构接收抵达的造血干细胞样本时，须根据制定的接收标准操作规程对容器外观、温度进行检查，并核对资料。应做到如下的关键性控制：①查看运输容器的温度显示数值，或取出置于运输容器内的温度记录仪核对箱内的温度是否在标准要求的范围内；②运输容器开箱后，根据造血干细胞的转移运输清单核对抵达的造血干细胞血液样本数量，并在转移运输记录上填写相应的信息；③接收采集的造血干细胞时观察造血干细胞装载容器的外观是否有破损或漏液，以及容器内部是否有肉眼可见凝集物或絮状物等，并记录样本状态；④接收时应检查所有的随附资料是否齐全，信息填写是否一致，字迹是否清晰可辨认；⑤以上信息准确无误后方可接收，有任何异常情况及时反馈给采集机构。

5. 样本编码要求　在符合法律法规与政策的前提下，人体离体样本均应做好供者来源隐私保密工作，因此所有样本均应采用编码标识的方式进行识别。采集机构和冻存机构应根据实际情况，科学合理地制订造血干细胞样本编码制度和编码规则。编码规则和字段原则上没有限制，应当能充分满足所需信息的读取，并能通过配套的信息化管理系统实现识别与处理操作管理，编码规则一般包括采集单位、采集日期、供者流水号、操作项目代码、项目流水号等信息,样本的唯一性编码须由样本接收员、样本管理负责人、质量监督员三方审核确认后下发,并应用于样本接收、冻存、检测、储存、复苏及移植等全过程中,确保样本编码的唯一性及可溯源。

（二）造血干细胞冻存

新鲜的造血干细胞一旦采集,在常温或冷藏条件下只能保存几小时,不利于造血干细胞的使用和远距离运输。造血干细胞冻存技术是指造血干细胞采集后,在一定的环境条件下,去除红细胞并加入冻存保护剂后通过程序降温在深低温条件下长期保存的技术。此技术可以使患者有充裕的时间选择最佳预处理方案进行造血干细胞移植,确保移植的效果。造血干细胞的冻存效果与冻存的环境条件、冻存保护剂、细胞冻存浓度、冻存包材、程序降温方式等密切相关,选择不同的冻存保护剂及其浓度对造血干细胞的保存有直接影响。

1. 冻存环境要求　为保证造血干细胞冻存的安全和质量,造血干细胞整个冻存过程需要在洁净室(区)内完成。洁净区域按洁净程度一般可分为 A、B、C、D 四个级别,其中造血干细胞冻存需要在 B 级 /C 级背景下、A 级无菌环境条件下完成。为保持洁净室(区)的洁净度,不同空气洁净级别的洁净室(区)之间的人员及物料出入应有防止交叉污染的措施。应定期对洁净室(区)进行消毒灭菌,使用的消毒剂不得对设备、物料和成品产生污染,同时消毒剂品种应定期更换,防止产生耐药菌株。此外,须定期对洁净室(区)内的环境进行监测,监测项目可包括:悬浮粒子、浮游菌、微生物、环境温度、空气相对湿度、房间换气次数、压差、高效过滤器的检漏、照度、噪声等,具体标准及参数可参考 GB 50457—2019《医药工业洁净厂房设计标准》。

A 级无菌条件可由无菌隔离器、生物安全柜或洁净工作台等设备实现,通过持续、稳定的过滤气流吹过工作台面,为造血干细胞冻存操作创造出可靠的无菌环境,同时避免了操作者被血液污染。所有相关设备的安装、使用、维护和保养均应制定管理制度和标准操作规程,并由具有资质的专业人员进行培训考核后方可使用。

2. 冻存保护剂的选择　冻存保护剂是造血干细胞冻存的关键影响因素之一,它能提高细胞膜对水的通透性。缓慢冷冻可使细胞内的水分渗出细胞外,减少造血干细胞内冰晶的形成,从而减少冰晶形成造成的细胞损伤。冻存保护剂按照是否可渗透可分为渗透性保护剂和非渗透性保护剂,渗透性保护剂包括二甲基亚砜、甘油、丙二醇、乙二醇等,属于低分子中性物质,易与溶液中水分子结合和穿透细胞;非渗透性保护剂包括白蛋白、右旋糖酐、蔗糖等,属于大分子物质,不能穿透细胞,可在冰晶形成之前优先结合溶液中水分子,降低细胞外溶液的电解质浓度,减少阳离子进入细胞的数量。

二甲基亚砜(DMSO)是一种含硫有机化合物,常温下为无色无臭的透明液体,有高极性、高沸点、热稳定性好、非质子性、可与水混溶的特性,能溶于乙醇、丙醇、苯和氯仿等大多数有机物,被誉为"万能溶剂"。DMSO 同时是一种渗透性保护剂,能够降低细胞冰点,减少冰晶的形成,减轻自由基对细胞的损害,改变生物膜对电解质、药物、毒物和代谢产物的通透性,是现行通用的冷冻保护剂。由于高浓度的 DMSO 会对细胞产生毒性而损伤细胞,同时移植使用高浓度 DMSO 保存的造血干细胞后会引起患者不良反应,如恶心、呕吐等过敏症状,因此 DMSO 浓度一般控制在 5%～15% 的范围内,较常用的浓度为 10%。有最新临床研究表明,在接受 5% DMSO 冷冻细胞移植的患者出现恶心、发热和心动过速等不良反应的概率最低,因此将 DMSO 浓度降低到 5% 可能成为 HSC 低温保存的新标准。

如果仅用 DMSO 作为造血干细胞的冻存保护剂，复苏时易引起细胞聚集而影响移植效果，因此 DMSO 常与其他的保护剂联合使用。目前造血干细胞冻存最常用的联合保护剂为：二甲基亚砜、羟乙基淀粉（HES）和人血白蛋白联合应用，以及 DMSO 与其他保护剂联合使用等。羟乙基淀粉是高分子聚合物，属于非渗透性保护剂，溶于水但不能渗入细胞内，可以在细胞表面形成黏液层，减少水分移动、防止胞内脱水和胞外结晶，防止细胞肿胀，使细胞处于过冷状态，保护造血干细胞；人血白蛋白（HAS）则对细胞膜有稳定作用。研究表明，联合应用两种或两种以上的冻存保护剂可以发挥更好的保护作用，二甲基亚砜和羟乙基淀粉联合应用的冻存造血干细胞存活率优于单独使用二甲基亚砜。此外，低分子右旋糖酐（dextran）作为细胞外的非渗透性保护物质，同时也是扩充血容量的溶剂，在冷冻过程中可减少细胞内冰晶的产生，与 DMSO 的联合使用能发挥叠加或协同低温保护作用，因此 DMSO 与右旋糖酐作为联合冷冻保护剂在造血干细胞的深低温保存中已被广泛应用。

由于冻存的造血干细胞在复苏后即直接移植至患者体内，为避免冻存保护剂给患者带来的副作用和不良反应，冻存保护剂中的所有成分必须是药品或临床应用级别，在符合药品生产管理规范（GMP）条件下生产，并经过严格的质量检测，确保无热源、无内毒素、无支原体污染，冻存保护剂供应商需提供相关的资质证明和质量文件以备溯源。

3. 冷冻保存造血干细胞的细胞浓度　造血干细胞的细胞浓度对于造血干细胞的冻存质量和移植有效性起到关键性作用，细胞浓度太低冻存体积增大，大量输入人体会造成一定的毒副作用，可能会引起高血压、头痛、心律失常等并发症；浓度过高会引起细胞损伤或在融化时出现絮状物，因此细胞浓度一般调节在 $(2\sim4)\times10^{10}$/L。然而，由于造血干细胞冻存的开展，这种浓度保存造血干细胞已不能满足临床需要。Rowley 等报告了 180 例次平均有核细胞浓度 $(3.7\pm1.9)\times10^{8}$/ml、单核细胞比例占 $52.9\%\pm27.2\%$、尚含有血小板 $(2.9\pm2.1)\times10^{9}$/ml、红细胞压积 $12.9\%\pm7.2\%$ 的 PBSC 产品冷冻保存，有核细胞回收率为 $75.4\%\pm13.0\%$，提示细胞浓度在 4×10^{11}/L 以下是安全的，更高细胞浓度有待进一步探索。

4. 冻存包材选择　除了冻存保护剂和细胞浓度外，冻存包材的质量是影响造血干细胞冻存和移植的另一关键因素。在选择冻存包材时，须满足以下几点要求：①冻存包材须具备医疗器械注册证，可直接用于临床移植；②冻存包材具有独立的无菌包装，确保造血干细胞冻存的安全；③冻存包材须耐深低温，经厂家验证可以用于液氮冻存，无爆袋、爆管等风险，以免在深低温保存过程中发生漏液影响造血干细胞的安全和质量，导致无法进行移植；④冻存包材须经厂家验证，与 DMSO，以及其他冻存保护剂具有良好的相容性，在深低温保存条件下不会与冻存保护剂发生反应或析出对人体/细胞有害的物质。

在造血干细胞冻存技术中，比较常用的冻存包材为冷冻贮存袋，规格按可容纳体积区分，小体积冷冻袋可内装 10～30ml 造血干细胞，中体积可容纳 30～70ml，更大规格（＞100ml）冷冻袋目前使用并不广泛。选购冻存包材可参考国内外血液研究中心，以及美国食品药品监督管理局（FDA）、国家药品监督管理局（NMPA）的数据资料，具体品牌信息可自行查阅。冷冻袋的原材料大部分选用了乙烯 - 乙酸乙烯酯共聚物（EVA），小部分选用聚烯烃共聚物（PO）、聚氯乙烯（PVC）或氟化乙烯丙烯（FEP），可以用于液氮保存，同时具有超长的管道确保使用者通过管道热封后进行质控。此外，冻存袋可直接用于移植，避免转袋或者增加其他操作带来的风险。

5. 冻存操作过程　在造血干细胞冻存操作前，冻存机构须建立完善的造血干细胞管理制度和标准操作规程，技术人员须经过严格的培训考核后方可操作。造血干细胞冻存操作前在 2～8℃的环境条件下低温保存，应尽量缩短此时间，有研究表明延长低温保存时间将显著降低冻存细胞复苏后的存活率。

（1）造血干细胞预冷：造血干细胞外包装经过酒精消毒后转移至洁净区域内，观察造血干细胞外观，重点观察细胞是否聚集成絮状及其他异常情况。如无异常情况，将造血干细胞放置于 2～8℃低温保藏箱内预冷；如有异常情况发生，及时和临床医生沟通后确定下一步操作。为减少细胞代谢及冻存损伤，在整个冻存操作过程中始终保持血液样本低温，此操作可通过冰浴实现。

（2）造血干细胞去除红细胞：对于 ABO 主要不合异基因移植，去除红细胞能够预防急性溶血的发生，自体移植患者一般去除红细胞。造血干细胞去除红细胞的方法主要包括淀粉沉降、用相容的红细胞反复稀释、单个核细胞分离及白膜层制备，由于红细胞反复稀释、单个核细胞分离及白膜层三种方法操作耗时、有引入其他杂质的风险，因此一般采用羟乙基淀粉沉降法。将造血干细胞样本与 6% 羟乙基淀粉以一定比例添加混匀后，自然沉降 30～60 分钟，直至红细胞界面不再下降时，从采集袋的下端将红细胞移出，保留含有核细胞的血浆；将血浆以（400～600）× g、4℃离心 10 分钟后去除部分血浆，留取下部含较高浓度有核细胞的血浆用于后续操作。

（3）冻存保护剂添加：由于冷冻保护剂在添加过程中会产生放热反应，对细胞造成损害，因此需要添加前放置于 2～8℃低温保藏箱内预冷。

在严格无菌条件下，缓慢摇匀造血干细胞样本后准确量取体积，并留取一部分样品进行质量检测。根据临床移植需求，将一定体积的造血干细胞样本或者去除红细胞后的造血干细胞转移至冻存包材中，并采用医用级别注射器将一定比例的冷冻保护剂缓慢加入造血干细胞样本中并混匀。在冻存保护剂和造血干细胞混匀过程中，应严格控制冻存保护剂的滴加速度，以及始终保持在低温条件下操作。滴加速度过快可在细胞外产生很高的渗透压，造成细胞膜的损伤，导致细胞死亡；滴加速度过慢，造血干细胞处理时间过长，活力下降，进而影响造血干细胞冻存质量。冻存保护剂的滴加速度可通过注射泵或者蠕动泵控制。

（4）包装封口：待冻存保护剂与造血干细胞样本混匀形成冻存悬液，排出冻存包材内多余空气后可使用热合仪进行封口。冻存袋封管热合的质量直接影响造血干细胞冻存质量，热合不严会在低温或者复苏融解时发生泄漏，存在安全问题，导致不能移植。热合后须对热合部位进行检查，发现不符合标准需要重新热合。热合完成后在冻存袋上粘贴唯一性标识和标签后进行程序降温。

（三）造血干细胞程序降温

造血干细胞冻存的另一关键影响因素为冻存速率。造血干细胞冷冻保存的目的是在液氮的低温环境下减缓细胞的代谢活动并维持生命。在细胞悬液的冷冻过程中，冰晶的形成是导致细胞死亡的主要原因之一。通过保持缓慢的冷冻速率可避免冰晶的形成，使冻存保护剂逐渐进入细胞内部形成浓度梯度。当冷却持续进行时，细胞内的水在渗透压下逐步流出细胞，当细胞内的冻存保护剂浓度达到最大时，细胞会完全脱水、皱缩，达到最佳冻存状态。冻存速率太快将导致细胞内的水不完全排出，细胞内形成冰晶而对细胞造成损伤；如果冻存速率过低会导致细胞在冻存液中暴露的时间过长而导致细胞受损。因此低温保存细胞需要程序降温，以保证在达到冻存温度时细胞遭受的冻存剂的毒性和冰晶的损害最小。目前普遍使用的造血干细胞程序降温方式包括冰箱梯度降温和程序降温仪降温。

1. 梯度降温法　梯度降温法是一种传统的降温方式，将加入冻存液的造血干细胞样本放入 2～8℃冰箱中降温 20～30 分钟，转移至 -20℃冰箱中降温 1～2 小时，待造血干细胞冻结后置于 -80℃冰箱保存，或放置过夜后转移至液氮保存。该方法能实现造血干细胞的缓慢降温，且不需要专门的设备，经济实惠，具有一定的应用价值。但使用此方法降温，降温速率不稳定且难以监测和控制，复苏后细胞活率相对较低且容易形成肉眼可见的凝块，增加移植失败的风险。因此，在条件允许的情况下应尽量使用程序降温仪降温，以弥补梯度降温的缺陷。

2. 程序降温仪降温法　程序降温仪可通过软件设定降温速率，精确地控制和监测温度，具有合理的降温梯度（50～-180℃），已被证明是保存造血干细胞的有效方法，广泛应用于造血干细胞冻存技术中。程序降温仪一般先以 1～2℃/min 速率降温至 -45℃，实现由液相到固相的相变，再以 5～10℃/min 速率降温至 -80℃或接近 -120℃后，最终保存于 -80℃冰箱或液氮罐中。但是由于每个厂家的程序降温仪原理和降温方式均不同，因此使用程序降温仪降温时，应严格按照厂家推荐的降温程序降温，如厂家未推荐专用于造血干细胞冻存的降温程序，可通过工艺研究摸索出适用于造血干细胞的降温程序。相比于非程序降温，程序降温仪降温法优点是降温速率均匀、可控，降低对细胞损伤的同时提高造血干细胞的复苏活率和 CD34+、CD3+ 等细胞的回收率，但是此方法需要配备专门的程序降温仪器，通量较小，价格昂贵。

二、造血干细胞冷冻保存

（一）冷冻保存方式选择

造血干细胞的冷冻保存形式和管理方式的选择，直接影响到储存空间、能耗、存取的便捷性、操作的安全，以及造血干细胞质量等。如何选择合适的冷冻保存形式和样本管理软件，对于造血干细胞冷冻保存的科学管理至关重要。目前造血干细胞冷冻保存技术主要包括：-80℃冷冻保存和 -196℃液氮保存。

-80℃冷冻保存是常用的样本冷冻保存方法，也是常用的超低温冰箱所能达到的温度。从造血干细胞的存取操作简便性、安全性和运营成本等因素来考量，此方法在临床应用上较为广泛。实验数据表明，用 -80℃冷冻保存造血干细胞在 0.10～5.99 个月（平均 1.70 个月），有核细胞数量和 CD34+ 数量，以及 CFU-GM 和 BFU-E 与冻存前无明显差异，因此该方法一般用于造血干细胞中短期保存（6 个月内）。但受冰箱的工作状态和突发事件，如停电等因素的影响，安全性难以保证，冻存过程中派专人定时检查可以一定程度上避免此类事件的发生。

造血干细胞的长期保存通常使用 -196℃液氮保存。在此温度下，细胞内的生命活动趋近于完全停止，稳定性状的细胞可以得到长期储存，一般用于 1 年及以上的造血干细胞冷冻保存，为造血干细胞移植预处理争取更多时间。有研究表明，造血干细胞冷冻保存 11 年后移植至患者体内，仍具有重建造血功能，因此该方法被广泛应用于各大研究机构或冻存机构中。但该方法需要液氮罐、耗能大、费用昂贵、操作较复杂、存在安全风险，对场地也有严格要求。

（二）冷冻保存容器选择

造血干细胞的中短期保存可选择 $-80℃$ 冰箱，同时应配有备用电源、温度监控和报警系统确保冰箱良好运行。造血干细胞的长期保存可选择液氮容器，液氮容器按照液氮的储存条件不同可分为液相液氮容器和气相液氮容器两种。

液相液氮容器是将需要保存的造血干细胞样本完全浸泡在液相液氮中，而气相液氮容器将样本放置于液相液氮之上，保存在以气相蒸气形式环境为主的液氮容器中，两种形式均能最大程度维持造血干细胞的稳定性，但相对于气相液氮，液相液氮更容易发生喷溅、冻伤，使用的安全性较低。最初利用液相液氮容器保存造血干细胞，研究和使用人员认为在 $-196℃$ 的液相液氮环境下不可能有病毒、细菌和真菌等微生物的存在，然而随着科学技术的发展和实践经验的积累，研究和使用人员发现，液氮并不能做到真正的无菌，它不能消灭病毒、细菌和真菌，只能降低致病性微生物的活性，这种潜在的生物危害会使浸泡在液氮容器的生物样本材料被污染。如果生物样本材料被污染，则生物样本材料的长期储存就失去了意义。因此，采用液相液氮容器储存造血干细胞时，需要做好造血干细胞之间的交叉污染防护。

气相液氮容器虽然同样无法消灭病毒或细菌等有害微生物，但由于是采用气相蒸汽技术，没有液体介质的存在，从而切断了潜在交叉污染的传播途径，降低了生物样本材料之间交叉污染的风险。同时，气相液氮罐由于储存容量大、有配套的液氮液位和温度监控系统、能实现自动化补液等优势，近年来已成为液氮容器的主流产品。因此，为了避免造血干细胞之间存在的潜在的感染性疾病的传播，确保造血干细胞能在后续移植过程正常使用，选择气相液氮容器作为造血干细胞的长期储存容器已经成为国际上公认的推荐方法。

三、造血干细胞质量检测

造血干细胞的数量和质量是影响移植是否成功的关键因素。评价造血干细胞冻存效果主要是用体外方法检测复温后有核细胞、$CD34^+$ 细胞数量，以及造血集落的培养及细胞活性。锥虫蓝（又称台盼蓝）拒染率可检测细胞活性，CFU-GM 集落培养则更能直接反映造血干细胞的活性及增殖能力。因此，建立稳定的造血干细胞的质量控制标准和检验标准非常重要。

（一）对质量控制实验室的要求

开展造血干细胞冻存的实验室，须配备无菌检测实验室、细胞活性评价实验室等，同时具备质量控制和质量评价技术，能够进行造血干细胞无菌检测、活性检测、有核细胞计数、$CD34^+$ 细胞计数。实验室至少配备血细胞分析仪、流式细胞仪、无菌隔离器、培养箱等设备，其检验项目须参加省级及以上卫生健康委指定的室间质量评价机构的室间质量评价并合格。

（二）对检测人员的要求

检测人员经过造血干细胞质量检测相关专业系统培训，满足开展造血干细胞质量检测所需的相关条件。

（三）造血干细胞的质量检测项目

1. 无菌检测　在无菌检测方面，除按照现行版《中华人民共和国药典》（以下简称《中国药典》）中规定的无菌试验检测方法外，检测单位还可以采用微生物自动化培养检测系统来检测细菌或真菌。系统中所使用的每一培养瓶内底部都含有颜色感应器，其中有半渗透性硅胶膜隔离了培养基及颜色感应器，只有二氧化碳可渗透硅胶膜。当血液培养瓶内有微生物生长时，释出的二氧化碳渗透至经水饱和后的感应器，产生氢离子改变感应器的 pH，同时改变颜色，从深绿色转变为黄色。通过颜色的变化检测是否有微生物生长，检测灵敏度高。

2. 支原体检测　在支原体检测方面，除按照现行版《中国药典》中规定支原体检测培养法和指示细胞染色法检测方法外，检测单位还可以建立支原体快速 PCR 检测法，以提高检测灵敏度，同时该方法也适合于细胞放行检验。

3. 内毒素检测　内毒素检测方面，按照现行版《中国药典》中规定的鲎试剂凝胶法进行内毒素检测，要求造血干细胞冻存前后的内毒素检测结果为阴性。

4. 功能性检测　造血干细胞的功能性检测主要针对样本中白细胞和单个核细胞进行检测，通过检测数据可以直观反映该份造血干细胞的采集与冻存的质量，常用检测指标有以下几种。

（1）细胞计数及细胞活率检测：造血干细胞的细胞计数目前主要使用全自动血液分析仪对样本的白细胞和单个核细胞的数量进行检测。通过细胞计数，能得到动员后采集的造血干细胞原始细胞数量，而在冻存后复苏时进行检测则能直观反映经过冻存操作后能有效用于移植的造血干细胞数量，两者进行统计学分析得出回收率是衡量造血干细胞冻存质量的重要标准之一，亦为临床移植使用提供有效的参考数据。利用全自动血液分析仪进行检测，操作简单、重复性较高，且近年来全自动血液分析仪等细胞计数设备配套成熟，因此是整个造血干细胞移植过程中有效的检测方法。

细胞活率是反映造血干细胞是否具有生物学功能的直观指标。造血干细胞样本的细胞活率检测常用的方法是锥虫蓝染色法。锥虫蓝能使活力不佳及已死亡的细胞被染成蓝色，而活细胞则不被染色。在显微镜下观察，死细胞与活细胞能被明显区分，使用血细胞计数板人工计数或细胞计数仪检测可以得出样本的细胞活力。细胞活率的检测应与细胞计数同时进行。

值得注意的是，由于不同采集单位来源的造血干细胞采集后处理方式不同，如去除红细胞的程度不同，而红细胞在经过冻存后基本全部死亡，会影响样本冻存后检测的总体细胞活率，因此对于细胞活率的评价须根据样本原始情况进行分析。一项以冻存的人间充质干细胞进行的临床试验研究结果证明，在复苏后活率 70% 时，未发生毒性反应，是安全且有效的。随着冻存技术的不断完善，冻存后的造血干细胞的活率逐渐提高到了 80% 以上。

（2）CD34$^+$细胞百分比：CD34 抗原在骨髓和血液所有未成熟的造血干细胞和造血祖细胞的表面表达。这些细胞在未动员的造血干细胞中含量很低，但在经过动员的造血干细胞中含量明显增加。因此常使用流式细胞术检测外周血样本中 CD34$^+$ 细胞含量，以衡量动员后造血干细胞是否适合采集，并在移植复苏前再次进行检测，判断冻存后的造血干细胞是否能用于移植及决定移植量。

目前国际公认最精确的 CD34$^+$ 细胞含量检查方法是应用 CD34 抗体配合流式细胞术进行检测。1989 年，欧洲人创建了米兰方案，利用 SS 与 CD34 作双参数直方图，计算 CD34 阳性细胞数；同年，北欧人改进了米兰方案，加入了对照，称之米兰 / 北欧方案。1995 年，血液病治疗及移植国际联合会（ISHAGE）成立了干细胞绝对计数小组（Stem Cell Enumeration Committee），致力于寻求一种简单、快速、灵敏的流式细胞仪检测方法去定量外周血中的造血干细胞数量。这一方法要求对于临床实验室中不同的流式细胞仪都有效,而且对于不同的移植中心的检测数据之间具有可比性。这一方案即在 1996 年问世的 ISHAGE 方案,迄今为止其他各种方案改进均以此方案为基础。

ISHAGE 方案利用 CD45 可广泛表达于白细胞的特点,利用 CD45/SSC 散点图来圈出白细胞,再利用造血干细胞 CD45 表达弱的特点,圈出 CD45 弱表达、CD34 阳性的细胞为造血干细胞。这个方法适用于各类样品,包括骨髓、外周血、脐血等。通常配合使用 CD45-FITC/CD34-PE 作为实验组抗体,CD45-FITC/IgG1-PE 作为同型对照,以排除假阳性细胞。

(3)集落培养法检测 CFU-GM:集落培养法是指对造血干细胞中单个核细胞进行体外培养,在培养 14 天后观察、计算细胞集落数,可间接反映造血干细胞的数量,从而侧面反映造血祖细胞的增殖能力。该方法操作复杂、耗时较长、重复性较差,对于动员后大量增殖的造血干细胞无指导作用,因此在临床应用上使用率低,仅适用于对样本的回顾性分析。

(4)分子生物学方法分析:利用分子生物学方法进行检测,结果更加灵敏、准确,对于造血干细胞主要检测 $CD34^+$ mRNA。目前主要有两种方法进行检测,分别是实时反转录聚合酶链反应(real time RT-PCR)和单个细胞反转录 PCR(single-cell RT-PCR)。在 RT-PCR 对 $CD34^+$ mRNA 进行扩增时加入荧光探针,并进行实时检测,能对 $CD34^+$ mRNA 水平实时定量分析,精确度较高。而在单个细胞 RT-PCR 中则须先通过流式细胞仪分选 $CD34^+$ 细胞,再利用 RT-PCR 对 $CD34^+$ mRNA 进行检测。虽然这两种分子生物学方法相当精准,但较为费时且费用高昂,并不适用于临床使用,而常为研究性实验采用。

综上所述,考虑 4 个方法的优缺点,在临床进行检测时,推荐使用血细胞分析仪和流式细胞术。而两者相结合对造血干细胞进行检测已能满足大部分临床移植造血干细胞所需。但在进行对数据精度更高的实验研究时,分子生物学方法分析则是更优的方法。

(四)造血干细胞的质量控制

在造血干细胞冻存与复苏的整个过程中,应控制造血干细胞冻存前的细胞质量、复苏后的细胞质量及使用前的细胞质量。在保证造血干细胞不受微生物污染(如细菌、真菌和支原体等外源性因子)的同时,还应对采集和复苏后的造血干细胞分别取样进行活性相关的检测,如血常规、MNC 计数、锥虫蓝拒染率检测细胞活力、$CD34^+$ 细胞和 CFU-GM 造血集落培养的检测,以充分保证移植前的造血干细胞的质量。

1. 样本来源检测 由于造血干细胞样本在采集过程中、低温运输过程中可能会接触到未知污染源,因此需在冻存前留取原始样品进行无菌检查,以确保样本从采集到运输至冻存机构的整个过程是否受到外来污染源污染情况得到监测。组织来源样本须满足无菌和无支原体的要求。除了对组织来源样本开展无菌检查和支原体检查外,组织样本来源的检测还包括病毒检测项目。病毒检测常规项目包括 HIV、乙型肝炎病毒、丙型肝炎病毒及梅毒螺旋体,若检测结果中任意一项为阳性,则须根据冻存机构对阳性样本的风险评估及处理办法进行分类处理,避免不同样本之间出现交叉感染,使后续接受移植的患者承受不必要的风险。供者须在采集造血干细胞前进行病毒相关项目检测,必要时可送至有资质的第三方检测机构进行项目复核。

2. 冻存检测 造血干细胞样本冻存操作在严格无菌条件下进行,污染的概率很小,但无法确保采用的试剂耗材、技术人员等引入了未知污染源,所以对于冻存的造血干细胞成品应进行无菌检查、支原体检查和内毒素检查,以确保冻存的安全性。检测的样本应取自造血干细胞冻存后的成品并在低温、无菌条件下保存直至被检测。无菌检查、支原体检查及内毒素检查方法依据现行版《中国药典》的要求进行检测。

3. 放行检测 为保证造血干细胞在有效期内回输患者，造血干细胞须通过加强过程控制来简化放行检测，并采用新型的放行检测方法辅助传统检测方法，以建立适用的放行标准，减少检验的时间。放行检测内容包括活细胞数、细胞存活率和一般检测（如无菌、支原体、内毒素、外观）等，且上述指标必须满足质量标准，须比较准确地反映造血干细胞的质量和安全性。造血干细胞冻存机构须对检测结果后置可能出现的结果异常的情况制定处置方案，并考虑留样备查。

四、造血干细胞复苏

在患者确定最佳预处理方案和最佳移植时期、满足造血干细胞移植条件时，可进行造血干细胞的出库复苏和移植。因为造血干细胞在复苏后越快使用越能保证移植成功率，所以造血干细胞复苏一般在使用机构进行，同时会涉及造血干细胞出库、冷链运输、复苏操作，以及造血干细胞移植。

（一）造血干细胞出库

当使用机构确定造血干细胞出库需求后，由样品管理员通过信息化管理系统检索出所需出库的造血干细胞样本编码的数量及相应的存库位置信息，包括造血干细胞所在的液氮罐（或冰箱）编码、所在分区（冰箱层数）、所在冻存架、所在冻存盒的行和列，快速精准定位并找到需要出库的造血干细胞。

目前，造血干细胞的出库由于技术限制，采用人工操作的方式，因此在出库过程中应当注意佩戴低温防冻手套，防止被冻伤。同时，出库的过程中，应该尽快缩短时间，注意外界环境温度的变化对造血干细胞的质量造成不可逆的影响，至少在干冰甚至液氮的环境下取出造血干细胞。在出库完成后，应该仔细检查储存区液氮罐、冰箱的盖子（冰箱门）是否完全关闭，以保证其他造血干细胞的储存安全。未来，随着科技的发展，在生物样本库建设中，自动化液氮罐储存系统将逐渐得到推广应用，该系统能够实现超低温环境条件下的存取操作，不仅能够避免人工操作可能带来的失误，而且避免了对储存的其他造血干细胞的潜在影响。

（二）造血干细胞运输

造血干细胞运输应考虑到运输时间、运输路线及当天路况等一切外界因素的影响，要提前做好包装和蓄冷剂的安全，以保证在运输过程中造血干细胞的绝对安全。低温运输是造血干细胞运输的首要条件，在出库运输过程中应根据造血干细胞样本当前的储存条件选择干冰或液氮运输。

如为在液氮容器保存的造血干细胞样本，出库运输时推荐采用液氮运输，以防止造血干细胞样本的储存环境从 −196℃复温上升到 −80℃导致反复冻融，对造血干细胞的质量产生影响。如为在 −80℃环境下临时保存暂未转入 −196℃液氮容器储存的，可选择采用干冰运输或直接采用 −196℃液氮运输。按照国家相关规定，干冰和液氮在运输过程中须作为危险化学品管控，因此需要选择有资质的第三方冷链运输公司进行专业化的运输。如涉及有传染性的样本，必须向当地省级以上卫生行政部门提出申请并获得相关审批后方可进行运输。

出库运输时，与造血干细胞相关的制备信息、检测信息和出库信息等资料应该随着出库的造血干细胞一同转运交接。抵达目的地，双方应按照造血干细胞的转运清单逐一核对，核对无误后应签字接收。造血干细胞在运输过程应有温度实时监测、运输路线实时监测，运输结束后能通过信息化的系统平台查询、检索并导出相应的温度实时监测记录、温度变化曲线、运输路线图、运输时间等相关信息。相应的记录应打印并交由承运方和接收方确认签字，并作为相应出库造血干细胞的资料归档保管。

（三）造血干细胞复苏

造血干细胞复苏是将冻存在 −196℃ 液氮或 −80℃ 冰箱中的细胞在 40～42℃ 水浴中快速解冻，使细胞外冻存时的冰晶迅速融化。快速解冻是保证造血干细胞复苏质量的关键因素，在复苏时须确保最佳的复温速率。复温速率越快越好，使细胞迅速通过细胞最易受损的 −5～0℃ 范围，避免复温速率过慢冰晶融化进入细胞形成再结晶，对细胞造成损害。因此，造血干细胞复苏须在 1～2 分钟内完成，确保细胞内外不会重新形成较大的冰晶，也不会暴露在高浓度的电解质溶液中过长的时间，从而无冰晶损伤和溶质损伤产生，冻存的细胞经复苏后仍保持其正常的结构和功能。

造血干细胞复苏一般采用恒温水浴锅或者专用于造血干细胞复苏的设备。采用恒温水浴锅复苏时，须提前将温度调整到 40～42℃ 并保持长时间的稳定后方可使用。由于冻存包材经低温冷冻后变得十分脆弱，容易破裂，因此从干冰或液氮中取出并置于双层无菌袋后，要立即放入恒温水浴锅中并不断摇动，确保造血干细胞样本在 1～2 分钟内完全融解，之后快速传递至移植舱内。造血干细胞一旦复温，冻存液即开始对细胞造成损伤，使细胞活率明显降低，容易产生凝集块，堵塞输血管，因此需要严格控制造血干细胞输注速率。输注速率太快容易造成患者不适，引起不良反应，而输注速度过慢可能导致造血干细胞活率下降，一般建议造血干细胞在 10 分钟之内输注完成。

（陈海佳）

【参考文献】

[1] GIRALT S, COSTA L, SCHRIBER J, et al. Optimizing autologous stem cell mobilization strategies to improve patient outcomes: consensus guidelines and recommendations[J]. Biol Blood Marrow Transplant, 2014, 20(3): 295-308.

[2] MOHTY M, HÜBEL K, KRÖGER N, et al. Autologous haematopoietic stem cell mobilisation in multiple myeloma and lymphoma patients: a position statement from the European Group for Blood and Marrow Transplantation[J]. Bone Marrow Transplant, 2014, 49(7): 865-872.

[3] GIRALT S, STADTMAUER E A, HAROUSSEAU J L, et al. International Myeloma Working Group (IMWG) consensus statement and guidelines regarding the current status of stem cell collection and high-dose therapy for multiple myeloma and the role of plerixafor (AMD 3100)[J]. Leukemia, 2009, 23(10): 1904-1912.

[4] BAROSI G, BOCCADORO M, CAVO M, et al. Management of multiple myeloma and related-disorders: guidelines from the Italian Society of Hematology (SIE), Italian Society of Experimental Hematology (SIES) and Italian Group for Bone Marrow Transplantation (GITMO)[J]. Haematologica, 2004, 89(6): 717-741.

[5] CARRERAS E, DUFOUR C, MOHTY M, et al. The EBMT Handbook: Hematopoietic Stem Cell Transplantation and Cellular Therapies[M]. 7th ed. Cham: Springer; 2019.

[6] CALVET L, CABRESPINE A, BOIRET-DUPRÉ N, et al. Hematologic, immunologic reconstitution, and outcome of 342 autologous peripheral blood stem cell transplantations after cryopreservation in a −80℃ mechanical freezer and preserved less than 6 months[J]. Transfusion, 2013, 53(3): 570-578.

[7] BAGCCHI S. Stem-cell transplantation increases fracture risk[J]. Lancet Oncol, 2015, 16(5): e201.

[8] 中华人民共和国国家卫生健康委员会. 造血干细胞移植技术管理规范（2017版）[EB/OL]. (2017-02-14) [2023-03-09]. http://www.nhc.gov.cn/ewebeditor/uploadfile/2017/02/20170220145530990.docx.

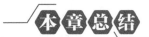

本章总结

　　本节主要阐述自体造血干细胞动员、采集及保存。干细胞移植前需要先进行干细胞动员及采集。自体造血干细胞移植的干细胞可以通过骨髓或外周血获取。外周血干细胞有采集简单、方便、患者无须接受麻醉和骨髓穿刺的痛苦、造血恢复快等优点，目前很大程度取代了骨髓作为自体造血干细胞移植的干细胞主要来源。外周血造血干细胞动员方案包括单用粒细胞集落刺激因子（G-CSF）、化疗联合 G-CSF，以及动员剂联合 G-CSF。单用集落刺激因子的动员方案包括短效 G-CSF 和长效 G-CSF，其共同的优点是动员动力学稳定、采集时间可预计、毒副作用轻微、住院和输液时间短，以及费用便宜。其缺点是动员失败率高、G-CSF 可促进骨髓瘤细胞增殖、对疗效不佳的患者有激活原发病的风险。与短效 G-CSF 相比，长效 G-CSF 还有住院和输液时间短、仅注射 1 次、采集时间更早、采集次数更少等优点。化疗联合细胞因子动员方案是目前 MM 动员应用最多的方案，其中最为广泛应用的方案为大剂量 CTX + G-CSF。其优点包括化疗可以刺激 HPC 增殖、动员效果优于单用 G-CSF、可以减少干细胞受到肿瘤细胞的污染等，而且化疗方案本身可以抗肿瘤，尤其适用于疗效不佳的患者。缺点是毒副作用大，有肾功能不全患者使用受限，而且住院时间和住院费用增加、动员动力学不稳定。动员剂联合细胞因子动员目前最常用的是普乐沙福联合 G-CSF 动员。该方案的优点是动员动力学稳定，采集时间可预计；动员效果好，失败率低，干细胞采集次数少；住院和输液时间短；毒副作用轻微。其缺点是价格昂贵。动员不良（通常被定义为采集的 CD34$^+$ 细胞数 <2×10^6/kg）会导致患者无法接受 ASCT，影响患者的治疗进程，从而影响患者的预后。其影响因素包括患者相关因素如年龄、性别、动员前血象等，治疗相关因素包括既往使用过有干细胞毒性的药物或接受过放疗等。对于动员失败的患者，若前期单用 G-CSF，可考虑使用化疗 + G-CSF 为再次动员策略；对于既往未采用普乐沙福的动员者，再动员方案可考虑普乐沙福联合 G-CSF 或化疗联合普乐沙福和 G-CSF。动员后造血干细胞冷冻保存技术主要包括 −80℃冷冻保存和 −196℃液氮保存。

　　骨髓移植中采集的骨髓实际上是骨髓和血液的混合物。可以直接采集骨髓，也可以在采集骨髓前预先使用 G-CSF 皮下注射 3 天。有研究表明，既往接受过多种治疗且外周血干细胞动员不佳的患者，采用上述方法可以使其造血有效恢复。成功采集骨髓的主要指标是采集的细胞数，即有核细胞的数量每千克体重，目标是有核细胞数≥2×10^8/kg 体重。骨髓干细胞多采用非冷冻保存，以保证回输骨髓干细胞的活性。一般将采集的骨髓液放于 4℃冰箱保存。这种方式的保存干细胞活性可保存数天。

第五章
自体造血干细胞移植预处理及干细胞回输

预处理和造血干细胞回输，以及回输后造血和免疫重建是自体造血干细胞移植的核心内容，直接决定移植的成败，并且和多发性骨髓瘤（MM）预后密切相关。

第一节　预处理方案及毒副作用的处理

一、预处理方案

预处理是 MM 患者自体造血干细胞移植技术体系中的重要环节，一般指患者先接受一个疗程的大剂量放 / 化疗，尽可能杀灭体内残留的肿瘤细胞，不但可以给回输的造血干细胞腾出空间，有利于植活，从而重建造血和免疫功能，同时也可以有效减少复发。自体造血干细胞移植的治疗作用主要依赖预处理的肿瘤清除，不具备移植物抗肿瘤作用，所以选择对肿瘤敏感的预处理方案甚为重要，其设计原则是在患者能耐受的同时，最大限度地杀灭肿瘤细胞，同时还须最大限度降低毒副反应，以减少并发症，保证移植成功率、生存率和生存质量。因此，设计预处理方案应充分考虑放疗、药物的药效动力学及药代动力学特点，选择作用机制有协同而不良反应重叠率小的预处理药物或方式，能够穿透组织屏障，最大可能地杀灭隐蔽部位的肿瘤细胞。此外也须注意药物活性的半衰期，半衰期太长影响以后的造血干细胞植入，太短则可能难以充分杀灭肿瘤细胞。为此往往需要多种不同药理作用的药物和 / 或放疗的组合，同时必须综合考虑患者移植时疾病状态、既往治疗情况、年龄、并发症、脏器功能、体能状况等情况，才能做出恰当选择。

（一）大剂量美法仑（HDMel）

美法仑 200mg/m^2 是自体造血干细胞移植治疗 MM 中应用最广泛、疗效最肯定的预处理方案。1983 年英国学者首次报道应用大剂量美法仑（100～140mg/m^2）治疗 MM，总有效率达 78%，缓解持续时间中位数为 19 个月。该研究首次证实美法仑剂量与 MM 疗效相关，但治疗相关死亡率（TRM）高达 20%，主要原因为严重骨髓抑制。1986 年有研究首次采用序贯自体骨髓移植来挽救大剂量美法仑所导致的骨髓抑制，结果显示采用自体骨髓移植挽救的 7 例患者只有 1 例死于骨髓抑制，而 16 例未用自体骨髓移植挽救患者 6 例死于骨髓抑制。基于该研究结果，大剂量美法仑序贯自体造血干细胞移植逐渐发展为新的 MM 治疗方案并在 20 世纪 90 年代开始得到广泛应用。随着 G-CSF、广谱抗生素等药物的开发应用，以及自体造血干细胞移植技术水平的提高，TRM 显著下降至 2%，在造血干细胞支持下，美法仑的剂量进一步提高至 200mg/m^2。研究发现，在传统化疗后予美法仑 200mg/m^2 联合自体造血干细胞移植可以提高完全缓解率，一项研究共纳入 53 例初诊 MM 患者，在美法仑 200mg/m² 预处理后，40 例达到 CR，TRM 仅有 1 例。Lee 等进行了一项前瞻性Ⅱ期临床研究，33 例 MM 患者在 4 疗程 VAD 化疗后，采用美法仑 200mg/m² 预处理联合自体造血干细胞移植，CR 率为 45%，2 年无事件生存（EFS）率为 43%，总生存（OS）率为 93%。因此，从 1996 年起，自体造血干细胞移植成为年龄小于 65 岁 MM 患者的首选，美法仑 200mg/m² 为最佳预处理方案。

另外有研究比较不同剂量美法仑的疗效，在一项探究不同美法仑剂量的研究中，患者随机分为两组，分别接受美法仑 200mg/m² 和美法仑 280mg/m²，单次静脉滴注，在给予美法仑前，两组都接受氨磷汀的治疗，在应用美法仑过程中及美法仑输注结束后数小时内，两组都应用口腔冷疗法以减少口腔黏膜炎，美法仑 280mg/m² 组较 200mg/m² 组发生 2~3 级口腔黏膜炎的概率更高（33% vs. 12%，$P=0.004$），且住院时间更长。在造血重建方面，美法仑 280mg/m² 组似乎中性粒细胞植入更快（平均植入时间为 14 天 vs. 16.5 天，$P=0.006$），但血小板植入时间的差异无统计数意义，两组 TRM 均为 0，美法仑 280mg/m² 组较 200mg/m² 组疗效大于 nCR 率（39.4% vs. 22.2%，$P=0.03$）及 ORR（74.2% vs. 59.6%，$P=0.04$）更高。这表明美法仑 280mg/m² 的应用是可行的，而且可以提高反应率，但是相比于美法仑 200mg/m² 是否可以延长 PFS 和 OS 尚不明确，需要进行样本更大的前瞻性研究证实。另有学者进行前瞻性多中心对照研究，对比各 149 例 MM 患者应用美法仑 200mg/m² 和 100mg/m² 疗效，结果显示年龄小于 65 岁 MM 患者在反应率及 OS 上两组没有差异，但在 PFS 方面，美法仑 200mg/m² 组优于美法仑 100mg/m² 组。新药时代的研究也显示，美法仑 100mg/m² 预处理方案无法体现自体造血干细胞移植的价值，在年龄大于 65 岁或肾功能不全患者，美法仑剂量也不应低于 140mg/m²。

目前在国内上市的美法仑是应用变性环糊精技术生产的美法仑针剂，不含丙二醇，2016 年被美国 FDA 批准用于 MM 造血干细胞移植预处理治疗，同时也是第一个被批准的大剂量预处理药物。区别于传统美法仑，引入环糊精新型技术，增加了药物稳定性和溶解性，规避了传统美法仑中丙二醇的潜在毒性。一项Ⅱb 期开放多中心非随机研究入组 61 例多发性骨髓瘤患者，给予变性环糊精技术生产的美法仑 100mg/（m²·d），静脉输注 2 天（−3 天和 −2 天），结果显示 ORR 为 95%，CR 率为 31%，TRM 为 0，中性粒细胞植入的时间中位数为 12 天，血小板植入的时间中位数为 13 天。不良反应与传统美法仑相似，3/4 级口腔黏膜炎发生率为 5%，明显低于传统美法仑。妙佑医疗国际比较了 2015—2017 年接受变性环糊精技术生产的美法仑（$n=216$）和传统美法仑（$n=200$）方案的患者，发现在住院率、粒细胞缺乏伴发热、静脉镇吐药物的需求、2 级以上口腔或食管黏膜炎、静脉液体需求和麻醉药物需求方面没有差异，而给予变性环糊精技术生产的美法仑的患者腹泻更常见（82% vs. 71%，$P=0.015$），移植后 OS 和 PFS 也没有差异。

（二）不含美法仑方案

1. 环磷酰胺 + 依托泊苷 + 白消安（CVB） 国内曾经很长一段时间没有美法仑，需要寻求不含美法仑的替代预处理方案。有研究表明，CVB 方案是安全有效的，而且 CVB 方案不含美法仑，因此当疾病复发时，美法仑可作为一种有效的补救疗法，同时 CVB 方案本身对于复发/难治的 MM 患者也有不错的疗效。一项回顾性研究分析了 26 例患者接受 CVB 方案的效果，具体用法为：白消安 0.75mg/kg，p.o.，q.6h.，−8~−5 天；环磷酰胺 60mg/（kg·d），静脉滴注，−3～−2 天；依托泊苷 10mg/（kg•d），静脉滴注，−4～−2 天。其中，两例年龄大于 65 岁的患者只接受白消安和环磷酰胺。有 21 例（81%）出现了口腔黏膜炎，5 例患者出现菌血症，无真菌感染发生，1 例患者出现肝静脉闭塞病（VOD），移植后 100 天未出现 TRM，38% 达到 CR，1 例患者进展，其中 5 例移植前 PR 的患者移植后达到了 CR，1 例移植前 SD 的患者达到 PR，随访时间中位数 30 个月，EFS 中位数为 24 个月，OS 中位数为 43 个月。中山大学附属第一医院回顾性研究比较了 HDMel 和 CVB 方案，CVB 方案具体用法为：环磷酰 50mg/（kg•d），静脉滴注，−3～−2 天；依托泊苷 10mg/（kg•d），静脉滴注，−5～−4 天；白消安 0.8mg/kg，q.6h.，静脉滴注，−8～−6 天。结果表明 HDMel 预处理方案在血液学不良反应、减低 MM 肿瘤负荷，以及使用方便性方面较 CVB 方案具有优势，但采用两种预处理方案的 ASCT 至进展时间（TTP）和总生存（OS）时间未见明显差异。

2. 白消安联合环磷酰胺（BuCy） BuCy 方案的具体用法：白消安（Bu）0.8mg/kg，q.6h.，静脉滴注，−7～−5 天；环磷酰胺 1.8g/m^2，q.d.，静脉滴注，−4～−3 天。苏州大学附属第一医院进行的一项回顾性研究分析了 20 例接受 BuCy 预处理方案的 MM 患者，年龄中位数 52.5（38～66）岁，ASCT 后中性粒细胞造血重建的时间中位数为 10（8～17）天，血小板造血重建的时间中位数为 10（8～18）天，移植 100 天内无 TRM 发生，移植前疗效评估达部分缓解（PR）的患者均获得更为良好的治疗反应，随访时间中位数 8（3～18）个月，仅 1 例患者疾病进展并失去最佳治疗反应，所有患者均存活，但其长期疗效仍需要进一步研究。国外 BuCy 具体用法：白消安 0.8mg/kg，q.6h.，静脉滴注，−7～−4 天；环磷酰胺 60mg/kg，q.d.，静脉滴注，−3～−2 天。一项研究共纳入 79 例患者，其中 48 例达 PR，20 例达 CR，PFS 中位数和 OS 时间分别为 20 和 45 个月，TRM 为 4%。前期的一些研究显示 BuCy 方案 PR 率 50%～72%，CR 率 8%～33.3%，OS 20～61 个月，可见 BuCy 方案的临床结果并不优于单药美法仑。

3. 塞替派、白消安联合环磷酰胺（TBC） TBC 方案的用法：塞替派 150mg/m^2，3 天；白消安 0.8mg/kg，10 次；环磷酰胺 60mg/kg，2 天。一项研究比较 TBC 与 HDMel 200mg/m^2 预处理方案，TBC 组患者年龄较小，TBC 组和 HDMel 组的年龄大于 55 岁患者分别为 38% vs. 60%，但 TBC 组难治复发患者较多（51% vs. 33%）。结果显示两组 CR 率分别为 16% 和 27%，PR 率为 50% 和 42%，PFS 中位数为 21 个月和 20 个月，OS 中位数为 46 个月和未达到，以上指标两组对比均无显著差异，但 TBC 组 TRM 发生率较高。也有研究表明，对于新诊断的 MM 患者，两种预处理方案在生存方面没有差异。

（三）美法仑联合其他化疗药物方案

1. 白消安联合美法仑（Bu-Mel） 由于口服白消安 VOD 发生率达 8%，TRM 为 8.4%，所以静脉注射白消安更常用，也更安全。一项前瞻性研究纳入 99 名患者，静脉输注 Bu（9.6mg/kg）联合美法仑（140mg/m^2）作为预处理方案，移植后总缓解率为 94%，最常见的非血液系统毒性（3～4 级）为感染（26.3%）和口腔黏膜炎（15.2%），3 名（3.2%）患者出现了静脉闭塞性疾病，无移植相关死亡，随访时间中位数为 26.1 个月，PFS 中位数为 27.2 个月，OS 尚未达到，这表明静脉 Bu-Mel 预处理方案是有效而可耐受的。另有其他研究取得类似的结果。同时也有研究对比了 Bu-Mel 和 HDMel 两种预处理方案，一项Ⅲ期临床随机对照研究入组了 92 名患者，分为 Bu-Mel 和 HDMel 两组。Bu-Mel 组给药方式为 Bu 130mg/（m^2•d），4 天，之后 Mel 70mg/m^2，2 天，HDMel 组为 Mel 200mg/m^2 单次给药。结果显示，相比于 HDMel 组，Bu-Mel 组移植后 90 天时 CR 率更低，而且出现了更多的 3～4 级非血液系统毒性。然而，在平均随访 15.7 个月后，Bu-Mel 组 PFS 明显更长，两组移植后 100 天 TRM 均为 0，均未出现继发性恶性肿瘤。另一项开放性临床研究分为两组，Bu-Mel 组 104 名患者，具体用药方案为静脉 Bu 首剂 32mg/m²，每天 4 次，在 −7～−4 天中给药，达到每日曲线下面积 5 000mmol/min，Mel 70mg/（m²·d），在 −3 天和 −2 天给药；HDMel 组 98 名患者，HDMel 组用法为 200mg/m²，在 −2 天给药。结果显示联合用药组有生存获益，PFS 中位数为 64.7 个月，单药美法仑组为 43.5 个月（P=0.022），两组移植后 100 天内均未发生 TRM，然而，联合用药组 2～3 级口腔黏膜炎发生率远远高于单药组（74% vs. 14%）。比较 Bu-Mel 组与 HDMel 组的Ⅲ期临床试验结果显示 Bu-Mel 组有生存的获益，PFS 中位数为 65 个月，HDMel 组为 34 个月（P=0.013），联合用药组缓解深度较对照组更深。以上研究均表明，新诊断 MM 患者行 ASCT 时，Bu-Mel 作为预处理安全性良好，且相比于 HDMel 有 PFS 的获益，但 OS 未见明显差异。在静脉 Bu 的给药方式研究中发现，从药代动力学方面分析，32mg/m²，q.6h. 和 130mg/m²，q.d. 两种方式效果相似，而每日单次给药更方便。

2. 卡莫司汀、依托泊苷、阿糖胞苷联合美法仑（BEAM） BEAM 方案的具体用法：卡莫司汀（BCNU）300mg/m²，−6 天；依托泊苷 75mg/m²，q.12h.，−5～−2 天；阿糖胞苷 100mg/m²，q.12h.，−5～−2 天；美法仑 140mg/m²，q.d.，−1 天。一项回顾性研究纳入了 43 名首次移植后进展而接受挽救性 ASCT 的患者，其中 24 名接受 BEAM 方案，19 名患者接受 HDMel 方案。结果表明，BEAM 组出现了更多的感染、发热和重症患者，而 HDMel 组口腔黏膜炎更多见，两组 PFS 中位数差异无统计学意义（7.7 个月 vs. 12.1 个月，P=0.82），但该研究随访时间短，可能需要更长的随访时间进一步发现两组 PFS 及 OS 有无差异。

3. 卡莫司汀联合美法仑（BCNU/HDMel） 一项回顾性研究纳入 207 名新诊断 MM 患者，104 例接受 BCNU/HDMel 方案（BCNU 500mg/m²，i.v.，−4 天；Mel 200mg/m²，i.v.，−2 天），103 例接受 HDMel 方案（Mel 200mg/m²，i.v.，−2 天），BCNU/HDMel 组 PFS 中位数显著长于 HDMel 组（40.4 个月 vs. 20.5 个月，P=0.001），OS 在 BCNU/HDMel 组也更长，但差异无统计学意义，两组造血重建时间及 TRM 无差异。目前，尚没有进行前瞻性的研究进一步证明两种方案在生存方面的差异。

4. 美法仑联合伊达比星及环磷酰胺（IMC） IMC 方案应用伊达比星（IA）20mg/m²，−13 天、−12 天；Mel 100mg/m²，−5 天、−4 天；CTX 60mg/kg，−3 天、−2 天。Fenk 等比较 26 例 IMC 方案及 30 例 Mel 200mg/m² 疗效，两组缓解率、OS 及 PFS 无差异，但 IMC 组 TRM 率高达 20%，而 Mel 200mg/m² 为 0。提示 IMC 治疗相关死亡率高，而疗效并不优于 HDMel。

5. 苯达莫司汀联合美法仑 此方案在初步的研究中具有良好的安全性和令人鼓舞的疗效，尤其对于复发难治的 MM 患者具有良好的临床预后。一项前瞻性队列研究纳入 35 名患者，包括 18 名新诊断 MM 患者和 17 名复发/难治病例，35 名患者均接受苯达莫司汀联合美法仑的预处理方案（苯达莫司汀 125mg/m²，−2 天、100mg/m²，−1 天，美法仑 100mg/m²，−2 天、−1 天）。在安全性方面，TRM 为 0，超过 40% 的病例出现常见的不良事件，包括恶心、疲劳、低钙血症、纳差、腹泻、口腔黏膜炎及粒细胞缺乏伴发热等，最常见的 3 级不良事件为粒细胞缺乏伴发热（46%）和低钾血症（20%）。移植后 100 天评估，51%（18 例）获得 CR/sCR，其中 NDMM 组 8 例，RRMM 组 10 例。总体 ORR 为 97%，NDMM 组 100%，RRMM 组 94%，随访时间中位数 65 个月，3 年 OS 为 88%（NDMM 组 94%，RRMM 组 81%），OS 中位数未达到，NDMM 组 3 年 PFS 率为 78%，RRMM 组 3 年 PFS 率为 57%，PFS 中位数 47 个月（NDMM 组

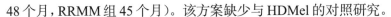

48 个月，RRMM 组 45 个月）。该方案缺少与 HDMel 的对照研究。

6. 地塞米松联合 BEAM 方案（D-BEAM）　一项回顾性分析 11 例伴有髓外浆细胞瘤的研究结果显示，地塞米松、卡莫司汀联合依托泊苷、阿糖胞苷、美法仑对于伴有髓外病变的 MM 疗效好，但此结论缺乏随机对照研究的支持。具体用法：地塞米松 8mg，t.i.d.，10 天；卡莫司汀 45mg/m^2，−9 天；美法仑 15mg/m^2，−8 天；阿糖胞苷 75mg，b.i.d.，−7～−4 天；依托泊苷 50mg/m^2，−7～−4 天。

7. 托泊替康、美法仑联合环磷酰胺　有学者尝试将托泊替康应用于 MM 患者 ASCT 预处理，具体方案为：托泊替康 3.5mg/m^2，静脉滴注（大于 30 分钟），−6～−2 天；美法仑 70mg/m^2，静脉滴注（大于 30 分钟），−3～−2 天；环磷酰胺 1g/m^2，静脉滴注（大于 2 小时），−6 天、−5 天和 −4 天。共有 61 名患者纳入该研究，其中难治复发 19 例，平均年龄 61 岁（45～72 岁），ORR 为 85%（CR 12%，VGPR 43%，PR 30%），中性粒细胞和血小板重建时间分别为 10 天和 9 天；最常见的不良反应为 1～3 级口腔黏膜炎、1～2 级恶心和 1～2 级腹泻，均可耐受；PFS 中位数为 18.5 个月，4 年 PFS 率为 30%，4 年 OS 率为 66%。总之，此预处理方案具有良好的安全性和有效性，但没有进行前瞻性大样本的随机对照研究。

8. 塞替派、依托泊苷联合美法仑（MET）　用法为：依托泊苷 200mg/m^2，−6～−4 天；塞替派 60mg/m^2，−5～−3 天；Mel 70mg/m^2，−3～−2 天。有研究比较此方案与 Mel 200mg/m^2 疗效，两组分别 29 例、34 例。MET 组进展时间中位数 44 个月，HDMel 组 17 个月，MET 组 OS（时间中位数尚未达到）显著长于 HDMel 组（59 个月），MET 组 3 例发生 VOD。该研究不足之处是两组患者年龄有差异，MET 组年龄中位数为 48 岁，而 HDMel 组 59 岁。

（四）新药联合化疗药物方案

1. 白消安、美法仑联合硼替佐米（BUMELVEL）　一项纳入 19 名接受 BUMELVEL 预处理方案的临床研究结果表明，2 年 PFS 率及 OS 率分别为 57.9% 和 88.5%，最常见的 3～4 级毒性反应为粒细胞缺乏伴发热、吞咽困难或吞咽疼痛、口腔黏膜炎，无患者发生 VOD，移植后 100 天内有 1 例患者发生 TRM。这提示硼替佐米联合白消安与美法仑用于 ASCT 预处理方案是安全的，其毒性是可接受的，其他研究也有类似结论。另有研究比较了 BUMELVEL 方案和 HDMel 方案，BUMELVEL 组较单药美法仑组（Mel 200mg/m^2，−2 天）1 年 PFS 率获益（90% vs. 77%，P=0.02），1 年累积复发率更低（10% vs. 21%，P=0.047），1 年 OS 两组无明显差异（93% vs. 93%，P=0.89）。说明白消安、美法仑联合硼替佐米依然具有良好的安全性，且联合用药组生存可能获益，这提供了另一种可行的预处理方案，但尚需进一步研究证实其优越性。

2. 硼替佐米联合高剂量美法仑（BorHDMel）　在 IFM 的Ⅲ期临床试验中，硼替佐米有两次是在美法仑之前给予，两次是在美法仑之后给予，剂量为 1mg/m^2，−6、−3、+1、+4 天，美法仑 200mg/m^2，−2 天。结果显示硼替佐米的加入并未使 PFS 和 OS 获益，对于达到 VGPR 以上疗效的患者，预处理方案加用硼替佐米无获益。也有其他研究表明，硼替佐米联合美法仑的预处理方案是安全的，其毒性可耐受。但对于联合用药是否会使得造血重建延迟、增加非血液系统毒性、增加住院时间等，各研究结果不一致，可能还需要更高质量的临床研究去探究这一问题。目前有研究表明硼替佐米联合美法仑的预处理方案可能在复发 MM 患者中获得较好的 ORR，且建议硼替佐米在美法仑应用 24 小时后给予，可增加 MM 对美法仑的敏感性，达到最佳的协同效应，进一步的结果还需更多的临床试验验证。

3. 沙利度胺、硼替佐米联合美法仑 有研究将这三种药物联合应用于 ASCT 预处理，结果表明，三种药物联用是安全有效的，但尚没有研究将此方案和 HDMel 方案进行直接比较。

4. 其他方案 目前有一些新药联合化疗药物的预处理方案正在进行临床试验中，除硼替佐米外，卡非佐米也较多应用于预处理方案。这些临床试验规模较大，有的用于初诊患者，也有的主要应用于复发难治患者，旨在探讨新药广泛应用后 HDMel 与其他方案之间的利弊。尽管研究者都在利用新药试图进一步提高移植的疗效，但是如何设计更科学合理的新的预处理方案，以及入组患者的选择等都是有待于进一步探讨的问题。

（五）含放疗或放射性核素方案

1. 全身放射治疗 全身放射治疗（TBI）同样也应用于 MM 患者 ASCT 的预处理中，但随机对照临床试验结果显示，以 Bu＋TBI 作为预处理方案并未显著延长患者生存，这使得大剂量美法仑单药成为较为通用的预处理方案。鉴于恶性浆细胞对放疗敏感，学者们也将 TBI 和 Mel 联用，一项前瞻性随机试验比较了 TBI 8Gy＋Mel 140mg/m^2 和单用 Mel 200mg/m^2 两种预处理方案，结果表明，两组部分缓解（PR）及 CR 率、PFS 及 OS 均无显著差异，TBI 8Gy＋Mel 140mg/m^2 方案具有更高的毒性，TRM 率为 4%，在血小板及红细胞输注次数、抗生素使用时间及黏膜炎发生率方面均比 Mel 200mg/m^2 组患者高。其他研究也显示类似结果，即 TBI＋Mel 与 HDMel 比较，在不良反应、PFS 及 OS 方面并没有优势。但在新药时代，尤其是对于复发/难治患者的作用，联合放疗的方案仍值得探讨。

2. 全骨髓照射 提高 TBI 剂量是有效清除微量残留病灶、减少复发的手段，但 TBI 的副作用导致照射剂量难以提高。在调强 TBI 的基础上，进一步衍生出了靶向全身骨髓的全骨髓照射（TMI）和靶向全身骨髓及淋巴结区的全身骨髓淋巴结照射（TMLI）。目前研究较为广泛的是 TMI，可提高靶器官（骨髓）受照剂量，降低危及器官的早、晚期毒性，既可以有效降低微量残留病灶，又可以减低移植术后并发症，是一种有前景的治疗方式。目前 TMI 主要的实现形式为螺旋体层放射治疗（HT）。Wong 等首先进行了以 Mel＋TMI 为预处理方案 I 期临床试验，13 例患者年龄中位数为 54（42～66）岁，器官剂量中位数为总体靶向体积剂量的 15%～65%。主要观察到 1～2 级急性毒性。另一项 I 期临床试验纳入 12 名患者，接受 Mel 200mg/m^2 联合 TMI 3Gy（$n=3$）、6Gy（$n=3$）或 9Gy（$n=6$）的预处理方案，没有出现 4 级非血液系统毒性，PFS 中位数为 449 天，OS 中位数为 966 天。针对亚洲人的研究表明 TMI 8 Gy＋Mel 140mg/m^2（$n=3$）相比于 Mel 200mg/m^2（$n=6$）中性粒细胞重建时间稍微延长（$P=0.048$），而在血小板重建时间、输血量、住院时间、G-CSF 需要量等方面没有差异，在 OS 中位数和 EFS 方面也和 Mel 200mg/m^2 没有显著差异，这可能为不能接受 Mel 200mg/m^2 方案的亚洲患者提供了另一种选择。除了 TMI 与 Mel 联合之外，也有研究应用 TMI＋Bu＋Cy 的预处理方案，共有 89 名患者（年龄中位数 51 岁）接受了此方案（TMI 9Gy，白消安 12mg/kg，环磷酰胺 120mg/kg），最主要的预处理毒性是 3～4 级黏膜炎（76%）和 1 级以上的发热（75%），有 3 例出现了可逆的静脉阻塞性疾病，TRM 为 2%。随访时间中位数 45 个月，EFS 中位数和 OS 分别为 29 个月和 61 个月。因此，放疗的地位有待于进一步评估，在复发/难治患者中可能仍有其独特作用。目前国内外在 ASCT 中应用 TMI 的研究样本量较小，随访时间偏短，故 TMI 适应证、调强方式，以及长期生存率和晚期并发症等尚待进一步研究明确。

3. 放射性核素 ^{166}Ho 是特异性定位于骨的放射性核素，Giralt 等应用含 ^{166}Ho 的药物联合美法仑作为预处理方案，获得了更高的 CR 率，但长期随访显示 2～3 度出血性膀胱炎及肾毒性发生率增加。另有研究采用放射性核素 ^{90}Y 联合美法仑的预处理方案治疗 30 例 MM 患者，VGPR 率为 60%，PFS 中位数 13.1 个月，1 年 OS 达 73%。

二、预处理毒性及处理

预处理相关毒性是指与预处理直接相关的各主要脏器损害，因预处理骨髓抑制而血小板减少和 / 或中性粒细胞缺乏导致出血及感染等并发症参见相关章节。通常移植后治疗相关死亡除与出血、感染相关外，很重要的毒性损伤即直接来源于预处理毒性。目前用于预处理毒性分级标准通常采用西雅图 Bearman 标准，即按脏器的损害程度分为 0～Ⅳ级。另一种常用的分级标准采用美国国立癌症研究所的常规毒性判定标准 2.0 版本（NCI-CTC Version 2.0）。两种评估体系主要评估移植后 30 天（肺损伤为移植后 100 天）内主要脏器（包括心、肝、肺、肾、膀胱、口腔黏膜、胃肠道和中枢神经系统）的状态。常见预处理毒性及其处理如下。

（一）恶心呕吐

恶心呕吐是患者接受预处理时的主要症状之一，其机制尚未完全阐明，涉及中枢神经系统和胃肠道的多种神经传导系统，这些传导途径释放了多种神经递质，包括 5-羟色胺和多巴胺，直接作用于受体激活区（血-脑屏障外的第 4 脑室脚后部），激活呕吐中枢（髓质内）。化疗、放疗相关恶心、呕吐显著影响患者生活质量，降低患者治疗依从性。另外，严重的恶心、呕吐还可能导致脱水、电解质紊乱、营养缺乏、焦虑、体力状况评分降低、食管黏膜撕裂、腐蚀性食道炎、颅内压增高、治疗耐受性降低等。最好的抗呕吐治疗是使患者感觉舒适，并能防止呕吐引起的各种并发症。

化疗导致的恶心呕吐（CINV）根据发生时间和治疗效果可以分为急性、延迟性、预期性、暴发性和难治性。急性 CINV 在化疗后数分钟至数小时内发生，高峰通常持续 5～6 小时，常在 24 小时内缓解。发生急性 CINV 患者的相关危险因素包括年龄 <50 岁、女性、低酒精摄入、情绪障碍等。其他影响急性 CINV 的因素包括既往治疗的恶心呕吐史、实施化疗的场所、致吐药物的剂量，以及镇吐药的使用。延迟性 CINV 发生在化疗 24 小时后，常发生于接受环磷酰胺治疗的患者。预期性 CINV 发生于曾接受化疗的患者，在下一次化疗前即出现恶心呕吐，其发生常与既往化疗不愉快的体验相关。预期性 CINV 的发生率为 18%～57%，其中恶心比呕吐更为常见。暴发性 CINV 是指在预防性处理之后仍然出现的呕吐，并且需要给予镇吐药物"解救治疗"的恶心呕吐反应。难治性 CINV 是指在既往的化疗周期中使用预防性和 / 或解救性止吐治疗失败，而在后续化疗周期中仍然出现的呕吐。

对于 MM 患者而言，不同的预处理方案恶心呕吐的发生率和严重程度不同，除药物剂量外，化疗药物诱导的呕吐反应的发生率主要与所使用化疗药物的致吐性相关。目前已有多种针对化疗药物致吐性的分级系统，临床普遍采用的是 4 分级法，该分级将化疗药物按照未进行预防处理时发生急性呕吐的风险比率分为高度、中度、低度和轻微 4 个致吐风险等级，分别对应的急性呕吐发生率为 >90%、30%～90%、10%～30% 和 <10%，MM 患者 ASCT 常用预处理药物致吐性分级如表 5-1-1 所示。TBI 属于高度致吐风险。所以，在预处理过程中，合理预测化疗方案致吐性，采用合适的抗呕吐治疗是至关重要的，临床常用的抗呕吐药物按其作用机制可分为以下几种。

表 5-1-1　MM 患者 ASCT 预处理涉及药物致吐性分级

致吐性	化疗药物
高度致吐风险（呕吐发生率＞90%）	环磷酰胺≥1.5g/m² 卡莫司汀＞250mg/m²
中度致吐风险（呕吐发生率30%～90%）	白消安 卡莫司汀≤250mg/m² 环磷酰胺≤1.5g/m² 阿糖胞苷＞200mg/m² 美法仑 苯达莫司汀
低度致吐风险（呕吐发生率10%～30%）	阿糖胞苷 100～200mg/m² 依托泊苷 塞替派 托泊替康
轻微致吐风险（呕吐发生率＜10%）	阿糖胞苷（2-氯脱氧腺苷）＜100mg/m² 硼替佐米

1. 5-羟色胺（5-HT）受体拮抗剂　通过选择性阻滞外周和中枢 5-羟色胺受体而抑制呕吐。代表药物有昂丹司琼、格拉司琼、雷莫司琼、多拉司琼、阿扎司琼、帕洛诺司琼等。

2. 神经激肽 1（NK-1）受体拮抗剂　NK-1 受体拮抗剂与大脑中的 NK-1 受体高选择性结合，拮抗 P 物质。P 物质为一种位于中枢和外周神经系统神经元中的神经激肽，通过 NK-1 受体介导发挥作用，与呕吐、抑郁、疼痛和哮喘等多种炎症免疫反应相关。NK-1 受体拮抗剂代表药物有阿瑞匹坦、罗拉匹坦、奈妥匹坦、福沙匹坦等。

3. 糖皮质激素　临床研究证明地塞米松是预防急性呕吐的有效药物，更是预防延迟性呕吐的基本用药，但它在移植中的作用是受限制的，因为可能导致侵袭性真菌感染。

4. 非典型抗精神病药物　此类药物与 5-HT3 受体、5-HT6 受体、多巴胺受体、组胺 H1 受体等多种受体具有高亲和力，从而发挥止吐作用。代表药物奥氮平、米氮平。可考虑用于不能耐受 NK-1 受体拮抗剂、5-HT3 受体拮抗剂和地塞米松或呕吐控制不佳的患者，但不推荐单独使用。

5. 苯二氮䓬类药物　通过加强 γ-氨基丁酸（GABA）对 GABA 受体的作用，产生镇静、催眠、抗焦虑等作用。代表药物如劳拉西泮、阿普唑仑等。

6. 二苯并[芘]噻嗪（吩噻嗪）类药物　主要阻断脑内多巴胺受体发挥抗组胺作用，大剂量时直接抑制催吐化学感受区，兼有镇静作用。代表药物氯丙嗪、苯海拉明、异丙嗪。

7. 多巴胺受体拮抗剂　丙氯拉嗪、氟哌利多和甲氧氯普胺是最常见的多巴胺受体拮抗剂，它们阻滞受体激发区的多巴胺受体，标准剂量甲氧氯普胺（10mg，q.6h.）同时加强了胃和小肠的蠕动，而大剂量时（2～3mg/kg）阻滞了受体激发区的 5-羟色胺受体。多巴胺受体拮抗剂能有效地预防低剂量化疗引起的恶心、呕吐，以及大剂量化疗引起的爆发呕吐及迟发性恶心呕吐。临床试验表明，丙氯拉嗪和氟哌利多的疗效无显著差异，标准剂量甲氧氯普胺（10mg，q.6h.）与其他多巴胺受体拮抗剂相比无差异，大剂量时（2～3mg/kg）优于其他药物。

8. 由多种不同止吐机制药物制成的复合制剂或多药联合　如复方奈妥匹坦/帕洛诺司

琼胶囊。研究表明，帕洛诺司琼、阿瑞匹坦和地塞米松三种药物联用于接受 HDMel 的 MM 患者具有良好的安全性和疗效，尤其在减少延迟性恶心呕吐方面效果明显。具体给药方式如下：帕洛诺司琼 0.25mg，静脉注射，q.d.，−3 天；阿瑞匹坦 125mg，口服，q.d.，−1 天；阿瑞匹坦 80mg，口服，q.d.，−2～−4 天；地塞米松 6.6mg，静脉注射，q.d.，−1～−4 天。

恶心呕吐的防治应该遵循以下原则：①风险评估，除预处理药物致吐等级不同外，还有多种因素会增加恶心呕吐的发生风险，主要包括化疗相关因素（大剂量化疗药物，多种化疗药物联用，化疗药物静脉滴注速度快）和患者自身因素（女性、有晕动病或孕吐史、50 岁以下、饮酒史、焦虑症、既往有化疗引起恶心呕吐史）。病史评估包括患者是否使用阿片类药物、存在不完全性或完全性肠梗阻、前庭功能障碍、肿瘤脑转移、电解质紊乱、尿毒症、肝功能异常等。②预防为主，注重全程与个体化管理。止吐治疗应先于预处理，根据拟行预处理方案的致吐风险、患者自身的高危因素、既往发生恶心呕吐的严重程度，制定个体化的防治方案。在末剂量给药治疗后，接受高度和中度致吐风险药物治疗的患者，恶心呕吐发生风险仍然将持续 2～3 天，因此在整个风险期，均须对呕吐予以防护。同时，止吐方案的制定还应充分考虑同时使用的非抗肿瘤治疗导致恶心呕吐的风险（如患者合并使用阿片类镇痛药等）。在设计止吐方案时要考虑到实际问题，如首选给药途径（肠外、口服或透皮），以及患者对每日给予镇吐药物的耐受性、依从性、顺应性问题和个体的风险因素。③镇吐药物的选择应根据抗肿瘤药物治疗的致吐风险、既往使用镇吐药物的反应、恶心呕吐的性质、患者个体因素，以及是单药还是联合应用等因素进行。④生活方式管理。良好的生活方式也能缓解恶心、呕吐，例如少食多餐，选择易消化、合胃口的食物，控制食量，避免食用辛辣刺激性食物，不吃冰冷或过热食物等。

镇吐药物亦可带来不良反应，常见不良反应有便秘、头痛、腹痛、腹胀、锥体外系症状、心律失常等。在预防和治疗呕吐的同时，还应注意镇吐药物不良反应的处理。虽然化疗引起的恶心和呕吐可明显影响患者的生活质量，并导致预后不良，但过度采取预防性止吐措施，特别是对轻微和低致吐风险的预防，可能使患者暴露于镇吐药物的潜在不良反应并增加经济负担。加强治疗前宣教和治疗过程中的观察，与患者和家属充分沟通，特别是在出现不良反应后给予患者及时心理疏导和对症处理是管理镇吐药物不良反应的重要环节。镇吐药物不良反应多数轻微且可控，如症状严重，可加强对症处理。

（二）黏膜炎

黏膜炎通常发生在预处理后 48～72 小时，广义而言其累及范围包括口腔、食管及胃肠道系统。

1. 口腔黏膜炎　口腔黏膜炎（OM）是放 / 化疗导致的急性口腔毒性表现，接受放 / 化疗后的发生率高达 47%～100%。在 MM 患者中，接受 HDMel 预处理方案后Ⅲ～Ⅳ级 OM 发生率高达 45%。OM 是患者最难以忍受的毒副作用，明显影响患者的生存质量。OM 可造成患者口腔、咽喉疼痛，进食困难，营养状态变差。免疫反应、毒性细胞因子及长时间的中性粒细胞缺乏均可以加重其症状。Sions 等确定黏膜炎由以下五个时期组成：①初期细胞直接损伤；②产生化学信号；③ NF-κB、TNF-α、IL-1b、IL-6 等传递并放大信号；④溃疡形成伴随炎症；⑤最终溃疡愈合。

（1）口腔黏膜炎的临床表现：OM 在预处理用药后可迅速发生，症状自初始阶段到溃疡形成阶段通常始于放 / 化疗开始后 5～8 天，并持续至放 / 化疗结束后 7～14 天。常见的症状有口腔黏膜潮红、水肿、红斑、水疱、溃疡和感觉麻木等。临床表现各异，严重者伴有剧痛，不能进食水，常常令患者难以忍受，需要麻醉止痛来缓解。口腔溃疡的出现可破坏黏膜完整性，导致细菌、真菌及病毒等局限性甚至是播散性感染，尤其是在预处理后患者处于中性粒细胞缺乏期。最主要导致化疗相关黏膜炎发生的病原微生物是白念珠菌，其次是疱疹病毒（HSV）。最常见的是 HSV-1 型，65%～90% 的 HSV-1 型血清学阳性患者接受化疗后可发生病毒复燃。HSV 相关的黏膜炎比单纯化疗相关的黏膜炎临床表现更为严重、病程更长。口腔溃疡的发生增加了败血症的风险。一项 69 例自体移植患者的研究中显示口腔黏膜炎与败血症发生相关。Vera-Llonch 等认为，OM 的严重性还与全胃肠外营养、胃肠外麻醉剂使用天数、发热天数、严重感染天数、住院时间，以及总住院费用密切相关。参考世界卫生组织标准将 OM 分为 Ⅰ～Ⅳ级。Ⅰ级：黏膜疼痛、红斑；Ⅱ级：红斑、溃疡，仍能进食固体食物；Ⅲ级：溃疡，进食流质食物；Ⅳ级：不能进食。多种因素能够影响黏膜炎的严重程度和持续时间，包括特定药物、给药剂量、给药途径和给药次数、中性粒细胞重建时间及患者的耐受性。既往口腔疾病被认为可增加预处理相关口腔黏膜炎的发生。年轻患者更易发生化疗相关黏膜炎，可能是由于其上皮细胞分裂速度更快，也有研究结果显示黏膜炎的发生率与年龄无关。此外，遗传易感性的不同导致个体发病差异。

（2）口腔黏膜炎的预防：包括多种措施：①局部处理，在移植前全面口腔检查，及时清除疾病隐患；②日常的口腔卫生，如刷牙、规范使用牙线；③漱口，用生理盐水或碳酸氢钠漱口，每 30～60 分钟 1 次。也可以联合使用漱口液如抗酸剂、苯海拉明和利多卡因，氯己定液，各种抗生素如两性霉素、制霉菌素、过氧化氢等；④应用黏膜保护剂，抗酸剂、纤维素薄膜形成凝胶；⑤局部麻醉，使用利多卡因、苯佐卡因和苯海拉明，以及冰片、冰袋减轻疼痛和肿胀，每隔 2 小时敷 15～20 分钟；⑥如果局麻不足以缓解疼痛可给予麻醉性镇痛剂，如口服镇痛药或静脉注射阿片类药物。⑦其他，如注意饮食因素，有助于减少口腔黏膜的创伤和刺激。预防病毒等感染性病因发生：移植后通常需要接受抗病毒性预防用药，干细胞回输后立即给予。B 族维生素和维生素 C 对口腔黏膜防治有效。必要的能量、营养支持。

（3）口腔黏膜炎的治疗

冷疗法：自体造血干细胞移植的 MM 患者中，大剂量美法仑是标准的预处理方案，美法仑 $140mg/m^2$ 即可导致黏膜炎高发，研究显示，大剂量美法仑治疗期间使用冷疗法可使血管收缩，口腔血流量减少，从而减少了细胞和组织与化疗药物的接触。一项前瞻性随机对照研究证实，大剂量美法仑治疗后，冰片组的黏膜炎发生率显著低于对照组（生理盐水）。冰片组Ⅲ度黏膜炎发生率为 14%，而对照组为 17%（$P=0.000\ 5$）。冰片组的Ⅲ度黏膜炎发病平均天数为 0.5 天，而对照组为 4.6 天（$P=0.000\ 1$）。许多类似的研究也得出了同样的结果，证明口腔冷疗法可以显著降低 HDMel 后 OM 的发生率和严重程度，且成本低、耐受性好。决定是否给予冷疗法之前，应该将疗法降低化疗药物在黏膜组织的分布的可能性考虑在内。此外，冷疗法不能用于其他有基础疾病的患者，例如牙齿对于冷敏感及其他原因不能耐受冷疗法的患者。MASCC/ISOO 口腔黏膜炎临床实践指南（2020 版）建议无论是否接受全身照射，大剂量美法仑化疗后造血干细胞移植的患者都应使用口腔冷疗法预防口腔黏膜炎。对于接受美法仑剂量大于 $140mg/m^2$ 的患者应当在给药前 15～30 分钟开始含入冰片，并持续至给药结束后至少 4～6 小时。

上皮细胞生长因子：帕利夫明（palifermin）是一种重组人类角质细胞生长因子（KGF），

作用于 KGF 受体,促使上皮细胞增殖、分化和迁移。对于由于恶性血液病接受骨髓毒性药物及造血干细胞解救治疗的患者,该药能够降低严重口腔黏膜炎的发生率,缩短病程。有研究表明,在血液系统肿瘤患者行 ASCT 前给予 KGF 可防止大剂量化疗造成的肠黏膜炎和粒细胞缺乏伴发热。KGF 剂量为 60mg/kg,i.v.,q.d.,连续给药 3 天,最后一次给药必须早于预处理开始前 24 小时,预处理结束后再给予连续 3 天的 KGF(60mg/kg,i.v.,q.d.,从预处理当天到预处理后 2 天)。相比于对照组,KGF 组黏膜炎及粒细胞缺乏伴发热的发生率更低。另有研究报道了恶性血液病(包括 MM)接受自体移植的患者,随机分为帕利夫明组($n=106$)和对照组($n=106$)。给药组帕利夫明 60mg/kg,静脉注射,在大剂量放 / 化疗前连续给药 3 天,以及造血干细胞回输后自第 0 天开始再次连续给药 3 天;预处理方案为全身照射(TBI 12Gy)、环磷酰胺(Cy 75~100mg/kg)和依托泊苷(VP-16 60mg/kg)。结果显示给药组 OM 的发生率显著降低,发生Ⅲ~Ⅳ级 OM 的时间中位数为 3 天,而对照组为 9 天($P<0.001$);严重 OM 发生率在给药组是 63%,而对照组为 98%($P<0.001$);Ⅳ级 OM 的发生率及发生时间在给药组分别是 20% 和 2 天,在对照组分别为 62% 和 6 天($P<0.004$);给药组患者也更少使用麻醉剂止痛($P<0.001$);给药组需要肠外营养的病例数(31%)也少于对照组(55%)($P<0.001$)。伴有肾功能损伤无须调整帕利夫明给药剂量。一项关于 MM 患者接受以 HDMel 为自体造血干细胞移植预处理方案的研究表明,相比于对照组,预处理前连续 3 天给予帕利夫明 60mg/(kg·d)可以减少住院天数($P<0.05$)、减少麻醉镇痛剂的使用($P<0.05$)、肠外营养的需求($P<0.05$)和红细胞输注($P<0.05$)。而欧洲一项多中心随机对照试验表明,对于接受 HDMel 预处理方案的 MM 患者而言,帕利夫明并不能减轻 OM 或 OM 相关的患者负担。相反,相对安慰剂组,帕利夫明可能与中性粒细胞缺乏期更高的发热和感染率有关。但 MASCC/ISOO 口腔黏膜炎临床实践指南(2020 版)强烈证据支持接受大剂量化疗和全身照射后自体干细胞移植的恶性血液肿瘤患者使用重组人角化细胞生长因子[KGF/ 帕利夫明,预处理前 1、2、3 天和移植后 1、2、3 天,60mg/(kg·d)]预防口腔黏膜炎。

乙酰半胱氨酸(NAC):目前也有学者提出抗氧化剂可应用于 OM 的防治,一项双盲、随机、安慰剂对照试验将 80 例 HSCT 的患者分为两组,38 例接受 NAC[100mg/(kg·d)],从预处理开始至移植后 +15 天,42 例接受安慰剂。结果发现,NAC 组Ⅲ~Ⅳ级 OM 发生率低于安慰剂组(23.7% vs. 45.3%,$P=0.04$)。此外,在 NAC 组,OM 的平均持续时间也显著缩短(6.24 天 vs. 8.12 天,$P=0.02$)。

红细胞生成素(EPO)漱口:一项双盲、随机对照临床研究发现,相比于安慰剂组,应用 EPO 漱口水可以显著降低 OM 的发生率、严重程度和持续时间,具体给药方式为 15ml(50IU/ml),q.i.d.,从预处理第一天开始持续到 +14 天或出院。

除了以上防治方法,MASCC/ISOO 口腔黏膜炎临床实践指南(2020 版)强烈证据赞成无论是否接受全身照射,接受大剂量化疗的造血干细胞移植患者使用低水平激光疗法(波长 650nm,功率 40mW,组织能量剂量 2J/cm²)预防发生口腔黏膜炎。因为造血干细胞移植发生口腔黏膜炎而疼痛的患者使用吗啡控制疼痛。弱证据赞成无论有没有全身照射,接受常规或大剂量化疗发生口腔黏膜炎导致疼痛的患者使用芬太尼透皮贴剂治疗疼痛。

2. 胃肠道黏膜炎 大剂量放 / 化疗可直接损伤消化道黏膜,腹泻同样是预处理常见的毒副作用。治疗相关性腹泻的典型临床表现为预处理期间出现无痛或伴轻度腹痛的腹泻、水样便,一天数次或数十次,持续 5~7 天。治疗上主要是控制症状,加速黏膜修复并预防继发性感染。在用肠道止泻药物之前，应先予粪便培养，明确是否有特定病原体的感染，必要时行结肠镜检查。一般治疗包括应用蒙脱石散等止泻药物、黏膜保护药物和肠道抗菌药物，并嘱患者勿食增加肠蠕动的食物，甚至禁食。同时应该注意患者肛周皮肤状况，保持肛周黏膜皮肤的清洁干燥，预防肛周感染。注意过度腹泻而导致出入量不平衡和脱水。MASCC/ISOO 胃肠道黏膜炎（不包括口腔炎）临床实践指南强烈证据支持如果洛哌丁胺无效，推荐每天 2 次皮下注射奥曲肽≥100μg 来治疗与造血干细胞移植相关的标准或大剂量化疗引发的腹泻。

（三）心脏毒性

预处理中 CTX 是造成心脏毒性的主要因素，且是剂量依赖性的，多数可逆，Ⅲ～Ⅳ级心脏毒性（主要指心力衰竭）罕见。CTX 总剂量与心肌毒性的发生有关，在接受 CTX 总量为 120mg/kg 的患者中，19% 的患者发生心电图异常，40% 发生心肌酶学改变，但无明显心力衰竭表现，CTX 总剂量超过 180mg/kg 可导致致死性心脏毒性。接受含 CTX 的预处理方案导致急性心功能不全发生率在 17%～28%。Goldberg 等报道 CTX 累积剂量超过 6.2g/m²，预处理相关的心脏毒性显著增加。北京大学血液病研究所 2012 年报道中总结了 2 455 例累积接受 CTX 4.0～4.3g/m²（含移植前 CTX 给药剂量）的患者，在移植后早期都未发生急性心功能不全。心脏损害要避免医源性液体入量过多，还可以常规使用保护心脏的药物。移植前应充分评估心脏功能状态，特别是曾有心脏病史或应用蒽环类抗肿瘤药物的患者，更应该严格注意 CTX 剂量和出入量平衡，必要时预防性应用利尿剂。预处理期间监测心电图、中心静脉压，以及每日体重、出入量变化，有助于及时发现高危患者。

（四）肺部毒性

TBI 是导致肺部损伤的常见原因，白消安、卡莫司汀被认为很可能与肺损伤相关，但由于预处理中联合使用其他化疗药物，很难确定是哪一种药物直接导致的肺损伤。同样，预处理导致肺损伤的发生率，由于受到肺部感染、巨细胞病毒（CMV）相关间质性肺炎等多种因素的干扰，事实上明确诊断仍存在一定困难，因此放/化疗相关肺损伤机制不明。肺部毒性通常显著的症状出现在移植后 30 天，其表现包括急性肺损伤、慢性间质性肺纤维化和肺泡出血。临床特征性表现为咳嗽伴活动后进行性呼吸困难，可伴有发热及体重降低。双肺听诊无异常或肺底部湿啰音。对移植后出现呼吸困难、咳嗽的患者，需要评估肺损伤的严重程度及可能的病因。鉴别诊断主要包括感染性肺炎（CMV 感染或其他病原体导致的感染）、弥漫性肺泡出血、心功能不全等。实验室检查通常包括血常规、凝血分析、肝功能、脑钠肽（BNP）、血培养，以及 CMV 病毒负荷监测等。胸部影像学检查无特异性，高分辨率肺部 CT 比传统的 X 线胸片更灵敏。肺功能检查可出现弥散功能降低、限制性通气障碍。支气管镜是很重要的鉴别手段，大多数患者需要完善支气管镜检查来除外感染性病因、肿瘤浸润，以及肺泡出血。支气管肺泡灌洗液细胞学检查表现为淋巴细胞增多和中性粒细胞减少。目前仍缺乏特异性治疗方案。主要治疗方法有支持治疗、氧疗、接种预防流行性感冒病毒和肺炎球菌的疫苗等。中、重度肺损伤应用糖皮质激素如泼尼松 1～2mg/(kg·d) 通常有较好的疗效。

（五）肝脏毒性

多数患者接受清髓性预处理过程中出现肝脏的氨基转移酶水平一过性升高的肝损害表现，严重的肝脏毒性反应主要指 VOD。VOD 多在移植后 10～20 天以内发生，多以高胆红素血症为首发表现，伴有肝脏增大、右上腹压痛、腹水、体重增加等，严重时可出现多器官功能衰竭。门静脉高压的表现多在胆红素升高后 4~10 天内出现，总胆红素升高最具特征，而肝脏氨基转移酶升高可在发病数周内才出现，提示肝窦纤维化导致的肝细胞坏死。VOD 的发病与多种因素相关，预处理相关的因素主要有 Bu 和 TBI。在 VOD 的发生过程中，Bu 和 Cy 还可能存在协同作用，这可能是两者的代谢过程都需要谷胱甘肽的参与。TBI 剂量较高时也容易发生 VOD，分次照射似乎与 VOD 严重程度无关。MM 预处理的标准方案美法仑也可以促进 VOD 的发生。

（六）膀胱及肾脏毒性

1. 出血性膀胱炎　出血性膀胱炎（HC）是造血干细胞移植常见的并发症之一，是膀胱和/或输尿管黏膜炎性表现。HC 根据发生时间分为早期出血性膀胱炎（移植 2 周内）和迟发性出血性膀胱炎（移植 2 周以后）。预处理方案的相关毒性是急性出血性膀胱炎发生的主要因素，其中又以 CTX、白消安和骨盆区放疗的作用最为明确。虽然目前 MM 患者预处理的标准方案为 HDMel，但 CTX 也被尝试和不同药物联合而应用于 MM 患者中。当 CTX 进入体内后，在肝脏中经羟基化，代谢产物之一丙烯醛通过肾脏排泄，可以与全尿道包括膀胱的黏膜上皮结合，导致局部损伤，造成上皮细胞变性、坏死，黏膜层形成破溃、出血，同时也可引起黏膜纤维化，出现明显膀胱刺激征和出血症状。病情可进展为肉眼血尿，严重者引发血块梗阻尿路，导致肾功能衰竭。CTX 的毒性作用与其剂量呈正相关，尤其是在应用大剂量 CTX 作为预处理化疗时，更应积极采取相应的预防措施并密切监测 HC 的发生。尽管预处理常规采用美司钠作为 CTX 解救药物，但仍不能完全避免早期病变的发生。另一种预处理常用药物白消安也可引起 HC。白消安无论是口服还是静脉应用，都是以未经任何修饰的原形从尿液中排出，可直接对膀胱黏膜造成损害；另一方面，存在于血液中的白消安可以间接作用于膀胱局部。预处理方案中的 TBI 或 TMI 也可参与急性 HC 的发生，放射线可造成膀胱黏膜急性损伤，发生局部缺血、溃疡、出血，同时可造成超氧自由基的形成，损伤膀胱。

目前普遍采用的预防措施是水化、强迫利尿联合美司钠。由于 CTX 对于膀胱黏膜的毒性作用可以持续 36 小时，所以在 CTX 用前 4 小时和用后 48 小时之内应该水化，加大静脉输液量，通常 3 000ml/（m^2·d）。同时应该碱化尿液（5% 碳酸氢钠），使尿 pH 维持在 7~8 之间。大量补液的同时使用利尿剂强迫利尿，期间监测尿量、电解质、尿常规。

美司钠与 CTX 的代谢产物丙烯醛特异性结合，形成无毒的复合物，同时它也降低 4- 羟基 CTX 的降解速度，减少 CTX 的毒性，而不影响其生物学效应。虽然曾有质疑应用美司钠可能会影响移植物的植入，但研究证实两者之间并无相关性。由于美司钠具有使用方便、副作用小的优点，目前多数的移植治疗中心均将美司钠列为预处理方案的常规用药之一。美司钠可使用总量可为 CTX 的 60%~160%，但研究显示美司钠的用量与 HC 的发生率无关，CTX 的 100%~120% 即可。美司钠的半衰期仅 1.5 小时，而 CTX 的半衰期为 6 小时，因此重复给药非常重要，多在 CTX 应用的同时及 CTX 后 3、6、9 小时分次静脉滴注，或 24 小时持续应用。有报道用美司钠加水化、碱化的联合方案较单用美司钠预防急性 HC 的发生率低，因此以上两种方法常同时应用。预处理相关的早期出血性膀胱炎，目前尚缺乏特异性治疗方法，通常采用类似于预防用药的水化、碱化等支持治疗。

2. 肾脏毒性　大多数患者移植后出现急性肾功能不全是短暂性的，易于恢复正常。大多数急性肾损伤的发生在移植后 10~21 天。急性肾小管坏死、药物毒性、VOD 是移植后急性肾功能不全的最常见原因。急性肾小管坏死常发生在粒细胞缺乏伴脓毒血症患者，同时接受一种或多种肾毒性药物，如两性霉素 B、阿昔洛韦、氨基糖苷类、糖肽类等抗生素。其他病因包括 GVHD、微血管病性溶血，以及其他移植后并发症的伴发等。急性肾损伤的发生与预处理方案密切相关，通常清髓性预处理方案的发生率高于非清髓性方案。

对于急性肾功能不全，应全面评估患者的肾脏损害、容量和电解质平衡，以及肾毒性药物的使用情况，尽量控制或逆转加重肾毒性的易感因素，以减轻药物的肾毒性；CTX 大剂量化疗前后充分水化，避免合用其他肾毒性大的药物，可有效防治或减轻化疗药物对肾脏的损害。在化疗期间应严密监测尿蛋白和血清肌酐，以尽早发现肾脏损害。

（七）中枢神经系统毒性

中枢神经系统毒性尽管少见，但较严重。预处理引起的中枢神经系统并发症主要包括癫痫发作、颅内出血、白质脑病。预处理期间癫痫发作通常在 Bu 给药的第 3 天或者第 4 天。患者接受预处理治疗后，造血重建需要一段时间，患者较长时间内血小板数目及功能处于低下水平，容易发生颅内出血。白质脑病是放 / 化疗所致的脑组织退行性病变，主要表现为意识模糊、昏迷、发音障碍、癫痫发作等。有研究认为，年龄越小，白质脑病的发生率越高，病情也越严重。

（八）放疗后并发症

对大剂量放疗造成的机体损伤必须引起高度警惕，特别是肺组织和眼晶状体对放疗较为敏感，TBI 时须采取适当的保护措施。间质性肺炎（IP）是大剂量放疗主要的并发症，其发生的主要危险因素包括：肺部照射剂量、总剂量、分次剂量、CTX 剂量和是否应用美法仑。神经系统并发症主要包括出血、真菌感染、脑病和外周神经病变。肾毒性的发生率为 3%~43%，肾功能不全与 TBI 剂量密切相关。眼白内障为 TBI 晚期的重要并发症，发生率为 10%~80%，发生时间约为 TBI 后 2~6 年。这与晶状体受照射的剂量呈正相关，TBI 时必须加以保护。其次，放射线对内分泌腺的损害所造成的停经或精子缺失等并发症也应该引起重视。保护措施主要利用铅、钨金属或铅、钨、铋等金属合金（低熔点铅）的遮挡来实现。但屏蔽肺部可导致胸骨柄及肋骨骨髓照射剂量不足，导致复发率升高。

总之，移植前预处理是 MM 患者自体造血干细胞移植的重要环节，预处理毒性的发生主要与预处理强度相关。所有接受清髓性预处理方案患者均会发生预处理毒性，胃肠道反应几乎不同程度地发生于所有预处理患者。预处理前，全面评估患者的主要脏器情况，结合年龄、基础疾病状态，优选合理的预处理方案。在预处理过程中，严密监测患者主要脏器功能指标，以及早发现及治疗严重毒副作用。

第二节 自体外周血造血干细胞回输

一、选择适当的回输剂量及 CD34⁺ 细胞数量

自体外周血干细胞移植过程中回输的细胞数和 CD34⁺ 细胞计数是决定移植是否成功的最重要因素之一。若输注细胞数过少，含有的 HSC 亦少，HCST 不易成功，但输注细胞过多也无必要，同时会对干细胞动员和采集提出更高的要求。研究显示，要保证移植成功，回

输的外周血单个核细胞数应≥2×10^8/kg。同时,回输的干细胞中所含 CD34$^+$ 细胞数与造血重建之间有明显的相关性。保证安全植活的最小的 CD34$^+$ 细胞数为 2×10^6/kg,而最佳数量为 $(4 \sim 6) \times 10^6$/kg。研究表明,回输 CD34$^+$ 细胞数量大于 5×10^6/kg 不但可以获得更快的粒系重建、更快的巨核系重建或更高的血小板水平,还提高了 PFS 和 OS、降低医疗成本。这说明了回输最佳数量的 CD34$^+$ 细胞的必要性。也有研究认为提高 CD34$^+$ 细胞数并不能缩短中性粒细胞和血小板的植入时间中位数,但可以减少发生延迟植入的患者比例。曾有学者提出,输注筛选的 CD34$^+$ 细胞是否可能更有利于造血及免疫重建,但 Villems 等对筛选的 CD34$^+$ 细胞进行随机对照研究,结果发现 CD34$^+$ 筛选组在生存期及复发率较未筛选组皆无优势,而且筛选组的感染率高于未净化组。因此,目前认为使用筛选的 CD34$^+$ 细胞,进行净化的 ASCT 是没有意义的。

二、回输过程中的注意事项

为了采集到满足临床所需数量的 PBSC,患者往往需要经过数次的分离,甚至再次动员采集,这样每次采集到的细胞必须先经低温保存备用。PBSC 可以在长期低温保存,但冻存过程中会用到冻存细胞保护剂二甲基亚砜(DMSO),所以在输注时需要预防与 DMSO 输注相关的并发症。水化可以预防肾功能衰竭,事先给予 1 型组胺受体阻滞剂可以减轻症状,输注后检测血压和脉搏,急救给药和医学支持等措施必须随时备用,细胞在输注前不能被照射。应通过中心静脉导管直接输入并使用无滤网的输液器,输注前给患者介绍输注过程及注意事项,以消除其紧张情绪,取得合作,使干细胞顺利输入。回输时及回输后几天都可能会闻到特殊气味,是由于冻存液中的 DMSO 在输入体内被血液稀释后经肺部大量呼出引起的,输注过程中嘱患者张口呼吸,以便尽快排出,无须特殊处理。输注后第一次尿呈粉红色,此为 HSC 保养液中的酚红从肾脏排出所致,可自行消失。具体注意事项如下。

1. 输注时间 预处理结束时,在末次化疗药物停用后 24 小时内不能输注冻存造血干细胞,除非方案中特别声明。

2. 输入量 输入的容量可能有很大差异,一般每袋 50ml,如果输注总量超过患者体重的 10%,需要分两次或者分为两天以上输入,以防 DMSO 的毒性。

3. 水化碱化 液体输入量要保证输注造血干细胞后的尿量达 $2 \sim 3$ml/(kg·h),至少 2 小时。输注前 $2 \sim 3$ 小时开始水化,直至输注完成后 5 小时为止。回输前均应给予 5% 碳酸氢钠 250ml 碱化尿液。

4. 辅助药物 为预防过敏和其他 DMSO 毒性相关的症状,包括恶心、呕吐、腹泻、呼吸困难、皮疹、低血压、心律失常等,应该在输注前 15 分钟给予下列药物,苯海拉明 50mg 肌内注射,地塞米松 10mg 静脉注射。如有苯海拉明过敏史,可用 1 型组胺受体阻滞剂替代以预防 DMSO 的副作用,可予异丙嗪 $12.5 \sim 25$mg 肌内注射。镇吐药物可随意选择。干细胞回输前 30min 给予心电监护。同时应备有床边急救药物。

5. 复苏 PBSC 回输前需解冻复温,这一过程同样也可影响到细胞活性。大量研究证明合理的复苏方法是快速复温,即在 40℃水浴中快速解冻,可避免重结晶现象,减少细胞破坏。复苏后的 PBSC 一般不需要洗涤和稀释可直接回输,以减少细胞损失。为尽可能保持细胞活力、减少回输及大量输入 DMSO 引起的不良反应,以不超过复苏后 $5 \sim 10$ 分钟回输最佳。

6. 输入速率 输入复苏的细胞,应用无滤网的输血器回输。前 4 分钟为 $3 \sim 5$ml/min,

如果患者可耐受,增加速度到完全放开输血器,输入 50ml 需要 5～10 分钟。因为内含 DMSO,安全输入的最大量为 10ml/kg 体重。

7. 监测

(1)急救设备和药物(苯海拉明、肾上腺素、氢化可的松)必须备用以供急需。

(2)输注过程中,必须有熟悉输注冻存细胞不良反应(皮疹、发热、寒战、呼吸困难、支气管痉挛、低血压、发绀、胸背痛等)处理的护士在场。

(3)开始输注前检查生命体征(血压、脉搏、呼吸和体温)和体重,输入每袋细胞前测血压和脉搏,然后每 30 分钟 1 次,直至输完最后 1 袋后 2 小时,怀疑任何心脏的问题,必须做心电图检查。

(4)不应同时输入其他药物或者液体,尤其是两性霉素、抗体、研究性药物,或者其他血液制品,因为难以评估不良反应。在血浆置换和血液透析期间不能输入细胞。

8. 不良反应　自体造血干细胞冻存在 DMSO 中,会产生两个结果。首先,红细胞和粒细胞保存差,复苏时易破裂,复苏后如果输注时间延迟,会出现细胞聚集(DNA 凝结),如果对红细胞溶解没有采取预防措施,可能会导致肾功能衰竭。其次,少部分患者对 DMSO 敏感,10% 的 DMSO 产生渗透压约为 1 800mmol/L(正常的血浆渗透压为 270～290mmol/L),DMSO 还会导致组胺释放,引起低血压、腹痛、呼吸困难、恶心、腹泻、心脏传导异常、过敏等。细胞输注 2～6 小时内可能会出现高血压或心动过缓(罕见心脏传导阻滞),严重的心动过缓多与冻存骨髓液中含有过多的红细胞有关,血压升高为一过性、无症状的。

(1)DMSO 引起的高渗透压:每天输注的冻存细胞应该小于 10ml/kg,如果需要,可以择日再输入。

(2)过敏反应:过敏罕见,但剧烈的过敏反应可以发生在输注开始时,如果出现过敏须停止输入,并采取治疗措施(1∶1 000 稀释的肾上腺素 0.3ml 皮下注射,如果需要,可以每 20 分钟一次;苯海拉明 50mg 肌内注射;地塞米松 10mg 静脉注射)。

(3)肺微栓塞:冻存的细胞复苏后会出现细胞碎片的聚集,如果患者出现胸痛、呼吸困难或者咳嗽,须减慢输入速率或者停止输入,并给予吸氧。如果症状持续,需要行心电图检查,必要时请专科医生会诊。如果细胞碎片聚集过多,可以加入柠檬酸葡萄糖(要注意低血钙的症状)。

(4)组胺释放反应:如果事先没有给予足量的抗组胺药物,会出现该反应,症状包括恶心、呕吐、腹泻、呼吸困难,皮疹也是证据,可能出现严重的低血压。

(5)血红蛋白尿:红细胞破裂可出现尿色发红,尿血红蛋白试验阳性。

第三节　自体骨髓回输

一、选择适当的回输剂量及 CD34+ 细胞数量

为了确保骨髓的植入,输注的骨髓有核细胞数不应低于 0.5×10^8/kg,CD34+ 细胞数应大于 2×10^6/kg。输注细胞数过少含有的造血干细胞亦少,移植不易成功;输注细胞数过多时,需要采集的骨髓量增多,且回输过程中的不良反应增多。输入骨髓中的有核细胞和 CD34+ 细胞的数量与移植后正常造血和免疫功能的重建密切相关。

二、回输过程中的注意事项

非冷冻保存是一种比较便捷、经济的保存方式，不需要特殊设备，适合短期储备干细胞，一般可采用4℃冰箱保存。采用这种方式，干细胞活性可以保存48～72小时。MM患者预处理方案短，常采用这种方法保存自体骨髓干细胞。

一般输注开始时间应与预处理末次化疗间隔24小时以上，除非方案中特别声明。新鲜的骨髓造血细胞应尽快输入，输注前禁止振荡骨髓造血细胞储存容器。应采用不带滤网的输血器，以免大量干细胞被滤网黏附而影响移植效果。输入前一般无须给药。在输注骨髓时，由于骨髓血中含有肝素，须应用鱼精蛋白中和肝素（50mg鱼精蛋白中和5 000U肝素），根据回输的骨髓血量计算所需鱼精蛋白的量，但不应与骨髓同管输入。输注速度开始宜慢，20min后如无不良反应，要快速滴注至70～80滴/min。在输注过程中，护士应在床边，严密观察患者生命体征及有无不良反应的发生。在输注至剩余约10ml时，含脂肪颗粒的骨髓液应弃去，以免输入体内引起脂肪栓塞。不应同时输入其他药物或者液体，尤其是两性霉素、抗体、研究性药物或者其他血液制品，因为难以评估不良反应。在血浆置换和血液透析期间不能输入细胞。对于输入量的要求，未经处理的骨髓量为10～15ml/kg体重；去红细胞的骨髓量为150～400ml。

自体骨髓回输不良反应主要有以下几种：

1. 细胞量输入过多　输注新鲜的骨髓干细胞时所输入的骨髓量较大，应当注意患者的心肺功能，如果受者预计接受的骨髓量超过20ml/kg，或者根据临床判断可能存在容量负荷过多，应减少输入量，与细胞治疗实验室联系并要求减少细胞容量。

2. 由于所输骨髓含有受损的红细胞，患者也可能出现血红蛋白尿。

3. 肺静脉微栓塞　脂肪颗粒能导致肺静脉微栓塞，患者主诉胸痛、呼吸困难、咳嗽。可通过离心法除去过量的脂肪。输注过程中可以通过减慢输注速率，以及吸氧缓解轻微的呼吸困难。

4. 抗凝过度　新鲜的骨髓造血细胞一般使用肝素或柠檬酸盐抗凝。使用肝素时，如果快速或者大量输入骨髓造血干细胞，可以导致患者短暂的抗凝过度。

第四节　造血重建的监测

在移植入的造血干细胞没有恢复正常造血之前，患者外周血细胞甚低，特别是粒细胞更低甚至为零。此时患者的抵抗力极低，可能并发严重感染或出血。了解ASCT后患者造血功能重建的规律，及时给予有力支持和对症措施，对保证和促使患者尽快恢复造血十分必要。一般来说，自体骨髓移植（auto-BMT）后的造血重建较异基因骨髓移植（allo-BMT）要快，它不受供受者之间HLA的差异和移植后免疫反应的影响，而自体外周血造血干细胞（auto-PBSCT）后造血重建早于auto-BMT。

一、造血重建的机制

在胚胎形成和发育过程中，造血首先出现在卵黄囊，接着在肝脏、脾脏，最后转至骨髓。由此可见，胚胎时期造血细胞在各个造血器官之间是移动的，这种移动是通过血液循环进行的。在成人中,造血细胞在骨髓和血液循环之间保持着动态平衡,通常98%以上的造血干/祖细胞在骨髓中,仅有很少部分在血液循环中。研究证明,造血干/祖细胞的细胞膜上存在着有关"归巢"功能的受体,这是在骨髓清除性治疗后输注的造血干/祖细胞能迅速从外周血定居骨髓并重建造血的分子基础。

骨髓移植物含有造血干/祖细胞和构成造血微环境的各类基质细胞,这些天然的组成成分有利于造血干/祖细胞植活并重建造血和免疫。外周血干细胞移植物是化疗和造血刺激因子动员骨髓造血干细胞转移到外周血,经血细胞分离机从外周血分离得到的富含造血干/祖细胞的单个核细胞。这两种来源的移植物的组成成分不尽相同,但其所含有的造血细胞都不仅有造血干细胞,还包括更多的早期造血祖细胞。造血干细胞的显著特点之一是表达 CD34$^+$ 抗原,但是 CD34$^+$ 细胞是异质性的细胞群,包括干细胞和祖细胞。分选出的CD34$^+$ 细胞 90% 以上是早期和晚期祖细胞,干细胞只是很少一部分,因此所谓"造血干细胞移植(HSCT)"实际上是造血干/祖细胞移植(HSPCT)。

造血干细胞具有自我更新和无限增殖分化的能力,因此,干细胞回输后能在受体骨髓中定居、自我复制、增殖和分化,以重新建立造血和免疫系统,保证正常的造血和免疫功能。无论骨髓移植还是外周血造血干细胞移植,移植后造血功能的重建均依赖于原始造血干细胞提供长期稳定造血的能力,以及各阶段造血祖细胞具有移植后早期恢复造血的能力。通常认为,祖细胞在移植后的造血作用反映到外周血常规的时间早,产生临床效应快,但其造血作用不持久,与早期造血恢复有关。而干细胞在移植后产生临床效应较慢,却具有长期稳定的造血作用,与长期造血恢复有关。已有充分证据表明在 CD34$^+$ 细胞之前存在 CD34$^-$的造血干细胞,且后者更为原始。还发现 CD133 是更早期祖细胞和干细胞的特异性标记,选择性表达在 CD34$^+$ 细胞亚群,如果能纯化、分选和定向扩增这些更早期的干细胞,无疑会有更高的临床价值。

机体正常的造血依赖造血细胞和支持造血细胞生长发育的骨髓微环境的相互作用。骨髓微环境主要包括基质细胞、细胞外基质和各种造血因子,三者共同组成一个高度复杂而有效的系统以调节干/祖细胞(HSPC)在此增殖、分化、成熟。研究显示,细胞毒性药物和放射治疗能严重破坏骨髓微环境,自体移植前的细胞毒性治疗对造血干细胞、间充质干细胞(mesenchymal stem cell, MSC)的数量和质量都造成了损害,在此基础上进行移植可能因受损的微环境不能维持造血干细胞的生长,导致造血恢复延迟或失败。MSC 的体内共输注可以改善骨髓微环境,从而支持和促进造血重建。

二、影响造血重建的因素

(一)接受移植物中造血干细胞数量和质量

一般认为自体骨髓移植植活的骨髓有核细胞数应 $\geq 0.5 \times 10^8$/kg 受者体重。而回输的外周血单个核细胞数应 $\geq 2 \times 10^8$/kg。同时,回输的干细胞中所含 CD34$^+$ 细胞数与造血重建之间有明显的相关性。保证安全植活的最小的 CD34$^+$ 细胞数为 2×10^6/kg,而最佳数量为(4~6)$\times 10^6$/kg。如输入的干(祖)细胞数量多,则造血重建快。

(二)移植前接触过的药物可影响造血的恢复

有效的造血是造血干细胞与支持它的微环境之间相互作用的结果,后者的损伤亦可影响植入造血干细胞的归巢和增殖。通常在造血细胞移植后骨髓造血微环境的重建应先于造

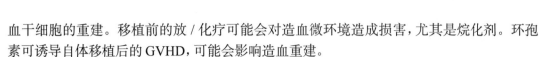

血干细胞的重建。移植前的放/化疗可能会对造血微环境造成损害，尤其是烷化剂。环孢素可诱导自体移植后的 GVHD，可能会影响造血重建。

（三）造血细胞生长因子的应用

造血细胞生长因子的临床应用，不仅可使移植后造血恢复明显加快，也可增强细胞的正常功能，减少患者骨髓低下期间的感染，缩短住院时间，提高移植后患者的生存质量。造血细胞生长因子主要包括：①粒细胞集落刺激因子（G-CSF），主要刺激中性粒细胞的产生，加速分化为功能正常的中性粒细胞；②白介素 11（IL-11），刺激早期多能造血干细胞向粒系及巨核细胞系增殖分化；③促血小板生成素（TPO），刺激巨核细胞系增殖分化，提升血小板数目；④促血小板生成素受体激动剂（TPO-RA），与 TPO 受体的跨膜区结合，活化细胞内信号途径，刺激巨核细胞增殖分化，增加血小板生成。

三、造血重建的临床监测

临床上造血干细胞成功植入具体表现为髓系（中性粒细胞）、巨核系细胞（血小板）的恢复。中性粒细胞植活的定义为连续 3 天中性粒细胞超过 0.5×10^9/L；血小板植活的定义为连续 7 天血小板不低于 20×10^9/L 并脱离血小板输注。移植后中性粒细胞恢复较快，时间中位数 10～17 天，常在 28 天内恢复。血小板恢复时间变异较大，快者可在 2 周左右恢复，慢者可延迟至移植后数月甚至 1 年。

在实际临床工作中，应该在从第 0 天开始，每日监测血常规。若 PLT $< 20 \times 10^9$/L 时应及时输注机采血小板以预防出血，特别是重要脏器出血。当 Hb < 60g/L 时应及时输注红细胞悬液。中性粒细胞缺乏期应密切监测患者有无发热、咽痛、咳嗽等感染症状，若患者出现发热，应按粒细胞缺乏伴发热处理，及时予静脉抗生素治疗，同时监测患者血压、心率，必要时予适当补液，防止感染性休克的发生。若患者体温控制不理想，应及时调整抗感染方案。

造血细胞生长因子的临床应用，不仅可使移植后造血恢复明显加快，也可增强细胞的正常功能，减少患者骨髓低下期间的感染，缩短住院时间，提高移植后患者的生存质量。研究发现使用 G-CSF 5～10μg/（kg·d）对接受自体造血干细胞移植的患者是有益的，可以加速中性粒细胞的植入，减少微生物感染，缩短移植后的住院时间，而不会显著影响血小板的移植时间。但对于移植后 G-CSF 的最佳给药时间意见不一。一方面，多数研究发现，早期（0～+4 天）和延迟（超过 +5 天）给予 G-CSF 在中性粒细胞植入时间上没有差异。另一方面，有三项研究（其中两项是 RCT）发现，接受延迟 G-CSF 治疗的患者中性粒细胞植入所需的时间明显更长。值得关注的是，在一项研究中，早期给予 G-CSF 的优势只表现在接受美法仑 200mg/m² 及输注 CD34⁺ 大于 3×10^6/kg 的亚组，这可能意味着，对于接受 HDMel 为预处理方案的 MM 患者，早期给予 G-CSF 较延迟给予更有优势。后续也有研究表明，对于MM 患者，在自体造血干细胞移植后 +1 天（n=43）给予 G-CSF 相比于 +5 天（n=78）或 +7 天（n=105）缩短了严重中性粒细胞减少的天数（而非中性粒细胞植入时间），以及感染和黏膜炎的持续时间。可能需要更大样本的针对 MM 患者的前瞻性研究进一步探究不同 G-CSF 开始时间对于移植后造血重建的影响。

为弥补 G-CSF 存在的体内半衰期短、易被酶水解和肾脏清除等缺点，有研究报道了长效 G-CSF 制剂聚乙二醇化重组人粒细胞集落刺激因子（PEG-G-CSF）对移植后造血重建的影响。由于 PEG-G-CSF 具有有效、稳定和安全的优势，在血液系统肿瘤及其他实体肿瘤中的应用非常广泛。四项非随机临床研究评估了与 G-CSF 相比,PEG-G-CSF 用于大剂量化疗和自体 PBSCT 后的安全性和有效性。在这四项研究中的每一项中,接受 G-CSF[5μg/(kg•d)]和接受 PEG-G-CSF(6mg)的患者之间的中性粒细胞和血小板植入的时间没有显著差异。其中三项研究比较了粒细胞缺乏伴发热的持续时间,两项研究表明二者之间没有显著差异;然而,另一项研究显示,PEG-G-CSF 组粒细胞缺乏伴发热的持续时间(1.6 天)明显短于 G-CSF 组(3 天)。此外,PEG-G-CSF 和 G-CSF 组在非预防性静脉抗生素应用和干细胞回输后住院时间方面没有显著差异。但以上研究由于包含病种较多,意义有限。疾病病种单纯为 MM 的研究有 2 项,其中一项单纯纳入行自体外周血造血干细胞的 MM 患者的前瞻性研究将 37 名患者随机分为 G-CSF 组(n=19)和 PEG-G-CSF 组(n=18),所有患者均采用 HDMel 预处理方案,G-CSF 组在 +5 天开始予 G-CSF 5μg/(kg•d)治疗,PEG-G-CSF 组在 +1 天给予 PEG-G-CSF 6mg;结果显示,两组在 4 级中性粒细胞缺乏发生率及粒系和巨核系植入时间方面没有显著差异,但 PEG-G-CSF 组较 G-CSF 组粒细胞缺乏伴发热的发生率(61.1% vs. 100%,P=0.003)更低且持续时间(1.5 天 vs. 4 天,P=0.005)更短。有学者对 21 例 MM 患者分别使用 PEG-G-CSF 和 G-CSF 进行预处理后的造血重建进行研究,结果提示中性粒细胞的重建时间分别是 10 天和 15 天,PEG-G-CSF 较 G-CSF 给药后中性粒细胞缺乏持续时间缩短(5 天 vs. 7 天,P<0.01)。随着重组人 G-CSF 在临床领域的广泛应用,移植后粒细胞缺乏的时间明显缩短,最终导致移植相关感染死亡率下降,移植疗效提高。

移植后巨核细胞植活前,须多次输注血小板来预防重要脏器出血。但近来临床供血紧张日益凸现、输血相关费用相对高昂,加之反复多次输注血小板或既往大量输血会导致部分患者体内产生血小板同种免疫,引起血小板无效输注,甚至引起严重的输血反应及血液传播疾病等。这一切都使得临床为减少移植后患者对输血小板的依赖而寻求有效促进血小板恢复的药物。临床上目前为数不多的促血小板生成的药物中,促血小板生成素(TPO)是促进巨核细胞增殖分化并分裂形成有功能的血小板的内源性细胞因子,也作用于早期干细胞,与促红细胞生成素(EPO)、粒细胞集落刺激因子(G-CSF)等协同作用,促进红系、粒系祖细胞的增殖,促进干细胞进入增殖周期。重组人血小板生成素(rHuTPO)是利用基因重组技术在中国仓鼠卵巢细胞表达,经提纯制成的全长糖基化血小板生成素,与内源性血小板生成素具有相似升高血小板的作用。国家药品监督管理局(NMPA)于 2006 年批准了 rHuTPO 针对肿瘤化疗血小板减少的治疗适应证,但临床上对于 HSCT 后患者何时使用 TPO 治疗尚无较多临床经验可供借鉴,国内多样本研究较少,目前没有得出一致结论。研究表明,异基因造血干细胞移植后,+1 天(n=23)、+4 天(n=20)或 +7 天(n=24)开始给予 rHuTPO[300U/(kg•d),每日 1 次,皮下注射],3 个给药组相比于对照组(n=22)均可以缩短血小板重建时间,且 3 个给药组之间无差异,考虑到经济等原因,干细胞回输后第 7 天开始给予 rHuTPO 是最佳选择。一项研究对 61 例异基因造血干细胞移植(allo-HSCT)后患者 +7 天开始接受 rHuTPO 1.0μg/(kg•d)皮下注射,至 +20 天或血小板计数(PLT)≥100×10^9/L 时停药,对照组不用药,结果显示给予 rHuTPO 并未缩短达到 PLT≥20×10^9/L 和 50×10^9/L 的时间,但明显缩短了 PLT≥100×10^9/L 的恢复时间。中山大学附属第一医院回顾性分析了 rHuTPO 在 MM 患者自体造血干细胞移植(auto-HSCT)后的应用,该研究纳入了 21 例移植后使用 rHuTPO 的患者(剂量 15 000U/d,皮下注射,疗程 14 天)和 100 例移植后未使用 rHuTPO 的患者。结果显示,对于行 PBSCT 的患者,使用 rHuTPO 未能显著促进移植后血小板的恢复,但促进粒系重建。对于行 BMT 的患者，使用 rHuTPO 能显著促进血小板的恢复，缩短血小板重建的时间，但对粒系重建无影响。而在有些关于 auto-PBHSCT 后的造血重建分析中也发现，造血重建前 rHuTPO 的使用对于粒系重建有促进作用。rHuTPO 不仅具有刺激巨核细胞增殖分化的作用，而且可以作为一种干细胞因子维持和调节早期干细胞的增殖和自我更新，对造血干 / 祖细胞的增殖有着重要的调控作用，这可能是其促进粒系重建的机制，其结论仍有待于进一步验证。

　　艾曲泊帕是一种口服非肽类促血小板生成素（TPO）受体激动剂，研究表明，艾曲泊帕在治疗异基因移植后血小板减少是安全有效的。自体移植后艾曲泊帕的影响相关报道较少，Shreeniwas 等报道了 12 例移植后血小板减少的患者，其中 2 例为异基因移植，10 例为自体移植[3 例 MM，6 例急性淋巴细胞白血病（ALL），1 例急性髓系白血病（AML）]。艾曲泊帕开始治疗的时间中位数为干细胞输注后 21 天（范围为移植 17～60 天），血小板计数中位数为 9×10^9/L［范围为（3～11）$\times 10^9$/L］，接受艾曲泊帕的剂量为 25～50mg/d，平均治疗持续时间为 29 天，患者接受艾曲泊帕的总剂量中位数为 812.5mg，血小板增量中位数为 36×10^9/L，同时没有发现不良反应。使用艾曲泊帕后血小板计数逐渐增加，因此没有患者因血小板减少而出现任何并发症，治疗费用也相对较低。

四、造血重建不良

　　尽管移植后绝大多数患者能够快速、稳定地达到造血重建，但是仍有部分患者出现移植后造血重建延迟。造血重建延迟是指 ASCT 或 allo-HSCT 后受者体内未能迅速、稳定地达到供者造血细胞重建。由于持续性粒细胞缺乏及血小板减少，容易并发感染和出血，病死率较高。

　　自体造血干细胞移植后的造血重建延迟主要有以下两种情况，一是植入失败（GF），是指自体造血干细胞移植后未能成功获得造血恢复。其定义主要基于外周血的三系中性粒细胞、血小板、血红蛋白计数及植活时间未达标。中性粒细胞计数 $<0.5 \times 10^9$/L，血小板 $<20 \times 10^9$/L，血红蛋白 <70g/L。根据植活时间，GF 可以分为原发性和继发性，原发性 GF 是指移植后 28 天（也有研究定义为 35 天或 42 天）时中性粒细胞、血小板和血红蛋白均未达到植活标准；继发性 GF 是指在已经获得植入的基础上再次出现三系中至少两系的造血细胞计数下降。不同文献所报道的 GF 发生率差异较大。在自体移植后，GF 的发生率在 1%～5%。二是单纯性持续性血小板减少症（PT），又可分为血小板植入延迟和继发性血小板重建失败。血小板植入延迟指移植后 60 天（或 35 天）血小板计数仍未达到植入标准，而继发性血小板重建失败是指血小板曾经获得植入，再次因为某种原因而持续低于 20×10^9/L 且依赖输注。

　　除上述影响造血重建的因素外，其他如骨髓微环境损伤、病毒感染（主要是 CMV、HHV-6、微小病毒）、使用骨髓抑制药物及败血症也可能导致造血重建不良。与骨髓移植相比，外周血干细胞移植 GF 发生率低。疾病状态也有一定关系，移植距离诊断时间越长，GF 风险越高，进展期疾病容易发生 GF。目前并没有前瞻性的研究证实年龄对于 GF 有确切的影响。此外，有学者建议在自体造血干细胞移植同时共输注 MSC 以促进移植后造血重建，但目前还缺乏一致结论。

　　GF 的治疗方面，首选备存的自体干细胞解救，在接受造血干细胞移植前，患者提前采集并冻存部分外周血造血干细胞。当移植后发生 GF 时，可以考虑将备存的自体干细胞进行回输。其次,可继续使用造血生长因子及间充质干细胞。另有研究提示,他汀类药物和活性氧清除剂 NAC 能够用于植入不良(poor graft function, PGF)和血小板延迟植入患者骨髓微环境损伤的修复治疗,从而改善造血,目前已有小样本临床试验证实 NAC 用于血小板延迟植入患者的安全性和有效性。如经上述治疗患者造血仍未能重建,若有合适供者,临床条件允许情况下,可考虑行挽救性异基因造血干细胞移植。

第五节 免疫重建的监测

由于 ASCT 前预处理方案中采用大剂量的放疗和 / 或化疗,患者造血功能彻底受到破坏的同时,免疫功能也严重受损。即使造血重建后,早期的免疫功能也不完全健全,患者对各种病原体,包括细菌、病毒、真菌等的易感性显著增加,而且一旦感染,常病情严重甚至致命。因此,移植后免疫功能的重建对接受移植患者的正常生存至关重要。然而,部分患者移植后免疫重建延迟或长期免疫缺陷导致感染、疾病复发和第二肿瘤等各种并发症,严重影响患者的预后。粒细胞缺陷被认为是移植后第一个月内发生感染的首要原因,而 $CD4^+$ T 细胞和 B 细胞缺陷则可能会导致疾病复发或第二肿瘤发生。因此,明确 MM 患者行 ASCT 后的免疫重建规律、探讨其影响因素,寻找并确定能预测移植预后的免疫重建指标,采取合适的手段促进移植后免疫重建对降低感染和复发等并发症,改善移植预后具有重要意义。

一、多发性骨髓瘤患者自体造血干细胞移植后免疫重建规律

(一)固有免疫的重建

1. 上皮屏障 健康人体呼吸、消化和泌尿系生殖道,以及皮肤完整的上皮细胞提供生理屏障以阻止细菌的侵入和感染。放、化疗造成皮肤、呼吸道和消化道黏膜的损伤,增加了移植后早期病原体侵入机体的风险,移植后晚期患者的上皮组织损伤和逐渐愈合,保护性分泌(如唾液腺)的分泌量及 IgA 含量也逐渐恢复。

2. 中性粒细胞 尽管中性粒细胞在移植后重建较早,PBSCT 早于 BMT,但粒细胞功能(如趋化、吞噬、过氧化物酶产生及细胞杀伤功能)在移植早期多低于正常,晚期逐渐恢复正常。

3. 自然杀伤细胞 自然杀伤细胞(NK, $CD3^-CD16^+CD56^+$)具有人类主要组织相容性抗原的功能,因此是不受肿瘤靶细胞限制而杀伤肿瘤的细胞。自体移植后 NK 细胞是最早出现于外周血中的淋巴细胞,但其数量恢复到移植前水平常需 1~2 个月。正常个体中 $CD3^-CD16^+CD56^+$ 的 NK 细胞不足 2%,而移植后这种亚群的 NK 细胞比例增加,持续到移植后约 4 个月方可恢复正常。

4. 补体 补体蛋白由单核细胞、巨噬细胞,以及肝脏产生,BMT 后 C3、C4 不出现缺陷,部分移植患者的甘露糖结合凝集素(结合病原体表面并调理吞噬作用的一种血清分子)可能会存在缺陷而致有较高的感染率。

(二)适应性免疫的重建

1. 自体骨髓移植后 B 淋巴细胞免疫的重建 通过检测 B 淋巴细胞膜标志及 CD19 或 CD20,发现自体骨髓移植(ABMT)后外周血 B 淋巴细胞数显著减少,通常至少需要 6~12 个月或更长时间方可恢复正常。移植后外周血中首先出现具有 CD19 的细胞,随后 CD20

和 CD22 阳性的细胞逐渐出现。1 年后 B 细胞的增殖仍有缺陷。动态监测血清免疫球蛋白（Ig）发现，移植后 Ig 水平降低，特别是前 3 个月降低更为明显，约半年后方渐回升。血清中免疫球蛋白的恢复基本与 CD20$^+$ 细胞同步。通常 IgG（IgG1、IgG3 再到 IgG2、IgG4）先恢复，接着为 IgM，IgA 恢复很慢，常需 1 年甚至更久。移植后 B 淋巴细胞的增殖起初为单克隆或寡克隆性。IgE 在移植后可有不同程度的升高，常在 3~4 个月时显著，而此时外周血中 B 淋巴细胞亦最低，其原因尚不十分明了。另外，研究还发现移植后 B 淋巴细胞数的恢复不受应用单克隆抗体去除移植物中 B 淋巴细胞的影响。研究还发现 ABMT 后 B 淋巴细胞的功能，无论在体外还是体内皆明显缺陷，表现为对抗原的反应缺陷等。正常 B 淋巴细胞对抗原的反应分为 2 类，分别为 T 细胞依赖性和 T 细胞非依赖性。前者多由可降解性蛋白抗原引起，同时建立记忆反应，此种反应在 ABMT 后严重受抑，需数个月至 1 年方可恢复。后者常由多糖类抗原诱发，不建立记忆反应。测定血清血凝素水平可间接反映 T 细胞非依赖性抗体的反应功能。ABMT 后早期血凝素稍升高，1 个月后渐下降，但完全恢复到正常所需时间更长，多为 1 年或更长。因此 ABMT 后 B 淋巴细胞免疫功能的缺陷与 T 淋巴细胞的功能亦密切相关，尤其是辅助性 T 淋巴细胞的减少或抑制性 T 淋巴细胞的增多。

2. 自体骨髓移植后 T 淋巴细胞免疫的重建　ABMT 1 周后随着外周血中淋巴细胞绝对值的显著减少，T 淋巴细胞绝对值也显著降低。淋巴细胞转化率在移植后明显降低，多在 1 年之后逐渐恢复。应用免疫酶标技术显示，无论 CD3$^+$、CD4$^+$ 还是 CD8$^+$ 细胞亚群，通常移植后 2~3 周降至最低，CD3$^+$ 细胞约 6 个月后逐渐恢复至正常，CD4$^+$ 细胞恢复较慢，常需 1 年之久，而 CD8$^+$ 细胞的恢复较快，约在移植后 2 个月之内其绝对值达正常水平。由于 CD4$^+$ 细胞恢复甚慢，其比例在移植后较长时间内偏低，而 CD8$^+$ 细胞恢复较快，其比例持续增高，因此 CD4$^+$/CD8$^+$ 比值降低，甚至在移植后 1 年之内均小于 1.0，两年后仍低于正常。CD16$^+$（NK）细胞和 CD37$^+$（NK 和部分 T 细胞）在移植后百分比持续增加，甚至可达两年之久，但其绝对值并无增多。比较异基因 BMT、ABMT 和外周血干细胞移植后的患者免疫功能的重建，动态观察移植后患者外周血总淋巴细胞、淋巴细胞亚群、B 淋巴细胞和 NK 细胞的比例及绝对数，发现外周血干细胞移植后的患者淋巴细胞总数、T 淋巴细胞总数（CD3$^+$）、CD8$^+$ 和 CD4$^+$ 的细胞恢复均显著较异基因 BMT 快，CD8$^+$ 细胞在三组中均较 CD4$^+$ 细胞恢复早。而 ABMT 后以上免疫指标的恢复介于异基因和外周血干细胞移植之间。多因素分析提示干细胞移植类型、移植的单个核细胞数及移植前预处理方案都显著影响免疫功能的重建。

APSCT 术后 2~4 个月 B 细胞（CD19$^+$）和 T 细胞（CD3$^+$）计数恢复正常。所有患者在移植后至少一年内 CD4$^+$/CD8$^+$ 比值较低，这是由于移植后 CD8$^+$ 淋巴细胞的持续增加和 CD4$^+$ 淋巴细胞的持续减少造成的，使患者在移植后很长一段时间内易受感染。CD4$^+$ 细胞数量低是由于幼稚 CD4$^+$CD45RA$^+$ 细胞水平持续低。高比例的 CD8$^+$ 细胞在自体移植后 10 个月表现出与活化 T 细胞（CD8$^+$DR$^+$）相容的表型。年龄、TBI、双次自体移植或 CD34$^+$ 选择性移植物均不影响免疫重建。

由于体液免疫和细胞免疫可能需要一年或更长的时间才能恢复正常，增加了感染的风险，这种免疫缺陷也可能涉及抗原呈递，特别是树突状细胞（DC）功能。有研究发现，接受 AHSCT 的患者 +20 天树突状细胞计数可达到预处理前水平，而在 +180 天可恢复至一般水平。尽管淋巴细胞重建存在缺陷，但自体移植患者的感染发生率相对较低可能与功能性有效的树突状细胞存在有关。

研究表明 MM 患者在接受 ASCT 后各种免疫球蛋白的恢复时间不同,IgG 最早恢复,IgM 次之,IgA 恢复最慢。移植后总感染率的发生与 IgG 和 IgA 水平呈负相关,随着 IgG 和 IgA 水平的恢复,移植后感染率逐渐下降。中山大学附属第一医院分析了 42 例接受 ASCT 的 MM 患者的 Ig 水平,结果表明,IgG 在移植后 1 个月即迅速恢复至移植前水平,在 9 个月及以后高于移植前水平;IgM 水平在移植后 1 个月内低于移植前水平,在移植后 3 个月即恢复至移植前水平;IgA 水平在移植后 6 个月内显著低于移植前水平,之后缓慢上升,移植后 9 个月达到移植前水平。轻链及 IgD 型 MM 患者的 IgG 水平在第 6、9、12 个月时明显低于 IgG 型,IgA 和 IgM 水平的恢复程度差异无统计学意义。移植后 3 个月,IgG 型达完全缓解的 MM 患者的 IgA 水平显著高于接近完全缓解的患者。移植后感染的发生与 IgA 和 IgG 均呈负相关,病毒感染的发生率与 IgA 和 IgG 呈负相关。

寡克隆免疫球蛋白条带(不同于最初诊断时识别的免疫球蛋白)在 MM 患者高剂量化疗后自体干细胞移植中已有报道。Rebecca 等的回顾性研究中纳入了 177 名接受 ASCT 的 MM 患者,随访时间中位数 38 个月,发生寡克隆免疫球蛋白条带的时间中位数为移植后 7.1 个月(范围为 1.9~32.0 个月),177 例患者中 39 例(22%)检出寡克隆免疫球蛋白条带,ASCT 后检出寡克隆免疫球蛋白条带与更好的 PFS(52.2 个月 vs. 36.6 个月,$P=0.21$)和 OS(75.1 个月 vs. 65.4 个月,$P=0.021$)相关。复发患者亚型与寡克隆免疫球蛋白条带不同,证实了这一现象的良性本质。与未检出寡克隆免疫球蛋白条带的患者相比,寡克隆免疫球蛋白条带也与较低的 $CD8^+$ T 细胞百分比和较高的 CD4/CD8 比值相关(2.8 vs. 0.2,$P=0.001$),提示检出寡克隆免疫球蛋白条带的患者 T 细胞免疫重建更为深入。然而还需要进一步研究来阐明寡克隆免疫球蛋白条带产生的原因及其是否具有潜在的抗肿瘤作用。

二、早期免疫重建对多发性骨髓瘤患者的预后有着一定的预测作用

研究表明早期免疫重建与更好地整体生存相关。移植后 1 个月时免疫失调与更差的 OS 相关。一项研究纳入了 59 名接受 APBSCT 的 NDMM 患者,移植后绝对淋巴细胞计数(ALC)恢复至大于 1 000/mm³ 平均需要 23 天,在 +23 天时,ALC 大于 1 000/mm³ 与更好的 PFS 相关。研究结果表明在 MM 患者中,移植后早期 ALC 恢复是 OS 和 PFS 的独立预测因子,也有研究通过长期随访,证实淋巴细胞与单核细胞的比值(*LMR*)和 Ig 水平可以评估 MM 患者 ASCT 后的进展风险。在临床中,+90 天 *LMR* < 2.4 或 > 5.7 可用于预测 ASCT 后疾病复发,在 +90 天,结合 *LMR* 和 Ig 水平可以确定一个免疫评分,该评分可以预测 MM 患者预后。但该研究样本相对较小,且存在一定异质性,需要进一步的验证。一项针对 MM 患者的研究纳入了 101 名接受骨髓或外周血造血干细胞移植的患者,结果表明,+ 100 天外周血 γδT 细胞计数增加可改善 2 年 PFS 和 OS。而外周血中 $CD4^+$ 中央记忆(CM)细胞计数与 OS 改善显著相关,与 PFS 并无相关性。但只在 AHSCT 后第 100 天骨髓 MRD 阴性的患者($n=60$)中观察到以上相关性,而在骨髓 MRD 阳性的患者($n=15$)中未观察到这种相关性。移植后 1 个月 NK 细胞计数高也与 PFS 明显延长相关。

此外,MM 患者自体移植一年后多克隆免疫球蛋白的恢复是一个独立的长期预测进展和生存的指标,半数患者行 ASCT 一年后(即 B 细胞重建预期结束时)多克隆 Ig 恢复。

为了进一步探索患者免疫状态和预后的关系,有研究比较了长期完全缓解的 MM 患者(LTCR-MM)和健康献血者的免疫状态,发现 $CD4^+$ T 细胞百分比在患者中较低,而 $CD4^+$ 和

CD8$^+$ 效应性记忆 T 细胞百分比的增加与长期完全缓解相关。调节性 T 细胞和 NK 细胞在两组中相似,但在患者中发现了 NK 细胞中抑制和激活受体的特殊再分配。在 B 细胞方面,LTCR-MM 组观察到幼稚细胞的增加和相应的边缘区样 B 细胞和类转换记忆 B 细胞的减少。LTCR-MM 患者表现出特殊的免疫特征,这可能反映了一种高质量的免疫重建,这种重建可以在体液免疫恢复的同时,发挥有效的抗肿瘤免疫监测作用。

三、提高移植后免疫重建的策略

(一)免疫球蛋白

静脉用免疫球蛋白对于防止移植后感染有轻至中度的疗效,但是其高费用和明显的对体液免疫重建的负效应限制了其应用,仅适用于 IgG 水平极低及活动期感染的患者。

(二)角化细胞生长因子

角化细胞生长因子(KGF)是纤维母细胞生长因子家族成员之一,介导消化道、皮肤和胸腺等组织上皮细胞增殖和分化,可降低预处理后重度黏膜炎的发生率。KGF 促进胸腺上皮细胞分泌 IL-7 可能是其预防胸腺损伤的一个重要机制。KGF 可保护胸腺微环境以维持正常的胸腺发育,并可促进放/化疗后的胸腺功能恢复。

(三)白细胞介素类细胞因子

IL-2 是一种多效性因子,不仅可以诱导 NK 前体细胞分化成熟,激活 NK 和淋巴因子激活的杀伤细胞(LAK)的细胞活性,还能促进干扰素 γ(IFN-γ)及肿瘤坏死因子 α(TNF-α)的分泌,有利于提高患者的免疫功能和杀灭残留的肿瘤细胞。IL-7 在促进 T 细胞胸腺依赖或非依赖途径发育中发挥着关键作用,是迄今为止最具潜能的胸腺发育因子,通过促进未成熟胸腺细胞的增殖起作用。IL-15 是 IL-2 细胞因子家族的成员,能促进 T 细胞、NK 细胞和 B 细胞的增殖。

(四)其他

成人胸腺在造血干细胞移植后对免疫重建有重要的作用,因此可以作为治疗干预的靶点。胸腺素 α1 可对 MM 患者自体或异基因造血干细胞移植后的免疫重建产生有益影响,从而降低治疗相关死亡率,增加抗骨髓瘤免疫应答。神经内分泌激素对免疫系统的影响已在动物实验中得到证实。重组人生长激素(rhGH)可总体增加干细胞移植小鼠胸腺细胞数量,但对胸腺细胞亚群或 T 细胞受体切除环(TREC)水平无影响。rhGH 对胸腺功能形成的益处可能归功于其增加多能干细胞的数量或促进淋巴祖细胞向胸腺的归巢。

(邹外一 李娟)

【参考文献】

[1] BENSINGER W I, BECKER P S, GOOLEY T A, et al. A randomized study of melphalan 200 mg/m(2)vs. 280 mg/m(2)as a preparative regimen for patients with multiple myeloma undergoing auto-SCT[J]. Bone Marrow Transplant, 2016, 51(1): 67-71.

[2] HARI P, ALJITAWI O S, ARCE-LARA C, et al. A phase Ⅱb, multicenter, open-label, safety, and efficacy study of high-dose, propylene glycol-free melphalan hydrochloride for injection(EVOMELA)for myeloablative conditioning in multiple myeloma patients undergoing autologous transplantation[J]. Biol Blood Marrow Transplant, 2015, 21(12): 2100-2105.

[3] MILLER K C，GERTZ M A，BUADI F K，et al. Comparable outcomes using propylene glycol-free melphalan for autologous stem cell transplantation in multiple myeloma[J]. Bone Marrow Transplant，2019，54（4）：587-594.

[4] 谷景立，李娟，刘俊茹，等. 大剂量美法仑与环磷酰胺、依托泊苷联合白消安预处理方案在多发性骨髓瘤自体造血干细胞移植中的比较 [J]. 中华血液学杂志，2019（09）：732-737.

[5] 金松，徐云，王攀峰，等. 白消安联合环磷酰胺作为多发性骨髓瘤患者自体造血干细胞移植预处理方案的初步研究 [J]. 中国实验血液学杂志，2015，23（06）：1618-1622.

[6] BLANES M，GONZÁLEZ J D，LAHUERTA J J，et al. Bortezomib-based induction therapy followed by intravenous busulfan-melphalan as conditioning regimen for patients with newly diagnosed multiple myeloma[J]. Leuk Lymphoma，2015，56（2）：415-419.

[7] BASHIR Q，THALL P F，MILTON D R，et al. Conditioning with busulfan plus melphalan versus melphalan alone before autologous haemopoietic cell transplantation for multiple myeloma：an open-label，randomised，phase 3 trial[J]. The Lancet Haematology，2019，6（5）：e266-e275.

[8] BYUN J M，LEE J，SHIN S，et al. Busulfan plus melphalan versus high-dose melphalan as conditioning regimens in autologous stem cell transplantation for newly diagnosed multiple myeloma[J]. Blood Res，2018，53（2）：105-109.

[9] VEERAPUTHIRAN M，JAIN T，DEOL A，et al. BEAM conditioning regimen has higher toxicity compared with high-dose melphalan for salvage autologous hematopoietic stem cell transplantation in multiple myeloma[J]. Clin Lymphoma Myeloma Leuk，2015，15（9）：531-535.

[10] SIVARAJ D，BACON W，LONG G D，et al. High-dose BCNU/melphalan conditioning regimen before autologous stem cell transplantation in newly diagnosed multiple myeloma[J]. Bone Marrow Transplant，2018，53（1）：34-38.

[11] GOMEZ-ARTEAGA A，MARK T M，GUARNERI D，et al. High-dose bendamustine and melphalan conditioning for autologous stem cell transplantation for patients with multiple myeloma[J]. Bone Marrow Transplant，2019，54（12）：2027-2038.

[12] BARTA S K，JAIN R，MAZUMDER A，et al. Pharmacokinetics-directed intravenous busulfan combined with high-dose melphalan and bortezomib as a conditioning regimen for patients with multiple myeloma[J]. Clin Lymphoma Myeloma Leuk，2017，17（10）：650-657.

[13] PARK S，KIM K，KIM S J，et al. A phase Ⅰ/Ⅱ，open-label，prospective，multicenter study to evaluate the efficacy and safety of lower doses of bortezomib plus busulfan and melphalan as a conditioning regimen in patients with multiple myeloma undergoing autologous peripheral blood stem cell transplantation：The KMM103 study[J]. Biol Blood Marrow Transplant，2019，25（7）：1312-1319.

[14] BIRAN N，ROWLEY S D，VESOLE D H，et al. A phase Ⅰ/Ⅱ study of escalating doses of thalidomide in conjunction with bortezomib and high-dose melphalan as a conditioning regimen for autologous stem cell transplantation in patients with multiple myeloma[J]. Bone Marrow Transplant，2019，54（11）：1881-1891.

[15] PATEL P，OH A L，KOSHY M，et al. A phase 1 trial of autologous stem cell transplantation conditioned with melphalan 200 mg/m（2）and total marrow irradiation（TMI）in patients with relapsed/refractory multiple myeloma[J]. Leuk Lymphoma，2018，59（7）：1666-1671.

[16] 姜文奇，巴一，冯继锋，等. 肿瘤药物治疗相关恶心呕吐防治中国专家共识（2019 年版）[J]. 中国医学

前沿杂志(电子版),2019,11(11):16-26.

[17] LALLA R V, BOWEN J, BARASCH A, et al. MASCC/ISOO clinical practice guidelines for the management of mucositis secondary to cancer therapy[J]. Cancer, 2014, 120(10): 1453-1461.

[18] MOSLEHI A, TAGHIZADEH-GHEHI M, GHOLAMI K, et al. N-acetyl cysteine for prevention of oral mucositis in hematopoietic SCT: a double-blind, randomized, placebo-controlled trial[J]. Bone Marrow Transplant, 2014, 49(6): 818-823.

[19] HOSSEINJANI H, HADJIBABAIE M, GHOLAMI K, et al. The efficacy of erythropoietin mouthwash in prevention of oral mucositis in patients undergoing autologous hematopoietic SCT: a double-blind, randomized, placebo-controlled trial[J]. Hematol Oncol, 2017, 35(1): 106-112.

[20] COTTINI F, SBOROV D, CHO Y K, et al. G-CSF starting day+1 after autologous transplant is safer than day+5 or day+7 in patients with multiple myeloma[J]. Blood, 2016, 128(22): 5790.

[21] 吴琼, 刘俊茹, 黄蓓晖, 等. 含硼替佐米方案诱导序贯自体造血干细胞移植治疗多发性骨髓瘤: 单中心200例长期随访结果 [J]. 中华血液学杂志, 2019, 40(06): 453-459.

[22] RAUT S S, SHAH S A, SHARANANGAT V V, et al. Safety and efficacy of eltrombopag in post-hematopoietic stem cell transplantation(HSCT) thrombocytopenia[J]. Indian J Hematol Blood Transfus, 2015, 31(4): 413-415.

[23] 刘俊茹, 李娟, 商京晶, 等. 多发性骨髓瘤患者自体造血干细胞移植后体液免疫重建及其与感染的关系 [J]. 中华血液学杂志, 2013, 34(4): 317-322.

[24] REBECCA Y, SIRISHA K, STANTON L G, et al. Signatures associated with clonal isotype switch after autologous stem cell transplantation for multiple myeloma[J]. Clin Lymphoma Myeloma Leuk, 2019, 19(5): e213-e220.

[25] BINDER M, RAJKUMAR S V, LACY M Q, et al. Peripheral blood biomarkers of early immune reconstitution in newly diagnosed multiple myeloma[J]. Am J Hematol, 2019, 94(3): 306-311.

[26] SWEISS K, LEE J, MAHMUD N, et al. Combined immune score of lymphocyte to monocyte ratio and immunoglobulin levels predicts treatment-free survival of multiple myeloma patients after autologous stem cell transplant[J]. Bone Marrow Transplant, 2020, 55(1): 199-206.

[27] HO C M, MCCARTHY P L, WALLACE P K, et al. Immune signatures associated with improved progression-free and overall survival for myeloma patients treated with AHSCT[J]. Blood Adv, 2017, 1(15): 1056-1066.

[28] GONZÁLEZ-CALLE V, CERDÁ S, LABRADOR J, et al. Recovery of polyclonal immunoglobulins one year after autologous stem cell transplantation as a long-term predictor marker of progression and survival in multiple myeloma[J]. Haematologica, 2017, 102(5): 922-931.

[29] ARTECHE-LÓPEZ A, KREUTZMAN A, ALEGRE A, et al. Multiple myeloma patients in long-term complete response after autologous stem cell transplantation express a particular immune signature with potential prognostic implication[J]. Bone Marrow Transplant, 2017, 52(6): 832-838.

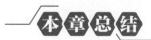 本章总结

　　本章主要阐述 MM 自体造血干细胞移植(ASCT)预处理方案、造血干细胞回输, 以及回输后造血和免疫重建。HDMel 200mg/m^2 方案应用最广泛、疗效最肯定, 是各指南预处

理方案的首选推荐。其他如增加美法仑剂量至 $280mg/m^2$ 疗效没有显著提高，而不良事件增加，且住院时间更长。降低美法仑剂量为 $100mg/m^2$ 则无法体现自体造血干细胞移植的价值，在年龄大于 65 岁或肾功能不全患者，美法仑剂量也不应低于 $140mg/m^2$。在不能获得美法仑的年代，替代预处理方案主要有 CVB 及 BuCy 方案。相比而言，HDMel 方案在血液学不良反应、减低 MM 肿瘤负荷，以及使用方便性方面更具有优势，TTP 和 OS 时间无明显差异。美法仑联合其他化疗药物方案如 Bu-Mel 方案，其 PFS 显著优于 HDMel 方案，OS 相似，然而显示出显著高的不良反应。苯达莫司汀联合美法仑在初步的研究中具有良好的安全性和令人鼓舞的疗效，尤其对于复发难治的 MM 患者具有良好的临床预后，但该方案缺少与 HDMel 的对照研究。新药联合化疗药物方案主要有白消安、美法仑联合硼替佐米（BUMELVEL）及硼替佐米联合高剂量美法仑（BorHDMel）方案，相比于 HDMel，BUMELVEL 方案生存可能获益，且具有良好的安全性，这提供了另一种可行的预处理方案，但尚需进一步研究证实其优越性。BorHDMel 方案则显示硼替佐米的加入并未使 PFS 和 OS 获益，对于达到 VGPR 以上疗效的患者，预处理方案加用硼替佐米无获益。也有研究表明硼替佐米联合美法仑的预处理方案可能在复发 MM 患者中获得较好的 *ORR*，且建议硼替佐米在美法仑应用 24 小时后给予，可增加 MM 对美法仑的敏感性，达到最佳的协同效应，进一步的结果还需更多的临床试验验证。尽管研究者都在利用新药试图进一步提高移植的疗效，但是如何设计更科学合理的新的预处理方案及入组患者的选择等都是有待于进一步探讨的问题。联合放疗的预处理方案由于其毒副作用较大，且在 PFS 及 OS 方面并没有优势，目前已较少应用。

预处理除骨髓抑制血小板减少和 / 或中性粒细胞缺乏导致出血及感染等并发症外，恶心呕吐最为常见，根据其发生时间和治疗效果可以分为急性、延迟性、预期性、暴发性和难治性，常用抗呕吐药物 5-HT 受体拮抗剂如帕洛诺司琼、NK-1 受体拮抗剂如阿瑞匹坦、糖皮质激素及二苯并 [b, e] 噻嗪类药物等。HDMel 预处理方案后Ⅲ～Ⅳ级黏膜炎发生率高达 45%，严重影响患者的生存质量，并增加其他并发症的发生，口腔冷疗法可有效减少黏膜炎的发生及减轻其严重程度。

移植回输的细胞数和 $CD34^+$ 细胞计数是影响移植是否成功的最重要因素之一。回输的外周血单个核细胞数应 $\geq 2 \times 10^8/kg$，最低的 $CD34^+$ 细胞为 $2 \times 10^6/kg$，而最佳数量为（4～6）$\times 10^6/kg$，目前认为 $CD34^+$ 细胞筛选进行净化的 ASCT 是没有意义的。冻存过程中须用冻存细胞保护剂二甲基亚砜（DMSO），所以在输注时需要预防与 DMSO 输注相关的并发症。骨髓移植有核细胞数应 $\geq 0.5 \times 10^8/kg$，$CD34^+$ 细胞数应大于 $2 \times 10^6/kg$。由于骨髓血中含有肝素，须应用鱼精蛋白中和肝素（50mg 鱼精蛋白中和 5 000U 肝素），若输入的骨髓血量较大，应当注意患者的心肺功能。

影响造血重建的因素有移植物中造血干细胞数量和质量、移植前接触过的药物及造血细胞生长因子的应用等，从第 0 天开始，应每日监测血常规并及时处理。造血重建延迟主要有以下两种情况，一是植入失败，二是单纯性持续性血小板减少症（PT），PT 又可分为血小板植入延迟和继发性血小板重建失败。治疗首选回输备存的自体干细胞，其次可继续使用造血生长因子及间充质干细胞。MM 患者 ASCT 后各种免疫球蛋白的恢复时间不同，IgG 最早恢复，IgM 次之，IgA 恢复最慢。早期免疫重建对 MM 患者的预后有着一定的预测作用，免疫重建过程中寡克隆免疫球蛋白条带的出现须与复发相鉴别。

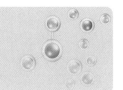

第六章
自体造血干细胞移植后的治疗

第一节 巩 固 治 疗

一、巩固治疗的定义

ASCT 可以使大部分多发性骨髓瘤患者获得更深程度的缓解，然而疾病的复发是不可避免的，随着每次的复发，疾病缓解时间会越变越短，最终发展成难治性骨髓瘤。ASCT 后的巩固或维持治疗提供了一种使疾病保持稳定，防止反复复发的方法。巩固治疗是在 ASCT 后用有效的短程单药或联合化疗方案治疗有限的时间（通常 2～4 个疗程），其强度高于维持治疗，但时间较短。新药时代到来之前，移植后的巩固治疗范围包括以根除疾病为目的自体移植和包含细胞毒性药物的化疗。随着新药时代的到来，耐受性好且抗肿瘤活性高的新药不断问世，以新药为基础的多药联合方案越来越多地被应用到 ASCT 后的巩固治疗。然而与小剂量长期维持治疗相比，大部分的巩固治疗目前仍局限于临床试验阶段。

二、巩固治疗的目的

多发性骨髓瘤疾病缓解的深度作为预后的一个因素已经被广泛接受，其直接决定了 PFS 和 OS。另外有研究表明，ASCT 后获得的 CR，尤其是获得 MRD 阴性，更能延长患者的 PFS。有研究发现，在特定的患者体内，病理性浆细胞的形态并不是单一的。根据"克隆潮"的概念，在竞争性克隆性亚组中，一种克隆亚组起主导作用，在治疗过程中，随着该组克隆减少，其他克隆亚组会显出优势。另外，骨髓瘤细胞的异质性也提高了巩固治疗在总体治疗策略中的地位。因此巩固治疗的目的是在 ASCT 后更进一步降低肿瘤负荷，使之前的化疗和 ASCT 发挥更大的疗效，增加缓解深度，使疾病能获得更长的缓解期，目前支持这一观点的数据越来越多。

三、巩固治疗方案

针对 ASCT 后的巩固治疗，目前的证据尚不能明确移植后是否推荐巩固治疗，数据基本都局限于新药时代下的临床试验。

在新药前时代，双次 ASCT 中的第二次移植被认为是巩固治疗，二次 ASCT 的提出是基于首次 ASCT 后未获得 VGPR 的患者。在新药时代，有证据表明双次 ASCT 对部分患者受益，而不是所有患者均需要双次 ASCT。Cavo 等人对 606 例以硼替佐米为基础的方案诱导治疗后接受单次 ASCT（$n=254$）和双次 ASCT（$n=352$）的患者开展了Ⅲ期临床研究，根据是否有高危因素（ISS Ⅲ期，高危细胞遗传学，在诱导治疗之后未获得 CR），每组分为 4 组具有不同危险预后分层的患者，即低危组（无以上 3 个高危因素因素）、中危组（有 1 个高危因素）、高危组（有 2 个高危因素）、超高危组（有 3 个高危因素）。研究发现双次 ASCT 较单次 ASCT 而言能提高高危组患者的 PFS 中位数（32 个月 vs. 20 个月，$P=0.012$）和 OS 中位数（80 个月 vs. 48 个月，$P=0.001$）；对于超高危组患者，双次 ASCT 的 PFS 中位数是单次 ASCT 的两倍以上（35 个月 vs. 14 个月，$P=0.028$），而双次 ASCT 组的死亡率较单次 ASCT 组降低了 56%（10 年 OS 26% vs. 6%，$P=0.025$）。因此研究认为对于高危组患者而言，双次 ASCT 是获益的。

Cavo 等人对 480 例初治的多发性骨髓瘤患者进行 ASCT 后接受 TD 和 VTD 作为巩固治疗的疗效进行对比评估。480 例初治患者分别接受 VTD（$n=241$）和 TD（$n=239$）的诱导治疗后接受双次 ASCT，随后分别接受两个疗程的 VTD（$n=160$）和 TD（$n=161$）巩固治疗。经过巩固治疗 VTD 组的 CR 率、CR/nCR 率高于 TD 组，分别为 60.6% vs. 46.6%（$P=0.012$）和 73.1% vs. 60.9%（$P=0.020$）。值得注意的是，VTD 巩固治疗组的 CR/nCR 率明显高于移植前的 CR/nCR 率。随访时间中位数为 30.4 个月，VTD 组 3 年 PFS 率明显高于 TD 组患者（60% vs. 48%）。另外，无论是否存在细胞遗传学异常，VTD 组患者都有 PFS 优势，而 TD 组患者对于细胞遗传学异常显示出更差的结果。北欧骨髓瘤研究组（Nordic Myeloma Study Group）对初治的多发性骨髓瘤患者行 ASCT 后 3 个月用硼替佐米单药巩固治疗（20 次）与不进行巩固的患者进行了一项开放、随机、对照的临床研究，试验纳入 370 例患者，随访时间中位数 38 个月，接受硼替佐米单药巩固治疗的患者 PFS 中位数明显高于对照组（27 个月 vs. 20 个月，$P=0.05$），然而 OS 无明显差异，因此该方案可能对于 ASCT 后仍未获得 VGPR 的患者来说受益更大。Talhi 对于 ASCT 后接受 VD、VCD 或 VTD 巩固治疗 2 个疗程（$n=71$ 例）与 ASCT 后未接受巩固治疗的患者（$n=82$ 例）进行对比，接受巩固治疗患者较未接受巩固治疗的患者的 CR 率（58% vs. 32%，$P=0.007$）和 VGPR 率（31% vs. 17%，$P=0.04$）高，复发率较未接受巩固治疗的患者低（10% vs. 39%，$P=0.0001$）。随访时间中位数 23.4 个月，在随访期内，接受巩固治疗的患者较未接受巩固治疗的患者能获得更长的 PFS（未达到 vs. 37 个月，$P=0.02$），在随访 27 个月时的 OS 无差异（91% vs. 82%，$P=0.7$）。研究认为以硼替佐米为基础的 ASCT 后的巩固治疗能有效提高缓解率，延长 PFS。Roussel 领导的 IFM 研究小组开展的Ⅱ期临床试验证实了 VRD 方案用于初治的多发性骨髓瘤患者 ASCT 后的巩固治疗有良好的疗效及较高的耐受性。31 例 65 岁以下初治的多发性骨髓瘤患者予 3 个疗程 VRD 方案诱导，环磷酰胺动员采集干细胞，然后进行 ASCT。ASCT 后再予两个疗程 VRD 方案巩固、来那度胺维持治疗 1 年。患者于诱导治疗、ASCT 后及巩固治疗后的 VGPR 率分别为 58%、70% 及 87%。最终 58% 患者达到 CR，其中 68% 患者达到流式细胞术的 MRD 阴性。随访时间中位数 39 个月，3 年 PFS 率和 OS 率分别为 77% 和 100%。Richardson 等的研究发现，单次的 ASCT 后予 4 疗程 VRD 方案巩固治疗的患者较双次 ASCT 后没有进行巩固治疗的患者能获得更长时间的无病生存（DFS）率（48% vs. 40%）。ASCT 后的患者予 VRD 方案巩固对于高危患者和未达到 CR 的患者是非常重要的。Sonneveld 对卡非佐米、沙利度胺、地塞米松在初治的多发性骨髓瘤诱导治疗、巩固治疗开展了Ⅱ期临床试验，并在 2012 年美国血液学会（ASH）会议上报道了相关结果。40 例患者中有 39 例在 ASCT 前完成了 4 个周期的 CTD,随后接受 4 个周期的 CTD 巩固治疗(其中沙利度胺剂量由诱导时的 200mg/d 减至 50mg/d)。在 ASCT 后 63% 患者获得 VGPR 及以上疗效(25% CR),经过巩固治疗,VGPR 及以上疗效达 70%(35% CR)。12 个月的 PFS 为 97%,OS 为 100%。未发现血液学毒性事件,3～4 级非血液学毒性事件包括深静脉血栓(10%)、皮疹(8%)、多发神经病变(17%)。2013 年更新了研究数据,入组患者达 70 例,卡非佐米剂量从 27mg/m^2 增长至 36mg/m^2,截至数据发表,39 例按照方案完成治疗,19 例正在接受治疗,CR/sCR 率(ASCT 后达 30%)在巩固治疗后增加到 49%。标危和高危[+1q 或 t(4;14)或 del 17p]的治疗反应基本相似。3～4 级非血液学毒性小于 5%(主要是皮疹和感染)。ASCT 后以伊沙佐米为基础的巩固及维持治疗的多中心临床试验(NCT02253316)正在开展,其结果我们拭目以待。

另外,MRD 的阴性意味着多发性骨髓瘤患者获得更深水平的缓解,直接影响其预后及治疗持续时间,因此对于多发性骨髓瘤患者进行 MRD 评估显得越来越重要。Ladettod 等对在 ASCT 后获得 VGPR 的多发性骨髓瘤患者进行研究发现,予 4 个疗程的 VTD 巩固治疗的患者分子学缓解率高于未行巩固治疗的患者(18% vs. 3%),MRD 阴性患者的 PFS 中位数明显提高(68 个月 vs. 23 个月,$P<0.001$)。Roussel 等的研究发现,流式细胞术检测 MRD 阴性的患者 3 年的 PFS 为 100%,而通过完成诱导、巩固治疗的患者达 MRD 阴性的概率更高。Jakubowiak 等人也对获得 CR 的患者进行用 10 色流式细胞术进行亚组分析,结果发现通过巩固治疗的患者更能获得 MRD 阴性。

目前对于 ASCT 后的巩固治疗仍存在争议。Stadtmauer 等人的研究将 54 家中心的 758 例有症状的多发性骨髓瘤患者分为 3 组:双次自体移植加来那度胺维持组($n=247$),自体移植加 VRD 巩固加来那度胺维持组($n=254$),自体移植加来那度胺维持组($n=257$)。结果发现,38 个月时的 PFS 率分别为 58.5%、57.8% 和 53.9%,38 个月时的 OS 率分别为 81.8%、85.4% 和 83.7%。比例风险模型分析显示,3 组的治疗方法对 PFS 和 OS 统计学无显著性差异。3 组 1 年时的 CR 率分别为 50.5%、58.4% 和 47.1%,药物毒性及第二肿瘤发生率在三组之间无差异。因此认为双次自体移植或移植后接受 VRD 的巩固治疗,不能提高患者的 PFS,进行亚组分析之后发现在高危患者中巩固治疗可以获益,而在标危患者中巩固治疗并不获益。

四、巩固治疗未来的方向

虽然 ASCT 后巩固治疗的提出已经数年,但是其严格定义仍然值得商榷。而 Kumar 等认为 ASCT 后的巩固治疗和维持治疗可以不用严格区分,他们只是语义上的差异。目前为止,巩固治疗阶段没有太多的随机临床试验。从理想出发,当患者经过诱导治疗和 ASCT 后,患者应该根据细胞遗传学异质性随机分组进行治疗。另外目前的临床试验尚不能证实巩固治疗延长了患者的 OS,事实上,在某些临床试验中,OS 也不是其主要观察终点,因此巩固治疗不是常规推荐方案。究竟巩固治疗能否在多发性骨髓瘤长期治疗策略中占有一席之地,还需要更多的临床试验数据来进一步证实。

第二节 维 持 治 疗

一、维持治疗的定义、时机和持续时间

多发性骨髓瘤自体移植后需要进行维持治疗,部分患者可能考虑巩固治疗。巩固治疗是在诱导缓解后继续给予的短期强化治疗,一般重复原有效诱导方案 2~4 疗程,旨在进一步提高治疗反应。维持治疗是在疾病达到缓解期,或疾病控制到最佳状态时给予的长期维持性药物治疗,通过抑制恶性细胞增生和诱导其凋亡等途径来进一步清除微量残留病,旨在延长患者的无进展生存期及总生存期。对于不行巩固治疗的患者,通常在移植后造血重建良好后即开始维持治疗。维持治疗的地位是十分确定的,其持续时间通常为至疾病进展或者不耐受。

二、自体移植后维持治疗的目的

由于微量残留病灶的存在,疾病常历经缓解、复发进展的循环,另一方面,疾病缓解深度与下一次的疾病进展时间密切相关,缓解程度越深,下一个 PFS 越长。为了更好地延长患者的生存时间,改善其预后,多发性骨髓瘤的治疗不仅需要诱导和巩固治疗,还需要维持治疗。从生物学上讲,维持治疗的目标是持续抑制微量残留病灶,从而达到延长无进展生存期及总生存期的作用。

三、维持治疗方案

Myeloma IX 临床研究纳入了 820 例患者,随机 1:1 是否使用沙利度胺维持治疗。结果显示在细胞遗传学预后良好组,沙利度胺可以增加 PFS 而未增加 OS,但在高危细胞遗传学组,沙利度胺没有影响 PFS,却对 OS 有不利影响,主要原因包括药物带来的毒副反应增加。因此 NCCN 指南已经不推荐多发性骨髓瘤患者应用沙利度胺进行维持。然而,我们认为限于国情,沙利度胺在国内并不应该废弃。对于中、低危患者,很多临床研究显示沙利度胺维持治疗与不维持治疗相比仍然具有生存优势。对于高危患者需要谨慎使用。沙利度胺的不良反应主要包括周围神经病变、镇静作用、便秘、皮疹和深静脉血栓形成。多数患者因不良反应仅能耐受 1~2 年的用药时间。HOVON-50 试验中沙利度胺治疗组约半数患者出现周围神经病变,其中 58% 的患者需调整药物剂量或停用沙利度胺。沙利度胺维持治疗还可增加血栓风险。

来那度胺在维持治疗的地位是十分确定的,两项著名的临床研究 IFM2005-02 和 CALBG100104 对于接受自体移植后的患者随机给予来那度胺及安慰剂,结果显示来那度胺维持治疗获益。CALBG100104 是Ⅲ期、对照、双盲、多中心研究,在美国 47 家中心开展。460 例新诊断多发性骨髓瘤患者,年龄介于 18 至 70 岁,在接受自体干细胞移植 100 天后获得至少稳定疾病(SD)或更佳疗效,随机接受来那度胺维持治疗(10mg/d,用药 3 个月,血细胞可以耐受增加至 15mg/d)或安慰剂至疾病进展、副作用无法耐受或死亡。IFM2005-02 是Ⅲ期、对照、双盲、多中心研究,在欧洲 3 个国家的 77 家中心开展。614 例年龄在 65 岁以下的新诊断多发性骨髓瘤患者,在接受自体移植后 6 个月内如无疾病进展,随机接受 2 个月的

来那度胺单药巩固方案（25mg/d，每28天用药21天），然后以来那度胺维持治疗（10mg/d，用药3个月，血细胞可以耐受增加至15mg/d）或安慰剂至疾病进展、副作用无法耐受或死亡。这两项Ⅲ期研究显示，自体移植后来那度胺单药维持治疗显著降低骨髓瘤患者的疾病进展或死亡风险，导致这两项研究在中期分析时因超越预设的优效性界值而揭盲。两项严格的随机对照研究充分证实了来那度胺的维持治疗获益，另一方面，来那度胺为口服给药，依从性高，目前在维持治疗中被广泛应用。

来那度胺维持治疗是否需要联合糖皮质激素？有一项临床研究中设计了2组维持治疗方案（NCT01091831），分别为来那度胺10mg/d（每28天应用21天）联合泼尼松（50mg隔日口服一次）对比来那度胺单药，结果显示两组结局没有统计学差异。

来那度胺在高危患者维持治疗中的研究结果有一定争议。针对包含GALGB 100104/IFM2005-02和GIMEMA临床试验的荟萃分析显示来那度胺维持治疗并未增加高危患者的生存获益，但也有研究支持高危患者应用来那度胺仍然获益。Myeloma Ⅺ研究显示经诱导、自体移植及巩固治疗后，来那度胺维持治疗在高危患者中的PFS和OS均获益，来那度胺维持治疗组比观察组PFS显著延长（39.1月 vs. 19.9月，$P < 0.000\,1$）。来那度胺维持治疗组随着治疗时间延长，缓解深度增加，该研究结果认为高危患者在来那度胺维持治疗中获益。

Chakraborty等分析了妙佑医疗国际2010年至2015年间577例新诊断的多发性骨髓瘤患者，其中接受早期自体移植共有341例，132例和104例患者分别接受了不进行维持治疗、来那度胺和硼替佐米维持治疗。接受来那度胺或者硼替佐米维持治疗的患者荧光原位杂交的高危细胞遗传学发生率分别为31%和58%。来那度胺维持组的PFS高于无维持组（37个月 vs. 28个月，$P = 0.002$；$HR = 0.48$，$95\%CI$ 0.35～0.66），包括ISS Ⅲ期的患者（PFS中位数40个月 vs. 24个月，$P = 0.008$）和高危细胞遗传学的患者（PFS中位数27个月 vs. 16个月，$P = 0.032$）。硼替佐米维持对整个队列的PFS没有益处，但对高危细胞遗传学亚组的PFS有改善（28个月 vs. 16个月，$P = 0.035$）。在接受来那度胺或硼替佐米维持治疗的患者中，分别有17%和7%的患者因毒性而停药。结果表明，来那度胺或硼替佐米的移植后维持在临床上是可以耐受的，并且可以改善MM患者高危亚组的PFS。

来那度胺的副作用包括皮疹、骨髓抑制、第二肿瘤风险等，来那度胺禁忌用于妊娠或任何准备用药期间妊娠的女性。对于已知有心肌梗死或血栓危险因素的患者应密切监测。乳糖不耐受患者不得服用本药品。来那度胺相关的皮疹通常为轻度，部分可以联合小剂量激素以减轻过敏反应。对于严重的剥脱性皮炎或大疱性皮疹［如重症多形性红斑（Stevens-Johnson syndrome）］和中毒性表皮坏死松解症是再次应用的禁忌。GALGB 100104和IFM2005-02 2项Ⅲ期临床研究均显示，来那度胺最常报告的不良事件在血液系统，包括中性粒细胞减少和血小板减少，因此来那度胺治疗的最初8周应每周做一次全血细胞计数，之后每月做一次，以监测血细胞减少。肾功能损害患者剂量选择应慎重，建议监测肾功能。轻度肾功能损害患者无须调整剂量，对于中度或重度肾功能损害或终末期肾病患者，建议在起始用药时和治疗全程调整剂量。肝功能损害患者建议监测肝功能，尤其是有病毒性肝炎史或当前合并病毒性肝炎时，或来那度胺与已知可导致肝功能障碍的药品联用时。另外需要注意来那度胺应用后会增加第二肿瘤发生风险。IFM200502和CALGB100104临床试验在年龄小于65岁MM患者移植后应用来那度胺维持治疗，第二肿瘤发生率分别为5.5%和6.5%，而安慰剂对照组则分别为1.0%和2.5%。MM015临床试验发现年龄大于65岁的

MM 患者接受 MPR（美法仑 + 泼尼松 + 来那度胺）维持治疗，第二肿瘤的发生率增加。然而，来那度胺维持带来的生存获益远大于第二恶性肿瘤的风险，不应该因顾及第二肿瘤风险而不采用维持治疗。但是对于已经存在交界性肿瘤 / 恶性肿瘤的患者应用来那度胺则需要慎重。应用免疫调节剂（IMID）时，血栓预防是十分重要、不能忽略的问题，有关 IMID 血栓防治见本书第十四章。

硼替佐米在高危患者维持治疗中的意义较为确定，可提高高危 MM 患者的 PFS 及 OS。HOVON-65 和 GMMG-HD4 进行了应用 VAD 及 PAD 诱导治疗序贯 ASCT，ASCT 后应用沙利度胺（VAD）及硼替佐米（PAD）维持治疗的临床试验。其中沙利度胺为 50mg/d 持续 2 年，硼替佐米为 $1.3mg/m^2$，每 2 周 1 次持续 2 年。研究显示硼替佐米诱导 / 维持治疗可以显著延长包括高危患者在内所有患者的 PFS 及 OS。Scott 等通过 Cochrane 数据库对应用硼替佐米维持治疗的数据进行荟萃分析。结果显示含硼替佐米的维持治疗方案相比不含硼替佐米的维持治疗方案，患者不仅有显著的 PFS 获益，*HR* 达 0.70（95%*CI* 0.61～0.79），OS 也有明确获益，*HR* 达 0.76（95%*CI* 0.64～0.91）。硼替佐米维持可选择的方案也比较多，通常采用 $1.3mg/m^2$，2 周 1 次或者 3 个月 1 个疗程等。硼替佐米用于维持治疗常见不良反应为周围神经病变，所有报道维持治疗发生 3～4 级周围神经病变都比较少。硼替佐米维持剂量在周围神经病变严重时考虑调整为 $1.0mg/m^2$。妙佑医疗国际 mSMART 指南推荐对于中高危患者进行硼替佐米 / 卡非佐米至少 2 年的维持治疗。维持治疗时间有应用 2 年到 3 年，也有到疾病进展的，根据微量残留病灶调整治疗的报道比较少，值得进一步探讨。

伊沙佐米是第二代蛋白酶体抑制剂，TOURMALINE-MM3 是随机、安慰剂对照、双盲Ⅲ期研究，受试者为 656 例新诊断多发性骨髓瘤患者，旨在确定伊沙佐米 3mg 维持治疗与安慰剂对照，对诱导治疗后缓解（≥部分缓解）、序贯自体干细胞移植 PFS 的效应。结果显示自体移植后获得缓解的多发性骨髓瘤患者中，伊沙佐米的 PFS 优于安慰剂，差异有统计学意义（*HR* = 0.72，*P* = 0.002）。与安慰剂相比，伊沙佐米的进展或死亡风险降低 28%，PFS 延长 39%。TOURMALINE-MM3 临床试验的数据支持伊沙佐米单药作为自体移植后口服蛋白酶体抑制剂维持治疗选择。TOURMALINE-MM3 是首个也是目前唯一评估口服蛋白酶体抑制剂用于维持治疗的Ⅲ期安慰剂对照研究，其结果支持伊沙佐米作为维持治疗药物用于干细胞移植后患者。值得注意是，高危组患者仍然获得明显的生存获益。伊沙佐米和安慰剂组均出现≥3 度的常见不良反应，包括感染（分别为 15% 和 8%，其中肺炎分别为 6% 和 4%）、胃肠道症状（分别为 6% 和 1%）、中性粒细胞减少（分别为 5% 和 3%）、血小板减少（分别为 5% 和 <1%）。周围神经病变事件发生率在伊沙佐米组为 19%，安慰剂组为 15%。3 度周围神经病变发生率在伊沙佐米组为 <1%，安慰剂组为 0%。两组第二原发性恶性肿瘤发生率均为 3%。

不同作用机制和不同敏感谱的药物联用可以起到协同作用杀灭不同的亚克隆的作用，从而使具有内在的克隆异质性 MM 得到更深的缓解。PETHEMA/GEM 临床试验将接受自体移植后的患者随机分为三组进行维持治疗：TV 组即沙利度胺 100mg/d（每 3 个月一疗程）联合硼替佐米 $1.3mg/m^2$（第 1、4、8、11 天）、沙利度胺 100mg/d 单药、干扰素组。结果显示 TV 组具有明显 PFS 获益。Nooka 等对高危 MM 患者[del（17p）、del（1p）、t（4；14）或 t（14；16）、浆细胞白血病（PCL）、多于 1 种细胞遗传学异常]自体移植后进行了 3 年 VRD 方案维持治疗，结果显示所有患者 3 年 OS 为 93%，del（17p）的患者可达 94%。

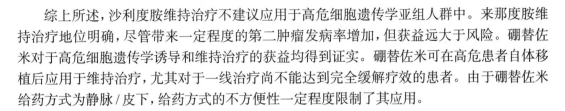

综上所述，沙利度胺维持治疗不建议应用于高危细胞遗传学亚组人群中。来那度胺维持治疗地位明确，尽管带来一定程度的第二肿瘤发病率增加，但获益远大于风险。硼替佐米对于高危细胞遗传学诱导和维持治疗的获益均得到证实。硼替佐米可在高危患者自体移植后应用于维持治疗，尤其对于一线治疗尚不能达到完全缓解疗效的患者。由于硼替佐米给药方式为静脉／皮下，给药方式的不方便性一定程度限制了其应用。

四、维持治疗未来的方向

（一）蛋白酶体抑制剂与免疫调节剂联合

Nooka 等报道，高危细胞遗传学患者自体移植后 3 年 VRD 维持治疗的数据显示长期生存可达 90% 以上，但是这一结论需要进一步验证。对于高危 MM 患者人群应用 VRD 或者减量的 VRD 方案（VRD lite）组合进行长时间的维持治疗可能是合理的药物组合选择，需要在更多的中心进行临床试验证实这种组合的有效性和安全性。来那度胺与伊沙佐米均为口服制剂，且单药均证实在维持治疗中的生存获益。蛋白酶体抑制剂与免疫调节剂具有协同作用，两药联合作为维持治疗是一个理论上可行的治疗组合。然而，两者同样具有骨髓抑制作用，如何选择合适剂量需要设计临床观察。联合治疗需要兼顾药物毒性是两药组合应用需要考虑的问题。

（二）泊马度胺应用于维持治疗

泊马度胺是第三代免疫调节剂，结构与沙利度胺和来那度胺相似，但是具有更强的抗骨髓瘤活性和相似的安全性。2013 年已经被 FDA 和欧洲医药管理局批准用于曾接受过至少两种治疗（包括来那度胺和硼替佐米）但在疾病治疗过程中或最近 1 次治疗后 60 天内进展的患者。IFM2009-02 和 MM-003 研究显示泊马度胺联合低剂量地塞米松对于合并 del（17p）及 t（4；14）患者均有效，且对于 del（17p）的 RRMM 患者似乎比 t（4；14）患者获益更大。泊马度胺为口服剂型，应用于维持治疗十分方便，更由于其在高危复发患者中的生存优势，值得进一步推广高危患者应用泊马度胺口服维持治疗。

（三）高危患者的维持治疗问题

高危患者的生存是 MM 领域很大的挑战，尤其对于高危细胞遗传学、合并非骨旁髓外包块、外周血浆细胞比例≥5% 的患者，维持治疗的强度应该在兼顾毒性基础上更强。

（四）根据疾病缓解状态／微量残留病变水平进行维持治疗的调整

维持治疗能够使生存获益一个很重要的机制是在维持治疗阶段能使部分患者获得更深程度的缓解。目前根据微量残留病变情况调整治疗已经有多项临床试验。既往骨髓瘤"平台期"概念已经基本不再提及，因为更积极的治疗可能使得传统的平台期进一步走向深度缓解。但是治疗调整也不能盲目进行以免产生诱导克隆演变和交叉耐药。针对微量残留病变情况进行调整是一个很有前景的治疗方向，有助于实现骨髓瘤治疗的个体化。

（五）维持治疗的时限

目前的研究多为移植后维持治疗 2～3 年，观察终点为移植后 PFS 及 OS。但是维持治疗 2 年以后是否仍然需要继续用药并没有结论，维持治疗的停药时间没有明确，有待合理的临床试验／观察以得出数据。

（六）其他药物应用于维持治疗

骨髓瘤中 15%～20%、浆细胞白血病中 40%～50% 患者存在 t（11；14）（q13；q32）。

Bcl-2 是一种调控细胞凋亡的蛋白,其抑制剂维奈克拉在体外实验中可诱导骨髓瘤细胞的凋亡。对于存在 t(11;14)(q13;q32) 的患者,维奈克拉的作用尤为显著。进一步进行 *BCL2L1*(编码 Bcl-xL)及 *MCL1*(编码 Mcl-1)基因的检测,可预测存在 t(11;14)(q13;q32) 的患者单独用药使用或联合其他药物可达到疗效达到最大化。存在 t(11;14)(q13;q32) 骨髓瘤目前被认为介于高危和低危之间,对于移植后疗效欠佳或者合并高危复发因素患者可以考虑进行维奈克拉的维持治疗。对于原发浆细胞白血病,目前治疗方式预后很差,应用维奈克拉进行诱导和维持治疗有良好的前景。

第三节 移植后的监测

一、移植后监测的内容、时机、频度

移植后 +1、+2、+3、+6 个月需要进行血常规、生化、M 蛋白相关检测,以及免疫球蛋白水平的检测,以后每隔 3～6 个月需要进行上述检测。对于诊断时有髓外包块的患者需要每半年进行一次包块处影像学检测。

移植后 M 蛋白相关内容的监测主要参考起病时用于疾病评估的指标,如起病时 M 蛋白≥10g/L、24 小时尿轻链≥500mg、血清游离轻链差值≥100mg/L、髓外包块≥1cm 的均需要定期进行异常指标的监测。另外,部分多发性骨髓瘤患者复发时存在轻链逃逸现象,即免疫球蛋白水平显著下降,但血清游离轻链及尿轻链水平显著升高的表现,轻链逃逸常提示预后不佳。

此外,内源性免疫球蛋白水平的监测是需要的,很多研究均显示背景蛋白的水平及是否存在免疫抑制对于移植后复发具有十分强烈的预测作用,但是除了尽量降低肿瘤负荷以外,几乎没有方法能够提高内源性免疫球蛋白水平。除了预测疾病走向外,对于反复感染且合并内源性免疫球蛋白水平低下的患者可以考虑实验性应用静脉输注人丙种球蛋白。

自体造血干细胞移植后的监测通常为移植后 3～4 个月进行骨髓穿刺检查,包括骨髓涂片及骨髓微量残留病变的监测。骨髓微量残留病变的检测应在进行流式细胞术检测时尽可能多收集细胞量。应用流式细胞术进行检测微量残留病灶提高灵敏度的核心是收集的细胞量,如果收集 100 万个有核细胞,检测的灵敏性可以达到 $3×10^{-5}$(按照需要至少 30 个异常细胞为标准)。收集 300 万个细胞,灵敏性可达 $1×10^{-6}$。对于达到完全缓解的患者可完善血清游离轻链,若达到严格意义上的完全缓解后应该进行每年一次的骨髓穿刺检测评估是否达到骨髓微量残留病变阴性。

二、移植后微量残留病灶的监测

过去二十年中,MM 患者的治疗效果得到了极大的改善,尤其是近年来,三种新药联合自体造血干细胞移植极大地提高了 MM 患者的缓解深度,40%～50% 入组临床试验的患者可以获得微量残留病(minimal residual disease,MRD)阴性状态的缓解。在获得完全缓解(CR)的患者中,MRD 阴性患者的无疾病进展生存(PFS)和总体生存(OS)率显著高于 MRD 阳性患者。因此,MRD 监测已经成为一个评估 MM 患者预后、指导治疗方案选择的重要手段。

（一）MRD 的定义和检测方法

MRD 指经过治疗获得 CR 后，形态学方法不能检测到的 MM 细胞，用多参数流式细胞仪（MFC）和聚合酶链反应（PCR）等方法在 $10^3 \sim 10^6$ 个有核细胞中能检测到 1 个 MM 细胞。近年来，部分学者建议用可检测残留病（measurable residual disease）替代微量残留病（minimal residual disease），前者是指治疗后无论是否获得 CR，用 MFC 和 PCR 等方法能检测到的 MM 细胞。

如今，MRD 已经成为 MM 患者治疗后评估疾病状态的一个重要参数，不仅能很好地预测患者的预后，而且还能用于 MRD 治疗的干预或治疗方案的选择。目前，包括 MFC、等位基因特异性定量聚合酶链反应（ASO-qPCR）、二代测序（NGS）和 ^{18}F- 氟代脱氧葡萄糖正电子发射计算机体层显像（^{18}F-FDG PET/CT）等的方法已经被用于 MM 患者的 MRD 监测，其中以 MFC 和 PCR 最为常用（表 6-3-1，图 6-3-1）。上述方法被纳入 2016 年国际骨髓瘤工作组（IMWG）的 MM 疗效评估和 MRD 监测共识和中国多发性骨髓瘤诊治指南（2017 年修订版和 2020 年修订）。

表 6-3-1　MM 患者不同 MRD 检测方法的比较

	检测方法			
	ASO-qPCR	MFC	NGS	^{18}F-FDG PET/CT
适用人群	60%～70%	几乎 100%	90% 以上	75%
初诊标本	需要	不需要	需要，以便确定主要的克隆	不需要
标本量	100 万个有核细胞	500 万个有核细胞	100 万个有核细胞，增加数量增加灵敏度	不需要
标本要求	新鲜或冻存标本	新鲜细胞，保存不超过 48 小时	新鲜或冻存标本	不需要
灵敏度	10^{-5}	$10^{-5} \sim 10^{-6}$（NGF）	$10^{-5} \sim 10^{-6}$	—
检测复杂程度	需要患者特异性探针，2～4 天	数小时可完成	需要数天时间，生物信息分析人员支持	辐射暴露，价格昂贵
标准化	EuroMRD 标准化	Euro-FLOW 标准化	未实现标准化	未实现标准化
技术可及性	广泛应用，尤其在欧美	欧美和国内主要的血液病诊治中心	未常规用于临床	缺乏普及性

注：MM. 多发性骨髓瘤；MRD. 微量残留病；ASO-qPCR. 等位基因特异性定量聚合酶链反应；MFC. 多参数流式细胞仪；NGS. 二代测序；^{18}F-FDG PET/CT. ^{18}F- 氟代脱氧葡萄糖 PET/CT；NGF. 二代流式细胞术。

多重流式细胞仪（MFC）　MFC 可分为一代流式（4～6 色）和二代流式（NGF，8 色及以上），已经成为 MM 患者诊断、预后分层和疗效评估的一项重要技术手段。最常用的区分正常浆细胞和克隆性浆细胞的抗原标记有 Cyκ、Cyλ、CD19、CD27、CD138、CD45、CD56、CD38，其他标记还有 CD20、CD28、CD81、CD117 和 CD200。欧美多数中心采用 NGF 检测 MM 患者的 MRD，国内部分血液病诊治中心也采用 NGF 对 MM 患者的疗效进行评估。

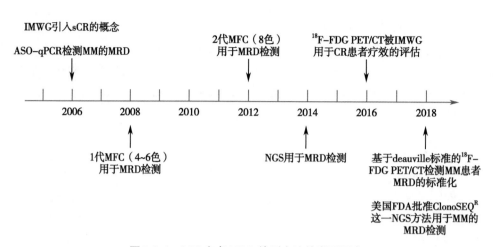

图 6-3-1 MM 患者 MRD 检测方法的发展历史

《多参数流式细胞术检测急性白血病及浆细胞肿瘤微小残留病中国专家共识（2017 年版）》指出，CD38 和 CD138 通常用来界定浆细胞群体，CD19 和 CD56 可以较好地区分正常和异常浆细胞，MM 患者 MRD 监测的"骨架"抗体应包含抗 CD38、CD138、CD56、CD19、CD45。欧洲流式协助组（EuroFlow）建议的 NGF 抗体组合包括：①抗 CD38、CD56、CD45、CD19、CD117、CD81、CD138 和 CD27；②抗 CD38、CD56、CD45、CD19、Cyκ、Cyλ、CD138 和 CD27。尽管关于是否需要检测 Cyκ 和 Cyλ 国内外学者尚存争议，我国的专家共识认为胞质免疫球蛋白轻链的限制性表达是确定克隆性浆细胞最直接的证据，建议将针对这两种抗原的抗体也纳入检测抗体组合中。NGF 的检测限值（limit of detection，LOD）如果以 10 个细胞为限，10^{-5} 的灵敏度需要检测 100 万个有核细胞；如果以 20 个细胞为限，10^{-5} 和 10^{-6} 的灵敏度分别需要检测 200 万个和 2 000 万个有核细胞。

1. ASO-qPCR　利用 ASO-qPCR 可以通过检测 MM 细胞特异性免疫球蛋白重链（IgH）的基因 *IGH* 重排来确定肿瘤负荷，灵敏度能达到 10^{-5}。该方法可以提供 MRD 的准确定量。ASO-qPCR 需要设计针对 *IGH* 重排基因互补区的探针，因此需要获取 MM 患者初诊时的标本。

2. NGS　NGS 的原理是应用针对 *IGH* 的 VDJH、DJH 重排或 *IGK* 的位点的特异探针对 DNA 进行扩增，扩增后免疫球蛋白 DNA 被测序，并确定标本中存在的不同克隆的比例。此外，为避免 *IGH* 和 *IGK* 重排不成比例扩增，需要对大量引物进行调整和验证，以确保从剩余的正常 B 细胞衍生的许多重排之间每个目标重排都可以等比例扩增。基于 NGS 技术衍生的方法，利用多重 PCR 技术和新一代测序，来识别并量化患者骨髓中 DNA 的特定基因序列，可以从一百万个正常细胞中检测到 1 个恶性肿瘤细胞，检测精度大大提高，已经被美国 FDA 批准用于 MM 患者的 MRD 检测，灵敏度可达到 $10^{-5} \sim 10^{-6}$。

3. ^{18}F-FDG PET/CT　^{18}F-FDG PET/CT 使临床医生能够从全身的角度评估 MM 患者的髓内和髓外病变（EMD），具有相对高的灵敏度和特异度。其最大的优点是能准确评估 MM 肿瘤负荷，能区分代谢活性状态的病变和非活动的病变。

4. 不同 MRD 检测方法的比较　2014 年西班牙学者 Martinez-Lopez 等报道了一项研究，入组了 133 例来自 GEM（Grupo Español de Mieloma）骨髓瘤临床试验的 MM 患者，对三种 MRD 检测方法（NGS、MFC 和 ASO-qPCR）进行了比较，结果发现利用 NGS 检测 MRD 阴性的患者疾病进展的时间（time to tumor progression，TTP）较 MRD 阳性患者显著延长（TTP 中位数 80 个月 $vs.$ 31 个月，$P < 0.000\ 1$），总体生存获得明显改善。Martinez-Lopez 等的研究显示，NGS 和 MFC 检测结果的一致性为 83%，两种方法同时检测 MRD 的阳性率和阴性率分别为 61% 和 22%，R^2 为 0.58；NGS 与 ASO-qPCR 检测结果的一致性为 85%，两种方法同时检测 MRD 的阳性率和阴性率分别为 49% 和 36%，R^2 为 0.54。研究随后对同时具备 NGS 和 MFC 结果的 99 例患者进行了分析，发现 82 例两种检测的结果一致，其中两种方法均为阳性和阴性的患者分别是 60 例和 22 例，其中 12 例患者 MFC 阴性但 NGS 阳性（MFC$^-$/NGS$^+$），5 例患者 MFC 阳性但 NGS 阴性（MFC$^+$/NGS$^-$）；NGS 阴性患者的 TTP 较 MFC$^+$/NGS$^+$ 患者显著延长（TTP 中位数未达到 vs. 29 个月，$P = 0.000\ 1$），而 MFC$^-$/NGS$^+$ 患者的 TTP 中位数为 50 个月。该研究提示 NGS 监测 MRD 较 MFC 有一定的优势。

目前，NGF 和 NGS 已经被国内外许多中心用于 MM 患者的 MRD 监测，其标本都取自治疗后的骨髓。由于 MM 细胞全身分布存在不均一性，且逃逸治疗的 MM 血细胞可在骨髓以外形成髓外病变，因此 MFC 和 NGS 检测阴性可能低估了处于严格完全缓解状态（sCR）的 MM 患者体内存在的 MM 肿瘤负荷。^{18}F-FDG PET/CT 不仅可提供骨髓 MM 细胞信息，而且还能检出软组织中的 MM 病灶，MM 患者治疗获得严格 CR 后局部 FDG 高摄取病灶的存在与高复发率密切相关。所以，治疗后将 MFC 和 NGS 检测 MRD 阴性与 PET 检测骨髓和髓外组织 FDG 高摄取病灶消失相结合，能筛选出预后更好的 MM 患者群。

近年来发现，循环肿瘤 DNA（ctDNA）来源于肿瘤细胞，检测 ctDNA 可以克服 MM 灶性分布、骨髓穿刺"干抽"等导致的 MFC 和 NGS 低估 MM 肿瘤负荷的问题。总之，由于现存的检测方法各具优缺点（表 6-3-1），因此，临床上针对不同的 MM 患者采取不同的 MRD 检测方法组合能够弥补单一检测方法的不足。

（二）新药时代 MFC 检测 MRD 策略的调整

近年来，达雷妥尤单抗和嵌合抗原受体 T 细胞（chimeric antigen receptor T cell，CAR-T）等针对 MM 细胞表面抗原（如 CD38、BCMA 等）的新药相继被用于临床，这些疗法可以阻断 CD38 抗原结合位点达数月之久，而针对 CD38 的单克隆抗体是 MFC 检测 MRD 时设门的骨干抗体之一。目前，如下方法为该问题提供了答案：①应用纳米抗体 JK36 或单克隆抗体 HuMax-003，这两种抗体与 CD38 的结合不受达雷妥尤单抗的影响；② VS38c 单抗可直接与 MM 细胞的细胞质内质网蛋白 p63 结合，为 MRD 检测提供了不依赖于 CD38 单克隆抗体设门的新策略；③采用针对 MM 表面其他抗原（如 CD54、CD86、CD150、CD200、CD229 和 CD319 等）的单克隆抗体与 CD138 单抗等进行组合。尽管针对 BCMA 的 CAR-T 已经被用于 MM 的治疗，但该抗原的阻断并不对 MFC 检测 MRD 产生影响。对于接受针对 CD19、CD138 和 CD229 等 MM 表面抗原 CAR-T 治疗的 MM 患者，MFC 检测 MRD 的策略还须进行必要的调整，例如采用 CD45 和 CD38 设门，用 CD19 和 CD56 区分 MM 细胞和正常浆细胞。遗憾的是，目前尚缺乏新药治疗模式下利用 VS38c、CD54、CD229 等抗体组合检测 MM 患者 MRD 的前瞻性临床研究。

（三）MM 患者治疗后 MRD 监测的时机

MM 患者 MRD 检测的时间点对于预后评估和方案调整至关重要，如化疗多少疗程以后？移植前后？维持治疗期间的检测频次？尽管目前国内外还没有 MRD 监测最佳时间点或频次的共识，但依据现有文献，笔者认为如下时间点应该对 MM 患者进行 MRD 检测：①患者获得 CR；②固定疗程结束后；③ ASCT 以前；④ ASCT 以后的 + 100 天；⑤维持治疗期间 3～6 个月评估一次 MRD。此外，当临床怀疑 MM 患者疾病有进展时也应该及时检测 MRD 水平。当然，如果有条件的话，每个疗程以后检测 MRD 也是可以考虑的选择，因为动态 MRD 水平提供的预后信息及调整方案的证据水平可能优于单一时间点。总之，MM 患者 MRD 最佳时间点还需要进一步的临床研究确定。

（四）MRD 的阈值确定

随着治疗水平的不断提高，部分临床试验中 MM 患者的 CR 率可以达到 80%，尤其是 MRD 的独立预后意义使得 MRD 阈值确定成为亟待解决的临床问题。现有研究表明，一代流式细胞方法和 NGS 检测 MRD 灵敏度分别为 10^{-4} 和 10^{-6}，MRD 水平介于 10^{-6} 和 10^{-4} 之间的 MM 患者 PFS 处于 MRD 水平 $>10^{-4}$ 和 MRD 水平 $<10^{-6}$ 的患者之间。Paiva 等则发现将 MM 患者按照 MRD 水平分为 $<10^{-6}$ 患者组、$10^{-6}<$ MRD 水平 $<10^{-5}$ 患者组、$10^{-5}<$ MRD 水平 $<10^{-4}$ 患者组和 MRD 水平 $>10^{-4}$ 患者组，结果显示这四组患者的 3 年 PFS 率分别为 92%、70%、54% 和 44%。该研究提示 MRD 水平 $<10^{-6}$ 可以确定复发极低危的 MM 患者群。因此，部分学者提出将 10^{-6} 确定为 MM 患者的 MRD 阈值（图 6-3-2）。

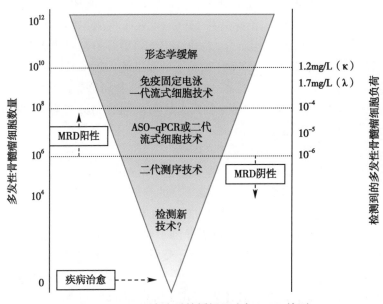

图 6-3-2　MM 治疗后的缓解深度与 MRD 检测

近年来，CAR-T 或抗体类药物与 ASCT 联合极有可能进一步降低 MM 患者的肿瘤负荷，新检测技术的出现和现有技术的改进则进一步提高 MRD 检测的灵敏度，不远的将来我们有可能再确定更好的 MRD 阈值。此外，不同预后分层的 MM 患者，接受不同的治疗方案等都会影响 MRD 阈值的确定。事实上，MM 患者经过化疗和 / 或 ASCT 后，MRD 阈值的确定就是阴性和阳性的确定，2016 版国际骨髓瘤协作组（IMWG）关于 MRD 的疗效判定标准如下：

1. 持续 MRD 阴性（sustained MRD-negative）　NGF 或 NGS 检测骨髓 MRD 阴性并且影像学检测阴性，至少间隔 1 年，2 次检测均为阴性。以后的评估用来特定地描述 MRD 阴

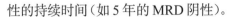

性的持续时间（如5年的MRD阴性）。

2. NGF检测MRD阴性（NGF MRD-negative） 应用NGF检测骨髓无表型异常的克隆性浆细胞，流式采用EuroFlow标准操作规程（或者应用经过验证的等效方法），最低检测灵敏度为10^5个有核细胞中可检出一个克隆性浆细胞。

3. NGS检测MRD阴性（NGS MRD-negative） 为采用巢式PCR扩增结合NGS深度测序方法LymphoSIGHT平台（或者经过验证的等效方法）检测患者全骨髓细胞中肿瘤浆细胞*IGH*（VDJH）、*IGH*（DJH）或*IGK*克隆性重排。最低检测灵敏度为10^5个有核细胞中可检测出一个克隆性浆细胞。

4. 原有影像学阳性的MRD阴性（imaging-positive MRD-negative） 要求NGF或NGS检测MRD阴性，并且原有PET/CT上所有高代谢病灶消失，或者病灶SUV值低于纵隔血池，或者低于周围正常组织的SUV值。

5. MRD阴性后复发（relapse from MRD negative） 连续监测失去MRD阴性状态（NGF或者NGS证实存在克隆性浆细胞或影像学提示MM复发）；固定电泳或蛋白电泳检测血清或尿中M蛋白再现；骨髓中克隆浆细胞≥5%；出现其他任何疾病进展的情况（例如新的浆细胞瘤、溶骨性破坏或者高钙血症）。

IMWG关于MM患者治疗后MRD阴性的定义是：①达到传统IMWG疗效标准的CR；②应用NGF或分子学方法（如NGS）在骨髓标本中检测不到异常MM克隆（阈值为10^{-5}）。然而，随着MM治疗新方法的不断应用，Martinez-Lopez等观察到接受CAR-T治疗的MM患者M蛋白的消失滞后于骨髓瘤细胞的消失，导致部分患者虽然达到MRD阴性，但并未达到传统的IMWG疗效标准的CR。Lahuerta等发现，MM患者治疗后达到传统IMWG疗效标准的部分缓解（PR）和非常好的部分缓解（VGPR）两组人群的长期生存无差异，MRD阈值大于10^{-4}的CR患者与VGPR患者也不存在长期生存上的差异。因此，IMWG疗效标准中以10^{-5}为阈值对MRD进行阴、阳性二分类划分的合理性受到了质疑。美国学者Bal等提出"应该根据NGF或NGS结果将治疗后的MRD疗效标准进行10^{-2}～10^{-4}、10^{-4}～10^{-5}、10^{-5}～10^{-6}，以及<10^{-6}四分类划分"的学术观点，而不是划分为IMWG标准中的MRD阴性和阳性。这种观点是否更合理，还需要临床试验去证实。另外，无论是MRD疗效标准的二分类法，即阴性和阳性，还是四分类法，都没有考虑^{18}F-FDG PET/CT能检测到的髓外病变存在与否对临床预后的影响，这也再次说明不同MRD检测方法联合的重要性。

IWMG共识将持续MRD阴性定义为：NGF或NGS检测骨髓MRD阴性并且影像学检测阴性，至少间隔1年两次检测均为阴性。该定义对于确定停药治疗的原则、引入"治愈MM"的概念至关重要。然而，IWMG关于持续MRD阴性的定义缺乏前瞻性的临床试验证据。同样，该共识中定义MRD阴性后复发也缺乏前瞻性的临床试验证据，许多问题尚待回答。例如：①失去MRD阴性状态如何确定，是否为MM肿瘤负荷从10^{-6}升至10^{-5}或从10^{-5}到10^{-4}？②是需要2次连续的样本检测来确定失去MRD阴性状态，还是1次升高就定义为MRD阴性复发？③不同治疗方案后MRD检测的最佳时间点如何确定？上述问题的解决是明确何时开始治疗MRD阴性复发、是否需更换新治疗方案等的前提和基础。

（五）MRD作为临床试验替代终点的可能性

MRD被广泛接受作为MM预后标记引出的新问题是：MRD能否作为临床试验的替代终点？然而，确定替代终点远比寻找预后标记更加复杂。首先，需要在临床队列中证实

MRD 阴性患者能获得更长期的 PFS 或 OS；其次，证实临床试验中的干预手段所致的 MRD 高清除率能转化为长期 PFS 或 OS；最后，还要确定 MRD 被清除是患者自身疾病生物学特性惰性程度更高的标记，而不是强化治疗就能达到的一个合理终点。虽然最近一项荟萃分析提示 MRD 可以作为 MM 患者临床试验的替代终点，但 MRD 最终替代 PFS 或 OS 还有很长的路要走。尽管如此，对于病程长的 MM 患者而言，如果 MRD 能被接受作为一个替代终点，我们将能更早地比较不同治疗新方法的优劣，加快这些新方法进入临床的步伐。

　　总之，MRD 检测已经被常规用于临床 MM 患者的预后评估和治疗方案的调整，极大提高了 MM 的个体化治疗水平。尽管如此，关于 MM 患者 MRD 监测的问题还有很多：①检测外周血中的循环 MM 细胞能否代替骨髓？②如果患者维持治疗后 MRD 水平持续阴性（以 10^{-6} 作为 MRD 阈值），那么这些患者能否停药达到"治愈"？③各种不同 MRD 检测方法的优劣仍缺乏前瞻性、多中心临床研究比较。④如何进一步提高 MRD 检测方法的灵敏度和特异度，降低假阳性和假阴性的概率？可以预见，随着上述问题的解决，基于 MRD 检测的 MM 患者个体化治疗水平和预后必将迈上一个新台阶。

三、移植后复发问题

　　移植后复发是绝大部分患者不可避免的情况。针对复发需要明确几个问题：

（一）生化复发还是临床复发

　　如果患者出现了新发 CRAB（高钙血症、肾功能不全、贫血、骨质破坏）或新发的软组织浆细胞瘤/现有浆细胞瘤体积增大或需要干预的高黏滞综合征或者出现淀粉样变等表现，即认定为临床复发，需要积极治疗。此外，如果患者 2 个月内 2 次判定以下情况之一也可以考虑治疗：①M 蛋白翻倍且绝对值≥5g/L；②24 小时尿 M 蛋白升高≥500mg；③相关游离轻链水平≥200mg/L 或增加 25%。

（二）CR 后复发

　　因患者已经曾经达到过完全缓解，也就是最低 M 蛋白为 0，所以单纯免疫固定电泳转阳并不一定需要干预，但需要密切监测，如果出现临床复发需要干预。

（三）移植后 MRD 阴转阳

　　对于移植后 MRD 阴转阳的患者处理原则等同于 CR 后复发，有研究提示早期 MRD 阴转阳的患者预后不佳。

（四）移植后复发距离移植的时间

　　即区分早期复发还是晚期复发。早期复发患者预后更差，疾病侵袭性越高。

（五）复发时需要关注 R-ISS 分期的再次评估

　　已有多项回顾性分析显示 β_2- 微球蛋白和白蛋白在复发后仍具有再次预测下一程 PFS 的预后意义。此外，尽管缺乏移植后的这部分数据，仍然推荐在移植后复发的患者进行再次的细胞遗传学及 LDH 的监测。再次评估 R-ISS（应用复发时相应指标评估）高危患者多为临床复发，当为临床复发时应该给予更积极的治疗，当仔细评估为生化复发时应该密切监测，也可以考虑直接治疗。LDH 存在于许多组织和肿瘤中，是糖酵解过程中的一种酶。肿瘤细胞对葡萄糖的利用倾向于从较慢的有氧氧化转变为快速的糖酵解，这种现象在高侵袭性肿瘤中更为严重，当肿瘤代谢活性升高时 LDH 水平升高。我们的数据也显示复发后乳酸脱氢酶的升高可能提示骨髓瘤的侵袭性增加，具有预后判断意义。

（六）髓外包块和外周血浆细胞比例

合并非骨旁髓外浆细胞瘤及外周血浆细胞比例≥5%的患者总体预后很差,需要在复发评估时予以特殊关注。

复发性多发性骨髓瘤患者的治疗目标是控制病情还是获得深度缓解需要个体化对待。对于年轻、体力活动及耐受性好的骨髓瘤患者,应以获得持续深度缓解为目标,因为在复发的患者中再诱导缓解深度与下一程的 PFS 及 OS 仍然是正相关的。然而复发后患者可以再次达到深度缓解是十分困难的,可以考虑 CD38 单抗、嵌合抗原受体 T 细胞（CAR-T）等治疗方案用于再诱导治疗。对于高危骨髓瘤患者或者第一次移植没有获得至少 VGPR 疗效时可以考虑行序贯二次自体移植巩固治疗。对于首次移植后复发的患者,当评估对第一次移植的反应持续时间超过 18～24 个月时,可以尝试挽救性二次自体移植。在第二次自体移植前仍然需要再次诱导治疗,以争取在二次移植前获得缓解。对于高龄、体能状态差的患者则应给予减低剂量的治疗,以缓解症状、改善患者的生活质量为宜。

复发性骨髓瘤治疗方案的选择也需要考虑既往接受过何种治疗,以及治疗耐受性和出现过的副作用、目前是否仍有治疗毒性未缓解、治疗可及性等问题。对于有外周神经病表现的患者,应避免硼替佐米和沙利度胺治疗；对于症状快速进展或以往治疗反应欠佳的患者,则应启用新的药物治疗。

（刘 扬 路 瑾）

【参考文献】

[1] CAVO M, PANTANI L, PETRUCCI M T, et al. Bortezomib-thalidomide-dexamethasone is superior to thalidomide-dexamethasone as consolidation therapy after autologous hematopoietic stem cell transplantation in patients with newly diagnosed multiple myeloma[J]. Blood, 2012, 120(1): 9-19.

[2] MELLQVIST U H, GIMSING P, HJERTNER O, et al. Bortezomib consolidation after autologous stem cell transplantation in multiple myeloma: A Nordic Myeloma Study Group randomized phase 3 trial[J]. Blood, 2013, 121(23): 4647-4654.

[3] TALHI S, OSMANI S, BRAHIMI M, et al. Bortezomib-based regimens as consolidation therapy after autologous hematopoietic stem cell transplantation in multiple myeloma: A single center experience from Oran(Algeria)[J]. Blood, 2016, 128(22): 5121.

[4] STADTMAUER E A, PASQUINI M C, BLACKWELL B, et al. Autologous transplantation, consolidation, and maintenance therapy in multiple myeloma: Results of the BMT CTN 0702 Trial[J]. J Clin Oncol, 2019, 37(7): 589-597.

[5] ROUSSEL M, LAUWERS-CANCES V, ROBILLARD N, et al. Front-line transplantation program with lenalidomide, bortezomib, and dexamethasone combination as induction and consolidation followed by lenalidomide maintenance in patients with multiple myeloma: A phase II study by the Intergroupe Francophone du Myélome[J]. J Clin Oncol, 2014, 32(25): 2712-2717.

[6] LADETTO M, PAGLIANO G, FERRERO S, et al. Major tumor shrinking and persistent molecular remissions after consolidation with bortezomib, thalidomide, and dexamethasone in patients with autografted myeloma[J]. J Clin Oncol, 2010, 28(12): 2077-2084.

[7] JAKUBOWIAK A, GRIFFITH K, JASIELEC J, et al. Carfilzomib(CFZ, Kyprolis®), lenalidomide(LEN,

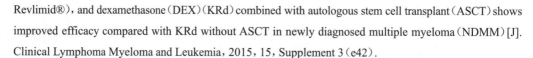

Revlimid®），and dexamethasone（DEX）（KRd）combined with autologous stem cell transplant（ASCT）shows improved efficacy compared with KRd without ASCT in newly diagnosed multiple myeloma（NDMM）[J]. Clinical Lymphoma Myeloma and Leukemia，2015，15，Supplement 3（e42）.

[8] CAVO M，GOLDSCHMIDT H，ROSINOL L，et al. Double vs single autologous stem cell transplantation for newly diagnosed multiple myeloma：Long-term follow-up（10-years）analysis of randomized phase 3 studies[J]. Blood，2018，132（Supplement1）：124.

[9] SONNEVELD P，ASSELBERGS E，ZWEEGMAN S，et al. Carfilzomib combined with thalidomide and dexamethasone（CTD）is an highly effective induction and consolidation treatment in newly diagnosed patients with multiple myeloma（MM）who are transplant candidate[J]. Blood，2012，120（21）：333.

[10] SONNEVELD P，ASSELBERG E，VAN DER HOLT B，et al. Dose escalation phase 2 trial of carfilzomib combined with thalidomide and low-dose dexamethasone in newly diagnosed，transplant eligible patients with multiple myeloma. A trial of the European Myeloma Network[J]. Blood，2014，124（21）：2118.

[11] MORGAN G J，GREGORY W M，DAVIES F E，et al. The role of maintenance thalidomide therapy in multiple myeloma：MRC Myeloma Ⅸ results and meta-analysis[J]. Blood，2012，119（1）：7-15.

[12] MCCARTHY P L，OWZAR K，HOFMEISTER C C，et al. Lenalidomide after stem-cell transplantation for multiple myeloma[J]. N Engl J Med，2012，366（19）：1770-1781.

[13] ATTAL M，LAUWERS-CANCES V，MARIT G，et al. Lenalidomide maintenance after stem-cell transplantation for multiple myeloma[J]. N Engl J Med，2012，366（19）：1782-1791.

[14] DIMOPOULOS M A，GAY F，SCHJESVOLD F，et al. Oral ixazomib maintenance following autologous stem cell transplantation（TOURMALINE-MM3）：A double-blind，randomised，placebo-controlled phase 3 trial[J]. Lancet，2019，393（10168）：253-264.

[15] ROSIÑOL L，ORIOL A，TERUEL A I，et al. Bortezomib and thalidomide maintenance after stem cell transplantation for multiple myeloma：A PETHEMA/GEM trial[J]. Leukemia，2017，31（9）：1922-1927.

[16] NOOKA A K，KAUFMAN J L，MUPPIDI S，et al. Consolidation and maintenance therapy with lenalidomide，bortezomib and dexamethasone（RVD）in high-risk myeloma patients[J]. Leukemia，2014，28（3）：690-693.

[17] JACKSON G H，DAVIES F E，PAWLYN C，et al. Lenalidomide maintenance versus observation for patients with newly diagnosed multiple myeloma（Myeloma Ⅺ）：A multicentre，open-label，randomised，phase 3 trial[J]. Lancet Oncol，2019，20（1）：57-73.

[18] CHAKRABORTY R，MUCHTAR E，KUMAR S K，et al. Outcomes of maintenance therapy with lenalidomide or bortezomib in multiple myeloma in the setting of early autologous stem cell transplantation[J]. Leukemia，2018，32（3）：712-718.

[19] SONNEVELD P，SCHMIDT-WOLF I G，VAN DER HOLT B，et al. Bortezomib induction and maintenance treatment in patients with newly diagnosed multiple myeloma：results of the randomized phase Ⅲ HOVON-65/GMMG-HD4 trial[J]. J Clin Oncol，2012，30（24）：2946-2955.

[20] SCOTT K，HAYDEN P J，WILL A，et al. Bortezomib for the treatment of multiple myeloma[J]. Cochrane Database Syst Rev，2016，4：CD010816.

[21] MIKHAEL J R，DINGLI D，ROY V，et al. Management of newly diagnosed symptomatic multiple myeloma：Updated Mayo Stratification of Myeloma and Risk-Adapted Therapy（mSMART）consensus guidelines 2013[J]. Mayo Clin Proc，2013，88（4）：360-376.

[22] GAY F, OLIVA S, PETRUCCI M T, et al. Chemotherapy plus lenalidomide versus autologous transplantation, followed by lenalidomide plus prednisone versus lenalidomide maintenance, in patients with multiple myeloma: A randomised, multicentre, phase 3 trial[J]. Lancet Oncol, 2015, 16(16): 1617-1629.

[23] 中国医师协会血液科医师分会, 中华医学会血液学分会, 中国医师协会多发性骨髓瘤专业委员会. 中国多发性骨髓瘤诊治指南（2020 年修订）[J]. 中华内科杂志, 2020, 59(5): 341-346.

[24] KUMAR S, PAIVA B, ANDERSON K C, et al. et al. International Myeloma Working Group consensus criteria for response and minimal residual disease assessment in multiple myeloma[J]. Lancet Oncol, 2016, 17(8): e328-e346.

[25] 中国免疫学会血液免疫分会临床流式细胞术学组. 多参数流式细胞术检测急性白血病及浆细胞肿瘤微小残留病中国专家共识（2017 年版）[J]. 中华血液学杂志, 2017, 38(12): 1001-1011.

[26] CAVO M, TERPOS E, NANNI C, et al. Role of ^{18}F-FDG PET/CT in the diagnosis and management of multiple myeloma and otherplasma cell disorders: A consensus statement by the International Myeloma Working Group[J]. Lancet Oncol, 2017, 18(4): e206-e217.

[27] MUCCIO V E, SARACI E, GILESTRO M, et al. Multiple myeloma: New surface antigens for the characterization of plasma cells in the era of novel agents[J]. Cytometry B Clin Cytom, 2016, 90(1): 81-90.

[28] MARTINEZ-LOPEZ J, LAHUERTA J J, PEPIN F, et al. Prognostic value of deep sequencing method for minimal residual disease detection in multiple myeloma[J]. Blood, 2014, 123(20): 3073-3079.

[29] LAHUERTA J J, PAIVA B, VIDRIALES M B, et al. Depth of response in multiple myeloma: A pooled analysis of three PETHEMA/GEM clinical trials[J]. J Clin Oncol, 2017, 35(25): 2900-2910.

[30] BAL S, WEAVER A, CORNELL R F, et al. Challenges and opportunities in the assessment of measurable residual disease in multiple myeloma[J]. Br J Haematol, 2019, 186(6): 807-819.

[31] OFFIDANI M, BOCCADORO M, DI RAIMONDO F, et al. Expert panel consensus statement for proper evaluation of first relapse in multiple myeloma[J]. Curr Hematol Malig Rep, 2019, 14(3): 187-196.

本章总结

为了延长疾病缓解时间及加深缓解深度，常在自体造血干细胞移植后采用巩固和 / 或维持治疗来达到这一目标。巩固治疗是在自体造血干细胞移植后用有效的单药或联合化疗方案治疗有限的时间（通常 2～4 个疗程）。然而与小剂量长期维持治疗相比，大部分的巩固治疗目前仍局限于临床试验阶段，现有证据认为双次自体移植或移植后接受 VRD 的巩固治疗，仅高危患者可以获益，而标危患者并不获益。目前究竟巩固治疗能否在多发性骨髓瘤长期治疗策略中占有一席之地，还需要更多的临床试验数据来进一步证实。多发性骨髓瘤均需要进行维持治疗。总体而言，来那度胺维持治疗地位明确，尽管带来一定程度的第二肿瘤发病率增加，但获益远大于风险。在高危患者中单独应用来那度胺是否获益有一些矛盾的研究结论。伊沙佐米、硼替佐米均可以应用于维持治疗。联合维持治疗是重要的探索方向。

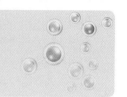

第七章
特殊情况下的自体造血干细胞移植

第一节　年龄大于65岁患者

　　多发性骨髓瘤是一种好发于老年人的恶性肿瘤。美国MM患者的发病年龄中位数是69岁,65岁以上患者比例高达63%;欧洲MM患者的发病年龄中位数是68~72岁,其中65岁以上患者比例也达到了59%。虽然我国MM患者的发病年龄中位数较欧美国家更低,但65岁以上患者的比例仍有31.6%。进一步提高这些老年MM患者的生存对提高MM整体人群的治疗疗效有较大影响。自体造血干细胞移植已被证实可提高小于65岁NDMM患者生存率,那么是否可将ASCT应用于老年患者以期望进一步提高这些老年患者的生存,甚至延长至自然寿命?鉴于老年患者在MM中所占比例高,非常有必要探讨在年龄大于65岁NDMM患者中进行ASCT的必要性、可行性以及相关注意事宜。

一、年龄大于65岁初诊多发性骨髓瘤患者行自体造血干细胞移植的必要性

　　(一)年龄大于65岁患者行自体造血干细胞移植优于不移植

　　1. 传统药物治疗时代　在IFM90临床试验中,老年MM患者接受HDM与传统化疗比较OS并无显著差异。但分析发现,导致老年患者HDM预后较年轻患者差的主要原因是老年患者仅58%可以完成移植,而年轻患者完成移植率达到82%。因此在意向性治疗分析时,老年患者的OS低于年轻患者。

　　那么对于能实际耐受并完成移植的老年患者,是否能从ASCT中获益呢?意大利骨髓瘤研究组M97G临床试验给了我们一个肯定的答案。该研究纳入1997年至2000年间194例年龄50~70岁的骨髓瘤患者。患者随机分组分别接受MP诱导序贯干扰素维持治疗(MP组)或VAD诱导序贯双次的美法仑100mg/m² ASCT,以及干扰素维持治疗(MEL100组)。MEL100组发生了5例早期死亡而MP组只有1例。对完成治疗的人群进行分析发现,MEL100组无论是在缓解率还是EFS,以及OS方面均优于MP组。进一步分析65~70岁人群,MP组的nCR率只有8%而接受完MEL100治疗后的nCR率可达到25%(P=0.005)。MP组和MEL100组患者的EFS中位数分别为16个月和28个月;OS中位数分别为37个月和58个月;MEL100组的EFS和OS均显著优于MP组。该研究提示如患者能耐受ASCT,双次MEL100的ASCT较传统治疗相比可改善≥65岁患者的预后。

　　2. 新药时代　在新药时代,含新药的化疗可以取得和移植相媲美的缓解率,而且老年人的耐受性差,是否可用持续的新药化疗代替ASCT在老年患者中的地位?ASCT在老年MM中的意义受到挑战。

前瞻性临床试验 IFM 99-06 随机分组了 447 例 65~75 岁的初治 MM 患者，分别接受 MP、MPT 治疗或者 VAD 诱导序贯双次 MEL100 ASCT。MP、MPT 及 MEL100 组治疗毒性相关死亡率分别为 2%、0% 和 5%。双次 MEL（100mg/m²）的缓解率虽然高于 MP 组（VGPR 率 41% vs. 7%），但两组的 PFS 及 OS 并无差异（EFS 17.8 个月 vs. 19.4 个月，OS 32.2 个月 vs. 38.3 个月），而 MPT 组的缓解率（VGPR 49%）、PFS（27.5 个月）及 OS（51.6 个月）均优于 HDMel 或 MP 组。该研究似乎提示在老年患者中，含沙利度胺的新药持续治疗优于 ASCT 治疗。但应该注意到 IFM 99-06 研究中美法仑（MEL）的剂量为 100mg/m²，这种中等剂量的美法仑可能会影响治疗的缓解率及预后，另外一方面，研究者可能会因为中等剂量美法仑毒性较高剂量美法仑（200mg/m²）低而纳入更多一般状况不那么理想的老年患者。这些因素均影响该研究的最终结果。

日本和欧洲骨髓瘤网回顾性比较了 2004—2009 年间 318 例 65~70 岁 NDMM 患者分别接受传统治疗（60%）、含新药化疗（28%）、传统化疗序贯 ASCT（7%）或新药序贯 ASCT（5%）的疗效。结果显示这 4 组患者的中位 PFS 数分别是 19、25、27 和 35 个月，新药化疗组和新药序贯 ASCT 组的 PFS 均显著优于传统化疗组（P<001，P=0.004）。移植相关死亡率为 0。接受移植的患者 OS 优于未接受移植的患者（未达到 vs. 58 个月，P=0.002）。

2020 年 EHA 会议报道了斯坦福骨髓移植中心在 2010—2019 期间所有 ≥70 岁（中位数 71 岁，范围 70~78 岁）咨询移植的 MM 患者共 138 例。其中 53 例患者进行了移植，85 例最终没有进行移植（其中的 67 例患者被医师评估为适合移植）。接受移植患者的 PFS 中位数优于未接受移植的患者（47 个月 vs. 34 个月，P=0.006）。另外，同期接受 ASCT 的 ≥70 岁与 <70 岁 MM 患者比较，PFS 中位数无显著差异（47 个月 vs. 57 个月，P=0.34）。

比较上述临床研究不难发现，随着支持治疗水平的提高，后期报道的研究移植相关死亡率降低，使得移植所带来的生存获益逐渐显性出来。即使在新药年代，序贯移植仍然可使得老年患者的生存得到改善。

（二）年龄 >65 岁 NDMM 患者行 ASCT 长生存与年轻患者相当

上述 IFM 99-06、M97G 等早期的研究为Ⅲ期对照研究比较在老年患者中移植与不移植的疗效，但之后鲜有相应的前瞻对照研究。近年来更多的研究为回顾性比较老年 NDMM 和年轻 NDMM 患者行 ASCT 的疗效和生存，来自不同地区的大宗数据分析结果均显示年龄 >65 岁 NDMM 患者行 ASCT 长生存与年轻患者相当。

德国骨髓瘤工作组报道了 2007—2012 年期间年龄 ≥60 岁行 ASCT 的 202 例 NDMM 患者的生存。60~64 岁（n=83）、65~69 岁（n=93）及 70~75 岁（n=26）三个年龄组患者接受美法仑 200mg/m² 的比例很高，分别为 96%、96%、100%。这三组患者的粒系及巨核系重建、血小板和红细胞输注单位数、住院时长、发热持续时间，以及静脉抗生素使用天数均无显著差异。移植后 100 天的病死率在三个年龄组分别为 2%、1%、和 0。中位 EFS 中位数分别为 27 个月、23 个月、23 个月，三组患者的中位 OS 数均未到达，三组患者的中位 EFS 中位数及 OS 比较均无显著差异。比例风险模型分析显示年龄不再是 EFS 或 OS 的独立影响因素。欧洲 EBMT 研究了 1991 年至 2010 期间欧洲 31 个国家 497 个中心所上报登记的 53 675 例接受 ASCT 的 NDMM 患者。结果显示在 2006 年至 2010 年期间，60~64 岁、65~69 岁及 70 岁以上患者的 2 年生存率分别为 86.3%、82.9%、80.2%，三个年龄段患者 2 年生存率比较统计学无显著性差异。北美 CIMBTR 数据表明，2008 年至 2011 年期间，4 666 例 60~69 岁和

946 例≥70 岁患者接受了 ASCT。两组患者移植后 1 年内非复发相关死亡率分别为 2% 和 0，3 年复发率及 PFS 两组间无显著差别，2 年生存率也统计学无显著性差异（86% vs. 83%）。

上述研究均显示对于适合移植并能完成移植的老年 NDMM 患者可以获得和年轻 NDMM 患者相似的长期生存，即年龄大于 65 岁患者和年轻骨髓瘤患者一样可通过 ASCT 获益。

二、年龄大于 65 岁初诊多发性骨髓瘤患者行自体造血干细胞移植的可行性

美国小石城早在 2001 年探索了在 70 岁以上 MM 患者中行 ASCT 的可行性和有效性，25 例患者均接受了美法仑 200mg/m^2 的预处理，结果 TRM 高达 16%。Siegel、Sirohi 等人也报道了在 65 岁以上患者中行 ASCT（美法仑 200mg/m^2 预处理）的 TRM 为 8%～18%。但是 2006—2014 年间的多个报道显示即使接受了标准剂量的美法仑预处理，65 岁以上患者中行 ASCT 的 TRM 也仅仅在 0～3% 之间。

根据 2018 年美国妙佑医疗国际的报道，年龄≤65 岁 MM 患者行 ASCT 的 100 天非复发死亡率只有 0.3%。全美的数据也表明，MM 患者 ASCT 术后 30 天非复发死亡率为 0.5%，术后 1 年非复发死亡率低于 1%。同期妙佑医疗国际 228 例 65～70 岁的患者、114 例 70～75 岁的患者，以及 14 例大于 75 岁的 MM 患者 ASCT 的移植相关死亡率均为 0。当然，随着年龄的增大，接受美法仑减量预处理的患者比例越高。

一个来自法国的前瞻性研究报道了对 56 例年龄≥65 岁 NDMM 患者接受 ASCT 的前瞻性观察。所有患者接受含硼替佐米的方案诱导化疗 4～6 疗程。干细胞动员方案为大剂量 CTX＋G-CSF 或 G-CSF 单药，动员不佳时加用普乐沙福。移植 100 天内 TRM 为 0。该前瞻性研究验证了 ASCT 在高龄患者中的安全性。

上述研究提示对于老年 MM 患者，目前只要根据情况予以合适剂量的美法仑预处理，移植相关死亡率并不显著。ASCT 在年龄大于 65 岁 NDMM 患者中可行。

三、年龄大于 65 岁初诊多发性骨髓瘤患者行自体造血干细胞移植的筛选

在大于 65 岁 NDMM 患者中行 ASCT 具有必要性和可行性。但是老年患者不可避免比年轻患者对大剂量预处理耐受性差，之前的研究均针对的是经过筛选后的老年患者行 ASCT，只能说明通过筛选，ASCT 在老年患者中是安全的。科学地筛选出合适移植的老年患者是保证老年 MM 患者 ASCT 安全性的重要步骤和前提。

（一）量化选择适合移植的老年患者

各国指南均提出患者的生理年龄比实际年龄更为重要，那么如何客观评价患者的生理年龄，优化选择出适合 ASCT 的老年患者对减少移植毒副作用及改善生存至关重要。目前有多个量表尝试通过量化选择出适合移植的老年患者，有来自国际骨髓瘤工作组的 IMWG 虚弱评分（Age，ADL，IADL，CCI）（表 7-1-1）、德国的 R-MCI 虚弱评分（表 7-1-2）、西班牙的 GAH 评分（表 7-1-3）、美国的 Mayo 虚弱模型（表 7-1-4），以及法国提出的 IFM 改良虚弱评分（表 7-1-5），另外还有移植特有的 HCT-CI 评分（表 7-1-6），但后者主要适用于异基因造血干细胞移植。

其中 IMWG 虚弱评分综合考虑了年龄、患者的日常活动功能（ADL）、工具日常活动功能（IADL）及 Charlson 共病评分，在大样本病例中被证实与毒副作用的发生和长生存均有显著相关性。但是 Charlson 共病评分研究的是普通住院患者并发症对 1 年病死率的影响，

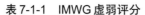

表 7-1-1　IMWG 虚弱评分

量表	明细	每项得分	合计分值	得分
年龄	≤75 岁	0	—	
	76～80 岁	1	—	
	>80 岁	2	—	
日常生活功能（ADL）	洗澡（泡澡/冲澡/擦浴）	1	说明： >4 分→0 ≤4 分→1	
	穿衣（从衣柜中取出衣物、穿戴整齐）	1		
	上厕所（独自去洗手间、如厕、如厕后整理好衣物）	1		
	移动自如	1		
	大小便受控	1		
	进食	1		
工具日常生活功能（IADL）	打电话	1	说明： >5 分→0 ≤5 分→1	
	购物	1		
	准备食物	1		
	打扫整理房间	1		
	洗衣服	1		
	乘坐交通工具	1		
	自己管理服药	1		
	处理财务	1		
Charlson 并发症评分	心肌梗死（确证病史的，非单纯心电图改变）	1	说明： ≤1 分→0 ≥2 分→1	
	充血性心功能不全	1		
	外周血管疾病（包括主动脉瘤≥6cm）	1		
	脑血管疾病：无或仅有轻度后遗症的脑血管意外或短暂性脑缺血发作	1		
	痴呆	1		
	慢性肺疾病	1		
	结缔组织病	1		
	胃溃疡	1		
	轻度肝脏疾病（无门静脉高压，包括慢性肝炎）	1		
	无伴器官终末损害的糖尿病（排除仅需饮食控制的糖尿病）	1		
	半身瘫痪	2		
	中重度肾脏疾病	2		
	伴器官终末损害的糖尿病（视网膜病变、神经病变、肾病或脆性糖尿病）	2		
	无转移的肿瘤（如已超过诊断后 5 年可排除）	2		
	白血病（急性或慢性）	2		
	淋巴瘤	2		
	中重度肝疾病	3		
	转移性实体肿瘤	6		
	艾滋病（不仅仅 HIV 阳性）	6		
合计	0 分：体健；1 分：中等；≥2 分：体弱			

不像移植特有的 HCT-CI 评分更体现与移植相关毒性和生存的相关性。另外 IMWG 虚弱评分中的 ADL、IADL 均为主观评价，而西班牙的 GAH 量表中有项目使用客观步速来评价体能更为可取。

表 7-1-2　德国改良骨髓瘤并发症指数（REVISED-MYELOMA COMORBIDITY INDEX，R-MCI）

维度	项目		对应分值	评分
肾功能（eGFR MDRD）	≥90ml/min/1.73m²		0	
	60～89ml/min/1.73m²		0	
	<60ml/min/1.73m²		1	
肺疾病	无/轻微		0	
	中/重度		1	
KPS 评分	正常，无症状和体征	100 分	0	
	能进行正常活动，有轻微症状和体征	90 分	1	
	勉强进行正常活动，有一些症状或体征	80 分	2	
	生活能自理，但不能维持正常生活和工作	70 分	3	
	生活能大部分自理，但偶尔需要别人帮助	60 分		
	常需要人照料	50 分		
	生活不能自理，需要特别照顾和帮助	40 分		
	生活严重不能自理	30 分		
	病重，需要住院和积极支持治疗	20 分		
	重危，临近死亡	10 分		
	死亡	0 分		
年龄	<60 岁		0	
	60～69 岁		1	
	≥70 岁		2	
虚弱*	无/轻微		0	
	中度		1	
	重度		1	
±细胞遗传学	良好		0	
	不良：del(17p13), del(13q14), t(4;14), t(14;16), t(14;20), 低倍体, c-myc, 1 号染色体异常		1	
	未知		0	
合计	0～3 分：体健；4～6 分：中等；7～9 分：体弱			

　* 虚弱的分度：感觉虚弱、活动耐量差、少动、行走速度慢或畏缩 4 种情况中出现≤2 个定义为中度虚弱，出现≥3 个定义为重度虚弱。

表 7-1-3 西班牙 GAH 量表（GERIATRIC ASSESSMENT IN HEMATOLOGY SCALE）

维度	项目	数值	得分	评分
使用药物的数量		≥5	1	
步速	双次确定常速下的步行 4 米的速度	<0.8m/s	1	
情绪	过去一周,你有感觉抑郁吗?	3～7 天	1	
日常生活	1)你有因健康问题在做以下活动时有困难吗?（购买日常用品、管理财务、房间内移动、轻度做家务、洗澡）2)在日常生活中你需要帮助吗?3)你有照料者吗?	≥1 项	1	
主观健康	和其他同龄人相比,你认为你的健康程度	差 / 还好 / 好 / 非常好或突出	差和还好得 1 分	
营养状况	MNA-SF 30 量表中的 4 项: BMI、过去 3 个月体重下降、食欲下降、精神压力或急性疾病	≤8	1	
智力状态	SPMSQ 量表		≥3 错误得 1 分	
并发症	0: 无 1: 糖尿病或 BMI<25kg/m² 2: 肿瘤、心肺疾病或吸烟习惯	≥3 分	1	

表 7-1-4 美国 Mayo 虚弱评分

维度	项目	得分	评分
ECOG	0: 活动能力完全正常,与起病前无任何差异 1: 能自由走动及从事轻体力活动,包括一般家务或办公室工作,但不能从事较重的体力活动 2: 能自由走动及生活自理,但已丧失工作能力,日间不少于一半时间可以起床活动 3: 生活仅能部分自理,日间一半以上时间卧床或坐轮椅 4: 卧床不起,生活不能自理 5: 死亡	≥2 得 1 分	
年龄≥70 岁		1	
NT-proBNP>300ng/L		1	
合计	0: Stage Ⅰ 1: Stage Ⅱ 2: Stage Ⅲ 3: Stage Ⅳ		

表 7-1-5　IFM 改良虚弱评分

维度	项目	每项得分	合计分值	评分
年龄	≤75 岁	0	—	
	76～80 岁	1	—	
	>80 岁	2	—	
Charlson	项目及细项评分同 IMWG 评分			说明： ≤1 分→0 ≥2 分→1
ECOG	0：活动能力完全正常，与起病前活动能力无任何差异	0	—	
	1：能自由走动及从事轻体力活动，包括一般家务或办公室工作，但不能从事较重的体力活动	1		
	2：能自由走动及生活自理，但已丧失工作能力，日间不少于一半时间可以起床活动	2		
	3：生活仅能部分自理，日间一半以上时间卧床或坐轮椅			
	4：卧床不起，生活不能自理			
	5：死亡			
合计	≥2 分：体弱；0～1 分：非体弱			

表 7-1-6　造血细胞移植并发症指数（HCT-CI）评分

并发症	HCT-CI 中并发症定义	HCT-CI 得分
心律失常	心房颤动或心房扑动，病态窦房结综合征，或室性心律失常	1 分
心脏病	冠状动脉疾病（一支或多支冠状动脉狭窄需要治疗、支架或旁路移植），充血性心力衰竭，心肌梗死，或射血分数（EF）≤50%	1 分
炎性肠病	克罗恩病或溃疡性结肠炎	1 分
糖尿病	除饮食控制外，需要胰岛素或口服降糖药治疗	1 分
脑血管疾病	短暂性脑缺血发作或脑血管意外	1 分
精神障碍	需要精神病学咨询或治疗的抑郁或焦虑	1 分
轻度肝疾病	慢性肝炎，胆红素 > 正常值上限（ULN）～1.5×ULN，或 GOT/GPT > ULN～2.5×ULN	1 分
肥胖	BMI > 35kg/m^2	1 分
感染	要求在第 0 天以后继续进行抗菌治疗	1 分
风湿病	系统性红斑狼疮（SLE），类风湿关节炎（RA），多肌炎，混合性结缔组织病（CTD），或风湿性多肌痛	2 分
消化性溃疡	需要治疗	2 分
中重度肾疾病	血清肌酐 > 2mg/dl，进行透析，或先前肾移植	2 分

续表

并发症	HCT-CI 中并发症定义	HCT-CI 得分
中度肺疾病	肺一氧化碳弥散量下降（DLco）和 / 或 FEV$_1$ 66%～80% 或轻度活动的呼吸困难	2 分
先前实体瘤	先前任何时间治疗史，不包括非黑色素瘤皮肤癌	3 分
心瓣膜病	除外二尖瓣脱垂	3 分
重度肺疾病	DLco 和 / 或 FEV$_1$≤65% 或休息时呼吸困难或需要吸氧	3 分
中重度肝疾病	肝硬化，胆红素 > 1.5 × ULN，或 GOT/GPT > 2.5 × ULN	3 分

上述均为根据国外的人群探索出来的量表，现缺乏适合中国人群的 MM 衰弱评分系统，尚有待探索。目前笔者单位临床实践中使用的是 IMWG 虚弱量表。通过该量表评价为体健的患者，将建议患者接受常规 ASCT；对于量表评价为健康中等的患者要与患者充分沟通风险与获益，在患者意愿强烈和充分知情理解的情况下予以 ASCT；对于量表评价为体弱的患者不建议 ASCT 治疗。另外需要强调的是，患者的体能评价应该在诱导治疗后再次进行，许多患者在诱导治疗后获得较好的 MM 缓解后均同时获得体能状态的改善。不能因为起病时的体能评价为体弱即排除患者将来接受 ASCT 的可能性。

（二）行 ASCT 的老年患者年龄上限

1. 欧洲 EBMT 登记处的数据　2000 年以前，65 岁以上接受 ASCT 患者占所有接受 ASCT 患者的比例仅为 2.9%～7.9%，2001—2010 年该比例显著上升至 14.1%～15.8%；70 岁以上患者的比例也由原来的 0.1%～1.1% 上升至 2.8%～3.0%。也就是说 2001—2010 年，欧洲有接近 1/5（16.9%～18.8%）接受 ASCT 的 NDMM 患者的年龄 >65 岁。

欧洲各国老年人接受 ASCT 的比例上升的原因是近年来老年人行 ASCT 的 OS 改善最为显著。EBMT 的大宗登记病例数据显示老年 NDMM 患者移植后 2 年生存率在 1991—1995 年只有 55%，在 1996—2000 年上升至 72%，在 2001—2005 年和 2006—2010 年进一步提高至 79% 和 83%。2006—2010 年，甚至≥70 岁患者中移植后 2 年的生存率也可高达 80%。这些老年人接受 ASCT 生存的改善部分得益于移植技术水平的提高，EBMT 数据中老年 NDMM 患者 ASCT 后 100 天内全因死亡率从 1991—1995 年的 8% 下降至 2006—2010 年的 2.1%，即使在≥70 岁患者中 TRM 也只有 2.4%。

鉴于 EBMT 的数据，欧洲 2017 年 ESMO 指南明确指出对于小于 70 岁并体健的患者均应考虑 ASCT。欧洲还有些专家提出把 MM 患者接受 ASCT 的年龄上限定为 80 岁。

2. 北美地区　2013 年，美国 14.8% 接受 ASCT 的 NDMM 患者的年龄 >65 岁。2013 年妙佑医疗国际提出生理年龄（生理年龄是指人到某一时序年龄时生理和其功能所反映出来的水平，即与一定时序年龄相对应的生理及其功能的表现程度）70 岁以下的患者均可考虑移植，强调了生理年龄而不是实际年龄更为重要。

CIBMTR 组织进一步探索了在 70 岁以上人群行 ASCT 的可能性，旨在进一步打破接受 ASCT 的年龄上限。研究纳入了 2013—2017 年间美国行单次早期 ASCT 的 MM 患者。32% 的患者共病指数（HCT-CI）> 3 分，55% 的患者 KS 体能评分 <90%。这些高龄患者 100 天内的非复发死亡率（non relapse mortality，NRM）仅 1%。多因素显示年龄不再是疾病复发及 PFS

的独立危险因素。2 年生存率也达到 86（85～88）%，同期 20～39 岁、40～49 岁、50～59 岁、60～69 岁患者的 2 年生存率分别为 94（91～97）%、91（90～93）%、90（90～91）%、89（88～89）%。多因素分析显示，≥70 岁患者与对照组（60～69 岁）相比无论是 NRM、疾病复发率、PFS 及 OS 均无显著差异。因此，CIBMTR 认为即使年龄≥70 岁的患者行 ASCT 也可获得与 60～69 岁患者类似的获益。CIBMTR 的登记数据显示北美接受 ASCT 的 MM 患者中，70 岁以上患者比例于 2016 年已达 10%。

美国的妙佑医疗国际不断尝试打破"天花板"，他们尝试把适合移植患者的年龄放宽至≥75 岁。2020 ASH 会议报道了妙佑医疗国际前瞻性纳入 46 名 75 岁以上的患者行 ASCT，患者对 ASCT 的耐受性好，接近一半（46%）的患者甚至在门诊即可完成 ASCT，54% 的患者需要住院治疗，住院时间中位数仅 9 天。只有一名患者在移植后 100 天内死亡，100 天病死率为 2%。该群患者中位总生存时间和无进展生存时间分别长达 82 个月和 33 个月。

鉴于上述研究结果，美国 2017 年 ASCO 教育手册明确指出对于所有非虚弱的年龄 80 岁以下的患者均应考虑 ASCT。美国 2020 年的 NCCN 指南再次强调，需要根据年龄和并发症确定是否适合 ASCT，高龄并不是 ASCT 的绝对禁忌。

3. 中国　最新的中国多发性骨髓瘤诊治指南中明确提出"根据患者年龄（原则上≤65 岁）、体能及伴随疾病状况决定 ASCT 适合性，肾功能不全及老年并非移植禁忌证"。即同样指明了对于体健的老年患者，单纯的高龄不是绝对的 ASCT 禁忌证。

综上所述，目前各国指南均明确生理年龄比单纯年龄更重要，年龄＞65 岁不是接受 ASCT 的禁忌证，接受 ASCT 治疗的老年 MM 患者比例在逐渐上升，ASCT 的年龄上限在多个国家和地区已放宽到 80 岁。

四、移植前干细胞动员

虽然有些研究表明老年患者动员所采集的 $CD34^+$ 造血干细胞数量较低，但总体而言，目前年龄并没有显著影响造血干细胞的动员效果。尤其是新型的干细胞动员剂 CXCR4 拮抗剂问世以来，老年患者的干细胞动员不是老年患者行 ASCT 的障碍。

德国最近报道了在 83 例老年 MM 患者中行干细胞动员的情况。74 例（89%）患者采用了大剂量 CTX＋G-CSF 动员，9 例（11%）单用 G-CSF。结果有 19 名（23%）患者因产量不佳而使用普乐沙福，均能采集成功，$CD34^+$ 细胞数中位数可达到 $6.47×10^6/kg$。

五、移植预处理方案

美法仑 $200mg/m^2$ 是多发性骨髓瘤 ASCT 的标准预处理方案。对于老年患者，由于年龄对美法仑的代谢的影响及老年人器官功能储备的下降，大剂量美法仑对老年患者的毒副作用是否增加，是否需要对这些患者的预处理美法仑进行减量？

美国小石城在 2001 年探索了在 70 岁以上 MM 老人中行 ASCT 的可行性和有效性。试验开始 25 例患者均接受了美法仑 $200mg/m^2$ 的预处理，结果 TRM 高达 16%，因此后续的 45 例患者均减量美法仑至 $140mg/m^2$，TRM 降低至 2%。美法仑 $200mg/m^2$ 和 $140mg/m^2$ 两个剂量组患者在移植后的 CR 率分别为 28% 和 27%，无显著差异。基于这个先驱性的报道，后续的临床研究中，减量美法仑被广泛应用于老年患者。妙佑医疗国际的数据也显示，65～70 岁、70～75 岁、＞75 岁的移植患者接受减低剂量的美法仑预处理的比例分别为 7.5%、42.1%、71.4%。

但是应该注意到，随着支持治疗水平的提高，以及新药诱导治疗显著提升了移植前缓解，老年人对移植的耐受性得到大大改善。既往报道中，2005 年前的研究 TRM 可报道高达 8%~25%，但在 2006 年后无论是否使用减量美法仑，老年患者接受 ASCT 的 TRM 均下降至 5% 以下。老年患者 ASCT 是否还需要进行减量美法仑预处理尚未能完全明确。

2012 年美国 MD Anderson 肿瘤中心和 MSKCC 报道了他们所有中心在 1999—2010 期间接受 ASCT 的年龄≥70 岁（中位数 72 岁，分为 70~80 岁）MM 患者的生存。只有 10% 的患者接受了美法仑 140mg/m^2 预处理，25% 患者接受的是美法仑 180mg/m^2，而 65% 的大部分患者接受的是标准美法仑 200mg/m^2 预处理。各个器官的Ⅱ~Ⅳ级的非血液学毒性在各个美法仑预处理剂量组间比较无显著差异，100 天内的 NRM 为 3%，各个美法仑剂量组间 NRM 统计学无显著性差异。2 年及 5 年 OS 率分别为 79% 和 67%。同样各个美法仑剂量组间的 OS 也无统计学显著性差异。

美国 CIBMTR 报道了 2013—2017 年间 70 岁以上行 ASCT 的 MM 患者共 2 092 例，其中只有 41% 的患者接受了标准剂量的美法仑 200mg/m^2 预处理。结果显示接受美法仑 200mg/m^2 的患者 OS 和 PFS 均优于接受美法仑 140mg/m^2 的患者，美法仑 140mg/m^2 组的非复发死亡率反而比美法仑 200mg/m^2 组高，这个反常的结果可能是因为体弱或并发症的患者更容易让医师决定予以减量的美法仑预处理，但即使接受减量美法仑，这些患者仍更容易发生移植相关死亡。多因素分析显示，影响 70 岁以上患者 ASCT 后 OS 的独立不良因素为 KS 体能评分 <90%、共病指数 HCT-CI >0、起病 ISS Ⅲ期、高危遗传学异常，以及移植时未获得 CR 疗效，美法仑的剂量并不是影响 OS 的独立危险因素。

上述研究均为回顾性研究，而且对于患者为何接受减量或标准剂量的美法仑理由并未能得到分析。2016 年法国 IFM 合作组发表了在 56 例≥65 岁 NDMM 患者中前瞻性行 ASCT 的研究结果。18 例（36%）患者接受 140mg/m^2 美法仑预处理，64% 患者接受 200mg/m^2 美法仑预处理。标准剂量美法仑组（200 mg/m^2）的 PFS 和 OS 显著优于美法仑 140 mg/m^2 组。

上述的研究表明，虽然现在常规对高龄的 MM 患者予以减量美法仑预处理，但是并没有严格意义的临床对照研究证实减量美法仑的优越性。实际上，应该对高龄患者进行分层临床研究，例如对共病指数为 0 的体健患者予以随机对照，比较标准剂量美法仑及减量美法仑预处理的效果，这样有可能探索出适合不同体健程度的老年患者最佳的美法仑预处理剂量。

虽然多发性骨髓瘤≥65 岁患者比例高，但是老年人接受 ASCT 的比例远远低于年轻患者。美国的数据表明 2005—2009 年间 <50 岁 NDMM 患者中接受移植的比例接近 50%，50~64 岁 NDMM 患者中该比例约为 1/3，而在≥65 岁患者中接受 ASCT 的比例仅 5% 左右。提示老年患者人群行 ASCT 仍有很大的提升空间。但同时也须充分意识到虽然 ASCT 的 TRM 在老年人中显著下降，老年人行 ASCT 的住院死亡率和并发症发生率仍均较年轻人高，需要在充分沟通风险获得知情理解的前提下进行 ASCT。

（谷景立　李　娟）

第二节　肾功能不全患者

肾功能不全是多发性骨髓瘤患者起病时常见的临床并发症。国外报道初诊时约 30%~40% 的 MM 患者血肌酐高于正常上限，50% 的患者在疾病的进程中出现肾损害，需要透析治疗的晚期肾衰竭的发生率高达 10%。中山大学附属第一医院分析了 223 例 NDMM 患者，确诊时存在肾功能损害的患者比例高达 78.0%，重度肾功能不全发生率为 30.5%。肾功能不全在 NDMM 患者中的发生率如此之高，非常有必要对该特殊类型患者的自体造血干细胞移植进行单独的探讨。

一、诱导阶段争取逆转肾功能不全

患者尿液中过多的单克隆轻链是引起 MM 肾脏损害的主要原因，因此合并肾功能不全的患者应予以不受肾功能影响的有效诱导方案进行治疗，快速降低尿中的游离轻链，尽可能地逆转肾功能不全。但同时多种抗骨髓瘤的药物需要通过肾脏排泄。在肾功能损害的情况下，如果一个药物与其有效或毒性代谢产物的血浆清除率增加 30% 或以上，即需要对其剂量按肾功能进行调整。如何选择合适的诱导化疗方案，既减少药物本身对肾功能的影响，又可以快速逆转肾功能不全？下面对主要的抗骨髓瘤药物在肾功能不全患者中的应用注意事项、对肾功能的逆转效率予以详细说明。

（一）药物对肾功能的影响

1. 烷化剂

（1）美法仑：美法仑同时被肾小管排泄和重吸收，患者的肌酐清除率与美法仑的血浆清除率正相关，而与 AUC 下面积负相关。18%～34.3% 的静脉用药美法仑通过肾脏排泄，肾功能不全患者应用静脉美法仑的骨髓抑制毒性增加，可能与美法仑的蓄积有关。因此，美法仑需要根据肾功能进行调整。对于应用标准剂量的口服美法仑，即 0.15～0.25mg/（kg·d），4～7 天用法；当肌酐清除率在 15～60ml/min 时，美法仑须减量 25%；当肌酐清除率 <15ml/min 或者依赖透析时，美法仑须减量 50%。

对于适合移植的 NDMM 患者，尽量不应用对造血干细胞有影响的药物，目前这些患者的诱导方案一般不含有美法仑。但自体造血干细胞移植预处理时需要应用大剂量美法仑，其剂量须根据肾功能不全进行调整，具体将在本节第三至第五部分单独予以详细讨论。

（2）环磷酰胺：肾功能不全患者使用环磷酰胺后，药物及其代谢物在尿液中的排泄与肾功能正常患者类似。因此，对于在诱导治疗方案中的非大剂量环磷酰胺不需要根据肌酐清除率进行调整。

2. 免疫调节剂

（1）沙利度胺：沙利度胺的药代动力学不受肾功能不全的影响，无须调整剂量。一项 20 例伴有肾功能不全的 RRMM 患者的研究显示，使用含沙利度胺的方案（8 例沙利度胺单药，12 例联合地塞米松）治疗，15 例有效患者中有 12 例的肾功能得到改善，2 例慢性透析依赖患者肌酐降低，毒副作用与肾功能正常无差异。另一项研究应用 TD 方案诱导序贯 ASCT 治疗伴有肾功能不全的 MM 患者，获得 PR 患者中 82% 肾功能改善，未获 PR 仅有 37% 肾功能改善。但有研究认为沙利度胺可导致高血钾的发生，尤其在透析依赖患者，因此用于肾损害患者须密切监测生化的改变。

（2）来那度胺：来那度胺从肾脏清除，因此须根据肾功能来调整。①肾功能正常至轻度肾功能不全（肌酐清除率≥60ml/min）患者每 28 天周期第 1～21 天，口服 25mg/d。②中度肾功能不全（肌酐清除率≥30ml/min 但 <60ml/min，每 28 天周期第 1～21 天，口服 10mg/d）。③重度肾功能不全（肌酐清除率 <30ml/min）但不需要透析的患者，每 28 天周期第 1～21

天，隔日口服 15mg/d。④重度肾功能不全（肌酐清除率＜30ml/min）并需要透析及终末期肾病（ESRD）的患者，每 28 天周期第 1～21 天，口服 5mg/d。透析治疗当日，应透析结束后口服。

在 MM009 和 MM010 研究中，患者根据入组时的肌酐清除率分为肾功能正常至轻度肾功能不全（243 例）、中度肾功能不全（82 例）、重度肾功能不全（16 例）组，应用 RD 方案治疗后，41% 的患者肾功能改善，其中 25% 为完全肾功能缓解，16% 为微小肾功能缓解。

不同亚组的总缓解率（64%、56%、50%）、≥非常好的部分缓解率（35%、27%、37%）均无显著差异。所有亚组的 PFS（11.1 个月、9.5 个月、7.8 个月）和 TTP（12.0 个月、11.1 个月、7.8 个月）均无显著差异。但 OS 有差异，三组的生存期中位数分别为 38.9 个月、29 个月、18.4 个月，三组间比较均有显著性差异。

3. 蛋白酶体抑制剂

（1）硼替佐米：硼替佐米经肝代谢，肾功能损害不会影响本品的药代动力学，因此肾功能不全的患者无须调整硼替佐米的剂量。但由于透析会降低硼替佐米的血药浓度，因此应该在透析结束 24 小时后再给药。硼替佐米能快速逆转肾功能不全，机制在于硼替佐米不仅能迅速降低原发病骨髓瘤的肿瘤负荷、减少游离轻链的量，还能抑制蛋白酶体的活性，抑制转录因子 NF-κB 的活化，减少骨髓瘤肾病患者的肾脏炎症反应。VISTA 研究结果显示 VMP 治疗组的肾功能损伤逆转率较 MP 组更显著（44% vs. 34%）。尤其对于严重肾功能不全的患者（肌酐清除率＜30ml/min），VMP 治疗组的肾功能逆转率为 37%，显著优于 MP 治疗组的 7%。在抗骨髓瘤方面，VMP 组和 MP 组均显示肾功能损伤患者与肾功能正常患者的 TTP 相似。

（2）卡非佐米：该药物于 2012 年被美国 FDA 批准用于 RRMM。在一项 536 例 MM 患者接受卡非佐米单药治疗（入组患者要求肌酐清除率＞30ml/min）的研究当中，127 例（24.1%）患者出现血肌酐升高，17.7% 与卡非佐米相关，14 例为 3/4 级，7 例严重不良事件（serious adverse event，SAE）。因肾脏不良事件停药的患者 21 例（4%）。

（3）伊沙佐米：对轻度至中度肾功能不全患者无须调整剂量，严重肾功能不全（肌酐清除率＜30ml/min）或需要透析的 ESRD 患者则需将起始剂量减少至 3mg。伊沙佐米血药浓度不受透析影响，因此可以在不考虑透析时间的情况下给药。

（二）适合肾功能不全患者的诱导方案推荐

鉴于硼替佐米在肾功能不全患者中应用不需要调整剂量，并能快速逆转肾功能不全，IMWG 指南中推荐这类患者的诱导方案首选含硼替佐米的方案。其他与硼替佐米合并应用的药物是否需要根据肾功能调整总结如下：需要根据肾功能调整剂量的药物包括美法仑、来那度胺、伊沙佐米；不需要根据肾功能调整剂量的药物包括卡非佐米、沙利度胺、多柔比星脂质体、环磷酰胺、地塞米松。

（三）纠正其他引起肾功能不全的可逆因素

除了针对游离轻链的原发病治疗，其他引起和加重肾功能不全的可逆因素也应予以积极的纠正。

1. 纠正高钙　可采取如下方法：①水化、利尿；②使用二代或三代双膦酸盐，则根据肌酐清除率调整双膦酸盐用量；③糖皮质激素，地塞米松 10～20mg/d；④血液透析。

2. 纠正高尿酸血症　①碱化尿液；②水化；③减少尿酸生成和促进尿酸排泄。

3. 纠正高黏滞综合征　可应用血浆置换。

4. 防治加重肾损害的因素　①纠正脱水；②积极抗感染，避免使用肾毒性抗生素如糖肽类、氨基糖苷类；③慎用非甾体抗炎药止痛；④禁用造影剂；⑤使用双膦酸盐间隔 28 天，双膦酸盐应用期间应注意水化，并定期复查尿常规；⑥慎用肾素 - 血管紧张素药物。

经过积极的诱导化疗，有相当部分合并肾功能不全的 MM 患者肾功能可得到逆转。但是，仍然有患者在诱导治疗后即使获得了很好的骨髓瘤疾病缓解，肾功能不全持续存在。这些患者是否可以进行自体造血干细胞移植？如进行自体造血干细胞移植在干细胞动员、预处理是否有特殊的考量和处理？这些患者进行自体造血干细胞的治疗风险是否增加？后续章节将对这些问题进行探讨。

二、肾功能不全患者的造血干细胞动员方案

目前多发性骨髓瘤动员方案主要包括三种：G-CSF 单药、化疗 + G-CSF，以及 CXCR4 受体抑制剂普乐沙福。

1. 单纯 G-CSF[5～10μg/(kg·d)]的动员效果不如后两者，但是安全性优于大剂量 CTX + G-CSF。剂量不需要根据肾功能进行调整，不加重肾功能不全，是肾功能不全患者可选择的动员方式。

2. 大剂量 CTX + G-CSF　大剂量 CTX + G-CSF 的动员效果优于单药 G-CSF。环磷酰胺虽然不需要根据肌酐清除率进行调整剂量，但是大剂量 CTX 可能形成肾小管结晶加重肾功能异常。因此，在肾功能不全患者中使用大剂量 CTX 须谨慎，文献报道中多个中心把大剂量 CTX 的剂量从 $3g/m^2$ 下降至 $1.5g/m^2$。同时在大剂量 CTX 应用过程中需要充分水化，并予以美司钠减少出血性膀胱炎等副作用。

3. 普乐沙福　普乐沙福是新型的动员剂，2012 年一项全球多中心研究中显示，普乐沙福应用合并重度肾功能不全（包括透析依赖）的 MM 患者仍可有效动员出 $CD34^+$ 造血干细胞，采集物 $CD34^+$ 细胞计数中位数达到 $4.6（0.86～15.1）×10^6/kg$，动员成功率达到 95.2%。普乐沙福的剂量在重度肾功能不全患者中可从 $0.24mg/(kg·d)$ 减量至 $0.16mg/(kg·d)$，研究显示减量组患者的 $CD34^+$ 细胞动员数和毒副作用与标准剂量组患者比较无差别。28.6% 的患者出现≤2 级的胃肠道反应，毒副作用可控，不影响后续干细胞采集。

无论是何种动员方案，肾功能不全不影响干细胞采集的质量，肾功能不全并不影响后续干细胞植入。

三、移植预处理方案中美法仑的最佳剂量

（一）美法仑预处理应用于肾功能不全患者的毒副作用

美法仑 $200mg/m^2$ 是多发性骨髓瘤患者自体造血干细胞移植的标准预处理方案，但是肾功能不全患者如果应用标准剂量 $200mg/m^2$ 的美法仑，其血液学毒性及口腔黏膜毒性显著增加。与肌酐清除率≥60ml/min 的患者相比，肌酐清除率 <60ml/min 患者接受 $200mg/m^2$ 美法仑的粒系重建时间、巨核重建时间延长，感染持续时间均显著延长，腹泻、口腔黏膜炎发生率显著升高。

来自美国小石城的一个早期报道显示，81 例肾功能不全患者行单次和双次 ASCT 的TRM 分别高达 6% 和 13%。59 例患者中的 7 例在首次移植后 6 个月内死亡，23 例患者中的

4 例在二次移植后 6 个月内死亡。这 11 例患者的死亡原因包括：败血症（6 例）、多器官功能衰竭（2 例）、多器官功能衰竭肺功能衰竭（1 例）、肝静脉闭塞症（1 例）和心肌梗死（1 例）。

因为肾功能不全患者接受标准剂量美法仑的毒副作用增加、TRM 高，现普遍认为需要对美法仑进行减量。但减量后的美法仑应不影响抗骨髓瘤的治疗疗效，即最佳剂量需在毒性和疗效之间取得平衡。

（二）等效的美法仑剂量探索

目前大部分研究认为美法仑剂量需要达到 $140mg/m^2$ 才与 $200mg/m^2$ 等效。早在 2010 年 IMWG 共识即提出对于肌酐清除率 $<60ml/min$ 的患者，美法仑剂量减少至 $140mg/m^2$。

2018 年来自 EBMT 登记处的大宗病例报道证实美法仑 $140mg/m^2$ 与 $200mg/m^2$ 的等效性：美法仑 $140mg/m^2$（$n=245$）与 $200mg/m^2$（$n=1\ 719$）两个剂量组患者的造血重建、PFS、OS、复发率、二重肿瘤发生率均无显著差异。但对于透析依赖的重度肾功能不全患者，有研究表明 $100mg/m^2$ 的美法仑可获得与 $200mg/m^2$ 美法仑相似的缓解率及长期总体生存率。2016 年更新版的 IMWG 指南中也提出对于肾功能不全的患者，美法仑剂量需要减量至 $100\sim140mg/m^2$（证据级别 C 级）。

来自美国 CIBMTR 登记处的数据显示，美法仑的最佳剂量需要根据肾功能不全程度进行调整。对于重度肾功能不全患者（MDRD 法所计算的肌酐清除率 $<30ml/min$），接受美法仑 $200mg/m^2$ 与 $140mg/m^2$ 的 5 年 PFS 率无差异（32% vs. 25%，$P=0.37$）。但是，对于中度肾功能不全患者（MDRD 法所计算的肌酐清除率为 $30\sim59ml/min$），接受美法仑 $200mg/m^2$ 的 5 年 PFS 率优于接受美法仑 $140mg/m^2$ 的患者（46% vs. 18%，$P=0.009$）。提示对于中度肾功能不全的患者，可以考虑仍然使用的 $200mg/m^2$ 美法仑以改善患者的预后。

综上所述，对于肾功能不全患者，为了减少毒副作用，预处理时美法仑剂量应进行减量。平衡风险与抗骨髓瘤疗效后，美法仑 $140mg/m^2$ 是目前最广泛接受使用的剂量。

四、透析依赖患者的自体造血干细胞移植问题

（一）透析依赖 MM 患者行 ASCT 的风险

在多个报道中，透析依赖患者行 ASCT 的风险高于其他不依赖透析的肾功能不全患者。关于依赖透析患者行 ASCT 的最大宗病例来自美国小石城 Barlogie 等人的报道。该报道纳入了 1995 年至 2001 年间在 ASCT 时仍透析依赖的 59 例患者。59 例患者中有 23 例接受了二次移植。59 例患者中，一开始 27 例均接受 $200mg/m^2$ 美法仑，因毒副作用过大后续 32 例患者美法仑剂量减量为 $140mg/m^2$。主要的 III 级毒副作用包括黏膜炎（29%）、败血症（17%）、代谢性脑病（13%）、粒细胞缺乏合并发热（9%），以及心血管异常（3 例心律失常、2 例心功能不全、1 例心肌梗死）（7%）、特发性肺综合征（idiopathic pneumonia syndrome）（7%），以及肝脏异常（4%）。这些患者接受一次移植和二次移植的 TRM 高达 12% 和 17%。2014 年 Bernard 等人报道的 1998—2012 期间单中心 33 例透析依赖 MM 患者行 ASCT 的 TRM 仍高达 15%，死亡的主要原因是败血症。

但是，来自美国 CIBMTR 登记处的报道却显示在 2008—2013 年期间所登记的 35 例透析依赖患者行 ASCT 的 TRM 为 0，所有这些患者接受的美法仑剂量均为 $140mg/m^2$。另外，加拿大多伦多大学玛格丽特肿瘤中心比较了该中心 2 个不同时代肾功能不全患者行 ASCT 的 TRM，结果显示 2008—2016 年肾功能不全患者（包括依赖透析患者）行 ASCT 的 TRM 为 0，

而 1998—2007 年类似人群行 ASCT 的 TRM 为 13%。新药时代 TRM 下降与硼替佐米广泛应用提高了移植前缓解率、应用减剂量的美法仑预处理，以及整体支持治疗水平的提高相关。

（二）透析依赖患者 MM 行 ASCT 后脱离透析依赖的概率

在早期的报道中，自体造血干细胞移植可使 13%～24% 的透析依赖 MM 患者在移植后脱离透析。小石城 2001 年的报道中，54 例可评价的透析依赖 MM 患者在移植后 4（1～16）个月脱离透析依赖。可脱离透析患者的肌酐清除率可恢复至 32（17～55）ml/min，那些未能脱离透析患者移植后的肌酐清除率为 5（0～19）ml/min。成功脱离透析的影响因素包括：移植前透析时间≤6 个月（33% vs. 6%，$P<0.05$）、肌酐清除率 >10ml/min（38% vs. 11%，$P<0.05$）、移植后获得 >PR 疗效（39% vs. 5%，$P<0.05$）。肾脏病理类型方面，轻链沉积患者脱离透析依赖的成功率为 50%，管型肾病患者脱离透析依赖的成功率为 40%。其他因素还包括 M 蛋白亚型，而美法仑的剂量不是成功脱离透析的影响因素。

近年来，透析依赖 MM 患者行 ASCT 后脱离透析的成功率显著上升。2018 年美国 CIBMTR 登记处的报道显示，2008—2013 年登记的 35 例透析依赖患者行 ASCT 后 34 例（97.1%）均成功脱离透析。这可能与患者移植前 MM 缓解程度提高（95% 患者获得 PR 或以上疗效）、诊断至移植时间短（25% 患者半年内移植，75% 患者 1 年内移植）相关。

（三）综合评估

上述研究显示透析依赖的肾功能不全不是自体造血干细胞移植的禁忌证。ASCT 可能帮助 25%～95% 的患者脱离透析依赖。随着诱导疗效的提高、支持治疗水平提高，以及减量美法仑的广泛应用，透析依赖患者行 ASCT 的 TRM 也得到极大的改善。在与家属充分沟通并平衡行 ASCT 的获益与风险后，对于这些患者仍应该积极考虑行 ASCT。

（四）移植过程中血液透析的安排

美法仑药代动力学不受透析影响。对于透析依赖的患者，血液透析可在美法仑输注后 24～36 小时，在干细胞回输前进行。因为移植时患者的代谢率提高，透析频次须较平时增加。具体的透析方案需要有经验的肾内科团队参与。

五、肾功能不全患者行自体造血干细胞移植对预后的影响

在传统治疗年代，肾功能不全与 NDMM 患者预后不良相关。在西班牙的一个队列研究中，423 例 NDMM 患者中 22.3% 伴有肾功能不全，这些患者的生存期中位数仅有 8.6 个月，远低于肾功能正常的患者（生存期中位数为 34.5 个月）。而在通过含有硼替佐米方案诱导治疗及 ASCT，肾功能不全不再是预后不良的因素。

2017 年美国 CIBMTR 登记处的报道显示，在 2008—2013 年登记的有移植前肌酐资料的 1 492 例 MM 患者中，中度肾功能不全（$n=185$）及重度肾功能不全（$n=67$）的患者与肾功能正常或轻度不全患者（$n=1\,240$）的 5 年 PFS 率与 OS 率均无统计学显著性差异［5 年 PFS 率分别为 40（31～49）%、27（15～40）% 和 35（31～38）%，$P=0.42$；5 年 OS 率分别为 68（60～76）%、60（46～74）% 和 68（65～71）%，$P=0.69$］。其他来自欧洲及澳大利亚的报道也得出同样的结果，即肾功能不全患者通过新药诱导序贯 ASCT 均可获得与肾功能正常 MM 患者相似的良好预后。

综上所述，ASCT 在肾功能不全 MM 患者中应用安全、有效，患者不仅有可能通过 ASCT 改善肾功能甚至脱离透析依赖，还能显著延长患者的生存，使这些患者获得与肾功能

正常患者相似的 PFS 及 OS。肾功能不全不再是 ASCT 的禁忌证,对肾功能不全而无其他移植禁忌证的患者,仍须积极考虑行 ASCT。在整体治疗过程当中,须从诱导治疗开始使用受肾功能影响少的方案(如含硼替佐米的方案),在动员过程中适当减低 CTX 用量并充分水化和碱化,在预处理过程中降低美法仑剂量至 140mg/m^2,并严密监测肾功能及电解质,防治毒副作用,以减低 TRM,使肾功能不全 MM 患者从 ASCT 中最大获益。

(谷景立 李 娟)

第三节 继发淀粉样变患者

多发性骨髓瘤的瘤细胞可分泌单克隆免疫球蛋白的轻链或轻链片段,这些蛋白以不溶性纤维的形式沉积于各组织器官的细胞外基质,导致心脏、肾脏、周围神经、肺、胃肠道等器官功能受损,出现系统性淀粉样变的相关表现。在多发性骨髓瘤的基础上,合并淀粉样变的表现,即定义为继发性淀粉样变。

一、为什么需要在移植前辨别出是否合并继发淀粉样变?

原发性轻链型淀粉样变性患者中,可耐受 ASCT 的患者比例只有 20%~25%。同样的继发性淀粉样变性也可累及心脏、血管、肺、肾脏、肝脏、胃肠道、外周神经,以及皮肤软组织,可能严重影响患者的心脏、肾脏或肝脏功能,导致患者对于大剂量美法仑预处理的耐受性下降,毒副作用可显著加重。

淀粉样变受累的器官缓解往往晚于血液学缓解。合并继发性淀粉样变性的患者经过诱导阶段 4~6 疗程也许可以获得血液学完全缓解,但淀粉样变性受累器官可能需要较长时间才能获得缓解。即使是对诱导化疗反应好的患者,心脏的缓解时间中位数大约是 9 个月,肾脏的缓解时间中位数为 6 个月。对于那些对诱导化疗反应差的患者需要更长的时间才能获得器官缓解。

如果移植前仅仅评估血液学是否缓解,忽视受累器官的缓解,有可能给 ASCT 带来安全隐患。如在移植前受累器官未能获得较好的缓解,ASCT 过程中毒副反应可能因此增加,甚至造成移植相关死亡。因此,非常有必要在多发性骨髓瘤诊断初期就明确患者是否合并继发性淀粉样变性,在诱导治疗结束拟行 ASCT 前充分评估器官的缓解程度是否能达到 ASCT 的要求。

二、如何识别和明确是否继发淀粉样变?

(一)提示合并淀粉样变的临床表现

1. 皮肤软组织 皮肤菲薄,不可解释的面部或颈部瘀斑或出血。舌体肥厚伴齿痕常见。

2. 心脏 不能用高血压等基础心脏疾病解释的室间隔增厚至 12mm,尤其是心脏超声中显示心肌回声不均匀增粗或节段性增厚、活动僵硬;毛玻璃样回声;EF 下降。常伴有 proBNP 及 cTnT 水平升高。心电图常表现为低电压,可伴有各种心律失常。应用 MRI 的方法可以更准确地检测出心肌肥厚合并舒张功能减低、心肌延迟强化。

3. 血管 既往高血压患者转变为不需药物控制的正常血压甚至偏低血压,或者既往血压正常者现血压偏低,尤其是伴有体位性低血压。对腹泻或其他原因造成的血容量不足耐受性差,容易血压严重降低并难以用血管活性药物改善。

4. 肺　无感染症状情况下肺部 CT 表现间质性改变。

5. 肾脏　可以肾病综合征为突出临床起病表现,常常表现为大量蛋白尿。单纯 MM 的尿蛋白是溢出性蛋白尿,尿蛋白成分以轻链为主。淀粉样变的尿蛋白为非选择性,以白蛋白排泄为主。因此,当尿蛋白成分出现白蛋白为主时,须高度警惕合并继发性淀粉样变性。超声检查可显示为双肾弥漫性均匀增大。

6. 肝脏　不明原因肝大或者胆管酶如 ALP、GGT 增高。由于单纯 MM 患者的骨质破坏病灶的成骨细胞功能受抑制,因此 ALP 往往无显著升高。如出现 ALP 升高 >1.5 倍正常上限,也要警惕合并继发性淀粉样变性可能。腹部 CT 显示肝脏弥漫性增大伴强化减弱。

7. 胃肠道　可表现为反复非感染性腹泻、吸收不良、假性肠梗阻、顽固性低蛋白血症。

8. 外周神经　不能用糖尿病等基础疾病解释的四肢麻木。

（二）合并继发淀粉样变的诊断

步骤 1:确定是否合并淀粉样物质　活检刚果红染色阳性、偏振光显微镜见苹果绿色折射光或电镜下见杂乱无章排列的纤维均可明确淀粉样物质的存在。活检部位可以是骨髓、腹部皮下脂肪或可疑的受累器官。

步骤 2:确定引起淀粉样变的物质为轻链　免疫组织化学确定与血或尿中轻链类型一致的受累轻链阳性,较非受累轻链表达显著增强。但由于淀粉样物质为轻链或其片段,结构改变可导致抗原决定簇发生变化,免疫组织化学也可能阴性。

步骤 3:确定受累的器官(见表 7-3-1)。

表 7-3-1　AL 型淀粉样变性器官受累诊断标准

受累器官	诊断标准
肾脏	24h 尿蛋白定量 >0.5g/d,且主要为白蛋白
心脏	心脏超声平均心室壁厚度 >12mm,排除其他心脏疾病;或在没有肾功能不全及心房颤动时 NT-proBNP>332ng/L
肝脏	无心力衰竭时肝脏上下径 >15cm,或 ALP> 正常值上限的 1.5 倍
神经系统	外周神经:出现对称性的双下肢感觉运动神经病变 自主神经:胃排空障碍、假性梗阻、非器官浸润导致的排泄功能紊乱
胃肠道	直接活检证实并有相关症状
肺	直接活检证实并有相关症状;影像学提示肺间质病变
软组织	舌增大、关节病变、跛行、皮肤病变、肌病(活检或假性肥大)、淋巴结肿大、腕管综合征

三、移植前诱导治疗及疗效评价

（一）诱导治疗

引起继发性淀粉样变性的物质基础是血液中的游离轻链沉积在各个器官。为了改善受累器官功能,需要尽快减少血液中游离轻链的水平,而且研究也表明轻链淀粉样变性患者的血液学异常轻链缓解的程度与器官缓解密切相关。因此,合并淀粉样变性的患者需在诱导阶段应用对轻链淀粉样变性疗效较好的方案,目前所公认的是含有硼替佐米的方案。

（二）合并淀粉样变性的疗效评价

1. 血液学缓解评价　由于游离轻链的变性和沉积是导致各器官淀粉样变的物质基础，因此对于合并淀粉样变的 MM 患者，血液学评价需要在原有 MM 血液学评价标准的基础上，增加对游离轻链的缓解的评价，标准如下。

（1）完全缓解：血和尿免疫固定电泳阴性并 sFLC 比值正常，预测对应的器官缓解率为84%。

（2）非常好的部分缓解：sFLC 差值 <40mg/L，预测对应的器官缓解率为 60%。

（3）部分缓解：sFLC 差值下降 >50%，预测对应的器官缓解率为 20%。

（4）无缓解：sFLC 差值下降≤50%，预测对应的器官缓解率仅为 3%。

2. 器官缓解评价　目前主要针对表 7-3-2 内所见的常见受累并可客观评价的器官。

表 7-3-2　重要器官的疗效评价标准

器官	缓解标准
心脏	NT-proBNP 下降 >30%（对于基线≥650ng/L 的患者需同时下降幅度 >300ng/L），或 NYHA 分级改善（基线 NYHA 分级为Ⅲ级或Ⅳ级的患者，分级下降≥2 级）
肾脏	尿蛋白定量下降≥30%，或 <0.5g/24h 且不伴肾脏进展；肌酐和肌酐清除率相较于基线进展 <25%
肝脏	碱性磷酸酶下降≥50%；X 线检查示肝减小至少 2cm
外周神经系统	肌电图提示神经传导速率改善

患者在经过有效的诱导治疗后器官功能尤其心脏功能可改善，对于合并淀粉样变性的患者是否适合移植的评价需要在诱导治疗后进行，尽可能提供患者进行 ASCT 的机会。

四、合并淀粉样变患者的移植前筛选

由于没有专门针对 MM 合并系统性轻链型淀粉样变性的移植前筛选报道，因此，以下论述均借鉴系统性轻链型淀粉样变性（AL）的经验。

（一）系统性轻链型淀粉样变性分期

系统性轻链型淀粉样变性患者的分期，最初主要根据心脏受累情况、血压等进行分期。Mayo 2004 分期根据肌钙蛋白 I（TnI）≥0.1μg/L［肌钙蛋白（TnT）≥0.035μg/L］、NT-proBNP≥332ng/L（BNP>100ng/L），按照 0～2 个危险因素分为 1、2、3 期，生存期中位数分别为 26.4、10.5 及 3.5 个月。Mayo 2012 分期根据游离轻链差值≥180mg/L、TnI≥0.08μg/L（TnT≥0.025μg/L）、NT-proBNP≥1 800ng/L，按照 0～3 个危险因素分为 1、2、3、4 期。生存期中位数分别为 96、40、14 和 6 个月。欧洲分期在 Mayo 2004 分期 3 期患者中根据收缩压 100mmHg，NT-proBNP≥8 500ng/L 进一步细分，按照 0～2 个危险因素分为Ⅲa、Ⅲb、Ⅲc 期。生存期中位数分别为26、16 和 3 个月。

上述分期体现了心血管受累是影响 AL 患者预后的最重要影响因素，这与心血管受累程度决定患者对治疗耐受性尤其是 ASCT 的耐受性密切相关。实际上很多研究也是围绕心脏受累程度分析对 ASCT 的耐受性。

借鉴于原发性轻链型淀粉样变性的经验,对于合并淀粉样变的 MM 患者非常有必要在诱导结束后拟行移植前进行上述淀粉样变性的分期,以预测患者对 ASCT 的耐受性。

(二)系统性轻链型淀粉样变性适合 ASCT 的标准

1. Mayo(妙佑医疗国际)系统性轻链型淀粉样变患者适合 ASCT 的标准　包括生理年龄≤70 岁、体能评分≤2 分、左室射血分数≥40%、NYHA 心功能分级 Ⅰ/Ⅱ级、血压收缩压≥90mmHg、cTnT<0.06ng/ml 或者高敏 cTnT<75ng/ml、肌酐清除率≥30ml/min(慢性透析患者不受该项影响)。

2. 原发性轻链型淀粉样变的诊断和治疗中国专家共识(2016 年版)推荐移植患者需符合以下条件:年龄≤70 岁、ECOG 体能评分≤2 分、Mayo 2004 分期 1 期或 2 期、NYHA 心功能分级 Ⅰ~Ⅱ级、左室射血分数>50%、cTnT<0.06ng/ml、收缩压≥90mmHg、eGFR≥30ml/min、严重受累的重要器官≤2 个。禁忌证包括 cTnT>0.06ng/ml、严重的自主神经病变、淀粉样物质导致的严重胃肠道出血、严重的肾功能不全、年龄>70 岁、反复发作的有症状的淀粉样物质相关的胸膜渗出、ECOG 评分>2。比较我国和国外的标准显示,我们国家的标准对年龄及左室射血分数要求更严格,其他标准基本和妙佑医疗国际所提出的标准一致。

有研究表明 3 个或以上器官受累是 AL 患者行 ASCT 的禁忌证,我国指南也把 ASCT 的开展限制在 2 个以下器官显著受累的 AL 患者当中。但是妙佑医疗国际分析了 1996—2015 年所有≥3 个器官受累并行 ASCT 的 AL 患者共 75 例,95% 患者心脏受累、84% 患者肾脏受累。45% 患者接受了标准剂量的美法仑(200mg/m²)预处理。100 天内病死率高达 16%。最常见的死亡原因是心血管事件(32%),甚至高于疾病复发死亡率(25%)。OS 的独立影响因素包括血液学缓解($RR=0.12$;$P=0.001\ 5$),标准剂量美法仑($RR=0.2$;$P=0.014$)、Mayo 2012 分期 Ⅲ/Ⅳ($RR=7.7$;$P=0.000\ 2$)以及 NT-proBNP 水平≥2 000pg/ml($RR=4$;$P=0.013$)。单纯受累器官个数并不显著影响 PFS 或 OS,合并 3 个或以上器官受累的患者绝大部分均有心脏受累,这可能是这些患者预后不佳的主要原因。因此,心脏是否受累及其程度而不是器官受累个数是影响 AL 患者是否可以耐受 ASCT 及其长生存的主要影响因素。

(三)患者筛选降低 AL 患者 TRM

筛选合并 AL 的 MM 患者是否适合移植是保证 ASCT 安全的重要措施。由于对患者的选择,淀粉样变患者 ASCT 的移植后病死率已显著下降。妙佑医疗国际早期治疗相关死亡率高达 14.5%,目前只有 2.4%。美国 CIBMTR 登记数据显示 2007 年至 2012 年期间,AL 患者行 ASCT 的 TRM 为 5%。英国淀粉样变中心的数据也显示 1994—2000 年 TRM 为 18.8%、2001—2006 年下降至 13.6%,2007—2012 年为 6.2%,2013 年后现在下降至 1.1%。

五、移植前干细胞动员

极少数患者在含 G-CSF 动员过程中发生毛细血管渗漏综合征,表现为致命性的低氧血症和低血压,也可导致水钠潴留加重。如果患者有心脏和/或肾脏淀粉样变性导致的心功能不全或肾病综合征,毛细血管渗漏综合征的出现将雪上加霜。最近有一项研究报道了低白蛋白血症及高 NT-proBNP 与围动员期的患病率和病死率相关。因此,移植前患者的选择对动员也很重要。对于 G-CSF 动员中发生水钠潴留加重的患者,妙佑医疗国际推荐需要至少休息 1 个月待症状缓解后再进行到下一步的移植。

对于动员不佳的患者,联合应用普乐沙福可能能采集到足够的 CD34⁺ 细胞。该药物尝试应用于 AL 的患者中，已被证实是有效和安全的。在一项对比 G-CSF 单药和 G-CSF ＋普乐沙福动员的临床研究中显示联合普乐沙福没有增加毒副作用，但显著提高了采集到 $CD34^+$ 细胞数。

六、移植预处理方案

之前的章节已论述过对于合并肾功能不全的患者或老年的患者，可以适当减低美法仑的预处理剂量至 140mg/m²，既可以获得与 200mg/m² 类似的 PFS，又可以减少患者的 TRM。那么对于合并淀粉样变的 MM 患者，是否需要因为淀粉样变相关的器官功能受累而减低美法仑剂量？由于严重肾功能不全患者的 ASCT 已在相关章节单独阐述，本节论述无显著肾功能不全的情况。

实际上多个研究均尝试减低美法仑剂量，试图使更多的 AL 患者可以接受 ASCT。2013 年美国西南肿瘤合作组比较了在 AL 患者中进行双次 100mg/m² 美法仑和单次美法仑 200mg/m² 预处理，结果显示双次中等剂量的美法仑仍然有 12% 的病死率，81% 的患者出现 3 级或以上的非血液学毒性。该结果提示双次 100mg/m² 美法仑的预处理并不能改善患者的 TRM。2014 年德国海德堡大学报道，对于体能评分为 0 或 1 分、累及器官≤2 个、血肌酐≤132μmol/L、EF＞50%，以及 BNP≤200pg/ml 的患者应用标准 200mg/m² 的美法仑预处理，其他患者接受减量 140mg/m² 美法仑。通过这种按危险分层调整美法仑剂量的方法，TRM 为 0%。2018 年美国波士顿大学也报道了应用危险分层调整美法仑剂量的方法对 334 例 AL 患者进行 ASCT。对年龄＞65 岁、心脏显著受累（EF＜45%）、ECOG 体能评分＞2 分（通过 6 分钟步行测试和／或爬楼测试），或干细胞采集量＜2.5×10⁶/kg 的患者采用减剂量的 100～140mg/m² 美法仑预处理。33 患者死于 TRM，2011 年开始 TRM 下降至 3%。OS 中位数为 6.1 年。

但是也有中心认为不应该进行美法仑减量。妙佑医疗国际的经验显示，与 MM 患者一样，AL 患者如接受全量美法仑将有更高的 CR、VGPR 率及器官缓解率。4 年的 PFS 与 OS 率也优于减低剂量组。因此，妙佑医疗国际认为，对于 AL 患者目前没有证据表明美法仑 140mg/m² 预处理后行 ASCT 的疗效优于不移植而单纯新药治疗，所以如果患者预估不能耐受全量美法仑即不予以行 ASCT。

但是需要注意的是，单纯 AL 患者本身由于克隆性浆细胞的肿瘤负荷普遍较低，即使不移植，长期生存也可能较好。但在 MM 的基础上合并 AL 患者同时具有 MM 的高肿瘤负荷和 AL 的器官功能受损，这些患者接受 140mg/m² 减量美法仑预处理的预后是否优于不移植尚无定论。

自体干细胞移植的预处理方案建议使用不超过 200mg/m² 的美法仑静脉注射，美法仑的剂量可以根据年龄、是否有心脏受累、肌酐清除率和所累及的器官的数量等因素调整至 140mg/m²。如果评估患者不能耐受 140mg/m² 美法仑，不进行 ASCT。

七、自体造血干细胞移植中与淀粉样变相关的并发症

（一）心脏相关并发症

合并心脏淀粉样变性患者行 ASCT 发生心血管事件的发生率可高达 75%，可以表现为与心血管相关的症状，如胸痛、心悸，或者表现为更特异的心血管事件，如心律失常、心功能不全或心肌梗死。大约 1/3 的心脏事件程度达到 3/4 级。一半的患者可发生心律失常，3/4

级的心律失常发生率大约为10%。

1. 心律失常 建议在移植前常规进行24小时动态心电图检查筛查是否合并存在高级别的心律失常。

（1）心房颤动：10%合并心脏淀粉样变的患者有心房扑动/心房颤动。最近，妙佑医疗国际在183例AL患者中评估ASCT前24小时动态ECG，合并心房颤动患者的短期生存缩短，但用Mayo分层校正后，心房颤动不再是影响移植后短期生存的独立危险因素。因此，妙佑医疗国际提出移植前合并心房颤动本身不是移植的禁忌证。

（2）室性心律失常：移植前动态心电图检查发现非持续性室性心动过速（NSVT）阳性率约25%，室性期前收缩二联律的发生率为43%。虽然NSVT与移植后短期生存缩短相关，但经过cTnT、BNP指标校正后，NSVT并不是独立预后因素。对于在这些患者是否需要在ASCT前行心内除颤器植入仍存在争议，多个临床研究显示接受埋藏式自动复律除颤器（ICD）治疗的患者死于无脉搏性电活动。

对于在移植期间发生的高级别或有症状的心律失常往往较难处理，甚至需要转心脏ICU治疗。但是须积极寻找及纠正诱发因素，如感染、贫血、电解质异常、心血管药物突然停药等。

2. 心源性休克 尤其对于合并心脏淀粉样变的患者，可由于败血症、心律失常、心脏毒性药物等诱发。ASCT前必须重新进行心脏超声等检测评估心脏功能。

3. 低血压 主要见于合并心脏淀粉样变、肾病综合征和或自主神经受累的患者。须排除胃肠道出血、感染性休克前期，以及过度利尿等情况。须停用降血压药，并嘱患者体位改变时不宜过快。

4. 心功能不全 心功能不全是ASCT过程中最常见的心脏并发症。在一个30例心脏受累的AL患者病例报道中，行ASCT过程中心功能不全的发生率为23%。妙佑医疗国际报道5.6%的AL患者在ASCT过程中会出现左室射血分数下降≥10%并小于50%。大部分这种左室射血分数下降发生在ASCT的30天内。发生左室射血分数下降的患者较未发生的患者移植后100天内病死率显著上升（25% vs. 4%）。

（二）非心脏相关并发症

1. 水钠潴留 是常见的并发症，每天监测体重，严重时予以静脉利尿剂及白蛋白输注。

2. 胃肠道反应 包括口腔黏膜炎、恶心呕吐、纳差、腹泻等。合并胃肠道淀粉样变患者相应的胃肠道症状持续时间将更长，症状更严重，可能需要更长时间的静脉营养治疗。

3. 消化道出血 更多见于胃肠道受累的患者。但存在直到移植才发现的隐藏的胃肠道淀粉样变的患者，在移植后血小板显著低下情况下诱发出血，需要大量的血液制品输注。胃肠内镜治疗或介入性血管栓塞等治疗也不一定能止血，可致命。

4. 肠穿孔 同样更多见于胃肠道受累的患者。对合并胃肠道淀粉样变的患者，如出现腹痛、腹胀等症状须警惕该并发症。如为小肠穿孔可保守治疗，但是对于大肠穿孔需要紧急手术切除，同时予以广谱抗生素抗感染。

综上所述，鲜有MM合并继发淀粉样变性患者进行ASCT的报道。目前对于合并继发淀粉样变性MM患者的ASCT在患者移植前筛选方面需借鉴AL的经验以减低这部分患者的TRM。

（谷景立 李 娟）

第四节　髓外病变患者（骨旁和血行播散）

多发性骨髓瘤是浆细胞的恶性增殖性疾病，其主要特征为骨髓腔内单克隆浆细胞恶性增殖并分泌大量单克隆免疫球蛋白，从而引起高钙血症、肾功能不全、贫血、骨质破坏等临床症状。在 MM 初诊或疾病进程中均可出现髓外病变（extramedullary disease，EMD）。

一、发病率

各文献报道初诊时 EMD 的发生率为 3.5%～34.5%。回顾性分析中山大学附属第一医院从 2006 年 1 月 1 日至 2015 年 12 月 31 日新诊断的 MM 患者共 696 例，EMD 的病例 145 例（20.8%）。各研究报道的 EMD 发生率差异较大，可能与各研究所采用的 EMD 定义不同有关，也可能与研究检测 EMD 所使用的影像学手段有关。随着检测手段的提高，如全身减剂量 CT、MRI，以及 PET/CT 的应用，EMD 的发生率也在提高。EBMT 登记处 2005 年至 2014 年登记初诊患者 3 744 例，682 例患者起病时合并了 EMD。总体的 EMD 发生率为 18.2%，该发生率呈现逐年增加，从 2005 年的 6.5% 到 2014 年增加至 23.7%。

二、髓外病变的定义和分型

根据 2011 年 Bladé 所提出分型方法，EMD 可分为骨旁型（paraskeletal，PS）和血型播散（hematogenous spread，HS）两种亚型。PS-EMD 定义为与骨皮质相连的骨旁软组织样 MM 细胞病灶；HS-EMD 定义为与骨不相连的器官组织 MM 细胞病灶，可累及皮肤软组织、淋巴结、各内脏器官。目前对 EMD 的定义仍存在争议，Barlogie 等人认为只有血型播散型才是 EMD，预后特别差，但大部分研究却纳入了所有类型的 EMD 患者，认为所有类型 EMD 都是一个预后不良因素。

PS-EMD 与 HS-EMD 的 MM 细胞具有不同的生物学特性，其遗传学异常不相同。以往的文献报道 31 例难治复发的 EMM 患者骨髓细胞的 t（4；14）、13q-、17p- 的阳性率分别为 18%～31%、27%～35% 和 27%～32%，40 例新诊断 EMD 患者骨髓细胞的 t（4；14）、13q-、17p- 的阳性率分别为 22.6%、58.6% 和 34.5%。在新诊断的 PS-EMM 骨髓 MMC 的 13q-（40.3% vs. 25.3%，$P=0.022$）以及 t（4；14）阳性率（22% vs. 10.2%，$P=0.041$）比无髓外病变的患者高；8 例新诊断 HS-EMD 骨髓 MMC 的 17p- 的阳性率较无髓外病变患者高（50.0% vs. 12.2%，$P=0.013$）。初诊时 PS-EMD 与 HS-EMD 的骨髓 MMC 遗传学改变已存在显著差别，提示这两种类型的 EMM 为两种独立的 MM 亚型。

多个研究也表明 PS-EMD 与 HS-EMD 对药物的反应率及生存也显著不同。例如最近一项多中心的回顾性报道显示，纳入 130 例起病 EMD 的患者，这些患者的 EMD 检测手段均为 CT 或 MRI 或全身 PET/CT。PS 型患者的诱导 CR 率高于 HS 型患者（34.2% vs. 19.3%）。PS 型患者的 OS 也优于 HS 型患者（OS 中位数：未达到 vs. 46.5 个月）。

已有多个研究比较了初诊时是否合并 EMD 对 MM 患者 PFS 和 OS 的影响，但是绝大部分研究并没有把 HS-EMD 和 PS-EMD 区别分析。这些研究中 HS-EMD 在总 EMD 所占的比例为 13%～28%，其中 2 个研究结果显示初诊合并 EMD 的 MM 患者 PFS 和 OS 显著缩短，而另外 2 个研究显示是否合并 EMD 对 MM 预后无影响。这种研究之间结果的不一致与 EMD 的类型混杂,以及治疗方案存在差异有关。鉴于两种亚型 MMC 存在生物学差异,以及预后差异大,在临床研究中尤其是疗效和预后分析中均需要予以区别分析。因此,下面我们将分别阐述移植在这两种亚型中的应用及地位。

三、骨旁型髓外多发性骨髓瘤

(一)对于骨旁髓外病变患者,新药序贯移植已可以克服不良预后

1. 传统治疗时代 Varettoni 等人报道了 1 003 例初诊 MM 患者中发现 76 例合并 EMD,通过传统化疗,这些合并 EMD 的患者 PFS 只有 18 个月,无 EMD 患者的 PFS 中位数为 30 个月($P=0.03$)。只有那些后续进行了 ASCT 的患者可获得与无 EMD 患者类似的 PFS。

2. 新药改善 PS-EMD 患者预后 包含了 8 个使用新药治疗 NDMM 的临床试验的荟萃分析(EUDRACT2005-004714-32、NCT01063179、NCT00551928、NCT01091831、NCT01093196、NCT01190787、NCT01346787、NCT01857115)显示,EMD 在 NDMM 的发生率为 11.4%,绝大部分是 PS 型(96%)。新药治疗可以使得 PS 型患者获得与无 EMD 患者相似的 PFS,两者的 PFS 分别为 25.3 和 25.2 个月,即使在多因素分析中,PS-EMD 也不是影响 PFS 的独立预后因素($HR=1.15$,$P=0.06$)。两组患者的 PFS2 也无显著差别(42.3 vs. 46.4 个月),但是 PS-EMD 组患者的 OS 显著短于无 EMD 组的患者,两组的 OS 中位数分别为 63.5 和 79.9 个月($P=0.01$)。多因素分析也证实了合并 PS-EMD 的患者生存缩短($HR=1.41$,$P<0.001$)。该结果提示起病合并 PS-EMD 的患者通过新药治疗早期可以获得与无合并 EMD 患者类似的疾病控制,但在疾病多次复发后(PFS2 后)合并 PS-EMD 患者的疾病更为恶性,生存缩短。

但需要注意到,该荟萃分析中有些临床研究开始的时间在 10 年之前,所使用的影像学手段仅仅是全身扁骨片,后期影像学检查有 MRI 和 CT。这些临床研究均没有使用全身 PET/CT 来评估 EMD。因此,可能存在 EMD 的漏诊,尤其是 HS 型的 EMD 漏诊。在这样的缺陷前提下,研究结果仍然提示应用新药可以改善初诊时合并 EMD 患者的不良预后,但未能克服其带来不良预后。

上述的荟萃分析也探索了新药的类型对 PS-EMD 预后的影响。166 例 EMD 患者接受了含来那度胺的方案治疗,与 1 279 例无 EMD 接受同样方案的患者相比,两者的 PFS 无显著差别。该结果提示来那度胺也适用于 PS 型 EMD 的患者。无论合并 EMD 患者接受的是以来那度胺的方案还是硼替佐米的方案,都可以获得与无 EMD 病灶相似的 PFS。该结果提示来那度胺也与硼替佐米治疗 EMD 的疗效相当。

以往有病例报道使用新药治疗后复发的患者 PFS2 会缩短,即一线新药的应用可能造成疾病复发后恶性程度增加。但在该荟萃分析结果显示合并 EMD 患者接受来那度胺或硼替佐米治疗后的 PFS2 也与无 EMD 的患者相似。

3. 新药序贯 ASCT 克服 PS-EMD 的不良预后 Landau 等人报道的一个前瞻性Ⅱ期临床研究中纳入了 14 例初诊时合并 EMD 的患者,应用 3 疗程的 PAD 序贯 ASCT 可获得 TTP 39 个月较为理想的疗效。还有多个报道比较了起病伴 EMD 和不伴有 EMD 的 MM 患者的预后,结果提示含硼替佐米的诱导化疗序贯 ASCT 可以克服 PS 型 EMD 对预后的不良影响。

2019 年 EBMT 报道了 2005 年至 2014 年期间登记初诊患者 3 744 例,682 例患者起病时合并了 EMD。移植后随访时间中位数 36.3 个月,在单因素分析当中无 EMD 组与合并 PS

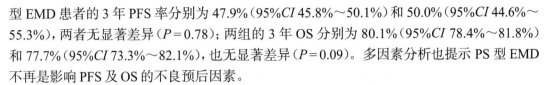

型 EMD 患者的 3 年 PFS 率分别为 47.9%（95%*CI* 45.8%～50.1%）和 50.0%（95%*CI* 44.6%～55.3%），两者无显著差异（*P* = 0.78）；两组的 3 年 OS 分别为 80.1%（95%*CI* 78.4%～81.8%）和 77.7%（95%*CI* 73.3%～82.1%），也无显著差异（*P* = 0.09）。多因素分析也提示 PS 型 EMD 不再是影响 PFS 及 OS 的不良预后因素。

（二）髓外病变患者的局部放疗

在孤立性骨髓瘤及髓外浆细胞瘤中，局部放疗有效。那么是否可以推测对于孤立 EMD 病灶是否也可以予以局部放疗以改善预后？另外，对于多大的病灶才需要进行放疗？一项 84 例 EMD 患者的研究表明单个 EMD 病灶，无论病灶的直径大小是＜5cm、5～10cm、还是＞10cm 预后无显著差异。EBMT 多中心的报道也提示 EMD 的大小与预后无显著相关性。但 Rasche 等人评估了 404 例用 MRI 评价髓外病变并接受移植的患者，结果显示如果有 3 处或以上的直径＞5cm 的大病灶，则为预后的独立不良因素。似乎 5cm 是一个定义大肿块的一个界值。最后，放疗的最佳时机是什么？移植前还是移植后？我们更倾向于移植后造血重建稳定后再考虑对原大肿块进行局部放疗。但最佳时机仍需相应临床研究进行探索。

四、血行播散型髓外多发性骨髓瘤

（一）目前血行播散型髓外 MM 的治疗现状

多个研究表明 HS-EMD 对传统药物和新药诱导均缓解率低，而且长期预后极差。无论是传统治疗、持续新药治疗还是新药序贯单次自体造血干细胞移植都不能改善初诊 HS-EMD 患者的不良预后。Barlogie 等人的研究表明，即使在新药年代无论 HS-EMD 患者是否接受 Total Therapy 治疗，其 PFS 和 OS 都较无 HS-EMD 的患者显著缩短。临床上需要进一步探索针对这些患者有效治疗方法。

在最近的 IMAJEM 研究中，通过 PET/CT 检测出的合并 HS 型 EMD 病变患者髓外复发、疾病进展及死亡的风险显著增加（*HR* = 3.4，95%*CI* 2.1～5.6；*P* < 0.01）。该研究的诱导治疗方案为 VMP，序贯单次或双次 ASCT，然后所有患者接受来那度胺维持治疗至疾病进展或不能耐受。该研究提示，即使是采用新药序贯 ASCT 仍不能克服 HS 型 EMD 的不良预后。

2019 年 EBMT 的报道显示，2005 年至 2014 年期间登记接受 ASCT 治疗的初诊患者 3 744 例，682 例患者起病时合并了 EMD。移植后随访时间中位数 36.3 个月，在单因素分析当中无 EMD 组与合并 PS 型 EMD 患者的 PFS 及 OS 统计学无显著性差异。但是，合并 HS 型 EMD 患者的 3 年 PFS 率仅有 39.9%（95%*CI* 30.3%～49.5%），显著差于无 EMD 组（*P* = 0.001）以及合并 PS 型 EMD 组（*P* = 0.007）；在 OS 方面，合并 HS 型 EMD 患者的 3 年 OS 仅有 58.0%（95%*CI* 48.1%～67.9%），也显著差于无 EMD 组（*P* < 0.001）以及合并 PS 型 EMD 组（*P* < 0.001）。在 HS 型 EMD 患者中，不同受累器官的 3 年 PFS 率也有不同：肾脏（59.5%）、皮肤（20.1%）、淋巴结（37.6%）、中枢（47.9%）、肺及呼吸道（44.4%）、胃肠道及肝脏（22.5%），以及脾脏、卵巢和睾丸（60.0%）。多因素分析显示无 EMD 的患者与仅有 1 个 HS 病灶的患者在接受一线 ASCT 后获得类似的 3 年 PFS 率（*P* = 0.88）。但是单部位 HS 患者的 OS 已显著差于无 EMD 患者（*HR* = 2.30，95%*CI* 1.43～3.70；*P* = 0.001）。合并多部位 HS 患者的 PFS（*HR* = 3.40，95%*CI* 1.74～6.61；*P* < 0.001）及 OS（*HR* = 3.64，95%*CI* 1.48～8.94；*P* = 0.01）均更加显著缩短。

上述研究均表明，一代新药序贯 ASCT 不能克服初诊时合并 HS 型 EMD 对预后的不良影响。众多学者提出的初诊 HS 型 EMD 患者均属于超高危,应予以强烈的治疗方案如 VRD 诱导 - 双次 ASCT-VRD 巩固 - 来那度胺或泊马度胺维持治疗。移植在 HS 型 EMD 患者中地位仍需要进一步探索及评估。

（二）血行播散髓外 MM 的治疗的关于移植治疗的探索

1. 移植前诱导治疗 多个研究显示对于 HS-EMD 的 NDMM 患者,移植前是否可获得 VGPR 或 CR 以上疗效是生存的独立危险因素。因此,对于起病合并 HS-EMD 的患者,需要尽可能在移植前获得较好的缓解率。有报道显示类似于抗淋巴瘤的方案如 DT-PACE 方案诱导 HS-EMD 可取得一定的缓解率,但是缓解时间很短。之前的研究表明,一代新药包括硼替佐米及来那度胺对 HS-EMD 的诱导缓解率较低,为提高移植疗效,有必要探索更高代新药或其他靶向新药应用于 HS-EMD 的诱导治疗。

（1）泊马度胺:泊马度胺不仅仅是新一代的免疫调节剂,表现出更强的抗 MM 效应,更重要的是该药物的组织渗透性强,可以透过血脑屏障。泊马度胺在 HS-EMD 患者中可以取得不错的缓解率。在一项纳入 174 例 RRMM 的 II 期临床试验中,16 例患者合并 HS-EMD,ORR 为 30%,其中 2 例患者获得 CR,2 例 PR 及 2 例 SD 疗效。OS 中位数可以达到 16 个月。甚至对异基因移植后髓外复发的患者,泊马度胺也有成功治疗的个案报道。因此,推测对于 NDMM 状态下的 HS-EMD 应用泊马度胺预期可获得比 RRMM 状态下更好的缓解。

（2）卡非佐米:在一项回顾性研究中卡非佐米单药或联合治疗 RRMM 患者,135 患者中有 32 例合并 HS-EMD,ORR 为 40%,与无合并 EMD 患者无显著差异。但是合并 HS-EMD 的患者的缓解时间显著较无 EMD 患者缩短（3.9 个月 vs. 9.3 个月）,提示卡非佐米对复发状态下的 HS-EMD 有效,但持续时间较短。卡非佐米对于初治时 HS-EMD 疗效仍需进一步探索。

（3）其他靶向药物:核输出蛋白抑制剂塞利尼索、Bcl-2 抑制剂维奈克拉、cerebron 调节剂等也被报道可应用于 HS-EMD 的患者。

2. 双次移植 之前的研究已表明,对于 HS-EMD 的 NDMM 患者,单次 ASCT 并不能改善长生存,那么更强的治疗如双次移植是否可以改善这部分患者的生存状况? 2019 年 EBMT 报道了 2003 年至 2015 年期间 488 例合并髓外病变的 NDMM 的移植疗效。488 例患者分别接受了单次的 ASCT（$n=373$）和双次移植（$n=84$）,或自体序贯异基因移植（$n=31$）。单次 ASCT 组患者的移植后 4 年 OS 率和 PFS 率分别为 70%、43%,双次 ASCT 组患者相应的 OS 和 PFS 分别为 83%、52%,自体序贯异基因移植组患者相应的 OS 和 PFS 分别为 88%、52%。累计非复发死亡率在单次和双次移植组分别为 2%（0%～4%）、1%（0%～4%）,在自体 - 异基因移植组高达 10%（0%～23%）。三组的累计复发率分别为 54%（48%～61%）、47%（35%～60%）和 30%（8%～52%）（$P=0.29$）。

单因素分析显示双次移植及 ASCT 序贯异基因移植组的 OS 优于单次移植组（$P=0.06$）,PFS 三组间比较无显著差异（$P=0.30$）。多因素分析中双次移植较单次移植能显著改善患者移植后 4 年 OS 率（$HR=0.46$,95%CI 0.24～0.89,$P=0.02$）及 PFS 率（$HR=0.64$;95%CI,0.42～0.96,$P=0.03$）。自体序贯异基因移植有改善 OS 的趋势（$HR=0.31$,95%CI 0.09～1.03,$P=0.06$）,但未能改善 PFS（$HR=0.75$,95%CI,0.36～1.58,$P=0.46$）。多因素分析显示影响预后的独立影响因素包括移植方式（双次移植 / 自体 - 异基因移植）、肾功能不全、高危遗传学异常,以及移植前疗效未能≥VGPR。HS 亚型、髓外病灶数目并不是 OS 或 PFS 的独立影响因素。结果提示双次移植可能改善 HS-EMD 患者的生存，但针对 HS-EMD 的研究较少，仍需要进一步临床试验验证。

3. 异基因移植　对于适合移植的初诊 HS-EMD 患者，美国 Barlogie 教授提出可采用抗淋巴瘤样的联合化疗如 VTD/PACE 方案诱导序贯异基因移植（年龄＜50 岁者）或序贯二次 ASCT 联合减量预处理的异基因移植（50～65 岁者），取得一定的疗效。一项回顾性研究纳入了 33 例异基因移植前合并 EMD 的 MM 患者。结果发现这些合并 EMD 的患者与不合并 EMD 的患者相比，其 PFS（PFS 中位数 3 个月）和 OS（OS 中位数 8 个月）均显著缩短。但异基因移植后可获得约 25% 的生存平台期，提示异基因移植仍可能使多病灶 HS 型 EMD 患者获得长时间的疾病缓解。在 EBMT 的 2019 年的报道中，31 例患者接受了一线的自体 - 减剂量预处理异基因移植。值得注意的是，不同类型的 EMD（PS 型、HS 型或混合型）接受单次移植的 OS 存在差异，但接受自体 - 异基因移植的不同类型 EMD 患者的 OS 类似：PS 型 78%，HS 型 82%，混合型 100%。而且自体 - 异基因治疗组的复发率最低（30%），单次 ASCT 和双次 ASCT 的复发率分别为 54%、47%。鉴于 EBMT 报道中接受异基因移植的病例数少，异基因在 EMD 患者中的治疗作用和地位仍需要谨慎论证，尤其是对那些同时合并高危遗传学改变的病例。

第五节　伴随其他疾病患者

多发性骨髓瘤是一种好发于老年人的恶性肿瘤，发病年龄中位数在 60～65 岁。因此，多发性骨髓瘤的患者同时也是老年性疾病如高血压、冠心病、糖尿病的高发人群。这些并发症往往会使化疗的毒副作用发生率提高及程度加重。因此，在 MM 患者进行 ASCT 前，需要对伴随其他疾病的患者予以相应的处理，以减轻 ASCT 毒副作用的发生。

评估并发症对预后影响的评价工具最早的是 Charlson 共病评分（见表 7-1-1）。该评分系统通过研究 559 例在综合医院就诊患者的慢性病与 1 年内病死率相关性，得出 19 种影响预后的慢性病。但该研究并不针对血液系统疾病的患者，而且也不针对移植治疗的相关死亡。因此，2005 年一个新的 HCT-CI 量表被提出，该研究是通过对 1 055 例行异基因移植患者的移植前并发症与患者移植后 2 年内的非复发死亡率进行相关性研究，得出了一个包括 17 项并发症的量表。在该量表中，包括了心血管疾病（心律失常、心功能不全、冠心病、心脏瓣膜性疾病）、肺功能异常、肝功能异常、中重度的肾功能不全、糖尿病、精神异常、感染、风湿性疾病、肥胖、既往实体肿瘤、炎症性肠病、胃十二指肠溃疡、脑血管疾病。其中合并风湿性疾病、胃十二指肠溃疡、肺功能异常、中重度的肾功能不全、中重度的肝功能不全、心脏瓣膜性疾病，以及既往实体肿瘤的得分权重更大，合并这些并发症患者的病死率均较无并发症患者显著增加，达 2 倍以上。

但是目前并没有专门针对自体造血干细胞移植预测并发症对毒副作用发生率影响的评分量表。下面仅以糖尿病为例探讨伴随疾病对 ASCT 的影响及处理进行讨论。

2 型糖尿病的发病率高，预计在发达国家 2010—2030 年间的 2 型糖尿病的发病率可增长至 20%，目前在多发性骨髓瘤患者中的 2 型糖尿病的发病率是 6%～11%。高血糖可以增加氧化应激，导致机体免疫力下降、伤口愈合延长、凝血时间延长以及内皮功能损伤。糖尿病患者如接受硼替佐米化疗外周神经炎的发生风险增加，如接受含沙利度胺或来那度胺的化疗发生静脉血栓的风险增加。地塞米松是各种化疗方案中最常用的合并用药,也会导致血糖控制不佳及感染风险增加。更容易合并肾功能不全,在诱导化疗后更不容易获得肾功能不全的逆转。起病前合并 2 型糖尿病患者的死亡风险增加 50%。那么合并糖尿病对 MM 患者行 ASCT 是否有影响?

(一)移植前合并糖尿病增加移植毒副作用并影响生存

移植前合并糖尿病可导致患者自体移植相关毒副作用增加。20 世纪 90 年代的一项早期研究专门探讨过移植前合并糖尿病对 ASCT 的毒副作用发生的影响。在该研究中共纳入了 8 例合并 2 型糖尿病或糖耐量异常的接受 ASCT 的淋巴瘤患者,这些患者在移植前的体能评分均在 80 分以上且没有器官功能不全的临床表现。有 6 例(75%)患者发生了严重的感染、3 例(37.5%)发生急性肾功能损伤、4 例(50%)发生肝功能损伤,以及 1 例(12.5%)发生充血性心力衰竭。在现今的临床实践中,合并 2 型糖尿病患者行 ASCT 的相关毒副作用发生率似乎不如该报道的严重,这可能与现今的移植前器官功能评价准确率、糖尿病的控制水平提高,以及发生并发症的处理水平提高相关。另外需要注意的是,该报道中所使用的预处理方案为 BEAM 方案,并非 MM 自体造血干细胞移植中所使用的大剂量美法仑方案。

移植前合并糖尿病不仅增加移植的毒副作用发生,更重要的是影响患者的生存。一项研究比较了进行移植的合并糖尿病 MM 患者和不合并糖尿病 MM 患者,结果显示合并移植前糖尿病显著缩短造血干细胞移植(自体或异体)后的 OS($HR=0.51$,95%CI 0.27~0.97,$P=0.04$)。日本造血干细胞移植协会报道在 2007—2010 年期间 7 626 例行异基因造血干细胞移植的患者,其中 378(5%)例患者移植前合并糖尿病。合并糖尿病患者移植后 1 年的非进展死亡率显著增加(36.9% vs. 20.1%,$P<0.01$)。在除了合并糖尿病外 HCT-CI 评分 0 分的患者当中,糖尿病患者 1 年的非进展死亡率是非合并糖尿病患者的 2 倍(32.8% vs. 16.5%)。分析这些患者的非进展死亡原因不难发现,合并糖尿病主要增加了患者感染及器官衰竭的相关病死率。

合并糖尿病的患者移植后 1 年内感染的发生风险显著增加(61.5% vs. 52.3%,$P=0.01$),以真菌的感染风险增加为主(14.9% vs. 10.0%,$P=0.02$)。值得一提的是,虽然发生率很低,但是合并糖尿病患者行移植后毛霉菌感染的风险显著增加至接近 10 倍($HR=9.91$,95%CI 2.99~32.88,$P<0.01$)。相应的合并糖尿病患者移植后感染相关死亡风险显著增加($HR=2.08$,95%CI 1.58~2.73,$P<0.01$),其中因细菌感染死亡的风险增加至 1.53 倍(95%CI 1.01~2.32,$P=0.04$),因病毒感染死亡的风险增加至 2.66 倍(95%CI 1.37~5.17,$P<0.01$),因真菌感染死亡的风险增加至 3.51 倍(95%CI 2.05~6.03,$P<0.01$)。因此,对合并糖尿病患者进行造血干细胞移植需要积极预防真菌感染。

合并糖尿病的患者移植后 1 年内累计器官衰竭发生率也显著增加(9.8% vs. 6.3%,$P=0.01$)。移植前合并糖尿病使得移植后器官衰竭相关死亡增加至 1.41 倍(95%CI 1.01~1.96,$P=0.04$)。这与合并糖尿病的患者同时更容易合并心律失常、心脏病、脑血管病变、轻度肝功能不全等基础疾病相关。

(二)积极控制血糖减低合并糖尿病患者行造血干细胞移植的感染风险

由于合并糖尿病增加患者移植后非进展死亡风险,因此有学者尝试通过严格血糖监控及血糖控制来降低糖尿病所带来的不良预后影响。在一个前瞻性临床试验中,通过强化血糖控制方案(每天早晨监测血糖,根据该血糖调整补液中胰岛素用量,具体如表 7-5-1)把血糖维持在 4.4～6.1mmol/L 之间，移植后感染的发生率显著下降（14% vs. 46%，$P=0.004$）、败血症的发生率显著下降（9% vs. 39%，$P=0.002$）。该方案仍需要在大规模前瞻临床试验中进行验证，目前仅可以作为借鉴参考。

表 7-5-1 强化血糖控制方案

血糖/(mmol·L^{-1})	方案
≤2.2	i.v. 50% 葡萄糖 20ml 并复查血糖水平 胰岛素减低至原剂量的 40%～60%
2.2～3.2	i.v. 50% 葡萄糖 20ml 并复查血糖水平 胰岛素减低至原剂量的 60%～80%
3.3～4.3	i.v. 50% 葡萄糖 20ml 并复查血糖水平 胰岛素减低至原剂量的 70%～90%
4.4～6.0	无须调整
6.1～7.1	胰岛素增加至原剂量的 110%～120%
7.2～8.2	胰岛素增加至原剂量的 120%～130%
8.3～9.9	胰岛素增加至原剂量的 130%～150%
≥10.0	根据血糖具体情况临时加用皮下注射胰岛素

（谷景立 李 娟）

【参考文献】

[1] ATTAL M，HAROUSSEAU J L，STOPPA A M，et al. A prospective，randomized trial of autologous bone marrow transplantation and chemotherapy in multiple myeloma. Intergroupe Français du Myélome[J]. N Engl J Med，1996，335（2）：91-97.

[2] PALUMBO A，BRINGHEN S，PETRUCCI M T，et al. Intermediate-dose melphalan improves survival of myeloma patients aged 50 to 70：Results of a randomized controlled trial[J]. Blood，2004，104（10）：3052-3057.

[3] FACON T，MARY J Y，HULIN C，et al. Melphalan and prednisone plus thalidomide versus melphalan and prednisone alone or reduced-intensity autologous stem cell transplantation in elderly patients with multiple myeloma（IFM 99-06）：A randomised trial[J]. Lancet，2007，370（9594）：1209-1218.

[4] OZAKI S，HARADA T，SAITOH T，et al. Survival of multiple myeloma patients aged 65-70 years in the era of novel agents and autologous stem cell transplantation. A multicenter retrospective collaborative study of the Japanese Society of Myeloma and the European Myeloma Network[J]. Acta Haematol，2014，132（2）：211-219.

[5] MERZ M，NEBEN K，RAAB M S，et al. Autologous stem cell transplantation for elderly patients with newly diagnosed multiple myeloma in the era of novel agents[J]. Ann Oncol，2014，25（1）：189-195.

[6] AUNER H W，GARDERET L，KRÖGER N. Autologous haematopoietic cell transplantation in elderly patients with multiple myeloma[J]. Br J Haematol，2015，171（4）：453-462.

[7] GARDERET L, BEOHOU E, CAILLOT D, et al. Upfront autologous stem cell transplantation for newly diagnosed elderly multiple myeloma patients: A prospective multicenter study[J]. Haematologica, 2016, 101(11): 1390-1397.

[8] AUNER H W, SZYDLO R, HOEK J, et al. Trends in autologous hematopoietic cell transplantation for multiple myeloma in europe: Increased use and improved outcomes in elderly patients in recent years[J]. Bone Marrow Transplant, 2015, 50(2): 209-215.

[9] MUNSHI P N, VESOLE D, JURCZYSZYN A, et al. Age no bar: A CIBMTR analysis of elderly patients undergoing autologous hematopoietic cell transplantation for multiple myeloma[J]. Cancer, 2020, 126(23): 5077-5087.

[10] ANTONIOLI E, NOZZOLI C, BUDA G, et al. Autologous stem cell transplantation is safe in selected elderly multiple myeloma patients[J]. Eur J Haematol, 2020, 104(2): 138-144.

[11] BADROS A, BARLOGIE B, SIEGEL E, et al. Autologous stem cell transplantation in elderly multiple myeloma patients over the age of 70 years[J]. Br J Haematol, 2001, 14(3): 600-607.

[12] BASHIR Q, SHAH N, PARMAR S, et al. Feasibility of autologous hematopoietic stem cell transplant in patients aged ≥70 years with multiple myeloma[J]. Leuk Lymphoma, 2012, 53(1): 118-122.

[13] SANCHEZ L, SYLVESTER M, PARRONDO R, et al. In-hospital mortality and post-transplantation complications in elderly multiple myeloma patients undergoing autologous hematopoietic stem cell transplantation: A population-based study[J]. Biol Blood Marrow Transplant, 2017, 23(7): 1203-1207.

[14] KYLE R A, GERTZ M A, WITZIG T E, et al. Review of 1027 patients with newly diagnosed multiple myeloma[J]. Mayo Clin Proc, 2003, 78(1): 21-33.

[15] 赵莹, 李娟, 黄蓓晖, 等. 多发性骨髓瘤并发慢性肾功能不全174例临床分析 [J]. 中华肾脏病杂志, 2008, 24(10): 761-762.

[16] KINTZEL P E, DORR R T. Anticancer drug renal toxicity and elimination: dosing guidelines for altered renal function[J]. Cancer Treat Rev, 1995, 21(1): 33-64.

[17] TOSI P, ZAMAGNI E, CELLINI C, et al. Thalidomide alone or in combination with dexamethasone in patients with advanced, relapsed or refractory multiple myeloma and renal failure[J]. Eur J Haematol, 2004, 73(2): 98-103.

[18] TOSI P, ZAMAGNI E, TACCHETTI P, et al. Thalidomide-dexamethasone as induction therapy before autologous stem cell transplantation in patients with newly diagnosed multiple myeloma and renal insufficiency[J]. Biol Blood Marrow Transplant, 2010, 16(8): 1115-1121.

[19] HARRIS E, BEHRENS J, SAMSON D, et al. Use of thalidomide in patients with myeloma and renal failure may be associated with unexplained hyperkalaemia[J]. Br J Haematol, 2003, 122(1): 160-161.

[20] DIMOPOULOS M, ALEGRE A, STADTMAUER E A, et al. The efficacy and safety of lenalidomide plus dexamethasone in relapsed and/or refractory multiple myeloma patients with impaired renal function[J]. Cancer, 2010, 116(16): 3807-3814.

[21] LUDWIG H, DRACH J, GRAF H, et al. Reversal of acute renal failure by bortezomib-based chemotherapy in patients with multiple myeloma[J]. Haematologica, 2007, 92(10): 1411-1414.

[22] DIMOPOULOS M A, RICHARDSON P G, SCHLAG R, et al. VMP(bortezomib, melphalan, and prednisone)is active and well tolerated in newly diagnosed patients with multiple myeloma with moderately

impaired renal function, and results in reversal of renal impairment: Cohort analysis of the phase Ⅲ VISTA study[J]. J Clin Oncol, 2009, 27（36）: 6086-6093.

[23] DIMOPOULOS M A, TERPOS E, CHANAN-KHAN A, et al. Renal impairment in patients with multiple myeloma: A consensus statement on behalf of the International Myeloma Working Group[J]. J Clin Oncol, 2010, 28（33）: 4976-4984.

[24] DOUGLAS K W, PARKER A N, HAYDEN P J, et al. Plerixafor for PBSC mobilisation in myeloma patients with advanced renal failure: Safety and efficacy data in a series of 21 patients from Europe and the USA[J]. Bone Marrow Transplant, 2012, 47（1）: 18-23.

[25] LEE C K, ZANGARI M, BARLOGIE B, et al. Dialysis-dependent renal failure in patients with myeloma can be reversed by high-dose myeloablative therapy and auto transplant[J]. Bone Marrow Transplant, 2004, 33（8）: 823-828.

[26] SWEISS K, PATEL S, CULOS K, et al. Melphalan 200 mg/m^2 in patients with renal impairment is associated with increased short-term toxicity but improved response and longer treatment-free survival[J]. Bone Marrow Transplant, 2016, 51（10）: 1337-1341.

[27] BADROS A, BARLOGIE B, SIEGEL E, et al. Results of autologous stem cell transplant in multiple myeloma patients with renal failure[J]. Br J Haematol, 2001, 114（4）: 822-829.

[28] AUNER H W, IACOBELLI S, SBIANCHI G, et al. Melphalan 140mg/m^2 or 200mg/m^2 for autologous transplantation in myeloma: Results from the Collaboration to Collect Autologous Transplant Outcomes in Lymphoma and Myeloma（CALM）study. A report by the EBMT Chronic Malignancies Working Party[J]. Haematologica, 2018, 103（3）: 514-521.

[29] RAAB M S, BREITKREUTZ I, HUNDEMER M, et al. The outcome of autologous stem cell transplantation in patients with plasma cell disorders and dialysis-dependent renal failure[J]. Haematologica, 2006, 91（11）: 1555-1558.

[30] DIMOPOULOS M A, SONNEVELD P, LEUNG N, et al. International Myeloma Working Group recommendations for the diagnosis and management of myeloma-related renal impairment[J]. J Clin Oncol, 2016, 34（13）: 1544-1557.

[31] MAHINDRA A, HARI P, FRASER R, et al. Autologous hematopoietic cell transplantation for multiple myeloma patients with renal insufficiency: A center for international blood and marrow transplant research analysis[J]. Bone Marrow Transplant, 2017, 52（12）: 1616-1622.

[32] ST BERNARD R, CHODIRKER L, MASIH-KHAN E, et al. Efficacy, toxicity and mortality of autologous SCT in multiple myeloma patients with dialysis-dependent renal failure[J]. Bone Marrow Transplant, 2015, 50（1）: 95-99.

[33] LI A Y, ATENAFU E G, BERNARD R S, et al. Toxicity and survival outcomes of autologous stem cell transplant in multiple myeloma patients with renal insufficiency: An institutional comparison between two eras[J]. Bone Marrow Transplant, 2020, 55（3）: 578-585.

[34] BIRD J M, FUGE R, SIROHI B, et al. The clinical outcome and toxicity of high-dose chemotherapy and autologous stem cell transplantation in patients with myeloma or amyloid and severe renal impairment: A British Society of Blood and Marrow Transplantation study[J]. Br J Haematol, 2006, 134（4）: 385-390.

[35] PALLADINI G, DISPENZIERI A, GERTZ M A, et al. New criteria for response to treatment in immunoglobulin

light chain amyloidosis based on free light chain measurement and cardiac biomarkers: impact on survival outcomes[J]. J Clin Oncol, 2012, 30(36): 4541-4549.

[36] DISPENZIERI A, GERTZ M A, KYLE R A, et al. Serum cardiac troponins and n-terminal pro-brain natriuretic peptidee: A staging system for primary systemic amyloidosis[J]. J Clin Oncol, 2004, 22(18): 3751-3757.

[37] KUMAR S, DISPENZIERI A, LACY M Q, et al. Revised prognostic staging system for light chain amyloidosis incorporating cardiac biomarkers and serum free light chain measurements[J]. J Clin Oncol, 2012, 30(9): 989-995.

[38] SHER T, GERTZ M A. Stem cell transplantation for immunoglobulin light chain amyloidosis[J]. Curr Probl Cancer, 2017, 41(2): 129-137.

[39] SANCHORAWALA V. High dose melphalan and autologous peripheral blood stem cell transplantation in AL amyloidosis[J]. Hematol Oncol Clin North Am, 2014, 28(6): 1131-1144.

[40] BLEEKER J S, GERTZ M A, PELLIKKA P A, et al. Evaluation of pretransplant factors predicting cardiac dysfunction following high-dose melphalan conditioning and autologous peripheral blood stem cell transplantation[J]. Eur J Haematol, 2012, 89(3): 228-235.

[41] LEUNG N, KUMAR S K, GLAVEY S V, et al. The impact of dialysis on the survival of patients with immunoglobulin light chain(AL)amyloidosis undergoing autologous stem cell transplantation[J]. Nephrol Dial Transplant, 2016, 31(8): 1284-1289.

[42] MADAN S, KUMAR S K, DISPENZIERI A, et al. High-dose melphalan and peripheral blood stem cell transplantation for light-chain amyloidosis with cardiac involvement[J]. Blood, 2012, 119: 1117-1122.

[43] JIMENEZ-ZEPEDA V H, FRANKE N, REECE D E, et al. Autologous stem cell transplant is an effective therapy for carefully selected patients with AL amyloidosis: Experience of a single institution[J]. Br J Haematol, 2014, 164(5): 722-728.

[44] SHARPLEY F A, PETRIE A, MAHMOOD S, et al. A 24-year experience of autologous stem cell transplantation for light chain amyloidosis patients in the United Kingdom[J]. Br J Haematol, 2019, 187(5): 642-652.

[45] SANCHORAWALA V, HOERING A, SELDIN D C, et al. Modified high-dose melphalan and autologous SCT for AL amyloidosis or high-risk myeloma: Analysis of SWOG trial S0115[J]. Bone Marrow Transplant, 2013, 48(12): 1537-1542.

[46] HAYASHI T, IKEDA H, IGARASHI T, et al. Autologous stem cell transplantation for AL amyloidosis: Adjustment of melphalan dose by factors including BNP[J]. Int J Hematol, 2014, 100(6): 554-558.

[47] TANDON N, MUCHTAR E, SIDANA S, et al. Revisiting conditioning dose in newly diagnosed light chain amyloidosis undergoing frontline autologous stem cell transplant: Impact on response and survival[J]. Bone Marrow Transplant, 2017, 52(8): 1126-1132.

[48] NGUYEN V P, LANDAU H, QUILLEN K, et al. Modified high-dose melphalan and autologous stem cell transplantation for immunoglobulin light chain amyloidosis[J]. Biol Blood Marrow Transplant, 2018, 24(9): 1823-1827.

[49] VENNER C P, GILLMORE J D, SACHCHITHANANTHAM S, et al. Stringent patient selection improves outcomes in systemic light-chain amyloidosis after autologous stem cell transplantation in the upfront and relapsed setting[J]. Haematologica, 2014, 99(12): e260-e263.

[50] SIDIQI M H, ALJAMA M A, BUADI F K, et al. Stem cell transplantation for light chain amyloidosis: Decreased early mortality over time[J]. J Clin Oncol, 2018, 36(13): 1323-1329.

[51] D'SOUZA A, DISPENZIERI A, WIRK B, et al. Improved outcomes after autologous hematopoietic cell transplantation for light chain amyloidosis: A center for International Blood and Marrow Transplant Research study[J]. J Clin Oncol, 2015, 33(32): 3741-3749.

[52] USMANI S Z, HEUCK C, MITCHELL A, et al. Extramedullary disease portends poor prognosis in multiple myeloma and is over-represented in high-risk disease even in the era of novel agents[J]. Haematologica, 2012, 97(11): 1761-1767.

[53] WU P, DAVIES F E, BOYD K, et al. The impact of extramedullary disease at presentation on the outcome of myeloma[J]. Leuk Lymphoma, 2009, 50(2): 230-235.

[54] VARETTONI M, CORSO A, PICA G, et al. Incidence, presenting features and outcome of extramedullary disease in multiple myeloma: A longitudinal study on 1003 consecutive patients[J]. Ann Oncol, 2010, 21(2): 325-330.

[55] LEE S E, KIM J H, JEON Y W, et al. Impact of extramedullary plasmacytomas on outcomes according to treatment approach in newly diagnosed symptomatic multiple myeloma[J]. Ann Hematol, 2015, 94(3): 445-452.

[56] BLADÉ J, LUST J A, KYLE R A. Immunoglobulin D multiple myeloma: Presenting features, response to therapy, and survival in a series of 53 cases[J]. J Clin Oncol, 1994, 12(11): 2398-2404.

[57] BLADÉ J, KYLE R A, GREIPP P R. Presenting features and prognosis in 72 patients with multiple myeloma who were younger than 40 years[J]. Br J Haematol, 1996, 93(2): 345-351.

[58] VARGA C, XIE W, LAUBACH J, et al. Development of extramedullary myeloma in the era of novel agents: No evidence of increased risk with lenalidomide-bortezomib combinations[J]. Br J Haematol, 2015, 169(6): 843-850.

[59] BLADÉ J, FERNÁNDEZ DE LARREA C, ROSIÑOL L, et al. Soft-tissue plasmacytomas in multiple myeloma: Incidence, mechanisms of extramedullary spread, and treatment approach[J]. J Clin Oncol, 2011, 29(28): 3805-3812.

[60] MONTEFUSCO V, GAY F, SPADA S, et al. Outcome of paraosseous extra-medullary disease in newly diagnosed multiple myeloma patients treated with new drugs[J]. Haematologica, 2020, 105(1): 193-200.

[61] LANDAU H, PANDIT-TASKAR N, HASSOUN H, et al. Bortezomib, liposomal doxorubicin and dexamethasone followed by thalidomide and dexamethasone is an effective treatment for patients with newly diagnosed multiple myeloma with Internatinal Staging System stage II or III, or extramedullary disease[J]. Leuk Lymphoma, 2012, 53(2): 275-281.

[62] ROSIÑOL L, ORIOL A, TERUEL A I, et al. Superiority of bortezomib, thalidomide, and dexamethasone (VTD) as induction pretransplantation therapy in multiple myeloma: A randomized phase 3 PETHEMA/GEM study[J]. Blood, 2012, 120(8): 1589-1596.

[63] PAUBELLE E, COPPO P, GARDERET L, et al. Complete remission with bortezomib on plasmocytomas in an end-stage patient with refractory multiple myeloma who failed all other therapies including hematopoietic stem cell transplantation: Possible enhancement of graft-vs-tumor effect[J]. Leukemia, 2005, 19(9): 1702-1704.

[64] SONNEVELD P, GOLDSCHMIDT H, ROSIÑOL L, et al. Bortezomib-based versus nonbortezomib-based induction treatment before autologous stem-cell transplantation in patients with previously untreated multiple myeloma: A meta-analysis of phase Ⅲ randomized, controlled trials[J]. J Clin Oncol, 2013, 31 (26): 3279-3287.

[65] MATEOS M V, ORIOL A, MARTÍNEZ-LÓPEZ J, et al. Bortezomib, melphalan, and prednisone versus bortezomib, thalidomide, and prednisone as induction therapy followed by maintenance treatment with bortezomib and thalidomide versus bortezomib and prednisone in elderly patients with untreated multiple myeloma: A randomised trial[J]. Lancet Oncol, 2010, 11 (10): 934-941.

[66] GAGELMANN N, EIKEMA D J, KOSTER L, et al. Tandem autologous stem cell transplantation improves outcomes in newly diagnosed multiple myeloma with extramedullary disease and high-risk cytogenetics: A study from the Chronic Malignancies Working Party of the European Society for Blood and Marrow Transplantation[J]. Biol Blood Marrow Transplant, 2019, 25 (11): 2134-2142.

[67] GAGELMANN N, EIKEMA D J, IACOBELLI S, et al. Impact of extramedullary disease in patients with newly diagnosed multiple myeloma undergoing autologous stem cell transplantation: A study from the Chronic Malignancies Working Party of the EBMT[J]. Haematologica, 2018, 103 (5): 890-897.

[68] TERPOS E, MORGAN G, DIMOPOULOS M A, et al. International Myeloma Working Group recommendations for the treatment of multiple myeloma-related bone disease[J]. J Clin Oncol, 2013, 31 (18): 2347-2357.

[69] RASCHE L, RÖLLIG C, STUHLER G, et al. Allogeneic hematopoietic cell transplantation in multiple myeloma: Focus on longitudinal assessment of donor chimerism, extramedullary disease, and high-risk cytogenetic features[J]. Biol Blood Marrow Transplant, 2016, 22 (11): 1988-1996.

[70] VINCENT L, CEBALLOS P, PLASSOT C, et al. Factors influencing extramedullary relapse after allogeneic transplantation for multiple myeloma[J]. Blood Cancer J, 2015, 5 (8): e341.

[71] PÉREZ-SIMÓN J A, SUREDA A, FERNÁNDEZ-AVILES F, et al. Reduced-intensity conditioning allogeneic transplantation is associated with a high incidence of extramedullary relapses in multiple myeloma patients[J]. Leukemia, 2006, 20 (3): 542-545.

[72] SHORT K D, RAJKUMAR S V, LARSON D, et al. Incidence of extramedullary disease in patients with multiple myeloma in the era of novel therapy, and the activity of pomalidomide on extramedullary myeloma[J]. Leukemia, 2011, 25 (6): 906-908.

[73] LEOTTA S, PIROSA M C, MARKOVIC U, et al. Pomalidomide-responsive extramedullary myeloma relapsed after allogeneic hematopoietic transplant and refractory to multiple lines of chemotherapy[J]. Chemotherapy, 2019, 64 (2): 110-114.

[74] MUCHTAR E, GATT M E, ROUVIO O, et al. Efficacy and safety of salvage therapy using carfilzomib for relapsed or refractory multiple myeloma patients: A multicentre retrospective observational study[J]. Br J Haematol, 2016, 172 (1): 89-96.

[75] SCHOUTEN H C, MARAGOS D, VOSE J, et al. Diabetes mellitus or an impaired glucose tolerance as a potential complicating factor in patients treated with high-dose therapy and autologous bone marrow transplantation[J]. Bone Marrow Transplant, 1990, 6 (5): 333-335.

[76] RADFAR M, FAGHIHI T, HADJIBABAIE M, et al. Impact of preexisting diabetes mellitus on transplantation outcomes in hematopoietic stem cell transplantation[J]. Endocr Res, 2015, 40 (1): 20-24.

[77] TAKANO K，FUJI S，UCHIDA N，et al. Pre-transplant diabetes mellitus is a risk factor for non-relapse mortality，especially infection-related mortality，after allogeneic hematopoietic SCT[J]. Bone Marrow Transplant，2015，50（4）：553-558.

[78] FUJI S，KIM S W，MORI S，et al. Intensive glucose control after allogeneic hematopoietic stem cell transplantation：A retrospective matched-cohort study[J]. Bone Marrow Transplant，，2009，44（2）：105-111.

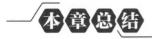

　　本章节讨论特殊情况下的自体造血干细胞移植。其中老年和肾功能不全的情况在临床较为多见。虽然多发性骨髓瘤≥65岁患者比例高，但是老年人接受ASCT的比例远远低于年轻患者。美国的数据表明2005—2009年＜50岁NDMM患者中接受移植的比例接近50%，50～64岁NDMM患者中该比例约为1/3，而在≥65岁患者中接受ASCT的比例仅5%左右，提示老年患者人群行ASCT仍有很大的提升空间。但同时也要充分意识到，虽然ASCT的TRM在老年人中显著下降，在老年人中行ASCT的住院死亡率和并发症发生率仍均较年轻人增高，需要在充分沟通风险获得知情理解的前提下进行ASCT。在肾功能不全MM患者中应用ASCT是安全有效的，患者不仅有可能通过ASCT改善肾功能甚至脱离透析依赖，还能显著延长患者的生存期，使这些患者获得与肾功能正常患者相似的PFS及OS，达到长生存。肾功能不全不再是ASCT的禁忌证，对肾功能不全而无其他移植禁忌证的患者，可积极考虑行ASCT。在整体治疗过程当中，须从诱导治疗开始使用受肾功能影响少的方案，在动员过程中适当减低CTX用量并充分水化和碱化，在预处理过程中减低美法仑剂量至140mg/m^2，并严密监测肾功能及电解质，防治毒副作用发生，以减低TRM，使肾功能不全MM患者从ASCT中最大获益。

第八章
双次自体造血干细胞移植在多发性骨髓瘤的应用

第一节　传统化疗年代双次自体造血干细胞移植的意义

一、双次自体造血干细胞移植提出的背景

在传统化疗年代，自体移植后的 CR 率只有约 20%～40%，而研究发现，移植后获得 VGPR 以上疗效的 MM 患者有较长的 PFS。为了改善移植后疗效不理想患者的预后，20 世纪 90 年代，Barlogie 及其团队首次提出了"Tandem 移植"的定义，指在第一次移植后 3～6 个月内有计划地进行第二次移植，被称为"串联移植"（Tandem ASCT），希望通过双次自体移植提高患者移植后疗效，进而改善患者的预后。

二、双次自体造血干细胞移植与单次自体造血干细胞移植的比较

在 20 世纪 90 年代，多个临床研究结果发现，MM 患者移植后的生存时间与缓解深度密切相关，单次 ASCT 后最困扰的问题是复发。在 20 世纪 90 年代中期，为了进一步降低肿瘤细胞残留、减少复发、提高 ASCT 后缓解率、改善 MM 患者的长期预后，国外研究者开始采用双次自体移植治疗 MM 患者。

（一）关于单次和双次自体造血干细胞移植的非随机对照研究

最早发表的关于双次移植的研究是 Barlogie 等人开展的 Total Therapy（TT1）研究，在该研究中首次提出了"Tandem 移植"的定义，指在第一次移植后 3～6 个月内有计划地进行第二次移植，称为"串联移植"（Tandem ASCT）。该研究对新诊断的 MM 患者先予 3 疗程 VAD 化疗，再予大剂量 CTX＋GM-CSF 动员，之后给予 1 疗程 EDAP 化疗，后序贯两次 ASCT，第二次移植有计划地在第一次移植后 3～6 个月进行。治疗过程中各个阶段的 CR 率分别是 VAD 后 5%、诱导结束后 15%、第一次移植后 26%、第二次移植后 83%。OS 和 EFS 中位数分别为 68 个月和 43 个月。第一次移植和第二次移植过程中分别有 2 例（1%）和 6 例（4%）患者在移植过程中死亡。该研究提示双次自体造血干细胞移植在多发性骨髓瘤患者中是可行的，且双次移植后患者的 CR 率及 OS、EFS 均明显提高。

2003 年一项来自西班牙骨髓瘤登记处的研究比较了单次 ASCT 与双次 ASCT 的疗效，入组患者中，双次移植组 88 例，单次移植组 184 例，预处理方案中，第一次移植的预处理方案是 MEL 200mg/m²，第二次移植预处理方案为 CVB 方案，研究结果显示，第二次 ASCT 后达到 CR 具有较高的预后意义，第一次 ASCT 后达到 CR 的患者与第二次 ASCT 后达到 CR

的患者预后没有差异，而对于第一次 ASCT 后已经处于 CR 的患者，第二次移植不能改善预后。相比之下，首次 ASCT 后疗效仍为 PR 而第二次 ASCT 后进入 CR 的患者，二次 ASCT 能使患者有明显获益。

Byrne 和他的团队设计了一个试验，基于对第一次 ASCT 后的反应决定是否进行第二次 ASCT。第一次 ASCT 后，如果疗效≥VGPR 的患者可以接受观察或维持治疗，而疗效≤PR 的患者则建议双次 ASCT。入组的 75 例患者中，44 例患者在第一次 ASCT 后疗效达到≥VGPR，31 例患者疗效≤PR 并接受了二次 ASCT。结果表明，二次 ASCT 能够改善第一次 ASCT 后疗效≤PR 患者的 PFS 和 OS，故对第一次 ASCT 后疗效≥VGPR 的患者可以不需要立即进行第二次 ASCT。但该研究存在局限性，主要是病例数较少，以及高流失率（35.5%），而且该研究的移植前预处理方案采用的是较少见的方案（第一次 ASCT 的预处理方案是白消安＋环磷酰胺＋依托泊苷，第二次 ASCT 的预处理方案是环磷酰胺＋TBI），这些因素可能对研究的结果有一定的影响。

（二）关于单次和双次自体造血干细胞移植的前瞻、随机对照研究

关于双次自体造血干细胞移植和单次自体造血干细胞移植前瞻性临床研究一共有 5 项，其中首个前瞻性研究是 IFM94，该研究入组了 399 例适合移植的新诊断 MM 患者，随机分成双次移植组（$n=200$）和单次移植组（$n=199$），入组患者先接受 VAD 方案（长春新碱＋多柔比星＋地塞米松）诱导化疗 3～4 个疗程，后序贯单次或者双次自体造血干细胞移植术，移植的预处理方案在单次移植组为预处理方案为 HDM 140mg/m^2＋TBI 8Gy，双次移植组第一次移植的预处理方案为 HDM 140mg/m^2，而第二次自体造血干细胞移植的预处理方案为 HDM 140mg/m^2＋TBI 8Gy，移植后均以干扰素作为维持治疗。该研究结果显示，单次和双次移植的≥VGPR 率分别为 42% 和 50%（$P=0.10$），预计 7 年 EFS 率分别为 10% 和 20%（$P=0.03$），预计 7 年生存率分别为 21% 和 42%（$P=0.01$），首次移植后 3 个月内未达 VGPR 的患者的 7 年存活率分别为 11% 和 43%（$P<0.001$）。该研究结果显示接受双次移植的患者的 EFS 和 OS 均优于单次移植的患者，尤其是首次移植后未达 VGPR 的患者获益最大。

GMMG-HD2 是一项Ⅲ期、前瞻性随机试验，入组了 358 例适合移植的新诊断 MM 患者，年龄范围为 18～66 岁，移植前的诱导治疗方案包括 VAD、VID（长春新碱＋伊达比星＋地塞米松）、VCAP（长春新碱＋环磷酰胺＋多柔比星＋泼尼松）等，诱导治疗方案不超过 6 个疗程。患者随机分成单次移植组（$n=177$）和双次移植组（$n=181$），单次和双次移植的预处理方案均为 HDM 200mg/m^2，双次移植组患者在第一次移植后的时间中位数 4.5 个月（2.0～10.1 个月）进行第二次 ASCT，移植后予干扰素进行维持治疗。研究结果提示，在意向性分析中，两组患者的 EFS（$P=0.53$）和 OS（$P=0.33$）差异均无统计学意义，双次移植和单次移植比较，无明显优势。

Bologna 96 研究也是为了比较单次与双次 ASCT 对新诊断多发性骨髓瘤疗效的研究，共入组 321 例适合移植的新诊断 MM 患者，入组患者先接受 4 个疗程 VAD 方案诱导化疗，后随机分为单次移植组（$n=163$）和双次移植组（$n=158$），其中单次移植组的预处理方案为美法仑 200mg/m^2，而双次移植组第一次预处理方案为美法仑 200mg/m^2，在 3～6 个月后按计划接受第二次移植，第二次预处理方案为美法仑 120mg/m^2＋白消安 12mg/kg。移植后均以干扰素进行维持治疗。双次和单次 ASCT 组获得≥nCR 疗效的比例分别为 47% 和 33%（$P=0.008$），在第一次移植后没有达到≥nCR 疗效的患者中，有 20% 的患者在第二次移植后获得了 CR 或 nCR。双次和单次 ASCT 组的 EFS 分别为 35 个月和 23 个月（$P=0.001$），双次较单次 ASCT 明显延长。而双次和单次 ASCT 组的无复发生存时间分别是 42 个月和 24 个月（$P<0.001$），二次 ASCT 组患者延长了 18 个月的无复发生存期，这与其较高的 CR 或 nCR 率相关。两组的治疗相关死亡率统计学无显著性差异（4% vs. 3%，$P=0.7$）。

MAG95 试验（Mylome-Autogreffe Study）入组了 193 例患者，随机分为双次移植组和单次移植组，诱导方案为大剂量激素和大剂量激素 + VAD-like×3 个疗程方案，随访时间中位数 27 个月，单次和双次移植组的 ORR 分别为 42% 和 37%，两组患者治疗相关死亡率、疾病缓解率和 OS 无显著差异。DSMM-I 试验结果入组 198 例患者，单次移植组 98 例，双次移植组 100 例，移植前的诱导方案为 4 个疗程的 ID 方案，单次移植的预处理方案为 BuCy + TMI 9Gy，双次移植的预处理方案为 HDM 200mg/m^2，移植后予干扰素进行维持治疗，该研究因高交叉率导致结果值得进一步探讨。

（三）双次 ASCT 的荟萃分析结果

目前发表了的两项针对双次 ASCT 在 MM 患者中的作用的荟萃分析。其一为 2009 年 Kumar 等人对共计 1 803 名患者的 6 个随机对照试验的结果进行的荟萃分析，比较双次和单次移植在 MM 患者中的有效性。该研究将双次和单次 ASCT 进行了比较，接受双次 ASCT 治疗患者的 OS［（比较单次移植与双次移植的病死率）$HR=0.94$，$95\%CI\ 0.77\sim1.14$］或 EFS（$HR=0.86$，$95\%CI\ 0.70\sim1.05$）均无明显优势。双次比单次 ASCT 组的有效率明显更好（$HR=0.79$，$95\%CI\ 0.67\sim0.93$），但 TRM 明显增加（$HR=1.71$，$95\%CI\ 1.05\sim2.79$）。这项荟萃分析由于以下几种原因而受到强烈批评：首先，这项荟萃分析中 Sonneveld 的研究对象为接受化疗后被随机分配接受单次 ASCT 或不接受移植的患者，不符合单次与双次 ASCT 的标准；其次这些临床研究的试验方案和患者临床特点方面差异很大；另外，这 6 项研究中有一项关键性研究被撤回，如果把这项研究结果排除在外，则采用双次 ASCT 患者的 EFS 明显延长，双次 ASCT 对 OS 的获益增加，但尚未达到统计学意义；最后，所有这些试验没有一项应用了新药。

第二项荟萃分析是 2012 年 Martino 等人发表的比较了传统化疗年代双次和单次移植在 MM 患者中有效性的系统性分析。该分析纳入了 5 个随机对照试验共 1 506 名患者。5 项研究中，仅一项试验有 OS 获益，4 项有 EFS 获益，平均延长时间为 3～12 个月。但这些研究中个别试验的偏倚方向不确定，由于试验之间入组条件的巨大差异和报告质量较低，无法充分评估治疗或移植相关死亡率。作者的结论是考虑到固有偏差，目前任何研究都不足以为当代关于单次或双次 ASCT 的治疗决策提供确定的信息，且当时这些研究都没有采用新药治疗。

综上所述，大多数专家认为对于单次自体移植后不能获得≥VGPR 以上疗效的较年轻患者，6 个月内考虑进行二次移植可以获益。但是，需要注意的是，这些 RCT 研究的诱导方案均不含新药。

第二节　双次自体造血干细胞移植与异基因造血干细胞移植的比较

异基因造血干细胞移植（Allo-HSCT）一方面通过预处理方案清除体内肿瘤细胞、输入没有肿瘤细胞污染的干细胞，另一方面移植物具有抗骨髓瘤效应，而且这种移植物抗肿瘤效应可能具有持久性，从而使患者可以获得较长时间的缓解，因此 Allo-HSCT 被认为是可以治愈多发性骨髓瘤的一种方法。但是由于 Allo-HSCT 受到患者年龄（一般要求在 50 岁以下）、供者（要求有 HLA 配型相合的供者）及高移植相关死亡率等因素的制约，其在多发性骨髓瘤患者中没有得到广泛开展，临床应用受到了一定限制。美国 S9321 研究中，纳入了 36 例患者入组 allo-SCT 组，这些患者接受大剂量美法仑 + TBI 的清髓性预处理方案。由于这组患者的移植相关死亡率超过 50%，该组在入组 36 例患者后停止进一步入组。因 TRM 较高，清髓性移植对于 MM 患者而言不是一个合适的一线方案。因此在 20 世纪 90 年代末，为了减少 TRM 的同时更多依赖 allo-SCT 的 GVM 效应来提高抗骨髓瘤效应，人们开始尝试使用非清髓性的减低剂量（Reduced-Intensity Conditioning, RIC）allo-SCT 治疗 MM。但因为单用 RIC allo-SCT 的高复发率而该方案逐渐被舍弃［CIBMTR 对 1989 年至 2005 年间共 1 211 名接受异基因 SCT 治疗的 MM 患者进行了基于移植年份的分析，结果显示随着时间的推移，清髓性方案的使用率逐渐减少（分别是 82%、62% 和 9%），TRM 也逐渐下降（分别是 40%、48% 和 29%），但三组患者的 OS 是相似的，分别是 30 个月、32 个月和 29 个月，因为单用 RIC allo-SCT 复发风险明显增加］。基于以上原因，故目前异基因造血干细胞移植在 MM 中的应用主要是单次自体移植序贯减量异体移植。下面将从疗效、治疗相关死亡率和复发率三个方面比较双次 ASCT 和单次 ASCT 序贯 RIC allo-SCT 在 MM 患者中的优劣。

（一）疗效

自体移植序贯 RIC allo-SCT 的治疗策略最早是由西雅图研究小组提出的，是指在自体移植后 2~4 个月后进行 RIC allo-SCT。该研究入组了 52 例 MM 患者，其中 48% 患者获得 CR，48 个月的 PFS 率和 OS 率分别为 48% 和 69%。随后有多个随机临床试验对比了双次 ASCT 和单次 ASCT 序贯 RIC allo-SCT 的结果。

首个随机临床试验是 2007 年来自意大利的 Bruno 等比较了 Auto/Auto 和 Auto/RIC allo 治疗新诊断多发性骨髓瘤患者的疗效的临床研究。该研究入组了年龄小于 65 岁的 162 例 MM 患者，先接受 VAD 方案诱导化疗，后根据是否有 HLA 同胞全合供者进行分组。有 HLA 同胞全合的患者接受一次 ASCT 和一次 RIC allo-SCT。没有 HLA 同胞全合的患者接受两次 ASCT。在第 1 次 ASCT 后，有 80 例 MM 患者接受了 RIC allo-SCT，82 例患者接受了第 2 次 ASCT。该研究结果显示，单次 ASCT 序贯 RIC allo-SCT 组和双次 ASCT 组的 PFS 中位数分别为 35 个月和 29 个月（$P=0.02$），OS 中位数分别为 80 个月和 54 个月（$P=0.01$），前者优于后者。

在 PETHEMA/GEM-2000 研究中，该研究设定如果患者第一次自体移植后未能达到 CR 或 nCR 以上疗效，则进行第二次自体移植或 RIC allo-SCT。一共入组 280 例患者，但仅有 110 名患者按计划接受第二次移植，其中 85 名患者接受了第二次 ASCT，25 名患者接受了 allo-SCT。结果显示，双次 ASCT 和单次 ASCT 序贯 RIC allo-SCT 组的 CR 率分别为 11% 和 40%（$P=0.001$），后者 PFS 有延长的趋势但尚未达到统计学意义（31 个月 vs. 未达到，$P=0.08$）。OS 差异无统计学意义。在第一次 ASCT 后疗效未达到 CR 的患者中，序贯 RIC alloSCT 有获益的趋势。

BMT CTN 0102 研究入组了年龄小于 70 岁的 710 例 MM 患者，这些患者至少接受了 3 个周期的化疗，根据是否有 HLA 同胞全相合供者进行分组。有合适供者的进入 Auto/RIC allo 组，没有供者的进入双次 ASCT 组。该研究结果显示标危组双次 ASCT 组和 Auto/RIC allo 组的 3 年 PFS 率分别为 46% 和 43%（$P=0.671$），两组 3 年 OS 率分别为 80% 和 77%（$P=0.191$），无显著性差异；而在高危组患者中，双次 ASCT 组和 Auto/RIC allo 组的 3 年的 PFS 率分别为 33% 和 40%（$P=0.74$），两组 3 年 OS 率分别为 67% 和 59%（$P=0.46$），两组之间亦无显著性差异。

来自 EBMT 的 NMAM2000 研究中，入组了年龄小于 70 岁的 23 个中心的 357 名 MM 患者。其中有 HLA 同胞全合供者的患者被分为 Auto/RIC allo 组（$n=108$），没有的分为双次 ASCT 组（$n=249$）。该研究在随访 36 个月时，两组之间 PFS 和 OS 差异均无统计学显著性差异，但随着随访时间延长，在随访 96 个月时，双次 ASCT 组和 Auto/RIC allo 组 PFS 分别为 12% 和 22%（$P=0.012$），两组 OS 分别为 36% 和 49%（$P=0.020$），显示在 PFS 和 OS 上 Auto/RIC allo 组均明显优于双次 ASCT 组，双次 ASCT 组和 Auto/RIC allo 组的 10 年 OS 率分别为 26.6% 和 47.0%（$P=0.011\,3$）。

最近一个研究汇总分析对 PETHEMA、NMAM2000 和 CTN 0102 研究的共计 1 338 例患者长期随访的数据结果，纳入其中 Auto/RIC allo 组 439 例，Auto/Auto 组 899 例。平均随访时间为 118.5 个月，Auto/RIC allo 组比 Auto/Auto 组的 OS 和 PFS 均有改善。Auto/RIC allo 组和 Auto/Auto 组的 5 年 OS 率分别为 62.3% 和 59.8%，5 年 PFS 率为 30.1% 和 23.4%（$P=0.01$）；10 年 OS 率为 44.1% 和 36.4%（$P=0.01$），10 年 PFS 率为 18.7% 和 14.4%（$P=0.06$）。这项汇总分析研究结果显示 Auto/RIC allo 在 PFS 和 OS 上优于双次 ASCT。

总体来说在疗效方面，Auto/RIC allo 较双次 ASCT 可以获得更高的 CR 率，虽然短期随访两组的生存没有统计学差异，但随着随访时间的延长，Auto/RIC allo 组显示更好的 PFS 和 OS，提示其具有生存优势。

（二）TRM

在传统诱导化疗年代，双次 ASCT 与单次 ASCT 相比，TRM 无明显升高，为 4%~7%。随着移植技术的改善，2016 年美国血液学年会上有研究者报道目前 ASCT 的 TRM 已低于 1%。而在 allo-HSCT 研究中，大多数清髓性 allo-HSCT 移植后 1 年内的 TRM 均 >50%，高 TRM 导致患者 OS 明显低下。非清髓性或减低剂量 allo-HSCT 的 TRM 明显低于清髓性移植，多数报道在 15%~38% 之间，但仍然高于双次 ASCT。在 PETHEMA/GEM-2000 研究中，双次 ASCT 组和单次 ASCT 序贯 RIC allo-SCT 组的 TRM 分别是 5% 和 16%（$P=0.07$）。

（三）复发率

从理论上说，allo-HSCT 是目前唯一可能治愈 MM 的方法，但相对于其他血液系统恶性肿瘤，allo-HSCT 后 MM 患者仍然有较高的复发率。文献报道总体复发率在 55%~60% 之间。也就是说，在承受了极大的经济负担和治疗风险后，接受 allo-HSCT 的患者仍有超过一半会出现复发。在 EBMT 的 NMAM2000 研究中，患者分为 Auto/RIC allo 组（$n=108$）和双次 ASCT 组（$n=249$），其中 Auto/RIC allo 组有 53 名（49.1%）患者复发，而双次 ASCT 组 173 名（70.0%）患者复发，不论后期治疗如何，Auto/RIC allo 组的复发后 OS 优于双次 ASCT 组，分别为 28.4% 和 14.7%。汇总分析 PETHEMA、NMAM2000 和 CTN 0102 研究的 1 338 例患者长期随访数据结果，其中 Auto/RIC allo 组 439 例，Auto/Auto 组 899 例，双次 ASCT 组和 Auto/RIC allo 组 10 年疾病进展率分别为 77.2% 和 61.6%，（$P=0.001$），复发 5 年患者存活率两组分别为 37.0% 和 51.1%（$P<0.001$），Auto/RIC allo 患者存活率高于双次 ASCT 组。

上述试验在设计、入组条件和移植前诱导治疗方案，以及使用 TBI 和预防 GVHD 方面有很大不同，也仅有两项随访时间最长的试验（96 个月和 86 个月）报告了 ASCT/alloSCT 在 PFS 和 OS 方面优于双次 ASCT，其余研究均未发现两种方法之间的 PFS 和 OS 的差异。这些发现可以证明 alloSCT 的长期疗效，并说明在这种类型的试验中延长随访的重要性。例如在意大利的一项研究中，alloSCT 组超过 4 年后出现了 EFS 和 OS 平台期，而双次 ASCT 组则出现了持续的复发。尽管已考虑将 allo-HSCT 用于高危人群，但尚不清楚该方案的最佳使用人群，需要进一步研究。在 Krishnan 的研究中，无论是高危还是标危患者，两个治疗组之间的生存率均无明显差异；在 EBMT 的研究中，对于 del（13）患者，ASCT/alloSCT 中的 OS 为 69% 而 ASCT 组为 55%（$P=0.003$），对于没有 del（13）的患者，两组之间的 OS 统计学无显著性差异。

综上所述，大多数研究认为 allo-HSCT 随访时间较短，尚不能显示其优势，可能随着随访时间的延长 allo-HSCT 的生存优势就逐渐显示出来，而对于哪些亚组的患者能从 allo-HSCT 中获益目前尚无定论。

第三节　新药治疗年代双次自体造血干细胞移植的地位和意义

在传统化疗年代，双次自体造血干细胞移植对第一次移植后不能获得 VGPR 以上疗效的 MM 患者有获益。随着新药的应用，MM 患者的缓解深度不断得到加深，许多患者在第一次移植后即可获得 CR，双次移植在新药治疗年代的地位和意义如何？哪些患者能在双次移植中获益？有两个主要的临床研究对这些问题进行了回答。

EMN02/HO95 的Ⅲ期临床试验入组 415 例 MM 患者，随机接受单次或者双次 ASCT，结果显示，双次移植可使缓解深度提高 25%，50% 以上的患者达到了完全缓解，双次 ASCT 组显著延长了 3 年 PFS（$HR=0.70$，95%CI 0.50～0.98，$P=0.04$）和 3 年 OS（$HR=0.52$，95%CI 0.31～0.86，$P=0.011$），PFS 和 OS 在第二次移植后显著改善，死亡和进展风险降低约 30%，EMN02/HO95 的最新结果证实，PFS 从单次 ASCT 后的 63 个月改善到双次 ASCT 后的 73.1 个月。更重要的是，双次 ASCT 能够改善不良的细胞遗传学和较晚期的 R-ISS 分期患者的预后，这可能解释了在高危人群中发现的双次 ASCT 的积极作用。研究认为，对于预后不良的亚组，双次 ASCT 在 PFS 和 OS 方面均优于单次 ASCT，提示高危患者最有可能从双次 ASCT 获益。但需要注意的是，在这项临床试验中使用的诱导疗法是硼替佐米＋环磷酰胺＋地塞米松，而不是美国常规使用的蛋白酶体抑制剂＋免疫调节剂的联合。而另外一项前瞻性、随机、Ⅲ期的临床试验 BMT CTN0702 STAMINA 入组了 750 例新诊断 MM 患者，这些患者进行第一次 ASCT 后随机分成来那度胺维持治疗组、VRD 巩固治疗组和双次 ASCT 组，至随访时间中位数 38 个月时的意向性分析结果表明，三组患者的 PFS 率分别是 56.5%、56.7% 和 52.2%，三组的 OS 率分别是 82.0%、80.5% 和 83.4%，三组 PFS 和 OS 的差异均无统计学意义。该研究的不足之处在于，双次移植组中有接近 1/3 的患者没有按预期接受二次移植，或者诱导方案的选择不是含新药的三药联合方案，对分析结果会有一定的影响。随着随访时间的延长，发现双次移植组的 6 年 PFS 率优于 VRD 巩固治疗组和来那度胺维持治疗组，三组的 6 年 PFS 率分别为 49.4%、39.7% 和 38.6%（$P=0.015$），OS 三组无明显差异。而进一步进行亚组分析发现，具有高危细胞遗传学的患者在双次移植中获益，标危组患者无明显获益。EMN02/HO95 与 STAMINA 两个临床试验有争议的地方在于，后者在移植前使用含有两种新药（蛋白酶体抑制剂和免疫调节剂）方案诱导化疗 12 个疗程后进入移植，提示更有效或更长期的诱导治疗可能会抵消 ASCT 后强化干预的益处，包括第二次 ASCT 或 VRD 巩固。此外，STAMINA 的研究不同于 EMN02/H095 研究，前者的危险分层中使用了 β_2- 微球蛋白，这使得很难确定双次 ASCT 是否可以使高危细胞遗传学患者获益。

2012 年 Sonneveld 等研究证实，在高危 MM 中，新药诱导序贯双次 ASCT 的疗效优于新药诱导序贯单次 ASCT。2016 年 IMWG 在专家共识中指出，高危 MM 患者给予新药诱导序贯双次 ASCT 的疗效优于新药诱导序贯单次 ASCT。Cavo 教授团队汇总欧洲三项 III 期研究的 10 年随访数据进行回顾性分析，比较新诊断骨髓瘤患者经过含硼替佐米的三药方案诱导治疗后进行单次 ASCT（auto-HSCT-1，$n = 501$）与双次 ASCT（auto-HSCT-2，$n = 408$）的长期生存获益（随访时间中位数 117 个月）。与单次 ASCT 相比，双次 ASCT 显著延长新诊断 MM 患者的无进展生存期（PFS 中位数：46.6 个月 vs. 37.7 个月，$HR = 0.76$，$P = 0.001$）和总生存期（OS 中位数：未达到 vs. 94.1 个月，$HR = 0.69$，$P < 0.001$）。进一步对亚组进行分析，结果显示无论是细胞遗传学标危还是高危患者，接受双次 ASCT 较单次 ASCT，前者都能延长 PFS 和 OS（标危患者 PFS：$HR = 0.74$，$P < 0.05$；OS：$HR = 0.68$，$P < 0.05$。高危患者 PFS：$HR = 0.67$，$P = 0.032$；OS：$HR = 0.54$，$P = 0.004$）。尤其在预后分层高危组的患者中，双次 ASCT 较单次 ASCT 带来的 PFS 及 OS 获益尤为显著（PFS：$HR = 0.71$，OS：$HR = 0.58$），而且双次 ASCT 较单次 ASCT 并没有增加死亡风险。

在传统化疗年代，双次 ASCT 可以提高 MM 患者的完全缓解率，对于单次 ASCT 后不能获得 VGPR 以上疗效的患者，在第 1 次移植后 6 个月内可考虑进行二次移植。在新药年代，双次 ASCT 的临床意义在于改善具有不良预后因素患者的 PFS 和 OS，而无论第 1 次移植后是否获得了完全缓解。2016 年 IMWG 在专家共识中也指出，高危 MM 患者给予新药诱导序贯串联移植可能优于单次 ASCT。

（陈美兰　李　娟）

【参考文献】

[1] BARLOGIE B，JAGANNATH S，VESOLE D H，et al. Superiority of tandem autologous transplantation over standard therapy for previously untreated multiple myeloma[J]. Blood，1997，89（3）：789-793.

[2] HAROUSSEAU J L，MOREAU P. Autologous hematopoietic stem-cell transplantation for multiple myeloma[J]. N Engl J Med，2009，360（25）：2645-2654.

[3] ATTAL M，HAROUSSEAU J L，FACON T，et al. Single versus double autologous stem-cell transplantation for multiple myeloma[J]. N Engl J Med，2003，349（26）：2495-2502.

[4] BARLOGIE B，ANAISSIE E，VAN RHEE F，et al. Incorporating bortezomib into upfront treatment for multiple myeloma：Early results of total therapy 3[J]. Br J Haematol，2007，138（2）：176-185.

[5] MAI E K，BENNER A，BERTSCH U，et al. Single versus tandem high-dose melphalan followed by autologous blood stem cell transplantation in multiple myeloma：Long-term results from the phase III GMMG-HD2 trial[J]. Br J Haematol，2016，173（5）：731-741.

[6] STADTMAUER E A，PASQUINI M C，BLACKWELL B，et al. Autologous transplantation，consolidation，and maintenance therapy in multiple myeloma：Results of the BMT CTN 0702 trial[J]. J Clin Oncol，2019，37（7）：589-597.

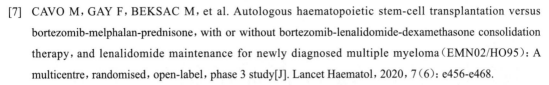
[7] CAVO M，GAY F，BEKSAC M，et al. Autologous haematopoietic stem-cell transplantation versus bortezomib-melphalan-prednisone，with or without bortezomib-lenalidomide-dexamethasone consolidation therapy，and lenalidomide maintenance for newly diagnosed multiple myeloma（EMN02/HO95）：A multicentre，randomised，open-label，phase 3 study[J]. Lancet Haematol，2020，7（6）：e456-e468.

[8] NAUMANN-WINTER F，GREB A，BORCHMANN P，et al. First-line tandem high-dose chemotherapy and autologous stem cell transplantation versus single high-dose chemotherapy and autologous stem cell transplantation in multiple myeloma，a systematic review of controlled studies[J]. Cochrane Database Syst Rev，2012，10：CD004626.

[9] RAJKUMAR S V，KUMAR S. Multiple myeloma：Diagnosis and treatment[J]. Mayo Clin Proc，2016，91（1）：101-119.

[10] KUMAR A，KHARFAN-DABAJA M A，GLASMACHER A，et al. Tandem versus single autologous hematopoietic cell transplantation for the treatment of multiple myeloma：A systematic review and meta-analysis[J]. J Natl Cancer Inst，2009，101（2）：100-106.

[11] SONNEVELD P，SCHMIDT-WOLF I G，VAN DER HOLT B，et al. Bortezomib induction and maintenance treatment in patients with newly diagnosed multiple myeloma：Results of the randomized phase Ⅲ HOVON-65/ GMMG-HD4 trial[J]. J Clin Oncol，2012，30（24）：2946-2955.

[12] VAN DER GRAAF A W，BHAGIRATH P，DE HOOGE J，et al. Non-invasive focus localization，right ventricular epicardial potential mapping in patients with an MRI-conditional pacemaker system：A pilot study[J]. J Interv Card Electrophysiol，2015，44（3）：227-234.

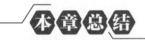
本章总结

　　ASCT 的出现是 MM 治疗发展史上具有里程碑的事件，使 MM 患者的 PFS 和 OS 得到明显延长。MM 患者移植后的生存时间与缓解深度密切相关，单次 ASCT 后最困扰的问题是复发。在 20 世纪 90 年代中期，为了进一步降低肿瘤细胞残留、减少复发、提高 ASCT 后缓解率、改善 MM 患者的长期预后，开始采用双次自体移植治疗 MM 患者。在传统化疗年代，双次自体造血干细胞移植对第一次移植后不能获得 VGPR 以上疗效的患者有获益。而在新药年代，随着新药的广泛应用，MM 患者的缓解深度不断得到加深，许多患者在第一次移植后即可获得 CR，此时双次 ASCT 的临床意义在于改善具有不良预后因素患者的 PFS 和 OS，而无论第一次移植后是否获得了完全缓解。故在传统化疗年代和新药年代，双次自体造血干细胞移植都具有不可替代的地位和作用。

根据美国国立综合癌症网络（NCCN）的定义，挽救性二次自体移植即在第 1 次 ASCT 复发后，再进行第 2 次 ASCT。多发性骨髓瘤患者移植后的生存时间与缓解深度密切相关，单次 ASCT 后最困扰的问题是复发。对于第一次移植后复发进展的患者，目前没有标准的挽救治疗方案，可供选择的方案从传统化疗，扩展到含新药的化疗方案、挽救性二次移植、异基因造血干细胞移植，以及临床试验等。其中挽救性二次自体移植在适合移植的患者中是一种不错的选择。尽管被称为挽救性治疗，但该种治疗方案的主要目标是疾病的长期控制和较好缓解，以及维持患者良好的生活质量。

在本章节，我们将重点讨论有关初次 ASCT 后复发的 MM 患者中，挽救性二次 ASCT 的适用患者、正确时机，以及患者获益情况。

一、挽救性二次移植的发展历程

对于首次 ASCT 后复发患者的治疗，目前尚无广泛接受的共识，因此可以应用各种治疗方案，从传统的化疗和新药物到第二次自体或异体移植。其中第二次挽救性 ASCT 似乎是一种不错的选择，在世界范围内也比较普遍应用。

1995 年发表了首篇关于 ASCT 作为挽救性治疗的文章，此后还有多个回顾性研究，这些研究证实，与当时传统化疗相比，挽救性二次 ASCT 的生存期显著延长。从目前发表的挽救性二次 ASCT 的研究结果来看，总缓解率（ORR）为 55.3%～97.4%。但是，到目前为止，尚没有 ASCT 与蛋白酶体抑制剂或免疫调节剂方案之间治疗复发难治 MM 的头对头临床研究。Grovdal 等人的一个多中心回顾性研究结果显示，挽救性二次移植的 OS 优于单纯新药/传统化疗挽救性治疗。英国 Myeloma X 试验也证实了挽救性二次移植巩固治疗优于口服环磷酰胺巩固治疗。但是，尚不清楚作为第三线治疗或者更多线治疗手段的挽救性 ASCT 是否会带来与首次复发的挽救性二次 ASCT 同样的优势。

来自 CIBMTR 的最新数据显示，自 1995 年以来，22 069 例 MM 患者在第一次 ASCT 后复发，1 606 例（9%）患者再次接受了 ASCT [其中 1 524（85%）例患者接受挽救性 ASCT，仅 82（<1%）例接受了两次 ASCT]。欧洲血液和骨髓移植协会的数据库登记的资料显示，自 1995 年以来，33 415 例 MM 患者在 ASCT 后复发，5 275 例（15.8%）随后接受了 ASCT，其中 1 次 ASCT 患者 4 443 例（13.3%），二次 ASCT 患者 260 例（0.8%），572 例（1.7%）患者 ASCT 后序贯异基因造血干细胞移植。自 2001 年以来，挽救性二次 ASCT 治疗的数量逐渐增加，2010 年以后每年有 300 例患者接受挽救性 ASCT 治疗，2012 年后达到每年 500 例（表 9-1）。

表 9-1 ASCT 后复发患者选择挽救性二次移植的患者比例

时间	组织机构	ASCT 后复发的例数	复发后行挽救性二次移植例数(%)	年增加例数
1995—2016 年	CIBMTR	22 069	1 606(9.0%)	2010 年后 >300 例/年
1995—2016 年	EBMT	33 415	4 443(13.3%)	2012 年后 >500 例/年

然而,目前存在的问题在于哪些患者、在什么时机进行挽救性二次移植是最合适的,其安全性、获益人群等问题值得进一步探索。随着骨髓瘤新药的不断问世,多种新药治疗复发难治 MM 的临床研究广泛开展并取得了理想的结果,挽救性二次 ASCT 是否还具有传统化疗年代的地位和作用需要进一步探讨。目前,还没有随机对照临床试验探索新药与挽救性二次移植的优劣势,如与挽救性二次 ASCT 相比,蛋白酶体抑制剂(PI)和免疫调节药物(IMID)的优劣势。

二、挽救性二次移植的适用人群

挽救性二次移植在适合移植的复发的多发性骨髓瘤患者中是有效和安全的。Alvares 等认为,第一次 ASCT 后 PFS<18 个月的患者进行挽救性二次 ASCT 的 OS 中位数 <6 个月,而对于第一次 ASCT 后 PFS≥18 个月的患者进行挽救性二次移植的 OS 中位数可达 3 年。妙佑医疗国际一项临床试验入组了 345 例 ASCT 作为一线治疗方案后复发的骨髓瘤患者,评估挽救性二次移植的疗效。其中第一次移植后早期复发(第一次 ASCT 后 PFS≤12 个月)的患者挽救性二次移植后的 OS 中位数为 10.8 个月,而晚期复发(第一次 ASCT 后 PFS>12 个月)的患者 OS 中位数为 41.8 个月($P<0.001$)。基于这两个研究结果,目前认为对于一线 ASCT 治疗后早期复发的患者不推荐挽救性二次 ASCT,而对于晚期复发(第一次 ASCT 后 PFS≥18 个月)患者进行挽救性 ASCT 患者有较大临床获益。Sellner 等对经一线 ASCT 治疗后复发的 MM 患者进行挽救性二次移植,在移植后 100 天评价总有效率为 80.4%,挽救性移植治疗后 PFS 和 OS 中位数分别是 15.2 个月和 42.3 个月。可以提高挽救性二次移植治疗生存期的因素包括第一次 ASCT 后 PFS≥18 个月、再次诱导方案包含硼替佐米或者来那度胺、再次诱导治疗有效、ISS 分期 I 期(挽救治疗前评估)等。

无论第一次 ASCT 的时机如何,大多数患者在 ASCT 后仍会不可避免地出现疾病复发或疾病进展。但是,这些患者在复发时的临床特征和随后的临床结局却是不同的。通过在临床试验中比较 ASCT 后不同复发环境中的治疗方案,这些患者复发时的临床特征等可能为选择下一步的治疗方案提供依据,还可以识别出在 ASCT 后复发时有不良预后风险的亚群,以研究采用更深入或更新颖的疗法来提高缓解率和缓解深度,从而延长 PFS 和 OS。妙佑医疗国际研究回顾了 345 例患者他们在 ASCT 后复发,发现早期复发组(距 ASCT 约 12.0 个月)的 OS 中位数为 10.8 个月,而晚期复发组(距 ASCT>12 个月)为 41.8 个月($P<0.001$)。

三、挽救性二次移植患者的临床应用价值及获益

(一)传统化疗方案年代

1995 年发表的第一篇使用 ASCT 作为挽救性治疗的研究显示,与标准治疗相比,ASCT 生存期明显延长,并且确定了初始 ASCT 后复发的时间作为挽救性 ASCT 治疗后预后的预

测因素。此后,许多回顾性的、以登记为基础的或单中心的研究随即开展,目的在于探讨挽救性二次 ASCT 的临床意义,并确定复发骨髓瘤患者第二次自体移植的获益情况。目前已发表的关于挽救性二次移植的数据显示总有效率(ORR)在 55.3%～97.4% 之间,略低于第一次 ASCT 疗效,与新药的有效率相似。挽救性二次 ASCT 治疗后的 PFS 中位数为 8.5～40 个月。Grovdal 等人进行了一项回顾性多中心的研究,结果提示接受第二次挽救性 ASCT 的 MM 患者的 OS 中位数显著延长,达到 4 年,而接受新药或者传统化疗作为挽救性治疗方案的患者的 OS 中位数分别为 3.3 年和 2.5 年。2016 年 Gordon 等人的介绍了在英国的 51 个中心进行的前瞻性、开放性Ⅲ期临床试验,将 174 例自首次 ASCT 后 >24 个月复发的 MM 患者先用 PAD 再诱导 4 疗程后随机分组,一组行 HDM($200mg/m^2$)挽救性二次 ASCT,另一组予口服环磷酰胺(每周 $200mg/m^2$)共 12 周巩固治疗。与每周口服环磷酰胺治疗组对比,挽救性二次 ASCT 组生存优势明显(PFS: 19 个月 vs. 11 个月,$P < 0.000\ 1$;OS: 67 个月 vs. 52 个月,$P = 0.02$)。

(二)新药年代

在新药年代,多发性骨髓瘤的治疗有了较多的选择,但 ASCT 仍是一个非常重要的治疗方法,具有举足轻重的作用,无论是作为一线治疗方案还是挽救性治疗选择,在制定适合移植患者的治疗策略时需要充分考虑 ASCT 的作用。目前大多数符合移植条件的患者在一线治疗中都接触了新的药物,这就需要前瞻性随机试验数据来明确最佳的再诱导治疗方案,如抗 CD38 单抗和新一代的蛋白酶体抑制剂或免疫调节剂等在再诱导中的作用,使患者在挽救 ASCT 之前重新获得疾病缓解。

值得注意的是,最近的多个临床试验显示了多种新药在难治复发骨髓瘤患者中显示了非常好的疗效,可供患者选择的方案更加多样化。因此,挽救性二次 ASCT 对复发骨髓瘤患者的价值可能有所降低。

四、挽救性二次移植的安全性

总体而言,挽救性二次 ASCT 具有较高的安全性。治疗相关死亡率、血液系统毒性的发生率和程度在第一次 ASCT 和挽救性二次 ASCT 之间相似,移植后其他常见的非血液病学毒性,包括发热性中性粒细胞减少、菌血症和黏膜炎等发生率两者也无明显差别。但对第二原发恶性肿瘤(SPM)的发病率,特别是与治疗相关的骨髓增生异常综合征的发病率目前数据有限。在最近的前瞻性 BSBMT/UKMF Myeloma X 骨髓瘤随机试验中,在延长随访期间,没有发现治疗相关的意外毒性。然而,12 例患者(挽救性 ASCT 组 7 例,每周口服环磷酰胺组 5 例)发生了 15 个 SPM,在试验开始后 5 年,SPM 的累积发病率为 5.2%。

五、挽救性二次移植治疗的预后预测因素

大多数回顾性研究都认识到,首次自体移植后的缓解时间(duration of overall response, DOR)是一个预后因素,可用于预测挽救性二次 ASCT 后的长期疾病缓解时间。目前认为,对于首次 ASCT 后缓解期至少为 1.5 年(18 个月)的患者,才应考虑使用挽救性二次 ASCT,超过 3 年才复发的患者获益更大。Michaelis 等人的研究结果显示,患者有较长的无复发间隔(从第一次 ASCT 开始的 36 个月后才出现疾病复发)则预测复发风险低($RR = 0.63$),并且有更好的 PFS($P = 0.045$)和 OS($P = 0.019$)。Alvares 等人发现,首次自体移植后缓解期小于

18 个月的患者 OS 中位数为 6 个月,而 PFS≥18 个月的患者 OS 中位数接近 3 年。Auner 等人没有观察到挽救性二次 ASCT 对 OS 的影响,但如果在首次自体移植后 21.5 个月出现复发,则 PFS 明显延长。2015 年国际骨髓瘤工作组会议就挽救性二次 ASCT 是治疗 ASCT 后 PFS≥18 个月的首次复发的患者的一种合适的治疗手段达成了明确的共识。但如果患者在第一次移植疗效持续时间在 12 个月内,可能不应该考虑进行挽救性二次自体移植,因为这些患者很可能只有毒副作用而没有任何临床获益。然而,也有研究认为,即使疗效持续时间<12 个月的患者,与接受新药和常规化疗相比,接受挽救性二次自体移植仍可获益。

除了第一次移植后疗效持续外,另一个与挽救性 ASCT 预后相关的临床因素是缓解深度,包括首次 ASCT 后、挽救性二次 ASCT 前,以及挽救性二次 ASCT 后的缓解深度。Cook 等人发现,第一次 ASCT 后疗效至少获得 PR 的患者接受挽救性 ASCT 的 OS 明显优于传统化疗,3 年的 OS 率在疗效≥PR 和 <PR 的患者中分别为 85.9% 和 51.3%。Jimenez-Zepeda 等人认为挽救性二次 ASCT 的最佳预后目标至少是 VGPR,而 Gonsalves 等人则认为 CR 应作为挽救性 ASCT 的最佳预后目标。

在挽救性二次自体移植的研究中,还发现了其他一些因素与患者的 OS 和 PFS 的改善有关。患者年龄是影响挽救性二次 ASCT 后的生存时间的一个重要预后因素。Cook 等人发现诊断时血清 β_2- 微球蛋白水平低于 2.5mg/L 是挽救性二次 ASCT 预后的一个保护因素。在 Michaelis 等人的多中心研究中,2004 年以后进行挽救性二次 ASCT 的患者生存率更高($P=0.026$)。此外,也有学者认为更高的浆细胞标记指数是影响挽救性二次 ASCT 移植后 PFS 的一个不良因素。有少数研究结果认为,在接受挽救性二次 ASCT 治疗前接受过的治疗线数也可能与预后有关。Olin 等人的研究发现在挽救性二次 ASCT 治疗后 PFS 和 OS 的最强预测因子是既往治疗的数量。大多数早期发表的使用挽救性 ASCT 的研究是回顾性研究,在患者选择和使用治疗方案(很多为传统方案,未包含新药方案)方面存在偏倚,移植后复发的细胞遗传学和分子生物学危险分层及其如何影响挽救性二次 ASCT 的结果未得到全面、充分的研究。将来需要进行更大宗的前瞻性随机试验,包括患者的细胞遗传学和分子生物学信息,以更加全面地评估在当前的骨髓瘤治疗背景下挽救性二次 ASCT 的真正临床作用。

综上所述,对于第一次 ASCT 后疗效持续时间超过 18 个月的 ASCT 后复发的患者,挽救性二次 ASCT 是一个重要的治疗方案和手段。在第一次 ASCT 前储存足够的造血干细胞是非常重要的,确保在复发时可以选择第二次 ASCT。在 NCRI 骨髓瘤复发试验中也提到了在疾病早期收集足够的造血干细胞来进行两次移植的重要性,因为如果患者在进行挽救性二次 ASCT 时重新采集干细胞,有 30% 左右患者由于采集不到足够数量的干细胞而无法进行造血干细胞移植。最近,IMWG 建议采集不到足够干细胞的患者使用普乐沙福作为再次动员方案。有条件且适合进行挽救性二次 ASCT 的患者,能获得较好的 PFS 和 OS,但需要进一步前瞻性的临床试验来证实。

(陈美兰 李 娟)

【参考文献】

[1] GIRALT S, GARDERET L, DURIE B, et al. American Society of Blood and Marrow Transplantation, European Society of Blood and Marrow Transplantation, Blood and Marrow Transplant Clinical Trials

Network, and International Myeloma Working Group consensus conference on salvage hematopoietic cell transplantation in patients with relapsed multiple myeloma[J]. Biol Blood Marrow Transplant, 2015, 21(12): 2039-2051.

[2] COOK G, ASHCROFT A J, CAIRNS D A, et al. The effect of salvage autologous stem-cell transplantation on overall survival in patients with relapsed multiple myeloma (final results from BSBMT/UKMF Myeloma X Relapse [Intensive]): A randomised, open-label, phase 3 trial[J]. Lancet Haematol, 2016, 3(7): e340-e351.

[3] MOHTY M, HAROUSSEAU J L. Treatment of autologous stem cell transplant-eligible multiple myeloma patients: Ten questions and answers[J]. Haematologica, 2014, 99(3): 408-416.

[4] ATANACKOVIC D, SCHILLING G. Second autologous transplant as salvage therapy in multiple myeloma[J]. Br J Haematol, 2013, 163(5): 565-572.

[5] MCCARTHY P L, OWZAR K, HOFMEISTER C C, et al. Lenalidomide after stem-cell transplantation for multiple myeloma[J]. N Engl J Med, 2012, 366(19): 1770-1781.

[6] ATTAL M, LAUWERS-CANCES V, MARIT G, et al. Lenalidomide maintenance after stem-cell transplantation for multiple myeloma[J]. N Engl J Med, 2012, 366(19): 1782-1791.

[7] CAVO M, TOSI P, ZAMAGNI E, et al. Prospective, randomized study of single compared with double autologous stem-cell transplantation for multiple myeloma: Bologna 96 clinical study[J]. J Clin Oncol, 2007, 25(17): 2434-2441.

[8] HAROUSSEAU J L, AVET-LOISEAU H, ATTAL M, et al. Achievement of at least very good partial response is a simple and robust prognostic factor in patients with multiple myeloma treated with high-dose therapy: Long-term analysis of the IFM 99-02 and 99-04 trials[J]. J Clin Oncol, 2009, 27(34): 5720-5726.

[9] MARTINO M, RECCHIA A G, FEDELE R, et al. The role of tandem stem cell transplantation for multiple myeloma patients[J]. Expert Opin Biol Ther, 2016, 16(4): 515-534.

[10] ATANACKOVIC D, SCHILLING G. Second autologous transplant as salvage therapy in multiple myeloma[J]. Br J Haematol, 2013, 163(5): 565-572.

[11] SHAH N, AHMED F, BASHIR Q, et al. Durable remission with salvage second autotransplants in patients with multiple myeloma[J]. Cancer, 2012, 118(14): 3549-3555.

[12] JIMENEZ-ZEPEDA V H, MIKHAEL J, WINTER A, et al. Second autologous stem cell transplantation as salvage therapy for multiple myeloma: Impact on progression-free and overall survival[J]. Biol Blood Marrow Transplant, 2012, 18(5): 773-779.

[13] FENK R, LIESE V, NEUBAUER F, et al. Predictive factors for successful salvage high-dose therapy in patients with multiple myeloma relapsing after autologous blood stem cell transplantation[J]. Leuk Lymphoma, 2011, 52(8): 1455-1462.

[14] GRÖVDAL M, NAHI H, GAHRTON G, et al. Autologous stem cell transplantation versus novel drugs or conventional chemotherapy for patients with relapsed multiple myeloma after previous ASCT[J]. Bone Marrow Transplant, 2015, 50(6): 808-812.

[15] SINGH ABBI K K, ZHENG J, DEVLIN S M, et al. Second autologous stem cell transplant: An effective therapy for relapsed multiple myeloma[J]. Biol Blood Marrow Transplant, 2015, 21(3): 468-472.

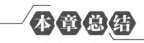

本章总结

对于第一次自体造血干细胞移植后复发的 MM 患者,目前没有标准的挽救治疗方案,可供选择的方案已从传统的化疗方案扩展到含新药的化疗方案、挽救性二次移植、异基因造血干细胞移植,以及参加临床试验等。其中挽救性二次移植在适合移植的患者中是一种不错的选择,尽管被称为挽救性治疗,但该种治疗方案的主要目标是疾病的长期控制和较好缓解及维持患者良好的生活质量。本章节内容重点讨论了初次 ASCT 后复发的 MM 患者中,挽救性二次 ASCT 的适用患者、移植时机,以及患者获益情况。对于初始缓解期≥18 个月的 ASCT 后复发的适合移植的患者,挽救性二次 ASCT 是一个重要的治疗方案,在第一次 ASCT 前储存足够的造血干细胞是非常重要的,确保其在复发时可以选择第二次 ASCT。如果患者在进行挽救性二次 ASCT 时重新采集干细胞,有 30% 左右患者由于采集不到足够数量的干细胞而无法进行造血干细胞移植。有条件且适合进行挽救性二次 ASCT 的 MM 患者能获得较好的 PFS 和 OS,尤其对于国内的 MM 患者,挽救性二次移植是一种有效、安全、经济的治疗方案。

第十章
异基因造血干细胞移植在多发性骨髓瘤的应用

第一节　异基因造血干细胞移植治疗多发性骨髓瘤

近年来，蛋白酶体抑制剂、免疫调节剂，以及单抗等新型药物不断涌现，部分已被用于初始诱导治疗，这些新药联合 ASCT 用于一线治疗多发性骨髓瘤，大大提高了治疗有效率，无进展生存期（PFS）中位数已达到 43～50 个月，更多患者可以获得更深层次的缓解及更长的缓解期，但是仍然不能避免远期复发。异基因造血干细胞移植（allo-HSCT）具有确切的移植物抗肿瘤效应且输注的干细胞避免了肿瘤细胞污染等特性，使其能用于根治恶性肿瘤，也是目前唯一治愈 MM 的治疗方式。

传统的清髓性预处理（MAC）方式虽然大大降低了复发率，但是具有较高的治疗相关死亡率（TRM），可达 40%～50%。此外，由于骨髓瘤患者年龄较大、供者来源有限，以及较高的移植物抗宿主病等因素，其广泛应用受到限制，仅有约 2% 的 MM 患者接受 allo-HSCT。减低强度预处理（RIC）在降低预处理 TRM 的同时，保留供者免疫细胞带来的抗肿瘤效应（GVM 效应），近年来应用越来越广泛，但是仍然缺乏确切的证据证实其可使 MM 患者获得生存优势。自体移植序贯进行 RIC allo-HSCT 试图将高剂量化疗及异体免疫治疗分阶段进行，结合二者优势避免较高的 TRM，但是仍然具有较高的移植后复发率。随着单倍型移植模式的成功建立，解决了供者匮乏的难题，但是各种供者来源的优劣及如何选择仍未完全阐明。此外，异基因移植的适应人群仍存在较大争议，有限的经验多来自小样本报道或回顾性分析，目前仅选择性用于难治复发患者的挽救性治疗，而具有复杂核型异常、*TP53* 突变、浆细胞白血病等高危因素、预期存活时间短于 2 年的年轻患者，在有经验的中心可考虑一线选择异基因移植。为进一步提高 MM 患者的无疾病进展生存和 OS，临床工作者进行了多种尝试，如新型药物加入预处理方案、异基因移植后予以维持治疗、预防性供者淋巴细胞输注（DLI）、联合 CAR-T 细胞治疗等，但是总体效果仍不尽如人意，有待进一步研究完善。

一、清髓性预处理

早期清髓性预处理（MAC）移植的数据多来自 EBMT 和 IBMTR。常用的预处理方案包括环磷酰胺（CY）/ 全身放疗（TBI 9～12Gy）方案，BU/CY±TBI 方案，美法仑（Mel 100～180mg/m²）/TBI 方案等（表 10-1-1），患者年龄多数 <50 岁，移植后缓解率 34%～60% 不等，3 年 OS 率 30%～47%，5～7 年存活率仅为 20%～30%。由于多数患者在移植前接受了多

线治疗、化疗耐药，以及预处理方案和 GVHD 预防方案的不同，移植后的结果差异性较大，但是都具有较高的 TRM，1 年累积发生率可高达 63%，尤其是接受了多重治疗的耐药患者。EBMT 的数据显示早期 TRM 为 47%，主要死亡原因是感染、GVHD 和预处理相关毒性。同样，IBMTR 报道于 1981—1991 年间 265 例 allo-HSCT 患者早期 TRM 为 40%，大约 50% 的 TRM 发生在移植后前 3 个月。而骨髓瘤本病对脏器功能的损害和免疫功能缺陷同样是造成高 TRM 的原因。由于居高不下的 TRM，2000 年后清髓性预处理在全世界的应用都大幅减少，根据 EBMT 的数据显示，2012 年全年 allo-HSCT 治疗 MM，使用 MAC 的仅占 34%，在一线行 allo-HSCT 的患者中，MAC 占比由 2004 年以前的 74% 下降至 57%，而挽救性 allo-HSCT 的患者中 MAC 仅占 25%。

表 10-1-1　清髓性预处理移植

发表年份	研究者	例数	年龄/岁	预处理方案	TRM/%	CR/%	总生存/%
2001	Bensinger	136	43~48	Bu，Cy±TBI	48（100 天）	34	22（5 年）
			<60	Bu，Cy±TBI	63（1 年）		
2006	Barlogie	36	≤55	Mel100，TBI（12Gy）	53（1 年）	—	39（7 年）
1995	Reece	26	中位数 43	Cy，TBI Bu，Cy Mel100，TBI	19（100 天）	62	47（3 年）
2001	Alyca	24	中位数 46	Cy，TBI（14Gy） Bu，Cy	10	—	55（2 年）
1999	Kulkami	33	中位数 38	Mel110，TBI（10.5Gy） TBI（9.5Gy），Cy，Mel Bu，Cy	54	37	36（3 年）
2001	Le Blanc	37	中位数 47	Cy，TBI（12Gy） Mel140，TBI（10.5Gy） Bu，Cy 其他	22	57	32（40 个月）
1997	Couban	22	中位数 43	Mel160，TBI（12Gy） Cy，TBI（12Gy） Bu，Cy	59	50	32（3 年）
1997	Vartcrasian	24	中位数 43	Cy，TBI Mel，TBI Bu，Cy，TBI 其他	25	—	40（3 年）

注：TRM. 移植相关死亡；CR. 完全缓解；Bu. 白消安；Cy. 环磷酰胺；Mel. 美法仑（数字代表美法仑剂量，如 Mel100 即美法仑 100mg/m²）；TBI. 全身放疗（括号内为放疗剂量）。

随着移植技术的进步、抗感染及抗 GVHD 治疗的改进、支持治疗的改善，TRM 有所下降。EBMT 的数据显示 1983—1993 年的 334 例与 1994—1998 年的 356 例清髓性预处理比较，2 年 TRM 由 46% 下降至 30%，伴随毒性的下降，3 年 OS 由 35% 升至 55%，但是此间复发率并没有随时间推移而减低。IBMTR 的数据也显示，2001—2005 年的 5 年 TRM 也降至 29%。但是高达 30% 的 TRM 仍然令人难以接受，有待进一步降低。

不过另一项研究的远期随访结果却也带给我们新的思考。在这项比较 allo-HSCT 与 ASCT 的前瞻性研究（S9321）中，allo-HSCT 组采用美法仑/TBI 预处理，由于高达 53% 的 TRM，在入组 36 例患者后被提前关闭，但是 7 年的随访结果显示两组的 OS 均为 39%，而且 allo-HSCT 组的 PFS 优于 ASCT，分别为 22% 和 15%，此外生存曲线也显示 allo-HSCT 组 OS 出现平台，而 ASCT 组仍在进一步下降。这一结果显示了 allo-HSCT 远期治疗优势，而降低移植后早期预处理相关毒性是临床工作者持续努力的方向。

有别于传统的清髓方案，为进一步降低 TRM，也有人尝试应用达到清髓剂量的减低毒性预处理方案。Pawarode 等报道了 Michigan 单中心前瞻性采用白消安（Bu）3.2mg/kg×4 天 + 氟达拉滨（Flu）40mg/m²×4 天的方案治疗高危或进展期多发性骨髓瘤患者，共 22 例入组，年龄中位数 54 岁，移植前平均接受 2 线治疗，64% 的患者曾接受 1～2 次 ASCT。结果显示该方案耐受性好，预处理相关毒性显著下降，100 天、1 年和 3 年 TRM 分别为 9%、19% 和 29%。急性和慢性 GVHD 发生率分别为 41% 和 68%。但是该方案虽然达到清髓效果，但是 3 年累积复发率高达 50%，3 年 PFS 率和 OS 率仅 15% 和 29%，并不理想。虽然高复发率可能与入组患者均为高危/进展期病例有关，但是仍然提示预处理强度不是唯一影响预后的因素，为了进一步减少移植后复发/进展，可能需要结合加入骨髓瘤靶向治疗或维持治疗等策略，这些将在下文详述。

移植后获得 CR 的患者中，部分可获得长期生存，提示疾病的治愈。EBMT 的数据显示获得 CR 的患者，6 年非复发存活（RFS）率为 34%，西雅图 Hutchinson 中心的数据也显示，这部分 CR 的患者 5 年 PFS 率达 39%。能够获得长期存活的患者绝大多数为在诊断 1 年内早期进行移植，移植前仅接受单线治疗且化疗敏感。此外，移植后获得分子生物学缓解的患者，累积复发率显著低于阳性患者，预示可获得更长的 PFS 和 OS。

清髓性预处理虽然可以使部分患者获得长期缓解乃至治愈，但是较高的 TRM 是其主要限制，因此如何平衡治疗相关毒性与抗肿瘤效应，是未来研究发展的方向。目前 MAC 仅适合体能状态良好的年轻患者，一般用于 ASCT 后复发或难治患者的挽救性治疗，也可在有经验的移植中心选择性用于部分高危患者的一线治疗。NCCN 指南推荐作为临床试验的一部分。

二、减低强度预处理和非清髓性预处理

20 世纪 90 年代后期，减低强度预处理（RIC）或非清髓性预处理（NMA）显著增多，目前在 allo-HSCT 中约占 70%。这种预处理方案更加注重免疫抑制而减弱细胞毒作用，意图在降低化放疗毒性及对患者正常组织损伤的同时，获得持久供者植入，保留移植物抗肿瘤效应。这一方式显著降低了 TRM，使异基因移植的适应人群年龄上升至 70 岁，以及那些既往曾接受多线治疗、具有并发症的患者。

目前应用最为广泛的 RIC 方案源于西雅图研究组。最初的方案仅为 2Gy 的全身放疗（TBI）联合环孢素及吗替麦考酚酯作为免疫抑制治疗，但是最初的 4 例患者中有 2 例发生排斥，因此在此基础上又加入氟达拉滨（30mg/m²×3 天）加强免疫抑制，18 例难治复发患者成功获得了供者植入，仅 1 例死于 TRM，2 例获得 CR，3 例获得 PR，但是非常遗憾所有患者均

未能获得持久疗效。这项研究虽然确立了 RIC 方案的基础平台，但也提示 GVM 作用微弱，为进一步提高疗效，还需加强减瘤治疗及联合其他措施如 DLI 等。

目前有多种 RIC/MAC 预处理方案用于 MM 患者（表 10-1-2），多数包括氟达拉滨，同时联合低剂量美法仑（90～140mg/m²）、环磷酰胺、塞替派，或低剂量白消安（<9mg/kg）等，也有包含 TBI（2Gy）的方案。为了改善植入，降低 GVHD，有些预处理方案还加入了抗胸腺细胞球蛋白（ATG）或 CD52 单抗。由于各研究组入组患者的基线特征差异度较大，预处理方案不同，移植物不同，移植后的结果差异较大，难以比较各种方案的优劣。总体看来 TRM 均显著下降至 10%～30%，早期 TRM 已降至 5% 以内，充分提示 RIC 方案耐受性好，安全，可使更多高龄、体能相对较差或者伴有并发症的患者有机会进行 allo-HSCT。采用 RIC/NMA 预处理方案，供者植入率约为 85%～98%，Ⅱ～Ⅳ度急性 GVHD 发生率约为 25%～58%，慢性 GVHD 发生率为 7%～70%，虽然移植后获得了较高缓解率，但是复发仍是影响生存的主要原因，2～5 年复发率为 27%～65%。

表 10-1-2 减低毒性预处理 / 非清髓性预处理移植

发表年份	研究者	例数†	预处理方案	TRM/%	aGVHD发生率/%	cGVHD发生率/%	完全缓解率/%	总生存/%
2004	Mohty	41	Bu, Flu, ATG	17	36	41	24	62（2年）
2003	Peggs	20	TBI, Flu, CD52 单抗	15	25	—	10	71（2年）
2003	Maloney	54（54）	TBI200 TBI200, Flu	22	45	60	57	69（5年）
2003	Einsele	22	TBI200, Flu, CTX	23	38	32	27	27（2年）
2005	Gerull	52	TBI200, Flu	17	37	70	27	41（1.5年）
2002	Kröger	17（8）	Mel100, Flu, ATG	18	38	7	73	74（2年）
2002	Giralt	22	Mel90-140, Flu	41	46	27	32	30（2年）
2003	Lee	45（12）	Mel100, TBI200, Flu	38	58	13	64	36（3年）
2013	Nishiohori	22	Flu, Mel100±Bor	17	45	46		78（2年）
2002	Kröger	21（21）	Mel100-140, Flu, ATG	24	38	12	40	74（2年）
2007	Bruno	58（58）	TBI200	10	43	32	55	77（2年）
2010	Shimoni	50	Flu, Mel100～150	26（5年）	51	63		34（7年）
2017	Montefusco	48	Flu, Mel140 为主 Flu, Mel, TBI200	12（5年）	13	35	41	60（5年）

注：†. 内为接受 ASCT 后行 RIC-Allo HSCT 的患者数目。
TRM. 移植相关死亡率；aGVHD. 急性 GVHD；cGVHD. 慢性 GVHD；ATG. 抗胸腺细胞球蛋白；Bu. 白消安；Bor. 硼替佐米；CTX. 环磷酰胺；Flu. 氟达拉滨；Mel. 美法仑（数字代表美法仑剂量，如 Mel100 即 100mg/m²）；TBI. 全身放疗；TBI200. 全身放疗 2Gy。

Kröger 等也尝试采用无关供者行 RIC allo-HSCT 治疗进展期 MM，预处理方案采用美法仑（100～140mg/m²）、氟达拉滨联合 ATG，同样获得稳定植入，CR 率为 40%，2 年 OS 及

EFS 分别为 74% 和 53%，证实该方案可以安全用于非血缘供者移植，具有较好的耐受性和有效性。

近期 MD Anderson 中心回顾性分析了该中心 2005—2015 年共 10 年间三种 RIC 预处理方案的疗效，分别为 Bu/Flu 组（Bu 80mg/m²×2 天，Flu 40mg/m²×4 天，22 例），FM100 组（Flu 30mg/m²×4 天，Mel 100mg/m²，23 例），和 FM140 组（Flu30mg/m²×4 天，Mel 140mg/m²，28 例）。所有入组患者基线状态相当，GVHD 预防方案均为他克莫司及短程 MTX，均接受了标准抗感染预防方案，所有非血缘供者移植均加用 ATG（总量 4.5mg/kg）。研究结果显示三种方案总体疗效相当，3 年 PFS 率和 OS 率分别为 16% 和 39%、26% 和 43%，以及 11% 和 32%，统计学无显著性差异。急性 GVHD 和慢性 GVHD 发生率分别为 18%～22% 和 27%～39%。3 组获得 sCR 的患者分别为 23%、43% 和 32%，而获得 PR 以上疗效的比例分别为 77%、90% 和 85%，接受美法仑方案预处理的患者缓解率高一些，但是统计学无显著性差异。3 组患者 100 天和 1 年 TRM 依次为 0 和 9%、0 和 9%，以及 4% 和 14%，虽然没有统计学差异，但是随美法仑剂量增加 TRM 有上升趋势。3 年非复发死亡三组分别为 21%、28% 和 24%。高危细胞遗传学和疾病复发是独立的不良预后危险因素，不论采用何种预处理方案，移植时获得 CR 及细胞遗传学标危的都预示着更长的生存。由于这是一项单中心研究，除预处理方案不同外，其他方面基本统一，具有可比性，可以比较好地反应预处理方案对移植后疗效的影响，而该研究结果并未显示出三种 RIC 预处理方案有明显优劣差异。

RIC 方案虽然降低了 TRM，扩大了移植适应人群，但是这一优势最终并未转化为生存优势。来自 EBMT 的回顾性分析比较了 1998 年至 2002 年期间，320 例 RIC 和 196 例清髓性预处理的疗效。尽管 RIC 组患者具有更高的年龄中位数（分别为 51 和 45 岁）和更高比例的疾病进展人群（分别为 28% 和 21%），但是 TRM 显著低于清髓性预处理（P=0.001），安全性高。而 TRM 的下降，仅提高了 allo-HSCT 后的早期 OS，3～5 年 OS 并没有显著改善，主要是由于 RIC 组复发率高达 54%，为清髓性预处理组的 2 倍（27%）。

Kröger 等报道一项多中心研究（n=120 例），采用 MelFlu 预处理方案，结果显示 ASCT 后复发是异基因移植后 TRM、复发和死亡的独立高危因素。而且在其他研究中同样得到证实。此外，高龄（>55 岁）、难治性疾病、移植前接受大于一线治疗等也是生存的预后不良因素。对于首次 ASCT 后复发的患者，选择行 RIC allo HSCT 还是再次行挽救性 ASCT，并无定论，有报道显示两种移植方式 PFS 和 OS 无差异，也有显示二次 ASCT 可延长生存的报道。RIC 方案用于复发、处于进展期疾病的患者，总体疗效并不理想。

总体而言，与传统清髓性预处理比较，RIC 提高了移植后早期的安全性，使更多患者可以进行 allo-HSCT，但是复发率仍高，尤其是高达 10% 左右的晚期（6～12 年）复发值得关注。预处理中应用 CD52 单抗是 TRM、PFS 和 OS 的不利因素。由于入选患者病情、方案设计等不同，难以比较各种方案的毒性和有效率，故尚无推荐方案。

三、自体-减低强度预处理异基因序贯移植

由于 RIC-HSCT 的疗效受移植前疾病状态的影响，为了进一步改善疗效，20 世纪 90 年代后期，一些研究者开始尝试在新诊断的 MM 患者中行一线自体移植后 2～3 个月序贯进行 RIC allo-HSCT，可借助自体移植前的高剂量化疗清除肿瘤负荷，同时提供 GVM 效应。采用这一模式治疗的最初的报道来自西雅图研究组，54 例新诊断的 MM 入组，年龄中位数 52 岁，

在接受大剂量美法仑及自体移植后，序贯进行同胞相合 HSCT，预处理方案为 TBI 2Gy±氟达拉滨。除 1 例患者外其余所有患者获得完全供者植入，CR 率达 57%，TRM 为 22%，证实了该方案的可行性。随后更新的多中心长随访数据显示共 102 例患者，Ⅱ～Ⅳ度急性 GVHD 及广泛型慢性 GVHD 发生率分别为 52% 和 74%。虽然包括了部分非一线进行移植的患者，allo-HSCT 后 5 年 NRM 仅为 18%，主要死亡原因为感染和 GVHD。治疗有效率大大提高，总有效率（CR＋VGPR）达 76%，其中 CR 率显著提高，由移植前的 7% 提高至异基因移植后的 65%。疾病进展时间中位数为 5 年，5 年 OS 率和 PFS 率分别为 64% 和 36%。另一项回顾性研究比较了自体 /RIC-allo 序贯移植与直接进行 RIC-allo HSCT 的疗效，也显示序贯移植患者的 5 年 PFS 率和 OS 率分别为 34% 和 59%，均高于单次 RIC-allo HSCT（分别为 22% 和 42%）。但是，与传统的清髓性预处理后出现生存曲线平台不同，自体 /RIC-allo HSCT 移植后，随时间的延续，疾病复发 / 进展仍然持续存在。Maffini 等回顾性分析了 244 例接受自体 /RIC-allo HSCT 移植的患者，随访时间中位数 8.3 年，5 年 PFS 率和 OS 率分别为 31% 和 54%，10 年累计复发率达 66%，10 年 PFS 率和 OS 分别下降至 16% 和 41%。

双次序贯自体移植在高危患者中可进一步改善疗效，尤其是在首次移植后未能获得 CR 及 VGPR 的患者。为了比较自体 /RIC-allo 序贯移植与双次自体移植的效果，先后进行了多项随机对照试验（表 10-1-3），结果不尽相同。法国骨髓瘤工作组（IFM）发表了第一项前瞻性随机对照研究（IFM99-03/99-04），具有 13 号染色体缺失和 β_2- 微球蛋白升高的高危患者入选该研究。两组患者的 PFS 分别为 2.6 年和 2.9 年，统计学无显著性差异，但是自体 /RIC-allo 序贯 HSCT 组的 OS 低于双次自体移植，分别为 34 和 48 个月（$P=0.07$），研究者认为高危患者未能从 RIC-allo-HSCT 中获益，但是可能与异基因组应用高剂量 ATG 有关，ATG 在一定程度上抑制了 GVM 效应，慢性 GVHD（cGVHD）发生率仅为 7%。西班牙骨髓瘤研究组（PETHEMA 研究）则选择在第一次自体移植后未能达到 nCR 的患者入选研究，根据是否有 HLA 相合同胞供者随机分组进行二次自体（85 例）或 RIC-allo-HSCT（25 例），allo-HSCT 组 CR 率比 ASCT 组显著增高（分别为 41% 和 11%，$P=0.001$），但是 TRM 也是前者有高于后者的趋势（16% 和 5%，$P=0.07$）。两组的 PFS 和 OS 均统计学无显著性差异，但是 allo-HSCT 组无疾病进展生存期有延长趋势（分别为未达到和 31 月，$P=0.08$）。另一项来自美国的多中心研究（BMT-CTN 0102）将入组的 710 例患者根据是否具有高 β_2- 微球蛋白或 13 号染色体缺失分为高危组（85 例）和标危组（625 例），无论在标危组还是高危组，同样得出 allo-HSCT 与双次 ASCT 比较，3 年 PFS 率和 OS 率没有优势的结果，在这项研究中部分自体移植后患者接受了沙利度胺和地塞米松维持治疗，但是是否接受维持治疗，其生存并无差异。

包括欧洲 23 个中心的前瞻随机对照研究（EBMT-NMAM200）显示，自体 /RIC-allo 序贯 HSCT 组（108 例）与单次 / 双次 ASCT（249 例）比较，虽然前者具有更高的 CR 率和 PFS，以及更低的复发率，但是与前几项研究相似，异基因移植组的这些优势最终并未转化为生存优势，两组 5 年 OS 分别为 58% 和 65%，统计学无显著性差异。然而当该研究组延长随访至 8 年，auto/RIC-allo-HSCT 组与 ASCT 组比较，不仅显示出 PFS 优势，分别 22% 和 12%，OS 前者也显著优于后者，分别为 49% 和 36%，这一结果提示 allo-HSCT 具有较好的远期疗效。Bruno 等（GIMEMA 研究）根据是否存在 HLA 配型相合同胞供者决定序贯进行 RIC-HSCT 或者第二次自体移植，在这一研究中，延长随访至 7 年，也同样证实了 allo-HSCT 组具有生存优势。

表 10-1-3 自体 /RIC 异基因序贯移植与双次自体移植疗效比较

发表年份	作者〈研究〉	例数	预处理方案	GVHD 预防	Ⅱ～Ⅳ级 aGVHD 发生率 /%	cGVHD 发生率 /%	TRM/%	CR/%	总生存率 /%
2006/2008	Garban/Moreau 〈IFM〉	219	Mel200 → Mel220	NA	NA	NA	5	33	44〈5 年〉
		65	Mel200 → Bu + Flu + ATG	CAS + MTX	24	43	11	55	33
2007	Bruno 〈GIMEMA〉	80	Mel200 → Mel200	NA	NA	NA	4	26	53〈4 年〉
		82	Mel200 → TBI 2Gy	CAS + MMF	43	32	10	55	75
2008	Rosiñol 〈PETHEMA〉	85	Mel200 → Mel200 或 CVB	NA	NA	NA	5	11	60〈5 年〉
		25	Mel200 → Flu + Mel140	CAS + MTX	32	66	16	40	62
2009	Knop 〈DSMMV〉	73	Mel200 → Mel200	NA	NA	NA	NR	32	70〈3 年〉
		126	Mel200 → Flu+ Mel140 ± ATG	NR	NR	NR	16	59	60
2008	Lokhorst 〈HOVON〉	141	Mel 200 → 维持	NA	NA	NA	NR	42	56〈4 年〉
		126	Mel 200 → TBI 2Gy	NR	NR	NR	14	45	63
2009	Gahrton 〈EBMT-NMAM200〉	251	Mel200 → Mel220	NA	NA	NA	NR	41	57〈5 年〉
		107	Mel200 → Flu + TBI 2Gy	NR	NR	NR	13	52	60
2010	Stadtmauer 〈BMT CTN0102〉	635〈标危〉	Mel 200 → Mel 200	NA	NA	NA	4	45	80〈3 年〉
		85〈高危〉	Mel 200 → TBI 2Gy	CAS + MMF	26*	47*	11*	58*	77 67 59

注: GVHD. 抑制物抗宿主病;aGVHD. 急性 GVHD;cGVHD. 慢性 GVHD;TRM. 移植相关死亡率;CR. 完全缓解;ATG. 抗胸腺细胞球蛋白;Bu. 白消安;CSA. 环孢素 A;CVB. 环磷酰胺、依托泊苷、卡莫司汀;Flu. 氟达拉滨;Mel200. 美法仑 200mg/m²;Mel220. 美法仑 220mg/m²;Mel140. 美法仑 140mg/m²;MMF. 吗替麦考酚酯;MTX. 甲氨蝶呤;NA. 未注明;NR. 未报道;TBI. 全身照射。

* 均为标危组结果。

不过，2020 年更新的 BMT-CTN 0102 研究长随访数据却得出了不尽相同的结果。随访时间中位数 10 年，在标危 MM 患者（625 例）中，无论 PFS 还是 OS，自体 /RIC-allo HSCT 组与双次自体移植组比较均无差异；而在高危 MM 患者中（85 例，高危因素定义为高 β_2- 微球蛋白或 13 号染色体缺失），虽然异基因移植能更好控制疾病，6 年累积复发率异基因组与自体组分别为 47% 和 77%，6 年 PFS 率分别为 31% 和 13%，但是未能显示出生存优势，6 年 OS 分别为 51% 和 47%，相比无显著性差异。此外一项包含 1 538 例患者的荟萃分析结果同样提示这两种治疗模式的 EFS 和 OS 均无显著差异，而且自体 /allo 组的非复发死亡显著增多。

上述多项研究的结果具有很大差异，对于自体 /RIC-allo HSCT 与双次 ASCT 两组治疗模式孰优孰劣并未得出一致结论，这可能与入组患者的年龄、体能状态、诱导治疗方案、移植前是否接受深度治疗、危险度分层标准，以及供者来源、预处理方案、是否应用 ATG、GVHD 预防方案等多种因素均相关，其中是否具有不良预后因素是影响疗效的重要因素。在新药时代之前，具有高危因素的患者预后相当差，而 allo-HSCT 通过 GVM 效应可能可以清除微小克隆，改善预后。IFM99-03 试验的入组患者均为高危患者（13 号染色体缺失和 β_2- 微球蛋白升高），但是结果未能证实自体 /RIC-allo HSCT 较双次 ASCT 组改善生存。同样如前所述，在 BMT-CTN 0102 研究的高危组患者中，也未能获得 allo-HSCT 有利于生存的结论。但是 EBMT-NMAM200 研究的结果得出完全相反的结论，具有 13 号染色体缺失的高危患者，自体 /allo HSCT 组 8 年 PFS 率和 OS 率分别为 21% 和 47%，明显高于双次 ASCT 组，后者分别为 5% 和 31%，具有显著统计学差异。自体 /RIC-allo 组患者是否具有 13 号染色体缺失，其 PFS 和 OS 无差别，提示 allo-HSCT 可能可以克服这一不良预后因素。另一项包括 199 例 del 13q 患者的研究也得到类似结果，自体 /RIC-allo 组和双次 ASCT 组 2 年 PFS 率分别为 59% 和 47%，allo-HSCT 组生存期中位数显著延长（分别 34.5 个月和 21.8 个月）；在具有 del（17p）的患者中，双次 ASCT 组的 PFS 中位数和 OS 分别仅为 6 个月和 23.4 个月，而 Auto/allo 组均未达到，提示 allo-HSCT 可显著延长具有 del（17p）患者的 PFS 和 OS。Kröger 等报道 73 例新诊断的 MM 患者接受自体 /RIC-allo 序贯移植，其中具有 t（4；14）或 del（17p）的患者 5 年 PFS 率和 OS 率分别为 24% 和 50%，与不具备这些核型异常的患者相似（分别为 30% 和 54%），也提示 allo-HSCT 可以克服高危遗传学因素对生存的不利影响。

在 Maffini 等的报道中，根据患者的危险因素数目进行危险度分层，具有 0、1 和 ≥2 个危险因素的患者分别为标危组、高危组和超高危组，该研究中危险因素定义为 R-ISS Ⅲ期、高危细胞遗传学、髓外病变、浆细胞白血病、LDH≥2 倍正常上限和既往 ASCT 治疗失败。三组患者中位无疾病进展生存期依次为 6.5 年、2.5 年和 0.7 年，10 年 PFS 率依次为 36%、19% 和 0，10 年 OS 依次为 75%、42% 和 3%。结果显示标危组和高危组患者接受自体 /RIC-allo HSCT，疾病可以得到良好控制，而这一治疗模式仍然不能克服超高危病变。此外，该研究的结果还显示移植时疾病状态也是影响预后的重要因素，这与 MAC 预处理模式中得到的结论类似。获得 PR 以上疗效的患者生存显著优于疾病进展的患者，5 年 OS 率分别为 63% 和 14%。

这些结果均提示 allo-HSCT 与 ASCT 相比，能够克服某些细胞遗传学高危因素对生存的不利影响，使部分高危 MM 患者获得生存优势。值得注意的是，这些研究中定义的高危

因素包括 β_2- 微球蛋白 >3mg/L，不良细胞遗传学异常，包括 del（13），t（4；14），或 del 17p，或者一线治疗失败等，其中部分因素如 del（13）在新药时代已不再具有预后意义。上述试验中患者入组年代较早，很多患者在移植前并未接受过新药治疗，如何评价自体 /RIC-allo 移植模式在现阶段的效果和适应人群，需要启动包含新药诱导治疗的新研究进一步阐明。

复发患者采用自体 /allo-HSCT 序贯移植，也取得一定疗效。Karlin 等报道 23 例第一次自体移植后复发的患者，行自体 /RIC-allo 序贯移植，2 年 OS 可达 61%，PFS 中位数和 OS 中位数为 36.8 个月和 60 个月，与同期未行 allo-HSCT 的患者比较具有生存优势，分别为 119.6 个月和 67.3 个月（P = 0.007）。但是对于曾经深度治疗或处于疾病进展状态的患者，获益有限。

尽管采用 RIC/NMA 预处理方案，allo-HSCT 早期 TRM 仍高于自体移植，在多数研究中，自体 /RIC-Allo 序贯移植并未较单次 / 双次自体移植显现出生存优势，但是随着随访时间的延长，这组患者或可以获得更高的 PFS 和 OS。自体 /allo 序贯移植究竟在哪些新诊断的 MM 患者中可有改善疗效和生存，新药时代的异基因移植适应人群，仍具有争议，尚需进一步探索，因此，该治疗模式目前仅推荐用于部分临床试验。

四、患者筛选及供者选择

近 20 余年来，多发性骨髓瘤的治疗新药和新方法不断涌现，显著改善了整体治疗效果。IBMTR 更新的数据显示 ASCT 后 3 年 OS 已经从 2001—2005 年的 70%±1% 上升至 2011—2017 年的 78%±1%，但是 MM 患者最终难免复发或疾病进展，至今 MM 仍被认为是一种不可治愈的疾病，而这些复发或疾病进展的患者总体疗效不尽如人意。异基因移植具有确切的移植物抗肿瘤效应，可以使恶性肿瘤患者获得根治，虽然近年来异基因移植技术、支持治疗等也有了长足的进步，但是由于居高不下的复发率和治疗相关并发症、预处理毒性等，使得 allo-HSCT 在这一特殊的慢性恶性肿瘤治疗中的地位、时机和适应人群仍未十分明确。不过，对于既往治疗（包括 ASCT）后早期复发（短于 2 年）、和 / 或具有高危因素（高危细胞遗传学、髓外病变、浆细胞白血病）的患者，条件适合的，进行 allo-HSCT 被认为是恰当的治疗。这已在 EBMT、国际骨髓瘤工作组（IMWG）、美国血液骨髓移植协会（ASBMT）等多家工作组达成共识。

高危细胞遗传学是影响多发性骨髓瘤患者 OS 和 PFS 的显著不利因素，allo-HSCT 可以克服某些细胞遗传学不利因素，使部分患者获得与标危患者相似的 OS 及 PFS，但是由于高危因素定义不同，可能得到不同结论，这些在前文已经阐明，在此不再赘述。尽管 RIC 或非清髓性预处理方案与传统的 MAC 相比，显著降低了 TRM，扩大了移植适应人群，但是与 ASCT 相比，TRM 仍是早期死亡的主要原因，而且异基因移植后仍然存在较高的复发率，这些都限制了异基因移植在多发性骨髓瘤患者中作为一线巩固治疗的应用。对于高危 / 超高危的年轻患者，在有经验的移植中心，充分评估移植的风险与获益，可以考虑一线行 Allo HSCT。但是需要注意的是，随着医学的进步、治疗方式的进展，高危因素不是一成不变的，有些既往被认为是高危的因素如 13 号染色体异常，可能被新治疗所克服，这需要研究者不断完善并明确。

虽然异基因移植数量整体呈现上升趋势，但是更倾向于作为挽救性治疗用于复发 / 疾病进展的患者，2016 年发表的 EBMT 慢性恶性肿瘤工作组统计数据也展示了这一趋势。于

1990 年至 2012 年间,共有 7 333 例异基因移植纳入统计,接受异基因移植的数量逐年上升,其中接受一线 Allo-HSCT 的患者数目在 2000 年前呈上升趋势,而 2000 年后显著下降,至 2012 年占比仅为 12%;Auto/RIC-Allo 序贯移植数目也呈上升趋势在 2004 年达峰值后下降,至 2012 年占比下降至 19%;而 allo-HSCT 作为二线治疗用于至少 1 次 ASCT 后复发的患者,其数量呈现稳步上升,至 2012 年占比高达 69%。

但是众所周知,复发 / 疾病进展同样是异基因移植后 PFS 和 OS 的不利因素,也是 TRM 高危因素,而当前绝大部分 allo-HSCT 的受者均来自这一群体。EBMT 的大宗病例报告,413 例首次自体移植后复发或疾病进展的患者,接受挽救性亲缘供者或无关供者移植,1 年 TRM 21.5%,PFS 中位数和 OS 分别仅为 9.6 和 24.7 个月。西雅图 Fred Hutchinson 中心报道了 278 例 allo-HSCT 移植,其中 179 例为难治复发患者,采用清髓性预处理和 RIC 的分别有 98 和 81 例,首次 ASCT 后失败是死亡的高危因素,而在 RIC 组 ASCT 后复发同样是 OS、PFS、复发或疾病进展的显著不利因素。另一项来自欧洲的多中心研究显示,在首次 ASCT 后复发的 169 例连续病例中,根据是否有供者分为 2 组,有供者组 75 例中 91%(68 例)接受 RIC allo-HSCT,其中同胞全合供者 24 例,非血缘供者 44 例,其他患者接受挽救性治疗,有供者组 PFS 显著高于无供者组,2 年 PFS 率分别为 42% 和 18%($P < 0.000\ 1$),累积复发率也明显低于无供者组,分别为 41% 和 81%,尽管移植患者均接受 RIC 预处理,但是 2 年累积 TRM 仍达 22%,而非移植组仅为 1%($P < 0.001$),两组 2 年 OS 无明显差异,分别为 54% 和 53%($P = 0.33$)。挽救性化疗无效及高危细胞遗传学异常是生存的不利因素,而慢性 GVHD 是生存的保护性因素,由于非移植组患者不断出现疾病进展,研究者推测延长随访时间或许可以显示出生存差异。但是 CIBMTR 的结果却截然相反,挽救性 RIC allo-HSCT 与二次自体移植比较,不论病死率,还是 PFS 及 OS,前者均不及后者。在这些研究中,无论采用何种预处理方案,与 ASCT 相比,TRM 仍是 allo-HSCT 早期死亡的主要原因,而且在多数研究中都未能得到确切的证据证实异基因移植能够带来生存优势,但是就个例而言,allo-HSCT 确实可以使部分患者获得根治,即使在既往曾接受过深度治疗的患者。当然这些研究的随访期过短,也是结论不利于 allo-HSCT 的原因之一,在前文提到的 GIMEMA、EBMT-NMAN200 等研究,其长期随访结果均显示 allo-HSCT 不仅有 PFS 优势,而且也能使 OS 获益。

在现今新药和新治疗手段辈出的年代,ASCT 后复发患者有了更多治疗选择且疗效在不断进步,顾及异基因治疗相对较高的 TRM,患者更倾向于将治疗选择转向非异基因移植的治疗方式,但是多线治疗失败后患者可能无法耐受 allo-HSCT,即使最终能有机会行 allo-HSCT,既往多线治疗失败也是移植后再复发的危险因素。选择 allo-HSCT 的恰当时机始终是困扰临床医师和患者的问题,但是对于首次 ASCT 后复发的患者,尤其是此前治疗获得缓解期短的,应及时启动异基因移植的准备,行 HLA 配型,查询亲属供者或非血缘供者。由于移植后过高的复发 / 疾病进展率,对于复发 / 进展期患者不建议进行单独的 RIC-Allo HSCT,此外移植后的治疗也是消除残留病变,改善生存的重要方法,将在下节讨论。

近期一项包含 61 项临床研究、8 689 例患者的荟萃分析,结果显示不同预处理方案不影响长期生存,RIC 与 MAC 相比未能改善 OS,但是患者移植前和移植后的疾病状态是影响总体生存的重要因素。如前所述,移植前获得 CR 的患者较非 CR 患者具有更高的 OS($HR = 0.43$),移植后能达到 CR 的患者同样也具有生存优势($HR = 0.36$)。来自意大利的单中心研究结果也得到类似结论,患者年龄大于 55 岁、难治性疾病是异基因移植后 PFS 和 OS 的不利因素,而移植前获得 VGPR 以上疗效是生存的有利因素，获得 VGPR 以上疗效患者的生存期中位数达到 56 个月，远高于获得 PR 患者的 24 个月。提示患者在移植前应尽可能争取获得 PR 以上疗效。

随着移植技术的进步，供者来源已不限于 HLA 相合同胞供者及无关供者。单倍型相合亲属供者移植治疗恶性血液病发展迅速，移植数量显著上升。是否能够找到供者已不再是困扰临床医师的问题。有限的资料显示单倍型亲属供者移植也尝试用于多发性骨髓瘤。北京大学人民医院采用北京方案（清髓性预处理，包括阿糖胞苷、白消安、环磷酰胺和司莫斯汀）治疗 10 例难治复发 MM 患者，取得初步成功，全部患者获得稳定造血重建和完全供者植入，2 年 OS 为 46%，但是 TRM 和复发率仍有待进一步改善。意大利及法国协作组报道了 30 例难治复发患者，采用 PT/CY 方案行单倍体移植，+30 天中性粒细胞和血小板植入率分别为 87% 和 60%，18 个月 TRM 为 10%，而 PFS 和 OS 分别为 33% 和 63%。近期 EBMT/CIBMTR 回顾性报道了 2008—2016 年行单倍型移植的 96 例患者结果。随访时间中位数 24 个月，28 天中性粒细胞植入率和 60 天血小板植入率分别为 97% 和 75%。2 年 PFS 率和 OS 分别为 17% 和 48%，1 年 TRM 为 21%，2 年累积复发率 56%，急性和慢性 GVHD 发生率分别为 39% 和 46%。单因素分析显示 PT/CY 预处理方案及干细胞来源于骨髓是 OS 的有利因素。这些尝试为难治复发 MM 患者行异基因移植提供了更多供者选择。包括北京大学人民医院在内的一项中国多中心回顾性研究，比较了单倍型移植（27 例）和 HLA 相合亲属供者移植（70 例）的疗效，预处理方案以 BU/CY 为主，两组 3 年累计非复发死亡分别为 28.7% 和 24.2%，统计学无显著性差异，3 年 PFS 率分别为 26.8% 和 45.4%，统计学无显著性差异。根据多因素分析，供者类型不是复发率、PFS 和 OS 的危险因素。这些结果提示在有需要的患者中，单倍型供者移植也可以作为治疗选择之一，安全性整体上与同胞全合移植相当。

异基因移植无论作为一线巩固治疗还是挽救性治疗，均可使部分患者获得持久疾病控制，甚至根治。但是由于相对较高的 TRM，对于接受过多线治疗的患者，最终并不一定能转化为生存优势，因此应结合移植前疾病状态、预处理方案选择、供者选择、是否持续存在慢性 GVHD、对生活质量的影响等多重因素综合考虑，慎重选择。

五、异基因移植后的治疗选择

由于多发性骨髓瘤的疾病特点，异基因移植术后复发率仍较高，尤其是远期复发是影响疗效的重要因素。如何降低移植术后复发或再次疾病进展，研究者将目光转向移植后治疗。除经典的供者淋巴细胞回输（DLI）外，包括化疗、放疗、蛋白酶体抑制剂、免疫调节剂、CD38 单抗等在内的药物治疗，以及 CAR-T 细胞、NK 细胞等细胞免疫治疗均有应用，多数报道中采用上述多种方法联合治疗，目前无标准治疗方案。

异基因移植后行 DLI 可加强 GVM 效应，用于治疗移植后复发的患者，可以获得再次疾病控制，但是可能伴发严重 GVHD，有报道发生率可高达 57%，导致 TRM 升高，尤其是清髓性预处理移植后单次大剂量回输的患者。Salama 等报道 25 例移植后未缓解或复发的患者，接受 DLI 治疗，其中 3 例在 DLI 前接受了 Mel140 或 EPOCH 方案化疗。回输细胞数量差异较大，中位数为 1.0×10^8/kg，范围 $(0.02 \sim 2.24) \times 10^8$/kg，9 例获得 PR 以上疗效，25 例中 13 例发生 aGVHD，21 例可评估患者中 11 例发生 cGVHD，所有获得疗效的患者均伴随 cGVHD。采用剂量递增 DLI 可有效避免单次大剂量 DLI 伴随的高 GVHD 发生率，保留 GVM 效应，一般起始剂量（1~5）×10^6/kg。DLI 与移植间隔 6 个月以上，可降低 GVHD 发生率。也有对细胞成分进行调控的试验，使用 CD4$^+$ 筛选细胞回输，总反应率达 77%，aGVHD 和 cGVHD 发生率分别为 13% 和 21%，显著下降，5 年 PFS 率和 OS 率达 55% 和 81%，而在进行预防性回输的患者中，5 年 PFS 率更是高达 64.5%。另一篇报道了去除 CD8$^+$ 细胞的 DLI，11 例患者中仅 1 例发生 aGVHD，但是令人遗憾的是也仅有 1 例患者达到 VGPR 以上疗效。患者的疾病状态也是影响 DLI 疗效的重要因素，有残留病变的患者疗效优于疾病进展的患者，而髓外病变疗效更差。

除用于治疗复发外，也有中心尝试进行预防性 DLI，以期提高 CR 率、深度缓解、防止疾病复发。Kröger 等报道 61 例患者完成 allo-HSCT 后，停用免疫抑制剂后，接受预防性剂量递增 DLI（共 132 次），获得良好效果。DLI 的总反应率达 77%，半数患者获得更深层的缓解，67% 获得或维持 CR，包括 26% 的患者达到分子生物学缓解。Ⅱ~Ⅳ度急性 GVHD 发生率 33%，无 DLI 相关死亡。获得分子生物学 CR 的患者中，8 年 PFS 率和 OS 率分别高达 62% 和 83%。还有作者采用 G-CSF 动员的供者淋巴细胞输注，也可能降低 GVHD 的发生率。此外大量研究将 DLI 与硼替佐米、来那度胺等新型药物治疗相结合，也获得良好效果，将在下文介绍。而具体 DLI 时机、剂量、细胞组分、免疫抑制剂、合并用药等因素均会对结果产生影响，目前均在探索中。

此外也有尝试行异基因 NK 细胞治疗的报道，取得一定疗效，但是所有这些细胞免疫治疗均应关注异体细胞促发 GVHD 的问题。

蛋白酶体抑制剂硼替佐米具有多重免疫调节作用，包括增强 NK 细胞杀伤作用、选择性清除活化的 T 淋巴细胞、阻断抗原递呈细胞活化、下调细胞表面 HLA 表达和炎症因子等。Montefusco 等报道一项前瞻Ⅱ期临床试验，allo-HSCT 后复发的患者接受 3 疗程硼替佐米/地塞米松治疗后进行剂量递增的 DLI。共有 19 例患者入组，每疗程 21 天，在第 1、4、8、11 天静脉注射硼替佐米 1.3mg/m^2，同时在第 1~2 天、4~5 天、8~9 天、11~12 天口服地塞米松 20mg，3 疗程结束后如未发生 GVHD 则开始 DLI，每 6 周输注 1 次，剂量递增，最多 4 次。VD 后总反应率为 62%，其中 CR 和 VGPR 分别 1 例和 6 例，而 DLI 后总反应率 68%，但是疗效显著提升，其中 3 例达 sCR，2 例 CR 和 5 例 VGPR。随访时间中位数 40 个月，3 年 PFS 率和 OS 率分别达 31% 和 73%，该方案耐受性好，无显著药物毒性和严重 aGVHD 发生。另一项回顾性研究中同样采用硼替佐米和 DLI 治疗复发或残留病变，30 例患者接受疗程数中位数为 4.4 的硼替佐米治疗，21 例进行了 DLI，总反应率 60%，PFS 中位数 12.7 个月。提示硼替佐米与 GVM 存在协同作用，有利于 allo-HSCT 后长期疾病控制。法国协作组尝试在高危患者中，在移植后加入硼替佐米维持治疗，联合 DLI。应用硼替佐米组 PFS 中位数为 49 个月，优于未应用的 25 个月，两组的 OS 中位数分别为未达到和 65 个月。这些均提示蛋白酶体抑制剂有望改善移植疗效，但是如何更好地将这些药物与移植相结合仍有待进一步研究。

沙利度胺及来那度胺是另一类用于治疗异基因移植后复发的药物，也有中心尝试预防性应用，以期提高疗效。小规模Ⅰ期及Ⅱ期研究探索了沙利度胺及来那度胺在 allo-HSCT 后维持治疗的效果，伴随药物治疗出现的 NK 细胞激活，为这一治疗模式提供了理论依据，可以单药应用或联合 DLI。Kröger 等报道了低剂量沙利度胺（100mg）结合 DLI 治疗的疗效，

18 例有残留病变或疾病进展且对既往 DLI 无效的患者入组，总有效率 67%，其中 22% 获得完全缓解，GVHD 轻微，仅 1 例发生 I 度 aGVHD，2 例发生 cGVHD，预期 2 年 OS 和 PFS 分别为 100% 和 84%。其他报道也提示其可行性，沙利度胺的剂量从 50mg 至 600mg 均有选择，需要注意沙利度胺的毒副作用，主要为虚弱和周围神经病变。

Montefusco 等报道 28 例异基因移植后复发患者接受以来那度胺 / 地塞米松为一线挽救治疗，来那度胺剂量 5～25mg/d，口服 21 天，地塞米松 40mg/ 周。总反应率 46%，其中 21% 获得 CR，PFS 中位数为 14 个月，缓解时间中位数为 12 个月，至下一线治疗的时间中位数为 14 个月。无 aGVHD 发生，1 例发生局限性口腔 cGVHD。MM-010 研究中也得到类似的效果，总反应率 60%。异基因移植前是否接受过同一药物治疗对总反应率的影响并无定论，但是与来那度胺单药治疗方案相比，联合应用地塞米松似乎可以减少 GVHD 的发生。

来自荷兰的多中心研究（HOVON-76）报道了在一线非清髓性预处理后早期（1～3 个月）应用来那度胺作为维持治疗的结果。患者每日口服来那度胺 10mg，每疗程 28 天口服 21 天。38 例注册患者中 30 例最终接受了来那度胺治疗，尽管 37% 的患者疗效进一步提高，1 年 PFS 率为 69%，但是 53% 的患者发生 aGVHD，发生时间中位数为服药后 18 天，43% 的患者因此提前终止治疗，用药时间中位数仅为 12（4～27）周。因此作者认为该方案可行性不佳。Alsina 等报道了同样的结果，采用来那度胺剂量递增方案用于移植后维持治疗，起始治疗时间中位数为移植后 96 天，起始剂量 10mg/d，33% 的患者获得疗效进步，但是 GVHD 高发生率也是限制其应用的主要原因，aGVHD 和 cGVHD 发生率分别为 47% 和 23%。

此外，有研究者尝试类似的剂量递增方案，降低起始剂量并延迟开始维持治疗，使来那度胺的耐受性得到改善。起始剂量 5mg/d，每疗程 28 天口服 21 天，第 4 疗程可增加剂量至 10mg/d，起始治疗时间中位数为移植后 168 天。研究纳入 33 例接受挽救性 allo-HSCT 的复发患者，7% 的患者出现疗效进步，3 年 PFS 率和 OS 率分别达到 52% 和 79%，其中 28% 患者出现 II～IV 度 aGVHD。由于来那度胺可以诱发 GVHD，应慎重用于异基因后的预防性治疗，密切关注 GVHD 的发生，平衡风险与获益。

也有应用泊马度胺治疗异基因移植后复发的报道，剂量 4mg/d，获得疗效的患者为 36%，PFS 中位数为 10 个月。

抗 CD38 单克隆抗体、CAR-T 细胞治疗等新型治疗近几年发展迅猛，均已经用于难治复发患者，甚至 MM 一线治疗，如何将这些新治疗方式与 allo-HSCT 结合，进一步改善 allo-HSCT 有效率及生存，是异基因移植发展方向之一。

随着不断涌现的蛋白酶体抑制剂、免疫调节剂和单克隆抗体等药物，以及细胞免疫治疗的发展，MM 的疗效得以显著提高。ASCT 作为一线巩固治疗的地位尚无法撼动，而异基因移植已越来越少地用于一线治疗，仅限于年轻高危 / 超高危患者，且需要在设计良好的临床试验中进行。异基因移植可以使部分高危 / 复发患者获益，多在首次 ASCT 后复发选择该治疗方式，但是 allo-HSCT 的适应证、最佳的移植时机、恰当的预处理方案、供者选择等问题仍有待进一步完善，目前无标准推荐。除降低 TRM 外，移植后加入如 DLI、蛋白酶体抑制剂、免疫调节剂等新药的治疗，可以使更多患者获得更深层次缓解，是改进 allo-HSCT 疗效的另一重要方向。异基因移植在多发性骨髓瘤治疗中地位有待更多的研究结果重新定义。

（刘 扬 王峰蓉 路 瑾）

第二节　异基因移植相关毒副作用及其处理

一、感染性疾病

感染是 allo-HSCT 的常见并发症，是移植非复发死亡的主要原因之一，移植后感染性疾病主要包括细菌感染、真菌感染和病毒感染。近年来，随着对移植后细菌、真菌、病毒感染发病机制的深入研究，新型有效抗细菌、抗真菌、抗病毒药物和病毒特异性免疫球蛋白等的开发和应用，以及目前广泛采用的异基因外周血干细胞移植方式、移植后粒系快速重建使中性粒细胞缺乏时间显著缩短，均有效地降低了移植后各种感染的发病率和病死率，进一步提高了移植后患者的总生存率。

allo-HSCT 后感染风险主要与移植时间和是否有 GVHD 相关，其他如供受者相合程度、受者疾病状态、预处理强度、移植物类型、粒系植入时间等也有影响。移植后一般分为三个时期，不同时期主要感染病原体不同：①恢复早期，指移植后最初几周，即粒系造血重建植入前期，预处理后中性粒细胞缺乏，此期细菌是最常见的感染病原体，随着粒细胞缺乏时间的延长可出现真菌感染、单纯疱疹病毒（herpes simplex virus，HSV）等感染。②恢复中期，指移植后第 2、3 个月，即粒系造血重建后早期，防治 GVHD 的免疫抑制剂的使用、并发急性 GVHD 等引起宿主细胞免疫和体液免疫功能严重缺陷。此期容易并发疱疹病毒感染，尤其是巨细胞病毒（cytomegalovirus，CMV）感染，并发皮肤、肠道急性 GVHD 引起皮肤、肠黏膜受损使各种机会性感染发生的概率也增加，中心静脉导管（central venous catheter，CVC）的存在增加皮肤菌群感染的风险。③恢复后期，即移植 3 个月后，此期宿主细胞免疫、抗体调理作用和网状内皮单核-吞噬细胞系统功能等逐渐恢复，并发慢性 GVHD 减缓上述免疫功能的恢复。此期细菌感染主要是荚膜菌感染，也可出现真菌感染和水痘-带状疱疹病毒（varicella-zoster virus，VZV）等病毒感染。

MM 部分患者采用 ASCT 后二次减低强度预处理（RIC）allo-HSCT，与清髓性 allo-HSCT 相比较，其中性粒细胞减少、预处理胃肠黏膜受损和其他毒副作用均显著减轻，因此各种感染的发生率低，感染特点也不相同，如其移植后 100 天内菌血症的发生率很低。

以下就常规清髓性 allo-HSCT 后细菌感染、真菌感染和病毒感染的防治分别做一简要概述。

（一）细菌感染

移植后细菌感染 90% 发生在移植早期，移植中期、后期并发急性、慢性 GVHD 导致机体受损及免疫抑制剂的使用也增加了细菌感染的发生率。

1. 移植早期　allo-HSCT 后粒系造血重建时间约为移植后 2 周，期间中性粒细胞缺乏可超过 7 天，大剂量化疗预处理后口腔和胃肠黏膜上皮细胞受损屏障破坏、移植后预防 GVHD 使用小剂量 MTX 或者 CTX 加重和延缓口腔黏膜溃疡的愈合，以及 CVC 局部皮肤屏障破坏等是中性粒细胞缺乏伴发热的危险因素，宿主是高危患者，建议预防性使用抗生素，如喹诺酮类药物环丙沙星、左氧氟沙星等，用药自回输干细胞移植物起，至粒细胞计数恢复正常或者至粒细胞减少伴发热静脉使用抗生素时。移植早期细菌感染病原体中革兰氏阴性菌最常见，国内报告前三位是大肠埃希菌、肺炎克雷伯菌、铜绿假单胞菌，近几年非发酵菌如鲍曼不动杆菌、嗜麦芽窄食单胞菌感染也有增多的趋势。革兰氏阳性菌的感染有逐渐增多的趋势，与广泛应用 CVC、预处理或者 HSV 感染引起的口腔溃疡等有关，常见的革兰氏阳性菌有表皮葡萄球菌、金黄色葡萄球菌、溶血性链球菌和肠球菌等。中性粒细胞缺乏伴发热的治疗参照国内外有关中性粒细胞缺乏伴发热患者抗菌药物临床应用指南并结合当地及本单位 / 科室的流行病学资料和药敏监测数据，初始经验性抗生素治疗推荐单药使用，包括碳青霉烯类（如亚胺培南、美罗培南、帕尼培南）、第四代头孢菌素（如头孢吡肟）和哌拉西林 / 他唑巴坦等能够覆盖铜绿假单胞菌和其他革兰氏阴性菌的药物。患者存在以下情况之一，建议同时联合抗革兰氏阳性菌药物：①血流动力学不稳定；②精神或神志异常改变；③临床怀疑有导管相关严重感染，例如经导管输液时出现寒战及导管穿刺部位蜂窝织炎；④任何部位的皮肤或软组织感染；⑤肺部感染。初始经验性抗菌药物治疗后的后续治疗方案调整及治疗疗程详细参见国内外中性粒细胞缺乏伴发热的相关诊治指南。

2. 移植中期　移植后粒系造血重建，中性粒细胞恢复，大部分细菌感染得到控制，并停止使用抗菌药物。如果仍有病因不明的发热要注意隐匿性 CVC 相关感染、鼻窦炎、肝脾念珠菌病或肺曲霉菌感染可能。CVC 处血培养有助于诊断导管相关感染，甚至需要拔除 CVC 以排除其可能；后三种疾病借助影像学检查能够协助诊断。并发皮肤、肠道急性 GVHD 患者皮肤、黏膜屏障受损，以及强力免疫抑制剂的使用、CVC 的持续存在都增加了细菌感染的风险。

3. 移植后期　随着移植受者免疫功能的逐渐恢复，细菌感染的风险明显下降，以反复肺部感染多见。不同移植类型机体免疫功能恢复时间不同，如同胞全相合移植未并发 GVHD 者 1 年左右恢复，非血缘无关供者移植和亲缘单倍体移植则更晚。合并慢性 GVHD 患者由于免疫抑制剂的持续使用、糖皮质激素进一步降低单核 - 吞噬细胞的吞噬功能、CD4$^+$ T 淋巴细胞绝对值低、抗体水平低等因素，患者容易出现反复的细菌感染，尤其是荚膜菌如肺炎链球菌、流感嗜血杆菌和脑膜炎球菌的感染，注意某些患者在流行性感冒后有引起下呼吸道严重感染的风险。免疫球蛋白水平减低者每个月输注一次丙种球蛋白可能有益于降低感染的发生。

随着抗细菌药物的广泛使用，耐药菌如耐万古霉素肠球菌、耐甲氧西林金黄色葡萄球菌、产超广谱 β- 内酰胺酶的细菌、产金属 β- 内酰胺酶的细菌，以及产碳青霉烯酶的耐碳青霉烯类肠杆菌科细菌逐渐增加。临床工作中要严格限制不必要抗生素的使用，注意耐药菌的筛查，有耐药菌定植或者感染耐药菌的患者必须隔离，避免交叉感染传播。

（二）侵袭性真菌病

侵袭性真菌病（invasive fungal disease，IFD）指真菌侵入人体，在组织、器官或血液中生长、繁殖，并导致炎症反应及组织损伤的疾病。在 allo-HSCT 中，宿主伴随深度持久的免疫抑制，移植早期中性粒细胞缺乏可达 7 天以上，并且因为预处理导致的口腔和胃肠黏膜损伤、GVHD 的发生，以及免疫抑制剂如糖皮质激素的长期使用等引起严重细胞免疫缺陷等因素，是 IFD 的高发人群。其中曲霉菌和念珠菌是主要的致病菌，占 80% 以上，接合菌属、镰刀菌属有增多趋势，病变主要是肺，其次是血流感染。

近 20 年来有关 IFD 流行病学、危险因素及如何有效预防和治疗方面有了很大进展，欧美及国内均制定了有关血液病 / 恶性肿瘤患者侵袭性真菌感染诊治相关的指南，依据宿主因素、临床证据（病变部位特点如肺部高分辨率 CT 提示致密边界清楚的病变伴或不伴晕轮征、空气新月征、空洞等典型肺曲霉菌感染的影像学特征性改变）、微生物学标准［包括细胞学、直接镜检／培养的直接检查或者检测抗原／细胞壁成分，如血清半乳甘露聚糖抗原试验（GM 试验）、β-D- 葡聚糖试验（G 试验）等间接检查］和组织病理学证据，提出 IFD 诊断分为确诊（proven）、临床诊断（probable）、拟诊（possible）、未确定（undefined）四个层次：确诊需要具备组织学或无菌体液检测确定的微生物学证据；临床诊断由宿主因素、临床证据及微生物学标准 3 部分构成；拟诊指仅符合宿主因素和临床证据而缺少微生物学证据者；未确定指有宿主因素无临床证据或证据非特异性。allo-HSCT 受者抗真菌治疗按照是否伴有临床表现及诊断依据的种类及结果，分为预防（antifungal prophylaxis）、经验治疗（empirical antifungal therapy）、诊断驱动治疗（diagnostic-driven antifungal therapy）和目标治疗（targeted antifungal therapy）。治疗药物的选择需要根据患者的病情、当地真菌的流行病学、既往抗真菌治疗情况、真菌药敏结果，以及患者经济状况等综合因素而制定，分为单药治疗与联合治疗，常用抗真菌药物有多烯类（两性霉素 B 及其脂质体）、唑类（氟康唑、伊曲康唑、伏立康唑、泊沙康唑）和棘球白素类（米卡芬净、卡泊芬净）。

IFD 的治疗：①预防。所有接受 allo-HSCT 患者均是真菌预防的适宜人群，按既往有无确诊或临床诊断 IFD 病史分为初级预防和再次预防有助于预防真菌新发和复发。初级预防疗程建议自预处理开始至移植后 75 天，并发 GVHD 者则恢复真菌预防至 GVHD 缓解、糖皮质激素减量至相当于泼尼松＜0.5mg/（kg•d）；再次预防药物宜选择既往有效的药物或能够覆盖既往感染真菌的广谱抗真菌药物，疗程至少至移植后 3 个月或者至停用免疫抑制剂。②经验治疗。移植早期中性粒细胞缺乏伴发热初始经验性强力广谱抗生素治疗 3～5 天无效，仍持续不明原因的发热，或起初抗细菌有效但 3～7 天后再次出现发热时，建议经验性抗真菌治疗（不推荐使用氟康唑），目的在于早期开始使用抗真菌药物以降低 IFD 相关病死率。③诊断驱动治疗。指有 IFD 证据的抗真菌治疗，移植受者有相关临床症状体征同时有临床证据或者微生物学标准，其治疗疗程应根据所获 IFD 的证据而定，至少应用至体温降至正常、中性粒细胞缺乏恢复、临床状况稳定、影像学病变消失、微生物学指标转阴。④目标治疗。指临床诊断或者确诊 IFD 的抗真菌治疗，由于感染的真菌病原较明确，可依据真菌种类、药物抗菌谱、价值 - 效能比及患者的具体情况选择用药。尽管新型抗真菌药物使抗真菌治疗的疗效有了大幅提高，但仍有部分患者单纯药物治疗效果不佳，如并发真菌性鼻窦炎、肺部真菌病灶大且毗邻大血管或者可能因病变累及气道并发坏死或出血引起气道管理并发症，一般情况比较稳定的患者可以考虑同时手术清创或者手术切除治疗。

肺孢子菌肺炎（pneumocystis pneumonia, PCP）是由肺孢子菌（属于真菌）引起的间质性浆细胞性肺炎，发生率约 5%～16%，发生时间中位数为移植后第 9 周，起病隐匿，开始时干咳，迅速出现高热、气促、发绀、低氧血症、呼吸困难，肺部体征甚少，可伴有肝脾肿大。肺部 CT 典型改变为双肺弥漫性间质性病变，呈细颗粒状、网格状或磨玻璃影，伴多发气囊影。痰、支气管肺泡灌洗液细胞涂片六胺银染色发现肺孢子菌包囊、滋养体、囊内小体或者 NGS 检测到病原体可明确诊断，其他实验室检查有 LDH（反映肺组织损伤）和 G 试验水平的明显升高，其中 G 试验荟萃分析显示其诊断 PCP 的灵敏度和特异度分别为 94.8% 和 86.3%。PCP 预后关键在于早期诊断和早期治疗，诊治不及时病死率高达 89%，治疗采用复方磺胺甲噁唑片（磺胺甲噁唑 400mg/ 甲氧苄啶 80mg, SMZco），剂量为每次磺胺甲噁唑 18.75～25mg/kg, 甲氧苄啶 3.75～5mg/kg, 每 6 小时服用 1 次，疗程 3 周，氧分压低于 70mmHg 患者建议联合糖皮质激素治疗。注意葡萄糖 -6- 磷酸酶缺乏症患者禁忌使用 SMZco，避免诱发溶血发作，可用喷司他汀或者卡泊芬净治疗。allo-HSCT 造血重建后至少 6 个月、GVHD 免疫抑制剂治疗期间及结束后 6 个月服用 SMZco 片，每次 0.96g 每周 3 次，能够有效预防 PCP。

IFD 是 allo-HSCT 临床常见的感染类型，采用有效预防、早期诊断和有效治疗后其死亡风险大大减低，有效提高了移植患者的生存率。

（三）病毒感染

allo-HSCT 后机体免疫力低下，其病毒感染发病率和严重程度远远高于正常人群，尤其是脐带血移植。移植后病毒感染包括原发性和潜伏病毒再激活感染，后者更常见。病毒按核酸类型可分为 DNA 病毒和 RNA 病毒，常见病原体包括疱疹病毒 [CMV、EB 病毒（EBV）、HSV、VZV、HHV-6B 等]、乙型肝炎病毒（HBV）、BK 病毒（BKV）、腺病毒（AdV）及社区获得性呼吸道病毒 [呼吸道合胞病毒（RSV）、流行性感冒病毒、副流感病毒等] 等，其中疱疹病毒感染发病率与移植后机体免疫状态密切相关，呼吸道病毒具有季节性流行的特征。

移植后常见的病毒感染性疾病包括病毒性肺炎、病毒性肝炎、迟发型出血性膀胱炎、病毒性胃肠炎、EBV 相关淋巴细胞增殖性疾病、病毒性中枢神经系统疾病等。其中病毒性肺炎是移植患者病毒感染死亡的主要原因，病死率高达 25%～45%，常见的病原体为疱疹病毒和社区获得性呼吸道病毒，病毒性肺炎大多进展迅速，很快出现低氧血症、呼吸衰竭，病死率高。病毒性肝炎最常见病原体为 HBV，在严格规范血液制品管理和重视移植前后抗病毒治疗后，其发病率显著下降。病毒性胃肠炎中轮状病毒和诺如病毒是常见病原体，CMV 也可见，临床表现多为腹泻，须注意与肠道 GVHD 引起的腹泻相鉴别。嗜神经病毒如 HHV-6B、JC 病毒等的感染和再激活是移植后中枢神经系统感染的主要病原体，发病高峰期为移植后 30～100 天，包括脑炎、脑膜炎、脊髓炎等。JC 病毒可引起白质脑病，临床上通常表现为精神状态的改变，较少出现明显的脑膜刺激征，注意与中枢神经系统白血病、环孢素脑病、癫痫和脑血管病变等相鉴别，脑脊液病毒检测和颅脑影像学检测有助于明确诊断。迟发型出血性膀胱炎和移植后 EBV 感染 / 再激活引起的移植后淋巴细胞增殖性疾病详见下节。

病毒感染的诊断需要综合临床表现、实验室检查、影像学检查、流行病学证据等，确诊则需要血清学抗体检查、病毒基因检测、病毒分离培养等病原学证据，其中 PCR 方法检测病毒基因由于方便快捷、高灵敏度和特异度临床已广泛应用。近几年来开展的高通量二代测序（Next-generation high-throughput sequencing，NGS）有助于尽早明确疑难、危重病毒感染患者的病原体，尽早针对性治疗。当病毒感染累及组织时，组织病原学检测可确诊。

移植后病毒感染的积极预防和抢先治疗是控制病毒性疾病发生的关键：①移植前供、受者常规检测常见病毒 IgM 抗体、DNA 或 RNA 定量检测，近期尚有活动性感染的移植供、受者应进行治疗和病毒清除，可降低移植后病毒感染的发生率。②肝炎病毒再激活是移植后的重要问题，移植供、受者有 HBV 携带，受者应进行预防性的规范抗病毒治疗，持续给药至移植后至少 6 个月或者停止免疫抑制剂治疗后至少 6 个月，能够有效避免并发暴发性肝功能衰竭甚至死亡。移植患者乙肝的防治详见本书第十三章。③预处理期间使用更昔洛韦或膦甲酸钠清除 CMV，移植后早期、中期每周一次监测血和 / 或尿液 CMV、EBV、BKV 等病毒 DNA 定量水平。对病毒血症、病毒尿症患者抢先治疗清除病毒，可大幅降低了 CMV 感染、EBV 相关淋巴细胞增殖性疾病、出血性膀胱炎等病毒感染的发生率。④移植后口服常规抗病毒药物如阿昔洛韦或伐昔洛韦等半年至 1 年，后续并发慢性 GVHD 需免疫抑制剂治疗者继续预防使用,可显著降低 HSV、VZV 等病毒感染的发生率。近年来报道移植后早期使用来特莫韦可预防 CMV 感染;⑤呼吸道病毒的预防可在移植后 6 个月考虑接种病毒疫苗,但移植早期和发生慢性 GVHD 患者因有病毒疫苗感染的风险不建议接种。在呼吸道病毒流行季节家属或密切接触者发生流行性感冒时可能需要预防性接受抗病毒药物。

目前对于移植后病毒感染治疗临床常用的抗病毒药物包括阿昔洛韦、伐昔洛韦、更昔洛韦、膦甲酸钠、利巴韦林等,前两种药物常用于 HSV、VZV 感染,更昔洛韦、膦甲酸钠常用于 CMV、HHV-6 感染的治疗,须注意更昔洛韦骨髓抑制导致血细胞减少的副作用,利巴韦林用于 RSV、副流感病毒及 AdV 感染的治疗。难治性病毒感染如 CMV 等感染可权衡减弱免疫抑制剂的使用、输注免疫球蛋白或者病毒特异性免疫球蛋白、病毒特异性 T 淋巴细胞过继免疫等治疗。

近年来,通过实施上述细菌、真菌和病毒感染的综合防治措施,allo-HSCT 各种感染的发病率和病死率显著降低,随着机会性病原体的变迁、抗菌药物敏感性的变化、新多药耐药菌的出现、新的预处理方案、防治 GVHD 新型免疫抑制剂的使用、宿主免疫功能缺陷的差异,以及无关供者和亲缘单倍体移植方式的增加等因素,移植后感染并发症的防治也面临新的挑战。

二、肝窦阻塞综合征

肝窦阻塞综合征(sinusoidal obstructive syndrome,SOS),早期又称为肝静脉闭塞病(veno-occlusive disease,VOD),是造血干细胞移植早期肝脏并发症,与预处理放 / 化疗的直接毒性和移植后免疫介导损伤肝窦内皮细胞有关,临床表现为疼痛性肝肿大、进行性体重增加、腹水、黄疸的一种综合征,绝大多数轻、中症患者几周内症状缓解,但重症患者易并发多器官功能衰竭,预后差,死亡率高达 80%～90%。

既往报道 SOS/VOD 发生率差异大,最高达 60%,这与不同移植中心患者选择条件、移植类型、预处理方案不同,以及采用不同诊断标准等因素相关。近年来重视移植前筛选有 SOS/VOD 高风险患者,以及调整移植预处理方案后,发生率显著下降,清髓性异基因造血干细胞移植发生率约 10%～15%。

(一)临床表现和实验室检查

SOS/VOD 多发生在清髓性预处理后 10～20 天,早期出现右上腹痛、肝脏逐渐增大、水钠潴留体重增加预示 SOS 可能,病程第 4～10 天出现高胆红素血症,数周后肝窦纤维化、肝细胞缺血性坏死出现血清转氨酶 GOT/GPT 升高,重症患者并发多器官功能衰竭,累及心、肺、肾脏及肝性脑病而死亡。

多普勒超声检查显示肝肿大、腹水、门静脉周围水肿、肝静脉血流减弱和胆囊壁水肿等表现,后期可出现门静脉增宽、门静脉及其分支血流缓慢或逆流、门静脉血栓形成,以及对肝动脉血流抵抗指数增加。

经肝静脉肝脏活检和肝静脉压力测定可确诊 SOS/VOD,其中肝静脉压力梯度大于 10mmHg 具有高度特异性。肝脏病理活检:早期肝窦扩张、窦周间隙红细胞外溢、静脉周围肝细胞坏死,以及中央静脉内皮下区增宽、肝血管内皮破坏引起肝腺泡 2 区和带 3 区出血;重症患者出现肝细胞索碎裂、肝细胞移位进入门静脉和肝小静脉;发展至晚期阶段肝星状细胞活化和增殖、肝窦广泛纤维化、静脉腔不同程度阻塞,最后肝窦血流闭塞。

（二）诊断与预后

诊断标准早期有西雅图和巴尔的摩标准。西雅图诊断标准为移植后 20 天内出现以下三项中的两项：①黄疸（总胆红素≥2mg/dl 或者 34μmol/L）；②肝大和右上腹痛；③腹水和 / 或不能解释的体重增加。巴尔的摩标准为黄疸及符合以下三项中两项：①肝肿大（通常为疼痛性）；②腹水；③体重增加≥5%。由于诊断中高胆红素血症是必须项，故该诊断标准特异度高于西雅图诊断标准。为了提高早期诊断率，2016 年 EBMT 提出成人 SOS/VOD 修订标准，分为经典型和迟发型两类，经典型仍沿用巴尔的摩标准，迟发型定义为移植第 21 天后符合经典诊断标准或者有组织病理学证实其病变或者符合以下两项或两项以上：①总胆红素≥2mg/dl；②疼痛性肝肿大；③腹水；④体重增加 >5% 并有肝静脉压力测定和 / 或超声检查提示病变证据。另外，诊断标准中相关的症状体征需要排除其他病因引起可能，如肝脏急性 GVHD、胆汁淤积等疾病也可出现黄疸。

McDonald 等依据治疗效果将 SOS/VOD 分为轻、中、重度：轻度有相关临床表现，不治疗可完全恢复，呈自限性；中度经利尿、止痛等治疗后痊愈；重度治疗效果差，移植后 100 天症状仍持续或者恶化死亡，病死率高达 80%～90%，死因多为肾衰竭和心肺功能衰竭，而不是肝衰竭。以下特点提示重度 SOS/VOD 可能：体重及血清总胆红素快速上升；血清 GOT 或者 GPT > 1 500U/L；肝静脉压力测定 >20mmHg；合并多器官功能不全如肾功能不全需要透析、低氧血症呼吸困难需要机械通气。

（三）发病机制与病因

SOS/VOD 是由于肝窦血管内皮细胞和肝中央静脉区肝腺泡 3 区肝细胞受损伤导致，其中肝窦阻塞为突出表现，故近年来建议用 SOS 替代原来 VOD 的命名。SOS/VOD 发病机制复杂，涉及细胞因子释放、内皮细胞损伤、凝血功能激活和肝毒性药物谷胱甘肽解毒途径等，引起肝细胞坏死、肝纤维化和小血管阻塞，最终导致肝功能衰竭、肝肾综合征、多器官功能衰竭而死亡。过去认为 SOS/VOD 黄疸是由于肝窦损伤引起，近年来熊去氧胆酸成功预防 SOS/VOD 的研究证实其黄疸可能主要是胆汁淤积引起。

SOS/VOD 直接病因是移植预处理毒性损伤肝窦血管内皮细胞，最常见为含 CY 或者 TBI 的预处理方案，CY 联合 TBI>12Gy 常引起重症，CY 代谢产物个体差异大，更多毒性代谢产物患者易并发重症。因此，采用 TBI+CY 预处理方案，CY 总剂量建议 100～110mg/kg，如果 CY 总剂量仍为 120mg/kg，则 TBI 剂量与重症发生率显著相关，10Gy、12～14Gy、>14Gy 组发生率分别为 1%、4%～7% 和 20%。BU 本身没有肝毒性，但在预处理中与其他药物联用时增加 SOS/VOD 发生率，建议采用静脉制剂、监测血药浓度等方法个体化调整用药剂量，或者在 BU 前使用 CY。美法仑药代动力学个体差异大，建议监测药物浓度个体化用药。奥加吉妥珠单抗（gemtuzumab ozogamicin）和奥加伊妥珠单抗（inotuzumab ozogamicin）治疗急性白血病患者，SOS/VOD 发生率均约 10%，用于移植预处理进一步增加 SOS/VOD 风险。

（四）预防

包括移植前评估 SOS/VOD 危险因素后的非药物干预措施和移植期间的药物预防两方面。

1. 非药物预防措施 指减少 SOS/VOD 危险因素，包括：①患者因素，如铁过载、活动病毒性肝炎等考虑推迟干细胞移植，并进行去铁、抗病毒等治疗改善基础疾病，避免使用肝毒性药物；②干细胞移植相关危险因素。患者年龄大或者同时有其他并发症建议减低剂量预处理，避免使用大剂量 CY、TBI，建议使用氟达拉滨、静脉用 BU；③ GVHD 预防使用他克莫司，避免使用环孢素 A 和联用西罗莫司。以上综合措施大大降低了 SOS/VOD 的发生率。

2. 药物预防　文献报道使用肝素、低分子肝素、前列腺素 E1 预防有效，但大宗荟萃分析发现使用这些药物对预防 SOS/VOD 并没有显著作用。前瞻性对照研究证实熊去氧胆酸预防有效，建议自预处理开始使用至移植后 90 天。患者如果符合以下条件任意两项定义为有高风险：①曾经使用奥加吉妥珠单抗或者奥加伊妥珠单抗治疗；②明确同时有肝病；③预处理方案含三种或以上烷化剂；④预处理方案为高剂量 TBI 联合烷化剂；⑤曾有肝区照射治疗；⑥有一次移植病史（但不包括 MM 采用大剂量美法仑自体移植）。建议预防性使用去纤苷（defibrotide），使用方法为每次 6.25mg/kg，每 6 小时一次共 4 次，每天总量为 25mg/kg，从预处理开始直至移植后第 21 天。

（五）治疗

1. 一般处理　治疗期间密切监测体重、注意维持水钠平衡、保持肾血流灌注，严密监测肾功能。对症处理包括：退黄建议予以熊去氧胆酸等；体重增加者使用利尿剂如呋塞米、螺内酯；大量腹水和 / 或胸腔积液患者予以置管引流缓解症状；止痛需根据患者的肾脏、肝脏和肺部情况谨慎使用阿片类药物；严重肾功能不全者予以血液透析 / 血液过滤；避免使用肝毒性药物。注意营养支持治疗，尽量采用肠内营养，避免肠外营养，后者往往引起液体超负荷、增加感染并发症和肝毒性。轻症患者病程常呈自限性，中度患者经上述一般处理绝大多数可痊愈。

2. 去纤苷　重症患者目前尚缺乏非常有效的治疗手段，去纤苷是目前证实唯一治疗有效的药物，用法与预防使用相同，疗程至少 21 天或者直至患者痊愈，治疗完全缓解率（指血清总胆红素 <34μmol/L、多器官功能衰竭恢复）可达 46%。鉴于重症患者高死亡风险，建议中度 SOS 患者抢先性使用去纤苷。注意其出血、偶有过敏等副作用，应避免同时使用其他抗凝剂，保持血小板计数高于 $30×10^9$/L，侵入性操作前后 2 小时内停药，出现出血的患者输注新鲜冰冻血浆止血，严重出血者立即停药。

3. 其他　顽固性腹水患者可采用经颈静脉肝内门 - 体系统分流术缓解症状，重症患者有病例报道采用肝移植治疗。

三、出血性膀胱炎

出血性膀胱炎（hemorrhagic cystitis，HC）指膀胱内的弥漫性出血，是 allo-HSCT 泌尿系统最常见的一种并发症，临床表现为血尿，以及尿频、尿急、尿痛、排尿不适、下腹部疼痛等尿路刺激征，严重者血凝块阻塞尿路可引起肾积水和急性肾功能不全。HC 通常认为可能与预处理放 / 化疗毒性、病毒感染及免疫等因素相关，因不同预处理方案、移植方式、患者年龄等因素影响，发生率为 2%～66%。HC 影响移植患者的生活质量，延长住院时间，难治性 HC 可能增加死亡风险。

（一）临床表现及分级

HC 临床主要表现为镜下或肉眼血尿，伴有排尿困难、尿痛、尿频等尿路刺激症状，膀胱镜检查表现为膀胱黏膜局部或弥漫性出血、炎症改变，以及膀胱壁增厚。依据血尿情况临床分级如下：Ⅰ度，镜下血尿，伴有尿路刺激症状；Ⅱ度，肉眼血尿，需要水化和利尿处理；

Ⅲ度,持续肉眼血尿伴血块;Ⅳ度,肉眼血尿伴大血凝块引起尿道梗阻,严重时肾积水、肾功能不全,需要外科手术干预,清除血凝块解除尿道梗阻。轻度 HC 指Ⅰ~Ⅱ度 HC,重度指Ⅲ~Ⅳ度 HC。

（二）诊断

HC 的诊断主要依靠临床表现,并排除泌尿系统肿瘤、结石、细菌和真菌感染,以及妇科疾病、血小板减少及凝血异常等引起的血尿。

（三）分型

依据 HC 发生的时间,分为早发型和迟发型两种:

早发型 HC 发生在移植后第 1 周,通常发生在预处理放/化疗后 48 小时,被认为与预处理毒性损伤尿道上皮细胞有关,一般症状较轻,Ⅰ~Ⅱ度多见,通常病程短暂、呈自限性,采用有效的防治措施后其发生率已显著降低。

迟发型 HC 发生在移植 1 周后,通常在移植粒系造血重建后开始出现,发病高峰多在移植后 1 个月左右。目前 HC 以迟发型多见,其发病机制尚不明确,常常与潜伏病毒再活化感染相关,发生率为 20%~50%,临床症状重,Ⅱ度及以上为主,常迁延不愈,病程持续数周至数个月不等,目前尚无确切的最佳治疗措施,严重影响患者的生存。

（四）病因

早发型 HC 通常认为与预处理放/化疗的直接膀胱毒性相关,迟发型 HC 可能与病毒感染、急性 GVHD 等免疫反应有关,具体发病机制目前尚不清楚。

1. 与预处理放/化疗损伤有关　主要是含大剂量 CY 的预处理方案,CY 裂解产物丙烯醛直接损伤膀胱黏膜是早发型 HC 的主要病因,与使用剂量相关。预处理方案中 TBI、白消安(尤其与环磷酰胺合用时)、异环磷酰胺和依托泊苷等也可损伤尿路上皮引起 HC。

2. 病毒感染　allo-HSCT 患者机体免疫功能低下,容易发生病毒入侵,以及体内潜伏病毒再激活。文献报道迟发型 HC 多与 CMV、BKV、AdV 激活相关,其中与 BKV 感染最为密切,但病毒感染导致 HC 的具体发生机制目前尚不清楚。BKV 原发感染后主要潜伏在肾小管、尿路上皮细胞和血细胞,移植前其 IgG 抗体滴度高于 1:20、尿液病毒拷贝数高,以及移植后血液病毒定量 $>10^4$ 拷贝/ml、尿液病毒定量 $\geqslant 10^7$ 拷贝/ml 或者尿液峰值较基线升高 $\geqslant 3$ log 提示有发生 HC 的风险。

3. 免疫反应　采用相同预处理方案,与自体移植比较,allo-HSCT 患者 HC 发生率显著增加。与同胞全相合移植相比,非血缘、亲缘单倍体、脐带血移植 HC 发生率进一步增加。与减低剂量预处理相比,清髓性 allo-HSCT 患者 HC 发生率增加。Seber 等大宗病例回顾性分析发现迟发型 HC 的发生和 GVHD 密切相关,并发Ⅱ~Ⅳ度急性 GVHD 是独立危险因素。以上提示迟发型 HC 的发生部分可能与免疫损伤有关,病毒参与其中,临床部分患者经充分抗病毒治疗后仍长时间不愈,在这基础上联合糖皮质激素治疗症状缓解,也支持免疫反应可能参与了其发病过程。

4. 其他因素　患者年龄大、男性、移植前急性白血病未缓解等都曾被报道是迟发型 HC 的危险因素,说明 HC 的发生可能与多种病因相关。

（五）预防

1. 一般措施　预处理期间充足水化、强迫利尿,保持膀胱充盈和尿液持续冲洗膀胱可能有利于减轻膀胱黏膜的损伤。如大剂量 CY 用药期间,建议采用 24 小时持续水化(补液总量 3L/m²)、碱化（尿液 pH 维持在 7.0～8.0）、呋塞米利尿并联合使用美司钠（总量为 CTX 剂量的 120%～150%，其与丙烯醛结合，减轻丙烯醛对膀胱黏膜的损伤），能够有效预防 HC，期间注意出入量和血电解质平衡。

2. 抢先清除病毒 移植后定期使用定量 PCR 方法监测血和尿液中 CMV、BKV 等病毒载量，对病毒血症/尿症患者抗病毒治疗并权衡减弱防治 GVHD 的免疫抑制等早期干预措施，对预防 HC 的发生有一定的效果。

（六）治疗

治疗可按照以下步骤进行。

1. 一般处理 充足水化（血尿明显时可 2.5～3L/m²）、碱化、利尿，以增加尿量冲洗膀胱。伴血块较多时可留置双腔导尿管冲洗膀胱，以冲散小血块避免阻塞尿道。下腹痛或者有膀胱痉挛症状可适当应用止痛解痉药物，如消旋山莨菪碱、吗啡等。血小板减低可输注血小板使之高于 50×10^9/L，有利于减少出血量，但尽可能避免使用止血药物，防止出现凝血块而加重病情。持续血尿失血量大时输注红细胞支持。

2. 抗病毒治疗 迟发型 HC 与病毒感染关系密切，使用更昔洛韦或者膦甲酸钠抑制 CMV 复制（同时可抑制 BKV 复制），全身使用或膀胱内注射西多福韦或喹诺酮类（环丙沙星、左氧氟沙星）降低 BKV 复制，使用利巴韦林减少 AdV 复制对于 CMV、BKV 或 AdV 等病毒相关的 HC 有一定的疗效。病毒载量显著增高的患者，在充分抗病毒治疗疗效有限时，无 GVHD 患者可权衡减弱免疫抑制的风险，使用丙种球蛋白或病毒特异性免疫性球蛋白或者过继性输注体外培养的病毒特异性 T 淋巴细胞，有助于提高 HC 的疗效。

3. 抗免疫治疗 迟发型 HC 患者在充分抗病毒、水化、碱化、利尿等治疗 2 周以上或者相关病毒血症/尿症清除后症状仍不缓解，可考虑联合糖皮质激素治疗，如泼尼松 1mg/(kg·d) 或者等量甲泼尼龙、地塞米松，使用 1 周左右评估疗效，病情好转后即减量。

4. 膀胱内治疗 难治性顽固性血尿患者，尝试膀胱镜下找到出血部位予以电凝烧灼、甲醛、1% 硫酸铝钾、硝酸银、透明质酸钠、前列腺素 E2、纤维蛋白黏合剂、重组角化细胞生长因子或者重组Ⅶa 因子等止血，以及雌激素、间充质干细胞等的治疗都有文献报道，但疗效均不确切，且有可能出现相关并发症。

5. 其他 严重 HC 患者，持续出血可能需要选择性膀胱动脉栓塞术。血块堵塞引起尿路梗阻、持续肾盂积水甚至肾功能不全可能需要经皮肾造瘘或者放置输尿管支架以缓解阻塞和排尿，严重时膀胱造口术甚至膀胱切除术。也有案例报道使用高压氧疗法成功治疗顽固性 HC。

四、移植物抗宿主病

（一）急性移植物抗宿主病

1. 定义 移植物抗宿主病（graft versus host disease，GVHD）是由于移植后供者移植物中的 T 淋巴细胞在受者体内被一系列细胞因子刺激后，对受者抗原的免疫反应增强，发生以受者皮肤、肝脏和胃肠道为主要靶器官损伤的一组临床病理综合征。临床上根据 GVHD 发生的时间可分两种类型：供者干细胞输注后 100 天之内发生的称为急性 GVHD（acute GVHD，aGVHD），其中移植后两周内发生的又称超急性 GVHD；干细胞输注后 100 天之后发生的称慢性 GVHD（chronic GVHD，cGVHD）。临床上有时 aGVHD 症状超过第 100 天，使两者诊断的界限出现模糊，所以目前美国国立卫生研究院（NIH）专家共识认为还要结合临床表现加以分类（表10-2-1）。

表 10-2-1 移植物抗宿主病（GVHD）分类

分类	移植后时间	aGVHD 的特征	cGVHD 的特征
aGVHD			
经典急性	＜100d	有	无
持续，复发或晚期	＞100d	有	无
cGVHD			
经典慢性	无时限	无	有
重叠综合征	无时限	有	有

注：aGVHD. 急性移植物抗宿主病；cGVHD. 慢性移植物抗宿主病

2. 发病机制　aGVHD 的病理过程非常复杂，其发生大致分为三阶段。①组织损伤期：预处理方案中的化学药物或全身放疗引起胃肠道等组织损伤后，受伤的组织释放炎症性细胞因子相关分子和损伤相关分子如白介素 -1（interleukin-1，IL-1）、肿瘤坏死因子（tumor necrosis factor，TNF）及 IL-6 等，这些因子可激活宿主抗原呈递细胞（antigen presenting cell，APC），使其对外源性供体 T 细胞的识别能力增强。②抗原识别期：当供者移植物输入受者体内后，受者体内被激活的抗原呈递细胞就对移植物中所含的供体 T 细胞加以识别，并进行活化和增殖。③效应期：供体 T 细胞经活化、增殖后可以分化不同类型的 T 细胞亚群，如 CD4$^+$ T 细胞 CD8$^+$ T 细胞。CD4$^+$ T 细胞可分泌 IL-2、TNF-α 和 IFN-γ 等，这些因子可通过"炎症风暴"介导靶细胞的细胞凋亡来引起组织损伤。CD8$^+$ T 细胞还可通过细胞毒性 T 细胞直接损伤靶细胞。aGVHD 发病过程受到多种细胞、多个细胞因子，以及它们之间相互作用的影响，是一个非常复杂的病理过程，这个过程一定程度上还受到抑制免疫反应的细胞调节，如调节性 T 细胞（Treg）、1 型调节性 T 细胞（Tr1 细胞）、NKT 细胞及骨髓来源的抑制细胞等。

3. 危险因素　allo-HSCT 术后，aGVHD 仍是直接或间接导致患者短期死亡的主要原因之一，其发生受到多种因素影响，主要有：①供受者 HLA 匹配程度。aGVHD 是同种免疫作用的结果，HLA 匹配程度差异越大，其发生率越高。亲缘不全相合供者移植与非亲缘供者移植的 aGVHD 发生率一般要高于同胞全相合供者。②供受者性别差异。男性受体使用女性供体，尤其是经产女性供者，aGVHD 发生率更高。③造血干细胞来源。骨髓移植比外周血干细胞移植 aGVHD 的发生率低，脐带血移植的 aGVHD 发生率也相对减低。④预处理方案选择。采用清髓性预处理方案比减低强度或非清髓性预处理方案有更高的 aGVHD 发生率。加用抗胸腺细胞免疫球蛋白或 CD25 单克隆抗体等免疫抑制剂的预处理方案，aGVHD 发生率相对减低。⑤受者慢性感染状态。如受者存在静止型巨细胞病毒感染、疱疹病毒感染及其他病原体感染，其 aGVHD 的发生率也相对增高。实验研究提示，小鼠早期接受抗生素预防性处理以"净化"胃肠道或保存在无菌环境中，aGVHD 的严重性和发生率明显降低。

4. 临床表现　aGVHD 表现为一组多器官受累的综合征，有一种或多种症状同时出现，主要临床表现如下。

（1）皮肤：红斑丘疹，通常最初累及手掌和脚掌，可能会累及整个身体表面，并且可能伴有瘙痒和/或疼痛。在严重的情况下，可能形成大疱，甚至导致脱屑。

（2）肝脏：胆汁淤积伴或不伴黄疸，谷草转氨酶、谷丙转氨酶、γ-谷氨酰转肽酶升高。

（3）胃肠道：厌食，恶心和呕吐；腹泻，通常呈绿色水样便；重症腹泻含鲜血和黏膜组织，常伴有腹部痉挛，偶伴麻痹性肠梗阻。

（4）发热：不明原因的发热，并排除了感染、药物、溶血等继发性原因引起。

5. 组织病理　由于 aGVHD 发病过程较为复杂，有时出现的临床症状不易与其他并发症相鉴别，如肝静脉栓塞病、药物性肝损害、巨细胞病毒肠炎、其他条件性感染等。因此，需要通过活检确认组织病理学特征。

（1）皮肤可见真皮和表皮层的改变。特征性表现包括：淋巴细胞胞外分泌、角化不良的表皮角质形成细胞、毛囊受累、淋巴细胞呈卫星状邻近或环绕角化不良的表皮角质形成细胞，以及真皮血管周围淋巴细胞浸润。最具一致性的组织学特征是隐窝基底处有单个细胞死亡（细胞凋亡）。然而，类似改变也可见于使用细胞毒性疗法的 HCT 预处理方案中，以及细菌或病毒感染或再激活。

（2）肝脏组织学特征表现：广泛性胆管损伤（如胆管异型性和变性、上皮细胞脱落、小胆管淋巴细胞浸润），偶尔会导致严重胆汁淤积。

（3）胃肠道：可见隐窝细胞坏死伴坏死隐窝内退行性物质积聚。病变严重时，随着上皮全部丧失，整个区域都可能剥脱，该表现与皮肤所见表现类似。

6. 诊断与鉴别诊断

（1）诊断：供者干细胞回输后 100 天内，若患者出现典型皮疹、腹泻，以及血清胆红素升高，在排除相应继发性原因后依据临床表现即可诊断。对部分不典型的临床症状需要做进一步鉴别。

（2）鉴别诊断：aGVHD 在大多数情况下是一种排除性诊断，必须考虑到其他引起相似临床症状的原因。鉴别诊断主要取决于 aGVHD 的体征和症状，必要时可针对受累组织进行活检以进行排除。①皮肤病变：对于表现出皮肤 aGVHD 体征和症状的患者，鉴别诊断主要是指引起皮疹的其他病因，包括药疹、病毒疹、植入综合征和放射性皮炎等。②胃肠道病变：主要鉴别引起恶心、呕吐、腹泻和体重减轻的其他病因。其中包括感染性病因（如艰难梭菌感染、巨细胞病毒再激活）、药物作用、放/化疗毒性、炎症性腹泻、短肠综合征、消化性溃疡病、肿瘤和全身性疾病（如糖尿病）。③肝脏病变：包括引起肝功能检查结果异常的疾病，包括肝窦阻塞综合征、肝脏感染（主要是病毒性肝炎）、预处理方案的影响，以及药物毒性。

7. 分级与分度

（1）器官分级：目前临床采用 Glucksberg 标准对 aGVHD 主要累及器官（皮肤、肝脏和胃肠道）的受损程度进行分级（表 10-2-2）。

表 10-2-2　aGVHD 累及器官的 Glucksberg 分级标准

分级	皮肤	肝脏	胃肠道
1	皮疹 <25% 体表面积	胆红素 34～50μmol/L	腹泻量 500～1 000ml/d
2	皮疹 25%～50% 体表面积	胆红素 51～102μmol/L	腹泻量 1 000～1 500ml/d

续表

分级	皮肤	肝脏	胃肠道
3	皮疹＞50%体表面积	胆红素 103～255μmol/L	腹泻量 1 500～2 000ml/d
4	全身性红斑伴水疱形成或表皮剥脱	胆红素大于 255μmol/L	腹泻量大于 2 000ml/d 或腹痛或肠梗阻

（2）aGVHD 总分度：综合上述 aGVHD 器官分级，对 aGVHD 严重程度进行分度（表 10-2-3）。

表 10-2-3　aGVHD 的 Glucksberg 总体分度

分度	皮肤	肝脏	胃肠道	临床表现
Ⅰ	1～2 级	无	无	无
Ⅱ	1～3 级	1 级	1 级	轻度下降
Ⅲ	2～3 级	2～3 级	2～3 级	明显下降
Ⅳ	2～4 级	2～4 级	2～4 级	极度下降

8. 预防　aGVHD 的发生受到多种因素影响，为了降低其发生率，可以从多个方面进行预防。

（1）供者和预处理方案的选择：①供者选择始终应以减少供受者 HLA 之间的差异为目标，有同胞全相合的供者应优先考虑，而不选择同胞不全相合或非亲缘供者。②优先考虑与男性供者匹配男性受者。未经产女性供者优于经产女性供者，可以降低妊娠期间抗原暴露产生回忆应答的风险。③与减低强度或非清髓性预处理方案相比，清髓性预处理方案的 aGVHD 风险更高。但是清髓性预处理方案对于控制某些疾病是必要的，尤其是恶性程度相对较高的白血病。④骨髓或脐带血移植，aGVHD 的发生率低于外周血干细胞移植。

（2）免疫抑制性药物的应用：aGVHD 预防的核心是对供者 T 淋巴细胞的免疫抑制，常见的药物包括：①环孢素（cyclosporin A，CSA）联合甲氨蝶呤（methotrexate，MTX）是最经典的方案。CSA 1mg/kg，24 小时静脉滴注，从预处理开始的第一天应用，过程中及时调整剂量使 CSA 维持在有效浓度范围内。当受者能够口服药时，改环孢素 A 静脉剂型为口服剂型（静脉剂型与口服剂型用量比为 1:2）维持，移植后 50 天后，若无 aGVHD 发生可逐渐减量或直至停用。MTX 15mg/m²，＋1 天；10mg/m²，＋3 天、＋6 天、＋11 天。②CSA＋MTX＋吗替麦考酚酯（mycophenolate mofeti，MMF）。有临床试验表明，CSA＋MMF＋MTX 和 CSA＋MTX 预防 aGVHD 的效果相当，但前者的黏膜炎减少，还可促进植活。③他克莫司（tacrolimus）：可用他克莫司替代 CSA，预防效果与 CSA＋MTX 无明显差异。

（3）供者 T 细胞清除：T 细胞清除主要包括体外去 T 细胞、体外 CD34⁺ 干细胞分选和体内去 T 细胞等多种方法。由于体外去 T 和体外 CD34⁺ 干细胞分选会带来干细胞丢失、增加感染，以及复发等并发症，近年来较少开展。而体内去 T 在临床上应用得到了一定的发展。使用抗胸腺细胞球蛋白（antithymocyte globulin，ATG）清除 T 细胞已广泛应用于非亲缘供者移植或 HLA 不全相合亲缘供者移植，常用 ATG 总剂量为 10mg/kg，分 4 天静脉滴注。

（4）对全相合供者移植，加用低剂量 ATG（1～4mg/kg）也能降低 aGVHD 的发生率。

9. 治疗　治疗是决定 aGVHD 预后的重要因素。以往认为 I 度 aGVHD 无须进行治疗，II度 aGVHD 有全身反应视病情严重程度酌情治疗，III～IV度 aGVHD 应尽早接受干预治疗。但近年来随着不全相合移植或非亲缘移植移植例数增加，aGVHD 风险增高，多数移植单位认为 aGVHD 一旦发生，应及时开始治疗，但 I～II度 aGVHD 可对标准一线治疗方案中的激素用量上进行适当调整。

（1）aGVHD 的一线治疗

1）标准一线治疗：CSA 联合糖皮质激素甲泼尼龙（methylprednisolone，MP）。调整 CSA 在有效药物浓度范围之内，aGVHD 起始治疗剂量为 MP 2mg/(kg·d)，7～14 天后 MP 逐步减量。更高剂量的 MP 并不能获得更高的疗效，且有增加感染的风险。

2）一线治疗疗效评定：一线治疗开始后 48 小时对胃肠道或肝脏型、72 小时对皮肤型 aGVHD 的疗效进行评定，可分完全反应（CR）、部分反应（PR）、无反应（NR）及进展（PD）4 个级别。① CR：aGVHD 症状完全消失，无因 aGVHD 所致的皮疹、腹泻和胆红素加重。② PR：患者 aGVHD 症状尚未完全消失，但至少一个靶器官的分级降低至少 1 级，同时其他靶器官没有进展。皮疹面积减少 25% 以上，腹泻量减少 500ml/d 以上，胆红素大于 8mg/dl 时下降 25% 以上，在 4～8mg/dl 之间时下降 2mg/dl 以上，在 2～4mg/dl 之间时下降少于 2mg/dl。③ NR：患者 aGVHD 表现无改善或进展。④ PD：脏器分级评分升高 1 级。

3）一线治疗失败判断标准：在标准"CSA＋MP"治疗下，根据临床症状判断。① MP 治疗反应欠佳：3～5 天后症状进展，7～14 天后症状不能完全缓解。② MP 开始减量后，症状重新出现。一线治疗失败后，要立即开始二线治疗。

（2）aGVHD 的二线治疗：对于激素耐药的难治性 aGVHD，尽管新的治疗方法不断涌现，但治疗效果却令人不尽满意。目前临床上常用的方法是在一线治疗的基础上，加用下列二线方案。

1）抗 T 淋巴细胞单克隆抗体。①人源性 CD25 单克隆抗体：可竞争性抑制 IL-2α 与其受体结合。常见药物有巴利昔单抗（basiliximab），半衰期为 7 天；用法为巴利昔单抗 20mg/d，第 1、4、8、15 天，必要时第 22 和 29 天加用。针对 aGVHD 临床总有效率可达 70%，在皮肤及肠道 aGVHD 的治疗中具有较高的使用价值。②抗人 CD3 单克隆抗体：对皮肤、肠道 aGVHD 疗效明显优于肝脏 aGVHD。用法为 CD3 单抗 5mg/d，平均应用 9 天（1～20 天），总有效率可达 70%。其主要副作用是感染发生率较高，CMV 感染率 53% 左右，侵袭性真菌感染发生率 30% 左右。③抗 CD52 单克隆抗体：阿伦单抗（alemtuzumab）可清除供者 T 细胞及宿主抗原呈递细胞。用法为阿伦单抗 10mg/d，-7 天至 -3 天，总有效率可达 70%。有资料表明应用阿仑单抗后 EBV 复燃及移植后淋巴增殖性疾病发生风险降低，且患者耐受性较好，但剂量依赖性的 CMV 复燃及其他感染的风险仍然存在。④抗 TNF-α 单克隆抗体：依那西普（etanercept）通过阻断 TNF-α 与其受体结合来发挥效应。使用甲泼尼龙 2mg/(kg·d) 治疗 aGVHD，72 小时内开始加用依那西普 0.4mg/kg，每周 2 次，治疗反应率可达 60%，且多数为完全反应。

2）T 淋巴细胞靶向生物制剂：ATG 是较早应用于激素耐药的 aGVHD 的二线药物，用法为 1.25mg/kg，q.o.d.，共 3～5 剂，有效率为 50% 左右。但存在较多不良反应，如低血压、血小板减少、过敏反应、移植后淋巴增殖性疾病及增加感染风险等。

3）JAK 通路抑制剂：芦可替尼（ruxolitinib）可通过阻断 JAK1/JAK2 通路抑制促炎性细

胞因子的生成、减少供者效应 T 细胞增殖、维护调节性 T 细胞存活，以及活化树突状细胞分化等多个途径来治疗 aGVHD。在一线和其他二线药物的基础上，加用芦可替尼 5mg 或 10mg，b.i.d.，可获得一定效果。

4）间充质干细胞（mesenchymal stromal cell，MSC）：MSC 是一种具有自我更新及多向分化能力的干细胞，同时具有 HSC 归巢及免疫调节作用，可抑制 T 细胞增殖。对难治性重度 aGVHD 可达到 40% 的反应率。

（3）支持辅助治疗

1）去促炎性细胞因子治疗：①大剂量丙种球蛋白 400mg/（kg·d），3～5 天；②血浆置换，每 7 天 1 次。

2）局部对症治疗：①胃肠道 aGVHD：局部可使用类皮质激素布地奈德（budesonide）9mg/d，分 3 次，口服。也可布地奈德 9mg + 生理盐水 500ml 灌肠，每天 1 次。②胃肠道保护药物：谷氨酰胺促进黏膜修复；复方地芬诺酯减少肠蠕动药物；生长抑素减少内脏血流量止血并减少肠液分泌。③皮肤光疗（phototherapy）：紫外照射前 90 分钟予甲氧沙林使 T 淋巴细胞致敏，体重小于 30kg 予 10mg，体重大于 80kg 予 50mg。皮肤型 aGVHD 疗效较好，可减少激素用量。

（二）慢性移植物抗宿主病

1. 定义　cGVHD 是发生在异基因干细胞移植 100 天之后发生的由免疫耐受功能失调所引起的一组并发症，临床以硬皮病、干燥综合征、原发性胆汁性肝硬化、闭塞性细支气管炎及免疫性血细胞减少为主要表现。

2. 发病机制　cGVHD 的发病机制虽然同 aGVHD 相似，但其过程更为复杂，涉及多种免疫细胞、多种细胞因子及胸腺的参与。供者来源的 T 细胞和 B 细胞均发挥重要作用，同时单核 / 巨噬细胞通过产生 IL-6 和 TGF-β 促进纤维化参与其中。其确切发病机制仍不明确，而且移植后免疫缺陷所致的并发症和长期应用免疫抑制剂又会加重这种紊乱状态。

3. 危险因素　cGVHD 的危险因素有多种：①供受者 HLA 配型差异大；②男性患者选用女性供者；③选用动员后的 PBSC；④患者发生过 aGVHD；⑤供者或受者均年龄较大；⑥供者或受者存在 CMV 感染；⑦预处理使用全身照射；⑧受者有脾切除病史。

4. 临床表现　cGVHD 可以出现任何与自身免疫性疾病相仿的临床表现。由于 cGVHD 可以影响许多器官，并且直到出现功能障碍时患者才就医，因此定期检查所有可能受影响的器官非常重要。

（1）皮肤：皮肤是受累最频繁的器官，具有不同的表现，具体取决于病变累及皮肤层类型（表皮，角质层，皮下层和筋膜）。一些表现可能与 aGVHD 重叠，如红斑，斑丘疹和瘙痒，存在这些共同特征提示为重叠型 cGVHD。皮肤 cGVHD 可能显示出许多不同的非硬化性和硬化性表型，通常为慢性炎症和自身免疫性疾病的表现。其诊断特征包括：皮肤异色症、扁平苔藓样特征、硬化特征、硬斑病样特征、硬化性苔藓样特征。cGVHD 的其他特征包括出汗障碍、鱼鳞病、毛周角化病、色素沉着减少和色素沉着过度。

（2）眼睛：眼睛的 cGVHD 通常表现为干燥性角膜炎，症状轻重不等，包括轻度干眼、眼痛和视力丧失。具体表现有干燥性角膜结膜炎、白内障、角膜上皮染色、结膜充血、结膜水肿、角膜上皮坏死脱落、结膜上皮下纤维化及睑球粘连形成等。

（3）口腔：口腔症状可能表现为口腔黏膜红斑或类苔藓样改变，以及溃疡和黏液囊肿。

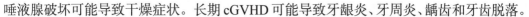

唾液腺破坏可能导致干燥症状。长期cGVHD可能导致牙龈炎、牙周炎、龋齿和牙齿脱落。

（4）肝脏：肝脏受累通常表现为肝功能异常而无其他严重并发症。肝功能检查结果与胆汁淤积表现相似，如碱性磷酸酶、GPT或GOT及胆红素浓度升高，诊断前必须先排除病毒感染、药物作用、恶性肿瘤、全胃肠外营养所致胆汁淤积或其他原因，有时可能需要进行肝活检以明确诊断。

（5）肺：肺部通常表现为进行性、不可逆性阻塞或限制性改变（闭塞性细支气管炎），较少由淋巴细胞性肺炎导致间质纤维化或梗阻性细支气管炎伴机化性肺炎。组织学检查常表现为细支气管破坏伴管腔纤维性闭塞，肉芽组织延伸至肺泡管。

（6）肌肉关节和筋膜：主要表现为表现包括水肿、肌痛性痉挛、关节痛和关节炎。最主要的表现是筋膜炎和肌炎，筋膜炎表现为关节活动受限（多为深层皮肤硬化所致）和皮肤改变，肌炎表现为肌无力，伴或不伴肌痛。

（7）胃肠道：表现为吞咽困难（食管），恶心和呕吐（胃），或慢性腹泻和吸收不良综合征（肠，胰腺），这些症状还可见于aGVHD和重叠型cGVHD。有时cGVHD也可能表现为免疫介导的胰腺炎，或胰腺外分泌功能不全。

（8）生殖系统：生殖系统的主要表现为扁平苔藓样特征，随后可能会发生粘连、溃疡和裂痕。

5. 诊断与分级

（1）诊断：2014年美国NIH会议重新修订了2005年cGVHD诊断标准，定义allo-HSCT或者供者淋巴细胞输注（DLI）后患者出现至少1项cGVHD的诊断性表现（皮肤异色病、苔藓样改变等），或至少1项cGVHD的特征性症状（指甲营养不良、皮肤色素脱失及口腔干燥等），伴有同一或其他器官支持cGVHD辅助检查（活检病理、实验室检查及肺功能实验等）阳性，均可诊断为cGVHD。

（2）分级：NIH的cGVHD分级系统主要依据在指定的时间对每个受累脏器（皮肤、眼、口腔、胃肠道、肝脏、肺、肌肉关节/筋膜和生殖系统）的严重程度进行评分：0分为没有症状；1分为没有严重的功能受损，对日常活动没有影响；2分为对日常活动有明显影响但没有残疾；3分为对日常活动有严重影响并伴严重残疾。再综合各项积分进行总体分度（表10-2-4）：轻度、中度或重度。对所有移植患者在移植后3个月进行NIH的标准分级，对确诊cGVHD的患者每3个月重新分级。

6. 治疗　目前认为符合中、重度标准（累及三个或更多脏器，NIH积分在任一脏器达到2分）的cGVHD需全身用药。当合并影响预后的高危因素时，即便为轻度cGVHD也需要全身用药治疗。

（1）一线治疗

1）在有效药物浓度的CSA基础上加用泼尼松（prednisone）1mg/（kg·d），若2周后症状稳定或改善，可逐渐减量，每周减量四分之一，直至达目标剂量。若症状完全缓解，剂量可进一步递减。

2）难治性cGVHD：泼尼松1mg/（kg·d）治疗2周症状恶化，或大于0.5mg/（kg·d）治疗4~8周症状改善不明显，或减量至0.5mg/（kg·d）时无效，则需要二线治疗。

（2）二线治疗

目前还无标准的二线治疗方案，需进行个体化的治疗。常用方法如下。

表 10-2-4　cGVHD 的分级系统(NIH, 2014)

	0分	1分	2分	3分
体能评分 KPS/ECOG/LPS	无症状、活动完全不受限（ECOG 0；KPS 或 LPS 100%）	有症状、体力活动轻度受限（ECOG 1；KPS 或 LPS 80%～90%）	有症状，可自理，<50% 时间卧床（ECOG 2；KPS 或 LPS 60%～70%）	有症状，生活自理受限，>50% 时间卧床（ECOG 3～4；KPS 或 LPS <60%）
皮肤 斑丘疹扁平苔藓样变 色素沉着 毛发角化 红斑 红皮病 皮肤异色病 硬化改变 瘙痒症 毛发受累 指甲受累	无症状	<18% 体表面积，无硬化改变	18%～50% 体表面积，或浅层硬化改变	>50% 体表面积，或深层硬化改变
口腔	无症状	轻度症状，进食不受限	中等症状，进食轻度受限	严重症状，进食明显受限
眼	无症状	轻度干燥性角膜结膜炎（需要滴眼 <3 次/d 或无症状性干燥性角结膜炎）	中度干燥性角膜结膜炎（需要滴眼 ≥3 次/d），不伴有视力受损	严重干燥性角膜结膜炎，无法工作，视力丧失
胃肠道	无症状	吞咽困难、厌食、恶心、呕吐、腹泻、腹痛但体重减轻 <5%	有症状，体重减轻 5%～15%	有症状，体重减轻 >50%，需要营养支持或食管扩张
肝	正常	胆红素、GTP/GOT 升高，但小于 2 倍正常上限	胆红素、GTP/GOT 升高，2～5 倍正常上限	胆红素、GTP/GOT 升高，大于 5 倍正常上限
肺	无症状 FEV_1>80%	轻度症状（爬 1 层楼气短）FEV_1 60%～79%	中度症状（平地活动气短）FEV_1 40%～59%	静息气短，需氧 FEV_1≤39%
关节	无症状	肢体轻微僵直	四肢至少 1 个关节僵硬，关节挛缩，活动中度受限	挛缩严重，活动受限
生殖系统	无症状	轻微症状，查体时无明显不适	中等症状，检查时轻度不适	严重症状
总的器官评分		轻度 累计 1～2 个器官（肺除外），每个器官的积分≤1 分	中度 ≥1 个器官，1 个器官积分为 2 分或≥3 分，1 个器官的积分为 1 分，或肺积分为 1 分	重度 任何器官积分≤3 分，或肺积分≤2 分

1）将 CSA 改用他克莫司，使其达到有效浓度后观察其疗效。

2）一线治疗基础上联合吗替麦考酚酯，通常剂量为 15mg/kg，一日 2 次。

3）一线治疗基础上联合芦可替尼 5mg 或 10mg，b.i.d.，可获得一定效果。

4）依鲁替尼：依鲁替尼是一种酪氨酸激酶抑制剂，具有抗 cGVHD 的作用。

5）利妥昔单抗：可用于预防 cGVHD，通常使用剂量为 375mg/m²，一周 1 次，连用 4 周。

6）其他：西罗莫司、伊马替尼、硼替佐米、沙利度胺、喷司他汀等药物对于治疗难治性 cGVHD 均有一定疗效。

7）间充质干细胞具有免疫调节作用，对难治性重度 cGVHD 也有一定疗效。

五、移植后淋巴细胞增殖性疾病

（一）定义

移植后淋巴细胞增殖性疾病（post-transplant lymphoproliferative disorder，PTLD）是一组异基因造血干细胞移植后发生的异质性淋巴细胞增殖性疾病。PTLD 是由于移植后患者免疫功能低下的情况下，EB 病毒（Epstein Barr virus，EBV）感染导致淋巴细胞或浆细胞的肿瘤性增殖不受控制而引起。

（二）发病机制

EBV 在大部分 PTLD 患者的发病中起到至关重要的作用。正常人感染后，EBV 潜伏在外周血 B 淋巴细胞中，病毒隐匿基因的间断表达可激活体内特异性 T 淋巴细胞，使感染的 B 淋巴细胞不会过度增殖。allo-HSCT 后，由于患者的特异性 T 淋巴细胞免疫功能受到抑制，感染 EBV 的 B 淋巴细胞出现克隆性增殖，最终导致 PTLD。除 EBV 外，其他病毒如 CMV、疱疹病毒也可能参与了 PTLD 的发病。

（三）临床表现

PTLD 可累及几乎所有的器官系统，多见于淋巴、造血系统（肝、脾、淋巴结），较少见于中枢神经系统、骨髓、胃肠道、肺和肝等。淋巴结肿大和发热是 PTLD 最常见的症状。与 EBV 相关的 PTLD 表现，也称为 EBV 终末器官疾病，包括脑炎 / 脊髓炎，肺炎，肝炎和吞噬性淋巴细胞组织细胞增生症。

（四）检查方法

PTLD 的检查有多种方法，组织病理学是诊断 PTLD 的金标准。

1. 无创性诊断　①血象：PTLD 患者外周血可出现异型淋巴细胞，当 PTLD 累及骨髓时可出现一系或多系血细胞减少；②EBV 检测：EBV 检测包括血清学检测 EBV 抗体和聚合酶链反应（PCR）定量检测 EBVDNA；③流式细胞仪检测 B 细胞、T 细胞和浆细胞特异性抗原；④影像学检查：包括超声检查、X 线、MRI（中枢系统病变）和 PET/CT（淋巴结、脾脏、肝脏、胃肠道、皮肤、肺、骨及骨髓等部位病变）等。

2. 侵入性诊断　①淋巴结和 / 或其他可疑部位的活检；②内镜检查：出现胃肠道症状时可行内镜检查。

3. 组织学检查　①检测病毒抗原或原位杂交检测 EBV 编码的小 RNA（EBER）；②免疫组织化学；③抗原受体基因检测：多形性和单形性 PTLD 可见克隆性 Ig 或 TCR 受体基因重排。

（五）病理分型

allo-HSCT 后大部分 PTLD 来源于供者的 B 淋巴细胞,极少数起源于供者的 T 细胞或 NK 细胞。2008 年 WHO 将 PTLD 分 4 个类型(表 10-2-5)。

表 10-2-5　PTLD 组织病理学分型(WHO,2008)

类型	形态学和免疫表型	遗传学
早期病变 　反应性浆细胞增生 　传染性单核细胞增多样病变	结构完整混合少量多克隆 B 或 T 免疫母细胞和浆细胞者典型 EBV(+)	无典型克隆;可出现微小克隆
多形性 PTLD	结构破坏,淋巴细胞成分呈现全谱系性变化(从免疫母细胞到浆细胞,间杂有小和中等大小的 B 或 T 淋巴细胞)通常 EBV(+)	克隆性 Ig 基因重排,无克隆性 T 细胞
单形性 PTLD 　B 细胞肿瘤 　　弥漫大 B 细胞淋巴瘤 　　Burkitt/Burkitt 样淋巴瘤 　　浆细胞骨髓瘤 　　浆细胞瘤样病变 　T/NK 细胞肿瘤 　　外周 T 细胞淋巴瘤	结构破坏,符合 WHO 分型中浆细胞肿瘤或非霍奇金淋巴瘤的诊断标准;表型根据不同的 NHL 亚型各异;EBV(±)	克隆性 Ig 基因重排和 / 或克隆 T 细胞受体基因重排
霍奇金淋巴瘤(HL)和 HL 样淋巴瘤	结构破坏符合 WHO 经典 HL 的诊断标准	无典型克隆

（六）诊断与分期

1. 诊断　根据 PTLD 典型的临床表现、实验室检查和组织病理学检查即可诊断。但在诊断过程中需要与一些疾病相鉴别:发热、盗汗等中毒症状起病,需要与感染性疾病相鉴别,尤其是侵袭性真菌感染;淋巴结肿大需要与白血病移植后髓外复发鉴别。中枢系统 PTLD 须注意与中枢系统白血病、脑血管疾病相鉴别。

2. 分期　目前还没有标准的 PTLD 评分系统。PET/CT 已成为 PTLD 诊断和分期的重要影像工具,除了活检和组织学检查之外,PTLD 组织受累的诊断标准应与淋巴瘤的诊断标准一致。

PTLD 的可用的分期有:①临床终末期分期,用于评估淋巴结病与结外病变;②临床严重程度分期,分为局限期(单灶)与晚期(多灶)疾病;③ ECIL-6 分期,分为局限期(Ⅰ～Ⅱ期)与晚期(Ⅲ～Ⅳ期)。

（七）治疗方案

由于 PTLD 在有快速进展为高度淋巴样肿瘤及 EBV 可能引起多脏器功能衰竭的潜在风险,PTLD 一旦确诊后应及时进行干预治疗。

1. 一线治疗

(1) 利妥昔单抗(rituximab, RTX)375mg/m², 每周一次。

（2）减停免疫抑制剂（reduction of immunosuppression，RIS），尽可能与 RTX 一起应用。

（3）采用供体或第三方 EBV-CTL 的细胞疗法进行过继免疫疗。

2．二线治疗

如果一线失败，可进行二线治疗。

（1）细胞治疗：非特异性 DLI 或特异性 EBV-CTL。从 EBV 阳性供者采集的 DLI 可以提高 T 细胞的活性。

（2）化疗 ±RTX：化疗方案多采用类似非霍奇金淋巴瘤的化疗方案，如 CHOP、CHOP-B、CVP 及 MACOP 等。

（3）不推荐应用丙种球蛋白、干扰素和抗 EBV 药物。

3．其他局部治疗方法

（1）中枢系统 PTLD 治疗：目前尚无任何标准疗法，可能的治疗选择包括①全身或鞘内 RTX，每周一次（3～10ml 生理盐水中的 RTX 剂量为 10～30mg）；② EBV-CTL 的 T 细胞疗法；③放射疗法；④高剂量的 MTX±Ara-C。

（2）手术与局部放疗：对于局部新发病灶、复发性 PTLD，以及出现肿瘤压迫症状等，可选择相应的手术或放疗。

（八）疗效评价

CR：PTLD 的所有症状的缓解，EBV-DNA 阴性。

PR：症状和 EBV-DNA 滴度减少至少 50% 的初始改变。

六、植入失败

（一）定义

供者造血干细胞的顺利植入是 allo-HSCT 成功的关键之一，植入成功的具体临床表现为髓系、红系和巨核系细胞的恢复。中性粒细胞植活的标准是指连续 3 天中性粒细胞绝对数（absolute neutrophil count，ANC）$>0.5×10^9$/L；血小板植活的标准是连续 7 天血小板计数（platelet count，PLT）$>20×10^9$/L；红细胞植活的标准是血红蛋白（hemoglobin，Hb）>80g/L 且脱离输血。移植后如果造血干细胞不能顺利植入，就会导致植入失败（graft failure，GF）或植入不良（poor graft function，PGF）。GF 可分原发性 GF 和继发性 GF 两种类型，原发性 GF 的定义是指移植后 +28 天 ANC$<0.5×10^9$/L、Hb<80g/L 和 PLT$<20×10^9$/L；继发性 GF 的定义是指临床造血重建后再次出现 ANC$<0.5×10^9$/L，短串联重复序列（short tandem repeat，STR）<5%，且与复发、感染或药物毒性无关；植入不良的定义是指移植后 +28 天，在 STR>5% 基础上，出现一系或多系减少超过 2 周。GF 在同胞全相合的移植中的发生率约为 3%～5%，但在单倍体移植和脐血移植（cord blood transplantation，CBT）中发生率可增至 10%。一旦发生 GF，患者预后较差，3～5 年的总生存率（overall survival，OS）低于 20%，大多数因感染或出血而死亡。

（二）发病机制

GF 发生有多种机制：①免疫介导的移植物排斥是导致 GF 的主要机制，与残存的宿主 T 细胞、NK 细胞及抗体有关；②非免疫机制，包括疾病种类、输注 HSC 的数量、感染、药物、预处理方案等（图 10-2-1）。

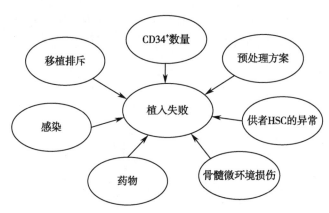

图 10-2-1 植入失败的发病机制

（三）危险因素

1. HLA 配型 过去移植 HLA 配型采用低分辨率 HLA-A/B/DR 位点，认为 HLA 配型与植入失败存在密切的关系。随着 HLA 高分辨位点（HLA-A/B/C/DR/DQ/DP）的应用，研究发现无论是在减低强度预处理（reduced intensity conditioning, RIC）还是清髓性预处理（myeloablative conditioning, MAC）中，植入失败的发生率在 HLA 全合和 HLA 不全合之间不存在差异。但最新报道 HLA 不合植入失败的发生率高于 HLA 全合，供受者 HLA-I 类抗原不合其移植物排斥发生率较高。

2. 移植物来源 相对于亲缘移植，非亲缘移植发生植入失败的风险较高。与骨髓移植相比，经 G-CSF 动员后的外周干细胞 CD34+ 细胞数量较高，富含 T 细胞、B 细胞、NK 细胞和单核细胞，GF 发生率更低。而脐血移植 GF 发生率可高达 10%～16%。同时去除 T 细胞移植后发生 GF 的风险更高。

3. 移植物细胞数量 移植物中有核细胞（total nucleated cell, TNC）和 CD34+ 细胞的含量影响移植物能否成功植入。Olsson 研究提示有核细胞数量低于 2.5×10^8/kg 及 CD34+ 细胞低于 3×10^6/kg 的植入失败的发生率显著升高。目前认为输注的供者 TNC 总数及 CD34+ 细胞数与植入存在一定的关系（表 10-2-6）。

表 10-2-6 不同类型的移植方式常见输注的造血干细胞数量

干细胞来源	移植类型	细胞数量
骨髓	自体移植	TNC: 2×10^8/kg
	异体移植	TNC: 2×10^8/kg
外周血	自体移植	最低: CD34+ 细胞 $> 1 \times 10^6$/kg
		最佳: CD34+ 细胞 $> 2 \times 10^6$/kg
	异体移植（清髓性预处理）	最低: CD34+ 细胞 $> 2 \times 10^6$/kg
		最佳: CD34+ 细胞 $> 4 \times 10^6$/kg
	异体移植（减低强度预处理）	最低: CD34+ 细胞 $> 2 \times 10^6$/kg
		最佳: CD34+ 细胞 $(4\sim8) \times 10^6$/kg
脐带血	HLA 4～6/6 相合	TNC$>3) \times 10^7$/kg
		CD34+ 细胞 $> 1 \times 10^5$/kg

4. 供者特异性抗体（donor-specific antibody，DSA） DSA 为患者体内存在的抗供者抗原的特异性抗体，为 HLA 位点不全合所产生，DSA 阳性增高了植入失败的风险，在移植前选择供者时，强烈推荐进行 DSA 检测。研究发现，DSA 的存在与血小板植入失败和原发性植入失败密切相关，而与中性粒细胞植入无关。在 CBT 和非血缘移植中，DSA 发生植入失败风险较高，可能会降低总生存率。

5. 预处理方案 对于老年及年轻合并器官功能衰竭患者，临床上可采取 RIC 方案，但相比 MAC 方案，可能会存一些宿主的细胞，易发生植入失败。同时 MAC 方案强度的增强并不能降低植入失败的发生率。研究显示接受非清髓方案（non-myeloablative conditioning，NMAC）的植入失败发生率显著高于 MAC。尽管人们普遍认为全身照射（total body irradiation，TBI）可以降低植入失败的风险，但尚无研究证实。研究发现在预处理方案中将 ATG 与 CY 联用可以减少再生障碍性贫血患者的植入失败的发生率。

6. ABO 血型不合 大部分研究表明，ABO 血型不合并不引起 GF 的发生，对受者最大的影响是造成红系植入缓慢，甚至发生纯红细胞再生障碍性贫血。但也有研究认为 ABO 血型不合是植入失败的独立危险因素。

7. 年龄 有学者认为供者高龄会影响 CD34$^+$ 细胞的数量及质量。大鼠实验提示，供者为老龄大鼠时植入失败的发生率增加。同时国外研究发现年龄 >40 岁的供者发生原发性植入失败较年龄 <40 岁的供者升高。高龄供者的造血干细胞存在与老化相关的 DNA 甲基化修饰和端粒长度缩短，可能与植入失败的发生有关。

8. 原发病及移植前疾病状态 国外研究发现恶性血液病未达到完全缓解状态是植入失败的独立危险因素。非肿瘤性疾病发生植入失败的概率高于肿瘤性疾病，如再生障碍性贫血、地中海贫血等。

9. 既往化疗 既往接受的化疗可能会对造血微环境造成损害，目前相关研究较少。

10. 其他 ①脾大：骨髓增殖性肿瘤（MPN）和骨髓增生异常综合征（MDS）中合并的脾大与 GF 相关；②造血干细胞冷冻方式与保存质量也与 GF 相关；③移植方式：在大多数研究中，去 T 细胞移植发生的 GF 风险较高。

（四）预防

对有高危 GF 风险的患者采取以下措施。

1. 在实体器官移植中，血浆置换、丙种球蛋白、环磷酰胺、抗淋巴细胞多克隆抗体、抗 CD20 单克隆抗体、蛋白酶体抑制剂等均可降低抗体负荷以减少 DSA 介导的植入失败。这些疗法也可用于造血干细胞移植中以使 DSA 脱敏，降低 DSA 水平。

2. 预处理方案中加强免疫抑制剂使用，如 ATG。

3. 尽可能使用骨髓来源的干细胞。

4. 增加回输造血干细胞的数量是减少移植失败的常用方法。脐血移植的有核细胞数量较少，临床上常采用双份脐血移植以保证足够的有核细胞数。

5. 间充质干细胞（mesenchymal stromal cell，MSC）与供者造血干细胞共同输入。

6. 移植后增加 G-CSF 的使用，并在移植后 +28 天及时检测 STR 评估植入情况。当供者成分比例下降时，可考虑 DLI。

（五）治疗

1. 停止使用对造血干细胞有潜在抑制作用和毒性等非必需药物，控制感染，调节免疫抑制剂使用,开展下一步治疗前可使用 G-CSF 维持血象。

2．调整移植后免疫抑制使用　在移植后早期保持合适的免疫抑制剂水平,在第 3 个月／第 6 个月之后 STR 出现混合嵌合状态时,免疫抑制剂的快速减量可以克服混合嵌合现象(对于重型再生障碍性贫血患者,建议增加免疫抑制剂量)。

3．对于再生障碍性贫血患者,可先尝试使用艾曲泊帕,如果效果欠佳可考虑 DLI 或二次移植。

4．DLI 输注　STR 水平降低可使用 DLI,但需要进行风险／获益评估,因为有增加 GVHD 的风险。目前暂无明确资料显示 DLI 使用的最佳时机,可考虑在使用上述 1～3 治疗措施约 2 到 3 个月没有改善后使用。

5．二次移植　选择二次移植挽救治疗植入失败患者面临的问题较多,需要临床医师结合受者与供者情况制定最佳方案。

(1)供者选择:使用相同或不同供者的结果无明显差异;不推迟移植前提下可选择不同供者;可选择单倍体供者;避免选择 DSA 阳性供者。

(2)预处理方案:是否再次使用与第一次相同的预处理方案目前尚未定论。考虑到二次清髓性预处理导致较高的移植毒性、病死率及抗肿瘤药物的耐药性,多数倾向于非清髓性预处理,以氟达拉滨为主的预处理方案可增加植入率。

(3)移植物:外周干细胞和骨髓干细胞移植具有相似效果,优于脐血,可作为二次移植的干细胞来源。对面临缺少 HLA 相合同胞供者及无关供者,可采用脐血移植作为挽救疗法。

(4)移植后免疫抑制:最常用的是钙调磷酸酶抑制剂(calcineurin inhibitor, CNI)的方案,如 CSA 或他克莫司(tacrolimus)联合短程甲氨蝶呤。

6．间充质干细胞　在输注干细胞的同时可考虑输注 MSC。MSC 被认为是骨髓基质细胞的前体细胞,为造血提供支架,促进造血细胞植入,在调控造血与免疫功能方面担任重要的角色,且 MSC 低表达 MHC 分子,无诱发 GVHD 的风险,对于治疗植入失败尚处于探索中。

(许多荣　王荷花　李　娟)

【参考文献】

[1] TOMBLYN M, CHILLER T, EINSELE H, et al. Guidelines for preventing infectious complications among hematopoietic cell transplant recipients: A global perspective[J]. Biol Blood Marrow Transplant, 2009, 15 (10): 1143-1238.

[2] 中华医学会血液学分会,中国医师协会血液科医师分会. 中国中性粒细胞缺乏伴发热患者抗菌药物临床应用指南(2020 年版)[J]. 中华血液学杂志, 2020, 41(12): 969-978.

[3] AVERBUCH D, TRIDELLO G, HOEK J, et al. Antimicrobial resistant in gram-negative causing bacteremia in hematopoietic stem cell transplant recipients: intercontinental prospective study of the infectious diseases working party of the European bone marrow transplantation group[J]. Clin Infect Dis, 2017, 65(11): 1819-1828.

[4] 中华医学会血液学分会,中国医师协会血液科医师分会. 血液肿瘤患者碳青霉烯类耐药的肠杆菌科细菌(CRE)感染的诊治与防控中国专家共识(2020 年版)[J]. 中华血液学杂志, 2020, 41(11): 881-889.

[5] 中国侵袭性真菌感染工作组. 血液病／恶性肿瘤患者侵袭性真菌病的诊断标准与治疗原则(第六次修

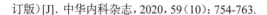

订版)[J]. 中华内科杂志, 2020, 59(10): 754-763.

[6] MAERTENS J, CESARO S, MASCHMEYER G, et al. ECIL guidelines for preventing Pneumocystis jirovecii pneumonia in patients with haematological malignancies and stem cell transplant recipients[J]. J Antimicrob Chemother, 2016, 71(9): 2397-2404.

[7] EMERY V, ZUCKERMAN M, JACKSON G, et al. Management of cytomegalovirus infection in haemopoietic stem cell transplantation[J]. Br J Haematol, 2013, 162(1): 25-39.

[8] MARTY FM, LJUNGMAN P, CHEMALY RF, et al. Letermovir prophylaxis for cytomegalovirus in hematopoietic-cell transplantation[J]. N Engl J Med 2017, 377: 2433-2444.

[9] STYCZYNSKI J, REUSSER P, EINSELE H, et al. Management of HSV, VZV and EBV infections in patients with hematological malignancies and after SCT: Guidelines from the Second European Conference of Infection in Leukemia[J]. Bone Marrow Transplant, 2009, 43(10): 757-770.

[10] MOHTY M, MALARD F, ABECASSIS M, et al. Prophylactic, preemptive, and curative treatment for sinusoidal obstruction syndrome/veno-occlusive disease in adult patients: A position statement from an international expert group[J]. Bone Marrow Transpl, 2020, 55(3): 485-495.

[11] MOHTY M, MALARD F, ABECASSIS M, et al. Revised diagnosis and severity criteria for sinusoidal obstruction syndrome/veno-occlusive disease in adult patients: A new classification from the European Society for Blood and Marrow Transplantation[J]. Bone Marrow Transpl, 2016, 51(7): 906-912.

[12] TAY J, TINMOUTH A, FERGUSSON D, et al. Systematic review of controlled clinical trials on the use of ursodeoxycholic acid for the prevention of hepatic veno-occlusive disease in hematopoietic stem cell transplantation[J]. Biol Blood Marrow Transpl, 2007, 13(2): 206-217.

[13] FULGENZI A, FERRERO M E. Defibrotide in the treatment of hepatic veno-occlusive disease[J]. Hepat Med, 2016, 8: 105-113.

[14] LUNDE L E, DASARAJU S, CAO Q, et al. Hemorrhagic cystitis after allogeneic hematopoietic cell transplantation: Risk factors, graft source and survival[J]. Bone Marrow Transplant, 2015, 50(11): 1432-1437.

[15] AMBALATHINGAL G R, FRANCIS R S, SMYTH M J, et al. BK polyomavirus: Clinical aspects, immune regulation, and emerging therapies[J]. Clin Microbiol Rev, 2017, 30(2): 503-528.

[16] GILIS L, MORISSET S, BILLAUD G, et al. High burden of BK virus-associated hemorrhagic cystitis in patients undergoing allogeneic hematopoietic stem cell transplantation[J]. Bone Marrow Transplant, 2014, 49(5): 664-670.

[17] SAKURADA M, KONDO T, UMEDA M, et al. Successful treatment with intravesical cidofovir for virus-associated hemorrhagic cystitis after allogeneic hematopoietic stem cell transplantation: A case report and a review of the literature[J]. J Infect Chemother, 2016, 22(7): 495-500.

[18] MO XD, ZHANG XH, XU LP, et al. Treatment of late-onset hemorrhagic cystitis after allogeneic hematopoietic stem cell transplantation: The role of corticosteroids[J]. Ann Hematol, 2018, 97(7): 1209-1217.

[19] PRZEPIORKA D, LUO L, SUBRAMANIAM S, et al. FDA approval summary: Ruxolitinib for treatment of steroid-refractory acute graft-versus-host disease[J]. The Oncologist, 2020, 25(2): e328-e334.

[20] DOROBYSKI W R, SZABO A, ZHU F, et al. Tocilizumab, tacrolimus and methotrexate for prevention of acute graft-versus-host disease: Low incidence of lower gastrointestinal tract disease[J]. Haematologica, 2018, 103(4): 717-727.

[21] FUCHS E J. Related haploidentical donors are better choice than matched unrelated donors: Point[J]. Blood Adv, 2017, 1(6): 397-400.

[22] KORETH J, KIM H T, LANGE P B, et al. Bortezomib-based immunosuppression after reduced-intensity conditioning hematopoietic stem cell transplantation: Randomized phase Ⅱ results[J]. Haematologica, 2018, 103(3): 522-530.

[23] CHOI S W, BRAUN T, HENIG I, et al. Vorinostat plus tacrolimus/methotrexate to prevent GVHD after myeloablative conditioning, unrelated donor HSCT[J]. Blood, 2017, 130(15): 1760-1767.

[24] MIELCAREK M, FURLONG T, O'DONNELL P V, et al. Posttransplantation cyclophosphamide for prevention of graft-versus-host disease after HLA-matched mobilized blood cell transplantation[J]. Blood, 2016, 127(11): 1502-1508.

[25] SOIFFER R J, KIM H T, MCGUIRK J, et al. Prospective, randomized, double-blind, phase Ⅲ clinical trial of anti-t-lymphocyte globulin to assess impact on chronic graft-versus-host disease-free survival in patients undergoing HLA-matched unrelated myeloablative hematopoietic cell transplantation[J]. J Clin Oncol, 2017, 35(36): 4003-4011.

[26] KRÖGER N, SOLANO C, WOLSCHKE C, et al. Antilymphocyte globulin for prevention of chronic graft-versus-host disease[J]. N Engl J Med, 2016, 374(1): 43-53.

[27] ZEISER R, BLAZAR B R. Acute graft-versus-host disease: Biologic process, prevention, and therapy[J]. N Engl J Med, 2017, 377(22): 2167-2179.

[28] CHOI S W, BRAUN T, CHANG L, et al. Vorinostat plus tacrolimus and mycophenolate to prevent graft-versus-host disease after related-donor reduced-intensity conditioning allogeneic haemopoietic stem-cell transplantation: A phase 1/2 trial[J]. Lancet Oncol, 2014, 15(1): 87-95.

[29] CUTLER C, LOGAN B, NAKAMURA R, et al. Tacrolimus/sirolimus vs. tacrolimus/methotrexate as GVHD prophylaxis after matched, related donor allogeneic HCT[J]. Blood, 2014, 124(8): 1372-1377.

[30] KENEDY G A, VARELIAS A, VUCKOVIC S, et al. Addition of interleukin-6 inhibition with tocilizumab to standard graft-versus-host disease prophylaxis after allogeneic stem-cell transplantation: A phase 1/2 trial[J]. Lancet Oncol, 2014, 15(13): 1451-1459.

[31] DHARNIDHARKA V R, WEBSTER A C, MARTINEZ O M, et al. Post-transplant lymphoproliferative disorders[J]. Nat Rev Dis Primers, 2016, 2: 15088.

[32] DIERICKX D, HABERMANN T M. Post-transplantation lymphoproliferative disorders in adults[J]. N Engl J Med, 2018, 378(6): 549-562.

[33] STYCZYNSKI J. Managing post-transplant lymphoproliferative disorder[J]. Expert Opin Orphan Drugs, 2017, 5(1): 19-35.

[34] BOLLARD C M, HESLOP H E. T cells for viral infections after allogeneic hematopoietic stem cell transplant[J]. Blood, 2016, 127(26): 3331-3340.

[35] STYCZYNSKI J, TRIDELLO G, GIL L, et al. Impact of donor Epstein-Barr virus serostatus on the incidence of graft-versus-host disease in patients with acute leukemia after hematopoietic stem-cell transplantation: A study from the Acute Leukemia and Infectious Diseases Working Parties of the European Society for Blood and Marrow Transplantation[J]. J Clin Oncol, 2016, 34(19): 2212-2220.

[36] STYCZYNSKI J, VAN DER VELDEN W, FOX C P, et al. Management of Epstein-Barr Virus infections

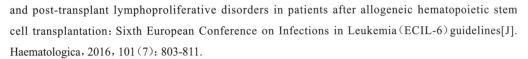

and post-transplant lymphoproliferative disorders in patients after allogeneic hematopoietic stem cell transplantation: Sixth European Conference on Infections in Leukemia（ECIL-6）guidelines[J]. Haematologica，2016，101（7）：803-811.

[37] UHLIN M，WIKELL H，SUNDIN M，et al. Risk factors for Epstein-Barr virus-related post-transplant lymphoproliferative disease after allogeneic hematopoietic stem cell transplantation[J]. Haematologica，2014，99（2）：346-352.

[38] OZDEMIR Z N，CIVRRIZ BOZDAG S. Graft failure after allogeneic hematopoietic stem cell transplantation[J]. Transfus Apher Sci，2018，57（2）：163-167.

[39] ZHAO Y M，GAO F，SHI J M，et al. Incidence，risk factors，and outcomes of primary poor graft function after allogeneic hematopoietic stem cell transplantation[J]. Biol Blood Marrow Transplant，2019，25（9）：1898-1907.

[40] CHANG YJ，ZHAO XY，XU LP，et al. Donor-specific anti-human leukocyte antigen antibodies were associated with primary graft failure after unmanipulated haploidentical blood and marrow transplantation：A prospective study with randomly assigned training and validation sets[J]. J Hematol Oncol，2015，8：84.

[41] OLSSON R，REMBERGER M，SCHAFFER M，et al. Graft failure in the modern era of allogeneic hematopoietic SCT[J]. Bone Marrow Transplant，2013，48（4）：537-543.

[42] PARK S S，KIM H J，MIN K I，et al. Prognostic prediction model for second allogeneic stem-cell transplantation in patients with relapsed acute myeloid leukemia：Single-center report[J]. Clin Lymphoma Myeloma Leuk，2018，18（4）：e167-e182.

[43] BASTURK B，KASAR M，YERAL M，et al. Anti-HLA antibody levels are associated with the risk of graft failure after allogeneic hematopoietic stem cell transplant[J]. Exp Clin Transplant，2017，15（Suppl 1）：219-223.

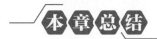

本章总结

　　ASCT 作为一线巩固治疗的地位尚无法撼动，而异基因移植已越来越少地用于一线治疗，目前各大指南推荐均限于年轻高危／超高危患者及复发患者。异基因移植可以使部分高危／复发患者获益，多在首次 ASCT 后复发选择该治疗方式，但是 allo-HSCT 的适应证、最佳的移植时机、恰当的预处理方案、供者选择等问题仍有待进一步完善，目前无标准推荐。除降低移植相关死亡率（TRM）外，移植后加入如 DLI、蛋白酶体抑制剂、免疫调节剂等新药的治疗，可以使更多患者获得更深层次缓解，是改进 allo-HSCT 疗效的另一重要方向。

　　第一个需要考虑的问题是超高危的定义，因为 allo-HSCT 会有 TRM 的顾虑，所以通常认为预期存活时间短于 2 年的年轻患者，在有经验的中心可考虑选择一线异基因移植。由于高危的定义各种国际／国内指南并不完全相同，从现有治疗手段的预期疗效分析，预期存活时间小于 2 年的"高危"因素包括：原发浆细胞白血病、TP53 双等位基因突变、多发软组织髓外浆细胞瘤等。其他的高危因素包括合并多种高危细胞遗传学等。由于新的治疗手段的不断涌现，MM 复发患者有了更多治疗选择且疗效在不断进步，医生及患者都更倾向于将治疗选择转向非异基因移植的治疗方式，但是多线治疗失败后患者可能无法耐受 allo-HSCT，同时既往多线治疗失败也是移植后再复发的危险因素。因此建议对于超高危的患者一线，以及非超高危但是首次标准治疗后短期复发的患者，应及时启动异基因移植的准备。

关于移植预处理方案的问题，究竟选择清髓性预处理还是减低剂量预处理（RIC）方案目前尚无定论。RIC方案虽然降低了TRM，扩大了移植适应人群，但是这一优势最终并未转化为生存优势。而自体后序贯异基因移植，在多数研究中并未较单次/双次自体移植显现出生存优势。异基因移植后也需要考虑给予预防/干预性治疗以减少复发。目前尚无标准推荐，有多种方案在尝试，包括经典的供者淋巴细胞输注及蛋白酶体抑制剂、免疫调节剂、细胞治疗等。尽管异基因移植不是治疗骨髓瘤的主要方案，但是由于疾病高度的异质性，对于超高危的患者可以在有合适供者的情况下在有经验的移植中心选择Allo-HSCT。异基因移植在多发性骨髓瘤治疗中地位有待更多的研究结果重新定义其应用的合适时机、移植方案，以及移植后的治疗。

感染是allo-HSCT的常见并发症，是移植非复发死亡的主要原因之一，移植后感染风险主要与移植时间和是否有GVHD相关，移植后不同时期主要感染病原体不同：①恢复早期，粒系植入前期中性粒细胞缺乏，90%的细菌感染发生在此期，随着粒细胞缺乏时间的延长可出现真菌感染、HSV等病毒感染；②恢复中期，粒系造血重建，中性粒细胞恢复，宿主免疫功能缺陷容易并发CMV等病毒感染，合并急性GVHD者细菌、真菌感染的发生率增加；③恢复后期，移植3个月后宿主免疫功能逐渐恢复，并发慢性GVHD减缓免疫功能的恢复，可出现细菌（主要是荚膜菌）、真菌和病毒感染。移植期间预防性和抢先性抗病毒、抗真菌（包括SMZco预防PCP）使移植后病毒感染和真菌感染的发生率显著降低，经验性使用强力抗生素可控制移植早期粒细胞缺乏伴感染，以上综合措施有效地提高了移植患者的生存率。随着新多药耐药菌的出现、新预处理方案，以及防治GVHD新型免疫抑制剂的使用等因素影响，移植后感染并发症的防治也面临新的挑战。

肝窦阻塞综合征/肝静脉闭塞病（SOS/VOD）是造血干细胞移植早期肝脏并发症，临床表现为疼痛性肝肿大、进行性体重增加、腹水和黄疸，诊断建议采纳2016年EBMT的SOS/VOD修订标准。近年来移植前筛选高风险患者及调整预处理放/化疗剂量后SOS/VOD发生率显著下降，绝大多数轻、中度患者可治愈，重症患者死亡率高，去纤苷是目前证实唯一治疗有效的药物。

出血性膀胱炎（HC）是allo-HSCT泌尿系统最常见的一种并发症，临床表现为镜下或肉眼血尿，伴有排尿困难、尿痛、尿频等尿路刺激征。目前HC以迟发型多见，临床症状重，发病高峰多在移植后1个月左右，可能与潜伏病毒如BKV再激活和移植免疫反应等因素相关，充分抗病毒及水化、碱化、利尿等治疗2周以上或者相关病毒血症/尿症清除后症状仍不缓解者联合糖皮质激素治疗可能有效。

aGVHD重在预防，可通过选择合适的供者、恰当的预处理方案，以及免疫抑制剂合理的应用来预防。一旦发生aGVHD，其初始治疗的时机较为关键。对于HLA全相合移植患者，Ⅰ度aGVHD无须进行治疗，Ⅱ度aGVHD有全身反应视病情严重程度酌情治疗，Ⅲ～Ⅳ度aGVHD应尽早接受干预治疗。但对于不全相合移植或非亲缘移植，aGVHD一旦发生应及时开始治疗。标准一线治疗方案是在原有免疫抑制剂的基础上加用甲泼尼龙（MP）2mg/（kg•d），重要的是应当及时进行疗效评估，一线治疗一旦失败后要立即采取二线治疗方案，二线方案中可联合选用CD25单克隆抗体、芦可替尼等靶向药物。cGVHD发病机制较为复杂、影响因素众多、临床表现也多样化，因此对其应采取个体化治疗，CSA基础上加用泼尼松

1mg/(kg·d)是其一线治疗方案。对于难治性 cGVHD,一线治疗基础上联合芦可替尼可获得一定效果,间充质干细胞回输对难治性重度 cGVHD 也有一定疗效。

移植后由于多种因素使患者的特异性 T 淋巴细胞免疫功能受到抑制,感染 EBV 的 B 淋巴细胞出现克隆性增殖,最终导致 PTLD。临床上根据 PTLD 典型的临床表现、EBV 感染的实验室检查和组织病理学检查即可作出诊断。PTLD 有导致多脏器功能衰竭的潜在风险,因此一旦确诊后应及时进行干预治疗。目前主要治疗方法有:减停免疫抑制剂,抗 EBV 治疗,并可应用利妥昔单抗。

植入失败的发生既可由免疫因素介导,也有非免疫因素介入,主要影响因素有:供者干细胞数量、供受者 HLA 匹配程度、不全相合移植受者 DSA 抗体滴度。植入失败重在预防,对于最常见的异基因外周血造血干细胞移植,供者 CD34+ 细胞数量最低要求是应大于 2×10^6/kg,最佳要求是大于 4×10^6/kg。不全相合移植中,如果受者 DSA 抗体滴度强阳性,要选择合适供者。植入失败一旦发生,积极寻找原因并除去诱因,必要时可考虑 DLI 或二次移植。

第十一章
微量残留病检测在造血干细胞移植中的应用

随着新的抗骨髓瘤治疗药物的不断出现，多发性骨髓瘤（MM）的治疗由传统化疗进入到靶向治疗时代。以蛋白酶体抑制剂（硼替佐米、伊沙佐米、卡非佐米）、免疫调节剂（沙利度胺、来那度胺、泊马度胺）、单克隆抗体（抗 CD38 单抗、抗 CS1 单抗）、小分子靶向药物（Bcl-2 抑制剂、核输出蛋白抑制剂），以及针对 B 细胞成熟抗原（BCMA）的靶向治疗抗体交联药物（ADC）、针对 CD3 及 BCMA 的双抗（Bite）、嵌合抗原受体 T 细胞（CAR-T）治疗等新的抗骨髓瘤药物和治疗方法的应用，MM 治疗效果越来越好。传统化疗时代，MM 患者的完全缓解率（CR）非常低，而新药时代，MM 患者的 CR 率可以达到 50% 以上（图 11-1）。传统的疗效评估方法并不能满足 MM 治疗效果的评估，随着科技手段的进步，MM 疗效评估方法也得到不断提高，由传统的完全缓解（CR）（血免疫固定电泳阴性、骨髓穿刺及活检骨

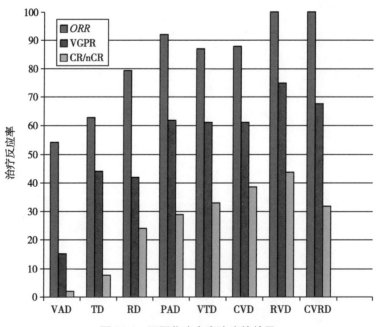

图 11-1 不同化疗方案治疗的效果

注：*ORR*- 总体反应率；VGPR- 非常好的部分缓解；CR/nCR- 完全缓解 / 接近完全缓解；VAD- 长春新碱、阿霉素、地塞米松；TD- 沙利度胺、地塞米松；RD- 来那度胺、地塞米松；PAD- 硼替佐米、阿霉素、地塞米松；VTD- 硼替佐米、沙利度胺、地塞米松；CVD- 环磷酰胺、硼替佐米、地塞米松；RVD- 来那度胺、硼替佐米、地塞米松；CVRD- 环磷酰胺、来那度胺、硼替佐米、地塞米松

髓浆细胞比例 <5%）、到严格意义的完全缓解［在 CR 基础上同时血游离轻链（FLC）比值，或者重 / 轻链比值正常］。近年来，随着流式细胞检测技术和分子生物学技术的提高及普遍应用，MM 评估的灵敏度进一步提高，可以检测到 $10^{-5}\sim10^{-6}$ 水平的恶性浆细胞，从而提出了微量残留病（MRD）的概念（图 11-2）。另外，随着 PET/CT 及功能核磁（DW-MRI）的应用，又可以从细胞代谢水平评估浆细胞的增殖活性，确定影像学的阴性。由于各种检测手段均具有一定的优越性及不足，临床上应该把这些方法学综合应用，就可以更好评估 MM 治疗效果，确定疾病预后。

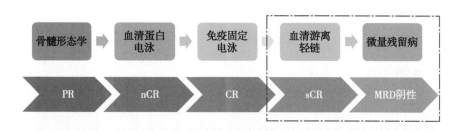

图 11-2　不同技术的出现，MM 疗效评估方法学发生变化
注：PR- 部分缓解；nCR- 接近完全缓解；CR- 完全缓解；sCR- 严格意义的完全缓解；MRD- 微量残留病

一、微量残留病的定义和检测方法

（一）微量残留病的定义

微量残留病是血液肿瘤患者经治疗疾病获得完全缓解后体内残存的、通过形态学等传统方法无法检出的任何水平的微量肿瘤细胞的临床表现。多发性骨髓瘤是骨髓浆细胞的恶性增殖性疾病，现有的治疗手段尚不能治愈，而体内残存的肿瘤细胞多少与疾病预后有明显的相关性（图 11-3）。恶性的骨髓瘤细胞高表达细胞黏附分子，在骨髓中呈灶性分布，为骨髓瘤细胞的检测造成一定的难度。另外，多发性骨髓瘤往往伴发浆细胞瘤，浆细胞瘤可以发生在骨旁（骨旁浆细胞瘤，由于骨破坏而突破骨皮质生长），也可以发生在软组织（软组织浆细胞瘤），恶性浆细胞也可以突破骨髓而进入到外周血，形成循环恶性浆细胞。浆细胞分泌免疫球蛋白，包括重链及轻链，骨髓瘤细胞分泌重链及轻链不成比例，多为轻链分泌超过重链，也可能是重链分泌增加而轻链减少。所以针对多发性骨髓瘤微量残留病的检测，完善的检测内容应该包括：骨髓中残留的浆细胞比例、骨破坏病灶，以及浆细胞瘤部位肿瘤细胞代谢活性、浆细胞分泌免疫球蛋白（包括重链及轻链）的多少等。

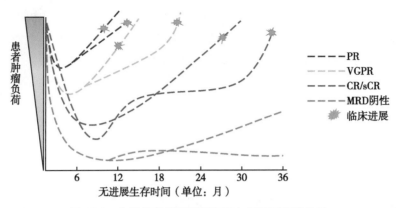

图 11-3　多发性骨髓瘤缓解深度与缓解时间的关系

注：PR- 部分缓解；VGPR- 非常好的部分缓解；CR- 完全缓解；sCR- 严格意义的完全缓解；MRD- 微量残留病

（二）微量残留病的检测方法

根据多发性骨髓瘤的临床及生物学特点，多发性骨髓瘤微量残留病应该从以下三方面进行检测：骨髓瘤细胞分泌的免疫球蛋白或者其片段、浆细胞局部增生活性（包括骨破坏病灶及软组织病灶）、骨髓及外周血浆细胞比例（图 11-4）。

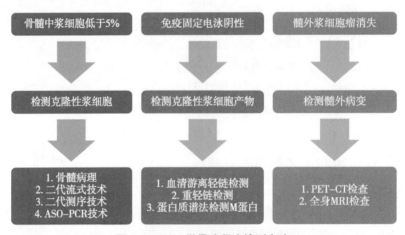

图 11-4　MM 微量残留病检测方法

1. 骨髓瘤细胞分泌的免疫球蛋白或者其片段　最传统的检测方法是使用血或者尿蛋白电泳方法检测单克隆 M 蛋白。如果血、尿蛋白电泳阴性，再通过血、尿免疫固定电泳，确定是否有残留的单克隆 M 蛋白。如果固定电泳阴性，再使用血游离轻链、重轻链定量，通过游离轻链比值、血重 / 轻链比值确定是否残留 M 蛋白。最近随着蛋白质谱技术的开发及应用，对游离轻链或重 / 轻链比值正常患者可以使用更敏感的蛋白质谱技术分析残留的 M 蛋白。

2. 骨病变部位或者浆细胞瘤残留代谢活性　磁共振检查有助于了解浆细胞瘤是否消失；如果有溶骨性骨破坏，PET/CT 有助于了解病变部位是否有代谢活性，判断是否达到完全缓解。对于浆细胞瘤，化疗或者放疗后可能有残留或者瘢痕，PET/CT 有助于了解是否有瘤细胞的代谢活性,判断是否有残留的肿瘤细胞。全身功能磁共振成像技术原理与 PET/CT 有类似之处,也是根据病变部位代谢活性确定是否有残留肿瘤细胞增殖。

3．骨髓及外周血骨髓瘤细胞比例　使用敏感的分子生物学技术,包括二代测序(NGS)、ddPCR、ASO-PCR 检测骨髓及外周血肿瘤细胞,也可以使用流式细胞术检测骨髓或者外周血肿瘤细胞,包括多参数流式细胞术(MFC)或者新一代流式细胞术(NGF)。

4．通过细胞分泌能力(M 蛋白水平)检测 MM 的 MRD　免疫学检测包括血及尿固定电泳、血游离轻链定量及比值、蛋白质谱技术分析异常免疫球蛋白。

(1)固定电泳:包括血 / 尿免疫固定电泳,适用于经过治疗后获得非常好的部分缓解(VGPR)的患者,确定是否达到完全缓解(CR)。对于治疗后获得 VGPR 的患者,根据血或尿 M 蛋白确定治疗效果已经不再准确,因为在 M 蛋白浓度非常低的情况下,M 蛋白定量受人工影响非常大,此时不再根据 M 蛋白多少确定治疗效果,而是根据固定电泳检测的 M 蛋白是否转阴性而确定是否达到 CR(图 11-5)。

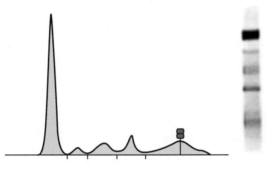

图 11-5　疗效达到 VGPR 患者血清蛋白电泳图

血固定电泳一般采集清晨空腹血即可,餐后采血不影响检测结果。需要注意的是,如果伴有冷球蛋白血症,做固定电泳前应该将血清复温,避免因为实验室温度较低导致血液免疫球蛋白凝固(冷球蛋白遇冷凝固),而出现假阴性。

治疗后(特别是自体干细胞移植后)固定电泳发现微量 M 蛋白时,蛋白电泳可能阳性,也可能阴性,总体发生率 10%～30%,需要慎重判断这种现象是疾病发生克隆演化还是免疫重建。随着蛋白酶体抑制剂、免疫调节剂及自体干细胞移植,甚至是单克隆抗体的一线的普遍应用,多发性骨髓瘤患者治疗效果越来越好,约 50%～80% 患者可以获得 VGPR 或更好疗效,获得 VGPR 及 CR 患者自身免疫功能逐渐恢复,在免疫功能恢复中可能发生寡克隆免疫重建,在血固定电泳可以检测到寡克隆条带,但有时这些寡克隆免疫球蛋白的浓度可能非常低而无法被血蛋白电泳方法检测到。这类免疫球蛋白可能是单克隆也可能是寡克隆(常见不超过 3 个克隆),而且可能与发病时的克隆相同,也可能不同(图 11-6)。如果相同,临床上容易判断为疾病复发,特别是早期复发;如果不同,临床上容易判断为疾病发生了克隆演化。因此,如果出现这种情况,最佳的选择是停药观察,或者仅用小剂量(10mg/d)来那度胺辅助免疫重建,而不宜继续使用较强方案化疗,否则可能损害重建的免疫功能。每月复查固定电泳一次即可,一般寡克隆免疫重建的 M 蛋白浓度非常低,随访中 M 蛋白并不明显增加,持续 3～6 个月或更久就会逐渐消失,这种情况患者免疫功能恢复,疾病预后非常好,与不发生免疫重建的患者比较,其无进展生存期(PFS)及总生存时间(OS)均明显延长。

一 血清蛋白电泳

蛋白名称	结果（%）	浓度（g/dl）	参考范围（%）
Albumin	57.6 ↓	3.4	59.8~72.4
Alpha 1	3.5 ↑	0.2	1.0~3.2
Alpha 2	11.7	0.7	7.4~12.6
Beta	13.8 ↑	0.8	7.5~12.9
Gamma	13.4	0.8	8.0~15.8
M	5.5	0.3	

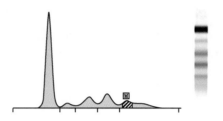

总蛋白 5.97 g/dl   A/G= 1.36

二 免疫球蛋白及尿轻链定量

蛋白名称	结果	参考值	单位
IgG	1 020	751~1 560	mg/dl
IgA	647	82~453	mg/dl
IgM	27.4	46~304	mg/dl
IgE	<18.5	0~100	IU/ml
κ轻链	744	629~1 350	mg/dl
λ轻链	540	313~723	mg/dl
尿蛋白定性	−	−	
尿蛋白κ轻链	1.85	0~1.85	mg/dl
尿蛋白λ轻链	<5.0	0~5.0	mg/dl
24小时尿总量	1 000	−	毫升

注：IgD 1IU=1.41μg/ml   IgE 1IU=1.41μg/ml
    尿液轻链定量受尿量影响

备注：尿蛋白电泳检测未做尿蛋白浓缩结果仅供参考

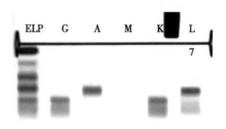

三 免疫固定电泳

M成分IgA–L；IgG–K

四 结果分析及实验结果

患者血清蛋白电泳及免疫固定电泳中可见M成分IgA–L；IgG–K，尿轻链定量在参考范围内，仅供参考。

首都医科大学附属北京朝阳医院检验科免疫室   检验者：＿＿＿＿＿＿＿   报告者：＿＿＿＿＿＿＿

图 11-6   一例 IgG-κ 型 MM 患者化疗后发生寡克隆性免疫重建

对于疾病早期复发或者发生克隆演化，在随访中血 M 蛋白会持续上升而不是保持不变，这类患者即使早期治疗预后也差。实际上临床上发生治疗中的疾病复发进展或者克隆演化的概率非常低。

对于尿轻链阳性的患者，判断疗效的方法是进行 24 小时尿轻链定量。传统的检测尿本周蛋白（Bence-Jones protein）的方法（图 11-7）由于灵敏度低已被淘汰。对于达到 VGPR（24小时尿轻链 <100mg）的患者，尿轻链水平往往低于检测限，需要尿浓缩后再进行尿轻链定量。但是实验室检测通常不进行尿浓度而是直接进行定量检测，对于已达到 VGPR 的患者，通过 24 小时尿轻链定量可能无法准确判断疗效，故建议加做尿固定电泳。但是，轻链

的分子量比较小,携带的电荷也不均匀,电泳时往往不能表现为明确的 M 带,所以尿固定电泳亦容易出现假阴性,其灵敏度实则不如 24 小时尿轻链定量(浓缩尿轻链定量更可靠)。

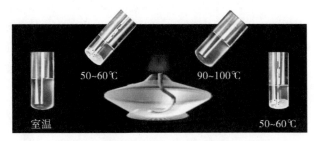

图 11-7　传统检测尿轻链(本周蛋白)方法

(2) 游离轻链定量及比例:由于浆细胞分泌的免疫球蛋白的重链与轻链不成比例,分泌轻链的量往往超过重链,从而有多余的轻链成为游离的轻链。轻链的分子量较小,很容易由肾小球滤过,而近端小管具有重吸收能力,每天可以重吸收 10~20g 轻链,所以如果在尿中检测到轻链,实际上已经有大量的游离免疫球蛋白轻链产生。另外,如果 MM 患者伴有肾功能不全(往往是管型肾病),尿轻链排泄受阻,则检测尿轻链并不能客观反映疾病状态。肾功能不全患者血轻链排泄受阻,血 IgG-κ 和 IgG-λ 均升高,但比值正常。MM 患者由于 IgG-κ 和 IgG-λ 合成不成比例,故血清 FLC 比值异常。另外,正常老年人常有不同程度的肾功能不全,血 FLC 排泄减缓,血 IgG-κ 和 IgG-λ 定量均升高,但是比值正常,而老年 MM 患者可能同时伴有血 IgG-κ 和 IgG-λ 升高,但是比值异常。

需要强调的是:①血清 FLC 定量及比值与血 M 蛋白定量不成比例,二者在定量及比例方面没有任何相关性(图 11-8)。②并不是所有 MM 患者均存在血 FLC 比值异常,只有 80% 左右 MM 患者血 FLC 比值异常。部分分泌型及部分非分泌型 MM 血 FLC 比值正常,所以建议在疾病诊断时所有患者均做血 FLC 检测,以识别初始 FLC 比值正常的患者,对这类患者不能用血 FLC 比值判断疗效,往往需要使用重轻链比值检测。非分泌 MM 分为合成不分泌型及不合成也不分泌型。合成不分泌型 MM 占非分泌 MM 的 60%,这类患者伴有血 FLC 比例异常,可以用血游离轻链比值作为判断疗效指标;不合成也不分泌型 MM 占非分泌

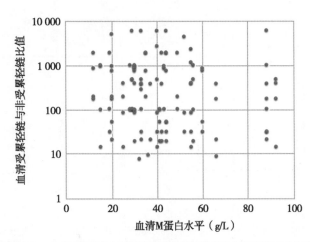

图 11-8　血免疫球蛋白浓度与血游离轻链(FLC)浓度不成比例

MM 的 40% 左右,其 FLC 比值正常,此类患者疗效判断困难,临床需要根据血常规、生化及患者的临床症状综合判断。

(3)血重轻链检测:对于正常个体,血 IgG-κ 和 IgG-λ 比值在正常范围,同理 IgA-κ 和 IgA-λ 比值也在一正常范围。通过检测血 IgG-κ 和 IgG-λ 比值(针对 IgG 型 MM)或者检测 IgA-κ 和 IgA-λ 比值(针对 IgA 型 MM)就可以判断该患者缓解状态,特别适用于发病时 FLC 比值正常的患者,其灵敏度优于血固定电泳(图 11-9)。目前尚无 IgD-κ 和 IgD-λ 的重轻链检测试剂,如果把血 FLC 比及重轻链比结合应用则更具有临床意义。

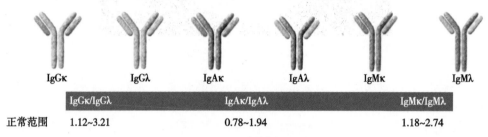

IgGκ/IgGλ	IgAκ/IgAλ	IgMκ/IgMλ
正常范围　1.12~3.21	0.78~1.94	1.18~2.74

图 11-9　血清重轻链检测

(4)蛋白质谱检测:与常规的固定电泳、游离轻链及重轻链相比,蛋白质谱检测的灵敏度更高,可以检测 5～10mg/L 的微量蛋白。蛋白质谱通过检测血 M 蛋白而确定疾病缓解状态,与流式细胞术及二代测序检测浆细胞的 MRD 具有很好的相关性。

质谱技术检测 MM 的 MRD 需要与发病时血清质谱分析相比较。通过对比发病时及疾病缓解后的蛋白质谱,确定是否存在克隆性免疫球蛋白。通过对比发病与缓解后蛋白质谱表达,可以很好判断疾病缓解后发现的 M 蛋白是疾病复发还是寡克隆免疫重建。

由于抗 CD38 单抗及抗 CS1 单抗均是 IgG-κ 型免疫球蛋白,多次使用该类抗体后在血蛋白电泳中可能检出单克隆 IgG-κ 条带,从而影响 IgG-κ 型 MM 疗效判断。而通过蛋白质谱技术就可以非常好地区分是 IgG-κ 型免疫球蛋白是 MM 产生的还是单克隆药物(图 11-10)。

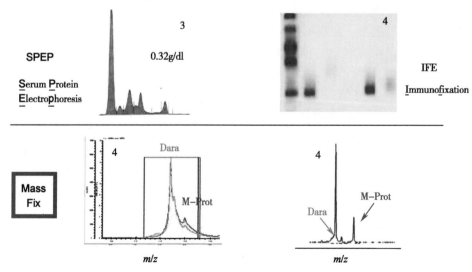

图 11-10　蛋白质谱技术可检测 MM 血微量 M 蛋白并区分 M 蛋白与单克隆药物

注:SPEP- 血清蛋白电泳;IFE- 免疫固定电泳;Mass Fix- 基质辅助激光解吸电离飞行时间质谱;Dara- 达雷妥尤单抗;M-Prot-M 蛋白

5. 影像学方法从细胞代谢水平检测 MM 的 MRD　检测细胞代谢的方法学包括功能核磁（DW-MRI）、PET/CT，以及 PET/MRI。

核磁共振能很好地判断脊柱骨病变，以及是否伴有浆细胞瘤，并评估患者的疗效。普通核磁共振技术可用于经过化疗或放疗后判断浆细胞瘤是否完全消失（图 11-11）。而对于溶骨性骨病变，尽管治疗后患者可能达到完全缓解，但是发生溶骨性病变的骨破坏不能愈合，核磁共振可以通过分析病变部位的离子流而判断骨破坏部位是否有异常代谢，而确定是否达到完全缓解，称为功能核磁（DW-MRI），具有广泛的应用前景。

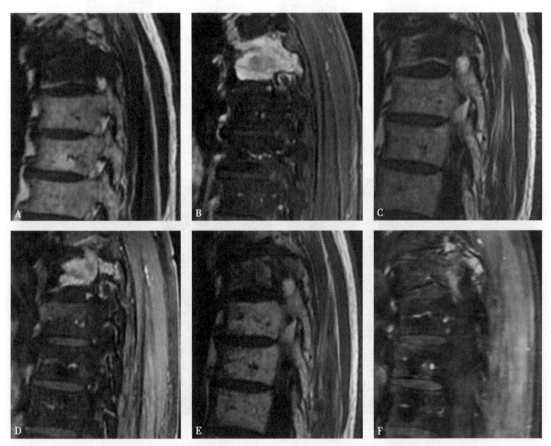

A, B. 治疗前；C, D. 诱导化疗后；E, F. 进入维持治疗，仍可见到残留的浆细胞瘤

图 11-11　核磁共振检测脊柱浆细胞瘤

PET/CT 是将正电子发射体层成像（PET）与 CT 相结合的技术，可用于检测 MM 的 MRD。PET 可以反映病变部位的代谢水平（细胞增殖活性），而 CT 可以确定病变部位，二者结合可以很好地确定病变部位及其是否有肿瘤细胞增殖，从而判断是否有 MRD。对细胞代谢水平检测决定于示踪剂的选择，由于骨髓瘤细胞具有较强的异质性，从恶性度较高、增殖能力极强的原始浆细胞到恶性度较低、增殖能力极低的成熟浆细胞，常规的以 ^{18}F 标记的葡萄糖（^{18}F-FDG）并不能客观反映骨髓瘤细胞的增殖能力及代谢水平，临床上需要更加敏感的示踪剂。与 ^{18}F-FDG 相比，靶向 CXCR4 的示踪剂检测骨髓瘤细胞的 MRD 明显占优，

能发现具有极低增殖能力的骨髓瘤细胞。因此,有条件者建议使用靶向 CXCR4 的示踪剂,以更客观地反映体内残留的肿瘤细胞的增殖活性(图 11-12)。

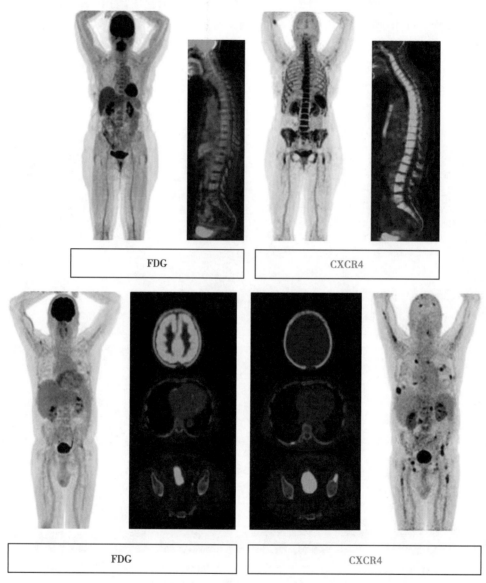

图 11-12　靶向 CXCR4 的示踪剂相比 ^{18}F-FDG 检测 MM 细胞代谢能力更加敏感

对于伴有软组织浆细胞瘤,无论使用 PET 还是 CT 都不能较好地治疗后检测是否有残留的肿瘤细胞增殖,以及肿瘤大小和现状。如果把 PET 与 MRI 结合则具有明显的优势,观察软组织浆细胞瘤,MRI 具有较好的灵敏度,可以非常清楚发现软组织瘤的大小及形状(边界),明显优于 CT。把 MRI 与 PET 相结合,不仅可以发现软组织大小,还能了解残存的软组织是否具有代谢能力,特别适用于放疗、化疗后残留瘢痕组织残留病灶的检测。

无论的功能核磁还是 PET,最大的不足是灵敏度不足及特异度不高。由于化疗后的肿瘤细胞坏死,局部发生炎症反应,PET 或者功能核磁就会发现局部高代谢。化疗往往会导致骨髓抑制,停止化疗后骨髓增生活跃,PET及功能核磁也显示高代谢。骨髓瘤患者往往因为骨质疏松导致压缩性骨折,PET及核磁也会在骨折部位显示为高代谢。另外,蛋白酶体抑制剂(如硼替佐米)具有一定的成骨活性,化疗后病变骨可能会发生成骨现象,PET或核磁局部也可能发现代谢活性。这些问题都可能在PET及功能核磁显示为假阳性结果。同时,骨髓瘤细胞经过化疗后,增殖活性比较快的瘤细胞对化疗比较敏感而被杀死,相反增殖活性比较低的肿瘤细胞,特别是惰性的肿瘤细胞,往往对化疗不敏感,这些细胞的代谢能力很低,PET或者功能核磁往往不显像,而出现假阴性结果。所以PET及功能核磁判断MM的MRD存在一定的局限性。临床上正在研发灵敏度更高的示踪剂,以提高PET对MM的MRD检测效能。

PET/CT判断MM的MRD,不论是骨髓还是髓外病变,均以肝脏及纵隔作为阴性的基线,病变部位SUV值低于肝脏,就认为是MRD阴性,如果低于纵隔池,则意义更大(表11-1)。

表11-1 PET/CT判断MM的MRD标准(Plus Deauville标准)

计分	标准
1	病灶没有摄取
2	病灶摄取值不超过纵隔血池摄取值
3	病灶摄取值大于纵隔血池摄取值,但不超过肝脏摄取值
4	病灶摄取值大于肝脏摄取值,但不超过其两倍
5	病灶摄取值大于肝脏摄取值的两倍

6. 从骨髓瘤细胞本身检测MM的MRD 骨髓瘤表现主要存在于骨髓中,也有可能存在于外周血中,可以使用流式细胞仪或者分子生物学技术检测骨髓瘤细胞比例而确定是否存在MRD。

(1)流式细胞术检测MM的MRD:流式细胞术包括临床上普遍使用的多参数流式细胞术(MFC)及国际上特别是欧洲普遍应用的二代流式细胞术(NGF)。MFC普遍采用8~12色流式细胞仪检测,至少包括以下抗体:CD45、CD38、CD138、CD56、cKappa、cLambda、CD117、CD19、CD27、CD81等抗体。使用的抗体越多,抗体所带荧光之间干扰越大,所以应该尽量选用抗体之间干扰小的进行组合,以提高检测的灵敏度及可靠性。一般情况下,使用8~12色多参数流式细胞术检测的MRD,其灵敏度为10^{-4}~10^{-5},并不能满足临床对10^{-5}的要求。欧洲骨髓瘤网络(EMN)推荐使用二代流式细胞术(NGF)检测MM的MRD,其原理是使用双管8色流式术检测骨髓中异常表型的浆细胞,其灵敏度可以达到10^{-5},被国际指南所接受(表11-2)。

表11-2 用流式细胞仪检测MM的MRD推荐使用的抗体

Panel	Tube	BV421	BV510	BV605	FITC	PE	PerCP Cy5.5	PE Cy7	APC	APC A700	APC A750
8-color	1	CD138	CD27		CD38	CD56	CD45	CD19	CD117		CD81
	2								Cylgk		Cylgl
10-color	1	CD138	CD27	Cylgl	CD38	CD56	CD45	CD19	CD117	Cylgk	CD81

与白血病细胞不同，恶性浆细胞在骨髓中呈灶性分布，使用二代流式细胞术（NGF）或者多参数流式细胞术（MFC）检测 MM 的 MRD 时，应该检测足够数量的细胞。如果要达到 10^{-5} 的灵敏度，至少应该检测 2×10^6 个细胞，这就要求采集 5～10ml 骨髓样本。需要注意的是，恶性浆细胞在体外的稳定性差，体外保存超过 48 小时部分浆细胞即发生溶解，从而影响检测结果。为了保证检测结果的可靠性，建议在骨髓样本采集后 24 小时内行流式细胞术检测。

在 MM 患者，有学者尝试使用外周血代替骨髓行 MRD 检测。由于 MM 患者外周血中可能存在骨髓瘤细胞，故有人建议先行外周血 NGF 检测，如果外周血 MRD 阳性，就没有必要行骨髓检测，从而避免骨髓采集的困难。如果外周血 MRD 阴性，再行骨髓 MRD 检测。

（2）分子生物学技术检测 MM 的 MRD：分子生物学技术包括等位基因特异性寡核苷酸 -PCR（ASO-PCR）、数字 PCR 技术（ddPCR）、二代测序技术（NGS）。这些技术检测的对象是免疫球蛋白重链（IgH）或者轻链（IgL）的 VDJ 区域的基因重排，而不是检测基因易位或者突变。对于一个克隆性浆细胞，其发病时就存在克隆性 IgH 或 IgL 的 VDJ 区域的特异性的基因重排，这种基因重排对一个患者来说是保持不变的。尽管 MM 患者在疾病过程中会发生染色体易位或者基因突变，但是这些基因异常并不影响 IgH 或者 IgL 的 VDJ 区域的特异性的基因重排，所以检测 IgH 或者 IgL 的 VDJ 区域的特异性的基因重排就可以作为 MM 的 MRD 检测标志物。这种免疫球蛋白的基因重排在细胞表面称为 B 细胞受体（BCR），而脱落到血液中就称为免疫球蛋白（Ig）。

不论是 ASO-PCR、ddPCR 还是 NGS，均需要建立 MM 发病时的 BCR 表达谱，在疾病达到缓解后再检测 BCR 表达谱，对二者进行比较，以确定疾病的缓解状态。不同 MM 患者的 BCR 表达谱系不同，因此需要对每位患者用 ASO-PCR 或 ddPCR 方法建立全系列 BCR 表达谱。但这些方法耗时较长，至少 1 周时间，临床上可行性较低。NGS 技术可以进行高通量检测，一般 2 天左右就可以完成对 BCR 谱系的检测，为临床应用提供更好的可行性，因此临床上常用 NGS 技术检测 MM 的 MRD（图 11-13）。

NGS 可以进行深度测序，灵敏度可以达到 10^{-5} 水平，甚至是 10^{-6} 水平。要检测 10^{-5} 的 MRD，需要检测 2×10^6 个有核细胞，如果要达到 10^{-6} 水平，需要至少检测 5×10^7 个细胞，故需要采集 5～20ml 骨髓样本。NGS 检测的是 DNA，故不需要新鲜标本，但是需要与发病时标本对比，如果没有发病时患者骨髓样本，就无法采用 NGS 技术检测 MRD。

由于骨髓采集困难，也有学者应用患者外周血进行 MRD 检测。MM 患者外周血中可能存在骨髓瘤细胞，故先行外周血 NGS 检测，如果外周血 MRD 阳性，就没有必要行骨髓检测，从而避免骨髓采集的困难。如果外周血 MRD 阴性，再行骨髓 MRD 检测。

近年来，循环肿瘤 DNA（ctDNA）也受到重视，能否应用 ctDNA 代替外周血细胞或者骨髓细胞检测 MM 的 MRD 也在探索中。

需要强调的是，检测 MM 患者染色体异常（包括染色体易位、基因突变）并不能作为 MM 的 MRD 检测指标，因为并不是所有骨髓瘤细胞均发生染色体易位或者基因突变。同理，在疾病过程中随时可能会发生新的染色体易位或者基因突变，因此通过 NGS 技术检测基因突变而判断 MRD 的方法是不科学的。对于 MM 患者，不论是否发生染色体易位或者基因突变，其 BCR 表达谱是保持不变的，因此检测 BCR 谱就可以判断是否存在 MRD。

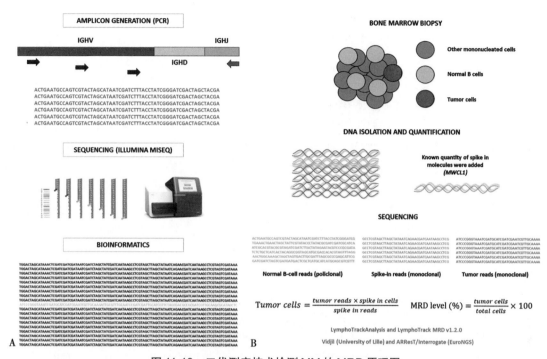

图 11-13　二代测序技术检测 MM 的 MRD 原理图

A. 二代测序（NGS）流程，包括 3 个步骤：PCR 扩增、测序、生物信息学分析。B. 从骨髓标本的细胞中提取 DNA 并进行定量分析。PCR 时，每份待测标本中加入一定量的已知 spike-in 分子，进而对肿瘤细胞进行定量。测序完成后，计算肿瘤细胞数量以及 MRD 水平。

二、微量残留病检测技术的应用

基于以上几个方面的 MRD 检测，临床上往往需要把这几种方法结合使用。需要注意的是，骨髓浆细胞的数量与血/尿 M 蛋白不成比例。分泌免疫球蛋白的细胞往往是成熟的浆细胞，而骨髓瘤细胞可以是原始浆细胞，也可以是幼稚浆细胞或者成熟浆细胞。幼稚及原始浆细胞分泌免疫球蛋白的能力较低，所以临床上检测 MRD 不一定需要患者必须达到 CR 或者 sCR。在既往的临床试验中，有患者在 VGPR 或者 CR 状态监测 MRD 的报道。在 VGPR、CR 或者 sCR 状态监测的 MRD 阴性，其临床意义是否不同，尚需要临床进一步验证。

治疗后获得 VGPR 或更好疗效的患者可以通过采集骨髓进行细胞水平的 MRD 监测。骨髓瘤细胞监测的方法可以使用流式细胞术或二代测序。如果使用流式细胞术，建议使用欧洲流式学会推荐的二代流式细胞术（NGF），其灵敏度可以达到 10^{-5} 水平，而常规的 8～12 色多参数流式细胞术，其灵敏度仅为 10^{-4}～10^{-5} 之间，不能满足国际骨髓瘤工作组（IMWG）指南要求的 10^{-5} 水平。NGF 不受既往是否有标本库的限制，临床使用更加便利，可推广性强。

NGS 技术检测 MM 的 MRD 需要与发病时标本对比，因此需要建立样本库。如果没有样本库，就无法开展此类检测。NGS 技术检测 MM 的 MRD 的灵敏度可以达到 10^{-5}～10^{-6} 水平，特别是针对具有高危细胞遗传学异常的患者，10^{-5} 可能并不能满足预后需求，10^{-6} 的临床价值可能更大。

蛋白质谱技术检测血中克隆性免疫球蛋白的方法对 MM 的 MRD 检测灵敏度好，与 NGS 或 NGF 检测的 MRD 阴性具有很好的相关性，但是其临床意义还有待进一步探讨。

NGS 与 NGF 检测骨髓 MRD 具有较好的一致性。

为了提高 MRD 检测的临床意义，需要把几种检测手段同时使用，其临床意义可能更大。

三、微量残留病检测的临床意义

任何时间点获得 MRD 阴性均具有预后价值，包括诱导治疗后、干细胞移植 3 个月左右、巩固治疗结束后、维持治疗阶段等。如果是移植患者，移植后 3 个月评估的 MRD 阴性意义可能更大。建议对获得 VGPR 或 CR 的患者评估 MRD，均有意义。应该对患者进行系列检测，检测的时间点包括诱导治疗后、干细胞移植 3 个月左右、巩固治疗结束后，以及维持治疗阶段（每 6 个月一次），持续一年以上的 MRD 阴性更具有临床价值。如果检测外周血及骨髓，可以先检测外周血，外周血阴性后再检测骨髓，因为外周血阴性并不代表骨髓也阴性。目前 MRD 仅用于判断预后，并不能指导临床治疗，持续 MRD 阴性患者是否可以停治疗有待更新的研究结果。

（杨光忠　陈文明）

【参考文献】

[1] FLORES-MONTERO J, DE TUTE R, PAIVA B, et al. Immunophenotype of normal vs. myeloma plasma cells: Toward antibody panel specifications for MRD detection in multiple myeloma[J]. Cytometry B Clin Cytom, 2016, 90(1): 61-72.

[2] CAVO M, TERPOS E, NANNI C, et al. Role of ^{18}F-FDG PET/CT in the diagnosis and management of multiple myeloma and other plasma cell disorders: A consensus statement by the International Myeloma Working Group[J]. Lancet Oncol, 2017, 18(4): e206-e217.

[3] PERROT A, LAUWERS-CANCES V, CORRE J, et al. Minimal residual disease negativity using deep sequencing is a major prognostic factor in multiple myeloma[J]. Blood, 2018, 132(23): 2456-2464.

[4] LANDGREN O, RAJKUMAR S V. New Developments in diagnosis, prognosis, and assessment of response in multiple myeloma[J]. Clin Cancer Res, 2016, 22(22): 5428-5433.

[5] MAZZOTTI C, BUISSON L, MAHEO S, et al. Myeloma MRD by deep sequencing from circulating tumor DNA does not correlate with results obtained in the bone marrow[J]. Blood Adv, 2018, 2(21): 2811-2813.

[6] PAIVA B, GARCÍA-SANZ R, SAN MIGUEL J F. Multiple myeloma minimal residual disease[J]. Cancer Treat Res, 2016, 169: 103-122.

[7] FLORES-MONTERO J, SANOJA-FLORES L, PAIVA B, et al. Next Generation Flow for highly sensitive and standardized detection of minimal residual disease in multiple myeloma[J]. Leukemia, 2017, 31(10): 2094-2103.

[8] MOREAU P, ZAMAGNI E. MRD in multiple myeloma: More questions than answers?[J]. Blood Cancer J, 2017, 7(12): 639.

[9] MARTIN T, HUFF C A. Multiple myeloma: Current advances and future directions[J]. Clin Lymphoma Myeloma Leuk, 2019, 19(5): 255-263.

[10] PAIVA B, PUIG N, CEDENA M T, et al. Measurable residual disease by next-generation flow cytometry in multiple myeloma[J]. J Clin Oncol, 2020, 38(8): 784-792.

[11] MANASANCH E E. What to do with minimal residual disease testing in myeloma[J]. Hematology Am Soc

Hematol Educ Program，2019，2019（1）：137-141.

[12] YANAMANDRA U，KUMAR S K. Minimal residual disease analysis in myeloma：When，why and where[J]. Leuk Lymphoma，2018，59（8）：1772-1784.

[13] PAIVA B，VAN DONGEN J J，ORFAO A. New criteria for response assessment：Role of minimal residual disease in multiple myeloma[J]. Blood，2015，125（20）：3059-3068.

[14] RASCHE L，ALAPAT D，KUMAR M，et al. Combination of flow cytometry and functional imaging for monitoring of residual disease in myeloma[J]. Leukemia，2019，33（7）：1713-1722.

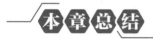

本 章 总 结

诸多新药临床试验表明，越来越多的 MM 患者通过规范化治疗获得深度缓解，MM 患者缓解程度越深，其临床生存预后越佳。以新药为基础的联合治疗联合自体移植让一半以上的 MM 患者获得了完全缓解（CR），而这部分患者预后却大相径庭。是否存在不同程度的 CR，如何进行细化评估分层？针对 MM 患者深度缓解后的微量残留病（MRD）检测势在必行。

在 CR 基础上，IMWG 结合血清游离轻链检测提出了严格意义的 CR（sCR），临床数据表明，获得 sCR 患者预后更佳。欧洲学者采用二代流式细胞术（NGF）检测骨髓 MRD，如果患者可获得 MRD 阴性，临床预后获得明显改善。MRD 阴性持续时间越长，生存预后越好，甚至可克服某些高危因素带来的不良影响。NGF 检测 MRD 的技术可操作性强，结果可靠，很快得到国际上的一致认可并获得广泛推广。应用 PET/CT、MRI、二代测序、蛋白质谱法等技术检测 MRD，也逐渐得到认可与临床应用。

然而，迄今为止，仍没有任何一种 MRD 检测方法可以精准判断患者的实际状况，每种检测技术均存在一定不足。此外，每种检测技术流程都需要进一步规范化与标准化，以利于不同检测机构结果的对比。临床上，我们应将 MRD 检测技术进行合理组合，建立适宜的检测体系，根据患者不同情况选择不同组合，这样才能较为客观地反映出患者相对真实的 MRD 情况。

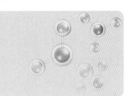

第十二章
多发性骨髓瘤移植后复发及处理

近年来虽然免疫调节剂（immunomodulatory drug，IMID）、蛋白酶体抑制剂（proteasome inhibitor，PI）、单克隆抗体等新药的不断被开发及在临床应用，自体造血干细胞移植（autologous hematopoietic stem cell transplantation，ASCT）仍然是适合移植 MM 的首选治疗，具有不可替代的地位。但即使一线治疗接受 ASCT 的患者，绝大多数仍会面临移植后复发，复发后的治疗是延长 MM 患者生存的重要因素，因此对移植后复发患者的治疗及管理尤为重要。

第一节　移植后复发的预后分层

MM 发展过程中会发生克隆演变及进化，移植后复发患者的预后也不尽相同。复发时出现新的遗传学改变（包括 17p-、*TP53* 缺失、1q 扩增、1p- 或 *MYC* 重排等）、髓外浆细胞瘤或浆细胞白血病、肿瘤细胞中处于细胞周期 S 期的比例升高（>3%）、外周血中出现循环浆细胞、高危基因表达谱等均提示患者预后较差。表 12-1-1 和图 12-1-1 分别列出了影响复发患者的预后因素，以及复发时的危险分层标准（经典及 Mayo 的危险分层标准）。对于移植后复发的患者，再次进行全面的评估对制定治疗策略至关重要，包括完整的病史采集、体格检查、疾病的再分期，以及危险分层等，判断疾病复发的性质（惰性复发或侵袭性复发），以及复发时属于何种危险分组（高危、中危或低危）。

表 12-1-1　复发骨髓瘤患者的预后影响因素

分类	项目
肿瘤细胞相关	染色体倍体改变（超二倍体、亚二倍体）
	染色体异位
	t(4；14)、t(6；14)、t(11；14)、t(14；16)、t(14；20)
	13 号染色体单体
	17p-（或 *TP53* 缺失）
	1q21 扩增
	1p-
	复杂核型
	高 LDH 水平
	循环浆细胞（任何比例）
	浆细胞增殖指数（>3%）
	基因表达谱（GEP）

分类	项目
肿瘤负荷	DS 分期
	ISS 分期
	髓外浆细胞瘤
患者相关	年龄
	体能状态
	并发症
	衰弱评分（根据 IMWG 指南）

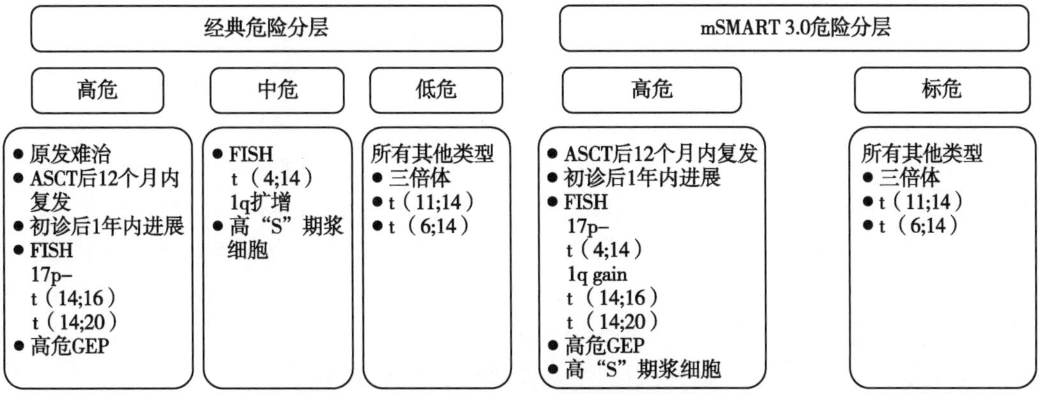

图 12-1-1　复发骨髓瘤的危险分层标准

第二节　移植后复发的处理

一、治疗时机

对于症状性复发患者或者不具有明显临床症状但 2 个月内连续 2 次检测满足以下条件之一者需要立即开始治疗：M 蛋白增加 1 倍，且血清 M 蛋白含量超过 10g/L，或尿 M 蛋白水平达 500mg/d，或血清游离轻链水平超过 200mg/L（同时存在异常的 κ/λ 比值）。对于无症状的生化复发患者，受累球蛋白上升速度缓慢，仅需要观察，建议 3 个月随访 1 次。

若患者存在高危因素，包括存在并发症、初诊时即为侵袭性发病、具有特殊细胞遗传学特征［亚二倍体、t（4；14）、t（14；16）、t（14；20）、17p-、1q 扩增］、对先前治疗反应欠佳、严重的靶器官功能障碍等，应当在疾病进展为严重的症状复发之前便开始治疗。

二、治疗目标

（一）首次复发

对于首次移植后复发患者，治疗目标是获得最大程度的缓解，以及更长的缓解持续时间，从而改善长期生存。在患者可以耐受的情况下，选择含 PI、IMID 或达雷妥尤单抗的 3～4 药联合化疗。符合条件者，可行挽救性 ASCT 或异基因造血干细胞移植（allo hematopoietic stem cell transplantation，allo-SCT）治疗。

（二）多线复发

以提高患者生活质量、减少治疗相关毒副作用为主要治疗目标，在此基础上尽量获得更深程度的缓解。

三、治疗方案

（一）新药治疗

1. PI　新型 PI 在复发 MM 患者的治疗中具有重要的价值，尤其当前硼替佐米广泛应用于 MM 的初始诱导治疗的背景下，ASCT 后复发的患者既往接受硼替佐米治疗的比例较高，甚至可能复发于硼替佐米维持治疗中。而新型 PI 既能对复发患者起到显著疗效，又能克服与硼替佐米之间的交叉耐药，是 ASCT 后复发患者的治疗选择之一。

（1）硼替佐米（bortezomib）：硼替佐米为基础的方案适用于既往未接受硼替佐米治疗或对硼替佐米治疗敏感的患者。后者虽然既往接受过硼替佐米治疗，但如果治疗后能够维持较长的缓解时间则认为对硼替佐米治疗敏感，复发时可考虑硼替佐米为基础的方案再治疗。常用方案包括硼替佐米 + 来那度胺 + 地塞米松（VRD），硼替佐米 + 环磷酰胺 + 地塞米松（VCD）或硼替佐米 + 沙利度胺 + 地塞米松（VTD）等方案，治疗成本及风险均较低。

卡非佐米（cafilzomib）：属新型静脉用 PI，不可逆抑制 20S 蛋白酶体 β5 糜蛋白酶亚基，进而发挥抗 MM 作用。2012 年一项关于复发骨髓瘤的临床试验 PX-171-003 结果显示，卡非佐米单药治疗复发 MM 可获得 23.7% 的总缓解率，OS 中位数达 15.6 个月。基于该临床试验结果，FDA 批准卡非佐米单药用于硼替佐米或来那度胺治疗中或治疗后复发 MM 患者的治疗。目前疗效明确且耐受程度较高的方案主要包括卡非佐米 + 地塞米松（Kd）、卡非佐米 + 来那度胺 + 地塞米松（KRd）方案。ENDEAVOR 临床试验纳入 929 例既往接受过 1～3 线治疗的复发 MM 患者，分别予以 Kd 方案及硼替佐米 + 地塞米松（Vd）方案治疗，结果显示 Kd 治疗组均较 Vd 组在总缓解率（77% vs. 63%）、OS 中位数（48.3 个月 vs. 40.4 个月）及 PFS 中位数（26.1 个月 vs. 16.6 个月）方面都显著提高，且周围神经病变的发生率明显降低（6% vs. 32%）。此外，ASPIRE 临床试验纳入了 792 例既往接受过 1～3 线治疗的复发 MM 患者，并将其随机分为两组，分别接受 KRd 方案及 Rd 方案治疗。结果显示 KRd 组总缓解率明显高于对照组（87% vs. 67%），患者 PFS 中位数及 OS 中位数也较对照组明显延长（PFS 26.1 个月 vs. 16.6 个月；OS 48.3 个月 vs. 40.4 个月），3 级及以上不良事件的发生率在两组中无明显差异。在局限性方面，尽管目前临床试验结果显示卡非佐米可以在一定程度上改善高危患者的 PFS，但并不能完全克服高危遗传学因素的不良预后。而且卡非佐米相关的心血管事件发生率较高，因此在治疗时间及治疗剂量上具有更为严格的要求。尤其有心血管危险因素（包括高血压、高胆固醇、高血糖、吸烟以及不良的饮食习惯）的患者应在治疗前完善心脏功能评估，并且在治疗过程中严格限制液体量、控制血压。

（2）伊沙佐米（ixazomib）：作为新型口服 PI，伊沙佐米通过可逆性抑制蛋白酶体从而发挥抗 MM 作用。TOURMALINE-MM1 临床试验研究结果显示，伊沙佐米 + Rd（IRd）治疗复发 MM 患者的缓解率高达 75%，PFS 中位数长达 2 年，尤其对于持续治疗超过 6 个月的患者，生存获益更加显著。真实世界的研究也同样表明，使用 IRd 治疗的患者无论是缓解率（包括深度缓解的比例）还是缓解时间均较 Rd 组明显提高。与 TOURNALINE-MM1 临床研究结果不同的是，真实世界的研究数据显示对于既往接受 ASCT 的患者，IRd 治疗的缓解率更高，因此推荐 IRd 方案作为 ASCT 后复发患者的治疗选择之一。含伊沙佐米的其他联合治疗方案，包括伊沙佐米＋环磷酰胺＋地塞米松（ICd）、伊沙佐米＋沙利度胺＋地塞米松（ITd）、伊沙佐米＋泊马胺＋地塞米松（IPd）等与对照组（Rd）相比均获得更长的 PFS。含伊沙佐米的治疗方案对高危患者也同样具有明显的疗效。此外，伊沙佐米联合治疗方案相关毒副作用发生率较低，相较对照组，IRd 治疗组患者心血管事件、肾损伤或呼吸系统损伤的发生率未见明显增加，仅 9% 的患者因严重不良事件或治疗毒性（而非疾病进展）终止治疗。3 级及以上周围神经病变发生率仅 2%。整体治疗安全性及患者的耐受程度均较高，且口服给药方式有利于患者持续治疗，方便患者的长程管理，进而提高疗效。在局限性方面，IRd 治疗组中 19% 的患者发生 3～4 级血小板减少，36% 的患者发生皮疹，治疗相关周围神经病变的发生率高达 27%。胃肠道不良事件的发生率也较高，因此对于既往有此类基础疾病或发生过类似不良事件的患者，应谨慎使用。

2. IMID　泊马度胺（pomalidomide）作为第三代 IMID，与来那度胺相似，两者均通过与 cereblon（CRBN）结合后影响 E3 泛素连接酶复合体活性，促进下游 IKZF1/3 的泛素化降解，进而发挥抗 MM 作用。但在药理学两者又有所不同，泊马度胺具有更高的 CRBN 结合力，对不同底物产生不同的降解动力，拥有独特的基因激活方式，从而介导不同的抗肿瘤及免疫刺激效应。MM-003 临床试验共纳入 455 例复发 MM 患者，分别予以泊马度胺＋低剂量地塞米松（Pd）、大剂量地塞米松治疗。结果显示 Pd 治疗组较大剂量地塞米松有更高的缓解率（31% vs. 10%）及更长的 PFS（4.0 个月 vs. 1.9 个月）和 OS（12.7 个月 vs. 8.1 个月）。OPTIMISMM Ⅲ期临床试验纳入 559 例既往接受过来那度胺治疗的患者（其中 70% 为来那度胺耐药患者）。研究结果显示泊马度胺＋硼替佐米＋地塞米松治疗（PVd）可明显延长患者的 PFS，而疾病进展及死亡的风险也较对照组（硼替佐米＋地塞米松，Vd）明显减低。该研究还发现具有高危遗传学特征的患者疾病进展及死亡风险也相对降低，这一结果表明 VPd 方案可一定程度地克服高危患者的不良预后。此外，含泊马度胺的其他三药联合方案，如（泊马度胺＋环磷酰胺＋地塞米松，PCd）也可克服来那度胺耐药，有研究显示在来那度胺敏感及耐药组中 PCd 方案的总缓解率无明显统计学差异。

3. 单克隆抗体

（1）达雷妥尤单抗（daratumumab, Dara）：Dara 是抗人源免疫球蛋白 IgG-κ 的单克隆抗体，特异性地与异常浆细胞表面高度表达的 CD38 分子结合，抑制 MM 细胞的增殖。SIRIUS 及 GEN501 临床试验分别研究了 Dara 单药对复发骨髓瘤患者的疗效。SIRIUS 临床试验中 80% 的患者为 ASCT 后复发的，且 95% 的患者对 PI 和 / 或 IMID 耐药。该临床试验总缓解率高达 29.2%，sCR 率为 3%，VGPR 率为 9.4%。该研究结果还显示，Dara 单药对硼替佐米及来那度胺双重耐药的患者总缓解率高达 29.7%，对 3 种及以上药物耐药（包括硼替佐米、来那度胺、卡非佐米、泊马度胺）的患者总缓解率也可达 28.6%。GEN501 临床试验中有 60% 的患者对硼替佐米和来那度胺双重耐药，该研究也同样显示出 Dara 单药对复发耐药 MM 患者的良好疗效。基于 SIRIUS 及 GEN501 临床研究结果，2015 年 FDA 批准将 Dara 单药用于治疗既往接受过 PI 和 IMID 治疗且经历过至少 3 线治疗的复发 MM 患者或对 PI 及 IMID 双耐药的 MM 患者。为了进一步提高 Dara 的疗效、扩大其适用范围，联合治疗的临床试验陆续开展。POLLUX 临床试验将患者随机分为 2 组，分别接受 Dara＋来那度胺＋地塞米松（DRd）方案及 Rd 方案治疗。结果显示，患者 DRd 治疗组在疗效、生存、缓解深度等方面均明显优于对照组。该研究在随访时间中位数至 32.9 个月时，DRd 组 PFS 中位数尚未达到，30 个月的 PFS 率达 58%，治疗总缓解率高达 93%，MRD 阴性率达 27%。随访时间中位数至 54.8 个月时，DRd 组 PFS 中位数显著高于 Rd 组（45 个月 vs. 17.5 个月），并且 DRd 方案在高危患者中也具有同样的生存获益。尽管 DRd 组 3 级及以上的不良事件发生率较对照组稍高，但因此中断治疗的患者在两组中确无明显差异。这一研究结果使得 FDA 批准将 DRd 方案用于既往接受过 1 线治疗及以上的复发 MM 患者，扩大了 Dara 的适用范围。CASTOR 临床试验分析了 Dara 与 PI 联用的抗 MM 疗效。该研究随访时间中位数为 26.9 个月，Dara＋硼替佐米＋地塞米松（DVd）治疗组总缓解率达 85%，PFS 中位数达 16.7 个月，尤其是既往仅接受过 1 线治疗的患者 PFS 中位数达 26.2 个月，2 年 PFS 率达 55%。DVd 治疗组 MRD 阴性率达 12%，明显高于对照组，且高危组及标危组间疗效无明显差异。此外，Dara 与 PI 联用对骨髓的抑制程度较 Dara＋IMID 轻，因此治疗安全性也更高。基于该临床试验的疗效，2016 年 FDA 批准将 DVd 方案用于治疗既往接受过 1 线及以上治疗的复发 MM 患者。Dara 与泊马度胺、卡非佐米等药物的联合用药方案目前尚在 I～II 期临床试验阶段，现已显示出较好疗效，未来可以为复发 MM 患者提供更多的治疗选择。Dara 治疗主要的毒性作用与输注相关，且大多发生于首次输注，其他治疗相关毒副反应发生率较低，整体治疗安全性及耐受程度均较高。

（2）伊沙妥昔单抗（isatuximab，Isa）：Isa 也是一种 CD38 单抗，可以选择性结合 CD38 受体，单药用于复发 MM 患者即可获得 24%～29% 的缓解率。目前该药在复发骨髓瘤中疗效明确的方案是与泊马度胺及地塞米松联用的 IsaPd 方案。ICARIA-MM 的 III 期临床试验纳入既往至少接受过 2 线治疗（包括来那度胺及硼替佐米在内）的复发 MM 患者，结果显示，在随访时间中位数为 11.6 个月背景下，IsaPd 治疗组总缓解率达 60.4%，PFS 中位数达 11.5 个月，该临床试验目前仍在随访中。此外，Isa 与卡非佐米联合治疗也初步显示出较好的疗效，还需 III 期临床试验进一步验证。

（3）艾洛珠单抗（elotuzumab，Elo）：是靶向淋巴细胞活化分子 F7（SLAMF7）的单克隆抗体。与 Dara 不同，Elo 单药抗 MM 效果不佳，与 Rd 方案联用（ERd）可明显增加疗效。ELOQUENT-2 临床试验将患者随机分为两组分别接受 ERd 方案及 Rd 方案治疗。结果显示 ERd 组总缓解率达 79%，4 年 OS 率达 50%，较对照组（43%）明显升高。ERd 方案组 PFS 及 OS 均较对照组明显延长，且生存获益在早期阶段就显现出来，并能持续较长时间。该临床试验还显示 ERd 对高危患者 [17p- 及 t（4；14）] 同样有较好的疗效。且 ERd 治疗相关毒副作用较小，患者具有较高的耐受程度。ELOQUENT-3 研究分析复发于接受来那度胺及一种 PI 治疗的 MM 患者，分别予以 Elo＋泊马度胺＋地塞米松（EPd）及 Pd 方案治疗，结果显示 EPd 组具有更高的缓解率，但对长期生存的影响需要进一步验证。

4. 组蛋白去乙酰化酶抑制剂

（1）帕比司他（panobinostat，PAN）：PAN 是广谱组蛋白去乙酰化酶抑制剂（HDACi），可抑制 MM 细胞聚集体形成途径，而该途径不受蛋白酶体的影响，是当前 PI 耐药的主要机制之一。PAN 与 PI 联合作用可克服此耐药机制，发挥协同抗 MM 作用。PANORAMA-1 临床试验对比 PAN＋硼替佐米＋地塞米松（PAN-Pd）与 Pd 方案治疗复发 MM 的疗效，研究范围主要是早期复发的 MM 患者（既往接受过 1～3 线治疗）。结果显示两组间总缓解率无明显差异，但 PAN-Pd 组 PFS 明显延长。2015 年 FDA 批准 PAN 用于治疗既往接受过 2 线及以

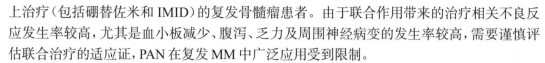

上治疗（包括硼替佐米和IMID）的复发骨髓瘤患者。由于联合作用带来的治疗相关不良反应发生率较高，尤其是血小板减少、腹泻、乏力及周围神经病变的发生率较高，需要谨慎评估联合治疗的适应证，PAN在复发MM中广泛应用受到限制。

（2）伏立诺他（vorinostat，VOR）：VOR是另一用于治疗早期复发MM的HDACi。VANTAGE-088临床试验结果显示联合VOR与硼替佐米联合治疗可延长患者的PFS，但较对照组（硼替佐米单药）生存获益不显著，因此目前并不推荐其作为ASCT后复发患者的首选治疗。

5. 烷化剂及其他治疗药物

（1）环磷酰胺（cyclophosphamide）：环磷酰胺是一种具有抗MM活性的烷化剂。通常单药或与沙利度胺、来那度胺、泊马度胺、硼替佐米、卡非佐米、伊沙佐米等联合用于MM的诱导治疗或ASCT后的维持治疗。

（2）美法仑（melphalan）：美法仑用于治疗MM的历史已有将近50年。美法仑除了用于ASCT预处理方案，还可与IMID、PI及帕比思他联合用于复发MM的治疗。

（3）苯达莫司汀（bendamustine）：苯达莫司汀是一种双能烷化剂，可诱导DNA链内和链间的交联，从而破坏DNA的复制、转录和修复。苯达莫司汀与不同药物联合作用可增强抗MM疗效，与硼替佐米及地塞米松联用治疗复发难治MM患者总缓解率达60.8%，与泊马度胺及地塞米松联用治疗复发难治MM时总缓解率达61%，且患者整体耐受度较高。苯达莫司汀还可与多药联合方案联用（DT-PACE）用于原发或继发的浆细胞白血病患者的治疗，可作为预处理或终末期患者的挽救治疗。

（4）塞利尼索（selinexor）：塞利尼索是靶向抑制核输出蛋白（exportin）1蛋白、介导多种肿瘤抑制蛋白的活化及聚集、抑制核因子κB的新型抗MM药物。FDA批准将塞利尼索用于既往至少接受过4线治疗，且至少对2种PI、2种IMID，以及1种CD38单抗耐药的MM患者。

（5）维奈克拉（venetoclax，ABT-199）：维奈克拉是已上市的口服Bcl-2抑制剂。Bcl-2是一种抗凋亡蛋白，在合并有t（11；14）染色体异常的MM患者中过表达。当前临床试验结果显示该药可明显改善合并有t（11；14）染色体异常的MM患者的疗效及生存，可以作为伴有t（11；14）染色体异常MM患者的治疗药物之一。

（二）多药联合化疗

对于既往多线复发的患者终末期挽救治疗方案可选用含既往未使用的药物在内并且含细胞毒性药物的多药联合方案，主要为地塞米松＋沙利度胺＋顺铂＋多柔比星＋环磷酰胺＋依托泊苷±硼替佐米（DT-PACE±V）或地塞米松＋环磷酰胺＋依托泊苷＋顺铂±硼替佐米（DECP±V），老年患者可选择环磷酰胺＋长春新碱＋多柔比星＋地塞米松治疗。多药联合化疗作为挽救治疗可以用于高危、侵袭性复发的复发难治MM患者的挽救治疗，总体缓解率达49%，疾病稳定状态率达36%。该方案治疗主要的毒副作用为血液学毒性，对骨髓的抑制程度较大，需要辅以积极对症支持、抗感染等治疗。一般不作为复发患者的首选治疗。

（三）挽救性造血干细胞移植治疗

首次移植的缓解程度、缓解时间、既往接受治疗线数，以及对化疗的敏感性是影响挽救性造血干细胞移植疗效的关键因素。目前大多观点认为挽救性造血干细胞移植尤其是ASCT应该作为复发后初始治疗的一部分尽早实施，可以更大发挥其改善预后的作用，而不应该作为终末期患者最后的一道保障。

1. 挽救性自体造血干细胞移植（sASCT） 许多临床中心评估了复发后进行 sASCT 的临床获益，目前观点认为二次甚至三次 ASCT 对患者均有一定的疗效，是 ASCT 后复发的治疗选择之一。

相较于传统化疗而言，sASCT 具有疗效好且治疗安全度高的特点。欧洲血液和骨髓移植（EBMT）回顾性分析了 sASCT 治疗的安全性及有效性，结果显示接受二次 ASCT 的患者 1 年非进展相关死亡率仅 2%，3 年 OS 率高达 46%，该研究结果还显示既往 ASCT 后可获得长时间缓解（>36 个月）的患者相较缓解时间较短（<36 个月）的患者具有更长的 PFS 及 OS。类似研究也显示至少 93% 的患者接受二次 ASCT 后可以获得缓解，其中 46% 的患者达 VGPR，且无治疗相关死亡的发生，该研究也同样表明既往 ASCT 后缓解持续时间与二次 ASCT 的疗效密切相关。目前美国及欧洲的指南均将 sASCT 列为复发骨髓瘤的推荐治疗之一，是复发 MM 患者安全有效的治疗措施之一。然而当前新药及新的治疗观念（新一代 PI、IMID、单克隆抗体、免疫治疗等）的不断完善，MM 的治疗选择更加多样化，治疗安全性也明显升高。因此尽管 sASCT 具有一定的治疗价值，但仍需仔细权衡利弊，选择获益最大的患者群体进行 sASCT 的治疗。对于年轻、适合移植且具有较好的体能状态的患者，如果首次移植后缓解时间较长（移植后维持治疗的患者 PFS>36 个月，未维持治疗的患者 PFS>18 个月），复发后可考虑行 sASCT 治疗。而对于移植后早期进展或侵袭性复发的患者则推荐使用新药治疗或进入临床试验。

2. 异基因造血干细胞移植（allo-SCT） 目前尚无关于 allo-SCT 作为挽救治疗手段在复发难治的 MM 中应用价值的统一观点。多项研究均显示，allo-SCT 可作为 ASCT 后复发或多线治疗后复发的患者挽救治疗选择之一。

allo-HSCT 疗效与患者既往接受治疗线数密切相关。Michallet 等人的回顾性分析显示，在 allo-SCT 前仅接受单次自体移植的患者 5 年 PFS 率和 OS 率分别达 26% 和 33%，而既往接受过 2 线治疗的患者 5 年 PFS 率和 OS 率分别为 24% 和 29%，既往接受过 3 线治疗的患者 5 年 PFS 率和 OS 率分别为 15% 和 23%。提示即使患者既往接受过多线治疗，仍然可以从 allo-SCT 中获益。关于复发难治 MM 患者 allo-SCT 疗效的前瞻性研究较少，Kröger 等人对 49 例既往接受自体移植后复发的患者进行无关供者异基因移植的研究。研究结果显示，移植后患者总体缓解率达 95%，其中 46% 的患者达到了 CR，5 年 PFS 率和 OS 率分别为 20% 和 26%，其中获得了 CR 的患者 5 年生存率更高。然而异基因移植相关的毒副作用使其在复发 MM 中的应用受到限制，包括急、慢性移植物抗宿主病（graft-versus-host disease，GVHD）及其导致的移植相关死亡。有研究表明首次 ASCT 后复发接受 allo-ASCT 治疗的患者中，非进展相关死亡率高达 29%。而且新药的不断应用进一步降低了 allo-ASCT 在复发 MM 治疗中的地位。即便是在侵袭性复发或者高危骨髓瘤患者中，allo-SCT 的治疗价值及利弊的权衡也尚未得到明显的突破。但是为了使高危患者在挽救治疗中获得更好的疗效，也可在临床试验背景下，使用新型药物作为移植后的免疫调节以减少相关并发症及死亡的发生。非临床试验条件下 allo-SCT 一般不作为复发 MM 患者挽救治疗的常规选择。

（四）新型免疫治疗

CAR-T 细胞治疗是近年来新兴的肿瘤治疗方法，目前在多种血液肿瘤中开展临床试验。T 细胞可以从患者自身或供者中获取，通过基因工程表达特定的嵌合抗原受体，使其仅靶向肿瘤细胞表达的特定抗原,然后重新输注入患者体内,进而诱导高亲和力 T 细胞增殖并杀伤特定肿瘤细胞。骨髓瘤细胞表面常见靶向抗原有 CD38、CD138、BCMA、κ 轻链等。抗 BCMA 的 CAR-T 临床试验目前已取得较可观的临床疗效。既往接受过多线治疗的患者,经 CAR-T 细胞治疗后总缓解率可达 95%。但 CAR-T 治疗相关不良反应发生率较高,76% 的患者发生细胞因子释放综合征(CRS),其中 6% 的患者为 3 级 CRS。CAR-T 治疗可获得较深的缓解程度及较长的缓解时间,使其在复发 MM 治疗中具有较大的应用价值。

四、治疗方案的选择

移植后复发患者再治疗应当争取深层次的缓解及更长的 PFS,以有效促进患者的长期生存。移植后复发的治疗选择需要考虑较多的因素,包括:①疾病相关因素,如疾病的危险分层、遗传学异常等;②治疗相关因素,如既往治疗方案、治疗相关周围神经病变、治疗相关骨髓抑制、既往治疗的缓解深度及缓解持续时间;③患者因素,如肝肾功能、并发症、感染、体能状态等。这些因素均需在选择挽救治疗方案时综合评估,选择更适宜患者的个体化治疗方案。

(一)影响治疗方案选择的因素

1. 疾病相关因素　移植后复发时的危险分层对治疗的选择至关重要。高危 MM 患者包括合并髓外病变或浆细胞白血病、伴有高危遗传学异常[t(4;14)、t(14;16)或 17p-]、高危基因表达谱、R-ISS 分期Ⅲ期患者。此外,*RAS* 或 *FGFR3* 的易位或突变、*CDKN2C*(编码 p18 蛋白)缺失,以及 *TP53* 的缺失或突变等也与复发 MM 的预后及耐药密切相关。对移植后复发的高危患者目前尚无明确的十分有效的治疗方案。国外数据显示,来那度胺联合地塞米松不能克服 t(4;14)或 17p- 相关的不良预后。根据 IMWG 对高危患者的治疗推荐,硼替佐米和卡非佐米可以明显提高伴有 t(4;14)或 17p- 患者的 CR 率,延长 OS 及 PFS。第三代 IMID 泊马度胺能有效改善高危遗传学改变所致的不良预后,尤其是对合并有 17p- 的复发患者有明显的治疗优势。单克隆抗体与新型 PI 或 IMID 等联合用药均可改善复发的高危患者的长期生存。但是当前国内新药的获得有一定的限制,且目前关于复发的高危患者研究结果有限。因此,对于移植后复发的患者,应重新评估上述高危因素,在条件允许的情况下首选进入新药的临床试验。

2. 治疗相关因素

(1)既往药物暴露史及治疗相关毒性作用:整体分析复发患者既往治疗方案及其对治疗的耐受程度对制定复发后的治疗策略至关重要。既往接受过 IMID(来那度胺、沙利度胺)、PI(硼替佐米)及细胞毒性药物(烷化剂、蒽环类)二联或三联治疗的患者,可以选择相应的新一代制剂(卡非佐米、泊马度胺等)再治疗。如果既往存在 PI 或 IMID 未暴露的患者,在复发时可选择既往未暴露的药物治疗。同时应评估患者既往治疗相关毒副作用,并在选择后续治疗方案时结合患者的耐受程度,尽量避免选择具有交叉毒性作用的药物,以防止原有并发症进一步加重并预防新的毒副反应。例如合并有心力衰竭的患者不宜选用含蒽环类的药物治疗,否则可能会导致左室射血分数进一步减退;存在≥3 级周围神经病变或≥2 级周围神经病变伴有神经痛的患者应避免使用硼替佐米治疗,选择二代 PI 如卡非佐米为基础的方案可以减少潜在的毒副作用;既往发生过严重深静脉血栓栓塞事件的患者,应谨慎使用 IMID 再治疗,需要在充分抗凝治疗的前提下进行。将既往用药与毒副作用综合考虑的原则有助于选择患者耐受且有效的挽救治疗方案。治疗过程中应对患者密切地随访观察，必要时进行适当的剂量调整增加患者的治疗配合程度，从而更好地对患者进行长程管理。

（2）既往缓解持续时间：对移植后复发患者，了解前期治疗缓解持续时间对制定后续挽救治疗方案十分重要。首次 ASCT 后 24 个月内复发的患者为早期复发患者，预后极差，尤其是 12 个月内复发的患者，我们称之为"超高危"患者。大约有 35%～38% 患者为早期复发患者，此类复发多为侵袭性复发，如果条件允许，推荐进入临床试验，尤其是 CAR-T 相关临床试验，既可以作为患者的终末挽救治疗措施，也可以作为桥接治疗，为后续治疗提供机会。此外，早期复发患者也可选择包含新药在内的三药联合方案或 allo-SCT 治疗。与早期复发不同，晚期复发（24 个月后复发）的疾病特征多为非侵袭性，患者既往治疗后缓解时间较长，因此累积治疗相关毒副作用较少，可以接受更强的治疗方案。若患者首次 ASCT 治疗后能获得较长时间的缓解期，复发时可考虑原有效药物再治疗，符合条件者可考虑行二次 ASCT 治疗，也可将原治疗有效药物作为再治疗的一部分，与新药或不同作用机制的药物联合治疗。也有部分晚期患者表现为侵袭性复发，此类患者多合并有高危因素或复发于维持治疗中，此类患者的治疗同早期复发相似，可采用含新一代 PI、IMID、单克隆抗体、多药联合化疗或 allo-SCT 治疗。

3. 患者相关因素　患者年龄及体能状态是影响治疗方案选择的另一重要因素。ASCT 后首次复发的患者大多拥有较好的体能状态，一般不存在衰弱状态，因此肾功能及既往发生的毒副作用的评估更为重要。对于肾功能不全患者，所有的 PI（硼替佐米、卡非佐米）均不需要进行剂量调整；IMID 类药物中来那度胺需要根据肾功能进行剂量调整，沙利度胺及泊马度胺则不需要；HDAC 抑制剂类药物（帕比思他、伏立诺他）在使用时也不需要根据肾功能进行剂量调整；单克隆抗体中 Dara 和 Elo 无须进行剂量调整。伴有肾功能损伤的患者行二次 ASCT 的移植相关死亡率相比肾功能良好患者明显升高，因此当患者有肾功能损伤时应慎重考虑二次 ASCT 的适用性。

（二）治疗方案选择策略

1. ASCT 后首次复发　越来越多的证据表明，更加深度的缓解能够延长患者 PFS，最终改善长期预后，而首次复发的再治疗疗效对于患者长期生存至关重要。因此，对于 ASCT 后首次复发患者，选择再治疗方案时除了要考虑并发症因素、生活质量、住院频率及治疗费用外，最重要的是要尽可能获得更深层次的缓解，从而改善患者的长期生存。一般首选包含新药在内的三药联合方案，当患者存在特殊并发症、治疗耐受度较低时，可考虑两药联合方案治疗，包括来那度胺、泊马度胺、硼替佐米、卡非佐米等与地塞米松的联用方案。目前对于复发后治疗维持时间尚无统一定论，普遍观点认为需要长期维持直至疾病再次进展或产生不能耐受的毒副反应。但随着治疗时间的延长，相关的毒副作用或潜在风险将会增加。对于已经发生不可耐受的毒副作用的患者可先调整治疗剂量以减少治疗相关毒副作用，或换用副作用较小的其他药物替代治疗，如患者对 PI 治疗反应好但发生严重的周围神经病变时，可以用卡非佐米替代硼替佐米继续治疗。对于长期治疗相关潜在风险的预防，可以提前进行剂量调整以避免严重不良事件的发生，如需要长期使用糖皮质激素的患者，当患者达最大缓解深度且病情控制平稳状态下，可以酌情减少地塞米松的剂量以提高患者生活质量、减少相关代谢紊乱及免疫抑制的风险。

应根据首次 ASCT 后缓解时间及是否维持治疗制定个体化治疗方案：① ASCT 后接受来那度胺或硼替佐米维持治疗的患者复发后首选包含至少一种新药和/或既往有效治疗药物的新一代制剂在内的三药联合方案。其中侵袭性复发或一般情况较好的患者复发时选择 Dara 或卡非佐米为基础的治疗方案，惰性复发或衰弱患者可选择 Dara 或伊沙佐米为基础的两药或三药联合方案再治疗。② ASCT 后未接受维持治疗的患者，移植后首次复发时推荐选择 Dara 或卡非佐米为基础的三药联合方案，惰性复发或衰弱患者可选择伊沙佐米或 Elo 为基础的方案，也可考虑既往治疗有效的药物再治疗。③对于 ASCT 后首次复发患者，若患者符合移植条件或惰性复发时，可考虑挽救性 ASCT 治疗。越来越多的研究显示，既往接受过 ASCT 且获得较长时间的缓解（维持治疗状态下缓解持续 36 个月以上或非维持治疗状态下缓解时间维持 18 个月以上），可考虑二次 ASCT 治疗。二次 ASCT 可明显延长复发患者的 PFS 和 OS，即便患者二次 ASCT 后未接受维持治疗，仅移植所带来的生存获益也是十分显著的。而且在老年患者中二次 ASCT 也同样获益，因此 ASCT 后初次复发患者应首先评估移植指征，符合条件者可考虑行二次 ASCT（图 12-2-1）。

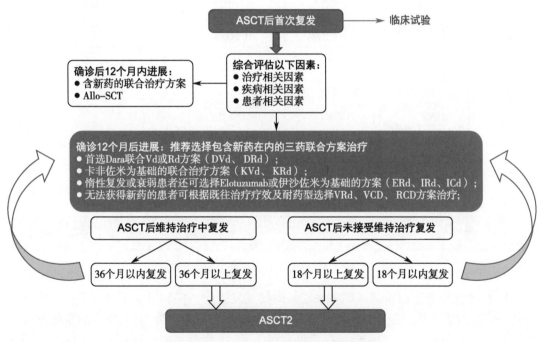

图 12-2-1　ASCT 后首次复发治疗流程图

2. 二次复发或多次复发　尽管 ASCT 及新药明显改善了 MM 的预后，但几乎所有患者都会面临反复进展复发，既往治疗药物累积副作用、与治疗无关的新发并发症等使得多次复发后的治疗选择更加困难。在选择治疗方案时，对既往治疗的疗效、缓解持续时间、对治疗的耐受程度等的评估至关重要。

既往 ASCT 后获得较深程度缓解且缓解持续时间较长的患者，尤其是惰性复发的患者，若符合移植条件，可考虑行挽救性 ASCT 治疗：①复发于接受一种 IMID 或一种 PI 治疗的患者，复发时可选择 Dara 联合 Vd 或 Rd 方案治疗（DVd、DRd）为基础的三药联合方案。②对硼替佐米/伊沙佐米和来那度胺双重耐药的患者，建议更换既往治疗有效的药物的新一代制剂或加用单克隆抗体或烷化剂等新药治疗以提高疗效,推荐选用 DPd、DPCd(DPd＋环磷酰胺)、KPd、KRd 方案。③对来那度胺、硼替佐米 / 伊沙佐米、卡非佐米三重耐药的患者,推荐选择泊马度胺为基础的方案治疗,包括 DPd、DPCd。对硼替佐米 / 伊沙佐米、来那度胺、泊马度胺三重耐药的患者可选择 DPd、DKD 或 KCd 方案治疗。④对来那度胺、泊马度胺、硼替佐米、卡非佐米四重耐药的患者治疗选择较少,首选进入临床试验。如果患者急需控制疾病活动或作为 ASCT 的桥接治疗,可选择 1～2 周期 VDT-PACE 方案化疗。老年患者可选择 VCAD(环磷酰胺、长春新碱、多柔比星和地塞米松)方案诱导治疗。既往对大剂量美法仑治疗有较好反应的患者,二次 ASCT 也可有一定程度的获益。此外,ASCT 后多重耐药的患者也可选择 Dara、苯达莫司汀、蒽环类药物为基础的方案治疗,但目前临床经验不足,不作为首选推荐(图 12-2-2)。

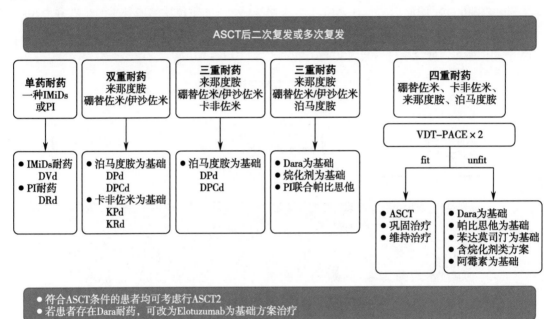

图 12-2-2　ASCT 后二次及多次复发治疗流程

　　3. 合并有浆细胞白血病或髓外浆细胞瘤的复发治疗　疾病进展至浆细胞白血病或髓外浆细胞瘤的患者预后极差,此类患者体内异常浆细胞快速分裂,具有较高的浆细胞增殖指数和大量 S 期的细胞,即便经治疗后可获得缓解,维持时间也较短暂。浆细胞白血病或髓外浆细胞瘤可发生于 MM 疾病的任何阶段,通常伴有新的染色体异常,包括 17p-、*MYC* 高表达、1p 缺失等。由于发生率较低,因此目前尚无足够临床试验的证据指导治疗。此类患者推荐换用既往未使用过的、包含细胞毒性药物在内的联合化疗方案控制疾病,一般情况较好的患者可以选择两周期 VDT-PACE 诱导治疗,继而通过挽救性 ASCT 或 allo-SCT 巩固疗效。如果患者不能耐受大剂量化疗或造血干细胞移植,可考虑含 Dara、烷化剂、卡非佐米、苯达莫司汀、多柔比星等在内的治疗方案,同时联合其他敏感药物进行治疗。

　　(三)不同并发症的预防及治疗选择

　　1. 心血管疾病　MM 患者发生心脏事件的可能原因包括基础疾病、年龄相关的并发症,以及抗 MM 治疗。有回顾性研究显示,既往接受 3 线及以上治疗方案的 MM 患者心脏事件的发生率明显高于年龄 - 性别匹配的对照组人群。在抗 MM 药物中,蒽环类药物的暴露明显增加了心力衰竭的发生率及相关死亡率。多柔比星脂质体较传统多柔比星对心脏的影响小,相应的心脏事件发生率也较低。PI 中硼替佐米治疗相关的 3 级及以上心血管事件和心力衰竭的发生率较低,而卡非佐米则具有较强的心脏毒性,尤其对于有心血管风险因素的患者或发病时具有心脏基础疾病的患者。有研究表明,卡非佐米相关的心血管事件风险与治疗剂量相关,与药物输注速度无明显相关性,因此具有心脏疾病高危因素的患者在使用卡非佐米治疗时应更加谨慎,密切监测。

2. 血栓形成风险　使用含 IMID 方案治疗的患者发生深静脉血栓的风险较其他方案明显升高,尤其当 IMID 联合激素或其他药物,包括卡非佐米、多柔比星等,更易发生深静脉血栓形成。血栓形成的高危因素主要包括:肥胖、既往深静脉血栓病史、骨髓瘤相关的高危因素、治疗相关的高危因素(如 IMID 联合激素、大剂量类固醇药物、多药联合化疗)、促红细胞生成素的暴露、中心静脉导管、外科手术,以及起搏器植入等。高血栓形成风险的疾病包括:糖尿病、肾脏疾病、高血压、心脏疾病、凝血功能异常等。根据 NCCN 指南,具有以上高危因素的患者应当进行预防性抗血栓治疗,同时应积极控制可控因素(如戒烟、合理的降压治疗)。对于具有 1 项及以下危险因素的患者,建议在使用 IMID 时予以 81~325mg 的阿司匹林预防血栓,对于具有至少 2 项危险因素的患者,推荐使用低分子肝素或华法林进行抗凝治疗。

3. 糖尿病　糖皮质激素是治疗 MM 的基础药物之一,使用糖皮质激素导致的糖尿病是MM 患者的不良预后因素之一。对于此类患者应严密检测血糖,同时应考虑调整激素治疗剂量(减至每周 20mg)或予以不含激素的治疗方案。尤其对于老年、具有糖尿病前期表现或者合并激素相关其他并发症(如高血压)的患者,在使用激素治疗时更应谨慎调整药物剂量。

4. 周围神经病变　MM 患者的周围神经病变既可以因 MM 本病引起,也可因抗 MM治疗导致,常见的药物包括沙利度胺和硼替佐米,这一治疗相关并发症严重影响了 MM 患者的生存质量。硼替佐米相关周围神经病变大多是感觉异常,患者常有足底及趾端的刺痛及烧灼感,与沙利度胺所致的周围神经病变不同,硼替佐米所致的周围神经病变在早期是可逆的。因此,对于 ASCT 后复发的患者,若既往的治疗方案中可能包含沙利度胺和 / 或硼替佐米,且复发时已经存在一定程度的周围神经病变,再治疗时需要根据患者自身情况进行合理的剂量调整,减低剂量治疗或换用其他神经毒性较小的药物治疗,有助于改善或延缓周围神经病变。有研究表明,相较硼替佐米治疗组,卡非佐米相关的周围神经病变发生率明显减低。IMID 也可引起周围神经病变,其中来那度胺相关的周围神经病变较沙利度胺明显减少,因此 ASCT 后复发且合并有周围神经病变的患者可换用含卡非佐米、伊沙佐米或来那度胺的方案。

5. 肾损伤　ASCT 后复发的患者再治疗前应评估肾损伤程度,在制定后续治疗方案时进行合理的剂量调整或换用对肾功能影响较小的药物。有研究表明,轻度肾功能损伤(肌酐清除率 > 60ml/min)患者使用来那度胺治疗时无须调整剂量,而中重度肾功能损伤(肌酐清除率 < 60ml/min)患者,使用来那度胺治疗时须减低剂量。第三代 IMID 泊马度胺对于肾功能不全患者无须进行剂量调整,但是当患者需要透析时,药物使用剂量及时间需要根据透析进行调整。PI 中卡非佐米为主方案治疗时可能引起血肌酐的轻度升高(25%),但无

须进行剂量调整。当患者有严重肾功能不全（肌酐清除率＜30ml/min）或者当需要透析时，使用伊沙佐米需进行剂量调整。当前临床数据显示，抗 SLAMF7 单抗 ELO、抗 CD38 单抗 Dara 在肾功能不全患者中使用均有较高的安全性，但是对于透析患者的剂量调整目前尚无明确指南。

（四）支持治疗

1. 骨病的治疗　口服或静脉使用双膦酸盐治疗有症状的 MM 患者，治疗期至少 2 年。使用双膦酸盐前须评估肾功能，并根据肾功能调整治疗剂量。如在原发病治疗有效的情况下出现肾功能恶化，应停用双膦酸盐，直至肌酐清除率恢复至基线水平 ±10%。使用双膦酸盐（尤其是唑来膦酸）过程中需要定期进行口腔检查，治疗过程中避免口腔侵袭性操作。如需要进行口腔侵袭性操作，需停药 3 个月后进行，同时应加强抗感染治疗。

2. 高钙血症　双膦酸盐是治疗骨髓瘤高钙血症的理想选择，但由于受到肾功能影响，降低血钙的作用较缓慢，对于症状性或严重的高钙血症患者除积极治疗原发病之外，还需要其他治疗措施降低血钙水平，包括水化、利尿、补液，维持尿量 >1 500ml/d。也可用大剂量糖皮质激素、降钙素等辅助治疗。对于合并肾功能不全的患者，也可行血液透析降低血钙水平。

3. 肾功能不全　治疗期间应水化、碱化、利尿以预防肾损伤、减少尿酸形成、促进尿酸排出。对于已存在肾功能不全的患者，应避免使用非甾体抗炎药等肾毒性药物，避免使用静脉对比剂，必要时透析支持治疗。对于长期使用双膦酸盐治疗的患者需要监测肾功能变化。

4. 贫血　持续存在症状性贫血的患者可考虑使用促红细胞生成素治疗，同时可酌情补充铁剂、叶酸、维生素 B_{12} 等造血原料。Dara 与红细胞表面 CD38 结合会干扰输血相容性检测，在使用 Dara 之前应对患者进行血型鉴定和抗体筛查。

5. 感染　多发性骨髓瘤患者免疫力低下，发生反复感染可能危及生命，可考虑静脉使用免疫球蛋白。使用大剂量激素治疗时，应警惕肺孢子虫病和真菌感染；使用 PI、Dara 的患者应警惕病毒感染，可酌情使用阿昔洛韦、伐昔洛韦预防水痘 - 带状疱疹病毒感染。对于乙肝病毒血清学阳性患者，应预防性使用抗病毒药，同时注意监测病毒载量，尤其是使用 Dara 治疗的患者应在治疗期间及治疗结束后至少 6 个月内监测 HBV 再激活的实验室参数，若患者治疗期间发生病毒再激活，应暂停 Dara 治疗，同时给予相应的抗病毒治疗。

6. 凝血 / 血栓　对接受 IMID 为基础的方案治疗的患者，应进行静脉血栓栓塞风险评估，并根据血栓的风险给予预防性抗凝或抗血栓治疗。

7. 高黏滞综合征　血浆置换可作为症状性高黏滞综合征患者的辅助治疗。

第三节　移植后患者的长程管理及病情监测

多发性骨髓瘤目前仍是不可治愈的疾病，患者常面临不断的治疗 - 缓解 - 复发 - 再治疗循环，且每次治疗后缓解时间不断缩短直至发展为难治骨髓瘤。因此初始治疗后的巩固、维持、随访检测均有利于延长患者缓解时间、早期发现进展征象并及时干预，对改善患者长期生存至关重要。

（一）巩固及维持治疗的重要性

目前对于 ASCT 后是否需要巩固治疗尚存争议，国内专家共识建议在 ASCT 后再次进行危险度分层,对于高危患者可进行巩固治疗,一般采用先前有效的方案治疗 2～4 个疗程,随后进入维持治疗阶段。若不予巩固治疗,则在良好的造血重建后直接进入维持治疗。与巩固治疗不同,维持治疗是低剂量疗法,具有疗程长、毒性小的特点。维持治疗可选用 IMID 或 PI 单药维持,对于一些高危患者也可两药联合维持治疗。

沙利度胺在临床上具有较高的周围神经病变及乏力的发生率,因此不能作为理想的维持治疗选择。而且对于有高危因素(尤其是 17p-)的患者,沙利度胺维持治疗组较对照组预后更差。因此,目前对具有高危遗传学特征的患者不推荐使用沙利度胺进行移植后的维持治疗。

二代 IMID 来那度胺作为维持治疗具有较好的耐受性。IFM 和 CALGB 的两大安慰剂随机对照试验均显示来那度胺维持治疗可以加深血液学缓解程度并延长患者 PFS,甚至改善患者 OS。

ASCT 后用硼替佐米等 PI 维持可改善 17p- 患者的 PFS 及 OS,因此对于有高危遗传学危险因素的患者,可考虑在 ASCT 后予以 PI 为基础的两药联合维持。维持治疗可至少持续 2 年。

目前国内关于复发患者 allo-SCT 后的维持治疗研究较少,国外专家对此也尚存争议。Kröger 等人研究表明,在 allo-HCT 后予以供者淋巴细胞输注联合 IMID 或 PI 维持治疗可以增加患者的 CR 率。该研究对 32 例 allo-HCT 未获得缓解的患者予以供者淋巴细胞输注,同时联合 IMID 或 PI 进行维持治疗,其中 19 例患者重新获得了 EBMT 标准的 CR。因此,造血干细胞移植治疗后采用 IMID 或 PI 维持治疗作为挽救治疗措施,可以更好地发挥移植的疗效。

(二)疾病监测

目前对于复发后再治疗的时间尚未统一,因此使用非口服 PI 为基础的方案治疗时可考虑在疾病控制良好、治疗平台期减量或停药观察,以避免长期药物剂量累积导致的严重毒副作用。随着骨髓瘤治疗的规范化,大多数患者在移植后接受维持治疗,因此患者大多会定期复诊、随访以监测各项指标的变化。根据 Mayo 指南推荐,建议患者至少每 3 个月进行 1 次随访检测,检测指标包括血和尿中单克隆免疫球蛋白水平、全血细胞计数、血清钙、血肌酐水平。建议每年 1 次骨骼影像学检查以便早期发现无症状进展患者,包括全身低剂量 CT、MRI,以及 PET/CT。当怀疑患者复发时应完善骨髓活检、免疫表型分析、FISH 检测,以及影像学评估,同时对患者进行疾病再分期,也可为患者进入临床试验提供机会。

(史青林　陈丽娟)

【参考文献】

[1] HOERING A,CROWLEY J,SHAUGHNESSY JD J R,et al. Complete remission in multiple myeloma examined as time-dependent variable in terms of both onset and duration in Total Therapy protocols[J]. Blood,2009,114(7):1299-1305.

[2] SAN MIGUEL J F,MATEOS M V,OCIO E,et al. Multiple myeloma:Treatment evolution[J]. Hematology,2012,17Suppl1:S3-S6.

[3] CAVO M,RAJKUMAR S V,PALUMBO A,et al. International Myeloma Working Group consensus approach to the treatment of multiple myeloma patients who are candidates for autologous stem cell

transplantation[J]. Blood，2011，117（23）：6063-6073.

[4] BARLOGIE B，MITCHELL A，VAN RHEE F，et al. Curing myeloma at last：Defining criteria and providing the evidence[J]. Blood，2014，124（20）：3043-3051.

[5] MARTINEZ-LOPEZ J，BLADE J，MATEOS M V，et al. Long-term prognostic significance of response in multiple myeloma after stem cell transplantation[J]. Blood，2011，118（3）：529-534.

[6] KORTUM K M，LANGER C，MONGE J，et al. Targeted sequencing using a 47 gene multiple myeloma mutation panel（M3P）in -17p high risk disease[J]. Br J Haematol，2015，168（4）：507-510.

[7] CHANG H，QI X，JIANG A，et al. 1p21 deletions are strongly associated with 1q21 gains and are an independent adverse prognostic factor for the outcome of high-dose chemotherapy in patients with multiple myeloma[J]. Bone Marrow Transplant，2010，45（1）：117-121.

[8] AVET-LOISEAU H，ATTAL M，CAMPION L，et al. Long-term analysis of the IFM 99 trials for myeloma：cytogenetic abnormalities [t（4；14），del（17p），1q gains] play a major role in defining long-term survival[J]. J Clin Oncol，2012，30（16）：1949-1952.

[9] AFFER M，CHESI M，CHEN W G，et al. Promiscuous MYC locus rearrangements hijack enhancers but mostly super-enhancers to dysregulate MYC expression in multiple myeloma[J]. Leukemia，2014，28（8）：1725-1735.

[10] WALKER B A，WARDELL C P，BRIOLI A，et al. Translocations at 8q24 juxtapose MYC with genes that harbor superenhancers resulting in overexpression and poor prognosis in myeloma patients[J]. Blood Cancer J，2014，4（3）：e191.

[11] FERNANDEZ DE LARREA C，KYLE R A，DURIE B G，et al. Plasma cell leukemia：consensus statement on diagnostic requirements，response criteria and treatment recommendations by the International Myeloma Working Group[J]. Leukemia，2013，27（4）：780-791.

[12] GONSALVES W I，MORICE W G，RAJKUMAR V，et al. Quantification of clonal circulating plasma cells in relapsed multiple myeloma[J]. Br J Haematol，2014，167（4）：500-505.

[13] PERIAGO A，CAMPILLO J A，MROWIEC A，et al. Circulating aberrant plasma cells allows risk stratification of patients with myeloma[J]. Am J Hematol，2016，91（9）：E353-E355.

[14] DURER C，DURER S，LEE S，et al. Treatment of relapsed multiple myeloma：Evidence-based recommendations[J]. Blood Rev，2020，39：100616.

[15] SIEGEL D S，MARTIN T，WANG M，et al. A phase 2 study of single-agent carfilzomib（PX-171-003-A1）in patients with relapsed and refractory multiple myeloma[J]. Blood，2012，120（14）：2817-2825.

[16] DIMOPOULOS M A，MOREAU P，PALUMBO A，et al. Carfilzomib and dexamethasone versus bortezomib and dexamethasone for patients with relapsed or refractory multiple myeloma（ENDEAVOR）：A randomised，phase 3，open-label，multicentre study[J]. Lancet Oncol，2016，17（1）：27-38.

[17] SIEGEL D S，DIMOPOULOS M A，LUDWIG H，et al. Improvement in overall survival with carfilzomib，lenalidomide，and dexamethasone in patients with relapsed or refractory multiple myeloma[J]. J Clin Oncol，2018，36（8）：728-734.

[18] LAROCCA A，DOLD S M，ZWEEGMAN S，et al. Patient-centered practice in elderly myeloma patients：An overview and consensus from the European Myeloma Network（EMN）[J]. Leukemia，2018，32（8）：1697-1712.

[19] MOREAU P, MASSZI T, GRZASKO N, et al. Oral ixazomib, lenalidomide, and dexamethasone for multiple myeloma[J]. N Engl J Med, 2016, 374(17): 1621-1634.

[20] TERPOS E, RAMASAMY K, MAOUCHE N, et al. Real-world effectiveness and safety of ixazomib-lenalidomide-dexamethasone in relapsed/refractory multiple myeloma[J]. Ann Hematol, 2020, 99(5): 1049-1061.

[21] SEHGAL K, DAS R, ZHANG L, et al. Clinical and pharmacodynamic analysis of pomalidomide dosing strategies in myeloma: Impact of immune activation and cereblon targets[J]. Blood, 2015, 125(26): 4042-4051.

[22] MIGUEL J S, WEISEL K, MOREAU P, et al. Pomalidomide plus low-dose dexamethasone versus high-dose dexamethasone alone for patients with relapsed and refractory multiple myeloma(MM-003): A randomised, open-label, phase 3 trial[J]. Lancet Oncol, 2013, 14(11): 1055-1066.

[23] RICHARDSON P G, ORIOL A, BEKSAC M, et al. Pomalidomide, bortezomib, and dexamethasone for patients with relapsed or refractory multiple myeloma previously treated with lenalidomide(OPTIMISMM): A randomised, open-label, phase 3 trial[J]. Lancet Oncol, 2019, 20(6): 781-794.

[24] BAZ R C, MARTIN T G, 3 R D, et al. Randomized multicenter phase 2 study of pomalidomide, cyclophosphamide, and dexamethasone in relapsed refractory myeloma[J]. Blood, 2016, 127(21): 2561-2568.

[25] LOKHORST H M, PLESNER T, LAUBACH J P, et al. Targeting CD38 with daratumumab monotherapy in multiple myeloma[J]. N Engl J Med, 2015, 373(13): 1207-1219.

[26] LONIAL S, WEISS B M, USMANI S Z, et al. Daratumumab monotherapy in patients with treatment-refractory multiple myeloma(SIRIUS): An open-label, randomised, phase 2 trial[J]. Lancet, 2016, 387(10027): 1551-1560.

[27] DIMOPOULOS M A, SAN-MIGUEL J, BELCH A, et al. Daratumumab plus lenalidomide and dexamethasone versus lenalidomide and dexamethasone in relapsed or refractory multiple myeloma: Updated analysis of POLLUX[J]. Haematologica, 2018, 103(12): 2088-2096.

[28] RICHARDSON P G, ATTAL M, CAMPANA F, et al. isatuximab plus pomalidomide/dexamethasone versus pomalidomide/dexamethasone in relapsed/refractory multiple myeloma: ICARIA phase III study design[J]. Future Oncol, 2018, 14(11): 1035-1047.

[29] LONIAL S, DIMOPOULOS M, PALUMBO A, et al. elotuzumab therapy for relapsed or refractory multiple myeloma[J]. N Engl J Med, 2015, 373(7): 621-631.

[30] SAN-MIGUEL J F, HUNGRIA V T, YOON S S, et al. Panobinostat plus bortezomib and dexamethasone versus placebo plus bortezomib and dexamethasone in patients with relapsed or relapsed and refractory multiple myeloma: A multicentre, randomised, double-blind phase 3 trial[J]. Lancet Oncol, 2014, 15(11): 1195-1206.

[31] HIDESHIMA T, BRADNER J E, WONG J, et al. Small-molecule inhibition of proteasome and aggresome function induces synergistic antitumor activity in multiple myeloma[J]. Proc Natl Acad Sci USA, 2005, 102(24): 8567-8572.

[32] DIMOPOULOS M, SIEGEL D S, LONIAL S, et al. Vorinostat or placebo in combination with bortezomib in patients with multiple myeloma(VANTAGE 088): A multicentre, randomised, double-blind study[J]. Lancet Oncol, 2013, 14(11): 1129-1140.

[33] DINGLI D, AILAWADHI S, BERGSAGEL P L, et al. Therapy for relapsed multiple myeloma: Guidelines from the Mayo stratification for myeloma and risk-adapted therapy[J]. Mayo Clin Proc, 2017, 92 (4): 578-598.

[34] LUDWIG H, KASPARU H, LEITGEB C, et al. Bendamustine-bortezomib-dexamethasone is an active and well-tolerated regimen in patients with relapsed or refractory multiple myeloma[J]. Blood, 2014, 123 (7): 985-991.

[35] BARLOGIE B, ANAISSIE E, VAN RHEE F, et al. Incorporating bortezomib into upfront treatment for multiple myeloma: Early results of total therapy 3[J]. Br J Haematol, 2007, 138 (2): 176-185.

[36] RAJKUMAR S V. Multiple myeloma: 2020 update on diagnosis, risk-stratification and management[J]. Am J Hematol, 2020, 95 (5): 548-567.

[37] KUMAR S, RAJKUMAR S V. Surrogate endpoints in randomised controlled trials: A reality check[J]. Lancet, 2019, 394 (10195): 281-283.

[38] KUMAR S, KAUFMAN J L, GASPARETTO C, et al. Efficacy of venetoclax as targeted therapy for relapsed/refractory t (11; 14) multiple myeloma[J]. Blood, 2017, 130 (22): 2401-2409.

[39] LAUBACH J, GARDERET L, MAHINDRA A, et al. Management of relapsed multiple myeloma: Recommendations of the International Myeloma Working Group[J]. Leukemia, 2016, 30 (5): 1005-1017.

[40] MICHAELIS L C, SAAD A, ZHONG X B, et al. Salvage second hematopoietic cell transplantation in myeloma[J]. Biol Blood Marrow Transplant, 2013, 19 (5): 760-766.

[41] LEMIEUX E, HULIN C, CAILLOT D, et al. Autologous stem cell transplantation: An effective salvage therapy in multiple myeloma[J]. Biol Blood Marrow Transplant, 2013, 19 (3): 445-449.

[42] GIRALT S, KOEHNE G. Allogeneic hematopoietic stem cell transplantation for multiple myeloma: What place, if any?[J]. Curr Hematol Malig Rep, 2013, 8 (4): 284-290.

[43] LOKHORST H, EINSELE H, VESOLE D, et al. International Myeloma Working Group consensus statement regarding the current status of allogeneic stem-cell transplantation for multiple myeloma[J]. J Clin Oncol, 2010, 28 (29): 4521-4530.

[44] BENSINGER W. Allogeneic stem cell transplantation for multiple myeloma[J]. Hematol Oncol Clin North Am, 2014, 28 (5): 891-902.

[45] KRÖGER N, SHIMONI A, SCHILLING G, et al. Unrelated stem cell transplantation after reduced intensity conditioning for patients with multiple myeloma relapsing after autologous transplantation[J]. Br J Haematol, 2010, 148 (2): 323-331.

[46] PALUMBO A, ANDERSON K. Multiple myeloma[J]. N Engl J Med, 2011, 364 (11): 1046-1060.

[47] DIMOPOULOS M A, KASTRITIS E, CHRISTOULAS D, et al. Treatment of patients with relapsed/refractory multiple myeloma with lenalidomide and dexamethasone with or without bortezomib: Prospective evaluation of the impact of cytogenetic abnormalities and of previous therapies[J]. Leukemia, 2010, 24 (10): 1769-1778.

[48] LEEBEEK F W. Update of thrombosis in multiple myeloma[J]. Thromb Res, 2016, 140 Suppl 1: S76-S80.

[49] TERPOS E, KLEBER M, ENGELHARDT M, et al. European Myeloma Network guidelines for the management of multiple myeloma-related complications[J]. Haematologica, 2015, 100 (10): 1254-1266.

[50] KUMAR S, MAHMOOD S T, LACY M Q, et al. Impact of early relapse after auto-SCT for multiple

myeloma[J]. Bone Marrow Transplant, 2008, 42 (6): 413-420.

[51] GIRALT S, GARDERET L, DURIE B, et al. American Society of Blood and Marrow Transplantation, European Society of Blood and Marrow Transplantation, Blood and Marrow Transplant Clinical Trials Network, and International Myeloma Working Group Consensus Conference on salvage hematopoietic cell transplantation in patients with relapsed multiple myeloma[J]. Biol Blood Marrow Transplant, 2015, 21 (12): 2039-2051.

[52] BAZARBACHI A H, AL HAMED R, MALARD F, et al. Relapsed refractory multiple myeloma: A comprehensive overview[J]. Leukemia, 2019, 33 (10): 2343-2357.

[53] DIMOPOULOS M A, SONNEVELD P, LEUNG N, et al. International Myeloma Working Group recommendations for the diagnosis and management of myeloma-related renal impairment[J]. J Clin Oncol, 2016, 34 (13): 1544-1557.

[54] SAN MIGUEL J F, WEISEL K C, SONG K W, et al. Impact of prior treatment and depth of response on survival in MM-003, a randomized phase 3 study comparing pomalidomide plus low-dose dexamethasone versus high-dose dexamethasone in relapsed/refractory multiple myeloma[J]. Haematologica, 2015, 100 (10): 1334-1339.

[55] BERENSON J R, HILGER J D, YELLIN O, et al. Replacement of bortezomib with carfilzomib for multiple myeloma patients progressing from bortezomib combination therapy[J]. Leukemia, 2014, 28 (7): 1529-1536.

[56] NOOKA A K, KASTRITIS E, DIMOPOULOS M A, et al. Treatment options for relapsed and refractory multiple myeloma[J]. Blood, 2015, 125 (20): 3085-3099.

[57] COOK G, ASHCROFT A J, CAIRNS D A, et al. The effect of salvage autologous stem-cell transplantation on overall survival in patients with relapsed multiple myeloma (final results from BSBMT/UKMF Myeloma X Relapse [Intensive]): A randomised, open-label, phase 3 trial[J]. Lancet Haematol, 2016, 3 (7): e340-e351.

[58] MUCHTAR E, DINGLI D, KUMAR S, et al. Autologous stem cell transplant for multiple myeloma patients 70 years or older[J]. Bone Marrow Transplant, 2016, 51 (11): 1449-1455.

[59] GONSALVES W I, GERTZ M A, LACY M Q, et al. Second auto-SCT for treatment of relapsed multiple myeloma[J]. Bone Marrow Transplant, 2013, 48 (4): 568-573.

[60] KISTLER K D, KALMAN J, SAHNI G, et al. Incidence and risk of cardiac events in patients with previously treated multiple myeloma versus matched patients without multiple myeloma: An observational, retrospective, cohort study[J]. Clin Lymphoma Myeloma Leuk, 2017, 17 (2): 89-96.

[61] LAUBACH J P, MOSLEHI J J, FRANCIS S A, et al. A retrospective analysis of 3954 patients in phase 2/3 trials of bortezomib for the treatment of multiple myeloma: Towards providing a benchmark for the cardiac safety profile of proteasome inhibition in multiple myeloma[J]. Br J Haematol, 2017, 178 (4): 547-560.

[62] WAXMAN A J, CLASEN S, HWANG W T, et al. Carfilzomib-associated cardiovascular adverse events: A systematic review and meta-analysis[J]. JAMA Oncol, 2018, 4 (3): e174519.

[63] STREIFF M B, HOLMSTROM B, ASHRANI A, et al. Cancer-associated venous thromboembolic disease, version 1.2015[J]. J Natl Compr Canc Netw, 2015, 13 (9): 1079-1095.

[64] WU W, MERRIMAN K, NABAAH A, et al. The association of diabetes and anti-diabetic medications with clinical outcomes in multiple myeloma[J]. Br J Cancer, 2014, 111 (3): 628-636.

[65] MEHTA J, CAVO M, SINGHAL S. How I treat elderly patients with myeloma[J]. Blood, 2010, 116(13): 2215-2223.

[66] RICHARDSON P G, DELFORGE M, BEKSAC M, et al. Management of treatment-emergent peripheral neuropathy in multiple myeloma[J]. Leukemia, 2012, 26(4): 595-608.

[67] DELFORGE M, BLADÉ J, DIMOPOULOS M A, et al. Treatment-related peripheral neuropathy in multiple myeloma: The challenge continues[J]. Lancet Oncol, 2010, 11(11): 1086-1095.

[68] LUO J, GAGNE J J, LANDON J, et al. Comparative effectiveness and safety of thalidomide and lenalidomide in patients with multiple myeloma in the United States of America: A population-based cohort study[J]. Eur J Cancer, 2017, 70: 22-33.

[69] DIMOPOULOS M, WEISEL K, VAN DE DONK N, et al. Pomalidomide plus low-dose dexamethasone in patients with relapsed/refractory multiple myeloma and renal impairment: Results from a phase Ⅱ trial[J]. J Clin Oncol, 2018, 36(20): 2035-2043.

[70] CHEN N H, LAU H, KONG L H, et al. Pharmacokinetics of lenalidomide in subjects with various degrees of renal impairment and in subjects on hemodialysis[J]. J Clin Pharmacol, 2007, 47(12): 1466-1475.

[71] LI Y, WANG X M, O'MARA E, et al. Population pharmacokinetics of pomalidomide in patients with relapsed or refractory multiple myeloma with various degrees of impaired renal function[J]. Clin Pharmacol, 2017, 9: 133-145.

[72] GUPTA N, HANLEY M J, HARVEY R D, et al. A pharmacokinetics and safety phase 1/1b study of oral ixazomib in patients with multiple myeloma and severe renal impairment or end-stage renal disease requiring haemodialysis[J]. Br J Haematol, 2016, 174(5): 748-759.

[73] MOREAU P, VAN DE DONK N W, SAN MIGUEL J, et al. Practical considerations for the use of daratumumab, a novel CD38 monoclonal antibody, in myeloma[J]. Drugs, 2016, 76(8): 853-867.

[74] SONNEVELD P, SCHMIDT-WOLF I G, VAN DER HOLT B, et al. Bortezomib induction and maintenance treatment in patients with newly diagnosed multiple myeloma: Results of the randomized phase Ⅲ HOVON-65/ GMMG-HD4 trial[J]. J Clin Oncol, 2012, 30(24): 2946-2955.

[75] ATTAL M, LAUWERS-CANCES V, MARIT G, et al. Lenalidomide maintenance after stem-cell transplantation for multiple myeloma[J]. N Engl J Med, 2012, 366(19): 1782-1791.

[76] KRÖGER N, BADBARAN A, LIOZNOV M, et al. Post-transplant immunotherapy with donor-lymphocyte infusion and novel agents to upgrade partial into complete and molecular remission in allografted patients with multiple myeloma[J]. Exp Hematol, 2009, 37(7): 791-798.

本章总结

即使接受新药联合方案＋ASCT治疗的MM患者，绝大多数仍会面临移植后复发，复发后的治疗是影响MM患者生存的重要因素。对于移植后复发的患者，应再次进行全面的评估，包括疾病再分期、危险分层、疾病复发的性质、复发时的危险分组，有利于实现个体化治疗的目标。对于首次复发患者应以最大程度缓解及更长的缓解时间为治疗目标，而对于多线治疗后复发的患者主要以提高生活质量、减少治疗相关不良反应为治疗目标。

移植后首次复发的MM患者治疗方案的选择主要包括新药治疗（新型蛋白酶体抑制

剂、新型免疫调节剂、单克隆抗体、组蛋白去乙酰化酶抑制剂、烷化剂等）、多药联合化疗（包含细胞毒性药物在内的多药联合方案如 DT-PACE±V、DECP±V）、挽救性造血干细胞移植（挽救性 ASCT、异基因造血干细胞移植），以及新型免疫治疗（CAR-T 细胞治疗）。在选择治疗方案时需要考虑疾病相关（高危遗传学因素、疾病分期等）、治疗相关（既往药物暴露史及治疗相关毒性作用、既往缓解持续时间），以及患者因素（体能状态、并发症等），进行综合评估。目前对于 ASCT 后首次复发的患者，根据首次 ASCT 后维持治疗及缓解持续时间，推荐选择包含新药在内的三药联合方案或进行二次 ASCT，联合治疗方案可选择 Dara 联合 Vd 方案（DVd、DRd）、卡非佐米为基础的联合治疗方案（KVd、KRd）。对于二线复发或多线复发患者可根据既往耐药情况，选择新一代制剂或联合单克隆抗体或烷化剂等新药的治疗。而对于合并有浆细胞白血病或髓外浆细胞瘤的复发患者，推荐换用既往未使用过、包含细胞毒性药物在内的多药联合方案治疗。

复发患者治疗过程中常伴有不同并发症，且随着病情的反复，并发症及治疗相关风险也逐渐增加。因此对于不同并发症患者在治疗选择上应注意避免选择加重器官功能障碍的药物，同时积极进行对症支持治疗以改善器官功能状态，降低治疗风险，提高患者生活质量。

由于多发性骨髓瘤目前仍是不可治愈的疾病，患者常面临不断的治疗 - 缓解 - 复发 - 再治疗循环中，且每次治疗后缓解时间不断缩短直至发展为难治骨髓瘤。因此初始治疗后的巩固、维持、随访检测均有利于延长患者缓解时间、早期发现进展征象并及时干预，对改善患者长期生存至关重要。

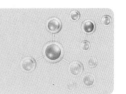

第十三章
移植患者感染的防治

第一节　乙型肝炎病毒感染的监测和防治

随着自体造血干细胞移植及各种新药在多发性骨髓瘤患者中的应用,MM 患者合并乙型肝炎病毒(hepatitis B virus, HBV)再激活也越来越多地被报道,免疫抑制治疗可能导致体内 HBV 再复制,当化疗结束,宿主逐渐恢复免疫功能,T 细胞对复制的乙型肝炎病毒产生强烈的免疫反应,可导致肝损伤甚至肝衰竭,应予高度重视。

一、多发性骨髓瘤合并乙型肝炎病毒感染的发病率

乙型肝炎表面抗原(hepatitis B surface antigen, HBsAg)是 HBV 感染的标志,而乙型肝炎核心抗体(HBcAb)为曾经历过 HBV 感染的标志。血清 HBsAg 持续阳性达 6 个月即可诊断为慢性 HBV 感染。

研究显示多发性骨髓瘤患者 HBsAg 阳性率约为 2.6%～19.4%,多发性骨髓瘤合并 HBV 感染率在不同国家有差别。欧洲多发性骨髓瘤合并 HBV 感染率约为 0～2.7%,低于亚洲的 2.6%～19.4%。美国 Texas MD 中心回顾性分析 1991—2013 年间共 1 345 例做了自体造血干细胞移植的 MM 患者,有 8% 的患者 HBsAg 阴性 /HBcAb 阳性。日本调查 76 家医院共 5 078 例多发性骨髓瘤患者,MM 合并 HBV 感染占 15%。在国内不同中心报道也有一定差别,中山大学附属第一医院回顾性分析了 2006 年 3 月至 2012 年 5 月共 139 例接受至少 2 疗程含硼替佐米治疗方案的 MM 患者,治疗前共有 HBsAg 阳性的患者 27 例(19.4%),其中 9 例患者 HBV-DNA＞500IU/ml(包括 4 例 HBV-DNA＞1 000IU/ml),在 112 例 HBsAg 阴性患者当中 31 例(27.7%)HBcAb 或乙型肝炎 e 抗体(HBeAb)阳性。南京一项研究纳入 196 例多发性骨髓瘤患者,HBsAg 阳性者 5 例(2.6%),同对照组健康体检者的 3.4% 比较,无显著统计学差异。北京大学人民医院和首都医科大学附属北京朝阳医院回顾性分析 2006—2011 年间 2 家医院 736 例 MM 患者中只有 25 例 HBsAg 阳性(3.4%)。

二、多发性骨髓瘤合并乙型肝炎病毒再激活

(一)HBV 再激活定义

各主要指南所采用的定义不尽相同,建议采用下列的定义。

1. HBsAg 阳性患者符合下列条件之一:①血清 HBV-DNA 由低于检测限转变为可检测或超过基线水平 10 倍;②HBeAg 阴性患者血清 HBeAg 转阳。

2. HBsAg 阴性和 / 或 HBsAg 阴性 /HBcAg 阳性患者,血清 HBsAg 转阳或血清 HBV-DNA

由低于检测限转变为可检测。

（二）MM 合并 HBV 再激活的发生率

MM 合并 HBV 再激活的发生率约为 5.8%～7.6%，中山大学附属第一医院报道 139 例 MM 中合并 27 例 HBsAg 阳性患者，共 8 例（占 5.8%）患者出现 HBV 再激活（6 例 HBsAg 阳性和 2 例 HBsAg 阴性），其中 6 例接受了 ASCT 治疗（5 例 HBsAg 阳性和 1 例 HBsAg 阴性），8 例再激活的患者中 2 例 HBsAg 阴性 /HBcAb 阳性未予抗病毒预防，3 例 HBsAg 阳性 ASCT 患者治疗前使用拉米夫定预防，3 例 HBsAg 阳性 ASCT 患者治疗前使用恩替卡韦也出现再激活。6 例 ASCT 患者 HBV 再激活分别发生在移植后第 1 048 天、392 天、544 天、100 天、103 天、480 天，其中 2 例于自体移植后第 71 天、65 天自行停药后 1 个月发生重型肝炎而死亡。

来自日本的资料显示，诱导治疗开始后 101 周时 HBV 再激活占 7.6%（58/760 例），累计 2 年、5 年的发生率分别为 7.9%、14.1%，自体造血干细胞移植患者（2 年 16%、5 年 30.6%）高于非移植患者（2 年 4.4%、5 年 4.8%）。来自美国的资料显示，MM 合并 HBsAg 阴性 /HBcAb 阳性的患者行自体造血干细胞移植再激活发生率为 6.5%，累计 1 年 3.5%，2 年 5%，再激活时间中位数为 16 个月（7～47 个月）。

（三）MM 合并 HBV 再激活的危险因素

主要包括肿瘤的类型及所接受的治疗方案、宿主因素、病毒学因素。病毒学因素包括治疗前血清 HBV 载量、HBeAg/ 乙型肝炎表面抗体（HBsAb）状态、GPT 水平及肝内共价闭合环状 DNA 等。MM 合并 HBV 再激活的危险因素主要包括：①血清 HBsAg 阳性且治疗前可检测到 HBV-DNA 的 MM 患者未予预防性抗病毒治疗或自行停用抗病毒药物；② MM 治疗相关因素，包括自体造血干细胞移植、糖皮质激素、硼替佐米、蒽环类衍生物、烷化剂、达雷妥尤单抗，其中报道比较多的有硼替佐米和自体造血干细胞移植；③宿主因素，包括男性、高龄等。日本 Kikuchi 报道 1 例 72 岁老年女性，治疗前 HBsAg 阴性 /HBcAb 阳性，HBV-DNA 定量阴性，未予抗乙肝病毒预防，定期监测，疾病进展后使用含达雷妥尤单抗方案治疗 3 疗程后出现 HBsAg 阳性、HBV-DNA 200IU/ml，使用恩替卡韦治疗后 HBV-DNA 未测出。

硼替佐米治疗发生 HBV 再激活的概率高于传统化疗（7.7% vs. 2.3%），机制与其抑制 T 细胞增殖并导致 NK 细胞、CD8+ 细胞数量减少和功能下降有关。也有个案报道卡非佐米引起 MM 合并 HBV 再激活，而至今未见有伊沙佐米引起 MM 合并 HBV 再激活的报道。来那度胺引起 HBV 再激活概率低，偶见有报道来那度胺或泊马度胺引起 HBV 再激活的报道。可根据导致 HBV 再激活的 MM 治疗和药物进行危险分层（表 13-1-1）。

表 13-1-1 可能导致 HBV 再激活的 MM 治疗或药物的危险分层

危险分层	再激活的概率	治疗或药物
高危	>10%	自体造血干细胞移植
中危	1%～10%	硼替佐米、蒽环类化疗药、连续 4 周以上的中剂量以上泼尼松
低危	<1%	免疫调节剂（沙利度胺、来那度胺、泊马度胺）、烷化剂、4 周以上的小剂量泼尼松、少于 1 周任何剂量的口服激素
待定分层		达雷妥尤单抗、埃罗妥珠单抗、帕比司他

MM 合并 HBsAg 阳性或 HBsAg 阴性 /HbcAg 阳性的患者再激活往往发生在自体造血干细胞移植后 3～5 个月,甚至更长时间;或使用硼替佐米治疗结束后 4～12 个月。

（四）HBV 再激活的临床特点、治疗及预后

HBV 再激活的临床表现不一,治疗期间或结束治疗后出现血清 HBV-DNA 水平升高,轻者表现为无症状性丙氨酸氨基转移酶升高,少数严重者可出现肝衰竭。2011 年 Tapan 报道 1 例 MM 合并 HBV 感染,使用含硼替佐米方案治疗,未予抗乙肝病毒治疗,患者发生 HBV 再激活,死于肝衰竭。日本学者 Tsukune 报道 MM 合并 HBV 再激活有 17.2% 患者发展为肝炎,有 1 例应用恩替卡韦抗病毒基础上仍出现 HBV 再激活的患者死于肝衰竭。

HBV 再激活的治疗:①自行停用抗乙肝药物治疗的患者须重新使用恩替卡韦抗乙肝病毒治疗;②使用拉米夫定抗病毒的患者出现再激活则改为恩替卡韦;③用恩替卡韦再激活者则增加剂量或改用其他耐药率更低的抗病毒药或联合用药治疗。通过调整抗病毒药物,HBV 再激活大多数得以控制,少数严重者肝衰竭死亡。

（五）多发性骨髓瘤合并 HBV 感染的患者的 OS 和 PFS

有报道 HBsAg 阳性的患者的 OS 和 PFS 均较 HBsAg 阴性的患者缩短（HBsAg 阳性的患者生存期中位数为 31.37 个月,HBsAg 阴性的患者生存期中位数未统计,$P = 0.007$）。HBsAg 阳性的患者无进展生存时间为 18.77 个月,HBsAg 阴性的患者无进展生存时间为 30.00 个月（$P = 0.013$）。也有中心报道合并 HBV 感染不影响 MM 的 OS 和 PFS。

三、多发性骨髓瘤合并 HBV 感染抗病毒的防治

合并有 HBV 感染患者使用免疫抑制剂后不进行抗病毒预防有 22%～45% 发生再激活,进行预防可显著降低再激活（0～6.5%）。同样,多发性骨髓瘤合并 HBV 感染者接受预防性抗病毒治疗可有效预防 HBV 再激活,目前暂无关于多发性骨髓瘤合并乙肝的前瞻性研究和指南。

1. 多发性骨髓瘤患者治疗前 HBV 的筛查　化疗前需要完善肝炎血清标志物、HBV-DNA 定量和肝功能等检查,HBV-DNA 检测结果多数使用 IU/ml 表示,1IU/ml = 5～6 拷贝 /ml。目前统一用 IU/ml 表示。

2. 启动抗病毒预防的时机　①对于 HBsAg 阳性患者,在启动治疗同时给予抗病毒治疗;②对于 HBsAg 阴性 /HBcAg 阳性患者,若能保障患者对监测的依从性,可严密监测,一旦 HBV-DNA 水平可测则立即给予抗病毒治疗。

3. HBV-DNA>100IU/L 的 MM 使用含硼替佐米方案、达雷妥尤单抗治疗及自体造血干细胞移植的时机　对于 CD20 阳性的非霍奇金淋巴瘤,需 HBV-DNA<2 000IU/ml 且 ALT<2 倍正常上限值才可启动利妥昔单抗治疗或自体造血干细胞移植。对于多发性骨髓瘤患者:①在治疗期间发生 HBV 再激活的患者,应暂停达雷妥尤单抗治疗;② MM 患者 HBsAg 阳性而 HBV-DNA 阴性不是移植的禁忌证;③对于多发性骨髓瘤合并 HBV 感染,HBV-DNA>100IU/L,无须暂缓治疗,在同时启动抗病毒预防再激活的同时可以启动含硼替佐米方案治疗及自体造血干细胞移植。也有单位认为对于 HBsAg 阳性且 HBV-DNA 阳性患者是否进行造血干细胞移植的问题,需要权衡移植的获益与发生重型肝炎风险的利弊。

4. 抗病毒预防用药　用于 HBV 的抗病毒药物有拉米夫定、恩替卡韦、替比夫定、替诺福韦（TDF）、替诺福韦酯（TAF）。理想的抗病毒药具有高效、低耐药,拉米夫定和恩替卡韦

被广泛地应用于 HBV 再激活的预防性治疗和优先治疗。拉米夫定有一定的耐药率,而恩替卡韦相对耐药率低些,已在临床上广泛使用。一个随机对照研究显示恩替卡韦用于淋巴瘤合并 HBV 感染抗病毒的疗效优于拉米夫定。因多发性骨髓瘤的治疗时间长于淋巴瘤的治疗,日本的学者推荐恩替卡韦作为 MM 合并 HBV 感染的首选抗病毒治疗。但也要注意抗病毒药的副作用,恩替卡韦有不到 1% 的患者出现血肌酐升高。替诺福韦(tenofovir disoproxil fumarate,TDF)可引起肾近端小管轻微损害,1.7% 血肌酐升高。替诺福韦酯(tenofovir alafenamide,TAF)不良反应目前报道较少。

5. 抗病毒预防的停药时机 对于基线 HBV-DNA<100IU/L 的患者,不行自体造血干细胞移植的患者在完成含硼替佐米方案后,以及硼替佐米方案诱导 + 自体造血干细胞移植的患者后抗病毒治疗应至少持续 6～12 个月。在完成达雷妥尤单抗治疗后,抗病毒治疗至少持续 6 个月。患者进入维持期若用沙利度胺或来那度胺或干扰素维持,则无须继续抗 HBV 治疗。

四、多发性骨髓瘤合并 HBV 感染患者的监测

1. 化疗期间应至少每个化疗周期检测一次肝炎血清标志物、HBV-DNA 和肝功能。

2. 化疗结束后应至少每 3 个月检测一次肝炎血清标志物、HBV-DNA 和肝功能,接受自体造血干细胞移植治疗的患者在移植后至少需要 12～24 个月的监测。

第二节 水痘－带状疱疹病毒的防治

带状疱疹是由长期潜伏在脊髓后根神经节或颅神经节内的水痘-带状疱疹病毒(VZV)再激活引起的感染性皮肤病。多发性骨髓瘤患者在应用硼替佐米治疗后发生带状疱疹(herpes zoster)的风险会显著增高,不仅影响患者的生活质量,还导致治疗计划的推迟或剂量强度的降低,严重影响 MM 的治疗。

一、发病机制

水痘-带状疱疹病毒属于疱疹病毒科人类疱疹病毒属,又称人类疱疹病毒 3 型。它是一种 DNA 病毒,VZV 可经飞沫和 / 或接触传播,原发感染主要引起水痘。残余的 VZV 可沿感觉神经轴突逆行,或经感染的 T 细胞与神经元细胞的融合,转移到脊髓后根神经节或颅神经节内并潜伏。当机体抵抗力降低时,潜伏的病毒被激活,大量复制,通过感觉神经轴突转移到皮肤,穿透表皮,引起带状疱疹。

二、多发性骨髓瘤合并水痘-带状疱疹病毒感染的发生率

文献报道多发性骨髓瘤患者应用硼替佐米后发生带状疱疹的发病率约为 13%～36%,显著高于其他人群。有报道应用 PAD 方案化疗带状疱疹的发生率明显高于 VAD 组,发生率约为 19.2%。

接受一线硼替佐米治疗的患者 VZV 的再激活率约 13%,而接受硼替佐米治疗复发的多发性骨髓瘤患者 VZV 的再激活率可高达 60%。

三、多发性骨髓瘤合并水痘-带状疱疹病毒感染的危险因素

1. 危险因素 ①多发性骨髓瘤患者本身免疫功能低下；②硼替佐米治疗会导致机体免疫功能受到抑制，容易发生病毒再激活和播散，其与带状疱疹发生率呈正相关；③自体造血干细胞移植；④其他因素，包括骨髓瘤未缓解、中性粒细胞缺乏。有报道使用达雷妥尤单抗治疗后出现带状疱疹。

2. 使用硼替佐米引起带状疱疹发生的机制 硼替佐米可抑制 CD8$^+$ T 细胞、CD4$^+$ T 细胞功能、调节 T 淋巴细胞的扩增，干扰未致敏 T 淋巴细胞的正常生理功能，从而改变抗原的正常处理过程。另外，NK 细胞、树突状细胞功能下降，导致机体对于 VZV 的易感性增加。使用硼替佐米引起带状疱疹发生的时间中位数为 32 天（15～95 天）。

行自体造血干细胞移植的 MM 患者合并带状疱疹的发生率高于未做移植的患者，一项来自澳大利亚的研究显示 MM 行自体造血干细胞移植带状疱疹的发生率为 21.7%（34/157），未做移植者为 4.8%，带状疱疹发生时间中位数为 12.0 个月（5.0～17.0 月），6 个月、12 个月发生率分别为 6.3%、10.2%。

四、多发性骨髓瘤合并水痘-带状疱疹病毒感染的临床表现

1. 全身症状 发疹前有轻度乏力、低热、食欲减退等全身症状，患处皮肤自觉灼热感或神经痛，也可无前驱症状即发疹。

2. 主要表现 为局部或沿神经分布的疼痛和水疱，可以为轻度疼痛，也可能为剧烈疼痛。疼痛可为钝痛、抽搐痛或跳痛，常伴有烧灼感，多为阵发性，也可为持续性。老年、体弱患者疼痛较为剧烈。好发部位为肋间神经、颈神经、三叉神经及腰骶部神经。神经痛可在发疹前、发疹时，以及皮损痊愈后出现。患处先出现潮红斑，很快出现粟粒至黄豆大小丘疹，成簇状分布而不融合，继而迅速变为水疱，疱壁发亮，疱液澄清，外周绕以红晕。皮损沿某一周围神经区域呈带状排列，多发生在身体的一侧，一般不超过正中线。水疱干涸、结痂脱落后留有暂时性淡红斑或色素沉着。病程一般 2～3 周，老年人为 3～4 周。

有报道 153 例多发性骨髓瘤患者出现带状疱疹 56 例，其中出现簇集性水疱 56 例、发热 44 例、顽固性神经痛 23 例。带状疱疹累及部位：腰腹神经 32 例（57.14%），胸肋神经 14 例（25%），臀部及下肢 5 例（8.93%），颈肩及上肢 3 例（5.36%），面三叉神经 2 例（3.57%）。少数出现在眼、耳，以及侵犯内脏神经纤维、中枢神经系统，或发生播散性带状疱疹。

五、带状疱疹的诊断和鉴别诊断

根据病变皮肤出现簇状分布的成群水疱，多数沿一侧周围神经呈带状分布，少数发展为对侧病变，中间皮肤正常，有明显疼痛，可伴局部淋巴结肿大等表现可诊断。需要和以下疾病相鉴别。

1. 单纯疱疹 好发于皮肤与黏膜交接处，多见于唇周，水泡较小易破，常易复发。

2. 接触性皮炎 皮疹与神经分布无关，自觉烧灼、剧痒，无神经痛。

3. 在带状疱疹的前驱期及无疹型带状疱疹中，神经痛显著易误为肋间神经痛、胸膜炎及急性阑尾炎等急腹症，须加以注意。

六、多发性骨髓瘤合并水痘 - 带状疱疹病毒感染的治疗

1. **局部处理** 保持局部清洁干燥，避免合并细菌感染。可外用以干燥、消炎为主的治疗药物，疱液未破时可外用炉甘石洗剂、阿昔洛韦乳膏或喷昔洛韦乳膏。疱疹破溃后可酌情用 3% 硼酸溶液或 1 : 5 000 呋喃西林溶液湿敷，或外用 0.5% 新霉素软膏或 2% 莫匹罗星软膏等。眼部可外用 3% 阿昔洛韦眼膏、碘苷滴眼液，禁用糖皮质激素外用制剂。

2. 暂停硼替佐米或延缓化疗。

3. **抗病毒药** 目前批准使用的系统抗病毒药物包括阿昔洛韦、伐昔洛韦、泛昔洛韦、溴夫定和膦甲酸钠（表 13-2-1）。静脉阿昔洛韦、口服伐昔洛韦在临床上最常用。①阿昔洛韦：需要进行水化避免肾毒性，剂量按照理想体重计算，单纯性皮肤带状疱疹（疗程约 7～10 天）800mg 每天 5 次口服，或者 10mg/kg 静脉滴注，每 8 小时 1 次。美国感染病学会指南推荐阿昔洛韦治疗带状疱疹所致的脑膜炎 / 脑炎，对于轻中度病例静脉滴注 10mg/kg，每 8 小时 1 次，连续治疗 10～14 天；严重病例应持续治疗 14～21 天。②泛昔洛韦：治疗用量 500mg，p.o.，t.i.d.；

表 13-2-1　治疗带状疱疹的抗病毒药物

药物	特点	用法、用量	肾功能不全
阿昔洛韦	在感染细胞内经病毒胸苷激酶磷酸化，生成阿昔洛韦三磷酸，后者可抑制病毒 DNA 聚合酶，中止病毒 DNA 链的延伸	口服：400～800mg/ 次，5 次 /d，服用 7d 静脉滴注：免疫受损或伴严重神经系统疾病患者每次 5～10mg/kg，每 8h 一次，疗程 7～14d	肾功能持续下降者应立即停用阿昔洛韦
伐昔洛韦	阿昔洛韦的前体药物，口服吸收快，在胃肠道和肝脏内迅速转化为阿昔洛韦，其生物利用度是阿昔洛韦的 3～5 倍	口服：1g/ 次，b.i.d，服用 7～14d	肌酐清除率 15～30ml/min：1g, b.i.d. 肌酐清除率 <15ml/min：1g, q.d. 血透患者：应在血透完成后给药
泛昔洛韦	喷昔洛韦的前体药物，口服后迅速转化为喷昔洛韦，在细胞内维持较长的半衰期。作用机制同阿昔洛韦，生物利用度高于阿昔洛韦，给药频率和剂量低于阿昔洛韦	口服：250～500mg/ 次，3 次 /d，服用 7～14d	肌酐清除率 ≥60ml/min: 0.25g, q.8h. 肌酐清除率 40～59ml/min: 0.25g, q.12h. 肌酐清除率 20～39ml/min: 0.25g, q.d. 肌酐清除率 <20ml/min: 0.125g, q.48h.
溴夫定	抗病毒作用具有高度选择性，抑制病毒复制的过程只在病毒感染的细胞中进行	口服：125mg/ 次，1 次 /d，服用 7d	无须调整剂量
膦甲酸钠	通过非竞争性方式阻断病毒 DNA 聚合酶的磷酸盐结合部位，防止 DNA 病毒链的延伸	静脉滴注：每次 40mg/kg，每 8 小时 1 次	根据肌酐清除率调整剂量

③伐昔洛韦：肾功能正常者，可用 1g, p.o., t.i.d.；肾功能不全者需要根据肌酐清除率相应下调使用剂量。肾功能持续下降者，应立即停用阿昔洛韦，改用泛昔洛韦或其他抗病毒药物继续治疗。对于怀疑存在肾功能不全的患者初始给药前应检测肌酐水平，但溴夫定无须检测肌酐水平。

4. 镇痛　对于轻中度疼痛，可使用曲马多；中重度疼痛使用阿片类药物，如吗啡或羟考酮，或使用治疗神经病理性疼痛的药物，如加巴喷丁、普瑞巴林、阿米替林，5% 利多卡因贴剂。

5. 增强机体免疫力　使用静脉滴注丙种球蛋白、胸腺肽等提升自身免疫力，以减少多发性骨髓瘤患者带状疱疹的发生率及严重程度。

七、多发性骨髓瘤合并水痘 - 带状疱疹病毒感染的预防

1. 使用蛋白酶抑制剂硼替佐米治疗期间是否进行预防带状疱疹无统一意见，多项研究表明在使用蛋白酶体抑制剂期间进行抗 VZV 预防治疗可以明显降低带状疱疹的发生。

2. 自体造血干细胞移植的患者需要使用阿昔洛韦或伐昔洛韦预防 1 个月左右，也有报道自体移植后持续 6～12 个月停用。

3. 达雷妥尤单抗治疗的患者需要用阿昔洛韦或伐昔洛韦进行带状疱疹的预防。

4. 所有近期有疱疹病毒感染的 MM 患者均须预防性抗病毒治疗。

预防性抗 VZV 的药物可选下列之一：①阿昔洛韦 200mg, p.o., b.i.d. 或 t.i.d.；②伐昔洛韦 500mg, p.o., q.d. 或 b.i.d.；③泛昔洛韦 250mg, p.o., b.i.d.。由于抗病毒药物存在肝脏及肾不良反应，尤其是肾脏，用药期间一定要注意监测。

第三节　其他病原体感染（细菌、结核）

由于疾病本身、新药和造血干细胞移植等对 MM 的机体免疫功能均有影响，各种感染发生率及感染病原体的种类均有所增加。

一、多发性骨髓瘤合并感染

（一）MM 合并感染的发生率、危险因素

澳大利亚的 Teh 等回顾性分析 2008—2012 年 177 例 MM，诱导治疗期感染发生率为 11.3%、自体造血干细胞移植期为 34.8%，平台期为 33.7%，进展期为 20.2%。4.7% 的患者严重感染需要进入 ICU 治疗，1.9% 严重感染死亡。感染程度 2 级占 41.9%、3 级 14.4%、4 级 41.9%、5 级 1.7%。病毒感染占 14.7%，真菌感染 2.1%、细菌感染 19.7%。明确感染灶为 43.7%。使用免疫调节剂期间的感染占 32.9%，硼替佐米期间的感染率为 8.3%、美法仑期间的感染占 19.8%，环磷酰胺期间的感染占 9.4%，传统化疗期间的感染 7.7%。呼吸道感染占 42.4%、败血症 13%、皮肤软组织感染 12.2%、泌尿系统感染 3.9%、消化道感染 6.5%。

MM 合并感染的危险因素包括：①原发病本身体液免疫功能的缺陷；②治疗相关因素（表 13-3-1）；③并发症，包括肾功能不全、类固醇糖尿病、淀粉样变、铁过载等。治疗相关因素包括：自体造血干细胞移植、使用激素、硼替佐米、蒽环类衍生物、烷化剂。其中报道比较多的有大剂量激素或长疗程激素、硼替佐米、自体造血干细胞移植因素。适合移植患者

严重感染发生率高于不适合移植的患者。不适合移植患者来那度胺＋地塞米松的方案感染发生率高于美法仑＋泼尼松＋沙利度胺（MPT）方案。

表 13-3-1　导致 MM 合并感染的治疗相关危险因素

适合移植的患者的诱导治疗	主要原因
含硼替佐米的诱导方案（感染风险高于沙利度胺的方案诱导）	硼替佐米抑制 T 细胞功能
含沙利度胺的方案（感染风险低于传统化疗）	传统化疗易引起中性粒细胞减少
含来那度胺的方案（感染风险高于沙利度胺的方案）	来那度胺比沙利度胺更易引起中性粒细胞减少
自体造血干细胞移植	
自体干细胞移植高于非移植患者	预处理引起中性粒细胞减少、黏膜损伤
维持治疗	
来那度胺的感染风险高于沙利度胺	来那度胺与沙利度胺比较更易引起中性粒细胞减少
硼替佐米的感染风险高于免疫调节剂维持治疗	硼替佐米抑制 T 细胞功能

（二）多发性骨髓瘤自体造血干细胞移植后早期合并感染

将自体造血干细胞移植后的时间分为 2 个阶段，其中自预处理至粒细胞植入期间归为移植后早期，自粒细胞植入起至移植后 6 个月期间归为移植后中期。

1. 移植后早期合并感染的原因　①预处理方案导致患者的呼吸道和消化道黏膜损伤；②中性粒细胞缺乏；③诱导治疗期使用硼替佐米，抑制 T 淋巴细胞导致功能低下，细胞免疫存在异常，易发生病毒感染；④中心静脉导管的使用；⑤患者同时合并其他慢性疾病，如慢性肾功能不全、高血压和 2 型糖尿病。

2. 移植后早期合并感染的发生率及发生时间　发生率约 89.2%，初次感染的时间中位数为移植后第 7（0～23）天。发生两次以上感染患者第 2 次感染的发生时间中位数为移植后第 23（13～71）天。

3. 感染病原体　可以是细菌、真菌、病毒（巨细胞病毒、水痘 - 带状疱疹病毒、乙肝病毒再激活），以细菌、真菌多见，其次是带状疱疹病毒，少数为特殊细菌如结核杆菌。

4. 感染部位　感染部位以呼吸道最常见，其他为部位未明、败血症、置管相关感染和皮肤软组织感染。

5. 病原学检查　大肠埃希菌、肺炎克雷伯菌、金黄色葡萄球菌、铜绿假单胞菌等。

6. 预防　所有移植患者均在药浴后入层流室。自预处理开始予第二代头孢菌素或喹诺酮类抗生素预防细菌感染，氟康唑或伊曲康唑等口服预防真菌感染。

7. 移植后早期合并感染治疗　可参照中性粒细胞缺乏伴发热患者抗菌药物临床应用指南，粒细胞缺乏患者或预计 48 小时后进入粒细胞缺乏的患者，口腔温度单次测定 >38.3℃（腋温≥38.0℃）或口腔温度单次测定体温 >38.0℃（腋温≥37.7℃）持续超过 1 小时，除外输血、药物因素，需要给患者使用抗菌药物治疗。

（1）进行详细的病史询问、体格检查及辅助检查以发现感染的高危部位和隐匿部位，但有相当一部分患者无法明确感染部位。应检测降钙素原、C 反应蛋白，以及双手血培养。如果经验性抗菌药物治疗后患者仍持续发热,可以每隔 2~3 天进行 1 次重复病原微生物培养,必要时复查胸部 CT 平扫等。

(2)抗感染原则:根据感染危险度分层、感染部位、脏器功能、耐药危险因素、细菌(本科室的流行病学和耐药监测数据),以及抗菌药物本身等多方面因素,选择具有杀菌活性、抗假单胞菌活性且安全性良好的广谱抗菌药物经验性治疗。

1)对病情较轻的患者采取升阶梯策略,通过经验性使用头孢吡肟、头孢他啶、哌拉西林他唑巴坦、头孢哌酮舒巴坦等广谱抗菌药物来降低因抗菌药物过度使用造成的细菌耐药率增高。

2)对病情较为危重的患者采用碳青霉烯类(亚胺培南 - 西司他丁、美罗培南、帕尼培南 - 倍他米隆)或 β 内酰胺酶抑制剂复合制剂联合喹诺酮类抗生素。既往有产碳青霉烯酶菌(CRE)或耐药非发酵菌定植或感染史者,建议选择 β 内酰胺酶抑制剂复合制剂联合替加环素、磷霉素等。

首选碳青霉烯类(亚胺培南 - 西司他丁、美罗培南、帕尼培南 - 倍他米隆),观察 48~72 小时,若体温下降,继续用原方案。若体温不降,注意非发酵菌如铜绿假单胞菌、鲍曼不动杆菌及嗜麦芽窄食单胞菌感染,改用抗假单胞菌头孢菌素(头孢吡肟、头孢他啶)或 β 内酰胺酶抑制剂(哌拉西林他唑巴坦、头孢吡酮舒巴坦)联合替加环素或喹诺酮类抗生素,或抗革兰氏阳性菌治疗,如万古霉素、达托霉素、替考拉宁或利奈唑胺。

3)存在下列情况需联合抗革兰氏阳性菌药物:①血流动力学不稳定或有其他严重血流感染证据;②X 线影像学确诊的肺炎;③在最终鉴定结果及药敏试验结果报告前,血培养为革兰氏阳性菌;④临床疑有导管相关严重感染(例如经导管输液时出现寒战,以及导管穿刺部位蜂窝织炎、导管血培养阳性结果出现时间早于同时外周血标本);⑤任何部位的皮肤或软组织感染;⑥耐甲氧西林金黄色葡萄球菌、耐万古霉素肠球菌或耐青霉素肺炎链球菌定植;⑦预防性应用氟喹诺酮类药物或经验性应用头孢他啶时出现严重黏膜炎。

4)如使用替加环素抗感染,因未能覆盖铜绿假单胞菌感染,需要与 β 内酰酶抑制剂复合制剂联合使用。利奈唑胺在肺、皮肤软组织等的组织穿透性高且肾脏安全性好。达托霉素不适用于肺部感染,但对革兰氏阳性菌血流感染和导管相关感染作用较强。

5)如抗细菌治疗效果欠佳,应考虑真菌感染可能,及时给予三唑类如伏立康唑、伊曲康唑或棘球白素类卡泊芬净、米卡芬净等抗真菌治疗,尽可能行胸部 CT 检查,若病原菌不明,治疗仍无效应考虑病毒或结核等感染,进行相应的治疗。

6)抗感染治疗有效体温下降后再次升高,可能的原因包括合并原抗感染方案未能覆盖革兰氏阳性菌,或非发酵菌或者真菌、病毒、特殊病原菌(结核)的感染;原有病原菌出现耐药(如 CRE);抗生素的用法不当,由于时间依赖或者剂量依赖,故使用频次不同,或者抗生素的用量不足;原来的病灶形成包裹,抗生素难以到达病灶;某些药物在使用过程中会引起发热。

当经使用碳青霉烯类、β 内酰胺酶抑制剂、抗革兰氏阳性菌、抗真菌仍高热不退,且出现感染性休克,需高度注意 CRE 感染。

7)CRE 感染其临床特点:最常见的病原体为肺炎克雷伯菌,其次大肠埃希菌,具有高病死率,可达 40%~50% 甚或更高。常见感染部位为肺、尿路、血流、皮肤软组织。感染危险因素:严重原发病、老年人、近期应用广谱抗菌药物(特别是氟喹诺酮类和碳青霉烯类)。

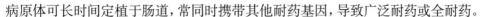

病原体可长时间定植于肠道，常同时携带其他耐药基因，导致广泛耐药或全耐药。

CRE 感染的治疗可选择下列药物：多黏菌素、替加环素（常需联合）、氨基糖苷类抗生素，以及其他药物，包括氨曲南、磷霉素、新的 β 内酰胺酶抑制剂合剂（ceftolozane- 他唑巴坦、头孢他啶阿维巴坦）、碳青霉烯类抗生素（体外 MIC < 16）。常用的组合包括替加环素 + 多黏菌素；多黏菌素 + 替加环素 + 碳青霉烯类；替加环素 + 氨基糖苷类或碳青霉烯类或磷霉素；多黏菌素 + 氨基糖苷类或碳青霉烯类或磷霉素。

8）MM 患者常合并肾功能不全，下列抗生素需要根据肌酐清除率调整剂量：碳青霉烯类（亚胺培南 - 西司他丁、美罗培南、帕尼培南 - 倍他米隆）、哌拉西林他唑巴坦、头孢哌酮 / 舒巴坦，左氧氟沙星，头孢他啶阿维巴坦，万古霉素、达托霉素、替考拉宁。

肾功能不全无须调整剂量药物：抗细菌药如莫西沙星、替加环素、多黏菌素，抗革兰氏阳性菌抗生素如利奈唑胺，抗真菌药如口服伏立康唑、米卡芬净、卡泊芬净。

9）使用大剂量地塞米松方案应考虑用复方磺胺甲噁唑（SMZ-Co）预防肺孢子虫病。

10）如反复发生感染或出现威胁生命的感染可考虑静脉用免疫球蛋白。

（三）多发性骨髓瘤自体造血干细胞移植后中期合并感染

1. 移植后中期合并感染的原因　造血功能已经重建，白细胞数量基本正常，但免疫细胞功能较差，尤其是 T 淋巴细胞亚群比例及体液免疫还未恢复。文献报道 42 例多发性骨髓瘤患者在接受自体造血干细胞移植后各种免疫球蛋白的恢复时间不同：①免疫球蛋白 IgG 在移植后 1 个月即迅速恢复至移植前水平，但 IgG2 和 IgG4 亚类仍未恢复，总体需要 9 个月或以上时间恢复；② 6 个月之后 IgM 开始恢复；③ IgA 至移植后 12 个月才恢复。体液免疫未重建之前仍容易合并各种感染。

2. 移植后中期合并感染的特点　这个时期的感染主要为各种机会性感染，包括水痘 - 带状疱疹病毒、单纯疱疹病毒、巨细胞病毒、肺孢子菌，以及 HBV 等。真菌感染以曲霉菌感染较为多见。临床上主要表现为肺炎、胃肠炎、食管炎、皮肤黏膜感染等。有报道移植后中期感染仍以细菌感染多见，但病毒感染的发生例次及比例明显高于移植后早期。移植后中期合并感染的发生率约 40%。

3. 移植后中期合并感染的治疗　虽然患者已脱离粒细胞缺乏期，但免疫功能仍未恢复，仍需要按免疫低下合并感染进行抗感染治疗，仍需要参照移植后早期合并感染的抗感染治疗。

二、多发性骨髓瘤合并结核

（一）多发性骨髓瘤合并结核的发生率、危险因素

有报道 MM 合并结核的发生率约 1.63%～7%。韩国 Ahn 报道 115 例 MM 有 8 例在使用硼替佐米期间发生结核，发生率为 7%。Tsai 调查了中国台湾地区 2000—2011 年 3 979 例多发性骨髓瘤患者，相较于普通人群，多发性骨髓瘤患者发生肺结核和肺外结核的人数明显增高，危险因素包括≥65 岁、过度饮酒（容易导致机体抵抗力下降易感染）、激素治疗。也有报道老年人、男性、糖尿病、肝硬化、肾病是患结核危险因素，自体造血干细胞移植、硼替佐米、免疫调节剂、细胞毒性药物并未显示出是患结核的危险因素。

（二）易感性分析

研究认为 T 细胞介导的免疫和迟发型变态反应是参与抗结核的两种主要免疫反应，且

与 T 细胞亚群数目及功能相关。多发性骨髓瘤患者合并结核与低丙种球蛋白血症、硼替佐米抑制树突状细胞数量及功能下降、CD4、CD8 T 细胞抑制效应 T 细胞的功能有关。

（三）多发性骨髓瘤合并结核的临床表现

1. 结核发生部位　正常人群结核病主要以肺结核为主，肺外结核较少见。研究发现，恶性血液病患者易发生肺外结核。Chen 等报道了 53 例结核病患者，15 例（28%）存在肺外结核，肺外结核最常见于淋巴结（体表和深部淋巴结均可累及），其次为骨髓、皮肤、尿道等。因此，对于恶性血液病合并活动性结核的患者需要重视肺外结核。

2. 临床症状和体征　普通人群发生活动性结核病时主要表现为咳嗽、咳痰、咯血、午后低热、盗汗、消瘦、淋巴结肿大等。Chen 等发现恶性血液病患者合并活动性结核病常表现为持续高热（体温 >39℃）超过 7 天，伴有咳嗽、咳痰等非特异性表现，较少出现咯血。

3. 结核病与恶性血液病发生的时间关系　有报道结核病发生距多发性骨髓瘤诊断的时间中位数为 60 天，患者免疫功能尚未恢复，一方面无法抵挡新的结核菌感染，另一方面体内既往感染的结核菌再次活化致病。

韩国 Ahn 报道 115 例 MM 有 8 例在使用硼替佐米期间合并结核，从使用硼替佐米至确诊结核的时间中位数为 58 天（7～247 天）。也有报道 MM 经硼替佐米 + 地塞米松 + 沙利度胺（VDT）治疗 4 个疗程后出现中枢神经系统结核。

（四）诊断

1. 病原学检查　包括痰涂片检查、结核菌培养、分子生物学检测、结核菌抗原和抗体检测，γ 干扰素释放试验（IGRA）、结核菌素纯蛋白衍生物（PPD）皮试。

2. 影像学检查　胸部 CT 检查有助于微小或隐蔽性肺结核病灶的发现和结节性病灶的鉴别诊断。

3. 纤维支气管镜检查　采取刷检找抗酸杆菌，结核分枝杆菌及利福平耐药基因快速检测等。

（五）与肺部真菌感染的鉴别诊断

多发性骨髓瘤合并肺部真菌感染，易与肺结核混淆，肺部真菌感染可通过以下方面进行鉴别：①涂片、培养、组织活检等筛查出真菌；②血或体液 G 试验或 GM 试验检查呈阳性且呈动态变化；③有特征性的真菌感染 CT 表现，如胸部"新月征""晕轮征"、胸膜下楔形改变、结节性病灶发生于非结核好发部位、磨玻璃样影等；④既往有明确真菌感染病史；⑤经验性抗真菌治疗有效等。

（六）抗结核治疗

无论患者为肺结核或肺外结核，初治或既往已治愈的结核病复发，只要无抗结核治疗禁忌，均按照普通人群肺结核患者初治采用的三联或者四联标准剂量一线抗结核方案（或者三联 +1 种氟喹诺酮类）行初始抗结核治疗，若无效则换成二线抗结核药物继续治疗。抗结核疗程需 9～12 个月，而国内外普通人群肺结核的初治疗程为 6～9 个月，这可能与多发性骨髓瘤患者免疫力低下所致化疗期间结核病易复发、结核病病情较重有关。

1. 抗结核治疗对多发性骨髓瘤治疗的影响　活动性结核病可与多发性骨髓瘤同时诊断，亦可发生在恶性血液病的化疗期或化疗间期，一般情况下，感染为化疗的禁忌，抗结核治疗与化疗之间的矛盾主要表现在：①若先抗结核治疗，推迟预计的化疗，是否影响恶性血液病的疗效及预后；②若同时进行，是否导致结核病难以控制，是否需要调整化疗方案。

2. 合并结核会导致延误 MM 的化疗 韩国 Ahn 报道 115 例 MM 有 8 例在使用硼替佐米期间合并结核，从使用硼替佐米至确诊结核的时间中位数为 58 天（7～247 天），4 例患者因结核终止含硼替佐米的治疗，3 例在抗结核治疗期间因 MM 疾病进展死亡。3 例完成 6 个月的抗结核治疗。合并结核的 MM 患者总生存（11.0±2.6）个月低于无合并结核的 MM 患者的（30.9±6.1）个月。合并结核的 MM 病死率是无合并结核患者的 2 倍。中山大学附属第一医院 4 例 MM 合并肺结核的患者无 1 例死亡（详见表 13-3-2）。

表 13-3-2 中山大学附属第一医院 4 例 MM 合并结核的诊治

序号	性别/年龄	MM 治疗	结核病史	TB 症状	胸部 CT	TB 检查	抗结核治疗	复查胸部 CT	后续 MM 治疗	ASCT
例 1	女 / 56 岁	PAD 4 疗程、大剂量 CTX 动员	无	无	浸润性肺结核	痰找 TB 阴性、支纤镜找 TB 阴性	四联抗结核	病灶明显吸收	抗结核 1 个半月后继续 2 个疗程 PAD	抗 TB 7 个月后进行
例 2	男 / 53 岁	PAD 2 个疗程、IRCD 6 个疗程	无	无	肺结核	胸科医院检查结果不详	四联抗结核	病灶明显吸收	抗结核 1 个半月后继续 4 个疗程 IRCD	自行放弃移植
例 3	男 / 28 岁	PAD 5 个疗程	无	无	肺结核	胸科医院检查结果不详	HREZ 2 个月、HR 4 个月	病灶吸收好转	未进行	抗 TB 6 个月后进行
例 4	女 / 37 岁	PAD 4 个疗程	无	无	肺结核	外院检查结果不详	三联抗结核	病灶吸收好转	抗 TB 4 个月后进行 2 个疗程的 PAD	抗 TB 6 个月后进行

注：ASCT. 自体造血干细胞移植；PAD. 硼替佐米＋多柔比星脂质体＋地塞米松；IRCD. 伊沙佐米＋来那度胺＋环磷酰胺＋地塞米松；MM. 多发性骨髓瘤；TB. 结核；HREZ（H 异烟肼，R 利福平，E 乙胺丁醇，Z 吡嗪酰胺）；HR（H 异烟肼，R 利福平）。

对于多发性骨髓瘤患者在治疗有效时出现不明原因的发热，经抗细菌感染、抗真菌治疗无效时，应该警惕结核感染的可能。应该常规行 PPD 皮试、结核抗体、痰涂片抗酸染色、胸部 CT 等检查，即使 PPD 皮试阴性，结核抗体阴性，痰结核菌阴性，血培养阴性不论红细胞沉降率快或不快，仍需高度警惕合并结核病。必要时行骨髓涂片及骨髓活检查结核。淋巴结肿大患者，行淋巴结活检也很有必要。诊断性抗结核治疗是确诊结核感染的重要方法之一。

（童秀珍 李 娟）

【参考文献】

[1] TSUKUNE Y，SASAKI M，KOMATSU N. Reactivation of hepatitis B virus in patients with multiple myeloma[J]. Cancers，2019，11（11）：1819-1836.

[2] LI J，HUANG B H，LI Y，et al. Hepatitis B virus reactivation in patients with multiple myeloma receiving bortezomib-containing regimens followed by autologous stem cell transplant[J]. Leuk Lymphoma，2015，56（6）：1710-1717.

[3] TAPAN U，MAY S.K，FIORE J，et al. Reactivation of hepatitis B virus following bendamustine-containing chemotherapy in a patient with multiple myeloma[J]. Leuk Lymphoma，2011，52（2）：916-918.

[4] TSUKUNE Y，SASAKI M，ODAJIMA T，et al. Incidence and risk factors of hepatitis B virus reactivation in patients with multiple myeloma in an era with novel agents：A nationwide retrospective study in Japan[J]. Blood Cancer，2017，7（12）：631-634.

[5] VARMA A，BIRITXINAGA L，SALIBA R M，et al. Impact of hepatitis B core antibody seropositivity on the outcome of autologous hematopoietic stem cell transplantation for multiple myeloma[J]. Biol Blood Marrow Transplant，2017，23（3）：581-587.

[6] LU J，CHEN W M，GENG C Y，et al. Efficacy and safety of bortezomib in multiple myeloma patients with hepatitis B：A multicenter retrospective study[J]. Chin Med J（Engl），2016，129（3）：274-278.

[7] 李娟，黄蓓晖，周振海，等. 多发性骨髓瘤患者自体造血干细胞移植后感染的临床特征 [J]. 中华内科杂志，2011，50（1）：44-47.

[8] 刘俊茹，李娟，商京晶，等. 多发性骨髓瘤患者自体造血干细胞移植后体液免疫重建及其与感染的关系 [J]. 中华血液学杂志，2013，34（4）：317-322.

[9] 中国医师协会皮肤科医师分会带状疱疹专家共识工作组，国家皮肤与免疫疾病临床医学研究中心. 中国带状疱疹诊疗专家共识（2022 版）[J]. 中华皮肤科杂志，2022，55（12）：1033-1040.

[10] TEH B W，SLAVIN M A，HARRISON S J，et al. Prevention of viral infections in patients with multiple myeloma：The role of antiviral prophylaxis and immunization[J]. Expert Rev Anti Infe，2015，13（11）：1325-1336.

[11] BLIMARK C，HOLMBERG E，MELLQVIST U H，et al. Multiple myeloma and infections：A population-based study on 9253 multiple myeloma patients[J]. Haematologica，2014，100（1）：107-113.

[12] TEH B W，HARRISON S J，WORTH L J，et al. Antiviral prophylaxis for varicella zoster virus infections in patients with myeloma in the era of novel therapies[J]. Leuk Lymphoma，2016，57（7）：1719-1722.

[13] TONG Y，QIAN J，LI Y，et al. The high incidence of varicella herpes zoster with the use of bortezomib in 10 patients[J]. Am J Hematol，2007，82（5）：403-404.

[14] KIM J，MIN C，MUN Y，et al. Varicella-zoster virus-specific cell-mediated immunity and herpes zoster development in multiple myeloma patients receiving bortezomib- or thalidomide-based chemotherapy[J]. J Clin Virol，2015，73（1）：64-69.

[15] KAMBER C，ZIMMERLI S，SUTER-RINIKER F，et al. Varicella zoster virus reactivation after autologous SCT is a frequent event and associated with favorable outcome in myeloma patients[J]. Bone Marrow Transplant，2015，50（4）：573-578.

[16] KÖNIG C，KLEBER M，REINHARDT H，et al. Incidence，risk factors，and implemented prophylaxis of varicella zoster virus infection，including complicated varicella zoster virus and herpes simplex virus infections，in lenalidomide-treated multiple myeloma patients[J]. Ann Hematol，2014，93（3）：479-484.

[17] GIRMENIA C，CAVO M，OFFIDANI M，et al. Management of infectious complications in multiple myeloma patients：Expert panel consensus-based recommendations[J]. Blood Rev，2019，34：84-94.

[18] TEH B W，HARRISON S J，WORTH L J，et al. Infection risk with immunomodulatory and proteasome inhibitor-based therapies across treatment phases for multiple myeloma：A systematic review and meta-analysis[J]. Eur J Cancer，2016，67：21-37.

[19] TSAI C K, HUON L K, OU S M, et al. Risk and impact of tuberculosis in patients with multiple myeloma[J]. Leuk Lymphoma, 2017, 58(11): 2598-2606.

[20] AHN J S, REW S Y, YANG D H, et al. Poor prognostic significance of Mycobacterium tuberculosis infection during bortezomib-containing chemotherapy in patients with multiple myeloma[J]. Blood Res, 2013, 48(1): 35-39.

[21] TEH B W, HARRISON S J, WORTH L J, et al. Risks, severity and timing of infections in patients with multiple myeloma: A longitudinal cohort study in the era of immunomodulatory drug therapy[J]. Br J Haematol, 2015, 171(1): 100-108.

[22] 中华医学会血液学分会, 中国医师协会血液科医师分会. 中国中性粒细胞缺乏伴发热患者抗菌药物临床应用指南 (2020 年版)[J]. 中华血液学杂志, 2020, 41(12): 969-978.

[23] 李军, 牛挺. 恶性血液病合并活动性结核病的临床研究进展 [J]. 中华血液学杂志, 2013, 34(12): 1076-1079.

[24] KIKUCHI T, KUSUMOTO S, TANAKA Y, et al. Hepatitis B virus reactivation in a myeloma patient with resolved infection who received daratumumab-containing salvage chemotherapy[J]. J Clin Exp Hematop, 2020, 60(2): 51-54.

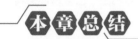

本 章 总 结

  多发性骨髓瘤患者自体造血干细胞移植前多数使用了含硼替佐米的诱导治疗方案, T 细胞数量及功能下降, 容易出现水痘 - 带状疱疹病毒感染、乙型肝炎表面抗原阳性患者易出现乙型肝炎病毒再激活, 甚至合并结核感染。合并乙型肝炎表面抗原阳性而 HBV-DNA 阴性不是移植的禁忌证, 自体造血干细胞移植期间需要继续予恩替卡韦抗乙肝病毒至移植后至少 6 个月。在治疗期间发生 HBV 再激活的患者, 应暂停达雷妥尤单抗治疗。在完成达雷妥尤单抗治疗后, 抗乙肝病毒治疗至少持续 6 个月。自体造血干细胞移植期间须使用阿昔洛韦或伐昔洛韦 1 个月左右预防带状疱疹病毒感染, 也有报道自体移植后持续 6～12 个月停用抗带状疱疹病毒药物。达雷妥尤单抗治疗的患者也需用阿昔洛韦或伐昔洛韦进行带状疱疹的预防。自体移植期间粒细胞缺乏合并感染应积极抗感染治疗。对于自体移植期间反复发热, 经抗细菌、抗真菌治疗无效的患者要警惕结核的可能。移植后造血功能已经重建, 白细胞数量基本正常, 但免疫细胞功能较差, 尤其是 T 淋巴细胞亚群比例及体液免疫还未恢复, 需要密切注意合并感染。使用大剂量地塞米松方案应考虑用复方磺胺甲噁唑(SMZ-Co)预防肺孢子虫病, 以及预防真菌感染。反复发生感染或出现威胁生命的感染可考虑静脉用免疫球蛋白。

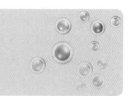

第十四章
移植相关的其他问题

第一节　多发性骨髓瘤患者造血干细胞移植输血注意事项

HSCT 前的预处理方案大多数采用大剂量化疗和 / 或放疗,目的是尽可能清除患者自身的恶性细胞,这将会导致自身造血功能极度受抑制。除此之外,诱导治疗阶段的化疗、动员阶段的大剂量化疗等也可能导致血细胞减少和 / 或骨髓抑制。HSCT 后,成功植活的造血干细胞增殖需要一定时间。在这段时间,患者骨髓功能严重抑制导致全血细胞减少,必须采取及时有效的成分输血和药物等支持治疗,解决贫血、感染和出血的问题,患者才能顺利度过造血干细胞移植期。

一、成分输血种类及输血指征

(一) 红细胞输注

1. 红细胞种类及适应证　红细胞成分血是由全血去除大部分血浆制备而成。1U 红细胞成分血由 200ml 全血分离制备而成。目前,临床常用的红细胞成分血有红细胞悬液、去白细胞悬浮红细胞、洗涤红细胞、辐照红细胞及冰冻解冻去甘油红细胞等。

(1) 红细胞悬液:又名添加剂红细胞、悬浮红细胞,是目前国内应用最广泛的红细胞制品。将全血离心去除上层 90% 以上的血浆,再将红细胞添加液加入其中,充分混匀后制备而成,含有全血中的全部红细胞、一定量白细胞、血小板与少量残留血浆。由于制备过程中去除了大部分血浆,输注时血浆引起的副作用减少。适用于各种急性失血和慢性贫血的患者,用于纠正贫血,提高血液携氧能力。

(2) 去白细胞悬浮红细胞:去白细胞悬浮红细胞是采用去白细胞过滤器去除悬浮红细胞中 96.3%~99.9% 的白细胞的红细胞制品。输注去白细胞悬浮红细胞可以降低 HLA 同种免疫反应和非溶血性发热反应的发生率,减少亲白细胞病毒传播感染的概率。适用于有非溶血性发热反应史的患者输血、需要预防产生白细胞抗体的患者输血,以及需要降低输血传播巨细胞病毒及相关病毒感染概率的易感者输血。

(3) 洗涤红细胞:将红细胞悬液等制品通过生理盐水反复洗涤,离心去除上清液,再加入生理盐水或红细胞保存液制成洗涤红细胞。洗涤红细胞去除了 98% 以上的血浆和 80% 以上的白细胞,红细胞回收率 70% 以上。适用于对血浆蛋白有过敏反应的患者、高钾血症患者、肝肾功能障碍患者、有非溶血性发热反应史的患者、自身免疫性溶血性贫血患者等。

(4) 辐照红细胞:辐照红细胞是采用 25~30Gy 的 γ 射线照射的红细胞制品,其中有免疫活性淋巴细胞被灭活,可有效预防输血相关性移植物抗宿主病(transfusion associated

graft-versus-host disease, TA-GVHD）发生。适用于造血干细胞移植、器官移植患者，先天性或获得性免疫功能低下患者，与献血者为直系亲属关系的受者输血，胎儿宫内输血，以及新生儿输血等。

（5）冰冻解冻去甘油红细胞：将全血或悬浮红细胞的红细胞分离，并将一定浓度和容量的甘油与其混合后置于 −65℃ 以下保存，主要用于自身输血和稀有血型红细胞的长期保存。输注前采用不同浓度的氯化钠溶液洗涤去除冰冻保护剂后，加入生理盐水制备而成的红细胞制品。适用于稀有血型患者的抢救性输血、自体输血需求患者的输血等。

2. 输注指征及注意事项　根据患者临床症状和实验室检查结果决定是否需要输血。患者发生贫血相关症状需要考虑输血，一般认为，Hb ＜ 60g/L，并伴有明显的贫血症状时需要输注红细胞。合并心肺功能障碍、代谢率增高、有终末期器官损伤风险的患者根据临床情况决定。一般体重 60kg，血容量正常的患者输注 2U 红细胞悬液，Hb 升高约 10g/L。红细胞制品在去白膜、洗涤、过滤过程中会丢失 10%～30%，剂量计算时应加以考虑。

红细胞悬液从输血科取回后应在 30 分钟内开始输注，且在 4 小时内输完。输注前充分混匀，用标准输血器或去白细胞过滤器进行输注，根据病情决定输注速度，成人可按 1～3ml/（kg·h）速度输注，急性大失血患者可加快速度。对合并心血管疾病、老年患者应减慢输注速度，以免发生循环超负荷引起急性心力衰竭。可以检查患者贫血症状是否改善，复查 Hb 和红细胞压积（Hct）升高是否达到预期值来判断输注疗效。若未达预期，应及时查找红细胞输注无效的原因，常见原因有进行性出血、免疫性溶血等。

通常，相较于供受者 ABO 血型一致的 HSCT 患者，血型不一致的 HSCT 患者红细胞输注量较多。因为虽然供受者 ABO 血型不一致不影响干细胞的植活，但其红系造血重建明显延迟，表现为血红蛋白和网织红细胞恢复时间、血型转变和红细胞完全嵌合的时间及抗供者红细胞抗体消失的时间均明显延长，尤其在 ABO 血型主侧不合的 HSCT 患者中常见。ABO 血型不合 HSCT 患者的严重并发症包括免疫性溶血，纯红细胞再生障碍性（pure red cell aplasia, PRCA），以及移植物抗宿主病（graft versus host disease, GVHD）等，均会导致红细胞的输注量增加。

（二）血小板输注

1. 血小板制品种类　血小板制品在血液病患者中应用广泛，根据制备方式不同，可分为单采血小板、浓缩血小板。

（1）单采血小板：又名机采血小板，是目前国内应用最广泛的血小板制品。采用血细胞分离机在全封闭管道中从单个献血者采集血小板，血小板含量≥2.5×10^{11}/ 袋，容量为 250～300ml/ 袋，红细胞混入量≤8.0×10^9/ 袋，白细胞混入量≤5.0×10^8/ 袋。

（2）浓缩血小板：1U 手工分浓缩血小板是由 200ml 全血分离制备而成，血小板含量≥2.0×10^{10}/U，红细胞混入量≤1.0×10^9/U，白细胞混入量≤2.5×10^8/U。临床上，一般成年患者一次需要输注手工分浓缩血小板 10～12U 才能达到治疗效果。若患者反复多次输注手工分浓缩血小板，大约有 30%～70% 患者会产生同种免疫，产生 HLA 抗体，导致血小板输注无效。因此，对于需要反复多次输注血小板的患者应优先考虑输注单采血小板。

2. 血小板输注的指征　血小板输注主要用于血小板减少或功能障碍引起的出血的治疗，以及血小板极度减少可能导致出血的预防性输注。因此，根据输注目的不同，血小板输注分为治疗性输注和预防性输注。

（1）治疗性输注：即在因血小板数量减少或功能异常而导致出血时，输注血小板制品以达到迅速止血的目的。患者 HSCT 后血小板减少出现消化道、泌尿道出血，严重者出现颅内出血的症状时，须尽快输注血小板。

（2）预防性输注：预防性血小板输注是指通过输注血小板使 HSCT 患者的血小板计数提高到某一安全水平，防止出血。临床上进行血小板输注主要是预防性输注。预防性输注的指征目前尚不统一。通常认为以下情况需要预防性输注：血小板计数 $< 20 \times 10^9/L$，并伴有感染、发热等导致血小板消耗或破坏增加的因素时；病情稳定但血小板计数 $< 10 \times 10^9/L$；血小板计数 $< 5 \times 10^9/L$，无论有无出血症状，均必须输注血小板。

3. 血小板输注无效　患者 HSCT 后血小板的恢复时间影响因素包括造血干细胞来源、供者和受者是否有血缘关系、是否合并 GVHD、巨细胞病毒感染、造血干细胞输入数量等。无血缘关系供者、患者年龄较大、合并 GVHD、感染等因素可使血小板恢复时间延长；脐带血 HSCT 后患者的血小板恢复时间明显长于外周血或骨髓 HSCT。HSCT 后输注血小板时间越长，输注次数越多和量越大，越容易发生血小板输注无效。目前认为，患者连续两次输注足量血小板（ABO 同型，保存期 <72 小时），获得的校正血小板增加值在输注后 1 小时 <7 500 和 / 或输注后 24 小时 <4 500，可诊断为血小板输注无效。

血小板输注无效的影响因素包括非免疫因素和免疫因素，非免疫因素约占 70%，包括发热、感染、脾大、出血、弥散性血管内凝血、GVHD 等；免疫因素约占 30%，多为抗人类白细胞抗原（human leukocyte antigen，HLA）抗体，少部分为特异性抗人类血小板抗原（human platelet antigen，HPA）抗体或 ABO 血型抗体等。若发生血小板输注无效，首先应确认是否为血小板质量和患者的非免疫因素导致的，再进行血小板抗体筛选试验，若结果显示阳性，须选择 HLA 和 HPA 配型相合的单采血小板进行输注。血小板制品去除白细胞后输注，可以降低多次输注导致 HLA 同种免疫的风险。患者各个阶段输注 HLA 和 HPA 配型相合的单采血小板制品，需要辐照灭活淋巴细胞后再输注，以防止 TA-GVHD 的发生。

（三）中性粒细胞输注

中性粒细胞输注临床已极少应用。患者中性粒细胞绝对值低于 $0.5 \times 10^9/L$ 且合并严重的、抗生素治疗无效的细菌或真菌感染者才考虑输注。HSCT 后中性粒细胞缺乏期间，预防感染主要通过严格的消毒隔离措施，以及通过注射粒细胞集落刺激因子和粒细胞 - 巨噬细胞集落刺激因子来升高粒细胞。

（四）血浆和冷沉淀输注

1. 血浆的种类　血浆输注用于纠正凝血因子缺乏等导致的凝血功能障碍，是临床应用广泛的血液成分。目前国内的血浆计量单位为 ml，常用的规格为 200ml/ 袋、150ml/ 袋、100ml/ 袋、50ml/ 袋。100ml 血浆由 200ml 全血分离制备而来。血浆成分的种类有新鲜冰冻血浆、冰冻血浆、病毒灭活新鲜冰冻血浆、病毒灭活冰冻血浆、单采新鲜冰冻血浆，其中临床应用最广泛的是新鲜冰冻血浆和冰冻血浆。

（1）新鲜冰冻血浆（fresh frozen plasma，FFP）：指采血到分离冰冻的过程在 6～8 小时之内，但不超过 18 小时完成（ACD 血液保存液保存的全血在 6 小时内分离制备，CPD 或 CPDA-1 血液保存液保存的全血在 8 小时内分离制备）而制成的血浆。含有全部的凝血因子，血浆蛋白含量≥50g/L，凝血因子Ⅷ因子含量≥0.7IU/ml。

（2）冰冻血浆（frozen plasma，FP）：指采血后在 2～6℃保存超过 18 小时，从全血中分离并速冻而成的固态血浆，或新鲜冰冻血浆分离制备冷沉淀后剩余的上清液速冻而成的固态血浆。与新鲜冰冻血浆的区别主要是冰冻血浆不含有不稳定的凝血因子Ⅴ和Ⅷ。制备冷沉淀后的冰冻血浆，凝血因子Ⅷ和纤维蛋白原等含量极少，止血效果较差，可用于补充血浆蛋白或用于处于高凝状态患者的血浆置换。

（3）单采新鲜冰冻血浆：指使用血细胞分离机在全封闭的条件下将献血员的血浆分离并在6小时内速冻成固态的单采血液成分。

（4）病毒灭活新鲜冰冻血浆/冰冻血浆：指分离出液体血浆，然后采用亚甲蓝或其他病毒灭活技术进行病毒灭活后再速冻成固态的血浆成分。

血浆输注适用于单个凝血因子缺乏患者、肝病患者获得性凝血功能障碍、大量输血引起的凝血功能障碍、口服抗凝剂过量引起的出血、抗凝血酶Ⅲ缺乏症、血栓性血小板减少性紫癜、血浆置换、大面积烧伤、DIC等。

2. 冷沉淀（cryoprecipitate，Cryo） 采用特定的方法将保存期内的FFP在1～6℃中融化至只有少量沉淀时，离心分离后得到的白色絮状物，并在1小时内速冻成固态的血液成分。100ml FFP为原料制备出1U冷沉淀，容量约（25±5）ml，其中凝血因子Ⅷ≥40IU、纤维蛋白原≥75mg，还含有一定量的纤维结合蛋白、凝血因子ⅩⅢ（纤维蛋白稳定因子）和血管性血友病因子（vWF）。冷沉淀在-20℃以下保存，有效期为采血日期后1年。

冷沉淀适用于儿童和轻型成人血友病A及获得性Ⅷ因子缺乏症、血管性血友病、纤维蛋白原缺乏症、获得性纤维结合蛋白缺乏症、严重创伤或大手术时凝血功能障碍等。

3. 血浆和冷沉淀输注及疗效评估 患者出现出血症状且检查显示凝血功能障碍时，如PT和/或APTT大于正常值的1.5～2倍，考虑输注新鲜冰冻血浆；纤维蛋白原低于1.0g/L，考虑输注冷沉淀。新鲜冰冻血浆通常成人200～400ml/次，体重20kg以下的患者5～10ml/kg。冷沉淀1U约含75mg纤维蛋白原，可根据患者血容量（约体重8%）计算所需量，一般成人每次输注8～10U。

血浆和冷沉淀输注前不要求进行交叉配血，原则上选择ABO血型同型或相容输注。血浆和冷沉淀-20℃以下保存，37℃恒温解冻后，采用标准输血器，以患者可以耐受的速度尽快进行输注。

HSCT并发GVHD的患者常出现凝血调节功能异常。根据出凝血功能检查结果，结合出血表现，可输注新鲜冰冻血浆和冷沉淀以纠正出凝血异常。通常根据患者的出血表现和出凝血指标是否得到改善以判断输注效果，若效果不理想，在患者血容量可耐受范围内可适当加大输注量；亦可考虑联合使用血浆蛋白制品，如纤维蛋白原，凝血酶原复合物等。

二、ABO血型不合造血干细胞移植的输血

造血干细胞不表达ABH抗原，因此ABO血型不合并不影响造血干细胞的植活。在异基因HSCT中，供受者ABO血型不合的HSCT约占30%～40%。ABO血型不合主要有以下3种情况：①ABO血型主要不合，指受者血浆中有针对供者红细胞的天然抗体；②ABO血型次要不合，指供者血浆中有针对受者红细胞的天然抗体；③ABO血型主次要不合，指受者血浆中有针对供者红细胞的天然抗体，同时供者血浆中有针对受者红细胞的天然抗体。HSCT供者与受者ABO血型相合性见表14-1-1。

表 14-1-1　HSCT 供者与受者 ABO 血型相合性

受者 ABO 血型	供者 ABO 血型			
	O	A	B	AB
O	相合	主要不合	主要不合	主要不合
A	次要不合	相合	主次要不合	主要不合
B	次要不合	主次要不合	相合	主要不合
AB	次要不合	次要不合	次要不合	相合

（一）ABO 血型不合 HSCT 患者 ABO 血型转变

1. ABO 血型不合 HSCT 患者 ABO 血型转变特点　供受者 ABO 血型不合的异基因 HSCT 后，患者 ABO 血型抗原逐步转换为与供者相同，ABO 血型抗体表现与 ABO 血型不相合类型有关。

（1）ABO 血型主要不合 HSCT 患者 ABO 血型抗原 1~2 个月内逐渐转变成供者型，与供者 ABO 血型对应抗体会逐渐消失，最终受者 ABO 血型表现出正反定型一致，完全转变为供者血型，且血型抗体效价在 3（+）~4（+），与正常人一样。

（2）ABO 血型次要不合 HSCT 患者 ABO 血型抗原逐渐转变成供者型，但检测不到新 ABO 血型抗体的产生，显现出 ABO 正定型与供者相同，反定型与受者相同，正反定型不一致的情况。

（3）ABO 血型主次要不合 HSCT 受者 ABO 血型抗原 1~2 个月逐步转变成供者型，原 ABO 血型抗原逐渐减弱直至消失，与供者 ABO 血型对应抗体也逐渐减弱，且检测不到新 ABO 血型抗体的产生，显现出 ABO 正定型与供者相同，反定型为 AB 型，正反定型不一致的情况。

ABO 血型次要不合和主次要不合 HSCT 患者出现新的血型抗体，其凝集强度也只有（+）或（±），室温下常规血清学检测试验不出现凝集，须在 IgM 抗体最适反应温度 4℃ 条件下延长反应时间或通过吸收放散试验才能检出。

2. 出现上述现象可能的原因　①患者 HSCT 前后由于大剂量化（放）疗，以及免疫抑制剂应用，其免疫系统极度受损，免疫功能受抑制，淋巴细胞抗体生成能力降低；② HSCT 患者由于免疫抑制剂应用，植入的供者淋巴细胞对患者原有的血型抗原产生免疫耐受而无法产生新血型抗体；③患者原有的抗体生成细胞受到抑制或被克隆清除，患者原有血型抗体不再生成；④即使 HSCT 受者产生了少量的新的血型抗体，也被患者组织细胞上原有 ABO 血型抗原和血液中可溶性血型物质不断吸收，以致血浆中存在的新生成血型抗体更少而很难被检出。

ABO 血型不合异基因 HSCT 患者血型转变期间，需定期进行受者血型抗原和抗体效价检测及直接抗人球蛋白试验等检测，根据受者最新的血型抗原和抗体表达及受者红细胞是否致敏等情况选择相应 ABO 血型和合适的血液成分，以避免发生急慢性溶血，且有利于向供者血型的转变。ABO 血型不合 HSCT 不同阶段各种血液成分血型选择见表 14-1-2。

表 14-1-2　ABO 血型不合 HSCT 不同阶段各种血液成分血型选择

ABO 血型不合类型	移植阶段	ABO 血型的选择	
		红细胞	血小板、血浆、冷沉淀
主要不合	预处理阶段	受者	供者
	移植阶段	受者	供者
	检测到受者抗体阶段	受者	供者
	检测不到受者抗体阶段	供者	供者
次要不合	预处理阶段	供者	受者
	移植阶段	供者	受者
	检测到受者抗体阶段	供者	受者
	检测不到受者抗体阶段	供者	供者
主次要不合	预处理阶段	O 型	AB 型
	移植阶段	O 型	AB 型
	检测到受者抗体阶段	O 型	AB 型
	检测不到受者抗体阶段	供者	供者

（二）ABO 血型主要不合的输血

ABO 血型主要不合的 HSCT 患者移植后导致红细胞溶血的原因：①受者体内高效价的 ABO 血型抗体（抗 A 和 / 或抗 B）与供者移植物中残留的 ABO 血型不相合的红细胞发生免疫反应，引起急性血管内溶血反应。严重时可导致急性肾功能衰竭，弥散性血管内凝血等严重并发症。②受者免疫细胞持续产生针对植入造血干细胞分化来的红细胞的 ABO 抗体，引起迟发性溶血反应。

在造血干细胞收集和 / 或处理时，可以通过减少残留的红细胞来尽量减少造血干细胞输注期间的溶血风险。目前，对于成人不相合的红细胞"安全输注量"仍缺乏共识，一般认为可接受的输注范围为不超过 20ml。残留红细胞的清除可以用沉淀法和离心法，也可用血细胞分离机直接通过 Ficoll 液分离出单个核细胞。某些造血干细胞输注物（如脐带血细胞）输注前处于冷冻保存，不相合红细胞在冻存 - 复苏过程中已溶解。对于未去除造血干细胞输注物中残留红细胞的情况，受者输注前立即进行治疗性血浆置换，降低针对供者红细胞 ABO 抗原的抗体效价，亦可降低造血干细胞输注物输注期间的溶血风险；当受者体内不相合抗体效价≤16 时，输注未处理的全部干细胞输注物通常不会发生溶血。

受者体内抗移植物供体红细胞和红系前体细胞的抗 A 和 / 或抗 B 抗体在造血干细胞输注后仍会持续 3～4 个月，导致造血干细胞移植后红细胞生成延迟，红细胞系约 40 天后才完成重建。若受者采用了降低强度或非清髓性预处理方案，红细胞重建时间会更长，严重者甚至会发生 PRCA。研究显示，移植前受者不相合的血型抗体效价与 PRCA 发生率无相关性，但移植后抗供者红细胞的血型抗体效价持续升高则会增加 PRCA 发生率。清除受者血浆中残存的浆细胞或降低移植后受者不相合的血型抗体效价，则能降低 PRCA 的发生率。

GVHD 预防方案中使用环孢素的患者 PRCA 发生率较甲氨蝶呤者高,可能与环孢素选择性抑制 T 淋巴细胞而不是 B 淋巴细胞,而 B 淋巴细胞能持续产生不相合血型抗体有关。采用非清髓性预处理,受者体内残存的浆细胞较多,移植后产生高效价不相合血型抗体时间较长,更易发生 PRCA。

（三）ABO 血型次要不合的输血

ABO 血型次要不合的 HSCT 患者移植后面临的风险有:①移植物中含有针对受者红细胞抗原的不相合抗体,产生溶血反应,但通常为轻度且具有自限性。②过客淋巴细胞综合征(passenger lymphocyte syndrome,PLS),即移植物中供者淋巴细胞随干细胞输注物输入受者体内后,迅速产生了抗受者红细胞的血型抗体,表现为免疫介导的急性溶血,严重者可引起患者死亡。O 型供者 A 型受者其 PLS 发生率最高,也可见于 Rh、Kell、Duffy 或 Kidd 血型系统不相合,但症状一般较轻。PLS 通常在移植后 5～16 天发生,大多数情况下随着受者不相合的红细胞减少及输入相合的红细胞或受体生成供者红细胞而溶血逐步好转。若发生重度溶血危及患者生命,可采取治疗性红细胞置换术,用供者相合的红细胞置换受者不相合的红细胞,对于高风险的 PLS 患者(基于移植后免疫抑制类型进行判断),可在移植前进行预防性红细胞置换术;亦可进行利妥昔单抗或甲氨蝶呤治疗。

（四）ABO 血型主次要不合的输血

ABO 血型主次要不合的 HSCT 患者,受者血型完全转换成供者血型之前,红细胞选择 O 型,血浆、血小板和冷沉淀选择 AB 型;移植成功后,受者血型完全转换成供者血型,输血血型选择同供者。该类 HSCT 患者亦可能发生上述 ABO 血型主要和次要不合 HSCT 相关的并发症,因此,需要注意预防和及时治疗。

（五）ABO 血型系统以外血型不相合的输血

HSCT 供受者其他血型不相合时,也会遇到与 ABO 血型不相合时相似的问题。通常,此种类型不合较少发生。目前在国内,ABO 血型系统以外除了 Rh 血型常规检测外,其他血型抗原并未常规检测,并且由于这类血型抗体经过免疫刺激后才产生,供受者仅在检测出能导致免疫性溶血的血型抗体时,才需要采取与 ABO 血型不合移植同样的预防和治疗措施。输血选择时需根据受者不规则抗体的类型和效价选择相合的血液成分。根据供受者该类血型抗原表型,受者在该类血型完全转变为供者血型前需输入该类血型抗原阴性红细胞,以避免免疫刺激,导致不规则抗体效价继续增高;受者该类血型完全转变为供者血型且未检出该类血型抗体时,选择受者血型相同的血液成分。

在 ABO 血型系统以外,RhD 抗原的抗原性最强,50%～70% 的 RhD 阴性个体通过输血和妊娠接触 RhD 阳性的红细胞可产生抗 D 抗体,输入 RhD 阳性红细胞能引起溶血反应,因此,RhD 抗原的重要性仅次于 ABO 血型抗原,HSCT 供受者 RhD 血型不合需引起重视。具体包括:①RhD 阳性受者接受 RhD 阴性供者的 HSCT,需对供者进行不规则抗体筛选试验,若检查出抗 D 抗体,应尽量去除干细胞移植物中的血浆。另外,受者残留 RhD 阳性红细胞可刺激植活的供者淋巴细胞产生抗 D 抗体,发生迟发性溶血反应。可应用 Rh 免疫球蛋白减少或避免抗 D 抗体的产生。因此,HSCT 后,受者应选择 RhD 阴性红细胞输注。②RhD 阴性受者接受 RhD 阳性供者的 HSCT,若受者已产生抗 D 抗体,则只能接受 RhD 阴性红细胞输注,直到受者 RhD 血型转为阳性,未检出抗 D 抗体方可输注 RhD 阳性红细胞。

三、血液制品的特殊处理

(一)血液辐照预防输血相关性移植物抗宿主病

HSCT 患者属于发生 TA-GVHD 的高危人群,是输注辐照血液或血液成分适应证的强推荐人群,一般在围移植期及移植后至少 1 年内的时间段需要输注辐照血液及血液成分。

TA-GVHD 是指受血者输入含有免疫活性的淋巴细胞(主要是有活性的 T 淋巴细胞)的血液或血液成分后发生的与骨髓移植引起的 GVHD 类似的一种临床综合征,是输血最严重的并发症之一,死亡率高达 90%~100%。该病多发生在免疫功能抑制的患者,发生率 0.01%~0.1%。该病起病突然,一般在输血后 2~30 天发病,平均 21 天,临床表现较为复杂,缺乏特异性,易与药物及放化疗副作用相混淆,早期不易诊断,易漏诊或误诊。主要损伤的靶器官是皮肤、骨髓、肠、肝脏,并表现出受损的一系列症状,其中以发热和皮疹最为多见。通常表现为皮肤出现红斑和细小斑丘疹,逐渐向周边蔓延,甚至可累及远端肢体。皮疹出现后,可伴有恶心、呕吐和腹泻等消化道症状、严重者可出现肝区疼痛、黄疸、转氨酶增高。多数患者出现全血细胞减少,常死于严重感染。

TA-GVHD 应注意与移植物所致 GVHD 的鉴别,后者是由于移植物中供者活性淋巴细胞引起,不会出现骨髓衰竭导致的全血细胞减少,80%~90% 患者治疗有疗效,病死率在 10%~15%,预后相对较好。

正常情况下,人体具有完善的免疫系统,通过细胞和体液的免疫反应识别和排斥进入机体的异体组织细胞。免疫功能正常的受血者能通过免疫反应清除血液或血液成分中献血者的淋巴细胞,使其不能在受者体内植活、增殖或分化,因此,通常输血不会发生 TA-GVHD。TA-GVHD 发生须具备三个条件:①供受者 HLA 不相合;②输入的血液或血液成分中含有免疫活性的淋巴细胞;③受血者无法清除献血者的免疫活性淋巴细胞。TA-GVHD 的发病主要与受血者的免疫状态、献血者的 HLA 抗原及输入的免疫活性淋巴细胞数量有关。TA-GVHD 主要发生于免疫功能严重低下或受到抑制的受血者,免疫功能正常患者发生 TA-GVHD 多见于一级亲属间输血,即父母与子女间的输血。输入的活性 T 淋巴细胞数量越多,TA-GVHD 发病概率越大,且预后越差。血液和血液成分中淋巴细胞含量见表 14-1-3。目前临床常用血液成分除新鲜冰冻血浆和冷沉淀外,均可能诱发 TA-GVHD,其中新鲜全血和亲属间输血风险最大,应避免输注。

TA-GVHD 的治疗效果极差,但可预防,因此做好预防具有重大意义。预防方式为辐照血液或血液成分,即通过 γ 射线或 X 射线对血液或血液成分进行照射,可灭活其中有免疫活性的淋巴细胞,使其不能再复制和分化,输入受血者体内后不会植活或增殖。这是目前最可靠和有效的预防 TA-GVHD 的方式。常用的血液辐照仪大多数采用 ^{137}Cs 作为放射源,有效的辐照剂量至少 25Gy。射线穿透有核细胞,直接损伤细胞核的 DNA 或间接依靠产生离子或自由基的生物损伤作用使淋巴细胞失去有丝分裂的活性和停止分化增殖。辐照作用只发生于辐照的瞬间,辐照后的血液或血液成分无放射活性,对受血者无放射性损伤。

血小板制品辐照处理后血小板功能无明显损伤,但红细胞血液成分经辐照后,红细胞膜会出现损伤,随着保存时间延长,细胞外游离血红蛋白和钾离子会增多,因此,辐照红细胞有效期为辐照后 28 天,或原血液有效期,以较短者为准。对不能耐受高 K^+ 的患者,宜辐照后立即输注。

表 14-1-3　血液和血液成分中淋巴细胞含量

血液成分	淋巴细胞数量 / 个
单采粒细胞	1×10^{10}
全血	$(1 \sim 2) \times 10^9$
洗涤红细胞	$(1 \sim 2) \times 10^8$
机采血小板	3×10^8
冰冻去甘油红细胞	5×10^7
手工分血小板	4×10^7
单采血浆	1.5×10^5
新鲜冰冻血浆	0
冷沉淀	0

（二）去除白细胞预防巨细胞病毒感染

HSCT 患者移植前须接受化疗和 / 或放疗，在移植后干细胞植活，白细胞增长到正常水平前，患者均处于免疫抑制状态，属于巨细胞病毒（cytomegalovirus，CMV）易感人群。而且一旦感染，症状较普通人群严重，重度 CMV 感染会导致 HSCT 失败，同时合并细菌感染和真菌感染的机会增大。CMV 感染是 HSCT 患者发生急性和慢性 GVHD 的危险因素。因此，预防 CMV 感染对于 HSCT 患者非常必要。

预防经输血传播感染 CMV 的方法有：①输注 CMV 阴性的血液成分，通常通过 CMV 抗体检测进行筛选。但人群 CMV 有很高的感染率，寻找 CMV 阴性的供血者极为困难。②目前常用的方法是去除血液成分中的白细胞。研究显示，CMV 只存在于白细胞内，通过去除血液成分中的白细胞，可避免输血感染 CMV。

血液成分中的白细胞数量与许多输血不良反应具有相关性，见表 14-1-4。血液成分中残余白细胞数量降到 $5 \times 10^6/L$ 以下，可预防 HLA 抗体所致的同种免疫和白细胞携带病毒传播感染。

表 14-1-4　血液成分中残余白细胞数量与输血不良反应的相关性

输血不良反应类型	作用细胞	血液成分中残余白细胞数量 /（L^{-1}）
非溶血性发热反应	粒细胞、单核细胞	$\geq 10^9$
HTLV-1 感染	$CD4^+$ T 细胞	$\geq 10^8$
HLA 免疫反应	单核细胞、B 淋巴细胞	$\geq 10^7$
CMV 感染	淋巴细胞、粒细胞、单核细胞	$\geq 10^7$
TA-GVHD	$CD4^+$ T 细胞、$CD8^+$ T 细胞	$\geq 10^7$

注：HTLV-1. 人类嗜 T 淋巴细胞病毒；HLA. 人类白细胞抗原；CMV. 巨细胞病毒；TA-GVHD. 输血相关性移植物抗宿主病。

各血液成分中白细胞均可诱发白细胞相关输血不良反应，因此去除各血液成分中的白细胞是一种安全有效的输血措施。洗涤红细胞通过洗涤去除绝大部分血浆和大部分的白细胞,但残余白细胞数量仍在 10^8/L 以上,起不到预防 HLA 同种免疫和亲白细胞病毒感染的作用,HSCT 患者输洗涤红细胞时仍需要采用去除白细胞措施来避免感染 CMV。

目前临床常用的去除血液成分中白细胞方式为采用第三代以上白细胞过滤器进行吸附、滤除血液成分中的白细胞,可滤除 99.9% 以上的白细胞。过滤的时机有贮存前(血站过滤)、贮存后(血库过滤)和输注时(床边过滤)。贮存前过滤可在白细胞崩解前就去除白细胞,可防止白细胞崩解释放各种细胞因子;血库过滤和床边过滤可更有选择性地应用于有明确适应证的特定患者,总体费用低。

四、达雷妥尤单抗使用后输血问题

达雷妥尤单抗(daratumumab,DARA)是治疗多发性骨髓瘤的单克隆抗体新药。CD38 是长度为 45kDa 的单链跨膜糖蛋白,包括一个短的 N 端胞内区,一个跨膜区和一个长的 C 端胞外区,在骨髓瘤细胞表面高度表达,在红细胞膜表面也有微弱的表达。MM 患者使用 DARA 治疗时,CD38 抗体与试剂红细胞和献血员红细胞表面的 CD38 抗原结合,在体外具有泛反应性,造成输血相容性检测过程中血清学试验的干扰。因此,应用 DARA 治疗 MM 的医院,须制定该类患者输血检测的处理程序。对于 HSCT 的 MM 患者的输血,亦须考虑其对输血检测的干扰。临床科室在计划应用 DARA 治疗患者前应告知输血科(或血库),并做好患者基准血型和不规则抗体检测,为输血科顺利进行 DARA 治疗后患者的输血前相容性检测工作做好准备。

(一)DARA 对输血前血清学试验的干扰

使用 DARA 治疗的患者在直接抗人球蛋白试验(DAT)、血清或血浆在间接抗人球蛋白试验(IAT)、不规则抗体筛选试验(抗人球蛋白法)、不规则抗体特异性鉴定试验(抗人球蛋白法)和抗人球蛋白交叉配血试验中均可引起阳性反应。这些血清学试验,使用所有介质(如生理盐水、低离子溶液、聚乙二醇)和抗人球蛋白方法(包括微柱凝胶卡、试管法、固相法)时,都会发生抗 CD38 单克隆抗体导致的红细胞凝集反应。凝集通常较弱,但在固相试验中,可发生较强的凝集,最强可达 4(+)。采用未处理或 ZZAP 试剂处理的细胞吸附不能清除血浆或血清中的抗 CD38 抗体造成的干扰。CD38 抗体停用最长 6 个月后,干扰仍可见。抗 CD38 抗体可造成患者血红蛋白轻微下降(约 10g/L),但尚未发现造成患者重度溶血的情况。抗 CD38 抗体不干扰 ABO/RhD 血型鉴定和立即离心交叉配血试验(如聚凝胺介质交叉配血),这可能与这些血清学试验均不含抗人球蛋白试剂有关。

医院输血科(或血库)若不清楚此类患者曾使用抗 CD38 抗体治疗,可能在输血相容性血清学检测时,发现以下干扰情况:抗体筛选试验所有细胞都凝集;抗体特异性鉴定试验所有细胞都凝集;DAT 可能是阴性;抗人球蛋白交叉配血试验所有献血员红细胞均凝集;采用未处理红细胞吸附无法去除泛反应性。前述干扰情况导致无法及时找到合适的供者红细胞血液成分,以及导致溶血反应的同种抗体无法检出。

(二)DARA 治疗的 MM 患者输血处理

1. 临床科室与输血科(或血库)建立信息沟通程序 计划使用抗 CD38 抗体治疗时,通知输血科(或血库),并在使用抗 CD38 抗体之前,进行患者 ABO/RhD 血型鉴定和抗体筛选试验,确定患者原有的血型和不规则抗体情况。

2. ABO/RhD 血型鉴定 使用抗 CD38 抗体治疗后,患者 ABO/RhD 血型鉴定不受影响,可正常进行。

3. 不规则抗体筛选试验和特异性鉴定试验　采用抗人球蛋白方法时，采用二硫苏糖醇（DTT）处理试剂红细胞后再进行试验，消除抗 CD38 抗体对试验的干扰。DTT 处理红细胞须设置阴性和阳性对照，确保 DTT 处理红细胞有效和不过度。DTT 处理可破坏红细胞上的 Kell 抗原，导致抗 K 不能检出，但中国人 K 血型抗原绝大部分都是阳性，不会产生抗 K 抗体；其他 DTT 敏感性血型抗原的抗体（抗 k、抗 Yt^a、抗 Do^a/Do^b 等）也无法检出，但是这些抗体很罕见。在做交叉配血实验时，如采用立即离心方法进行交叉配血试验，如聚凝胺介质交叉配血则不受影响，但如果采用抗人球蛋白介质交叉配血试验，需要用 DTT 处理献血者的红细胞后再进行。对于 K 抗原阴性比例较高的欧美人群，给予 K 阴性的红细胞。

4. 应用 DARA 的 MM 患者 HSCT 后输血　仍须考虑 DARA 对血清学试验的干扰，但 ABO 血型和 RhD 血型抗原和血型抗体及抗体效价的检测试验不受影响。对于使用抗人球蛋白作为介质的直接抗人球蛋白试验、抗体筛选试验、不规则抗体特异性鉴定试验和交叉配血试验，仍可能存在干扰，仍须按前述处理方法进行排除。

五、MM 患者 HSCT 治疗信息的传递和共享

MM 患者进行 HSCT 治疗后，尤其是 ABO 血型不相合 HSCT 后，患者 HSCT 的时间、目前免疫状况、供受者血型信息、受者血型转变后血型信息，以及 DARA 用药史等信息，对患者血液成分的选择、特殊处理，以及血型鉴定、抗体筛选、交叉配血等输血前检查具有重要的指导意义。

MM 患者在移植治疗期间，临床科室与输血科（或血库）应建立良好的信息沟通，临床科室提交输血申请单，应注明与输血相关的患者移植治疗的信息，包括：①移植时间和类型为自体移植或异基因移植；②有无 DARA 用药史；③异基因移植患者注明供受者血型，有无自身抗体或同种不规则抗体检出史，近期血型抗原抗体表达情况等。输血科（或血库）通过信息系统查询前述信息，以便进行输血前检测试验的开展和结果判读。

患者转到其他医疗机构继续进行治疗时，与输血相关的移植治疗信息应作为患者治疗信息的重要部分，准确可靠地提供给继续治疗的医疗机构的输血科（或血库），以便患者能得到及时安全的输血治疗。

（周振海　李　娟）

【参考文献】

[1] FUNG M K，GROSSMAN B J，HILLYER C D，et al. AABB 技术手册（第 18 版）[M]. 桂嵘，陈秉宇，黄远帅，等译. 长沙：中南大学出版社，2019：426-433.

[2] 付涌水. 临床输血 [M]. 3 版. 北京：人民卫生出版社，2013：221-227.

[3] 王憬惺. 输血技术 [M]. 3 版. 北京：人民卫生出版社，2013：71-90.

[4] 李贝，秦莉. 造血干细胞移植患者的输血问题 [J]. 诊断学理论与实践，2015，14（6）：502-506.

[5] 高雨蔺，田文沁. ABO 血型不合造血干细胞移植患者的血型格局变化及其输血策略 [J]. 北京医学，2017，39（6）：637-640.

[6] CHAPUY C I，NICHOLSON R T，AGUAD M D，et al. Resolving the daratumumab interference with blood compatibility testing[J]. Transfusion，2015，55（6 Pt 2）：1545-1554.

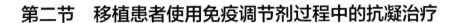

第二节　移植患者使用免疫调节剂过程中的抗凝治疗

一、多发性骨髓瘤患者的高凝状况

血栓是肿瘤的重要并发症之一。癌症患者中血栓发生率是未患癌症患者的 4~7 倍，血栓形成也是肿瘤疾病发展之后患者的第二大死亡原因。多发性骨髓瘤患者由于高黏滞综合征、抗凝血和纤溶途径受损，继发血栓的危险性进一步提高，血栓发病率较一般人增加了 47 倍。而骨髓瘤患者在造血干细胞移植术后使用免疫调节剂则进一步加大了出血 / 凝血状况的复杂性。

（一）患者的血栓类型

初诊 MM 患者中有 10% 风险在任何类型的化疗过程中形成血栓，其血栓事件以静脉血栓栓塞（venous thromboembolism，VTE）为多见，大多数发表的数据支持骨髓瘤发生 VTE 的患者整体生存率较低。临床上，VTE 的发生率因疾病等级、疾病分期、患者的表现状态和疾病部位的不同而不同，包括深静脉血栓（deep vein thrombosis，DVT）和肺栓塞（pulmonary embolism，PE），MM 中 VTE 类型以 DVT 最为多见。动脉血栓栓塞（arterial thrombosis，AT）在 MM 患者中也较为常见，尤其在诱导治疗过程中发生，但发病率较 VTE 低。诊断为 MM 后，患者 1、5 和 10 年的 AT 发病风险比分别为 1.9、1.5 和 1.5。

（二）MM 患者移植过程与血栓

血栓是造血干细胞移植中常见的一个问题。HSCT 过程本身就处于一种高度促血栓状态，而既往 VTE 病史、感染和留置中心静脉导管等增加了血栓形成的风险。

在 HSCT 过程中出现的血栓可分为四类，包括：VTE、导管相关血栓形成（catheter-related thrombosis，CRT）、移植相关血栓微血管病（transplant-associated thrombotic microangiopathy，TA-TMA）和窦道阻塞综合征（sinusoidal obstructive syndrome，SOS）/ 静脉阻塞疾病（veno-occlusive disease，VOD）。接受 HSCT 的 MM 患者 VTE 事件的发生率增加，如深静脉血栓形成、肺栓塞、心肌缺血、静脉闭塞性疾病等。一般认为，接受 HSCT 的患者长期住院治疗是 VTE 常见的危险因素。但在一项骨髓瘤患者 ASCT 后比较短暂（5 天）和延长（45 天）住院的研究结果显示，住院时间长的患者血栓形成发生率没有显著增加（3.7% vs. 4.6%）。MM 患者造血干细胞移植期间 CRT 的发生也值得关注。曾有单中心统计接受 ASCT 的骨髓瘤患者的 CRT 的发生率为 2.1%，但多数为检查时偶然发现，仅有 1/3 患者伴有临床症状，因此临床诊断有时会被忽视。CRT 事件发生的时间中位数为移植后 4 周，既往有静脉血栓栓塞病史是重要的危险因素，并且干细胞植入时白细胞计数升高可能会加重移植后 CRT 的危险。

（三）免疫调节剂与血栓

免疫调节剂（immunomodulatory drug，IMID）极大地改变了 MM 患者的疗效，但其毒性反应包括血栓栓塞值得注意。IMID 在骨髓瘤患者中的血栓并发症常为 VTE，也有 AT 发生的病例报告。

IMID 相关的 VTE 以 DVT 最为常见，当在下肢肌肉深处和骨盆的静脉血栓部分或全部脱落时，可能发生 PE，其中 1/4 可能会导致猝死。沙利度胺单药不会明显增加 MM 患者发生 VTE 的风险（约为 1%～5%），然而，与大剂量地塞米松、蒽环类药物联用可显著增加静脉血栓的风险（分别高达 26% 和 58%），尤其是在治疗的最初几个月。与沙利度胺相比，来那度胺相关血栓性疾病的发生稍少。但类似的是，应用来那度胺单药时 VTE 的风险并没有增加，而与大剂量地塞米松联用时，其 VTE 的发生风险增加（高达 23.5%），与低剂量地塞米松联用时，风险降低到 3.7%。硼替佐米被认为是一种血栓保护剂，可降低与免疫调节剂相关的血栓风险。

在骨髓瘤患者干细胞移植后的 IMID 维持治疗中，有关患者的血栓事件没有专门的临床调查，在部分Ⅲ期关于维持治疗的临床试验中有附带提及。NCIC CTG MY.10 研究发现，干细胞移植后接受沙利度胺 - 泼尼松维持治疗的骨髓瘤患者发生血栓栓塞事件为 7.3%，而未使用药物维持的观察组中栓塞事件为 0（$P = 0.000\ 4$）。几项荟萃研究也支持了 HSCT 后使用免疫调节剂的患者较未使用者血栓发生率增高。

总体来说，血栓事件大多数发生在诊断和治疗开始后的前几个月，新诊断的患者 VTE 发生率相对较多。复发 / 难治的患者发生率也相对较高，有学者认为，新诊断的 MM 患者的血栓事件发生率高于接受 IMID 治疗的复发 / 难治阶段的患者。

二、多发性骨髓瘤患者的高凝因素

血栓形成的先决条件包括血流改变、血管内皮损伤和高凝状态三大因素。多发性骨髓瘤中被认为通过多种机制改变了凝血级联反应，这些危险因素常联合出现，其中一个因素可能在潜在情况下支配另一个因素。一般危险因素包括高龄、化疗、因疼痛而制动、VTE 病史、中心静脉导管留置、较高的急性期蛋白水平，以及血管内皮生长因子（VEGF）、组织因子（TF）和血管性血友病因子（vWF）水平的提高。与 MM 相关的危险因素包括炎症细胞因子 [包括白细胞介素（IL）-1、IL-6、C 反应蛋白（CRP）和肿瘤坏死因子（TNF）] 的上调，凝血因子Ⅷ的升高，免疫球蛋白 / 轻链的狼疮抗凝活性，M 蛋白对蛋白 C 系统的抑制作用，获得性激活蛋白 C 抵抗（APCR）等。

（一）免疫调节剂的促凝机制

在多发性骨髓瘤的治疗中，IMID 导致血栓形成的机制被认为是多因素的，有证据显示与下列因素有关（表 14-2-1）。

表 14-2-1　MM 患者血栓形成危险因素

IMID 相关	疾病相关	遗传相关
组织因子	单克隆免疫球蛋白	血栓相关 SNP
组织蛋白酶 G	炎症因子和转录因子	FVL 突变
血小板糖蛋白Ⅱb/Ⅲa	组织因子	凝血酶原基因突变
蛋白酶激活受体 -1	凝血因子Ⅷ和 vWF	抗凝血酶缺乏
活化蛋白 C	活化蛋白 C 和蛋白 S	蛋白 S 的缺乏
凝血因子		
内源性抗凝剂		

1. 组织因子（TF） TF 通过与凝血因子Ⅶ/Ⅶa 结合而启动凝血级联反应。IMID 以细胞因子依赖性方式在体外增加了内皮 TF 的表达和活性，TF 蛋白周转增加，从而产生内皮来源携带 TF 的循环微粒（MP），诱导体内的高凝状态。

2. 组织蛋白酶 G（CG） CG 是一种有效的血小板激动剂，其触发血小板聚集的作用与凝血酶相似。体外实验发现 IMID 对造血祖细胞的 PU.1 蛋白表达呈剂量依赖性下调。PU.1 是一种参与粒细胞分化的关键转录因子，下调的 PU.1 导致早幼粒细胞聚集，进而引起 CG 增加，激活血小板。

3. 血小板糖蛋白Ⅱb/Ⅲa（αⅡbβ3） IMID 可以诱导血小板表面糖蛋白Ⅱb/Ⅲa（αⅡbβ3）的构象变化，这可能进一步激活血小板功能，参与血小板的聚集作用。

4. 蛋白酶激活受体 -1（PAR-1） 体外研究发现，用多柔比星和沙利度胺处理的细胞 PAR-1 的表达增加，这是一种由血小板和内皮细胞表达的 G 蛋白偶联受体，它与凝血酶结合并参与血小板的激活和聚集。

5. 活化蛋白 C 抵抗（APCR） 研究表明，沙利度胺可增强 TF 和血管内皮生长因子（VEGF）的表达，下调凝血酶反应蛋白，引起细胞因子介导的 APCR。

6. 凝血因子和内源性抗凝剂 在一些服用 IMID 的患者中可检测到凝血因子如 vWF 或因子Ⅷ的水平升高，而内源性抗凝剂如蛋白 S、抗凝血酶和血栓调节蛋白的水平下降。

（二）干细胞移植与血栓

造血干细胞移植可能导致出血 / 凝血异常在内的各种严重并发症。尽管 HSCT 术后血栓并发症比出血并发症少得多，但血栓并发症也会引起严重的后果甚至死亡。与 HSCT 相关的血栓并发症分为四种，它们的危险因素都具有相应的病理生理机制，应积极防范，进行规范管理。

1. VTE 在接受造血干细胞移植的患者中，由于恶性肿瘤、感染、使用清髓性预处理方案和 / 或全身照射（TBI）、长期住院导致不能移动和中心静脉导管置管等危险因素，患者 VTE 的发生率有所增加。此外，移植物抗宿主病（GVHD）的发生和血栓栓塞病史也被认为是促发 VTE 的重要原因。

2. CRT 长期置管可引起血管内皮损伤和炎症反应，导致静脉血栓栓塞和相关并发症。CRT 的形成是多因素相互作用的结果，潜在可能的危险因素可以概括为导管相关性、操作相关性和患者相关性。导管相关性主要包括导管的类型、材质和型号规格。操作相关性主要包括穿刺位置、置入的导管尖端位置和置入难度。患者相关性主要包括患者年龄、深静脉血栓病史、遗传血栓形成倾向、恶性肿瘤类型和感染。此外，输注药物引起的化学刺激，如氯化钾、地西泮、抗生素（如万古霉素和苯唑西林）、化疗药物，以及低渗或高渗电解质溶液也可能促进血栓形成。

3. TA-TMA TA-TMA 是移植后 100 天内由于治疗相关的内皮损伤和潜在疾病导致的一种异质性、致命性疾病，以血管内血小板激活导致微循环中血小板 - 纤维素血栓形成为特征。研究表明血管内皮异常是 TA-TMA 的主要发病机制。vWF 抗原、IL-1、TNF-α、INF-γ、IL-8、TM、纤溶酶原激活物抑制物 -1（PAI-1）和可溶性细胞间黏附分子 -1（ICAM-1）水平升高与内皮毒性损伤有关。一般而言，引起 TA-TMA 发生的潜在因素有大剂量化疗、放疗、非血缘关系供者、HLA 配型不合、钙调磷酸酶抑制剂暴露、移植物抗宿主病、感染、高龄、女性、疾病晚期和移植前的预处理。

4. SOS/VOD　SOS/VOD 是预处理方案后 35～40 天内发生的危及生命的并发症。肝细胞坏死和肝功能衰竭导致的内皮损伤是 SOS 复杂发病机制中的关键因素，与预处理方案的强度、移植类型和危险因素相关。清髓性预处理方案的异基因造血干细胞移植（allo-HSCT）后，SOS/VOD 更为常见，而减低强度预处理方案的 allo-HSCT 及 ASCT 后发生率明显降低。

（三）骨髓瘤移植复发后血栓形成因素

对于接受了干细胞移植治疗的 MM 患者，当疾病复发时，骨髓瘤细胞分泌单克隆免疫球蛋白，肿瘤微环境中多种炎症因子及转录因子的水平也增加（见表 14-2-1），如 IL-6、TNF-α、VEGF 和 NF-κB 等。这些因子的升高可以促进单核细胞和内皮细胞中的组织因子表达，其中 IL-6 和 TNF-α 还可以损伤血管内皮。在疾病复发后，骨髓瘤患者的凝血因子Ⅷ和 vWF 的水平也明显升高，从而进一步导致血栓发生风险增加。异常增殖的单克隆免疫球蛋白还可以通过诱导纤维形成及干扰血浆中的纤溶作用，使骨髓瘤患者的纤溶系统受到抑制，最终导致血栓栓塞的风险增加。

（四）其他因素

遗传也是多发性骨髓瘤患者使用 IMID 类药物后出现血栓的危险因素之一（见表 14-2-1）。有观察结果表明，采用 IMID 方案治疗的骨髓瘤患者 VTE 发生频率也可能存在种族或地区差异，东亚地区接受沙利度胺治疗的骨髓瘤患者 VTE 发生率较低。一项研究分析了沙利度胺治疗多发性骨髓瘤患者的 3 400 个单核苷酸多态性（SNP），发现 7 个基因含有与沙利度胺相关 VTE 风险增加的 SNP，即 CHEK1、XRRC5、LIG1、ERCC6、NFKB1、TNFRSF17 和 CASP3。亦有研究表明凝血因子Ⅴ的 Leiden 基因突变（FVL 突变）、凝血酶原基因突变、抗凝血酶或蛋白 S 的缺乏等遗传因素会增加接受沙利度胺治疗的 MM 患者血栓形成的风险。另有研究显示，在来那度胺治疗的 MM 患者中，转录因子 NF-κB 可能导致具有特定 SNP 的基因的患者使用阿司匹林预防后反而更有可能发生 VTE。

临床试验显示以蛋白酶体抑制剂硼替佐米为主的联合方案可显著降低 MM 血栓发生率。体内 / 外研究表明硼替佐米具有抑制血小板聚集和产生的作用，此外，硼替佐米还可以抑制 NF-κB 活化，进而影响纤溶酶原激活物抑制物 -1（PAI-1）的表达，改变血栓调节蛋白和组织因子的表达。

三、高凝监测指标

使用免疫调节剂和干细胞移植均有促血栓形成的作用。以下列出临床上可用于监测血栓栓塞的相关指标。

1. D- 二聚体（D-dimer）　D- 二聚体是纤维蛋白降解产物，为最常见的血栓前标志物。D- 二聚体的增高反映了凝血和纤溶系统的激活，往往伴随 VTE 的出现，可作为简单预测患者发生 DVT 的敏感指标。小样本临床试验的结果表明，接受 ASCT 的 MM 患者在使用沙利度胺和泼尼松（TD）联合 - 维持后，D- 二聚体水平在 2 个月后持续升高，尽管升高并不显著；而在未进行 TD 维持的移植患者中，D- 二聚体随着时间呈逐渐下降趋势，始终低于 500ng/ml 的临床临界值。

2. 凝血因子Ⅷ（FⅧ）　FⅧ的增加是已知的 DVT 形成的危险因素。与凝血功能正常的患者相比，有 FⅧ水平高的血栓形成患者，其 DVT 复发率更高。在一般人群中，若（FⅧ：C）

≥1.5IU/ml，AT 的发生风险会增加 4 倍。沙利度胺和来那度胺均会增加 F Ⅷ的水平，降低可溶性血栓调节蛋白，导致血凝块无法缩回，从而保持蓬松和凝胶状。研究表明，MM 患者移植后接受 IMID 治疗，F Ⅷ水平普遍增加显著，包括没有出现 VTE 的患者，这与先前发现的使用沙利度胺治疗会增加 F Ⅷ水平结论相一致。但在随访后几个月内，F Ⅷ水平显著下降。

3. 凝血酶 - 抗凝血酶复合物（TAT）　TAT 在凝血酶形成中产生，是凝血酶大量生成、凝血激活的特异性分子标志物。TAT 是凝血活性增加和抑制剂消耗增加的直接证据。一项单中心报道，使用 TD 维持者中 10% 在移植后两个月内出现 VTE，这些患者的 TAT 水平均较不维持组明显升高。但不管是否使用 TD 方案维持，TAT 水平在 MM 患者移植后都有所降低，这也说明了移植对这些患者的有效性。

4. 活化蛋白 C（APC）　APC 是一种重要的多功能凝血蛋白酶，具有抗凝血和细胞保护功能。APC 通过不可逆的蛋白水解，导致凝血因子 F Ⅴa 和 F Ⅷa 失活，从而抑制凝血级联的激活，这一过程由 APC 的非酶辅助因子、蛋白 S 和各种脂质表面辅助。接受 HSCT 的 MM 患者 APC 水平较低。ACPR 是 VTE 的独立危险因素，在接受化疗的 MM 患者中，APCR 的出现显著增加了 DVT 的风险。IMID 在治疗的前两个月也会增加血浆中的获得性 ACPR。接受沙利度胺治疗的患者 DVT 的总发生率为 12%，但当患者出现获得性 ACPR 时，DVT 的发生率增加至 66%。

5. 纤维蛋白原（FIB）　FIB 是凝血过程中的关键蛋白。它在凝血级联的最后阶段被凝血酶转化为纤维蛋白单体，最终形成不溶性的纤维蛋白凝块，起到凝血作用。作为凝血系统中含量最高的凝血因子，它不仅是凝血系统的重要组成部分，也是一种重要的急性反应蛋白，参与多种生理和病理过程。在使用 IMID 治疗的 MM 患者中，FIB 水平显著升高，接受 HSCT 后的 MM 患者 FIB 降低，但在移植后第 7~28 天仍稍高于正常水平。

6. 血管性血友病因子（vWF）　vWF 是一种多组分糖蛋白，在原发性止血中起关键作用，同时也是内皮细胞"刺激"的标志。vWF 抗原水平与 vWF 功能活性密切相关。在未经治疗的 MM 患者中发现了促进凝血的止血系统的多种变化，包括 F Ⅷ：C 和 vWF 水平升高。在 MM 患者使用 TAD 的治疗过程中，vWF 显著升高，ASCT 后 vWF 水平下降。

四、抗凝治疗

2014 年 IMWG 和 2015 年 EMN 基于有限可靠的临床试验数据和专家们的意见，为接受 IMID 治疗的 MM 患者提出了风险分层算法和相关的血栓预防指南。NCCN 预防血栓指南包括了未接受 IMID 的患者，但同样，他们所依据的证据级别也有限。2019 年国际血栓形成和癌症创议（ITAC-CME）也指出了对使用 IMID 的 MM 患者采用低分子肝素（LMWH）或直接口服抗凝剂进行血栓预防。对于 MM 患者 HSCT 后使用 IMID 过程中的预防治疗同指南推荐。

（一）VTE 危险因素的评估

最近，研究人员开发了 MM 血栓风险的临床评分，以试图改善风险分层，但迄今为止尚未在临床实践中得到验证或使用。目前的临床实践以 IMWG 在 2014 年发布的指南为指导，但是这些指南的实施程度尚不清楚。传统上指南推荐的风险分层模型中 VTE 风险因素可分成以下三部分：个人相关危险因素、MM 相关危险因素，以及治疗相关危险因素（表 14-2-2）。

表 14-2-2　基于 IMWG、EMN、NCCN 指南的多发性骨髓瘤患者的血栓风险
分层计算方法和血栓预防的选择

个人相关的危险因素 （每项 1 分）	MM 相关的危险因素 （每项 1 分）	治疗相关的危险因素 （分数如下所示）
● BMI＞30 ● 年龄＞75 ● 种族（白人是一个风险因素） ● VTE 的个人或家族病史 ● 并发症：心脏，糖尿病，肾功能不全，肝功能不全，慢性炎症，COPD，固定 ● 近期手术（＜6 周） ● 中央静脉导管 ● 急性感染住院 ● 血栓形成倾向/凝血障碍	● 骨髓瘤确诊 ● 高黏度 ● 疾病负荷	● IMID 联合低剂量地塞米松（＜480mg/月）（1 分） ● IMID 联合大剂量地塞米松（＞480mg/月）/多柔比星/多药化疗（2 分） ● 单用 IMID（1 分） ● 使用促红细胞生成素（1 分）
风险分层和建议血栓预防： 0 分：低风险，无须治疗 1 分：中风险，阿司匹林 100mg qd 口服 ＞1 分：高风险，低分子量肝素预防剂量或华法林治疗剂量		

注：MM. 多发性骨髓瘤；BMI. 体重指数；VTE. 静脉血栓栓塞；COPD. 慢性阻塞性肺疾病；IMID. 免疫调节药物。

　　IMWG 根据这些危险因素将患者分成了低风险、中风险和高风险 VTE 组，以此为根据给予不同的 VTE 预防治疗。建议 MM 患者在治疗的前 4～6 个月应采用风险分层的方法进行适当的血栓预防，直到实现疾病控制，或只要血栓栓塞的风险仍然很高则持续进行预防。同时接受沙利度胺或来那度胺治疗的患者，应给予与低中风险患者（无或有 1 个危险因素）相同的阿司匹林治疗。高危患者（2 个危险因素）应先行预防性低分子肝素或调整剂量的华法林治疗，4～6 个月后再行阿司匹林治疗。

　　骨髓瘤 XI 研究根据 IMWG 指南进行血栓风险评估并予以预防，高危患者使用低分子量肝素（LMWH），低危患者使用阿司匹林。与骨髓瘤 IX 研究相比，更多的患者接受了血栓预防（80.5% vs 22.3%），但 VTE 率仍为 11.8%，以发生在诊断后头六个月内最多见。由此可见，尽管按照 IMWG 指导的血栓预防，血栓形成仍然频繁，似乎无法最大程度地减少事件和不能最佳地预判出发生 VTE 高风险的患者，还需要开发更加有效的风险分层工具。在该领域中目前还有 Protecht 积分、4TS-COMPASSE 分析模型、IMPEDE VTE 风险评分、HAS-RISC 模型、SAVED 风险评分，但都仅在最近才提出，需要进一步验证。其中 IMPEDE VTE 和 SAVED 风险评分根据当前 IMWG 和 EMN 指南的信息、RCT 的数据、直接口服抗凝剂（direct oral anticoagulants，DOAC）的新数据、回顾性 MM VTE 风险预测临床评分、临床经验和该领域的预期未来进展总结出一套 VTE 风险预测的评估模型（表 14-2-3）。此标准中考虑到 MM 患者资料的异质性和不同因素之间的复杂相互作用，建议应包括四个不同水平的静脉血栓栓塞风险组：无风险、低风险、高风险和非常高风险，并按组分层治疗。IMPEDE VTE 和 SAVED 评分是经过回顾性开发的临床评分，因此保留了非常大的数据集的优势。与当前的 IMWG/NCCN 指南相比，对风险因子提供了加权，有望改善其性能。但是，该评

估模型没有根据提议的风险分层为血栓预防提供建议，在将其纳入临床实践之前，还需要进行前瞻性验证。

表 14-2-3　MM 患者中 VTE 预测的临床风险评估模型

IMPEDE VTE 评分	SAVED 评分 *
● IMID（+4）	● 手术（90 天内）（+2）
● BMI≥25（+1）	● 亚裔（-3）
● 病理性骨盆 / 股骨骨折（+4）	● VTE 病史（+3）
● 促红细胞生成素（+1）	● 年龄≥80 岁（+1）
● 大剂量地塞米松（+4）	● 地塞米松
● 小剂量地塞米松（+2）	标准量 120～160mg（+1）
● 多柔比星（+3）	大剂量 >160mg（+2）
● 种族 = 亚裔（-3）	
● VTE 病史（+5）	
● 中心静脉导管（+2）	
● 正在使用治疗量的华法林或低分子肝素（-5）	
● 正在使用预防量的阿司匹林或低分子肝素（-3）	

基于加权评分系统的风险分层	
低风险（≤3 分）	低风险（≤1 分）
中风险（4～7 分）	高风险（≥2 分）
高风险（≥8 分）	

注：*. 仅适用于基于 IMID 方案治疗的患者。模型尚缺乏根据风险分层推荐的血栓预防措施。

此外，目前的临床研究还指出了一些新的 MM 患者的 VTE 风险因素，包括 M 蛋白≥16g/L 和疾病进展均是 VTE 的重要影响因素。MM 患者的吸烟习惯、性别与 VTE 之间也存在明显的关联：不吸烟的女性 MM 患者发生 VTE 的概率只有 1%，男性 MM 患者为 5%，吸烟的女性 MM 患者发生 VTE 概率最高，为 19%。

（二）药物防治

基于可以有效、充分地评估和确定 VTE 危险因素的前提，IMWG，EMN 和 NCNN 均建立了预防血栓指南。接受来那度胺和地塞米松治疗的多发性骨髓瘤患者在使用阿司匹林或低分子肝素预防血栓的情况下，血栓的风险从 11%～27% 下降到 1%～3%。值得注意的是，在考虑预防血栓形成时，除了关注有效性，还包括给药途径和患者便利性，在血小板减少的情况下选择侵入性最小的和相对安全的方法，将出血风险和肾功能受损最小化。

目前大多学者同意，阿司匹林（80～325mg）仅对低风险的患者就已足够了，对于较高风险的患者，应选择预防剂量的 LMWH 或华法林（目标 INR 为 2～3）。自 2015 年以来出现直接口服抗凝剂（direct oral anticoagulants，DOAC）的新兴数据，DOAC 在 MM 抗凝中得到重视。具体药物阐述如下：

1. 低分子肝素　低分子肝素在预防 MM 患者发生 VTE 时的效果显著。不论在低、高、极高风险 VTE 组中，不同剂量的低分子肝素仍然是首选。近年来多数研究表明，在接受免疫调节剂药物治疗或曾经发生过 VTE 的 MM 患者中，低分子肝素预防血栓的效果明显比阿司匹林好。建议对所有接受 IMID 联合皮质类固醇或化疗的初治 MM 患者提供预防性低分子肝素,至少在治疗的最初 6 个月期间使用,因为 6 个月内血栓形成的风险最高。

2. 阿司匹林 IMWG 曾建议在接受基于 IMID 方案的低 VTE 风险患者中使用阿司匹林。阿司匹林可以显著降低 MM 患者的 VTE 发生率,较之无预防措施的患者发生率可下降 80%。但在比较阿司匹林和低分子肝素的研究中,阿司匹林更容易发生 VTE 事件,两者在发生出血并发症的概率方面也有显著差异。因此现在低 VTE 风险的 MM 患者中还是首选低分子肝素预防血栓,如条件不支持使用低分子肝素,可使用阿司匹林替代。

3. 华法林 曾有研究显示,华法林在含沙利度胺的化疗方案中可有效预防 VTE,并且小剂量华法林(1~2mg/d)似乎更加安全而且具有临床效果。在使用华法林时,需要定期监测 INR,为了提高疗效,最好使 INR 保持在 2~3。有临床试验表明,在以沙利度胺为基础进行治疗的 MM 患者中,华法林在降低严重 VTE 事件、急性心血管事件和猝死方面的疗效与低分子肝素相似,但在高龄患者中,华法林的疗效低于低分子肝素。但是,也有研究发现华法林预防 VTE 的效果并不明显,总体来讲,目前临床支持使用华法林预防 VTE 的证据较少,需要进一步研究。

4. 阿派沙班等新型抗凝药物 DOAC-Ⅹa 因子抑制剂(阿派沙班、利伐沙班、伊多沙班、贝特沙班)或Ⅱa 因子抑制剂(达比加群),近年来开始应用于 MM 患者预防 VTE 的治疗。主要优点为常规剂量不需要监测,并且使患者免于每日皮下注射。同时 DOAC 具有良好的预防 VTE 效果及安全性。接受 DOAC 抗凝治疗的 MM 患者 VTE 的发生率低于或接近于报道的传统抗凝治疗后 VTE 发生率。同时 DOAC 发生出血并发症的概率较传统抗凝药物如华法林更低。因此对于含有 IMID 方案治疗的 MM 患者,DOAC 预防血栓治疗具有一定优势。

5. 其他药物(如丹参等中药) 复方丹参片可以防止以沙利度胺为基础治疗的 MM 患者发生 VTE,并且在长期使用中具有良好的耐受性。在需要长期预防 VTE 的 MM 患者中,也可以考虑使用丹参等中药进行治疗。

(三)注意事项

1. 以沙利度胺 / 来那度胺为基础的治疗相关的血栓形成的个体危险因素包括年龄、VTE 病史、中心静脉导管、并发症(感染、糖尿病、心脏病、肾功能受损)、固定、手术和遗传性易栓症。在临床工作中须注意,不要忽视以上因素。

2. MM 患者在开始应用含有沙利度胺或来那度胺的治疗前,均应进行 VTE 风险评估,并得到适当的治疗。VTE 预防的选择应该是个体化的,目的是将 VTE 的发生概率最小化。

3. 目前临床试验结果提示单用沙利度胺不增加 VTE 的发生率,但是沙利度胺联合糖皮质激素或其他化疗药物的治疗方案,VTE 的发生率明显增高。目前也无单独应用来那度胺增加 VTE 发生率的报道,其在治疗 MM 时 VTE 的发生率与沙利度胺无显著差异。

4. 在大多数临床试验和观察性研究中,低剂量阿司匹林是 VTE 预防的选择,而不考虑患者的个体 VTE 风险分层。无论患者个体的 VTE 风险评估如何,基于来那度胺治疗的 MM 患者最常见的血栓预防选择是阿司匹林。但阿司匹林对使用大剂量地塞米松治疗的患者可能不能起到预防 VTE 的作用。

5. 在 MM 患者血栓治疗中给予低分子肝素(LMWH)的总体出血和 VTE 复发风险低于使用华法林。对于拒绝或有明确指征不能使用 LMWH 的患者,新型口服抗凝剂阿哌沙班和利伐沙班是可接受的替代方案。

6. 对于非急性 VTE 患者,当血小板计数为 $(25\sim50)\times10^9/L$ 时,将抗凝治疗减至一半甚至是预防剂量;当血小板计数 $<25\times10^9/L$ 时,完全停用抗凝治疗。低分子肝素在有肝素诱导血小板减少(HIT)病史的患者中是禁忌的。

7. 复方丹参片在预防 VTE 方面与华法林具有相当的疗效,且相较而言出血等不良事件发生率更低,在长期使用中具有更大的安全性和可接受性。

8. 血清白蛋白低于 3g/dl 的患者,其血栓形成的风险较正常患者高 4.3 倍。尿蛋白水平的增加(>8g/d)也与 VTE 风险的增加有关。肾功能损害的患者出现 VTE 的风险会增加,并且在随后的抗凝治疗中更易出现出血并发症,常用的 DOAC 在伴有肾功能损害患者的抗凝治疗有不同的使用标准。对肾功能不全的患者应谨慎选择药物,并密切关注药物浓度及肾功能指标。

9. MM 患者大多数年龄超过 60 岁,服用抗血小板或抗凝药物后出血并发症的风险更高,而且亚洲患者在抗血栓预防治疗中出现出血并发症的风险更高。此外,应考虑血栓预防停止后 VTE 的发生会反弹增加。对高龄患者需要加强出凝血指标的监测。

10. 机械性预防措施,如压力梯度长袜(graduated compression stockings)、间歇充气压力仪(intermittent pneumatic compression devices)和足静脉泵(venous foot pump)通过增加静脉回流,减少血液瘀滞而降低 VTE 的发生率,但尚无在 MM 患者中应用的相关资料。对于有活动性胃肠出血或颅内出血的患者,血栓预防治疗可能致严重出血,机械预防措施是一种合理的替代选择。

11. MM 患者的 VTE 多发生于开始治疗的前 6 个月内,建议的 VTE 预防性抗凝治疗时间应持续 4~6 个月,对于特殊体质患者及高危险因素的 MM 患者应适当延长抗凝治疗时间。

12. 已证实的 VTE 的治疗应遵循当前指南,使用调整剂量的华法林或低分子肝素,并进行适当的监测。对沙利度胺或来那度胺治疗时发生 VTE 的 MM 患者,可短时间停用相应药物,在确定已充分抗凝后再重新使用。

（四）用药中监测指标

骨髓瘤患者经历过移植后,出凝血状况已比较复杂,其后在使用免疫调节剂过程中的抗血栓的预防治疗,则进一步加大出血风险。因此,对于这些患者,尤其是高龄患者,服药中需要加强出凝血指标的监测。

1. 临床体征及症状　①如局部异常肿胀、疼痛、压痛,以及温度、颜色改变或黏膜表现;②对于出血的患者,严密观察出血部位、出血量,注意有无皮肤黏膜出血、瘀斑、牙龈出血、鼻出血、呕血、便血、血尿,以及女性患者月经是否过多,特别要观察有无头痛、呕吐、视力模糊、意识障碍等颅内出血症状;③其他不良反应,包括恶心、呕吐、腹泻、瘙痒、皮疹和皮肤坏死。

2. 实验室检查　①血常规、凝血酶原时间、活化部分凝血活酶时间、国际标准化比值、D-二聚体、纤维蛋白原等凝血参数;②血清白蛋白、血肌酐、尿蛋白定量、β_2-微球蛋白等生化指标;③必要时检测药物浓度;④超声探查深静脉血栓。CT 静脉造影、磁共振静脉造影和肾功能显像一般不考虑在骨髓瘤患者中实行。

（黄红铭）

【参考文献】

[1] HEGEROVA L, BACHAN A, CAO Q, et al. Catheter-related thrombosis in patients with lymphoma or myeloma undergoing autologous stem cell transplantation[J]. Biol Blood Marrow Transplant, 2018, 24 (12): e20-e25.

[2] KOVACS M J, DAVIES G A, CHAPMAN J A, et al. Thalidomide-prednisone maintenance following autologous stem cell transplant for multiple myeloma: effect on thrombin generation and procoagulant markers in NCIC CTG MY.10[J]. Br J Haematol, 2015, 168 (4): 511-517.

[3] SWAN D, ROCCI A, BRADBURY C, et al. Venous thromboembolism in multiple myeloma: Choice of prophylaxis, role of direct oral anticoagulants and special considerations[J]. Br J Haematol, 2018, 183 (4): 538-556.

[4] HOLSTEIN S A, MCCARTHY P L. Immunomodulatory drugs in multiple myeloma: Mechanisms of action and clinical experience[J]. Drugs, 2017, 77 (5): 505-520.

[5] FOTIOU D, GAVRIATOPOULOU M, TERPOS E. Multiple myeloma and thrombosis: Prophylaxis and risk prediction tools[J]. Cancers (Basel), 2020, 12 (1): 191.

[6] CHAKRABORTY R, BIN RIAZ I, MALIK S U, et al. Venous thromboembolism risk with contemporary lenalidomide-based regimens despite thromboprophylaxis in multiple myeloma: A systematic review and meta-analysis[J]. Cancer, 2020, 126 (8): 1640-1650.

第三节　多发性骨髓瘤移植后第二肿瘤

　　ASCT一直被认为是多发性骨髓瘤患者的标准治疗方案之一。自体造血干细胞移植联合新型药物（如沙利度胺，来那度胺和硼替佐米等）诱导和维持治疗的治疗方案可进一步提高骨髓瘤患者的生存率，随着骨髓瘤患者生存率的提高，关于新药和自体造血干细胞移植长期影响的研究也越来越多。移植后继发第二肿瘤是造血干细胞移植后远期并发症中的一种，通常分为血液系统肿瘤和实体瘤。但是，自体造血干细胞移植后骨髓瘤患者第二原发肿瘤的发生原因尚不清楚，可能是多因素的，除了治疗因素以外还有宿主因素。第二肿瘤的发生降低了移植后多发性骨髓瘤患者的长期生存率，影响了移植的远期疗效。

一、发病率

　　多发性骨髓瘤移植后第二肿瘤的发病率见表14-3-1。

表14-3-1　多发性骨髓瘤移植后第二肿瘤相关研究

来源	第二肿瘤类型	研究对象	病例数	累积发病率	危险因素
Yamasaki 等, Int J Hematol, 2019	MDS/AML、ALL、淋巴瘤	ASCT vs. 非ASCT	211 vs. 280	移植患者: 2 年、3 年和 5 年: 0.50%、1.04% 和 1.67%	复杂染色体核型，包括 5 号和 / 或 7 号染色体异常
	实体瘤			移植患者: 3 年和 5 年: 0.52% 和 3.96%	采集造血干细胞时使用大剂量环磷酰胺

续表

来源	第二肿瘤类型	研究对象	病例数	累积发病率	危险因素
Radivoyevitch 等，Leuk Res，2018	AML/MDS	ASCT	4 566	3 年、5 年、10 年：1%、1% 和 3%	年龄≥55 岁、移植前≥3 种化疗方案及男性
Costa 等，Br J Haematol，2018	所有第二肿瘤	<65 岁	9 833	1995—1999 年、2000—2004 年、2005—2009 年，第 90 个月时 4.7%、6.0% 和 6.3%	
Sahebi 等，Biol Blood Marrow Transplant，2018	淋巴瘤、MDS/MPN、白血病	首次 ASCT	3 204	72 个月：1.4%	年龄≥65 岁
	实体瘤			72 个月：3.6%	
Mahindra 等，Blood Marrow Transplant，2015	AML/MDS	ASCT	4 161	3 年：0.5%，7 年：1.51%	年龄>70 岁
	第二肿瘤			3 年：2.6%，7 年：5.09%	年龄≥60 岁、肥胖（BMI>30）、男性
Krishnan 等，Blood Marrow Transplant，2013	MDS/AML	ASCT	841	5 年：1.0%，10 年：2.0%	年龄≥55 岁和种族（非西班牙裔白人）
	实体瘤（不包括非黑色素瘤皮肤癌）			5 年：3.7%，10 年：8.2%	
Fenk 等，Br J Haematol，2012	MDS/AML、HL	ASCT	313	2 年、5 年和 10 年：0.4%、1.8% 和 9.3%	
	实体瘤			2 年、5 年和 10 年：0.3%、4.4% 和 7.5%	
Barlogie 等，Blood，2008	MDS/AML	ASCT	2 418	MDS 相关的细胞遗传学异常：4.3%，MDS：20.9%，AML：0.2%	CD34$^+$ 细胞较低（≤3×10^6/kg）、首次移植后 3 个月血小板恢复水平低（<150×10^9/L），高龄（≥70 岁）和从 MM 诊断到移植的时间间隔较长（>30 个月）与 MDS 相关的细胞遗传学异常的发展独立相关
Przepiorka 等，Bone Marrow Transplant，2007	MDS	ASCT	82	5 年：18%	
总结	血液系统肿瘤	ASCT	6 013	5 年[a]：1.67%（1%～18%）	
	实体瘤		1 365	5 年[a]：3.96%（3.7%～4.4%）	
	第二肿瘤		1 365	5 年[a]：5.63%（4.7%～6.2%）	

注：MDS/AML. 骨髓增生异常综合征/急性髓系白血病；ASCT. 自体造血干细胞移植；ALL. 急性淋巴细胞白血病；MDS/MPN. 骨髓增生异常综合征/骨髓增殖性肿瘤；HL. 霍奇金淋巴瘤。[a]. 5 年累积发病率中位数（范围）

（一）血液系统肿瘤

多发性骨髓瘤患者移植后血液系统肿瘤以移植后骨髓增生异常综合征 / 急性髓系白血病（myelodysplasia/acute myeloid leukemia，MDS/AML）为主，另有少数移植后急性淋巴细胞白血病（acute lymphoblastic leukemia，ALL）、慢性白血病和淋巴瘤报道。

在不同的研究中，MM 患者移植后 MDS/AML 的累积发生风险差异很大，这种差异很可能是因为计算通常仅基于少数几例 MDS/AML 病例而导致置信区间较宽。Mahindra 等对 1990—2010 年间在美国接受自体造血干细胞移植的 4 161 名 MM 患者进行分析，发现移植后共发生 8 例 AML，27 例 MDS，2 例霍奇金淋巴瘤，4 例非霍奇金淋巴瘤，3 例 ALL，移植后 AML/MDS 的 3 年累积发病率为 0.5%（95%CI 0.28%～0.78%），7 年累积发病率为 1.51%（95%CI 0.97%～2.16%）。与美国一般人群相比，自体移植队列 AML 发病率高于预期，观察 / 预期比率为 5.19（95%CI 1.67～12.04，P=0.000 4）。Yamasaki 等对 211 名适合移植和 280 名不适合移植的 MM 患者进行随访，发现适合移植的 MM 患者中 7 例发生血液系统恶性肿瘤，包括 2 例 MDS、1 例 MDS 转 AML 和 2 例 AML 以及 1 例 ALL 和 1 例淋巴瘤，确诊后 2 年、3 年和 5 年血液系统肿瘤的累积发病率分别为 0.50%（95%CI 0.01%～1.47%）、1.04%（95%CI 0.01%～2.46%）和 1.67%（95%CI 0.01%～3.53%）。Barlogie 等对 2 418 位接受自体造血干细胞移植的 MM 患者进行随访，发现有 105 例（4.3%）患者出现与 MDS 相关的细胞遗传学异常（MDS-CA），21 例（0.9%）出现了临床 MDS，5 例（0.2%）出现了 AML。Krishnan 等对 841 例进行自体造血干细胞移植的 MM 患者进行研究，共有 9 例患者发生移植后 MDS/AML，ALL 2 例，非霍奇金淋巴瘤 1 例，移植后 MDS/AML 的 5 年累积发病率为 1.0%，10 年累积发病率为 2.0%。Fenk 等对 313 例接受自体造血干细胞移植的 MM 患者进行研究，发现 9 名患者发生血液系统肿瘤，包括 6 例 MDS、1 例 MDS/AML、1 例 AML 和 1 例霍奇金淋巴瘤，诊断后 2 年、5 年和 10 年血液系统肿瘤的累积发病率分别为 0.4%、1.8% 和 9.3%。Sahebi 等对 3 204 例进行首次自体造血干细胞移植的 MM 患者进行研究，发现移植后发生淋巴瘤的有 11 例、发生 MDS/MPN 的 10 例、发生急性白血病的 8 例、慢性白血病 1 例，72 个月时第二血液肿瘤的累积发病率为 1.4%。Radivoyevitch 等分析了 4 566 名进行自体造血干细胞移植的多发性骨髓瘤患者移植后发生 MDS/AML 的风险，移植后发生 AML 23 例、MDS 转 AML 8 例、MDS 75 例，移植后 3 年、5 年、10 年的 AML/MDS 累积发病率分别为 1%（95%CI 0～1%）、1%（95%CI 1%～2%）、3%（95%CI 2%～3%）。Przepiorka 等对 82 例接受外周血自体造血干细胞移植的 MM 患者进行随访研究，发现 10 名患者（12%）发生 MDS，5 年累积发病率为 18%（95%CI 9%～30%），该数据远高于其他报道，可能是因为研究样本量偏小、异质性较大所导致。

亦有部分研究表明自体造血干细胞移植并未增加 MM 患者第二肿瘤发生的概率。Razavi 等对 1973 年至 2008 年间 SEER 数据库报告的 36 491 位 MM 病例中第二原发性恶性肿瘤的风险进行分析，发现随着时间的进展，AML 的风险呈下降趋势，引入自体造血干细胞移植后，其风险没有显著变化。Mailankody 等的研究结果与 Razavi 等人研究的结论相似，他们回顾性分析了瑞典 8 740 例 MM 患者临床资料，发现 1995 年以后 MM 患者接受自体造血干细胞移植后 MDS/AML 的发病率与 1995 年之前未应用自体造血干细胞移植时 MDS/AML 的发病率相比差异无统计学意义（P>0.05）。

整体而言，移植后血液系统的第二肿瘤主要以 MDS/AML 相对常见，ALL、淋巴瘤、慢性白血病少见，移植后血液系统肿瘤 3 年累积发病率约为 1%（0.5%～1.04%），5 年累积发病率约为 1.67%（1%～18%），10 年累计发病率约为 3%（2%～9.3%）（见表 14-3-1）。

（二）实体瘤

多发性骨髓瘤患者自体造血干细胞移植后出现实体瘤的种类较多，不同研究中实体瘤发生的类型及发病率略有不同（表 14-3-2）。

表 14-3-2　多发性骨髓瘤移植后第二实体瘤种类

来源	总病例数/例	肿瘤类型									患病总人数/例
		黑色素瘤/例	乳腺癌/例	肺癌/例	消化系统肿瘤/例	前列腺癌/例	甲状腺癌/例	子宫癌/卵巢癌/例	非黑色素瘤皮肤癌/例	其他/例	
Yamasaki 等，Int J Hematol，2019	211		1	1	2		1	3		2	10
Krishnan 等 Biol Blood Marrow Transplant，2013	841	4	3		11	5	1	1	27	6	58
Fenk 等，Br J Haematol，2012	313		3	2	1	1				2	9
Sahebi 等 Biol Blood Marrow Transplant，2018	3 204	1	15	5	14	11		1	10	48	105
Mahindra 等 Biol Blood Marrow Transplant，2015	4 161	19	10			22				68	119
总结（患病率%）	8 730	24 (0.3)	32 (0.4)	8 (0.1)	28 (0.3)	39 (0.4)	2 (0.02)	5 (0.06)	37 (0.4)	126 (1.4)	301 (3.4)

Yamasaki 等报道 211 名适合移植的 MM 患者中 10 例发生非血液系统恶性肿瘤（见表 14-3-2），适合移植的 MM 患者确诊后 3 年和 5 年非血液系统肿瘤的累积发病率分别为 0.52%（95%CI 0.01%～1.55%）和 3.96%（95%CI 0.76%～7.07%）。Krishnan 等对 841 例进行自体造血干细胞移植的 MM 患者进行分析，发生移植后实体瘤 58 例，实体瘤（不包括非黑色素瘤皮肤癌）的 5 年累积发病率为 3.7%，10 年累积发病率为 8.2%。Fenk 等对 313 例接受

自体造血干细胞移植的 MM 患者进行研究发现，9 名患者移植后发生实体瘤，诊断后 2 年、5 年和 10 年实体瘤的累积发病率分别为 0.3%、4.4% 和 7.5%。Sahebi 等对 3 204 例进行首次自体造血干细胞移植的 MM 患者进行研究，移植后发生实体瘤 105 例，72 个月时实体恶性肿瘤的累积发病率为 3.6%。Mahindra 等对 1990—2010 年在美国接受自体造血干细胞移植的 4 161 名 MM 患者进行分析，移植后共发生了 119 例实体瘤，发现移植后第二肿瘤（包括血液系统肿瘤）的 3 年累积发病率为 2.6%（95%CI 2.09%~3.17%），7 年累积发病率为 5.09%（95%CI 4.96%~7.23%），与美国一般人群相比，自体移植队列黑色素瘤发病率高于预期，观察/预期比率为 3.58（95%CI 1.82~6.29，P < 0.000 1）。Costa 等分析了 SEER 数据库中 1995—1999 年（沙利度胺前，自体造血干细胞移植使用受限，随访 15 年）2 720 例，2000—2004 年（沙利度胺后，来那度胺和硼替佐米前，自体造血干细胞移植的使用率增加，随访 10 年）3 246 例和 2005—2009 年（来那度胺和硼替佐米后，自体造血干细胞移植使用率最高，随访 5 年）3 867 例美国以 MM 为首发恶性肿瘤、年龄在 65 岁以下的患者，发现三组患者分别有 129、157、134 例患者发生了第二恶性肿瘤，种类包括黑色素瘤、消化系统肿瘤、前列腺癌、肺癌、乳腺癌、其他实体瘤、白血病和淋巴瘤等，90 个月时第二肿瘤的累积发病率分别为 4.7%，6.0% 和 6.3%（P = 0.000 8）。由于治疗后急性白血病和淋巴瘤的风险增加，诊断后 1~5 年的血液系统恶性肿瘤的标准化发病比从 1995—1999 年的 1.28（95%CI 0.47~2.78）上升到 2005—2009 年的 2.17（95%CI 1.27~3.48），而第二恶性肿瘤导致的死亡风险没有明显增加（从每年 4.5/1 000 至 3.9/1 000）。结果表明，美国 65 岁以下 MM 患者第二肿瘤的增加与骨髓瘤治疗的发展相关，但第二恶性肿瘤致死的风险并未增加。

整体而言，多发性骨髓瘤患者移植后实体瘤发病率增加，但肿瘤致死风险并未增加。移植后黑色素瘤的患病率为 0.3%，乳腺癌为 0.4%，肺癌为 0.1%，消化系统肿瘤为 0.3%，前列腺癌为 0.4%，甲状腺癌为 0.02%，子宫/卵巢癌为 0.06%，非黑色素瘤皮肤癌为 0.4%，其他实体瘤为 1.4%（见表 14-3-2）。MM 患者移植后实体瘤 2~3 年累积发病率约为 0.52%（0.3%~2.6%），5 年累积发病率约为 3.96%（3.7%~4.4%），6~10 年累积发病率约为 6.3%（3.6%~8.2%）（见表 14-3-1）。

多发性骨髓瘤患者自体造血干细胞移植后第二肿瘤总体的 5 年累积发病率约为 5.63%（4.7%~6.2%），实体瘤的发病率略高于血液系统肿瘤。

二、发病机制

关于 MM 患者自体造血干细胞移植后发生第二血液系统肿瘤的易感因素，不同研究中有不同的发现。

（一）治疗相关因素

在新型药物出现之前，用于化疗的烷化剂及移植后免疫调节剂维持治疗可能导致 MM 患者自体造血干细胞移植后发生第二原发肿瘤。

有研究表明，最常见的治疗相关 AML 亚型（约 75% 的病例）是在暴露于烷化剂之后形成的，其特征是 5 号和/或 7 号染色体丢失或缺失，且预后较差（生存期中位数 8 个月）。Yamasaki 等对 211 名适合移植和 280 名不适合移植的 MM 患者进行多因素分析表明，采集造血干细胞时使用大剂量环磷酰胺是出现移植后第二肿瘤的独立危险因素。染色体分析显示，MM 移植后发生血液系统肿瘤的患者，尤其是发生 AML/MDS 患者，大多表现为复杂染色体核型,包括 5 号和 / 或 7 号染色体异常。Reddi 等对继发于 MM 的 41 例髓系肿瘤患者进行研究,在 33 例克隆性细胞遗传学异常病例中发现 22 例(66.7%)复杂细胞遗传学异常,22 例(66.7%)(包括 18 例细胞遗传学复杂异常)5 号和 / 或 7 号染色体全部或部分丢失,且复杂细胞遗传学异常和 5 号和 / 或 7 号染色体缺失与多种化疗方案(美法仑联合环磷酰胺、美法仑联合其他细胞毒性化疗方案、环磷酰胺联合其他细胞毒性化疗方案)直接相关,尤其是美法仑和环磷酰胺联合使用。因此,移植前美法仑联合环磷酰胺治疗可能导致 5 号和 / 或 7 号染色体缺失,从而增加第二肿瘤的发生概率。Govindarajan 等对 188 例自体造血干细胞移植的 MM 患者进行分组研究,结果显示,第 1 组 71 例造血干细胞动员前避免接触烷化剂治疗的患者随访时间中位数为 36 个月,无患者继发 MDS/AL;第 2 组 117 例接受较长时间烷化剂(美法仑、卡莫司汀和环磷酰胺等)治疗后进行移植的患者随访时间中位数为 29 个月,有 7 例患者继发 MDS($P = 0.02$),这表明烷化剂较自体造血干细胞移植本身更有可能导致 MM 继发肿瘤的发生。

新型免疫调节剂来那度胺广泛应用于 MM 患者联合诱导治疗和移植后维持治疗,部分研究显示其可能增加 MM 患者第二肿瘤的发病率。Attal 等将 614 例年龄小于 65 岁的自体造血干细胞移植后的 MM 患者随机分配,接受来那度胺或安慰剂维持治疗直至复发,发现来那度胺维持治疗改善了无进展生存期中位数(progression free survival, PFS)(41 个月 vs. 23 个月,$HR = 0.50$,$P < 0.001$)和无事件生存期中位数(41 个月 vs. 23 个月,$P < 0.001$),但来那度胺也增加了患者第二肿瘤的发病率[每年 3.1/100 例 vs. 每年 1.2/100 例($P = 0.002$)]。McCarthy 等对 460 名小于 71 岁、移植后 100% 达到 MR/PR/CR 的患者随机使用来那度胺或安慰剂直至疾病进展,研究发现,来那度胺组的 231 例患者中 18 例患者(8%)出现第二恶性肿瘤,包括 8 例(3.5%)血液系统肿瘤和 10 例(4.3%)实体瘤;安慰剂组的 229 名患者中 6 例患者(3%)出现第二恶性肿瘤,包括 1 例(0.4%)血液系统肿瘤和 5 例(2.2%)实体瘤,来那度胺组患者第二原发恶性肿瘤的累积发病率高于安慰剂组患者($P = 0.008$)。另一种免疫调节剂沙利度胺也常被用于多发性骨髓瘤患者移植后的维持治疗。Krishnan 等对 841 例进行自体造血干细胞移植的 MM 患者进行多因素分析显示,年龄较大(≥55 岁)($RR = 2.3$,$P < 0.004$)和种族(非西班牙裔白人)($RR = 2.4$,$P = 0.01$)与移植后第二肿瘤的风险增加相关。此外,沙利度胺暴露显示出风险增加的趋势($OR = 3.5$,$P = 0.15$)。然而,Fenk 等对 313 例接受自体造血干细胞移植的 MM 患者进行研究,发现自体造血干细胞移植后使用沙利度胺维持治疗的 96 例患者中 6 例发展为移植后第二肿瘤,接受干扰素治疗或未进行维持治疗的 80 例患者中 5 例发展为移植后第二肿瘤,二组无显著差异($HR = 1.0$,$95\%CI$ 0.3~3.2,$P = 1.0$);分别评估血液系统恶性肿瘤和实体瘤时均是如此。Yamasaki 等对 211 名适合移植和 280 例不适合移植的 MM 患者进行多因素分析表明,在不适合移植的患者中使用多柔比星、来那度胺或沙利度胺为第二肿瘤的独立危险因素($P < 0.001$),而对于适合移植的患者则不是。生存分析表明,接受来那度胺治疗的移植($P = 0.032\ 6$)和非移植患者($P < 0.001$)的死亡风险均较低,表明在移植和非移植患者中,接受来那度胺的生存益处均超过了第二原发肿瘤增加的风险。

(二)宿主因素

MM 患者移植后继发第二恶性肿瘤的发生另一方面可能与骨髓瘤患者本身的临床特征有关。

Barlogie 等通过多因素比例风险模型分析发现输注 CD34$^+$ 细胞数较低（≤3×10^6/kg）、首次移植后 3 个月血小板恢复水平低（<150×10^9/L），高龄（≥70 岁）和从 MM 诊断到移植的时间间隔较长（>30 个月）与 MDS 相关的细胞遗传学异常的发展独立相关。Sahebi 等对 3 204 例进行首次自体造血干细胞移植的 MM 患者进行统计分析，发现只有年龄 65 岁以上与第二肿瘤发病率增加相关，且第二肿瘤的发生与患者预后无关。Radivoyevitch 等分析了 4 566 名进行自体造血干细胞移植的多发性骨髓瘤患者移植后发生 MDS/AML 的风险，发现影响其发生的高危因素分别为年龄≥55 岁、移植前≥3 种化疗方案及男性。Mahindra 等对 4 161 名接受自体造血干细胞移植的 MM 患者进行多因素分析，显示年龄 >70 岁与 AML/MDS 的风险显著相关（$HR=13.17$，$95\%CI$ $2.52\sim68.86$，$P=0.002\,2$）；总体第二肿瘤的危险因素包括年龄、肥胖和男性。与年龄小于 40 岁的患者相比，年龄在 60~69 岁的患者（$HR=6.07$，$95\%CI$ $1.48\sim24.78$，$P=0.012$）和大于 70 岁的患者（$HR=8.58$，$95\%CI$ $1.95\sim37.74$，$P=0.005$）中发现第二肿瘤的风险更高；肥胖（BMI>30）与罹患第二肿瘤的较高风险相关（$HR=1.93$，$95\%CI$ $1.25\sim2.99$；$P=0.003\,0$）。与男性相比，女性罹患第二肿瘤的风险明显更低（$HR=0.5$，$95\%CI$ $0.35\sim0.71$，$P=0.001$）。吸烟、先前治疗的疗程数、放疗史、美法仑剂量、接受第二次自体移植和移植后使用沙利度胺或来那度胺与罹患第二肿瘤的总体风险无显著相关。

由以上研究可见，移植后第二肿瘤发病机制尚不清楚，可能与移植前烷化剂的使用、来那度胺/沙利度胺维持治疗、染色体异常、输注 CD34$^+$ 细胞数量、首次移植后血小板恢复水平、从 MM 诊断到自体造血干细胞移植时间间隔较长、高龄、种族、肥胖和男性等因素有关（见表 14-3-1）。移植前烷化剂化疗及移植后来那度胺维持治疗可能更易引起第二原发血液系统肿瘤的发生，但并未增加移植患者的病死率，因此在选择治疗方案时应结合不同患者的临床特征，谨慎做出选择。

三、治疗及预后

（一）血液系统肿瘤

MM 继发血液系统肿瘤，病情多进展迅速，多数患者采取化疗等相关治疗后都难以获得完全缓解，短期内发生出血、感染导致死亡。Barlogie 等对 2 418 位接受自体造血干细胞移植的 MM 患者进行随访，发现与无 MDS 相关的细胞遗传学异常的患者相比，有 MDS 相关的细胞遗传学异常组患者的 OS 率显著降低（生存时间中位数 25 个月 vs. 69 个月，$P<0.001$）。Reddi 等报道，继发于 MM 的 38 例髓系肿瘤患者中有 22 例（57.9%）因疾病进展（13 例）或疾病与治疗相关并发症（9 例）死亡，总体生存时间中位数为 19 个月，其中继发 AML 的生存时间中位数仅为 2 个月。Przepiorka 等对 82 例接受外周血自体造血干细胞移植的 MM 患者进行随访研究，发现 MDS 诊断后生存期中位数为 18 个月。影响继发性血液系统肿瘤预后的两个关键因素包括细胞遗传分子异常和患者的治疗适应性。目前国内外关于 MM 继发血液系统肿瘤的治疗，多以单个病例报道为主，并无大样本临床试验证实某种化疗方案或移植方法能有效治疗 MM 继发血液系统肿瘤。继发性血液系统肿瘤的结果通常很差，因为较大比例的患者有不良的细胞遗传学风险，其他因素包括与治疗相关的并发症导致的器官功能受损、疾病复发，以及治疗和控制一种以上活动性疾病的复杂性。Visani 等回顾文献后将继发性白血病的治疗分为三组：①预后良好者可选用单纯化疗；②预后不

良者如果年龄≥65岁，则给予支持治疗，年龄<65岁可采用标准/大剂量化疗±多药耐药逆转剂；③预后中等者可采用标准/大剂量化疗+造血干细胞移植。

（二）实体瘤

对于MM患者移植后实体瘤的治疗，目前亦尚无明确的治疗方案及治疗原则。治疗时应更加强调个体化治疗的重要性，结合实体瘤的病理特点、临床分期及患者的一般状况。如第一肿瘤病情稳定，则侧重于实体瘤的治疗，反之亦然。若两者同时进展，则尽量两者兼顾，以患者长期无病生存为治疗目标。目前的治疗方法主要包括针对各继发肿瘤的化疗、放疗、手术及靶向药物治疗。多数可采用以手术切除为主的治疗方案，手术后酌情使用放疗和/或化疗；对于不能采用手术切除的患者，单纯放疗、化疗或运用靶向药物控制病情，改善预后。国内有学者提出，对第二肿瘤需要化疗者则尽量选择广谱化疗方案，力求兼顾MM和第二肿瘤的病理分型、肿瘤分期、异常染色体类型等，以各自的一线化疗方案中共同或相似的方案为佳。Segler等报道了来那度胺因其抗血管生成作用，可被用于肝癌、胰腺癌、甲状腺癌、黑色素瘤等实体肿瘤的治疗，但不能忽视其联合/不联合自体造血干细胞移植治疗MM时可能导致第二肿瘤发病率升高。因此，对未来MM继发实体瘤的治疗是否应用来那度胺以延长患者的无进展生存期，仍需要大样本临床试验及临床实践去考证。

Favre-Schmuziger等评价了移植后发生继发性实体瘤患者的疗效和预后，在387例患者中观察到5例在移植后2~13年发生实体瘤，所有患者接受了与原发性实体肿瘤同样强度的治疗，其中4例仍保持无病存活。该研究认为应对接受移植的患者进行连续的临床观察，以便于早期诊断和治疗继发性实体瘤，并且采用与治疗原发性实体肿瘤相同的治疗方案可能能够取得较好的疗效。Barth等将SEER数据库中多发性骨髓瘤继发实体瘤（乳腺癌、前列腺癌、肺癌、黑色素瘤、结直肠癌、膀胱癌）分别与原发性实体瘤患者进行比较，发现骨髓瘤继发乳腺癌（$P=0.003$）、前列腺癌（$P=0.03$）和肺癌（$P<0.0001$）患者更易被早期诊断。对于除肺癌以外的继发肿瘤，骨髓瘤继发实体瘤患者的总体病死率均明显高于原发性实体瘤患者（$HR=1.84\sim2.81$），但是竞争风险分析发现，骨髓瘤继发实体瘤患者与原发性实体瘤患者相比癌症相关死亡的累积发生率（cumulative incidence function，CIF）没有差异（$SHR=0.84\sim0.99$），低于骨髓瘤相关死亡的CIF（骨髓瘤相关死亡CIF：23%~35%）。在肺癌患者中，骨髓瘤继发肺癌患者的癌症相关死亡CIF低于原发性肺癌患者（$SHR=0.59$，95%CI 0.52~0.68），即使在调整了疾病分期之后也依然较低。分析结果表明，骨髓瘤继发第二肿瘤患者较高的病死率可归因于骨髓瘤本身而不是其他原因。研究还评估了非转移性肿瘤患者中手术的使用情况，并根据疾病阶段分别进行了评估，发现在骨髓瘤继发实体瘤患者与原发性实体瘤患者之间手术的使用没有区别。结果表明，在骨髓瘤继发实体肿瘤的患者中，骨髓瘤死亡风险在患者的预后中占主导地位，且继发于多发性骨髓瘤后发病不会影响非转移性肿瘤患者选择进行手术。

因此，对于多发性骨髓瘤继发实体瘤的患者，应强调持续积极治疗多发性骨髓瘤的必要性。对于实体瘤的治疗选择应基于考虑多发性骨髓瘤的病史、现状及下一步治疗方案的选择，且在实体瘤治疗期间及之后应对多发性骨髓瘤的疾病状态进行持续监测。对于高危患者应该每年进行身体的常规肿瘤检查，以便及时发现肿瘤的早期病变。

自体造血干细胞移植和新型药物大大改善了多发性骨髓瘤患者的临床疗效，延长了患者的生存时间。总体而言，多发性骨髓瘤患者移植后第二肿瘤的风险较低，第二肿瘤的发生与年龄、性别、细胞遗传学异常、烷化剂及免疫调节剂等多种因素相关。因此，通常情况下，移植后第二肿瘤的风险不应改变多发性骨髓瘤患者当前的治疗决策过程，应根据不同治疗方案的收益和风险与患者及家属仔细讨论自体造血干细胞移植的利弊。目前针对移植后第二肿瘤的治疗有一些有益的经验，但是如何避免移植后第二肿瘤的发生，改善发生多发性骨髓瘤移植后第二肿瘤患者的预后仍是有待继续研究的问题，需要我们进行更多的探索。

（孙春艳）

【参考文献】

[1] ATTAL M，HAROUSSEAU J L，STOPPA A M，et al. A prospective，randomized trial of autologous bone marrow transplantation and chemotherapy in multiple myeloma. Intergroupe Français du Myélome[J]. N Engl J Med，1996，335（2）：91-97.

[2] TURESSON I，VELEZ R，KRISTINSSON S Y，et al. Patterns of improved survival in patients with multiple myeloma in the twenty-first century：A population-based study[J]. J Clin Oncol，2010，28（5）：830-834.

[3] KUMAR S K，RAJKUMAR S V，DISPENZIERI A，et al. Improved survival in multiple myeloma and the impact of novel therapies[J]. Blood，2008，111（5）：2516-2520.

[4] MAHINDRA A，RAVAL G，MEHTA P，et al. New cancers after autotransplantations for multiple myeloma[J]. Biol Blood Marrow Transplant，2015，21（4）：738-745.

[5] YAMASAKI S，YOSHIMOTO G，KOHNO K，et al. Risk of secondary primary malignancies in multiple myeloma patients with or without autologous stem cell transplantation[J]. Int J Hematol，2019，109（1）：98-106.

[6] BARLOGIE B，TRICOT G，HAESSLER J，et al. Cytogenetically defined myelodysplasia after melphalan-based autotransplantation for multiple myeloma linked to poor hematopoietic stem-cell mobilization：the Arkansas experience in more than 3，000 patients treated since 1989[J]. Blood，2008，111（1）：94-100.

[7] KRISHNAN A Y，MEI M，SUN C L，et al. Second primary malignancies after autologous hematopoietic cell transplantation for multiple myeloma[J]. Biol Blood Marrow Transplant，2013，19（2）：260-265.

[8] FENK R，NEUBAUER F，BRUNS I，et al. Secondary primary malignancies in patients with multiple myeloma treated with high-dose chemotherapy and autologous blood stem cell transplantation[J]. Br J Haematol，2012，156（5）：683-686.

[9] SAHEBI F，IACOBELLI S，SBIANCHI G，et al. Incidence of second primary malignancies after autologous transplantation for multiple myeloma in the era of novel agents[J]. Biol Blood Marrow Transplant，2018，24（5）：930-936.

[10] RADIVOYEVITCH T，DEAN R M，SHAW B E，et al. Risk of acute myeloid leukemia and myelodysplastic syndrome after autotransplants for lymphomas and plasma cell myeloma[J]. Leuk Res，2018，74：130-136.

[11] PRZEPIORKA D，BUADI F，MCCLUNE B，et al. Myelodysplastic syndrome after autologous peripheral blood stem cell transplantation for multiple myeloma[J]. Bone Marrow Transplant，2007，40（8）：759-764.

[12] RAZAVI P，RAND K A，COZEN W，et al. Patterns of second primary malignancy risk in multiple myeloma patients before and after the introduction of novel therapeutics[J]. Blood Cancer J，2013，3（6）：e121.

[13] MAILANKODY S，PFEIFFER R M，KRISTINSSON S Y，et al. Risk of acute myeloid leukemia and

myelodysplastic syndromes after multiple myeloma and its precursor disease（MGUS）[J]. Blood，2011，118（15）：4086-4092.

[14] COSTA L J，GODBY K N，CHHABRA S，et al. Second primary malignancy after multiple myeloma-population trends and cause-specific mortality[J]. Br J Haematol，2018，182（4）：513-520.

[15] QIAN Z，JOSLIN J M，TENNANT T R，et al. Cytogenetic and genetic pathways in therapy-related acute myeloid leukemia[J]. Chem Biol Interact，2010，184（1/2）：50-57.

[16] REDDI D M，LU C M，FEDORIW G，et al. Myeloid neoplasms secondary to plasma cell myeloma：an intrinsic predisposition or therapy-related phenomenon？：A clinicopathologic study of 41 cases and correlation of cytogenetic features with treatment regimens[J]. Am J Clin Pathol，2012，138（6）：855-866.

[17] GOVINDARAJAN R，JAGANNATH S，FLICK J T，et al. Preceding standard therapy is the likely cause of MDS after autotransplants for multiple myeloma[J]. Br J Haematol，1996，95（2）：349-353.

[18] ATTAL M，LAUWERS-CANCES V，MARIT G，et al. Lenalidomide maintenance after stem-cell transplantation for multiple myeloma[J]. N Engl J Med，2012，366（19）：1782-1791.

[19] MCCARTHY P L，OWZAR K，HOFMEISTER C C，et al. Lenalidomide after stem-cell transplantation for multiple myeloma[J]. N Engl J Med，2012，366（19）：1770-1781.

[20] VISANI G，PAGANO L，PULSONI A，et al. Chemotherapy of secondary leukemias[J]. Leuk Lymphoma，2000，37（5/6）：543-549.

[21] 操梅林，徐燕丽. 多发性骨髓瘤继发第二原发性肿瘤的研究进展 [J]. 国际输血及血液学杂志，2015，38（4）：345-348.

[22] SEGLER A，TSIMBERIDOU AM. Lenalidomide in solid tumors[J]. Cancer Chemother Pharmacol，2012，69（6）：1393-1406.

[23] PALUMBO A，BRINGHEN S，KUMAR S K，et al. Second primary malignancies with lenalidomide therapy for newly diagnosed myeloma: a meta-analysis of individual patient data[J]. Lancet Oncol，2014，15（3）：333-342.

[24] FAVRE-SCHMUZIGER G，HOFER S，PASSWEG J，et al. Treatment of solid tumors following allogeneic bone marrow transplantation[J]. Bone Marrow Transplant，2000，25（8）：895-898.

[25] BARTH P，CASTILLO J J，OLSZEWSKI A J. Outcomes of secondary solid tumor malignancies among patients with myeloma: A population-based study[J]. Cancer，2019，125（4）：550-558.

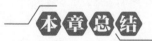

本章第一节主要阐述成分输血种类及输血指征、ABO 血型不合造血干细胞移植的输血，以及特殊情况时血液制品的处理。临床常用的红细胞成分血有红细胞悬液、去白细胞悬浮红细胞、洗涤红细胞、辐照红细胞等。根据患者临床症状和实验室检查结果决定是否需要输血。通常 Hb＜60g/L，并伴有明显的贫血症状时需要输注红细胞。合并心肺功能障碍、代谢率增高、有终末期器官损伤风险的患者根据临床情况决定。血小板制品包括单采血小板和浓缩血小板，血小板输注分为治疗性输注和预防性输注。需要注意血小板输注无效，影响因素包括非免疫因素和免疫因素等。血浆输注用于纠正凝血因子缺乏等导致的凝血功能障碍，种类有新鲜冰冻血浆、冰冻血浆、病毒灭活新鲜冰冻血浆、病毒灭活冰冻血浆、单采新鲜冰冻血浆。冷沉淀适用于儿童、轻型成人血友病 A 及获得性Ⅷ因子缺乏症、血管性血友病、纤维蛋白原缺乏症、获得性纤维结合蛋白缺乏症、严重创伤或大手术时凝血功能障碍等。

ABO 血型不合并不影响造血干细胞的植活。在异基因 HSCT 中，供受者 ABO 血型不合的 HSCT 约占 30%～40%。接受供受者 ABO 血型不合的异基因 HSCT 后，患者 ABO 血型抗原逐步转换成与供者相同，ABO 血型抗体表现与 ABO 血型不相合类型有关。在 ABO 血型主要不合的造血干细胞收集和 / 或处理时，可以通过减少残留的红细胞来尽量减少造血干细胞输注期间的溶血风险。ABO 血型主次要不合的 HSCT 患者，受者血型完全转换成供者血型之前，红细胞选择 O 型，血浆、血小板和冷沉淀选择 AB 型；移植成功后，受者血型完全转换成供者血型，输血血型选择同供者。

HSCT 患者属于发生 TA-GVHD 的高危人群，是输注辐照血液和血液成分适应证的强推荐人群。血液成分中的白细胞数量与许多输血不良反应具有相关性，去除白细胞可以预防巨细胞病毒感染。MM 患者使用达雷妥尤单抗治疗时，易造成输血相容性检测过程中血清学试验的干扰，应与输血科(或血库)建立信息沟通，制定该类患者输血检测的处理程序。

由于多发性骨髓瘤本病的疾病特征，患者伴发血栓的危险性明显提高。血栓可在疾病的各个阶段或各个部位发生，包括进行干细胞移植的整个过程。HSCT 过程本身就处于一种高度促血栓状态，而 MM 患者本病因素、高龄、既往静脉血栓栓塞(VTE)病史、感染和留置中心静脉导管增加了血栓形成的风险。患者血栓事件以 VTE 为主，其中常见的类型为深静脉血栓(DVT)，也不能忽略肺静脉栓塞(PE)、移植相关血栓微血管病(transplant-associated thrombotic microangiopathy, TA-TMA)和窦道阻塞综合征(sinusoidal obstructive syndrome, SOS)/ 静脉阻塞疾病(veno-occlusive disease, VOD)。血栓在 MM 初诊 6 个月内最易出现，而移植患者复发后，患者血栓风险也会进一步增加。临床过程中，单用 IMID 时 MM 患者血栓风险增高不明显，但和化疗药物联用时可以通过多种因素促进血栓形成。硼替佐米被认为可能降低血栓发生率。多个指南为接受 IMID 治疗的患者提出了风险分层算法和相关的血栓预防指南，对于 HSCT 后使用 IMID 过程中的血栓防治同指南推荐，但在临床实践中需要开发更加有效且经过验证的风险分层工具。在大多数临床观察性研究中，低剂量阿司匹林是 VTE 预防的选择，而不考虑患者的个体 VTE 风险分层。但阿司匹林对联用大剂量地塞米松的患者预防效果似乎欠佳。不论在低、高、极高风险 VTE 组中，不同剂量的低分子肝素仍然是首选，其防血栓的效果明显比阿司匹林好。阿派沙班等新型抗凝药物由于其有效性、便利性和安全性，防治血栓具有一定优势，在低分子肝素不可企及时甚至可以替代之行血栓治疗。值得提出的是，骨髓瘤患者经历过移植后，出凝血状况已比较复杂，其后在使用 IMID 过程中的抗血栓预防，则可能进一步加大出血风险，因此务必需要加强出凝血指标的监测。

早期序贯 ASCT 作为适合移植 MM 患者的首选治疗方案，对 MM 患者预后的改善产生了巨大的影响，而随着 MM 患者存活时间的延长，移植后第二肿瘤的发生也逐渐引起越来越多的关注。本文中，作者对 MM 患者移植后血液系统肿瘤及实体瘤的发生率、发病机制、治疗及预后等进行了全面深入的分析和总结，认为对于 MM 患者移植后的第二肿瘤，实体瘤的发病率略高于血液系统肿瘤。移植后第二肿瘤的发生可能与移植前后接受的治疗及患者本身的临床特征等相关，因此，对于存在高危因素的患者应该每年进行身体的常规肿瘤检查,以便及时发现肿瘤的早期病变。移植后第二肿瘤的治疗应以患者长期无病生存为治疗目标,结合患者的肿瘤特征及临床特征,对 MM 及第二肿瘤的状态进行综合评估,最终确定治疗方案。需要强调的是,MM 患者移植后第二肿瘤的总体发生风险较低,在移植可以明显改善 MM 患者预后的前提下,移植后第二肿瘤的风险不应改变 MM 患者治疗决策。

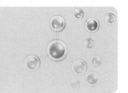

第十五章
细胞免疫治疗在多发性骨髓瘤的应用

第一节　单克隆抗体在多发性骨髓瘤的应用

随着造血干细胞移植、免疫调节剂,以及蛋白酶体抑制剂等新药的应用,多发性骨髓瘤的疗效得到显著改善,患者生存时间明显延长,但多数患者仍然会面临复发、难治的问题,迄今为止,多发性骨髓瘤仍被认为是不可治愈的疾病。免疫治疗的出现为患者带来了希望,其中单克隆抗体在多发性骨髓瘤的应用近年来取得了一定进展,它和其他抗骨髓瘤药物的联合方案显著提高了患者的缓解深度,生存期延长,改善了疾病的预后,这使得多发性骨髓瘤有望转变为一种"慢性病",达到患者长期生存的目的。以下对单克隆抗体在多发性骨髓瘤的应用情况做一概述。

一、抗 CD38 单克隆抗体

(一)达雷妥尤单抗(DARA)

DARA 是最早研发的人源化抗 CD38 的 IgG1-κ 单克隆抗体。CD38 在骨髓瘤细胞表面高表达,但在正常淋巴细胞和髓系细胞中表达较低。DARA 通过抗体依赖的细胞毒作用(antibody-dependent cell-mediated cytotoxicity,ADCC)、抗体依赖性细胞吞噬作用(antibody-dependent cellular phagocytosis,ADCP)、补体依赖的细胞毒效应(complement-dependent cytotoxicity,CDC)、诱导细胞凋亡和调节 CD38 酶活性等多种机制发挥抗肿瘤作用。2016 年 Krejcik 等研究显示,DARA 还可能通过减少 CD38$^+$ 免疫抑制性细胞和增加 CD8$^+$ 细胞毒性 T 细胞和 CD4$^+$ 辅助性 T 细胞而发挥免疫调节作用。

1. DARA 单药治疗复发难治多发性骨髓瘤

(1)GEN501 研究:GEN501 研究是首个将 DARA 单药应用于复发难治多发性骨髓瘤患者的开放、多中心 I/II 期临床研究。该研究患者既往接受过 2 线及以上方案(中位数 4 线)的治疗,64% 对硼替佐米和来那度胺耐药,76% 接受过自体造血干细胞移植。研究中进行了剂量扩增比较,发现 DARA 16mg/kg 剂量组(42 例)的 *ORR* 为 36%,≥VGPR 率 9.5%,PFS 中位数 5.6 个月,1 年的 PFS 率为 65%,1 年的 OS 率为 77%。患者耐受性良好,输注相关反应(infusion-related reaction,IRR)轻微,主要为发热、畏寒、胸部不适、头痛、乏力等症状,仅 1% 患者达到 3 级,无剂量依赖的毒副作用。最常见(发生率≥5%)的 3/4 级毒副作用为肺炎和血小板减少。

(2)SIRIUS 研究:后续的 SIRIUS 研究是针对既往接受过 3 线及以上方案治疗且对蛋白酶体抑制剂和免疫调节剂耐药的 RRMM 患者的开放、多中心 II 期临床研究。106 例患者采用了 DARA 16mg/kg 的给药剂量(给药方式:第 1～2 个疗程第 1、8、15、22 天,第 3～6 个疗程第 1、15 天,第 7 个疗程以后第 1 天,28 天为一个疗程),既往接受过治疗的中位数为 5 线,其中 80% 进行了自体造血干细胞移植,95% 接受过蛋白酶体抑制剂和免疫调节剂。其 *ORR* 为 29.2%,sCR 率 2.8%,VGPR 率 9.4%,PR 率 17%。起效时间中位数 1 个月,缓解时间中位数 7.4 个月,PFS 中位数和 OS 中位数分别为 3.7 个月和 17.5 个月,1 年的 OS 为 64.8%。患者耐受性良好,乏力、贫血是最常见的不良反应,没有因药物不良反应而停药。

Usmani 等将以上两项临床试验的结果进行汇总分析,共纳入患者 148 例,既往接受过治疗的中位数为 5(2～14)线,76.4% 的患者接受过 3 线以上治疗,其中 86.5% 对蛋白酶体抑制剂和免疫调节剂双重耐药,39.2% 对卡非佐米耐药,55.4% 对泊马度胺耐药,DARA 剂量为 16mg/kg。两项研究的合并 *ORR* 为 31.1%,≥VGPR 率患者占 14%(sCR 3 例、CR 4 例、VGPR 13 例),14 例患者的缓解深度随疗程数的增加进一步提高;到达缓解时间中位数为 1 个月,缓解持续时间中位数为 7.6 个月,PFS 中位数和 OS 中位数分别为 4.0 个月、20.1 个月,12 个月的 PFS 率为 21.6%,18 个月、24 个月的 OS 率分别为 56.5%、45.0%,证实 16mg/kg 剂量的 DARA 单药治疗可以使患者获得快速、深度、持续的缓解,同时其 *ORR* 优于文献报道的泊马度胺(18%)、卡非佐米(24%)、来那度胺(26%)单药治疗的反应率。安全性方面分析显示 IRR 可见于 48% 患者,但只有 2.7% 的 IRR≥3 级,95.8% 的 IRR 出现在首次给药,第二次输注发生率降至 7%,通过输注前后给予抗组胺药、糖皮质激素、对乙酰氨基酚等能有效预防和控制,无患者因 IRR 而中断治疗,安全性良好。这两项研究证明单药 DARA 可以使对蛋白酶体抑制剂和免疫调节剂耐药的 RRMM 患者获益。基于这两项临床研究的结果,单药 DARA(16mg/kg)2015 年在美国获得批准用于接受过 3 线及以上包括一种蛋白酶体抑制剂和免疫调节剂在内的治疗方案或对蛋白酶体抑制剂和免疫调节剂双重耐药的多发性骨髓瘤患者。

2. DARA 联合其他抗骨髓瘤药物治疗 RRMM

(1) DARA 联合硼替佐米(BOR)/地塞米松(DEX)(DVd):CASTOR Ⅲ期临床试验是一个多中心、随机、开放性研究,比较了 DVd 和硼替佐米(BOR)/地塞米松(DEX)(Vd)方案的疗效。研究共入组了 115 个中心的 498 例接受过至少 1 线治疗的 RRMM 患者,DVd 组 251 例,Vd 组 247 例;其中 23.9% 的患者既往至少接受过三线治疗,61.2% 接受过自体造血干细胞移植,65.5% 用过硼替佐米,75.7% 用过免疫调节剂,48.4% 用过上述两种药物。DARA 的用法为:16mg/kg,静脉注射(第 1～3 疗程的第 1、8、15 天,第 4～8 疗程的第 1 天,第 9 疗程开始每 4 周给药一次);Vd 方案为:BOR 1.3mg/m²,皮下注射,第 1、4、8、11 天;DEX 20mg,口服或静脉注射,第 1、2、4、5、8、9、11、12 天,每 21 天一个疗程,共 8 个疗程。结果显示:随访时间中位数 19.4 个月,DVd 组的 PFS 中位数较对照组显著延长(16.7 个月 vs. 7.1 个月,P<0.000 1),18 个月 PFS 明显改善(分别为 48% vs. 7.9%,P<0.000 1)。DVd 组缓解率高于 Vd 组(*ORR* 83.8% vs. 63.2%,≥CR 率 28.8% vs. 9.8%,≥VGPR 率 62.1% vs. 29.1%,P<0.000 1),微量残留病(minimal residual disease,MRD)(检测限 10⁻⁵)转阴率优于对照组(11.6% vs. 2.4%,P<0.000 1)。亚组分析显示所有患者均获益于 DARA 治疗,尤其是在首次复发的患者,PFS 的改善更为显著(未达到 vs. 7.9 个月,P<0.000 1),疾病进展或死亡的风险下降 81%,18 个月的 PFS 率更好(68% vs. 11.5%)。同样,在亚组分析中,曾接受过硼替佐米、来那度胺的患者及不同细胞遗传学表达的患者,DVd 组的 PFS、*ORR*、MRD 转阴率也优于对

照组。此外，与对照组比较，DVd组达缓解时间中位数早于对照组（0.9个月 vs. 1.6个月），缓解持续时间中位数更长（未达到 vs.7.9个月）。研究中DVd组的IRR发生率为45.3%，多数出现在首次输注，且多为1/2级。研究组血小板减少和粒细胞减少的发生率更高。

（2）DARA联合来那度胺（LEN）/DEX（DRd）：POLLUX III期临床试验是一个多中心、随机、开放性研究，比较了DRd方案与来那度胺（LEN）/DEX（Rd）方案用于接受过至少一线方案治疗的RRMM患者的疗效，共纳入135个中心的569例RRMM患者，19.2%患者接受过三线及以上治疗，85.6%硼替佐米耐药，55.2%免疫调节剂耐药，63.3%接受了自体造血干细胞移植。DRd方案为：DARA 16mg/kg，静脉注射（第1～2疗程第1、8、15、22天，第3～6疗程第1、15天，第7疗程开始每4周给药一次）；LEN 25mg/d（肌酐清除率>60ml/min）或10mg/d（肌酐清除率30～60ml/min），口服，第1～21天；DEX 40mg，第1、8、15、22天，每28天一个疗程。随访时间中位数13.5个月，与Rd组相比，DRd组的PFS中位数明显改善（未达到 vs. 18.4个月，$P<0.0001$），1年的PFS分别为83.2%和60.1%，并且各组间缓解程度明显高于Rd组[ORR 92.9% vs. 76.4%，≥VGPR率 75.8% vs. 44.2%，≥CR率 43.1% vs. 19.2%，MRD（检测限10^{-5}）转阴率 22.4% vs. 4.6%，$P<0.001$]，缓解持续时间优于Rd组（未达到 vs. 17.4个月），疾病进展风险显著降低63%。MRD阴性与患者的长生存相关，DRd组1年的OS优于对照组（92.1% vs. 86.8%）。与文献报道的卡非佐米联合Rd（PFS中位数26.3个月，ORR 87%）、伊沙佐米联合Rd（PFS中位数20.6个月，ORR 78%）方案，以及DARA联合Vd（PFS中位数16.7个月，ORR 83.8%）方案疗效比较，DRd似乎有更好的疗效。研究中DARA相关的IRR发生率为47.7%，且多数是1/2级，出现在首次输注；DRd组3/4级中性粒细胞减少的发生率高于对照组，但这些不良反应并未增加治疗中断或死亡的发生率。

值得注意的是DARA联合其他抗骨髓瘤药物治疗方案的MRD转阴率明显提高，尤其是在具有del（17p）、t（4；14）、t（14；16）高危细胞遗传学特征的患者。POLLUX和CASTOR研究中具有高危细胞遗传学特征的患者分别占17%和26%，他们在DRd方案和DVd方案组的MRD转阴率分别为64.3%（18/28）和31.8%（14/44），显示出其在高危患者的应用前景。

以上两个研究均证实以DARA为基础的联合治疗方案可以获得更高的缓解率、更好的缓解深度、更长的缓解持续时间，且耐受性良好，是RRMM患者的治疗选择。2016年美国FDA批准其用于至少接受过1线治疗的RRMM患者。

（3）DARA联合泊马度胺（Pom）/DEX（DPd）：EQUULEUS I期临床试验是一项针对采用DPd方案治疗、既往接受过二线及以上（其中3线以上患者占52%）含硼替佐米、来那度胺的RRMM患者的研究。DARA用法和单药方案相同，Pom：4mg/d，口服，第1～21天；DEX：40mg/d，口服，第1、8、15、22天，每28天一个疗程。研究显示DPd方案在高危细胞遗传学、蛋白酶体抑制剂和免疫调节剂耐药的患者中仍有很好的疗效，其ORR为60%，≥CR率为17%，MRD转阴率6%，PFS中位数为8.8个月（标危组10.3个月，高危组3.9个月），OS中位数为17.5个月，且安全性良好。

以上研究均表明，DARA与其他抗骨髓瘤药物的联合应用提高了缓解率，减少了RRMM患者疾病进展或死亡的风险，使其生存期延长，为此类患者的治疗带来新的希望。目前，DARA联合卡非佐米的研究正在进行中。

3. DARA用于新诊断多发性骨髓瘤 ALCYONE研究是一项DARA联合硼替佐米/美法仑/泼尼松（D-VMP）方案治疗新诊断不适合移植多发性骨髓瘤患者的随机、开放、多中心

Ⅲ期临床试验,比较了 D-VMP 和 VMP 方案的疗效。162 个中心 706 例患者参与研究,DARA 16mg/kg,静脉注射(第 1 疗程第 1、8、15、22、28、36 天,第 2~9 疗程第 1、22 天,第 10 疗程以后每 4 周一次);BOR 1.3mg/m², 皮下注射(第 1 疗程第 1、4、8、11、22、25、29、32 天,第 2 疗程开始第 1、8、22、29 天);美法仑 9mg/m², 口服,第 1~4 天;泼尼松 60mg/m², 口服,第 1~4 天,每 6 周一疗程。与对照组比较,D-VMP 组有更好的缓解率(*ORR* 90.9% vs. 73.9%, ≥CR 率 46% vs. 25%,≥VGPR 率 73% vs. 50%,*P* < 0.000 1),亚组分析显示其高缓解率可见于各亚组。同时 D-VMP 组有更高的 MRD 转阴率(28% vs. 7%,*P* < 0.000 1),1 年后有更多的患者保持 MRD 阴性(14% vs. 3%,*P* < 0.000 1)。随访时间中位数 40.1 个月,3 年 PFS 率、OS 率显著延长(50.7% vs. 18.5%;78.0% vs. 67.9%),两组的 PFS 中位数分别为 36.4 个月和 19.3 个月,OS 中位数均未达到。D-VMP 组常见不良反应为呼吸道感染、咳嗽、腹泻,但因不良反应导致的治疗中断率 D-VMP 组更低(7% vs. 9%)。Meletios 等将 ALCYONE 研究和 FIRST 研究中的数据进行分析,显示 D-VMP 方案的 PFS、OS 优于 Rd 持续应用、Rd18,以及 MPT 方案组。

目前还有其他以 DARA 为基础的联合治疗方案应用于新诊断多发性骨髓瘤患者的研究正在进行中,包括 DARA 联合 Rd[MAIA(MMY3008)]治疗新诊断不适合移植的多发性骨髓瘤患者、DARA 联合 VRD[AFT29(MMY2004)Ⅱ期]或 VTd(Cassiopeia 研究)治疗新诊断适合移植的多发性骨髓瘤患者等。

(二) isatuximab(ISA)

ISA 是另一个针对 CD38 的 IgG1-κ 单克隆抗体,可通过 Fc 介导的 ADCC、ADCP、CDC、诱导免疫调节、解除免疫抑制等效应发挥抗肿瘤作用。与其他抗 CD38 抗体比较,它能更有效抑制 CD38 的酶活性,且耐受性好,输注时间更短。

1. ISA 单药治疗 RRMM

(1)Ⅰ期剂量扩增研究:纳入了 84 例接受过治疗中位数为 5 线的 RRMM 患者,评估 ISA 治疗的安全性和有效性。其中≥10mg/kg 剂量组的耐受性好,主要的不良反应是 IRR(51%), 总 *ORR* 为 23.8%,其中高危患者 *ORR* 为 16.7%,伴髓外病变患者 *ORR* 为 25%。PFS 中位数为 3.7 个月,达缓解时间中位数 4.29 周,高危患者的缓解时间中位数 25 周,而其他患者为 36 周。

(2)Ⅱ期临床试验:研究证实已接受过 3 线及以上治疗的 RRMM 患者使用 ISA 单药疗效好,给药剂量≥10mg/kg 时疗效最佳,PFS 中位数和 OS 中位数分别为 4.6 个月和 18.7 个月。*ORR* 为 40.9%,亚组间的 *ORR* 相似。非血液学毒性轻微,常见有恶心、乏力、上呼吸道感染。最常见的不良事件为 IRR,发生率为 51.5%,多数发生在首次输注时且≤2 级,容易处理,患者耐受性良好,很少导致治疗中断。

2. ISA 联合其他抗骨髓瘤药物治疗 RRMM 基于 ISA 单药在 RRMM 患者治疗中的临床疗效及安全性,研究者进一步开展了 ISA 联合免疫调节剂和蛋白酶体抑制剂治疗 RRMM 的临床试验。

(1)ISA 联合来那度胺 / 地塞米松(IsaRd):一项Ⅰb 期临床试验旨在评估其安全性、有效性和药代动力学。共纳入 57 例 RRMM 患者,接受过治疗中位数为 5 线,其中 83% 接受过来那度胺。ISA:10mg/kg,每 2 周一次;Rd 方案同上。IsaRd 方案的 *ORR* 为 56%,包括 32.7% 的 VGPR,3.8% 的 sCR。其中对来那度胺耐药的患者的 *ORR* 为 52%,对蛋白酶体抑制剂和免疫调节剂双重耐药患者的 ORR 为 45%，3 线及以上方案难治患者的 ORR 为 48%。提示来那度胺的免疫调节作用仍然作用于这些患者的免疫系统，ISA 的联合用药不影响来那度胺的药代动力学。IsaRd 方案耐受性好，常见的不良反应为 ISA 相关的 IRR（56%），多数出现在第 1 疗程，2 疗程后未观察到 IRR。总体来说，IsaRd 方案的安全性和单药 ISA 或 Rd 方案一致。

（2）ISA 联合泊马度胺 / 地塞米松（IsaPd）：在早期的 Ⅰb 期临床试验中，45 例 RRMM（接受过治疗中位数为 4 线）接受 IsaPd 方案，其中 ISA 的剂量按 5mg/kg、10mg/kg、20mg/kg 递增。结果显示 IsaPd 方案对 RRMM 患者有效，在 10mg/kg 剂量组 ORR 为 64.5%，PFS 中位数为 17.6 个月，且安全性良好，患者可耐受。研究同时证实 ISA 的药代动力学不受泊马度胺的影响。基于以上研究结果，开展了 ICARIA-MM 研究，这是一项 IsaPd 方案治疗 RRMM 的前瞻、多中心、随机、开放性Ⅲ期临床试验，比较 IsaPd 方案和 Pd 方案治疗 RRMM 的疗效和安全性。研究共纳入 102 个中心的 307 例患者，既往接受过二线及以上（中位数为三线）包括蛋白酶体抑制剂和免疫调节剂在内的治疗方案，一半以上接受过自体造血干细胞移植。研究方案：ISA 10mg/kg，（第 1 疗程第 1、8、15、22 天，第 2 疗程开始第 1、15 天），Pom 4mg，第 1～21 天，每 28 天一个疗程；DEX 40mg（≥75 岁患者减为 20mg），第 1、8、15、22 天。随访时间中位数 11.6 个月，IsaPd 组的 PFS 中位数较 Pd 组更长（11.5 个月 vs. 6.5 个月，$P=0.001$），在各亚组分析中均获益。与 Pd 组相比，IsaPd 组的反应率更高（PR 率 60% vs. 35%，≥VGPR 率 32% vs. 9%，$P<0.0001$），且见于所有的亚组；起效时间中位数更短（35 天 vs. 58 天），缓解持续时间中位数更长（13.3 个月 vs. 11.1 个月）。IsaPd 组的 MRD（10^{-5}）转阴率为 5%，而 Pd 组无患者 MRD 转阴。研究中 IsaPd 方案的 IRR、上呼吸道感染、腹泻发生率更高，但致死性不良事件两组无差异。

已有研究证实免疫调节剂如来那度胺、泊马度胺可以增加 CD38 在骨髓瘤细胞和调节性 T 细胞（Treg）表面的表达水平，与 ISA 有协同作用，这从机制上解释了 ISA 联合免疫调节剂方案治疗多发性骨髓瘤的疗效增强。

（3）isatuximab 联合卡非佐米 / 地塞米松（IsaKd）：在一项Ⅰb 期 IsaKd 治疗 RRMM 的临床试验中，33 例患者既往都接受过免疫调节剂或蛋白酶体抑制剂治疗，其中 79% 为双重耐药，IsaKd 方案的 ORR 为 66%，且耐受性良好，没有因毒副作用的治疗中断，研究中未观察到最大耐受剂量。IKEMA 是一项 IsaKd 方案用于至少接受过 1 线治疗（不包括卡非佐米）的 RRMM 患者的Ⅲ期临床研究，旨在比较 IsaKd 和 Kd 方案治疗 RRMM 的疗效，主要研究目标为 PFS，次要研究目标为 ORR、≥VGPR 率、CR、MRD 转阴率、OS。研究计划入组 302 例 RRMM 患者，按 3∶2 随机分为两组。研究方案为：isatuximab 10mg/kg，第 1 疗程第 1、8、15、22 天，从第 2 疗程开始第 1、15 天；卡非佐米 20mg/m²，第 1、2 天，56mg/m²，第 8、9、15、16 天，静脉注射（第 1 疗程）；56mg/m²，第 1、2、8、9、15、16 天，静脉注射（第 2 疗程开始）；DEX 20mg，口服，第 1、2、8、9、15、16、22、23 天。该研究正在进行中，其结果令人期待。

目前正在进行的临床试验还有 ISA 联合 VRD 用于新诊断适合移植的多发性骨髓瘤患者（IMROZ）。

（三）MOR202

MOR202 是一种抗 CD38 的人源化 IgG1-λ 型单克隆抗体，可通过 ADCC 和 ADCP 发挥作用，而没有 CDC 作用，后者可能与单抗治疗时的 IRR 相关，因此该药输注时间可以较

DARA 短。前期研究证实 MOR202 与硼替佐米、来那度胺联用时抗肿瘤作用增强。后续一项多中心、开放 I/ⅡA 期临床试验评估了 MOR202 治疗 RRMM 的安全性和疗效。研究纳入了 10 个中心的 97 例患者，分为 MOR202 单药组（35 例）、MOR202 联合 DEX 组（18 例）、MOR202 联合 Pd 组（21 例）、MOR202 联合 Rd 组（17 例）。MOR202 静脉输注时间在 30 分钟内，IRR 的发生率在 MOR202 单药治疗组为 40%，联合用药治疗组（均包括 DEX）仅为 7%。推荐用法为：MOR202 16mg/kg，每周一次给药；DEX 40mg，与 MOR202 同步，在此基础上可联合 LEN 25mg，或 Pom 4mg，每 28 天一个疗程。常见的 3 级及以上不良反应为淋巴细胞减少（38%），中性粒细胞减少（33%），白细胞减少（30%），在 MOR202 联合免疫调节剂治疗组不良反应发生率更高。无 MOR202 相关死亡。接受 MOR202 单药治疗的 35 例患者，无疗效达 PR 者，联合 DEX 组、联合 Pd 组、联合 Rd 组的 *ORR* 分别为 28%、48%、65%；缓解时间中位数分别为 16.7 个月、16.6 个月和未达到；PFS 中位数分别为 8.4 个月、17.5 个月和未达到。这些结果提示 MOR202 与免疫调节剂联用治疗 RRMM 具有良好的临床疗效和安全性。

（四）抗 CD38 单克隆抗体对实验室检查结果的干扰

1. 血型鉴定　DARA 与红细胞表面的 CD38 结合后导致抗体检查和间接抗球蛋白试验结果假阳性，这种干扰作用可一直持续到停止治疗后的 6 个月。DARA 对 ABO/RhD 血型鉴定影响较小，加入二硫苏糖醇（DDT）可以使红细胞表面的 CD38 变性以防止与 DARA 相互作用，而 Kell 血型系统对 DDT 处理敏感的问题可通过提供 Kell 阴性的血液制品得到解决。患者应在 DARA 治疗前进行血型鉴定，并且在后续的治疗（特别是输血）及检查时告知医生及输血科曾接受过 DARA 治疗。

2. 疗效评估

（1）对 M 蛋白检测的影响：DARA 与 M 蛋白共同迁移，导致 M 蛋白的检测结果高于实际水平，在行免疫固定电泳检测时，非 IgG-κ 型患者接受 DARA 治疗后可出现低浓度 IgG-κ 型 M 蛋白。

（2）对流式细胞仪检测 MRD 的影响：抗 CD38 抗体和浆细胞表面 CD38 结合后，使残留骨髓瘤细胞表面 CD38 表达减少，通过 CD38 检测浆细胞变得困难，而且此现象可持续约 6 个月（距离上一次输注）。CD229，CD269（BCMA）和 CD319（SLAMF7）等有望成为新的浆细胞标志物，同时可使用二代测序检测 MRD 也可以避免受抗体治疗的影响。

二、抗 CS1 单克隆抗体

elotuzumab（ELO）是一种新的人源化 IgG1-κ 型单克隆抗体，靶向作用于骨髓瘤细胞表面信号淋巴细胞激活分子家族成员 7（signaling lymphocytic activation molecule family member 7，SLAMF7），也称为 CS1。SLAM7 表达于 NK 细胞和骨髓瘤细胞，因此 ELO 不仅能通过 NK 细胞依赖的 ADCC 作用诱导肿瘤细胞凋亡，同时还能增强 NK 细胞抗肿瘤的活性，抑制骨髓瘤细胞与基质细胞之间的相互作用，但缺乏 CDC 作用。不同于单药 DARA 和 isatuximab 的抗肿瘤作用，ELO 单药疗效欠佳，但联合来那度胺 / 地塞米松（Rd）后 *ORR* 可达 82%，PFS 中位数为 12.7 个月，提示 ELO 与其他药物的联合使用具有应用前景，以下简述几种联合用药方案。

1. ELO 联合来那度胺 / 地塞米松（ERd）　Eloquent-2 Ⅲ期临床试验是一项多中心、随机、开放性研究,比较 ERd 与 Rd 方案在 RRMM 患者的疗效。研究包括了 168 个研究机构,纳入了 646 例既往接受过 1~3 次治疗的 RRMM 患者,随机分为两组。研究患者中 70% 接受过硼替佐米治疗,48% 接受过沙利度胺治疗,6% 接受过来那度胺治疗,伴有 17p- 的细胞遗传学异常占 32%。ERd 方案为:ELO 10mg/kg,静脉注射(第 1~2 疗程第 1、8、15、22 天,第 3 疗程开始第 1、15 天);LEN 25mg,口服,第 1~21 天;DEX 40mg,口服,第 1、8、15、22 天,或 8mg 静脉注射和 28mg 口服(在使用 ELO 当天)。Rd 方案为:LEN 25mg,口服,第 1~21 天;DEX 40mg,口服,第 1、8、15、22 天,每 28 天一个周期。联合 ELO 组的 *ORR* 较对照组更高(79% vs. 66%,*P*<0.001),起效更快,达最佳疗效时间中位数为 2.8 个月(对照组为 3.8 个月),同时 PFS 时间延长约 5 个月(19.4 个月 vs. 14.9 个月,*P*<0.001)。ERd 与 Rd 相比,1 年 PFS 率为 68% vs. 57%,2 年 PFS 率为 41% vs. 27%(*P*<0.001),1 年的 OS 率为 91% vs. 83%,2 年的 OS 率为 73% vs. 69%,3 年的 OS 率为 60% vs. 53%。RRMM 患者接受 ERd 治疗后,疾病进展或死亡的风险下降 30%。试验数据还显示,在相同的 PFS 下,ERd 组达到 PR 以上疗效的患者比对照组明显增加,而且没有增加患者不良事件的发生率。而对于有 del(17p)细胞遗传学缺陷的患者,ERd 组的 PFS 为 21.19 个月,对照组为 14.92 个月;对于有 t(4;14)细胞遗传学缺陷的患者,ERd 组的 PFS 为 15.84 个月,对照组为 5.55 个月;同样在年龄≥65 岁、肌酐清除率 <60ml/min、ISS Ⅲ期、既往接受过硼替佐米、免疫调节剂或造血干细胞移植治疗等亚组分析中 ERd 方案仍有 PFS 的获益。该研究中观察到的毒副作用主要为发热、腹泻和咳嗽,患者可耐受,但值得注意,ERd 组有更高的带状疱疹感染率(4.1% vs. 2.2%),可能与 3/4 级的淋巴细胞减少相关。这项研究表明,对于 RRMM 患者,ERd 的疗效优于单独使用 Rd,且安全性良好。基于这一研究结果,2015 年美国批准 ELO 联合 Rd 方案用于接受过 1~3 线治疗的骨髓瘤患者。

POLLUX 试验和 Eloquent-2 试验研究分别在 Rd 的基础上联合使用 DARA 和 ELO,通过对比发现 *ORR* 分别为 93% 和 79%,≥VGPR 率分别为 76% 和 33%,≥CR 率分别为 43% 和 4%,目前的研究数据显示 DARA 的总体疗效好于 ELO,推测可能是因为 ELO 与 DARA 相比缺乏 ADCP 及 CDC 作用。

2. ELO 联合硼替佐米 / 地塞米松(EVd) 一项多中心、随机、开放的Ⅱ期临床试验,比较了 EVd 方案与 Vd 方案在接受过 1~3 线治疗的 RRMM 患者中的疗效。研究纳入 152 例患者,结果显示 EVd 方案使 RRMM 患者疾病进展或死亡的风险下降 28%,EVd 组的 PFS 中位数较 Vd 组更长(9.7 个月 vs. 6.9 个月),且没有增加毒副作用。亚组分析也显示 EVd 方案的 PFS 优于 Vd。研究还发现 EVd 组中 FcγRⅢa 受体高亲和力患者较低亲和力者有更好的 PFS 中位数(22.3 个月 vs. 9.8 个月),其低亲和力者的 PFS 仍然优于 Bd 方案。同时,EVd 组的 *ORR*、≥VGPR 率较对照组高(66% vs. 63%,36% vs. 27%)。2 年的 OS 率两组分别为 73% 和 66%。该研究显示了 EVd 方案在 RRMM 的疗效。

3. ELO 联合泊马度胺 / 地塞米松(EPd) ELOQUENT-3 是一个多中心、随机、开放性Ⅱ期临床试验,比较了 EPd 和 Pd 方案在 RRMM 患者的疗效。研究纳入了 43 个中心的 117 例 RRMM 患者,既往至少接受过包括来那度胺、蛋白酶体抑制剂在内的二线及以上治疗,排除了既往接受过泊马度胺、浆细胞白血病、肌酐清除率 <45ml/min 的患者。ELO 10mg/kg,第 1~2 疗程第 1、8、15、22 天,20mg/kg,第 3 疗程开始第 1 天,静脉注射,Pom 4mg,口服,第 1~21 天;DEX 40mg(≤75 岁)或 20mg(>75 岁)口服,第 1、8、15、22 天,当同时用 ELO

时，DEX 8mg 静脉注射和 28mg（≤75 岁）或 8mg（>75 岁）口服（在使用 ELO 当天），每 28 天一个周期。对比 Pd 方案，EPd 方案的 PFS 中位数更长（10.3 个月 vs. 4.7 个月），疾病进展 / 死亡的风险降低了 46%，*ORR*、≥VGPR 率更高（53% vs. 26%，20% vs. 9%），亚组分析也得出同样结果。达缓解时间中位数两组相似（2.2 个月 vs. 1.9 个月），缓解持续时间中位数 EPd 组更优（未达到 vs. 8.3 个月）。研究显示了 EPd 方案在 RRMM 令人鼓舞的疗效。

4. ELO 联合沙利度胺 / 地塞米松（ETd） 一项 ETd 方案治疗 RRMM 的单臂临床试验共纳入 40 例患者，既往接受过中位三线治疗，其中 98% 用过硼替佐米，73% 用过来那度胺。研究方案：ELO 10mg/kg，静脉注射，第 1～2 疗程第 1、8、15、22 天，第 3 疗程开始第 1、15 天；沙利度胺 50mg/d 第 1 疗程 1～2 周，100mg/d 第 1 疗程 3～4 周，200mg/d 第 2 疗程开始；DEX 40mg 口服，第 1、8、15、22 天，或 DEX 8mg 静脉注射和 28mg 口服（在使用 ELO 当天）；伴或不伴 CTX 50mg/d，每 28 天一个周期。该方案最常见的非血液学不良反应为乏力、外周水肿，均不超过 3 级。3～4 级的血液学不良事件为淋巴细胞减少、贫血、白细胞减少、中性粒细胞减少、血小板减少。没有患者因 IRR 而停药。研究中患者的 *ORR* 为 38%，PFS 中位数为 3.9 个月，OS 中位数为 16.3 个月，1 年的 OS 率为 63%。ELO 联合沙利度胺表现出协同作用，该方案可以用于 RRMM 患者的治疗。

目前，还有更多以 ELO 为基础的临床研究正在进行中，其中包括了 ELO 联合 Rd 用于新诊断不适合移植的骨髓瘤（ELOQUENT-1）、ELO 联合 VRD 用于新诊断适合移植的骨髓瘤（GMMG-HD6）等，其结果值得期待。

三、其他单克隆抗体

目前，除了针对 CD38 和 CS1 的单克隆抗体外，还有许多不同靶点的单克隆抗体正在研发中，它们在多发性骨髓瘤治疗上的作用还有待更多的临床试验证实。以下对这些单克隆抗体的研究现状做简要介绍。

（一）抗 IL-6 单克隆抗体——司妥昔单抗

白细胞介素 -6（interleukin-6，IL-6）在骨髓瘤的发生发展的病理生理过程中起重要的作用，高 IL-6 水平与骨髓瘤患者的预后不良相关。司妥昔单抗（siltuximab）是一种人鼠嵌合的抗 IL-6 的单克隆抗体，目前多项研究将其用于多发性骨髓瘤的治疗。

1. 司妥昔单抗单药 一项Ⅰ期开放性临床试验评估了司妥昔单抗治疗 B 细胞非霍奇金淋巴瘤、多发性骨髓瘤、卡斯尔曼病的安全性及药代动力学。研究纳入了 67 例患者，分别为 B 细胞非霍奇金淋巴瘤 17 例、多发性骨髓瘤 13 例、卡斯尔曼病 37 例。结果显示，可能与药物相关的最常见不良反应为血小板减少、高甘油三酯血症、中性粒细胞减少、白细胞减少、高胆固醇血症和贫血，无治疗相关死亡。司妥昔单抗 12mg/kg，每 3 周一次的剂量用法安全、可耐受，未观察到剂量限制性毒性。15% 的骨髓瘤患者获得 CR，OS 中位数未达到。

2. 司妥昔单抗联合其他抗骨髓瘤药物

（1）司妥昔单抗联合硼替佐米治疗 RRMM：一项多中心、随机对照、双盲Ⅱ期临床试验比较了司妥昔单抗联合硼替佐米和硼替佐米单药治疗 RRMM 的疗效和安全性。281 例患者纳入研究，司妥昔单抗用法为 6mg/kg，每 2 周一次。结果显示司妥昔单抗联合硼替佐米方案虽然较对照组在缓解率数值上有增加（*ORR* 55% vs. 47%，CR 率 11% vs. 7%），更快达 CR（4.1 个月 vs. 5.1 个月），但并未改善 RRMM 患者的 PFS 和 OS，而该方案的治疗中断率、

3 级以上中性粒细胞减少、血小板减少和各级感染的发生率较对照组更高。

（2）司妥昔单抗联合硼替佐米 / 美法仑 / 泼尼松（VMP）治疗新诊断不适合移植多发性骨髓瘤：这是一项 II 期随机对照试验。106 例患者随机分为两组，比较了司妥昔单抗联合 VMP 与 VMP 方案的疗效，司妥昔单抗用法为 11mg/kg，每 3 周一次。结果显示司妥昔单抗联合 VMP 可以增加患者的 VGPR 率，但不能改善 CR 率和 PFS、OS。

（3）司妥昔单抗联合硼替佐米 / 来那度胺 / 地塞米松（VRD）治疗新诊断多发性骨髓瘤：一项开放、多中心、I/II 期临床试验评估了其有效性、安全性，以及自体造血干细胞移植患者 CD34$^+$ 细胞的采集数。结果显示：与 VRD 联用时，司妥昔单抗的最大耐受剂量为 8.3mg/kg，严重不良反应包括肺炎和血小板减少，无治疗相关死亡。3～4 疗程后的 *ORR* 为 90.9%，81.8% 的患者序贯自体造血干细胞移植，该方案不影响造血干细胞动员，所有患者均采集到足够量的 CD34$^+$ 细胞。

（二）抗 CD138 单克隆抗体——indatuximab ravtansine（BT062）

CD138 是一种跨膜蛋白受体，在恶性浆细胞过表达，被用作多发性骨髓瘤主要的诊断标记。BT062 由抗 CD138 的单克隆抗体和美登素（maytansine）的衍生物（DM1 和 DM4）组成，是一种新型单克隆抗体。

两项 I 期（单剂量）和 I/II 期（多剂量）多中心、开放性临床试验评估了其用于治疗 RRMM 的安全性、疗效和药代动力学。分别纳入了 32 例和 35 例患者，既往接受过蛋白酶体抑制剂和免疫调节剂治疗。两项研究中，75% 以上患者疗效均达到或超过 SD，多剂量研究中，≥MR 率为 14.7%。疾病进展时间中位数为 3 个月，OS 中位数为 26.7 个月。最大耐受剂量：单剂量研究为 160mg/m^2，第 1 天，每 21 天一个疗程；多剂量研究为 140mg/m^2，第 1、8、15 天，每 28 天一个疗程。88% 的不良反应为 1/2 级，最常见为腹泻、乏力。药代动力学显示药物能快速清除而没有相应的累积。

（三）抗 CD40 单克隆抗体——dacetuzumab（SGN-40）

CD40 表达于包括多发性骨髓瘤在内的多种 B 淋巴细胞恶性肿瘤，被用作抗体免疫治疗的潜在靶点。dacetuzumab 是一种人源性的抗 CD40 单克隆抗体，通过 ADCC、ADCP、直接信号转导细胞凋亡等多重作用机制发挥抗肿瘤效应。

一项多中心、I 期开放性临床试验评估了 dacetuzumab 在多发性骨髓瘤的安全性、最大耐受剂量、药代动力学和抗肿瘤效应。研究纳入 44 例 RRMM 患者，既往至少接受过 2 线治疗。20% 的患者疗效达 SD。可能与药物相关的不良反应为细胞因子释放综合征、非感染性眼部炎症和肝脏的氨基转移酶升高，一般出现在治疗的开始 2 周，预防性使用类固醇能减少细胞因子释放综合征的发生。研究显示单药 dacetuzumab 的疗效欠佳，但安全性好，可以与其他抗骨髓瘤药物联合应用于 RRMM 的治疗，目前 dacetuzumab 联合来那度胺或硼替佐米治疗 RRMM 的研究正在进行中。

（四）抗 CD56 单克隆抗体——lorvotuzumab mertansine

CD56 主要表达在神经内分泌来源的细胞上，如 NK 细胞和一些 T 细胞亚型，但在骨髓瘤等血液肿瘤可以异常表达，由于 CD56 表达于 75% 的骨髓瘤细胞，而在正常细胞的表达低于 15%，因此对疾病的诊断和靶向治疗都有意义。

lorvotuzumab mertansine 是一个抗 CD56 的单克隆抗体，IMGN901 研究是一项 lorvotuzumab mertansine 单药用于 CD56$^+$ 的复发难治多发性骨髓瘤的 I 期临床试验，旨在评估其安全性、药代动力学和疗效。研究纳入 37 例患者,发现药物的最大耐受剂量为 112mg/m^2,第 1、8 天,每 21 天一个疗程。患者疗效分别为 SD 42.9%,MR 11.4%,PR 5.7%,MR 以上疗效患者的缓解时间中位数达 61.9 周,PFS 中位数为 26.1 周。不良反应可耐受,3/4 级不良反应发生率低,未发生 IRR。

(五)抗 CD74 单克隆抗体——milatuzumab

CD74 的表达通常见于 B 细胞恶性肿瘤,尤其在多发性骨髓瘤高表达。milatuzumab 是人源化的抗 CD74 的 IgG1-κ 单克隆抗体,一项多中心、I 期临床试验中共纳入 25 例 RRMM 患者,16mg/kg 为安全剂量,未观察到剂量限制性毒性。研究未观察到客观疗效,26% 的患者疾病处于 SD。milatuzumab 与其他药物的联合使用是今后的研究方向。

(六)抗 IGF-1R 单克隆抗体——AVE1642

胰岛素样生长因子 -1 受体(insulin-like growth factor 1 receptor,IGF-1R)高表达于多发性骨髓瘤细胞,参与调节细胞的增殖、黏附和侵袭,与疾病的不良预后有关。AVE1642 是全人源化、高亲和力的抗 IGF-1R 的 IgG2 单克隆抗体,一项多中心、开放性 I 期临床试验评估了 AVE1642 用于 RRMM 的安全性和耐受性。结果显示 AVE1642 安全性好,在单药组和联合硼替佐米组均能耐受,在联合硼替佐米组的 3/4 级不良事件发生率为 36.4%,分别为疾病进展、高钙血症和肾静脉血栓,未观察到剂量限制性毒性。单药组 15 例患者仅 1 例疗效达 MR,7 例 SD;联合硼替佐米组 11 例患者中 1 例达 CR,1 例 PR,3 例 MR,3 例 SD。该药在 RRMM 的应用还需要更多的临床研究。

(七)抗 EGFR 单克隆抗体——西妥昔单抗

西妥昔单抗(cetuximab)是一种抗表皮生长因子受体(epidermal growth factor receptor,EGFR)的抗体,被批准用于结直肠和头颈部肿瘤。EGFR 也表达于骨髓瘤患者的浆细胞和骨髓基质细胞,抑制 EGFR 能诱导骨髓瘤细胞凋亡,并显示出与激素的协同作用。因此 EGFR 抗体西妥昔单抗用于骨髓瘤的治疗可能是有效的,尤其是与激素联用时。EMMA1 研究是首个将西妥昔单抗用于治疗 RRMM 患者的开放、非随机的 II 期临床试验。结果显示西妥昔单抗与激素联用安全性良好,对 RRMM 患者有一定的疗效,*ORR* 为 7%,SD 为 40%。

(八)抗 ICAM-1 单克隆抗体——BI-505

细胞间黏附分子 -1(intercellular adhesion molecule-1,ICAM-1)高表达于骨髓瘤细胞表面,BI-505 是一种全人源化、高亲和力 IgG1 单克隆抗体,它与 ICAM-1 结合,发挥巨噬细胞依赖的抗骨髓瘤作用。

一项多中心、开放性、剂量递增的 I 期临床试验评估 BI-505 在 RRMM 患者的安全性、耐受性和药代动力学资料。35 例患者纳入研究,至少接受过 2 线治疗。常见的不良反应为 IRR,表现为乏力、发热、头痛、恶心,多数为轻至中度,常见于首次输注,通过药物预防或减慢滴速可以有效处理,耐受性好。研究显示单药治疗疗效欠佳,只有 24.1% 的患者获得 SD。另一项 BI-505 治疗冒烟性骨髓瘤患者的单臂、开放 II 期临床试验也显示虽然其耐受性好,但未显示确切的疗效。有研究者提出它可能在与来那度胺或硼替佐米联用时效果更好,相关研究正在进行中。

(九)抗 BAFF 单克隆抗体——tabalumab

B 细胞活化因子(B-cell-activating factor,BAFF)是 TNFα 家族的成员,影响 B 细胞和浆细胞的成熟、活化。高 BAFF 与骨髓瘤进展和不良预后相关。tabalumab 是抗 BAFF 的人源化单克隆抗体，具有抗骨髓瘤作用。为寻找联合用药时 tabalumab 的合适剂量，研究者开展了一项 tabalumab 联合硼替佐米治疗 RRMM 的 I 期临床试验，发现 100mg 的 tabalumab 与硼替佐米联合耐受性好，未观察到剂量限制性毒性；且治疗有效，*ORR* 为 42%，TTP 中位数为 4.8 个月，为今后的 tabalumab 联合方案提供了参考剂量。而另一项双盲 II 期临床试验评估了不同剂量 tabalumab 联合硼替佐米／地塞米松（VD）与 VD 在 RRMM 的应用，发现虽然该方案有很好的安全性，但未发现 tabalumab 组较安慰剂组有 PFS 的改善，300mg 和 100mg 剂量组之间疗效无差异。同时，BAFF 的表达水平对骨髓瘤有一定预后价值。

（十）抗 KIR 单克隆抗体——IPH2101

NK 细胞在骨髓瘤的免疫反应中起重要作用，然而骨髓瘤细胞表达杀伤免疫球蛋白样受体（killer immunoglobulin-like receptor，KIR），能阻止 NK 细胞的细胞毒作用。IPH2101 是一种抗 KIR 的人源化 IgG4 单克隆抗体，其阻断 KIR 的作用，促进 NK 细胞对骨髓瘤细胞的识别和溶解。一项单药、剂量递增的 I 期临床试验采用 IPH2101 治疗复发难治多发性骨髓瘤患者，发现能使 NK 细胞活化、功能增强，且未发现剂量限制性毒性，仅 34% 患者获得 SD 的疗效。为取得更好的疗效，一项 IPH2101 与来那度胺联合治疗 RRMM 的 I 期临床试验随后开展，结果显示联合用药方案耐受性良好，IPH2101 的药代动力学和药效学不受来那度胺的影响。*ORR* 为 33.3%，其中有 3 例既往接受过 Rd 方案；缓解持续时间中位数 24 个月，PFS 中位数也是 24 个月，均优于单药治疗。

（十一）抗 KMA 单克隆抗体——KappaMab

κ 骨髓瘤抗原（κ myeloma antigen，KMA）是 κ 轻链的膜表达形式，表达于 κ 轻链型骨髓瘤细胞。KappaMab 是一种嵌合型 IgG1k 单抗，可结合于 KMA 的独特构象表位，诱导细胞膜的改变，激活免疫细胞信号转导通路。体外实验已证实 KappaMab 可诱导 ADCC 效应，且该作用在联用来那度胺时增强。一项临床研究将 KappaMab 用于 κ 型多发性骨髓瘤患者，初步评估其安全性良好，没有发生治疗相关的血液学不良事件和严重不良事件，目前一项旨在评估 KappaMab 单药和 KappaMab 联合来那度胺疗效的 II 期临床试验正在进行中。

（十二）抗 GRP78 单克隆抗体——PAT-SM6

糖调节蛋白 78（glucose regulated protein 78，GRP78）是一种抗凋亡蛋白，在肿瘤的生长、血管形成、转移和对蛋白酶体抑制剂的耐药中起重要作用。PAT-SM6 是一种针对 GRP78 的全人源化 IgM 抗体，在骨髓瘤治疗中主要作用机制为诱导肿瘤细胞凋亡，其次为 CDC 作用。

一项 I 期临床试验评估了 PAT-SM6 在 RRMM 患者治疗的安全性和耐受性。研究中 12 例患者既往接受过至少二线包括免疫调节剂和蛋白酶体抑制剂在内的治疗方案。研究中各剂量组均耐受良好，未达到最大耐受剂量。最常见的不良反应为 1/2 级白细胞减少（66.6%），33.3% 的患者疗效达 SD。

（十三）抗 RANKL 单克隆抗体——地舒单抗（AMG162）

NF-κB 受体激活蛋白配体（receptor activator of nuclear factor-κB ligand，RANKL）影响破骨细胞的分化、功能和存活，在骨髓瘤骨病的发生和进展中起重要作用，其同时也可以影响骨髓瘤细胞的增殖。动物实验已证实抑制 RANKL 可以降低 M 蛋白、减轻肿瘤负荷。地舒单抗（denosumab）是一种全人源化抗 RANKL 单克隆抗体，被用于多发性骨髓瘤的治疗。

一项国际多中心、随机、双盲 III 期临床试验评估了地舒单抗对比唑来膦酸在新诊断多发性骨髓瘤患者骨病治疗的有效性和安全性。研究纳入 1 718 例患者,地舒单抗 120mg,皮下注射。结果显示该药能防止骨相关事件的发生,其作用不劣于唑来膦酸,甚至有更优的趋势;同时该药耐受性好,能皮下注射,使用更为方便,且不经肾脏排泄,不需要监测肾功能而调整剂量。另一项Ⅱ期临床试验评估了地舒单抗对复发和平台期骨髓瘤患者的疗效,研究中 21% 的复发患者治疗后 SD 持续超过 16.5 个月;46% 的平台期患者治疗后 SD 持续超过 18.3 个月,显示了该药的抗骨髓瘤作用。

(十四)抗 DKK1 单克隆抗体——BHQ880

DKK1 表达于骨髓瘤细胞,抑制成骨细胞的功能,在骨髓瘤骨病的发生发展中起重要作用。BHQ880 是一种人源化抗 DKK1 的 IgG1 单克隆抗体,一项多中心剂量递增的ⅠB 期临床试验将 BHQ880 联合其他抗骨髓瘤药和唑来膦酸用于 RRMM 患者,耐受性良好,推荐剂量为 10mg/kg,研究观察到骨密度的增加,骨相关事件减少,在 RRMM 有潜在抗骨髓瘤作用。

(郑 冬 李 娟)

【参考文献】

[1] OVERDIJK M B, VERPLOEGEN S, BÖGELS M, et al. Antibody-mediated phagocytosis contributes to the anti-tumor activity of the therapeutic antibody daratumumab in lymphoma and multiple myeloma[J]. MAbs, 2015, 7(2): 311-321.

[2] KREJCIK J, CASNEUF T, NIJHOF I S, et al. Daratumumab depletes CD38+ immune regulatory cells, promotes T-cell expansion, and skews T-cell repertoire in multiple myeloma[J]. Blood, 2016, 128(3): 384-394.

[3] LOKHORST H M, PLESNER T, LAUBACH J P, et al. Targeting CD38 with daratumumab monotherapy in multiple myeloma[J]. N Engl J Med, 2015, 373(13): 1207-1219.

[4] LONIAL S, WEISS B M, USMANI S Z, et al. Daratumumab monotherapy in patients with treatment-refractory multiple myeloma(SIRIUS): An open-label, randomised, phase 2 trial[J]. Lancet, 2016, 387(10027): 1551-1560.

[5] USMANI S Z, WEISS B M, PLESNER T, et al. Clinical efficacy of daratumumab monotherapy in patients with heavily pretreated relapsed or refractory multiple myeloma[J]. Blood, 2016, 128(1): 37-44.

[6] RICHARDSON P G, BARLOGIE B, BERENSON J, et al. A phase 2 study of bortezomib in relapsed, refractory myeloma[J]. N Engl J Med, 2003, 348(26): 2609-2617.

[7] SIEGEL D S, MARTIN T, WANG M, et al. A phase 2 study of single-agent carfilzomib(PX-171-003-A1) in patients with relapsed and refractory multiple myeloma[J]. Blood, 2012, 120(14): 2817-2825.

[8] RICHARDSON P, JAGANNATH S, HUSSEIN M, et al. Safety and efficacy of single-agent lenalidomide in patients with relapsed and refractory multiple myeloma[J]. Blood, 2009, 114(4): 772-778.

[9] SPENCER A, LENTZSCH S, WEISEL K, et al. Daratumumab plus bortezomib and dexamethasone versus bortezomib and dexamethasone in relapsed or refractory multiple myeloma: Updated analysis of CASTOR[J]. Haematologica, 2018, 103(12): 2079-2087.

[10] DIMOPOULOS M A, ORIOL A, NAHI H, et al. Daratumumab, lenalidomide, and dexamethasone for multiple myeloma[J]. N Engl J Med, 2016, 375(14): 1319-1331.

[11] STEWART A K，RAJKUMAR S V，DIMOPOULOS M A，et al. Carfilzomib，lenalidomide，and dexamethasone for relapsed multiple myeloma[J]. N Engl J Med，2015，372（2）：142-152.

[12] MOREAU P，MASSZI T，GRZASKO N，et al. Oral ixazomib，lenalidomide，and dexamethasone for multiple myeloma[J]. N Engl J Med，2016，374（17）：1621-1634.

[13] CHARI A，SUVANNASANKHA A，FAY J W，et al. Daratumumab plus pomalidomide and dexamethasone in relapsed and/or refractory multiple myeloma[J]. Blood，2017，130（8）：974-981.

[14] MATEOS M V，CAVO M，BLADE J，et al. Overall survival with daratumumab，bortezomib，melphalan，and prednisone in newly diagnosed multiple myeloma（ALCYONE）：A randomised，open-label，phase 3 trial[J]. Lancet，2020，395（10218）：132-141.

[15] DIMOPOULOS M A，CAVO M，MATEOS M V，et al. A matching-adjusted indirect treatment comparison （MAIC） of daratumumab-bortezomib-melphalan-prednisone（D-VMP）versus lenalidomide-dexamethasone continuous（Rd continuous），lenalidomide-dexamethasone 18 months（Rd 18），and melphalan-prednisone-thalidomide（MPT）[J]. Leuk Lymphoma，2020，61（3）：714-720.

[16] DECKERT J，WETZEL M C，BARTLE L M，et al. SAR650984，a novel humanized CD38-targeting antibody，demonstrates potent antitumor activity in models of multiple myeloma and other CD38+ hematologic malignancies[J]. Clin Cancer Res，2014，20（17）：4574-4583.

[17] FENG X Y，ZHANG L，ACHARYA C，et al. Targeting CD38 suppresses induction and function of T regulatory cells to mitigate immunosuppression in multiple myeloma[J]. Clin Cancer Res，2017，23（15）：4290-4300.

[18] MARTIN T，BAZ R，BENSON D M，et al. A phase 1b study of isatuximab plus lenalidomide and dexamethasone for relapsed/refractory multiple myeloma[J]. Blood，2017，129（25）：3294-3303.

[19] MARTIN T，STRICKLAND S，GLENN M，et al. Phase Ⅰ trial of isatuximab monotherapy in the treatment of refractory multiple myeloma[J]. Blood Cancer J，2019，9（4）：41.

[20] MIKHAEL J，RICHTER J，VIJ R，et al. A dose-finding phase 2 study of single agent isatuximab（anti-CD38 mAb）in relapsed/refractory multiple myeloma[J]. Leukemia，2020，34（12）：3298-3309.

[21] MIKHAEL J，RICHARDSON P，USMANI S Z，et al. A phase 1b study of isatuximab plus pomalidomide/ dexamethasone in relapsed/refractory multiple myeloma[J]. Blood，2019，134（2）：123-133.

[22] ATTAL M，RICHARDSON P G，RAJKUMAR S V，et al. isatuximab plus pomalidomide and low-dose dexamethasone versus pomalidomide and low-dose dexamethasone in patients with relapsed and refractory multiple myeloma（ICARIA-MM）：A randomised，multicentre，open-label，phase 3 study[J]. Lancet，2019，394（10214）：2096-2107.

[23] JIANG H，ACHARYA C，AN G，et al. SAR650984 directly induces multiple myeloma cell death via lysosomal-associated and apoptotic pathways，which is further enhanced by pomalidomide[J]. Leukemia，2016，30（2）：399-408.

[24] CHARI A，RICHTER J R，SHAH N ET A L. Phase Ⅰ-b study of isatuximab + carfilzomib in relapsed and refractory multiple myeloma（RRMM）[J]. J Clin Oncol，2018，36（15_suppl）：8014-8014.

[25] MOREAU P，DIMOPOULOS M A，YONG K，et al. isatuximab plus carfilzomib/dexamethasone versus carfilzomib/dexamethasone in patients with relapsed/refractory multiple myeloma：IKEMA phase Ⅲ study design[J]. Future Oncol，2020，16（2）：4347-4358.

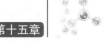

[26] RAAB M S, ENGELHARDT M, BLANK A, et al. MOR202, a novel anti-CD38 monoclonal antibody, in patients with relapsed or refractory multiple myeloma: A first-in-human, multicentre, phase 1-2a trial[J]. Lancet Haematol, 2020, 7(5): e381-e394.

[27] PALUMBO A, SONNEVELD P. Preclinical and clinical evaluation of elotuzumab, a SLAMF7-targeted humanized monoclonal antibody in development for multiple myeloma[J]. Expert Rev Hematol, 2015, 8(4): 481-491.

[28] HSI E D, STEINLE R, BALASA B, et al. CS1, a potential new therapeutic antibody target for the treatment of multiple myeloma[J]. Clin Cancer Res, 2008, 14(9): 2775-2784.

[29] ZONDER J A, MOHRBACHER A F, SINGHAL S, et al. A phase 1, multicenter, open-label, dose escalation study of elotuzumab in patients with advanced multiple myeloma[J]. Blood, 2012, 120(3): 552-559.

[30] LONIAL S, VIJ R, HAROUSSEAU J L, et al. elotuzumab in combination with lenalidomide and low-dose dexamethasone in relapsed or refractory multiple myeloma[J]. J Clin Oncol, 2012, 30(16): 1953-1959.

[31] LONIAL S, DIMOPOULOS M, PALUMBO A, et al. elotuzumab therapy for relapsed or refractory multiple myeloma[J]. N Engl J Med, 2015, 373(7): 621-631.

[32] DIMOPOULOS M A, LONIAL S, WHITE D, et al. elotuzumab plus lenalidomide/dexamethasone for relapsed or refractory multiple myeloma: ELOQUENT-2 follow-up and post-hoc analyses on progression-free survival and tumour growth[J]. Br J Haematol, 2017, 178(6): 896-905.

[33] JAKUBOWIAK A, OFFIDANI M, PÉGOURIE B, et al. Randomized phase 2 study: elotuzumab plus bortezomib/dexamethasone vs bortezomib/dexamethasone for relapsed/refractory MM[J]. Blood, 2016, 127(23): 2833-2840.

[34] DIMOPOULOS M A, DYTFELD D, GROSICKI S, et al. elotuzumab plus pomalidomide and dexamethasone for multiple myeloma[J]. N Engl J Med, 2018, 379(19): 1811-1822.

[35] MATEOS M V, GRANELL M, ORIOL A, et al. elotuzumab in combination with thalidomide and low-dose dexamethasone: A phase 2 single-arm safety study in patients with relapsed/refractory multiple myeloma[J]. Br J Haematol, 2016, 175(3): 448-456.

[36] KURZROCK R, VOORHEES P M, CASPER C, et al. A phase I, open-label study of siltuximab, an anti-IL-6 monoclonal antibody, in patients with B-cell non-Hodgkin lymphoma, multiple myeloma, or Castleman disease[J]. Clin Cancer Res, 2013, 19(13): 3659-3670.

[37] ORLOWSKI R Z, GERCHEVA L, WILLIAMS C, et al. A phase 2, randomized, double-blind, placebo-controlled study of siltuximab (anti-IL-6 mAb) and bortezomib versus bortezomib alone in patients with relapsed or refractory multiple myeloma[J]. Am J Hematol, 2015, 90(1): 42-49.

[38] SAN-MIGUEL J, BLADÉ J, SHPILBERG O, et al. Phase 2 randomized study of bortezomib-melphalan-prednisone with or without siltuximab (anti-IL-6) in multiple myeloma[J]. Blood, 2014, 123(26): 4136-4142.

[39] SHAH J J, FENG L, THOMAS S K, et al. Siltuximab (CNTO 328) with lenalidomide, bortezomib and dexamethasone in newly-diagnosed, previously untreated multiple myeloma: An open-label phase I trial[J]. Blood Cancer J, 2016, 6(2): e396.

[40] JAGANNATH S, HEFFNER LT J R, AILAWADHI S, et al. Indatuximab ravtansine (BT062) monotherapy in patients with relapsed and/or refractory multiple myeloma[J]. Clin Lymphoma Myeloma Leuk, 2019, 19(6): 372-380.

[41] HUSSEIN M, BERENSON J R, NIESVIZKY R, et al. A phase I multidose study of dacetuzumab（SGN-40；humanized anti-CD40 monoclonal antibody）in patients with multiple myeloma[J]. Haematologica, 2010, 95（5）: 845-848.

[42] AILAWADHI S, KELLY K R, VESCIO R A, et al. A phase I study to assess the safety and pharmacokinetics of single-agent lorvotuzumab mertansine（IMGN901）in patients with relapsed and/or refractory CD-56-positive multiple myeloma[J]. Clin Lymphoma Myeloma Leuk, 2019, 19（1）: 29-34.

[43] KAUFMAN J L, NIESVIZKY R, STADTMAUER E A, et al. Phase I, multicentre, dose-escalation trial of monotherapy with milatuzumab（humanized anti-CD74 monoclonal antibody）in relapsed or refractory multiple myeloma[J]. Br J Haematol, 2013, 163（4）: 478-486.

[44] MOREAU P, CAVALLO F, LELEU X, et al. Phase I study of the anti insulin-like growth factor 1 receptor（IGF-1R）monoclonal antibody, AVE1642, as single agent and in combination with bortezomib in patients with relapsed multiple myeloma[J]. Leukemia, 2011, 25（5）: 872-874.

[45] VON TRESCKOW B, BOELL B, EICHENAUER D, et al. Anti-epidermal growth factor receptor antibody cetuximab in refractory or relapsed multiple myeloma: A phase II prospective clinical trial[J]. Leuk Lymphoma, 2014, 55（3）: 695-697.

[46] HANSSON M, GIMSING P, BADROS A, et al. A Phase I dose-escalation study of antibody BI-505 in relapsed/refractory multiple myeloma[J]. Clin Cancer Res, 2015, 21（12）: 2730-2736.

[47] WICHERT S, JULIUSSON G, JOHANSSON A, et al. A single-arm, open-label, phase 2 clinical trial evaluating disease response following treatment with BI-505, a human anti-intercellular adhesion molecule-1 monoclonal antibody, in patients with smoldering multiple myeloma[J]. PLoS One, 2017, 12（2）: e0171205.

[48] RAJE N S, FABER EA J R, RICHARDSON P G, et al. Phase 1 study of tabalumab, a human anti-B-cell activating factor antibody, and bortezomib in patients with relapsed/refractory multiple myeloma[J]. Clin Cancer Res, 2016, 22（23）: 5688-5695.

[49] RAJE N S, MOREAU P, TERPOS E, et al. Phase 2 study of tabalumab, a human anti-B-cell activating factor antibody, with bortezomib and dexamethasone in patients with previously treated multiple myeloma[J]. Br J Haematol, 2017, 176（5）: 783-795.

[50] BENSON JR D M, COHEN A D, JAGANNATH S, et al. A phase I trial of the anti-KIR antibody IPH2101 and lenalidomide in patients with relapsed/refractory multiple myeloma[J]. Clin Cancer Res, 2015, 21（18）: 4055-4061.

[51] SPENCER A, WALKER P, ASVADI P, et al. A preliminary study of the anti-κ myeloma antigen monoclonal antibody KappaMab（MDX-1097）in pretreated patients with κ-restricted multiple myeloma[J]. Blood Cancer J, 2019, 9（8）: 58.

[52] RASCHE L, DUELL J, CASTRO I C, et al. GRP78-directed immunotherapy in relapsed or refractory multiple myeloma: Results from a phase 1 trial with the monoclonal immunoglobulin M antibody PAT-SM6[J]. Haematologica, 2015, 100（3）: 377-384.

[53] RAJE N, TERPOS E, WILLENBACHER W, et al. Denosumab versus zoledronic acid in bone disease treatment of newly diagnosed multiple myeloma: An international, double-blind, double-dummy, randomised, controlled, phase 3 study[J]. Lancet Oncol, 2018, 19（3）: 370-381.

[54] VIJ R, HORVATH N, SPENCER A, et al. An open-label, phase 2 trial of denosumab in the treatment of

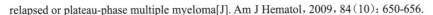

relapsed or plateau-phase multiple myeloma[J]. Am J Hematol, 2009, 84(10): 650-656.

[55] IYER S P, BECK J T, STEWART A K, et al. A Phase ⅠB multicentre dose-determination study of BHQ880 in combination with anti-myeloma therapy and zoledronic acid in patients with relapsed or refractory multiple myeloma and prior skeletal-related events[J]. Br J Haematol, 2014, 167(3): 366-375.

第二节　嵌合抗原受体 T 细胞治疗多发性骨髓瘤

　　淋巴细胞是构成机体免疫系统的主要细胞群体，由表型和功能各异的细胞群体组成（如 T 细胞、B 细胞、NK 细胞等），共同完成对抗原物质的识别、应答和清除。其中 T 细胞介导的细胞免疫在机体抗肿瘤效应中起重要作用。CD8$^+$ T 细胞可识别肿瘤细胞表面的肿瘤抗原肽 -MHC Ⅰ类分子复合物，通过 Fas/Fas 配体、颗粒酶等多种途径杀伤肿瘤细胞，在抗肿瘤效应中起关键作用。CD4$^+$ T 细胞对肿瘤抗原的识别具有 MHC Ⅱ类分子限制性，可识别抗原提呈细胞捕获的肿瘤细胞分泌的可溶性抗原或肿瘤细胞表面脱落的抗原，不同的 CD4$^+$ T 细胞亚群介导不同的抗肿瘤机制：CD4$^+$ Th1 可辅助 CD8$^+$ 细胞毒性 T 细胞（CTL）活化；CD4$^+$ CTL 可直接杀伤肿瘤细胞；CD4$^+$ Th2 可辅助 B 细胞产生抗肿瘤抗体。CAR-T，即嵌合抗原受体 T 细胞治疗，通过基因工程技术，使能够识别肿瘤特异性抗原的受体表达在 T 细胞表面。嵌合抗原受体使得 T 细胞对肿瘤抗原的识别绕过了抗原提呈阶段，且无 MHC 限制性，使其杀伤活性得到最大化。

一、嵌合抗原受体 T 细胞的发展历史

（一）早期的探索

　　20 世纪 50 年代，随着干扰素的发现，人类开始了对免疫系统的热切探索。1967 年 Miller 首次描述了 T 细胞的存在及其在免疫系统中的重要作用。1989 年，以色列免疫学家 Eshhar 将 2, 4, 6- 三硝基苯（TNP）抗体的轻 / 重链可变区与 T 细胞受体（TCR）的 α/β 恒定区串联排列到表达载体上，分别转染 CTL，使基因修饰的 T 细胞表达嵌合 T 细胞受体（TCR），赋予 T 细胞对 TNP 半抗原的识别不具有 MHC 限制性，且能特异性识别抗原并发挥细胞毒作用。这便是 CAR-T 细胞的最早雏形。

　　CD3ζ 链是与 TCR 的胞内部分耦联及介导信号转导的重要亚基，其胞内区有 3 个免疫受体酪氨酸激活模体。为了解决重复转基因所致的低效率，1993 年 Eshhar 进一步优化了嵌合抗原受体的结构，将 TNP 抗体的单链 Fv（scFv）与 CD3ζ 串联构建到病毒表达载体上，仅需要单次转染，即可使 scFv-CD3ζ 融合蛋白高水平表达于 T 细胞表面，该基因修饰的 T 细胞能特异性识别并杀伤表达靶抗原的细胞。这表明 scFv-CD3ζ 融合蛋白能使 T 细胞发生活化且不依赖于 TCR-CD3 复合体，使基因修饰后的 T 细胞对靶抗原的识别无 MHC 限制性。第一代 CAR-T 细胞由此产生。

　　1975 年 Kohler 首次研制出单克隆抗体，但在早期抗肿瘤研究中，单克隆抗体并没有取得预期的临床疗效。Eshhar 等发现，即便有较强杀伤效能的单克隆抗体也无法有效进入实体肿瘤内部，他认为可接近性是影响单克隆抗体疗效的原因之一。与抗体不同，T 细胞可有效迁移到靶器官 / 组织，穿透血管壁进入肿瘤内部，进而杀伤靶细胞。他于是将肿瘤特异性抗体的轻链及重链编码区分别连接到 TCR 受体的 α 或 β 恒定区上，使基因修饰后的 T 细胞

具有靶向特定肿瘤抗原的能力。在 Eshhar 的研究基础上，1993 年 Stancovsk 等将 Neu/Her2 抗体的 scFv 段与 CD3ζ 构建到 pRSVFvR 慢病毒表达载体上，转染小鼠 CTL 细胞，将转基因的 CTL 细胞与 Neu/Her2+ 的肿瘤细胞孵育后，CTL 细胞发生显著的活化并杀伤 Neu/Her2+ 的肿瘤细胞。1998 年，美国希望之城国家医学中心的 Jensen 首次报道应用人 CD20 抗体的 scFv 段制备的 CAR-T 细胞能有效杀伤 CD20 阳性的 B 淋巴瘤细胞，该 CAR-T 细胞有 CD4+ Th1 和 CD8+ T 两种细胞组分，并推测 CD4+ Th1 细胞活化后可释放出更多的 IL-2 协助 CD8+ T 细胞的活化，进而增强抗肿瘤效应。

通常情况下，T 细胞的完全活化依赖于双信号系统，TCR-CD3 复合物是识别抗原肽并提供 T 细胞活化第一信号的分子基础，共刺激分子（如 CD28 等）提供 T 细胞活化的第二信号。然而，当时构建的嵌合抗原受体不能提供有效的信号使 T 细胞完全活化，因此在动物实验中并没有显示出显著疗效。

（二）临床前研究

1998 年，英国的 Finney 等首次构建出靶向 CD33 的第二代 CAR-T 细胞，由胞外的 scFv 抗原识别区、胞内的 CD28 和 CD3ζ 信号转导区串联而成，可同时提供 T 细胞活化的第一和第二信号，受 CD33 抗原刺激活化后可产生并释放出更高水平的 IL-2。随后，Finney 等研究显示 ICOS、OX-40 及 4-1BB 这三种共刺激分子同样能提高 T 细胞的细胞因子释放和靶细胞杀伤能力。

2004 年美国的 Imai 发现含 4-1BB 的抗 CD19 CAR-T 细胞对 CD19 阳性的急性淋巴细胞白血病（ALL）细胞有极强的杀伤能力，在效应细胞与靶细胞比例为 0.01∶1 时也可有效杀伤靶细胞，他推测 4-1BB 可能比 CD28 产生更持久且强烈的抗白血病效应。2009 年美国宾夕法尼亚大学的 June 首次通过原代 ALL 细胞小鼠移植模型证明 4-1BB 可显著延长 CAR-T 细胞在体内存活时间，大部分移植小鼠在输注 CAR-T 细胞后长达 6 个月时仍存活，该实验同样显示了 4-1BB 可能比 CD28 赋予 CAR-T 细胞更持久的抗白血病能力。

通过对 CAR-T 细胞的进一步优化，使得 T 细胞充分活化、延长体内存活时间、提高 IL-2 的释放水平并增强杀伤活性，且可避免 T 细胞发生活化诱导的细胞凋亡和进入无反应性状态，为 CAR-T 细胞治疗应用于临床奠定了重要基础。

（三）重要的临床试验

2008 年 Till 等报告了靶向 CD20 的第一代 CAR-T 治疗难治复发性滤泡性淋巴瘤的 I 期临床试验结果，共 7 位患者接受细胞输注，观察期未见严重的不良反应，其中 2 例在 CAR-T 输注前达完全缓解（CR），在 CAR-T 治疗后分别有 3 个月和 13 个月的无进展生存期（PFS），4 例有 3～12 个月的疾病稳定期（SD）。2010 年 Jensen 等应用靶向 CD19 和 CD20 的第一代 CAR-T 治疗难治复发性 B 细胞淋巴瘤，该研究显示 CAR-T 细胞在体内存活时间极短（1～7 天），有两例滤泡性淋巴瘤患者表现出抗转基因免疫排斥。尽管早期的临床试验尚未取得突出的疗效，但展示出了 CAR-T 细胞疗法具有良好的可实施性及安全性。

2010 年美国国家癌症研究所的 Kochenderfer 利用靶向 CD19 的第二代 CAR-T 细胞治疗 1 例难治复发性滤泡性淋巴瘤，该患者获得部分缓解（PR），PFS 达 8 个月。2011 年 Porter 用含 4-1BB 的抗 CD19 CAR-T 治疗 1 例难治性慢性淋巴细胞白血病，该患者接受了 $1.5×10^5$/kg 的 CAR-T 细胞治疗，疗效评估达 CR，PFS 长达 10 个月。同年，Till 等报告了第三代靶向 CD20 的 CAR-T 治疗 B 细胞淋巴瘤的临床试验结果，共 3 例患者接受治疗，2 例获得 CR，1 例为 PR，治疗后 1 年时外周血中仍可检测到 CAR-T 细胞。2013 年 Brentjens 等用靶向 CD19 的第二代 CAR-T 细胞治疗 5 例复发难治性 B-ALL，在治疗后均达到分子学水平的完全缓解。2018 年 June 团队分析了抗 CD19 CAR-T 在儿童及年轻成人 B-ALL 中的疗效，对 75 例患者进行了至少 3 个月的随访，总缓解率为 81%，6 个月和 12 个月时的 PFS 率和 OS 率分别为 73% 和 90%、50% 和 76%。

2017 年 8 月，美国 FDA 批准第一款 CD19 CAR-T 产品上市，用于治疗复发 / 难治性 B-ALL，是全球首个上市的自体 CAR-T 细胞产品。2 个月后，另一款 CD19 CAR-T 产品也被批准上市，是首款获批用于治疗特定类型 B 细胞淋巴瘤的细胞产品。

（四）CAR-T 治疗在多发性骨髓瘤领域的快速发展

早期，靶向 CD19 或 CD20 的 CAR-T 疗法在治疗 B 细胞血液系统恶性肿瘤中不断取得令人鼓舞的成绩。但由于 CD19 几乎不表达于恶性浆细胞表面，且当时尚未发现合适的骨髓瘤治疗靶点，因此，CAR-T 治疗在多发性骨髓瘤中的发展相对较晚。

直到 2013 年，美国国家癌症研究所的 Carpenter 等首次描述了 BCMA 可能是多发性骨髓瘤 CAR-T 治疗的候选靶点，他们发现 BCMA 均一表达于大部分多发性骨髓瘤的恶性浆细胞表面，并成功制备出含 CD28 共刺激分子的抗 BCMA CAR-T 细胞，通过体外实验证实了此 CAR-T 细胞有较强的杀伤原代骨髓瘤细胞的能力。随后研究者们发现 CS1、CD138、CD38、Kappa 轻链、CD229 等亦可作为多发性骨髓瘤 CAR-T 治疗的潜在靶点。

2016 年 Ali 等在 Blood 上发表了首个含 CD28 的 BCMA CAR-T 治疗难治复发性多发性骨髓瘤（RRMM）的初步研究结果，其中 2 例患者接受 9×10^6/kg 的 CAR-T 细胞治疗，1 例为自体移植后 3 个月复发，复发时骨髓浆细胞达 90%，该患者输注细胞后细胞因子释放综合征（CRS）明显，但很快骨髓浆细胞被彻底清除，并达到 sCR；另 1 例经历 5 线治疗仍进展，CAR-T 前骨髓浆细胞达 80%，治疗后 28 周时骨髓浆细胞被彻底清除。2019 年宾夕法尼亚大学的 Cohen 报告了含 4-1BB 共刺激分子的 BCMA CAR-T 治疗 RRMM 的 I 期临床试验结果，在接受环磷酰胺预处理及较高剂量 BCMA CAR-T 回输的队列 3 中客观缓解率达 64%。2021 年一项在美国 16 个中心开展的双表位 BCMA CAR-T 在 RRMM 的 1b/2 期临床试验显示总的缓解率达 97%，67% 的患者治疗后达 sCR 严格意义的 CR。基于以上振奋人心的临床试验数据，2021 年 3 月 FDA 批准了第一款 BCMA CAR-T 细胞用于先前至少经过 3 种治疗方案（免疫调节剂、蛋白酶体抑制剂、抗 CD38 抗体）的多发性骨髓瘤成人患者。

二、嵌合抗原受体 T 细胞的制备

（一）嵌合抗原受体的构建和靶抗原的选择

嵌合抗原受体主要由 4 部分构成：①抗原识别区；②铰链区；③跨膜连接区；④胞内信号传递区。

跨膜连接区和铰链区的功能是将嵌合抗原受体（CAR）连接到 T 细胞的细胞膜上。胞内区能介导信号转导从而调控 T 细胞的活化、增殖和细胞毒性，对于 CAR-T 细胞的功能非常重要。第一代 CAR 胞内区仅有 CD3ζ 或 FcRγ 单一的活化模体，在 T 细胞受抗原刺激活化后，常会发生活化诱导的细胞凋亡和无反应性。第二代 CAR 胞内区增加了一个共刺激分子区（CD28、4-1BB、ICOS 或 OX40），使 T 细胞充分活化，并提高了 CAR-T 细胞的细胞因子释放及体内增殖能力。第三代 CAR 胞内区含有两个共刺激分子，理论上可进一步延长

CAR-T细胞的体内存活时间及增强肿瘤杀伤能力。第四代CAR又被称为"通用细胞因子介导杀伤的重定向T细胞（TRUCK T）"，在其胞内区增加了抗肿瘤细胞因子表达区，在T细胞活化后，可表达特定细胞因子，吸引并激活固有免疫细胞，进而协同消灭肿瘤细胞。

目前，临床应用最多的共刺激分子是CD28和4-1BB。CD28介导的信号转导更快更强烈，但含CD28的CAR-T细胞寿命相对较短，会发生活化诱导的细胞凋亡，因此部分抵消了其抗肿瘤效能。相比之下，4-1BB介导的信号强度相对较低，CAR-T细胞的寿命更持久，能诱导其向更多的记忆细胞样表型分化，从而减少CAR-T细胞的耗竭。

胞外抗原识别区通常由单克隆抗体的单链Fv（scFv）构成，scFv是由抗体重链可变区和轻链可变区通过15~20个氨基酸的短肽连接而成，能较好地保留其对抗原的亲和活性。依据scFv来源不同主要分为鼠源和人源。在CAR最初的设计中，其胞外区的scFv序列为鼠源。但在随后的临床试验中观察到鼠源scFv会增加CAR-T细胞的免疫源性，产生抗CAR-T的抗体，限制其功能发挥并可能影响在体内的长生存。为了克服这种免疫排斥，研究者们继而研发出人源CAR-T以减少其免疫源性。

靶抗原的选择原则遵循以下几点：①靶抗原必须在肿瘤细胞表面表达；②在重要的器官和组织细胞（特别是造血干细胞）中不表达；③所有的肿瘤细胞均表达靶抗原，或靶抗原是肿瘤细胞维持其肿瘤表型所必不可少的。第1条是MHC非依赖性抗体结合的性质所决定的。第2条是基于CAR-T细胞的毒性特征，即使表达低水平靶抗原的细胞也可被迅速裂解。例如，CAIX在胆管上皮细胞中低水平表达，靶向CAIX的CAR-T在治疗过程中会发生胆管炎等严重不良反应。第3条体现在临床试验中，如抗CD19 CAR-T治疗B-ALL，部分患者在经历完全缓解后，会发生肿瘤细胞呈CD19阴性的复发。

取人外周血单个核细胞，提取RNA，在美国国家生物信息中心（NCBI）上搜索出靶抗原特异性抗体的scFv段序列，构建特异性引物，用RT-PCR的方法扩增出抗体的scFv段基因片段，将扩增出的scFv片段构建到慢病毒表达载体上，利用HEK-293T细胞包装出慢病毒颗粒，进而感染T细胞。

（二）嵌合抗原受体T细胞的制备

1. 血细胞分离　首先通过血细胞分离机分离出人外周血单个核细胞。患者个体间的差异决定了最初采集细胞数量的不同，但绝大多数患者都可以采集足够的单个核细胞。

2. 洗涤　为了去除分离后的单个核细胞中残留的抗凝剂、红细胞和血小板，通常采用自动化的细胞洗涤器。洗涤后的单个核细胞可直接使用或经程序降温冷冻保存。

3. 细胞富集　主要采用抗CD3或CD4/CD8单克隆抗体的免疫磁珠进行阳性分选，得到富集的T淋巴细胞。也有采用全自动封闭式细胞处理设备进行T淋巴细胞富集的方式。人类T淋巴细胞包含不同的类型，幼稚T细胞（T_N）、中心记忆T细胞（T_{CM}）、效应记忆T细胞（T_{EM}）、干细胞样记忆T细胞（T_{SCM}）、终末分化的效应T细胞（T_{Eff}）等。有研究显示$CD8^+$ T_{SCM}与其他类型的T细胞相比能介导更持久的抗肿瘤效应。但由于患者年龄、性别、肿瘤类型、肿瘤负荷及既往治疗的不同，起始采集物的质量和数量也不相同。

4. 体外活化、扩增　采用可溶性的CD3抗体、CD28抗体与IL-2、IL-7/IL-15细胞因子或CD3/CD28包被的磁珠刺激T细胞的体外扩增活化。

5. 转染　CAR有效的表达于T细胞上是成功制备CAR-T细胞最关键的一步。转染的方法包括病毒载体（慢病毒或逆转录病毒）和非病毒载体（转座子系统）。病毒载体目前应用最多，具有较高的转染效率，但有癌症基因插入突变的风险，产生的 CAR-T 细胞由更多已分化的 T 细胞亚群组成。病毒颗粒制备需要大量时间和人工成本，是一个昂贵的过程，整个制备过程至少需要 2 周。转座子系统可携带较大的基因片段，且可持久稳定表达，转染效率接近病毒转染，如使用 PiggyBac 转座子系统的制备的 CAR-T 细胞产品富含 T_{SCM} 细胞（60%~80%）。"Sleeping Beauty"是另一种转座子系统，其制备的 CAR-T 细胞能在体内产生持久的抗肿瘤效应，并可明显缩短 CAR-T 制备时间。2019 年开展的一项 I 期临床试验，向患者输注在两天或更短时间内通过"Sleeping Beauty"技术制备的抗 CD19 CAR-T 细胞。

6. 体外 CAR-T 细胞的培养与扩增 培养瓶是最传统的细胞培养方式，需要在洁净室或者生物安全柜中操作，由于这些培养体系都是开放式的，不适用于产业标准化的操作，因此不适用于大量细胞生产。静态培养袋易于操作，比起培养瓶/培养皿更利于生产，细胞传代和换液需要的操作更简单，因此可减少污染风险。此外，也可以使用摇摆式生物反应器进行细胞扩增，其通过灌流培养能消除生长抑制物以保证连续的营养供给，减少工作量及培养基的消耗。通过调控不同的培养条件，CAR-T 细胞体外扩增时还能够提高质量和效率，如 IL-7 和 IL-15 能促进 T 细胞向记忆性 T 细胞分化，IL-2 能提高 T 细胞的增殖能力。因此，在体外扩增过程中优化细胞因子的应用及选择合适的生物反应器，对于提高回输到体内的 CAR-T 细胞的质量非常重要。

7. 洗涤、浓缩、冻存 经过扩增后的基因修饰的 T 细胞被洗涤、浓缩，最后，经过质量控制（QC）和质量保证（QA），检查符合放行标准后，深度低温冷冻保存或新鲜活体药物可运至临床进行治疗。

三、嵌合抗原受体 T 细胞治疗的适应证

（一）难治复发性多发性骨髓瘤

由于多发性骨髓瘤的克隆多样性和基因不稳定性，随着复发次数的增加，治疗效果也越差，多数 RRMM 患者对蛋白酶体抑制剂和免疫调节剂双重耐药，部分 RRMM 患者对蛋白酶体抑制剂、免疫调节剂及 CD38 单抗三重耐药。靶向 BCMA 的 CAR-T 是目前的研究热点，我国研发的抗 BCMA CAR-T 细胞产品治疗 RRMM 的客观缓解率达 88%，完全缓解率高达 82%，且 90% 以上为 MRD 阴性的完全缓解。美国一项使用 BCMA CAR-T 细胞产品治疗 RRMM 的 I 期研究中 79% 的患者对蛋白酶体抑制剂和免疫调节剂双重耐药，客观缓解率为 85%，完全缓解率为 45%，PFS 中位数为 11.8 个月。目前，国内和国外获批的 CAR-T 细胞临床试验主要应用于难治复发性多发性骨髓。

（二）初始治疗后早期复发或未达 VGPR 的多发性骨髓瘤

西班牙 GEM/PETHEMA 研究组对 458 例初诊的 MM 患者进行了中位数 40 个月的随访，发现 MRD 阳性患者 PFS 中位数为 14 个月，复发率达 40%，而 MRD 持续阴性患者 PFS 中位数未达到，且仅有 7% 复发，获得 MRD 阴性可以克服包括高危细胞遗传学在内的不良预后因素。PHAROS 数据库通过分析 2008 年到 2013 年间荷兰 1 922 例症状性 MM 患者，发现随着复发次数增加，OS 及 PFS 逐渐降低。可见，在初始治疗时达到最深度缓解和长期的无疾病进展对于延长患者的 OS 非常重要。中国《中国多发性骨髓瘤诊治指南（2022 年修订）》也提出，对于首次复发的患者，治疗目标是获得最大程度缓解，延长无进展生存期。Garfall 等研究显示 CD8$^+$CD45RO$^-$CD27$^+$ 记忆性 T 细胞比例是影响 CAR-T 疗效的关键因素

之一,相比于复发难治的患者,初始治疗患者的自体 CAR-T 细胞含有较高比例的记忆性 T 细胞。

2018 年 7 月,一项靶向 BCMA 的 CAR-T 用于初始治疗未达 VGPR 或早期复发的高危 MM 的 II 期临床试验(KarMMa-2,NCT03601078)开展。2019 年,另一项靶向 BCMA 的 CAR-T 用于初始治疗后未达 CR 或早期复发的 MM 患者的多中心、II 期临床试验(NCT04133636)开展。目前这两项研究尚未有初步结果公布。

(三)自体移植后序贯 CAR-T

MM 发生的免疫机制与下列因素有关:①抗原呈递细胞功能的下降;②有抗骨髓瘤活性的效应 T 淋巴细胞的减少;③骨髓微环境促进的免疫逃逸。有研究显示自体移植可改善骨髓微环境,在部分患者中观察到免疫再活化。宾夕法尼亚大学开展的 CTL019 联合 ASCT 治疗自体移植后 1 年内复发的 MM 患者的临床试验(NCT02135406),结果显示 ASCT 后序贯 CAR-T 治疗可进一步延长反应持续时间。2018 年苏州大学附属第一医院开展了 ASCT 后序贯 CD19 联合 BCMA CAR-T 治疗 R-ISS III 期 RRMM 的临床试验(NCT03455972),研究数据显示 ASCT 后序贯 CAR-T 治疗可提高患者的缓解深度。

四、嵌合抗原受体 T 细胞治疗流程

(一)淋巴细胞清除预处理

淋巴细胞清除预处理可增强 CAR-T 细胞在体内的免疫活性和持久性,清除 Treg 细胞,增加肿瘤细胞的免疫原性,因此被认为是 CAR-T 治疗前所必需的步骤。目前公认的清除淋巴细胞方案包括单用环磷酰胺(Cy)或环磷酰胺联合氟达拉滨(Flu)。目前研究表明环磷酰胺联合氟达拉滨(FC)方案疗效相对优于单用 Cy 方案。可能原因如下:①进一步降低肿瘤负荷,减轻 CRS;②降低 CAR scFv 的免疫反应,提高 CAR-T 细胞的扩增及生存能力;③减少 T 细胞耗竭;④降低 PD-1 表达,减少免疫逃逸。

含氟达拉滨的方案:

Flu 30mg/m^2,静脉滴注,−5 天~−3 天,Cy 300mg/m^2,静脉滴注,−5 天~−3 天;

Flu 30mg/m^2,静脉滴注,−5 天~−3 天,Cy 500mg/m^2,静脉滴注,−5 天~−4 天;

Flu 30mg/m^2,静脉滴注,−5 天~−3 天,Cy 750mg/m^2,静脉滴注,−5 天。

单用环磷酰胺的方案:

Cy 300mg/m^2,静脉滴注,−5 天~−3 天,Cy 1 500mg/m^2,静脉滴注,−5 天。

(二)CAR-T 细胞回输

细胞回输前 1 周内的淋巴细胞清除预处理后,评估能够接受治疗的患者可给予 CAR-T 细胞回输。如果不符合细胞回输标准,可延迟 CAR-T 回输时间,如超过两周未回输,应重新接受淋巴细胞清除预处理。

1. 回输前准备 CAR-T 细胞贮存条件为液氮储存和运输,由 −120℃ 以下气相液氮配送运输至临床中心。复苏用水浴锅应尽量采用高压灭菌过的无菌水,预热至 37℃。从液氮容器中取出 CAR-T 细胞冻存袋,直接浸入 37℃ 温水中,并不时摇动令其尽快融化。快速复温可使细胞迅速通过易受损的 −5~0℃,避免冰晶重新结晶对细胞造成伤害。

2. 预防性用药 CAR-T 细胞表面表达含特定抗体 scFv 的 CAR 结构,因此细胞输注时可能会引起过敏性反应。在输注 CAR-T 细胞前 15~30 分钟肌内注射异丙嗪 25mg 或苯海

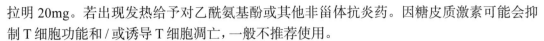
拉明 20mg。若出现发热给予对乙酰氨基酚或其他非甾体抗炎药。因糖皮质激素可能会抑制 T 细胞功能和 / 或诱导 T 细胞凋亡,一般不推荐使用。

3. CAR-T 细胞回输　不同的机构 CAR-T 细胞输注的数量有很大差别。例如:NCT02658929 临床试验中的单次输注剂量为 $150 \times 10^6 \sim 450 \times 10^6$ 个 CAR-T 细胞。而 NCT03090659 临床试验中 CAR-T 细胞输注剂量中位数为 0.5×10^6/kg。输注方案可设计为单次输注或按不同比例分次输注。

4. 输注时的监护　输注期间应配备急救设施,以便出现严重过敏反应、低血压或心律失常等不良反应时及时救治。在输注开始前、输注时、输注开始后 2 小时内(每 15 分钟)测量生命体征(体温、呼吸频率、脉搏、血压)直至各项指标稳定且处于安全状态。若发生 4 级输注相关反应或严重过敏反应,应立即停止输注,并接受支持治疗。

5. 住院期间疗效及不良反应的观察　CAR-T 细胞输注后应完成至少 14 天的住院观察,推荐住院观察 28 天。CAR-T 回输前 1 天,回输后第 14 及第 28 天,完成骨髓涂片、浆细胞检测、免疫球蛋白定量、免疫固定电泳等相关检查,明确原发病状态。CAR-T 输注后短期内的常见不良反应为细胞因子释放综合征(CRS)、神经毒性、巨噬细胞活化综合征等。CRS 是 CAR-T 治疗过程中最常见的不良反应,最常发生于 CAR-T 治疗后的第 7～14 天,轻症表现为发热、疲劳、头痛、皮疹、关节痛和肌痛,严重者表现为低血压、低氧血症、毛细血管渗漏、弥散性血管内凝血和多器官系统衰竭。住院期间应至少每 2 天监测患者血常规、肝肾功、电解质、乳酸脱氢酶、C 反应蛋白、铁蛋白及 IL-6 等。

五、嵌合抗原受体 T 细胞治疗的靶点及应用

(一)靶向 BCMA 的 CAR-T 在多发性骨髓瘤中的应用

1. BCMA 在正常和异常浆细胞中的作用　B 细胞成熟抗原(BCMA)基因位于染色体 16p13.13,属肿瘤坏死因子超家族(TNFSF)成员,也被称为 CD269 或 TNFRSF17。BCMA 配体包括 B 细胞激活因子(BAFF)和增殖诱导配体(APRIL)。正常情况下,BCMA 表达于浆母细胞、浆细胞、晚期 B 细胞,而不表达于造血干祖细胞和其他正常组织细胞。研究表明,BCMA 主要调控晚期记忆 B 细胞向浆细胞分化,并表达于所有浆细胞表面,对于骨髓中长寿命浆细胞的存活至关重要。

在多发性骨髓瘤中,恶性浆细胞表面的 BCMA 表达明显增加,作用机制包括:①通过提高抗凋亡蛋白(Mcl-1、Bcl-2、Bcl-xL)的表达,保护骨髓瘤细胞免受地塞米松或 IL-6 剥夺诱导的细胞凋亡;②与破骨细胞的活化、血管生成、肿瘤转移有关;③可诱导骨髓瘤细胞免疫抑制分子 PD-L1 的表达,增加免疫逃逸;④可溶性的 BCMA 与疾病的进展和不良预后有关。由于 BCMA 很好地符合 June 提出的 CAR-T 治疗中靶抗原的选择标准,靶向 BCMA 的 CAR-T 引发了众多研究者的研究热情。就目前已发表的数据来看,BCMA CAR-T 治疗难治复发性多发性骨髓的客观缓解率为 70%～100%,这标志着多发性骨髓瘤的治疗进入了一个新的重要里程碑。

(1)国内外已批准上市的 BCMA CAR-T 细胞治疗相关研究:2016 年 1 月由马萨诸塞州总医院、美国国家癌症研究所(NCI)、斯坦福癌症中心、妙佑医疗国际等多中心共同开展了一项以 4-1BB 为共刺激分子的鼠源 BCMA CAR-T(bb2121)治疗 RRMM 的 I 期临床研究(NCT02658929)。2019 年 Raje 等在 N Engl J Med 上发表了该项目的 I 期研究结果,共 33 例

患者接受 bb2121 输注，其中 27% 的患者有髓外病变，45% 有高危细胞遗传学异常，既往接受治疗中位数为 7（3～14）线，32 例接受过 ASCT，79% 的患者对蛋白酶体抑制剂和免疫调节剂双重耐药，总体缓解率（ORR）为 85%，45% 的患者治疗后达 CR，PFS 的中位数为 11.8（6.2～17.8）个月，20% 的患者在输注后 12 个月时仍可检测到 CAR-T 细胞。为了进一步验证 bb2121 在三重耐药或难治的骨髓瘤患者中的疗效和安全性，2017 年 12 月研究者在国际多中心开展了 bb2121 的 II 期临床研究（KarMMa，NCT03361748）。2021 年报告了该研究中位随访 13.3 个月的结果，128 例患者接受 bb2121 的输注，73% 的患者获得客观缓解，33% 的患者获得 CR 及以上缓解，中位 PFS 为 8.8 个月，5% 的患者中发生 3 级及以上的 CRS，3% 的患者发生 3 级神经毒性，无 3 级以上的的神经毒性作用发生。

基于以上研究数据，2021 年 3 月 FDA 首次批准了 BCMA CAR-T 细胞治疗（bb2121）用于先前至少经过 3 种治疗方案（免疫调节剂、蛋白酶体抑制剂、抗 CD38 抗体）的难治 / 复发性多发性骨髓瘤成人患者。

除了在晚期经历了多线治疗的患者中的探索，研究者在 2018 年 7 月同时开展了 bb2121 治疗高危 MM 的 II 期临床试验（KarMMa-2，NCT03601078），招募一线治疗后早期复发或未达 VGPR 的患者。该项目中共有 3 个研究队列，A 组为经历诱导缓解、ASCT 巩固及来那度胺维持治疗后早期复发（＜18 个月）患者，B 组为经历蛋白酶体抑制剂及免疫调节剂为基础的诱导缓解治疗后早期复发患者，C 组为经历至少 3 个疗程的蛋白酶体抑制剂及免疫调节剂为基础的诱导缓解治疗，并且在 ASCT 后 70～110 天时评估未达 VGPR 的患者。在 2022 年的美国血液学年会（ASH）上展示了队列 A 的结果，共 37 例患者接受 bb2121 治疗，中位随访 21.5 个月，ORR 为 83.8%，CR/sCR 严格意义的 CR 为 45.9%，中位 PFS 为 11.4 个月，中位 OS 未达到。1 例（2.7%）患者发生 3 级 CRS（2.7%）；1～2 级神经毒性发生率为 21.6%，未观察到≥3 级神经毒性。

KarMMa-3 研究（NCT03651128）旨在进一步直接对比 BCMA 评估了 CAR-T 细胞疗法与标准治疗方案（Dara＋泊马度胺＋地塞米松、Dara＋硼替佐米＋地塞米松、伊沙佐米＋来那度胺＋地塞米松、卡非佐米＋地塞米松及 eElotuzumab＋泊马度胺＋地塞米松）在三类药物暴露的 RRMM 中的疗效和安全性。这是一项国际性、随机对照、开放标签、III 期研究，纳入了既往接受过 2～4 种治疗（包括一种免疫调节剂、达雷妥尤单抗和一种蛋白酶体抑制剂）的成人患者，患者被以 2∶1 的比例随机分配接受 BCMA CAR-T 细胞疗法 bb2121 或者五种标准方案中的一种，中位随访时间为 18.6 个月，在意向性治疗人群中，BCMA CAR-T 细胞治疗组 bb2121 组的中位 PFS 为 13.3 个月，而标准方案组的中位 PFS 仅为 4.4 个月，BCMA CAR-T 细胞治疗；bb2121 组相比标准治疗组显著降低了疾病进展或死亡的风险。

前期的研究提示 CAR-T 细胞治疗的疗效与其在体内存活时间存在相关性，研究者进一步优化了 bb2121 的体外培养过程，在体外培养时加入磷脂酰肌醇 3 激酶抑制剂（bb007），生产出富含"记忆性 T 细胞"的 CAR-T 细胞产品（bb21217），这是一种寿命更长且更有效的 T 细胞亚型，在小鼠体内试验中显示出更强的抗肿瘤活性。Berdeja 等在 2019 年 ASH 会议上报告了 bb21217 的 I 期临床试验（NCT03274219）初步结果，共 22 名受试者接受了细胞输注，既往接受治疗中位数为 7（4～17）线治疗，18 例既往接受过接受 ASCT，7 例有高危细胞遗传学异常，随访时间中位数为 23（1～77）周，在可评估疗效的 18 例患者中，15 例获得客观缓解。截至数据收集截止日，9 例维持无疾病进展状态，其中 2 例在 CAR-T 输注后 15 个月和 18 个月时仍为无疾病进展状态,13/22 例发生 CRS(1 级 5 例,2 级 7 例,3 级 1 例),5/22 例发生神经毒性(1～2 级 3 例,3 级 1 例,4 级 1 例)。

(2) 2017 年 3 月由西安交通大学第二附属医院,瑞金医院,江苏省人民医院和上海长征医院共同开展了新型 BCMA CAR-T 细胞(称 JNJ-68284528 或 LCAR-B38M 或 Ciltacabtagene autoleucel 或 cilta-cel)治疗 RRMM 的 I 期临床试验(LEGEND-2,NCT03090659)。与传统的 CAR 胞外 scFv 不同,该 CAR 抗原识别区由两个靶向 BCMA 的单结构域抗体(VHH 结构域)串联组成,能与 BCMA 分子的两个表位结合,使 CAR-T 细胞与表达 BCMA 的肿瘤细胞能够更有效的结合。

2019 年 ASH 会议上,西安交通大学第二附属医院展示了其单中心的研究结果,共 57 例患者接受了 LCAR-B38M 输注,既往治疗中位数为 3(1～9)线,10 例接受过 ASCT,随访时间中位数为 19(17～22)个月,ORR 为 88%,74% 的患者获得 CR,达 CR 的 42 例患者中,39 例为 MRD 阴性,18 个月时总 OS 为 68%(54%～79%),反应持续时间(DOR)中位数为 22(13～29)个月。在 CR 且 MRD 阴性的患者中,91%(75%～97%)的患者在资料分析时仍然存活,中位 DOR 为 27(16～NE)个月。总的 PFS 中位数为 20(10～28)个月,CR 且 MRD 阴性的患者 PFS 中位数为 28(20～31)个月。

Chen 等在 2019 年 ASH 会议上报告了由上海交通大学医学院附属瑞金医院、南京医科大学第一附属医院、上海长征医院共同参与的 LEGEND-2 临床试验的最新结果,至 2019 年 7 月 20 日,共 17 名受试者接受了 LCAR-B38M 输注,12 名受试者既往接受至少 3 线治疗,8 例既往接受 ASCT,6 例有高危细胞遗传学异常,ORR 为 88%,CR 为 82%,所有 CR 的患者均达 MRD 阴性,随访时间中位数 22(16～23)个月,总的 PFS 中位数为 12(12～NE)个月,CR 且 MRD 阴性患者 PFS 中位数为 18 个月(13～NE),18 个月时总 OS 为 65%(39%～90%)。在此次研究中,6 名患者体内检测到抗 CAR-T 抗体,且与外周血中 CAR-T 细胞的下降和疾病复发相关。

2018 年 6 月,美国和日本共 21 个医学中心开展了 Ciltacabtagene autoleucel 针对成人 RRMM 的 I b/II 期临床试验(CARTITUDE-1,NCT03548207)。2021 年 7 月 Berdeja 等报道了 CARTITUDE-1 在美国 16 个中心的研究结果,2018 年 7 月 16 日至 2019 年 10 月 7 日期间共 97 例患者接受 CAR-T 细胞输注,这些患者既往接受中位 6 线治疗,中位随访时间 12.4 个月,总的 ORR 为 97%,67% 的患者达到严格意义的 CR,12 个月时 PFS 率为 77%,12 个月时 OS 率为 89%,95% 的患者发生 CRS,3 级和 4 级 CRS 的发生率仅有 4%,1 例患者发生 5 级 CRS。

2018 年 11 月,上海交通大学,西安交通大学,北京大学等 11 个单位联合开展了 Ciltacabtagene autoleucel 在中国 RRMM 患者的 II 期开放标签研究(CARTIFAN-1)。2022 年 10 月糜坚青教授报道了该研究中位随访 18 个月时的疗效和安全性分析,48 例患者接受了 cilta-cel 输注,总 ORR 为 89.6%,CR 及严格意义的 CR 率为 77.1%,中位 PFS 和中位 OS 未达到,18 个月时的 PFS 和 OS 率分别为 66.8% 和 78.7%,97.9% 的患者发生 CRS,其中 3/4 级 CRS 发生率为 35.4%。

基于以上关键临床试验结果,FDA 于 2022 年 2 月 28 日正式批准 Ciltacabtagene autoleucel 上市,作为第 2 款用于治疗成人 RRMM 的 BCMA CAR-T 细胞产品,这也是首个获得美国 FDA 批准上市的中国自主研发的 CAR-T 细胞疗法。

（3）CT103A 是一款全人源 BCMA CAR-T 细胞，华中科技大学同济医学院附属同济医院率先开展了评价 CT103A 治疗 RRMM 的安全性和有效性的单中心、开放、单臂临床研究（ChiCTR1800018137），2019 年 ASH 会议上王珏医生作了 CT103A 治疗 RRMM 的口头报告，16 例患者接受了 CT103A 治疗，其中 4 例为鼠源性 BCMA CAR-T 治疗后复发，5 例有髓外病变或浆细胞白血病。*ORR* 为 100%，6 例在 2 周内达 CR 或严格意义的 CR。4 例既往鼠源性 BCMA CAR-T 治疗后复发的患者中，3 例达严格意义的 CR，1 例达 VGPR。CRS 发生率为 100%（1/2 级 10 例，3 级 5 例，4 级 1 例），所有患者中均未观察到神经毒性。该研究提示，全人源 BCMA CAR-T 可以为鼠源性 BCMA CAR-T 治疗后复发的患者提供一种再治疗的策略。

2021 年 10 月武汉同济医院的李春蕊教授团队和中国医学科学院血液病医院的邱录贵教授团队联合发起了 CT103A 治疗成人 RRMM 的多中心、开放、单臂临床研究（FUMANBA-1，NCT05066646），进一步评估其安全性和有效性。入组要求既往至少经历过 3 线及以上治疗（包含蛋白酶体抑制剂和免疫调节剂为基础的化疗方案）且末线治疗后进展的 RRMM 患者。截至 2022 年 9 月，103 例患者接受 CT103A 回输，中位随访时间为 13.8 个月，既往治疗中位线数为 4 线，68.9% 的患者有 mSMART3.0 定义的高危细胞遗传学异常，12.6% 的患者合并髓外浆细胞瘤，11.7% 的患者既往接受过非全人源 BCMA CAR-T 治疗。101 例患者可评估疗效，*ORR* 为 96%，CR 及严格意义的 CR 为 74.3%，中位 PFS 未达到，12 个月的 PFS 率为 78.8%。12 例既往接受过 CAR-T 治疗的患者中，9 例获得 CR，5 例获得严格意义的 CR，其中 4 例维持严格意义的 CR 超过 18 个月。93.2% 的患者发生 CRS，绝大多数为 1~2 级 CRS，仅 1 例发生 3 级及以上 CRS。CAR-T 细胞回输后 12 个月和 24 个月时分别有 50%（28/56）和 40%（4/10）的患者体内可检测到 CAR-T 细胞的持续存在，仅在 19.4%（20/103）的患者体内检测出抗 CAR-T 细胞抗体。

2023 年 2 月，FDA 授予 CT103A 再生医学先进疗法资格和快速通道资格，用于治疗复发/难治多发性骨髓瘤。2023 年 6 月 30 日，中国国家药监局批准 CT103A 用于治疗既往经过至少 3 线治疗（至少使用过一种蛋白酶体抑制剂及免疫调节剂）后进展的成人 RRMM 患者。这是首款在中国获批的 BCMA 靶向 CAR-T 疗法。

2. 国内外仍处于临床试验阶段的 BCMA CAR-T 相关研究

（1）2013 年美国国家癌症研究所（NCI）首次制备出含 CD28 共刺激分子的鼠源抗 BCMA CAR-T 细胞，并在成人 RRMM 患者中开展了 I 期临床研究（NCT02215967）。2016 年 Ali 等报告了该临床试验的初步结果，共 12 例患者接受剂量爬坡，接受 $0.3 \times 10^6/kg$ 和 $1.0 \times 10^6/kg$ 两个较低剂量组的 6 例患者中，仅 1 例达 PR，另外 5 例均为 SD，毒性反应均较轻；接受 $3.0 \times 10^6/kg$ 剂量组的 4 名患者中，1 例达 VGPR，另外 3 例均为 SD；接受 $9.0 \times 10^6/kg$ 高剂量组的 2 例患者中，1 例达 sCR，1 例在治疗后第 28 周时达 VGPR，这两例患者均发生了 4 级 CRS。2018 年 Brudno 更新了该临床试验的研究结果，共 16 例患者接受了 $9.0 \times 10^6/kg$ 的输注剂量，这些患者既往接受治疗中位数为 9.5（3~19）线，其中 6 例有高危细胞遗传学异常，CAR-T 治疗后 *ORR* 达 81%，63% 的患者达到 VGPR 或 CR。2018 年 7 月 Kochenderfer 开展了以 4-1BB 为共刺激分子的全人源 BCMA CAR-T 治疗 RRMM 的临床试验（NCT03602612），该 CAR 的抗原识别区仅有重链可变区（FHVH33），在 2019 年 ASH 会议上 Mikkilineni 做了初步研究结果的报告，共 12 名患者分别接受了 $0.75 \times 10^6/kg$、$1.5 \times 10^6/kg$、$3.0 \times 10^6/kg$ 的

FHVH33-CAR-T 细胞治疗,这些患者既往接受治疗中位数为 6(3～10)线治疗,共 10 例获得客观缓解,5 例达 VGPR 及以上缓解。11 例患者发生 CRS,仅 1 例为 3 级 CRS,接受托珠单抗治疗后所有指标恢复正常,该研究显示出 FHVH33-CAR-T 在较低输注剂量时也可取得较为满意的疗效。

(2)2015 年宾夕法尼亚大学 Abramson 肿瘤中心的 Cohen 注册了以 4-1BB 为共刺激分子的全人源 BCMA CAR-T 治疗 RRMM 的临床试验(NCT02546167)。2019 年报告了相关结果,在该研究中设有 3 个试验组,第一组:无淋巴细胞清除预处理,输注(1～5)×10^8 个 BCMA CAR-T 细胞;第二组:环磷酰胺 1.5g/m^2 预处理,输注(1～5)×10^7 个 BCMA CAR-T 细胞;第三组:环磷酰胺 1.5g/m^2 预处理,输注(1～5)×10^8 个 BCMA CAR-T 细胞。共 25 例患者可评估疗效,既往接受治疗中位数为 7(3～13)线治疗,92% 的患者输注 CAR-T 前接受过自体干细胞移植(ASCT),96% 的患者对蛋白酶体抑制剂和免疫调节剂双重耐药,72% 患者对 CD38 单抗耐药,96% 的患者至少有 1 个或以上的高危细胞遗传学异常,其中 68% 有 17p 缺失或 *TP53* 突变。该研究入组的患者肿瘤负荷较重,骨髓中平均有 65% 的骨髓瘤细胞,有 28% 合并髓外病变。三组的 *ORR* 分别为 44%、20% 和 64%,PFS 分别为 2.2 个月、1.9 个月和 4.2 个月,8/25(32%)例发生 3～4 级 CRS,3/25(12%)例发生 3～4 级神经毒性。该研究提示 CAR-T 细胞的扩增能力和治疗反应可能与体外制备时 CD4/CD8 及 CD45RO$^-$ CD27$^+$CD8$^+$ 记忆性 T 淋巴细胞的比例有关。

(3)MCARH171、JCARH125 和 FCARH143 是纪念斯隆 - 凯特琳癌症中心(MSKCC)开发的全人源 BCMA CAR-T。MCARH171 与另两个产品的 scFv 段不同,有截短型 EGFR(tEGFR)安全系统,由 γ- 逆转录病毒介导基因转导。JCARH125 和 FCARH143 具有相同的 CAR 结构,由慢病毒介导基因转导,区别在于体外制备过程不同。

2017 年 MSKCC 研发的全人源 BCMA CAR-T 细胞(JCARH125)顺利通过体外和体内实验验证其有效性。2018 年 2 月开展 JCARH125 治疗 RRMM 的多中心 I/II 期临床试验(EVOLVE,NCT03430011)。2018 年底 ASH 会议上 Mailankody 报告了的初步结果,共 44 位患者接受治疗,随访时间中位数为 2.6 个月,既往接受治疗中位数为 7(3～23)线治疗,总 *ORR* 为 82%,80% 的患者发生 CRS,其中 9% 为 3/4 级 CRS。在接受最低剂量为 50×10^6 的治疗组,*ORR* 为 79%,CR 为 43%,也有很好的效果。

MCARH171 治疗 RRMM 的 I 期临床试验(NCT03070327)在 MSKCC 展开,共 11 位患者接受治疗,既往接受治疗中位数为 6(4～14)线治疗,82% 有高危细胞遗传学异常,*ORR* 为 64%,4 例患者发生 1～2 级 CRS,2 例患者发生 3 级 CRS,无 4～5 级 CRS 发生,该研究显示 MCARH171 扩增峰值和体内存活时间与其疗效呈正相关。在西雅图 Fred Hutchinson 癌症中心开展的 FCARH143 治疗 RRMM 的 I 期研究,入组 11 名患者,既往中位接受 11 线治疗,*ORR* 为 100%,36% 的患者达 CR,46% 达 VGPR,10 例患者发生 CRS(均为 1/2 级),其中 1 例复发患者中发现 BCMA 表达的缺失。

(4)2016 年研究者研发了基于非免疫球蛋白 scFv 的新型 CAR(CARTyrins),其抗原识别区由 BCMA 特异的 Centyrins 构成。与 scFv 相似,Centyrins 是一种能高效且特异地结合靶蛋白的替代折叠分子。Centyrins 比 scFv 分子量更小,来自人肌腱蛋白的 FN3 结构域,理论上有更小的免疫原性。利用 PiggyBac 转座子系统,将 CARTyrins 基因导入 T 淋巴细胞,生产出富含 T$_{scm}$ 的 CAR-T 细胞(P-BCMA-101)。P-BCMA-101 治疗 RRMM 的 I 期临床试验（NCT03288493）显示，19 例受试者可评估疗效，接受治疗中位数为 6（3～11）线治疗，不同剂量组 *ORR* 为 43%～100%。接受最低 0.75×10^6/kg 的剂量组，其疗效与其它同等剂量的 BCMA CAR-T 产品疗效相当，但 CRS 发生率（9.5%）显著低于其他 BCMA CAR-T 产品，且无 3/4 级 CRS 的发生。鉴于 P-BCMA-101 具有突出的效力和较低的毒性，FDA 授予其"孤儿药"称号。

（5）CT053 是另一款全人源 BCMA CAR-T 细胞，分别在上海交通大学医学院附属新华医院、温州医科大学附属第一医院、浙江大学医学院附属第一医院开展了 I 期的临床试验（NCT03380039、NCT03302403、NCT03716856）。2019 年在第 17 届国际骨髓瘤研讨会上，简要报告了初步结果，共 24 例接受 CT053 治疗，这些患者既往治疗中位数为 4.5 线治疗，11 例有髓外病变，21 例接受 1.5×10^8 的输注剂量，其余 3 例分别接受 0.5×10^8、1×10^8 和 1.8×10^8 的输注剂量。CRS 发生率为 62.5%（均为 1/2 级），3 例发生神经毒性（2 例 1 级，1 例可逆 3 级），*ORR* 为 87.5%，CR 率为 70.8%，随访时间中位数至 295 天时仍有 16 例处于 CR 或 VGPR 状态。2019 年 4 月 CT053 获得美国和加拿大的临床试验许可，在妙佑医疗国际、MD Anderson 癌症中心、UT Southwestern Medical Center 等多中心开展 I b 期临床试验（NCT03915184），随后美国 FDA 授予 CT053"孤儿药"资格认定。

在近 3 年的 ASCO 和 ASH 年会上，BCMA CAR-T 凭借其突出疗效和安全性，成为多发性骨髓瘤治疗领域瞩目的焦点，是继 CD19 之后第二大最受欢迎的抗肿瘤细胞免疫治疗靶点。然而，BCMA CAR-T 疗法在缓解持久性方面依然不尽如人意，即使对这类疗法治疗反应最好的患者，多数仍会在 1～2 年内复发。已有研究发现治疗后 MM 细胞表面 BCMA 表达缺失或下调，因此，寻求新的 CAR-T 治疗靶点或多靶点联合可能是解决问题的手段。

（二）靶向 GPRC5D 的 CAR-T 在多发性骨髓瘤中的应用

传统观点认为，骨髓瘤克隆的进展呈线性模式，骨髓瘤细胞群是单一克隆，不断获得基因突变，促进疾病进展。2012 年 Keats 等总结 28 例 MM 患者不同疾病阶段的基因组，发现标危组患者的基因组较稳定，而高危组患者基因组不稳定，不断发生变化；通过分析 1 例高危患者 7 个不同疾病阶段的骨髓瘤细胞克隆，鉴定出 2 个竞争性演化的亚克隆在疾病的不同阶段交替占据克隆优势。由此，越来越多的观点支持骨髓瘤细胞克隆是异质性的。目前靶向 BCMA 的 CAR-T 治疗难治复发性多发性骨髓瘤客观缓解率虽已达 70%～100%，但 PFS 中位数不足 18 个月。根据骨髓瘤克隆异质性理论，及前期研究提示靶向 BCMA 的 CAR-T 治疗后，MM 细胞表面的 BCMA 会发生表达下调或缺失。这些都显示出寻求新的靶点及多靶点联合治疗的重要性。

GPRC5D 是 G 蛋白耦联受体家族的成员，属于一种孤儿受体，为 7 次跨膜蛋白。早期研究发现 GPRC5D 在原代多发性骨髓瘤细胞表面高表达，而在正常组织的表达仅限于毛囊区域，其高表达与肿瘤负荷和不良预后有关。另有研究表明 65% 的多发性骨髓瘤患者 GPRC5D 有超过 50% 的表达阈值，GPRC5D 与 BCMA 相互独立表达，因此既可单靶向也可共同靶向开发治疗药物，临床价值凸显。

（1）2019 年 MSKCC 研究中心的 Smith 等构建了含 4-1BB 共刺激分子的 GPRC5D CAR-T，体外和小鼠体内实验均显示出了与 BCMA CAR-T 相当的特异性和杀伤能力。进一步通过 CRISPR 技术在小鼠荷瘤模型中模拟 BCMA CAR-T 治疗后 BCMA 抗原丢失所致的肿瘤逃逸，令人兴奋的是，GPRC5D 靶向的 CAR-T 疗法可以有效克服该肿瘤逃逸。

2020年9月在MSKCC医学中心开展了GPRC5D CAR-T（MCARH109）治疗RRMM（包括既往BCMA CAR-T治疗后复发）的Ⅰ期临床研究。2022年9月Mailankody等报告了该研究的结果：研究设4个治疗剂量组（25×10^6，50×10^6，150×10^6，450×10^6），共17例患者接受MCARH109的治疗，既往治疗的中位数为6线，所有患者均为五类药物暴露（接受过两种蛋白酶体抑制剂、两种免疫调节药物和一种抗CD38抗体治疗），94%的患者为三类药物难治（对蛋白酶体抑制剂、免疫调节药物和抗CD38抗体难治），10例患者既往接受过BCMA靶向治疗，其中8例接受过BCMA CAR-T细胞治疗，47%的患者具有髓外浆细胞瘤，76%的患者具有一种或多种高危细胞遗传学特征。88%的患者发生CRS，仅1例接受450×10^6较高剂量的患者发生4级CRS，其余均为1~2级。在发生4级CRS的患者中同时观察到4级神经毒性，其余患者中均未观察到神经毒性。四个剂量组中均观察到临床疗效，ORR为71%，35%的患者达CR或严格意义的CR。既往接受BCMA靶向治疗的患者中ORR为70%。中位随访时间为10.1个月，12例PR及以上患者中6例（50%）保持无疾病进展，2例患者完成了超过1年的随访。在输注后4周时17/17例（100%）的患者外周血中可检测出MCARH109，24周时11/11例（100%）可检出，52周时仍有1/2例（50%）可检出。

（2）浙江大学医学院附属第一医院的黄河教授团队在2021年6月开展了单中心GPRC5D CAR-T（OriCAR-017）治疗成人RRMM的Ⅰ期临床研究（POLARIS，NCT05016778）。10例患者接受OriCAR-017输注，4例患者合并有髓外病变，6例有高危细胞遗传学异常，共设3个剂量组（1×10^6/kg，3×10^6/kg，6×10^6/kg），未观察到剂量限制性毒性的发生。ORR为100%，60%的患者达严格意义的CR，40%的患者达VGPR。CRS的发生率为100%，但未观察到3级及以上CRS的发生，所有患者中无神经毒性的发生。中位随访时间为238天，2例患者在达到严格的CR后出现疾病进展，1例在输注后5个月，1例在输注后9个月。

（3）徐州医科大学附属医院的徐开林教授团队在2021年7月开展了单中心、Ⅰ/Ⅱ期临床研究（ChiCTR2100048888），评估GPRC5D CAR-T治疗成人RRMM的安全性和有效性。2021年9月1至2022年3月23日期间共33例患者接受抗GPRC5D CAR-T细胞输注，36%的患者为R-ISS Ⅲ期，33%的患者合并有髓外病变，36%的患者骨髓中浆细胞比例＞50%，39%的患者有高危细胞遗传学异常。中位随访时间为5.2个月，ORR为91%，其中11例为严格意义的CR，10例为CR，4例为VGPR和5例为PR。在既往接受过BCMA CAR-T细胞治疗的9例患者中，ORR为100%，其中2例患者接受过2次及以上BCMA CAR-T细胞治疗且末次治疗失败。76%的患者发生CRS（均为1级或2级），无3级及以上CRS的发生。3例患者出现神经毒性反应，1例2级和1例3级免疫效应细胞相关神经毒性综合征（ICANS），1例患者在CRS期间出现3级头痛。在CAR-T输注后1个月和3个月时，分别有89%和48%的患者仍能检测到体内CAR-T细胞的存在。

以上研究结果显示了GPRC5D CAR-T细胞治疗在RRMM患者中也取得了令人鼓舞的疗效，尤其是在BCMA CAR-T细胞治疗失败或缓解后复发的患者中，抗GPRC5D CAR-T细胞治疗可能是一种潜在的替代选择。

（三）针对其他靶点的CAR-T在多发性骨髓瘤中的应用

目前已有的CAR-T治疗多发性骨髓瘤的靶点可分为以下几类。

1. 已进入临床试验，有研究数据发表，如：CD138、CD19、NKG2D、κ轻链、CD19联合BCMA、双特异性CAR-T（BCMA＋CD38）。

（1）CD138：CD138 又称为 Syndecan-1，是硫酸类肝素蛋白聚糖家族成员，能与多种细胞外基质成分结合，在浆细胞及骨髓瘤细胞表面高表达，参与调控骨髓瘤细胞的生存、黏附、归巢等生物学行为。中国人民解放军总医院自主研发了含 4-1BB 共刺激分子的 CD138 CAR-T，2016 年 Guo 等报告了 CD138 CAR-T 治疗 RRMM 的最新数据（NCT01886976），5 名患者接受平均 7.56×10^6/kg 的 CD138 CAR-T 细胞治疗，这些患者既往经历 5～18 线治疗（其中 1 例接受过 ASCT）后仍存在病情进展，4 名患者 CAR-T 治疗后病情稳定达 3～7 个月，1 名患者在 CAR-T 治疗前进展为浆细胞白血病，CAR-T 治疗后外周血浆细胞比例从 10.5% 降至 3% 以下。然而，CD138 广泛表达于上皮组织，CD138 CAR-T 很有可能同 CD138 药物偶联抗体（BT062）一样有严重皮肤 / 黏膜损伤的不良反应。靶向 CD138 的免疫细胞治疗后，骨髓瘤细胞表面 CD138 分子可能会发生抗原隐蔽，进而导致肿瘤复发。因此，目前国内中心多采用 CD138 联合其他靶点，如苏州大学附属第一医院采用 CD138 联合 CD19/BCMA 治疗 RRMM（NCT03196414），南方医科大学珠江医院开展了 CD138 联合 BCMA/CD38/CD56 治疗 RRMM 的临床试验（NCT03473496）。

（2）CD19：虽然大部分的骨髓瘤细胞缺乏 CD19 的表达，但目前越来越多的研究表明极少数 CD19 阳性的骨髓瘤细胞可能有更加原始的表型，且与疾病的耐药和进展有关。2015 年 Garfall 等报道了一例 CD19 CAR-T（CTL019）联合 ASCT 治疗 RRMM 的病例，该患者既往接受 ASCT（美法仑 200mg/m^2）治疗后达 PR，移植后 2 个月单克隆 IgA 升高，随即接受硼替佐米单药治疗，移植后 6 个月有明确的疾病进展，经历了硼替佐米、卡非佐米及泊马度胺等 9 线治疗仍未能控制，随后进入该临床试验，二次 ASCT（美法仑 140mg/m^2）前骨髓中浆细胞达 95%，在二次移植后 12 天给予 CTL019 输注，尽管 CTL019 输注前流式检测仅有 0.05% 的骨髓瘤细胞表达 CD19，该患者仍然取得了极好的治疗效果，二次移植后 100 天达到 MRD 阴性的 sCR，二次移植后 12 个月时仍处于 CR 状态。基于此结果，宾夕法尼亚大学 Abramson 癌症治疗中心深入开展这项临床试验（NCT02135406），共 10 例自体移植后 1 年内复发的 MM 患者接受 CTL019 联合 ASCT 治疗，这些患者既往接受治疗中位数为 6（2～10）线治疗，在移植后 100 天，8 例患者达客观缓解，6 例为 VGPR，2 例患者的 PFS2（ASCT＋CTL019 后的 PFS）大于 PFS1（第一次 ASCT 后的 PFS）（479 天 vs. 181 天；249 天 vs. 127 天）。

Nerreter 等利用单分子敏感的随机光学重构显微技术（dSTORM）分析 14 例 MM 患者骨髓瘤细胞表面 CD19 的表达情况，结果发现 10 例患者的部分骨髓瘤细胞（10.3%～80%）可检测到 CD19 的表达，表达丰度为 13～5 000 个分子 / 细胞。相比之下，流式细胞术仅在 2 例患者中检测到极少量的骨髓瘤细胞表达 CD19。他通过体外实验发现骨髓瘤细胞表面仅需不到 100 个 CD19 分子即可诱发 CD19 CAR-T 细胞特异性的杀伤效应。目前多认为 CD19 CAR-T 作为一种挽救性治疗方法，联合 ASCT 或其他靶点的 CAR-T 能进一步提高 RRMM 的疗效。

（3）CD19 联合 BCMA：2017 年苏州大学附属第一医院在 ASH 会议上报道了含 OX40 和 CD28 共刺激分子的第三代 CAR-T 治疗 RRMM 的临床试验（NCT03196414）结果，第 0 天输注 1×10^7/kg 的 CD19 CAR-T 细胞，第 2 和第 3 天分别输注 40% 和 60% 的 BCMA CAR-T［$(2.5～8.2) \times 10^7$/kg］细胞，共 8 名患者接受该治疗，随访时间中位数为 5（2～20）周，CRS 率 100%，1 例为 3 级 CRS，余 7 例为 1/2 级 CRS。其中 2 例既往行自体 BCMA CAR-T 后无效，此次予以亲缘半相合供者 BCMA CAR-T 治疗，观察期均无明确的移植物抗宿主或宿主抗移植物反应,疗效评估分别为 PR 和 SD。另 5 例可评估疗效的患者,1 例 sCR,1 例 VGPR,2 例 PR。

2018 年苏州大学附属第一医院开展了在初诊 R-ISS 分期Ⅲ期或 4 个疗程 PAD 的初始治疗后未达 VGPR 的 MM 患者中开展了自体移植序贯 CD19 CAR-T 和 BCMA CAR-T 的临床试验(NCT03455972),使用美法仑联合环磷酰胺或大剂量美法仑进行预处理,CD19 CAR-T(1×10^7/kg)在移植后第 0 天输注,BCMA CAR-T 分剂量(40% 和 60%)于移植后第 14、20 天输注,随访时间中位数为 3(2~11)个月,9 例可评估疗效,自体移植后 3 例 CR,2 例 VGPR,4 例 PR;序贯 CD19 联合 BCMA CAR-T 治疗后 3 例 CR,6 例 VGPR;自体移植后 MRD 阴性率为 37.5%,输注 CAR-T 细胞后 MRD 阴性率达 66.7%。CAR-T 细胞体内中位扩增峰值为基础输注剂量的 1 059.54 倍,推测细胞强大的扩增能力可能与自体移植后骨髓微环境的改善有关。

基于上面的两个研究,该中心进一步扩大了 ASCT 后接受 CD19 和 BCMA CAR-T 治疗高危 MM 的病例数,共 32 例完成该治疗,随访时间中位数 13(1~23)个月,*ORR* 为 100%,其中 72%(23/32)患者达到 CR 及以上疗效。31 例发生 1~2 级 CRS,仅 1 例为 3 级 CRS,无移植相关死亡或神经毒性反应发生。亚组分析显示,第 1 组为 ASCT 和 CAR-T 作为一线治疗;第 2 组为 ASCT 和 CAR-T 作为在诱导治疗失败或疾病进展 / 复发后的二线治疗;第 3 组为 ASCT 和 CAR-T 作为疾病进展或复发后三线及以上的挽救性治疗。第 1 组 CR 率 78%,第 2 组 100%,第 3 组 44%。三组的 1 年 PFS 率分别为 100%、100%、68%,2 年 OS 率为 100%、100%、64%。可见,ASCT 后输注抗 CD19 和抗 BCMA CAR-T 作为联合早期或晚期移植的前线治疗疗效优于挽救性治疗。

2017 年 5 月,徐州医科大学附属医院徐开林教授团队开展了一项序贯输注抗 BCMA CAR-T 及抗 CD19 CAR-T 治疗 RRMM 的安全性和有效性的单中心、开放、单臂Ⅱ期临床研究(ChiCTR-OIC-17011272)。2019 年 Yan 等在 *Lancet Haematology* 发表了该试验的研究结果,在 FC 方案预处理后,21 例患者接受了人源化的 CD19 CAR-T(1×10^6/kg)和鼠源的 BCMA CAR-T(1×10^6/kg)治疗,随访时间中位数为 179(72~295)天,20 例(95%)患者获得客观缓解,其中包括 9 例(43%)sCR、3 例(14%)CR、5 例(24%)VGPR 和 3 例(14%)PR。19 例(90%)发生 CRS,其中 18 例(86%)为 1~2 级 CRS。最常见的严重不良事件是血液学毒性,20 例(95%)患者发生了血液学毒性。常见的≥3 级不良事件包括中性粒细胞减少症(86%)、贫血(62%)和血小板减少症(62%)。

目前国内安徽医科大学第一附属医院(ChiCTR1900027678)、江苏省中医院(ChiCTR1900028098)、昆明医科大学第三附属医院(ChiCTR2000028920)等单位也在开展 BCMA 联合 CD19 CAR-T 细胞治疗 MM 的临床试验。虽然这种双靶点 CAR-T 治疗 RRMM 取得了一定的疗效,但仍需要长期的随访及更大的样本量来进一步论证 BCMA 联合 CD19 双靶点 CAR-T 与 BCMA 单靶点疗效的差异。

(4)NKG2D 配体:自然杀伤细胞激活性受体 D(NKG2D)常表达于效应淋巴细胞,如 NK 细胞、CD8$^+$ T 细胞、NK T 细胞和 γδT 细胞表面。生理情况下,组织细胞表面并不表达 NKG2D 的配体,但在发生癌变时 NKG2D 的配体会表达上调,效应淋巴细胞会攻击表达 NKG2D 配体的肿瘤细胞,并保护正常组织细胞不受攻击。多发性骨髓瘤细胞表面 NKG2D 的配体也同样表达上调。

2011 年 Barber 等通过小鼠体内实验证实了靶向 NKG2D 配体的 CAR-T 能有效杀伤骨髓瘤细胞,从而延长荷瘤小鼠的生存。然而,哈佛大学的 Dana-Farber 肿瘤研究所 Nikiforow 教授开展的靶向 NKG2D 配体的 CAR-T 治疗 RRMM 的 I 期临床试验(NCT02203825)并没有取得理想的效果,共 5 名患者接受该细胞治疗,无 CRS 的发生,且均未观察到客观缓解。有研究者推测这次治疗的失败可能与输注 CAR-T 细胞前未经淋巴细胞清除预处理及使用的为第一代 CAR-T 有关。随后 Leivas 等研究表明 NKG2D CAR-NK 细胞比 NKG2D CAR-T 细胞有更强的体外杀伤骨髓瘤细胞的能力。

(5)κ 轻链:大多数骨髓瘤细胞限制性表达免疫球蛋白 λ 或 κ 轻链,前期研究表明免疫球蛋白 κ 轻链的单克隆抗体 MDX-1097 可通过抗体依赖性细胞介导的细胞毒性作用有效杀伤表达 κ 轻链的骨髓瘤细胞。2016 年美国 Baylor College of Medicine 的 Ramos 教授报告了靶向 κ 轻链的 CAR-T 治疗 RRMM(NCT00881920)的研究数据,对 7 例 RRMM 患者进行治疗,其中 6 例既往接受 ASCT,4 例患者治疗后 6～24 个月无疾病进展,3 例患者对 κ 轻链 CAR-T 治疗无反应。虽然 κ 轻链 CAR-T 的临床前实验并未明确显示出游离的 κ 轻链对 CAR-T 细胞功能的影响,但仍须注意对于轻链型多发性骨髓瘤患者,其血清中有较高水平的游离轻链,可能会与 MM 细胞表面的膜结合型 κ 轻链竞争性结合 CAR-T 细胞的抗原识别位点,影响 CAR-T 细胞在骨髓中发挥杀伤效应,并且可导致 CAR-T 细胞的过度活化和耗竭。对 κ 轻链 CAR-T 细胞的进一步优化,如更换 4-1BB 为共刺激分子、选择能特异性识别膜结合型 κ 轻链的 scFv,可能会提高 κ 轻链 CAR-T 细胞的疗效。

(6)双特异性 CAR-T(BCMA+CD38):通过将抗 CD38 和抗 BCMA 抗体的 scFv 段串联到含 4-1BB 和 CD3ζ 的 CAR 表达载体上,华中科技大学同济医学院附属协和医院构建了靶向 BCMA 和 CD38 的双特异性 CAR-T(BM38 CAR-T),在异种移植小鼠模型中 BM38 CAR-T 较单独 BCMA 或 CD38 CAR-T 表现出更强的抗骨髓瘤活性。2018 年 9 月胡豫教授团队开展了 BM38 CAR-T 治疗 RRMM 的 I 期临床试验(ChiCTR1800018143),2021 年报道了研究结果,共 23 例患者接受了该细胞治疗,74% 的患者伴高危细胞遗传学异常,39% 的患者合并有髓外病变。随访时间中位数 9 个月,20 例患者发生 CRS(15 例为 1～2 级 CRS,2 例为 3 级 CRS,3 例为 4 级 CRS),未观察到神经毒性反应的发生。ORR 为 87%,所有获得治疗反应的患者均达到骨髓 MRD 阴性,52% 的患者达到 sCR,9 例髓外病变中 56% 的髓外病变完全消除,33% 的部分消除。中位 PFS 为 17.2 个月,1 年时的 DOR 和 OS 率分别为 76% 和 93%。2 例复发患者的 MM 细胞仍表达 BCMA 和 CD38。细胞输注后 9 个月时 77.8% 可评估患者体内仍可检测到 BM38 CAR-T,12 个月时 62.2% 的患者可检测到 BM38 CAR-T。

2. 已进入临床试验,未发表研究数据,如:CD38、SLAMF7/CS1、CD56、CD44v6、TACI、Lewis Y、NY-ESO-1。

(1)CD38:NCCN 指南已经将 CD38 单克隆抗体达雷妥尤单抗列入治疗初诊和复发 MM 的一线治疗方案。然而,CD38 不仅在骨髓瘤细胞表面高表达,在 T 细胞、B 细胞、NK 细胞、树突状细胞及红细胞等其他正常的造血细胞表面也有中等量的表达,这无疑增加了靶向 CD38 治疗的副作用,也可能导致 CD38 CAR-T 细胞间的相互残杀。Drent 等尝试通过降低 scFv 与 CD38 的亲和力,使 CD38 CAR-T 仅能靶向杀伤高表达 CD38 的瘤细胞。也有研究者们通过用全反式视黄酸或组蛋白去乙酰化酶抑制剂提高 MM 细胞表面 CD38 的表达，来最大程度发挥 CD38 CAR-T 的肿瘤特异性杀伤作用，降低对正常组织细胞的损伤。目前涉及 CD38 CAR-T 的临床试验中，仅宾夕法尼亚大学与 Sorrento 公司联合开展的临床试验（NCT03464916）应用的是单独的 CD38 CAR-T 治疗 RRMM，其余已注册的均是联合 CD38 和其他靶点的 CAR-T。

（2）CD44v6：CD44v6 在 MM 细胞中高表达，并且与 13q 染色体缺失等不良预后有关，在造血干细胞中不表达，在 T 细胞、单核细胞、角质形成细胞等正常组织细胞中低表达。2013 年 Casucci 等构建了含 CD28 共刺激分子的 CD44v6 CAR-T，通过体外证实了 CD44v6 CAR-T 能特异性识别并杀伤骨髓瘤细胞，对造血干细胞及 CD44v6 低表达的角质形成细胞并无损害。欧盟"2020 地平线计划"拟在 2018 年末开展评估 CD44v6 CAR-T（MLM-CAR44.1）细胞治疗难治复发性 MM 和 AML 的有效性和安全性的 I/IIa 期临床试验（NCT04097301）。

（3）SLAMF7/CS1：SLAMF7 又称为 CS1，是跨膜受体 SLAM 家族成员之一，研究发现，超过 90% 的初诊及复发难治性 MM 患者样本中有 SLAMF7 的高表达，在部分正常淋巴细胞如 NK 细胞、NK/T 细胞、T 细胞、B 细胞表面亦有表达，但不表达于 $CD34^+$ 造血干细胞表面。SLAMF7 的特异性抗体（elotuzumab）是继达雷妥尤单抗之后，第二个被批准用于治疗 MM 的单克隆抗体药物。德国 Gogishvili 等用 elotuzumab 的 scFv 构建出含 CD28 共刺激分子的靶向 SLAMF7 的 CAR-T，通过流式细胞术的方法检测到基因修饰前部分淋巴细胞表达 SLAMF7，但当 SLAMF7-CAR 基因转染 T 细胞后，其 SLAMF7 表达迅速丢失，最终生产出的 SLAMF7 CAR-T 表型为 $SLAMF7^{-/low}$，这从一定程度上避免了 SLAMF7 CAR-T 细胞间的相互残杀。进一步，他通过体外和小鼠体内实验证实了 SLAMF7 CAR-T 对 MM 细胞的特异性杀伤作用。

2018 年美国希望之城国家医学中心的 Htut 开展了富含记忆性 T 细胞的自体 SLAMF7 CAR-T 治疗 RRMM 的 I 期临床试验（NCT03710421），计划入组 30 名受试者，该 CAR 含一个 4-1BB 共刺激分子和一个截短型的 EGFR 安全元件，能够在出现严重不良反应时及时清除 CAR-T 细胞。2019 年 NCI 的 Kochenderfer 同样用含自杀基因的 SLAMF7 CAR-T 治疗 RRMM（NCT03958656），计划入组 42 名受试者。欧盟制定的"2020 地平线计划"中"CARAMBA"研究项目是一项多中心（德国、西班牙、意大利、法国）参与的 I/II 期临床试验，计划在 2020 年初开始入组第一例患者，该 CAR-T 也引入了 tEGFR 作为安全元件，不同的是，该研究利用"Sleeping Beauty"转座子系统作为 CAR 基因转染手段。MD Anderson 癌症中心的 Mathur 等构建出通用型 SLAMF7 CAR-T（UCARTCS1），利用 TALEN 基因编辑技术靶向敲除 T 细胞的 TRAC（TCRa 恒定区）和 SLAMF7 基因，从而阻止 GVHD 及 CAR-T 间互相残杀的发生。在此基础上开展了"即用型"异基因 SLAMF7 CAR-T 治疗 RRMM 的 I 期临床试验（MELANI-01）。

（4）CD56：CD56 也称为神经细胞黏附分子（NCAM），属于免疫球蛋白超家族。在 65%～80% 的 MM 患者中表达，并广泛表达于 NK 细胞、树突状细胞、神经细胞及活化的 T 细胞等。2012 年 MSKCC 的 Benjamin 在美国癌症研究协会年会上报告了含 CD28 共刺激分子的 CD56 CAR-T 能有效在体外和小鼠体内靶向杀伤骨髓瘤细胞。然而该中心近年未再有 CD56 CAR-T 的进一步相关研究报告。目前关于 CD56 CAR-T 的临床试验均是与其他靶点联合治疗 RRMM，目前国内在深圳市免疫基因治疗研究院（NCT03271632）和南方医科大学珠江医院（NCT03473496）两个中心分别开展。

（5）TACI：与 BCMA 相似，TACI 同属于肿瘤坏死因子超家族，在 B 细胞的成熟和浆细胞的分化中起重要作用，并且也表达于骨髓瘤细胞。APRIL 是一种结构紧密的寡聚单结构域自体蛋白，作为 BCMA 和 TACI 的天然配体，能够与这两种抗原高亲和力结合。英国伦敦大学的 Lee 等用截短型的 APRIL 作为 CAR 的胞外抗原识别结构，构建出能同时识别 BCMA 和 TACI 的 CAR-T（ACAR），该研究显示 ACAR 能够有效地杀伤来自 MM 患者原代骨髓瘤细胞，在小鼠肿瘤逃逸模型中，ACAR 可完全清除 $BCMA^+TACI^-$ 和 $BCMA^-TACI^+$ 的肿瘤细胞，相比之下，BCMA CAR-T 则仅对 $BCMA^+TACI^-$ 的肿瘤小鼠有效。该研究提示 ACAR 可能是解决 BCMA 抗原下调所致肿瘤逃逸的新策略。在此基础上，英国研究者开展了基于 APRIL 的 CAR-T（AUTO2）治疗 RRMM 的临床试验（NCT03287804），然而由于 AUTO2 的初步疗效不理想，研究发起者在 2019 年 10 月终止了该临床试验。

（6）NY-ESO-1：纽约食管鳞状细胞癌 1（NY-ESO-1）是一种胞内表达的癌蛋白，该蛋白发生泛素化降解后，其多肽链能被相应的 HLA 分子提呈于细胞表面，从而激活机体的免疫反应。NY-ESO-1 在约 60% 的复发 MM 患者骨髓瘤细胞中高表达，在正常组织中不表达。2013 年 Schuberth 等构建出能特异性识别 $NY-ESO-1_{157\sim165}$ 肽段（$NY-ESO-1_{157\sim165}$）和 HLA-A*02：01 复合体的基因修饰 T 细胞，通过体内和体外实验证实了该 CAR-T 细胞能通过识别 HLA 递呈出来的 NY-ESO-1 肽段有效杀伤肿瘤细胞。2015 年 Rapoport 等报告了由 Adaptimmune 公司发起的靶向 $NY-ESO-1_{157\sim165}$ 的 CAR-T 细胞治疗 RRMM 的 I/IIa 期临床试验的最新结果（NCT01892293），20 例患者在自体移植后 2 天接受了该细胞免疫治疗，无 CRS 发生，随访时间中位数 21.1 个月时，10 例患者无疾病进展，14 例患者接近 CR 或 CR，2 例 VGPR，2 例 PR，1 例 SD，1 例 PD。截至 2015 年 4 月，随访时间中位数为 30.1 个月，PFS 中位数为 19.1 个月。2018 年，深圳宾德生物联合郑州大学第一附属医院开展的"针对多个肿瘤靶点的 CAR-T/TCR-T 细胞治疗多种肿瘤的临床研究（NCT03638206）"包含了靶向 $NY-ESO-1_{157\sim165}$ 的 CAR-T 细胞治疗 RRMM，目前该试验正在进行中。

3. 已完成临床前实验，尚未进入临床，如：CD229、CD70、CD1d、Integrinβ7。

（1）CD229：CD229 又称为 SLAM3 或 Ly9，是跨膜受体 SLAM 家族成员之一，在 T 和 B 淋巴细胞表面普遍表达。作为一个理想的 CAR-T 治疗靶点，CD229 在不同疾病阶段的 MM 患者的恶性浆细胞表面均有高表达，且与骨髓瘤细胞的生存及增殖密切相关，更重要的是，在具有骨髓瘤干细胞性质的 $CD19^-CD138^-$ 的骨髓瘤细胞表面亦为高表达。2020 年 Radhakrishnan 等构建了含 4-1BB 共刺激分子的靶向 CD229 的 CAR-T 细胞，他们利用小鼠骨髓瘤模型和来自 MM 患者的原代骨髓瘤细胞证实该细胞疗法可有效清除成熟的骨髓瘤细胞和骨髓瘤干细胞。目前尚未有研究者注册 CD229 CAR-T 治疗 RRMM 的临床试验。

（2）CD70：CD70 是 CD27 的膜结合型配体，在弥漫大 B 细胞淋巴瘤、滤泡性淋巴瘤、瓦尔登斯特伦巨球蛋白血症、多发性骨髓瘤等肿瘤细胞上表达。靶向 CD70 的单克隆抗体在多种肿瘤的临床前实验中已显示出较好的应用前景。2011 年 Shaffer 等将 CD27 全长作为 CAR 的抗原识别区特异性识别 CD70，以此构建出靶向 CD70 的 CAR-T，该 CAR-T 细胞能有效杀伤表达 CD70 的肿瘤细胞株和原代肿瘤细胞。但由于 CD70 在多发性骨髓瘤表达相对较低，且仅有部分骨髓瘤细胞有表达，限制了其进一步的临床应用。

（3）活化的整合素 β7 异构体：2017 年日本大阪大学的 Hosen 等发现活化的整合素 β7 异构体作为一种非肿瘤特异性抗原，也可成为治疗多发性骨髓瘤的特异性靶点。他们通过筛选超过 10 000 种抗 MM 抗体后，查找到 MMG49 可特异性识别活化的整合素 β7 异构体，而这种活化的整合素 β7 异构体高表达于 MM 细胞表面。他们通过体外和体内实验发现 MMG49 CAR-T 能够在不损伤正常组织（包括造血干细胞及整合素 β7⁺ 的淋巴细胞）的情况下，发挥特异性抗 MM 效应。该研究拓宽了在非肿瘤特异性抗原中寻找有效 CAR-T 治疗靶点的视野。

CAR-T 细胞治疗应用于骨髓瘤虽不足十年，但从目前的临床研究数据来看，其疗效肯定，且严重不良事件发生率低。多数研究显示 CAR-T 对于伴多重耐药、髓外病变及高危细胞遗传学异常的 MM 患者仍能获益，这开辟了骨髓瘤治疗的新篇章。与此同时，随着临床试验的不断开展扩大，CAR-T 治疗的局限性也日益凸显。由于当前大多数的 CAR-T 疗法都是利用患者自身的 T 细胞，属于个体化的治疗，需要每个患者单独制备，制备周期长，成本高昂，多数患者难以负担，普及性低。经历多线治疗的复发难治性 MM 患者体内的 T_N 和 T_{SCM} 明显减少，而这些 T 细胞亚群与 CAR-T 疗效有明显的相关性。同种异体 CAR-T 细胞虽可以克服以上这些临床挑战，但仍有诱发严重 GVHD 的风险。自体或异体 CAR-NK 细胞可能是未来发展的方向之一。另外，CAR-T 治疗后患者的缓解持续时间长短不一，即使经历较长的缓解期后，仍会面临复发，并且复发后的患者生存质量和生存率大大下降。bb2121 的最新数据显示 128 例接受 CAR-T 细胞治疗的患者 PFS 中位数仅 8.8 个月，其中 28 例 CAR-T 后进展的患者接受了二次输注，有效率仅为 21%。将来 CAR-T 在骨髓瘤中发展方向应在于设法延长患者的缓解时间并且尽量降低 CRS 及 ICANS 等不良反应的发生。根据 CAR-T 治疗骨髓瘤产生耐药的机理，可以从以下几个方面入手：①降低 CAR-T 细胞的免疫源性，优化 CAR 结构；②多靶点联合，避免靶抗原丢失或密度下调所致的肿瘤逃逸；③联合小分子药物，提高肿瘤细胞表面靶抗原的表达；④设计能够克服免疫抑制的肿瘤微环境的 CAR-T 细胞；⑤延长 CAR-T 细胞体内存活时间。CAR-T 细胞免疫治疗在骨髓瘤治疗领域尚处于起步阶段，仍有诸多问题尚未解决，例如，如何选择出能从 CAR-T 治疗中获益最大的患者；如何确定 CAR-T 治疗的最佳给药时机；CAR-T 治疗后达到完全缓解的患者如何进行长期管理，是否需要进行药物干预，能否有效延缓复发；对于高危复发患者，CAR-T 治疗将来能否取代自体移植作为一线巩固治疗的地位等。总之，仍需要大量的基础和临床研究为 CAR-T 治疗的完善的理论基础，使更多的患者受益。

（刘　洋　李振宇）

六、嵌合抗原受体 T 细胞治疗和其他治疗方法的联合

（一）CAR-T 细胞治疗联合放 / 化疗

放射疗法可直接引起肿瘤细胞的凋亡，促进肿瘤相关抗原和损伤相关分子模式释放，从而刺激肿瘤特异性免疫反应来治疗实体瘤。临床试验显示，在输注 CAR-T 细胞之前进行放疗，可有效减少原发肿瘤的负荷并改善 T 细胞的运输，相比于未接受放疗的患者，出现较轻的细胞因子释放综合征（CRS）和更低的神经毒性。目前在血液系统肿瘤中，尤其在高肿瘤负荷的淋巴瘤患者中已经看到 CAR-T 前进行放疗的优势。另外，化疗药物如氟达拉滨和环磷酰胺（FC 方案）等可清除体内的常见淋巴细胞群，并且可以消除 Treg 等免疫抑制细胞，为 CAR-T 细胞提供扩增的空间，故 FC 方案也是目前许多 CAR-T 临床研究中常使用的淋巴细胞清除预处理方案。因此，CAR-T 联合化疗 / 放疗比单独使用 CAR-T 疗法更加安全和有效。

（二）CAR-T 细胞治疗联合造血干细胞移植

1. CAR-T 细胞治疗联合自体干细胞移植 自体造血干细胞移植（ASCT）已经成为多发性骨髓瘤（MM）患者的标准一线巩固治疗策略，在相对年轻的 MM 群体中应用非常广泛。ASCT 由于缺乏移植物抗肿瘤作用，ASCT 后骨髓瘤患者的长期缓解依赖于机体内肿瘤激活的 T 细胞恢复，进而起到免疫监视作用。由于多数肿瘤相关抗原也同时为自身抗原，在胸腺成熟的过程中往往导致高亲和力抗肿瘤的 T 细胞缺失；同时由于肿瘤晚期抗原的递呈减少，体内低亲和力的 T 细胞又无法充分发挥抗肿瘤作用。所以在 ASCT 后联合进行基因工程修饰的高亲和力的 CAR-T 细胞进行治疗理论上是有望提高疗效和改善预后的。

2015 年，美国 Garfall 等学者首次在 *N Engl J Med* 上报道了一例进展型骨髓瘤患者，首次移植后缓解期仅维持了短暂的 6 个月，疾病出现进展，在采用美法仑高剂量化疗挽救性 ASCT 后输注靶向 CD19 的 CAR（CTL019）而获得了持久的缓解，提示该疗效获益于 ASCT+CTL019 的联合治疗，而不是单独的 ASCT。此后 Garfall 等于 2018 年又在 *JCI Insight* 发表一组共 10 例难治/复发骨髓瘤患者行挽救性 ASCT 后输注 CTL019 的疗效。结果显示 ASCT+CTL019 治疗是安全可行的，无严重的 CRS 发生，大多数毒性可归因于 ASCT，如黏膜炎，骨髓抑制等。在疗效方面，10 名受试者中有 2 名在 ASCT+CTL019 后的 PFS 明显长于先前的 ASCT（分别为 479 天 vs. 181 天和 249 天 vs. 127 天）。

虽然新药不断出现，但初诊时被评估为高危组骨髓瘤患者（如细胞遗传学高危和 R-ISS Ⅲ期等）的预后仍不容乐观，即使进行 ASCT，早期复发进展的比例仍很高，生存期中位数仅 2～3 年。很有必要对此类患者进行多种治疗策略的优化组合以达到改善预后的目标。苏州大学附属第一医院傅琤琤团队在 2017 年登记注册了一项临床研究（NCT: 03455972），旨在观察 ASCT 后序贯 CD19 和 BCMA CAR-T 细胞联合输注治疗高危初诊多发性骨髓瘤的安全性和有效性。入选的骨髓瘤患者需合并包括初诊 R-ISS Ⅲ期、合并遗传学高危、髓外病灶或 PAD 方案三药诱导 4 疗程后仅达到 PR 或更低水平等在内的任何一种高危因素，一线 ASCT 后+14 天到+20 天内直接回输 CAR-T 细胞（CAR-19+CAR-BCMA）。初步结果最早于 2018 年第 60 届 ASH 会议上报道，10 例患者均顺利完成 ASCT 和 CAR-T 细胞的输注，截至 2018 年 11 月，随访时间中位数是 6（3～14）个月。观察到此联合治疗方法的临床起效快，缓解率从诱导后的 30%、ASCT 后的 40%，提高到 CART 后的 70%；骨髓 MRD 转阴率由移植后的 44.4%（$<10^{-4}$ 水平）上升到 CAR-T 治疗后的 60%（$<10^{-6}$ 水平），且随着随访时间中位数延长到半年以上，所有患者的疗效均在持续进一步改善中。另一方面，CRS 反应和其他 AE 均易控。与 RRMM 相比，CAR-T 扩增达到峰值的时间相对较晚，但持续时间较之更长，可达到一年以上。针对高危骨髓瘤患者，在一线 ASCT 后采用 CAR-T 细胞治疗来加强巩固治疗的缓解深度，提高 MRD 的阴转率，从而改善长期生存，尝试了现有的整体治疗和新型免疫治疗相结合的新治疗模式，可为高危 MM 患者的巩固治疗提供另一种选择。

2. CAR-T 细胞治疗联合异基因造血干细胞移植 异基因干细胞移植是治愈白血病和其他血液疾病的重要手段。异基因移植前疾病的缓解状态是决定移植成功的独立且关键的预测因素，为了提高移植的成功率，移植前需要通过化疗等方法使得患者进入缓解状态。但问题在于，并非所有患者都对化疗都具有良好的反应，而且更严重的问题在于，如果患者对一线方案耐药，即使进行二线和三线药物等挽救化疗有效率也很低，而且部分患者甚至无法再耐受化疗。对于化疗耐药或化疗后残留病灶水平仍较高的白血病患者，可以考虑移植前进行 CAR-T 治疗。通过 CAR-T 细胞，可让患者的癌细胞得到大幅度减低甚至达到更深度缓解，继而有条件去接受异基因干细胞移植。

临床实践也证明，先让患者得到更深层次的缓解然后再桥接进行移植是一种非常具有突破性的治疗方式。尤其是在 ALL 领域，越来越多的数据也在表明这种治疗方式的有效性。CAR-T 细胞疗法即搭建起难治型患者通向异基因干细胞移植的一座"桥梁"。但异基因干细胞移植在 MM 患者中治疗的地位存在争议，且 MM 患者多为 50 岁以上中老年人，进行异基因移植治疗的患者比例低，目前在 MM 领域，尚无关于 CAR-T 联合异基因移植的数据报道。

(三) CAR-T 细胞治疗联合新药

CAR-T 细胞治疗在 B 细胞恶性血液肿瘤如 ALL 和恶性淋巴瘤中取得了显著疗效，虽然早期缓解率可高达 60%～90% 以上，但最终仍有 50% 以上的患者会再次出现复发。复发的原因与 CAR-T 的增殖能力、存活时间、肿瘤细胞表面的抗原表达下调，以及肿瘤的微环境密切相关。

MM 中抑制性的肿瘤微环境会干扰和影响 CAR-T 细胞杀灭肿瘤细胞的能力。靶向BCMA 的 CAR-T 治疗 MM 后也有较高的复发率，且对于髓外大包块的患者，疗效不佳且深入的研究较少。MM 进行 CAR-T 治疗后是否能够联合其他药物处理，进而提高 CAR-T 疗效一直也是研究的热点领域。以下列举了部分目前有研究报道的可与 CAR-T 联合使用的药物，其中多数为临床前研究结果，有限的 CAR-T 联合策略也仅仅处于临床试验阶段。

1. 伊布替尼　伊布替尼（ibrutinib）被 FDA 批准用于 CLL 的初始治疗和难治 CLL 的治疗。这种药物通过阻断帮助白血病细胞生长和存活的蛋白质活性而发挥作用，中断治疗可能会导致肿瘤迅速膨胀，使疾病更难以治疗。伊布替尼联合 CAR-T 对 CAR-T 联合策略的早期探索。第 57 届 ASH 上有研究报道，在扩增 CD19 CAR-T 过程中，抑制 AKT 信号减少其细胞终末分化，增加记忆性 CD19 CAR-T 比例，可提高整体抗肿瘤效应。BTK 抑制剂能够通过对 BTK 的抑制来达到一定的抑制 AKT 的作用，从而提高记忆 T 细胞的数量。有体外研究显示应用伊布替尼联合治疗 5～11 个疗程时，其效应 T 细胞数量增加效应最大，且其 CAR 的表达也最高。另一方面，伊布替尼可有效治疗 B 细胞淋巴瘤，并通过抑制肿瘤细胞的黏附和调节趋化作用，动员肿瘤性 B 细胞入外周血中，从而使这些细胞被循环中的CAR-T 细胞消灭。体外试验证明 CD19 CAR-T 对伊布替尼敏感或耐药的 MCL 细胞株有杀伤作用，而联合伊布替尼时杀伤效应明显增加。NSG 小鼠模型体内实验也证明了 CD19CAR-T 联合伊布替尼治疗可提高抗肿瘤效应，并降低单独应用 CAR-T 或伊布替尼治疗的复发率。

一些初期的研究表明，在 CAR-T 细胞免疫治疗之前、期间和之后继续使用伊布替尼治疗可能会防止肿瘤进一步恶化，提高 CAR-T 细胞的有效性和有助于预防 CRS。上述研究的协同效应也在临床数据中得到了进一步的验证，在 2017 年 ASCO 会议上，Gill 发现 CAR-T疗法联合伊布替尼治疗高危 CLL 的完全缓解率（MRD 阴性）为 89%。该研究纳入 10 例患者，随访 6 个月时，8/9 例被评估的患者经流式或 MRD 检测未发现骨髓中存在 CLL 细胞。影像学反应目前尚不明确，需要更长时间的随访。9 例患者发生了 CRS，其中 8 例为 1/2 级，1 例 3 级。总体上，患者对这一方案的耐受性很好，均不需要接受相应的治疗。从侧面也体现了伊布替尼能够降低 CRS 相关因子表达，进而降低 CRS 发生的严重程度。

Fred Hutchinson Cancer Center 的 Gauthier 等人先对 24 名 CLL 患者进行了 CAR-T 细胞作为单一疗法的早期研究,这些患者之前接受过伊布替尼的治疗,但多数患者因为无效,病情仍在恶化而在 CAR-T 细胞治疗开始之前已经停用。随后又招募了另外一组 19 名年龄和疾病特征与前一组相似的难治 CLL 患者。第二组患者在接受相同的 CAR-T 细胞治疗之前、期间和至少 3 个月后继续服用伊布替尼。结果显示在伊布替尼队列中有 83% 的患者对治疗有完全或部分反应,而未接受伊布替尼治疗的患者中有 65% 的患者有完全或部分反应,且接受伊布替尼治疗的患者也更有可能达到深度的分子学反应。伊布替尼队列组也具有安全性优势,在接受伊布替尼治疗的患者中,CRS 发生的频率较低,该队列中没有患者出现严重的 CRS 症状,而未接受伊布替尼治疗的患者中有 25% 出现了严重的 CRS 症状。这些临床研究结果提示联合应用伊布替尼可提高 CAR-T 治疗效果并降低毒性。

2. 免疫调节剂　来那度胺是一种批准用于多发性骨髓瘤的小分子免疫调节剂,可以具有直接的杀肿瘤作用和 T 细胞调节作用。在临床前模型中发现来那度胺可增强 T 细胞的功能,这也是该药能够在临床上与多种药物或疗法联合应用,并可用于长期维持治疗的理论机制。

体外实验发现来那度胺能够以浓度依赖的方式增加 CAR-T 细胞的功能,包括活化、增殖、细胞溶解活性和细胞因子的产生,特别是在暴露于低丰度抗原的 CAR-T 细胞在培养物中加入来那度胺后,细胞因子的产生和激活最明显。共同刺激 24 小时或 7 天后,在有或没有来那度胺的 BCMA 包被的磁珠上进行 CAR-T 细胞的 RNA 测序(RNA-seq)和转座酶可及染色质测序测定(ATAC-seq)结果表明,来那度胺存在时免疫突触相关基因、细胞因子信号转导和 T 细胞活化途径的参与程度更高。将来那度胺,BCMA CAR-T 和表达 BCMA 的骨髓瘤细胞系 MM1.S 进行共培养,来那度胺在 4 周内还提高了 CAR-T 细胞的性能,研究发现 CAR-T 性能的增加与 IL-2 产生和激活标志物表达的增加有关。加入来那度胺可增加激活标志物的表达,降低 PD-1 的表达,并防止细胞溶解活性的降低。NSG 小鼠实验也证实,来那度胺与 CAR-T 同时给药或在 CAR-T 给药两周后给药均降低了肿瘤负荷,减少了小鼠的死亡,延长了生存期。

有学者探讨 CAR-T 细胞和来那度胺的联合治疗的潜在益处,观察到来那度胺大大改善了培养物中 T 细胞记忆标记(CD62L,CD28 和 CD27)的维持,并增强了 CAR-T 细胞和 MM 细胞之间免疫突触的形成。RNA-seq 分析显示,来那度胺处理和未处理的 CD8+CAR+ T 细胞中 600 多个基因存在差异表达。其中,来那度胺治疗显著增加了免疫突触相关(如细胞连接和生物组装)基因的表达。此外,来那度胺导致 CAR-T 细胞的记忆、归巢和细胞溶解功能特征的基因转录升高。小鼠实验也证实,与 CAR-T 单独治疗相比,联合来那度胺的疗法显著抑制了体内肿瘤的生长,延长了小鼠的生存期,并改善了 CAR-T 细胞的持久性。这些发现表明来那度胺在 CAR-T 细胞的免疫调节中起共刺激作用,并在体内增强了 CS1 CAR-T 细胞的抗肿瘤活性。上述结论与来那度胺联合靶向 BCMA 的 CAR-T 的实验研究中结论基本一致,提示这些免疫治疗方案的优化组合可能是一种有效的策略。来那度胺诱导的 CAR-T 功能增强作用在 MM 肿瘤微环境中可能是有利的,因为 MM 患者中有多种因素限制 CAR-T 的临床疗效,包括 CAR-T 耗尽和肿瘤表面抗原表达密度低下。上述体外和小鼠实验的研究数据提示来那度胺和 CAR-T 联合应用可增强 CAR-T 细胞的抗肿瘤活性。同类药物泊马度胺也可在 MM 患者中增加 CAR-T 的功能,也目前也仅包含有限的实验室阶段的数据。美国纪念斯隆凯特琳癌症中心登记注册靶向 BCMA 的 CAR-T 单独或联合来那度胺治疗 MM 的临床试验研究（NCT03070327），方案中规定在患者淋巴细胞单采前至少一周开始给予来那度胺 10mg 口服，连续 21 天，每 28 天为一周期，但目前尚无最终的结果报道。

3. PD-1/PD-L1 拮抗剂　CAR-T 细胞对肿瘤细胞的杀伤作用有赖于 T 细胞的杀伤活性。正常情况下，T 细胞的功能受到活化和抑制信号的双重调节，其中 PD-1/PD-L1 是一主要的调控机制。PD-1 与其配体 PD-L1 结合可抑制 T 细胞活化和增殖，下调 T 细胞免疫刺激性细胞因子的分泌，从而抑制 T 细胞免疫反应，促使 T 细胞凋亡。

PD-1/PD-L1 可能从两方面影响到 CAR-T 细胞疗效：肿瘤细胞表达 PD-L1 增加或者 CAR-T 细胞高表达 PD-1。可能是本身即存在高表达，或者在治疗过程中出现高表达，二者均可抑制 CAR-T 细胞功能，造成 CAR-T 疗效下降。在 CD19 CAR-T 细胞治疗成人难治复发弥漫大 B 细胞淋巴瘤中，发现 PD-1/PD-L1 表达积分最高的 5 例患者预后最差，其中 4 例治疗无反应，1 例尽管治疗后达 CR，但在 3 个月时即复发，也提示 PD-1/PD-L1 的表达到一定程度后可能会影响到 CD19 CAR-T 细胞治疗的疗效。对 CAR-T 细胞治疗后的患者淋巴组织活检，发现非 CAR-T 细胞的 T 淋巴细胞 PD-1 表达增高，即 CAR-T 细胞治疗有可能降低"旁观"T 细胞的免疫监视功能，CAR-T 治疗后联合应用 PD-1 拮抗剂则有可能恢复其免疫监视功能，减少复发。体外实验表明，PD-1 单抗可恢复高表达 PD-1 患者 T 细胞制备的 CAR-T 细胞对肿瘤细胞的杀伤功能。小鼠试验中证实了低剂量的 PD-1 抑制剂能够增强高表达 PD-1 的 CD19 CAR-T 细胞的杀伤毒性，联合 PD-1 单抗和 CD19 CAR-T 细胞治疗组的小鼠存活时间明显长于单纯 CAR-T 细胞治疗组。

这种 CAR-T 和 PD-1 拮抗剂联合的治疗方法在淋巴瘤领域有个案报道，在靶向 CD19 的 CAR-T 治疗后给予 PD-1 单抗，取得了满意的临床疗效，同时观察到 CAR-T 细胞的扩增。但需要较大样本的观察证实其联合治疗的确切获益。

Bernabei 等报道了 5 名在 BCMA CAR-T 临床试验后疾病再次进展的 MM 患者，在接受含 PD-1 抑制剂的挽救治疗，通过流式细胞术和实时定量 PCR 评估患者体内的 BCMA CAR-T 水平。可以观察到 PD-1 抑制剂可以诱导 CAR-T 细胞再扩增和抗 MM 反应。由于该患者先前在帕博利珠单抗 + 泊马度胺 + 地塞米松方案的治疗中进展，因此观察到的临床活性可能与 CAR-T 细胞再活化有关，小样本的病例数据也从侧面提示了 MM 患者使用 CAR-T 和 PD-1 拮抗剂联合可激活 CAR-T 的抗肿瘤能力。

由于 PD-1/PD-L1 也是机体实现免疫耐受、避免自身受到免疫攻击的保护机制，与 CAR-T 细胞联合应用时更要关注全身应用 PD-1 抗体有可能出现自身免疫性不良反应。

4. 死亡受体 5 抗体　死亡受体 5（death receptor，DR5）是肿瘤坏死因子相关的凋亡诱导配体（tumor necrosis factor related apoptosis inducing ligand，TRAIL）的主要受体之一，DR5 与 TRAIL 结合后可以通过其胞内的死亡结构域传递凋亡信号，从而引起细胞凋亡，是激活肿瘤细胞凋亡途径有希望的靶点。现已证实，TRAIL 可以在体内和体外杀伤多种肿瘤细胞，对绝大多数正常细胞不具有诱导凋亡效应。

有研究表明，CAR-T 细胞可逐渐上调 Fas、FasL、DR5 和 TRAIL，从而导致其凋亡，而与抗原介导的 TCR 或 CAR 激活无关。Fas-Fc 和 DR5-Fc 重组蛋白体内阻断后，可以挽救 CAR-T 细胞也证明了 Fas 和 DR5 途径在 CAR-T 细胞凋亡中的主导作用。这些现象对于

CAR-T 细胞的长期存续和新应用的开发至关重要,如 CAR-T 治疗时联合应用 DR5 单抗可有望延长 CAR-T 在体内的存活时间。

5. IDO1 抑制剂 吲哚胺 -2, 3- 双加氧酶 1(indoleamine 2,3-dioxygenase 1,IDO1)是一种由 403 个氨基酸及亚铁血红素组成的氧化还原酶,含有一个活性位点,是犬尿氨酸途径的限速酶。通过该途径,IDO1 可以催化色氨酸代谢生成犬尿氨酸、喹啉酸等具有细胞毒性的代谢产物。正常情况下,IDO1 在体内表达水平较低。近来研究显示,IDO1 在多种肿瘤组织中表达水平较高,其表达水平也与多种癌症的不良预后呈正相关。IDO1 已被证实与肿瘤的免疫逃逸有关,IDO1 抑制剂通过与 IDO1 结合,阻滞了 IDO1 的功能,降低了免疫细胞中 FOXP3 蛋白的表达,或可恢复肿瘤微环境中 T 细胞的增殖和活化,以期达到更好的免疫治疗作用。与 CAR-T 联合治疗,或具有类似的机制,起到协同抗肿瘤作用。

6. γ 分泌酶抑制剂 Pont 等人报道了影响 BCMA CAR-T 细胞治疗成功的两个障碍:一些患者的 MM 细胞表面密度较低甚至缺乏 BCMA 表达,以及可溶性 BCMA(sBCMA)阻断了 CAR-T 细胞与 MM 细胞上 BCMA 的相互作用。为解决以上问题,研究人员发现可通过 γ- 分泌酶抑制剂(GSI)来增强 MM 细胞表面 BCMA 表达,并通过阻断细胞表面 BCMA 的分裂来降低 sBCMA 浓度。GSI 既往用于治疗阿尔茨海默病和某些特定的实体瘤。在临床前实验中,Pont 等人观察到,在体外培养的 MM 细胞系和原代 MM 细胞中添加 GSI(JSMD194),细胞表面 BCMA 表达可逆性地增加了 3～5 倍。此外,当靶细胞的 BCMA 表达水平较低时,GSI 能增强 BCMA CAR-T 细胞对 MM 细胞的识别能力,但当 BCMA 表达水平已经很高时,GSI 则不再发挥作用。因此,使用药物增加 MM 细胞上的 BCMA 表达是提高抗 BCMA CAR-T 细胞疗效的一种新颖且有前景的方法。

此外,还有其他的治疗方式和药物与 CAR-T 细胞进行联合的研究在不断进行,如 CAR-T 细胞治疗期间联合 IL-1 拮抗剂或许可以有效降低 CAR-T 治疗时产生细胞因子风暴和神经毒性,提高安全性;溶瘤病毒可通过多种途径帮助 CAR-T 细胞克服免疫抑制障碍以提高实体瘤的治疗效果;与 PD-1 拮抗剂类似机制的 CTLA-4 抗体及可改变肿瘤酸性微环境等药物,这些联合疗法的效果都有待于临床数据去进一步验证。

七、细胞因子释放综合征的监测和处理

细胞因子释放综合征(cytokine release syndrome,CRS)是细胞免疫疗法中最常见的毒性反应。嵌合抗原受体(CAR)带有肿瘤细胞表达的同源抗原,T 细胞与之结合后会被激活,释放细胞因子和趋化因子,从而导致 CRS,不同疾病 CRS 的发生率不尽相同,总发生率达 70%。

美国移植和细胞治疗学会(ASTCT)共识将 CRS 定义为:由内源性或输注 T 细胞和 / 或其他免疫效应细胞激活或参与的免疫治疗后的超过敏反应。症状可能是渐进性的,但发病时必须包括发热,可能包括低血压,毛细血管渗漏,缺氧和终末器官功能障碍。但 CRS 的症状并不是 CRS 独有,必须谨慎鉴别,排除其他原因引起的发热、低血压、血流动力学不稳定,和 / 或呼吸窘迫等。且诊断时必须与细胞疗法存在合理的时间关系:免疫效应细胞相关的 CRS 可能有延迟发病,但如果患者在治疗开始后 14 天以上出现与 CRS 一致症状,应仔细评估是否存在其他原因。另外,该共识将免疫效应细胞相关的神经毒性及噬血细胞综合征 / 巨噬细胞活化综合征(HLH/MAS)排除在 CRS 定义之外,从 CRS 的定义和分级中排除了实验室参数。

（一）CRS 分级

CRS 分级的 ASTCT 共识见表 15-2-1，根据惯例，5 级 CRS 被定义为因 CRS 死亡。为了简化报告，从 CRS 分级中删除了对其他特定器官毒性的参考。

表 15-2-1　ASTCT CRS 共识分级

CRS 参数	1 级	2 级	3 级	4 级
发热 *	体温≥38℃	体温≥38℃	体温≥38℃ 和	体温≥38℃ 和
低血压 &	无	无须使用血管升压药物	需要使用血管升压药（升压素用不用都可） 和 / 或 #	需要多种血管升压药物（不包括升压素）
缺氧	无	需要低流量鼻导管吸氧（给氧流量≤6L/min）或吹气	需要高流量鼻导管（给氧流 > 6L/min）、面罩、呼吸面罩或文丘里管面罩	需要正压通气（如，CPAP、BIPAP、插管和机械通气）

注：*. 发热定义为温度≥38.0℃，不能归因于任何其他原因。患有 CRS 的患者接受解热药或抗细胞因子治疗，如托珠单抗或类固醇之后，CRS 严重程度的分级不再需要发热。在这种情况下，CRS 分级是由低血压和 / 或缺氧决定的。

&. CTCAE v5.0 中，低血压被定义为"一种以血压低于特定环境中个人预期正常血压为特征的疾病"，就 CRS 分级的实际目的，需要静脉输液或升压药物维持正常血压的个体可被视为低血压。

#. CRS 分级是由更严重的事件决定的，低血压或低氧血症不能归因于任何其他原因。

与 CRS 相关的器官毒性可根据 CTCAE v5.0 分级，但不影响 CRS 分级。

CAR-T 细胞输注后根据方案进行神经评估，监测 CRS 症状（发热、血流动力学不稳定、缺氧）。随访血清 CRP、铁蛋白和凝血参数。

如果 CAR-T 细胞输注≥72 小时后，患者发热≥38℃，考虑住院进行密切监测，检查外周血中性粒细胞，评估发热，排除感染（监测病原体的培养）。入院继续密切监测心脏和其他器官功能，包括常规神经系统检查。随访血清 CRP、铁蛋白和凝血参数（INR、APTT、纤维蛋白原）。对症支持（如解热镇痛药）、根据发热性中性粒细胞减少症指南提供抗生素治疗。如果出现快速发作的 CRS 体征或症状（定义为 CAR-T 细胞给药后 <72 小时内观察到的发热≥38.5℃或任何 CRS 2 级及以上的体征或症状），给予 CRS 的快速恶化的一线治疗。

（二）CRS 的治疗

1. CRS 的一线治疗　①1 级 CRS：如果发作时间≥72 小时，对症退热治疗。如果发作 <72 小时，考虑使用托珠单抗 8mg/kg，i.v.，± 地塞米松 10mg，q.24h.。②2 级 CRS：如果发作≥72 小时，需要时给予托珠单抗 8mg/kg，i.v.，± 地塞米松 10mg，i.v.，q.12h.～q.24h.。如果发作 <72 小时，给予托珠单抗 8mg/kg，i.v.，和地塞米松 10mg，i.v.，q.12h.～q.24h.。③3 级 CRS：给予托珠单抗 8mg/kg，i.v.，和地塞米松 10mg，i.v.，q.12h.。④4 级 CRS：给予托珠单抗 8mg/kg，i.v.，和地塞米松 20mg，i.v.，q.6h.。如果 24 小时内一线治疗没有改善或 CRS 快速进展，则启动二线治疗。

2. CRS 的二线治疗　给予第 2 剂托珠单抗 8mg/kg，i.v.，地塞米松 20mg，i.v.，q.6h.～q.12h.。考虑临床恶化的其他原因（例如败血症、肿瘤溶解综合征或者其他脏器功能不全）。如果 24 小时内二线治疗没有改善或 CRS 快速进展，则启动三线治疗。

3. CRS 的三线治疗 甲泼尼龙 2mg/kg，然后 1mg/kg，每天分 4 次（7 天内逐渐减量），考虑其他抗 IL-6 药物。

如果尽管进行了前述治疗，CRS 继续进展，启动四线治疗，考虑抗 T 细胞疗法，如环磷酰胺（1.5g/m²）或其他。

4. 其他检测和治疗 一旦开始使用地塞米松，至少给药 3 次或直到 CRS 和任何相关的神经症状消失。1 级 CRS 时常规考虑预防癫痫发作（如左乙拉西坦）。出现 2 级及以上 CRS 反应需要频繁监测住院患者直到发热和症状消失，包括神经系统评估和症状支持（补充氧气、电解质替代性静脉输液、解热药、低剂量血管加压药支持），开始预防癫痫发作（如左乙拉西坦），如果并发神经毒性，考虑脑电图监测。≥3 级 CRS 要采用 ICU 级别的监护症状、监护血流动力学和呼吸支持，包括神经检查；预防癫痫发作（如左乙拉西坦），如果并发神经毒性，考虑脑电图监测。

八、嵌合抗原受体 T 细胞治疗存在的问题和展望

近 20 年，多发性骨髓瘤治疗观念不断更新，药物研发发展迅速，新型机制的药物取代了传统化疗，极大改善了患者预后。免疫治疗在近年来成为肿瘤治疗的主要突破点，尤其在多发性骨髓瘤，除了第一个有效的单克隆抗 CD38 抗体进入临床应用外，CAR-T 细胞成为治疗难治复发多发性骨髓瘤的新免疫疗法，对多发性骨髓瘤现有治疗模式发起挑战。

在中国，一些新药的缺乏和另一些新药的昂贵价格使免费的 CAR-T 细胞临床研究对 RRMM 患者生存获益格外重要。而且国内 CAR-T 细胞临床研究出现在 Dara 上市之前与美国不同。在这种情况下临床上两种免疫治疗方法——单抗和 CAR-T 细胞合理的治疗顺序值得关注。Dara 单抗在美国已经获得一线治疗指征，并且开展了冒烟性骨髓瘤患者的临床研究。在中国，Dara 单抗的一线治疗适应证等待批准，而且高危患者的不良预后仍不能被单抗等已知目前标准治疗改善，因此，迫切需要推动 CAR-T 细胞在高危患者治疗适应证前移的临床研究。将来，随着 BCMA 偶联毒素抗体和 BCMA 双抗的加入，这个领域竞争更加激烈。

虽然目前国内 CAR-T 细胞免疫疗法已经按照新药上市申请的管理模式规范执行，但是 CAR-T 细胞作为一种药物研发仍非常独特：它取材于患者体内活细胞，从起源开始就是患者个体化药物，无法做到统一标准化。和传统制药公司需要 10～20 年上市一个专利新药相比，这个领域变化迅速，工艺改进日新月异。目前按照新药上市标准研发的自体 CAR-T 细胞产品更像是一种过继性免疫细胞治疗临床技术。取材自第三方，即正常人体 T 细胞的通用型 CAR-T 细胞才可能是真正意义上的标准化新药，目前已开始在国内进入临床研究。

（颜灵芝　傅琤琤）

【参考文献】

[1] ISAACS A，LINDENMANN J. Virus interference. Ⅰ：The interferon[J]. Proc R Soc Lond B Biol Sci，1957，147（927）：258-267.

[2] SALTER A I，IVEY R G，KENNEDY J J，ET AL. Phosphoproteomic analysis of chimeric antigen receptor signaling reveals kinetic and quantitative differences that affect cell function[J]. Sci Signal，2018，11（544）：eaat6753.

[3] MAUS M V, HAAS A R, BEATTY G L, et al. T cells expressing chimeric antigen receptors can cause anaphylaxis in humans[J]. Cancer Immunol Res, 2013, 1(1): 26-31.

[4] MAILANKODY S, GHOSH A, STAEHR M, et al. Clinical responses and pharmacokinetics of MCARH171, a human-derived bcma targeted CAR T cell therapy in relapsed/refractory multiple myeloma: Final results of a phase I clinical trial[J]. Blood, 2018, 132(Supplement 1): 959.

[5] MAUS M V, JUNE C H. Zoom zoom: Racing CARs for multiple myeloma[J]. Clin Cancer Res, 2013, 19(8): 1917-1919.

[6] SINGH N, PERAZZELLI J, GRUPP S A, et al. Early memory phenotypes drive T cell proliferation in patients with pediatric malignancies[J]. Sci Transl Med, 2016, 8(320): 320ra3.

[7] CASATI A, VARGHAEI-NAHVI A, FELDMAN S A, et al. Clinical-scale selection and viral transduction of human naïveand central memory CD8$^+$ T cells for adoptive cell therapy of cancer patients[J]. Cancer Immunol Immunother, 2013, 62(10): 1563-1573.

[8] ZHANG H, CHUA K S, GUIMOND M, et al. Lymphopenia and interleukin-2 therapy alter homeostasis of CD4$^+$ CD25$^+$ regulatory T cells[J]. Nat Med, 2005, 11(11): 1238-1243.

[9] MATHUR R, BARNETT B E, HERMANSON D, et al. B-cell maturation antigen(BCMA)-specific, Centyrin^{TM}-based, PiggyBac^{TM}-transposed CAR-T memory stem cells are effective against p53$^{-/-}$ and patient-derived multiple myeloma tumors[J]. Blood, 2017, 130(Supplement 1): 3068.

[10] COSTELLO C L, GREGORY T K, ALI S A, et al. Phase 2 study of the response and safety of P-BCMA-101 CAR-T cells in patients with relapsed/refractory(r/r)multiple myeloma(MM)(PRIME)[J]. Blood, 2019, 134(Supplement 1): 3184.

[11] NARAYANAVARI S A, CHILKUNDA S S, IVICS Z, et al. Sleeping beauty transposition: From biology to applications[J]. Crit Rev Biochem Mol Biol, 2017, 52(1): 18-44.

[12] EGRI N, ORTIZ DE LANDAZURI I, SAN BARTOLOMÉ C, et al. CART manufacturing process and reasons for academy-pharma collaboration[J]. Immunol Lett, 2020, 217: 39-48.

[13] LEVINE B L, MISKIN J, WONNACOTT K, et al. Global manufacturing of CAR T cell therapy[J]. Mol Ther Methods Clin Dev, 2016, 4: 92-101.

[14] WANG B Y, ZHAO W H, LIU J, et al. Long-term follow-up of a phase 1, first-in-human open-label study of LCAR-B38M, a structurally differentiated chimeric antigen receptor T(CAR-T)cell therapy targeting B-cell maturation antigen(BCMA), in patients(pts)with relapsed/refractory multiple myeloma(RRMM)[J]. Blood, 2019, 134(Supplement 1): 579.

[15] CHEN L J, XU J, FU W J, et al. Updated phase 1 results of a first-in-human open-label study of LCAR-B38M, a structurally differentiated chimeric antigen receptor T(CAR-T)cell therapy targeting B-cell maturation antigen(BCMA)[J]. Blood, 2019, 134(Supplement 1): 1858.

[16] XU J, CHEN L J, YANG S S, et al. Exploratory trial of a biepitopic CAR T-targeting B cell maturation antigen in relapsed/refractory multiple myeloma[J]. PNAS, 2019, 116(19): 9543-9551.

[17] RAJE N, BERDEJA J, LIN Y, et al. Anti-BCMA CAR T-cell therapy bb2121 in relapsed or refractory multiple myeloma[J]. N Engl J Med, 2019, 380(18): 1726-1737.

[18] PAIVA B, PUIG N, CEDENA M T, et al. Measurable residual disease by next-generation flow cytometry in multiple myeloma[J]. J Clin Oncol, 2020, 38(8): 784-792.

[19] ALI S A, SHI V, MARIC I, et al. T cells expressing an anti-B-cell maturation antigen(BCMA)chimeric antigen receptor with a fully-human heavy-chain-only antigen recognition domain induce remissions in patients with relapsed multiple myeloma[J]. Blood, 2019, 134(Supplement 1): 3230.

[20] BENJAMIN R, CONDOMINES M, GUNSET G, et al. Abstract 3499: CD56 targeted chimeric antigen receptors for immunotherapy of multiple myeloma. [J]. Cancer Res, 2012, 72(8_Supplement): 3499.

[21] LEE L, DRAPER B, CHAPLIN N, et al. An APRIL-based chimeric antigen receptor for dual targeting of BCMA and TACI in multiple myeloma[J]. Blood, 2018, 131(7): 746-758.

[22] SCHUBERTH P C, JAKKA G, JENSEN S M, et al. Effector memory and central memory NY-ESO-1-specific re-directed T cells for treatment of multiple myeloma[J]. Gene Ther, 2013, 20(4): 386-395.

[23] RAPOPORT A P, STADTMAUER E A, BINDER-SCHOLL G K, et al. NY-ESO-1-specific TCR-engineered T cells mediate sustained antigen-specific antitumor effects in myeloma[J]. Nat Med, 2015, 21(8): 914-921.

[24] WANG L Y, YAO R X, ZHANG L F, et al. Chimeric antigen receptor T cell therapy and other therapeutics for malignancies: Combination and opportunity[J]. Int Immunopharmacol. 2019, 70: 498-503.

[25] PORRATA L F, MARKOVIC S N. Timely reconstitution of immune competence affects clinical outcome following autologous stem cell transplantation[J]. Clin Exp Med, 2004, 4(2): 78-85.

[26] GARFALL A L, MAUS M V, HWANG W T, et al. Chimeric antigen receptor T cells against CD19 for multiple myeloma[J]. N Engl J Med, 2015, 373(11): 1040-1047.

[27] GARFALL A L, STADTMAUER E A, HWANG W T, et al. Anti-CD19 CAR T cells with high-dose melphalan and autologous stem cell transplantation for refractory multiple myeloma[J]. JCI Insight, 2018, 3(8): e120505.

[28] SHI X L, YAN L Z, SHANG J J, et al. Tandem autologous transplantation and combined infusion of CD19 and BCMA-specific chimeric antigen receptor T cells for high risk MM: Initial safety and efficacy report from a clinical pilot study[J]. Blood, 2018, 132(Supplement 1): 1009.

[29] ZHANG M M, HUANG H. How to combine the two landmark treatment methods-allogeneic hematopoietic stem cell transplantation and chimeric antigen receptor T cell therapy together to cure high-risk B cell acute lymphoblastic leukemia?[J]. Front Immunol, 2020, 11: 611710.

[30] ZHAO H L, WEI J P, WEI G Q, et al. Pre-transplant MRD negativity predicts favorable outcomes of CAR-T therapy followed by haploidentical HSCT for relapsed/refractory acute lymphoblastic leukemia: A multi-center retrospective study[J]. J Hematol Oncol, 2020, 13(1): 42.

[31] DIORIO C, MAUDE S L. CAR T cells vs. allogeneic HSCT for poor-risk ALL[J]. Hematology Am Soc Hematol Educ Program, 2020, 2020(1): 501-507.

[32] HAY K A, GAUTHIER J, HIRAYAMA A V, et al. Factors associated with durable EFS in adult B-cell ALL patients achieving MRD-negative CR after CD19 CAR T-cell therapy[J]. Blood, 2019, 133(15): 1652-1663.

[33] FRAIETTA J A, BECKWITH K A, PATEL P R, et al. Ibrutinib enhances chimeric antigen receptor T-cell engraftment and efficacy in leukemia[J]. Blood, 2016, 127(9): 1117-1127.

[34] RUELLA M, KENDERIAN S S, SHESTOVA O, et al. The addition of the BTK inhibitor ibrutinib to anti-CD19 chimeric antigen receptor T cells(CART19)improves responses against mantle cell lymphoma[J]. Clin Cancer Res, 2016, 22(11): 2684-2696.

[35] GAUTHIER J, HIRAYAMA A V, PURUSHE J, et al. Feasibility and efficacy of CD19-targeted CAR T cells with concurrent ibrutinib for CLL after ibrutinib failure[J]. Blood, 2020, 135(19): 1650-1660.

[36] KURAMITSU S, OHNO M, OHKA F, et al. Lenalidomide enhances the function of chimeric antigen receptor T cells against the epidermal growth factor receptor variant Ⅲ by enhancing immune synapses[J]. Cancer Gene Ther, 2015, 22(10): 487-495.

[37] TSCHUMI B O, DUMAUTHIOZ N, MARTI B, et al. CART cells are prone to Fas-and DR5-mediated cell death[J]. J Immunother Cancer, 2018, 6(1): 71.

[38] ZHANG X L, YANG Y Y, ZHANG L S, et al. Mesenchymal stromal cells as vehicles of tetravalent bispecific Tandab(CD3/CD19)for the treatment of B cell lymphoma combined with IDO pathway inhibitor D-1-methyl-tryptophan[J]. J Hematol Oncol, 2017, 10(1): 56.

[39] PONT M J, HILL T, COLE G O, et al. γ-Secretase inhibition increases efficacy of BCMA-specific chimeric antigen receptor T cells in multiple myeloma[J]. Blood, 2019, 134(19): 1585-1597.

[40] LEE D W, SANTOMASSO B D, LOCKE F L, et al. ASTCT consensus grading for cytokine release syndrome and neurologic toxicity associated with immune effector cells[J]. Biol Blood Marrow Transplant, 2019, 25(4): 625-638.

[41] 傅琤琤. 嵌合抗原受体 T 细胞对多发性骨髓瘤现有治疗模式的挑战 [J]. 中华内科杂志, 2020, 59(7): 495-497.

第三节　其他细胞免疫治疗在多发性骨髓瘤的应用

细胞免疫治疗发展迅速,从早期的细胞过继免疫治疗如淋巴因子激活的杀伤细胞(lymphokine-activated killer cell, LAK cell)、肿瘤浸润淋巴细胞(tumor infiltration lymphocyte, TIL)、CD8+ 细胞毒性 T 细胞等,到目前新兴的靶向治疗如嵌合抗原受体 T 细胞治疗(chimeric antigen receptor T-cell, CAR-T)、双特异性抗体(bispecific antibody, BsAb)介导的 T 细胞反应、抗体药物偶联物(antibody-drug conjugate, ADC)等,细胞免疫治疗在体内外均取得了令人鼓舞的初期结果。近年来,新一代药物使难治 / 复发性 MM(relapsed and refractory multiple myeloma, RRMM)的治疗有了新的选择,使 MM 的治疗进入免疫靶向时代。目前处于临床前与临床阶段的 MM 的细胞免疫疗法主要包括嵌合抗原受体 T 细胞治疗、双特异性抗体、抗体药物偶联物三大阵营,CAR-T 治疗前已述及,本节将着重讲述其他细胞治疗在多发性骨髓瘤的应用——双特异性抗体、抗体偶联药物治疗。

一、双特异性抗体

BsAb 为新型的第 2 代抗体,是指能特异性结合两个抗原位点的人工抗体,分别结合靶抗原和效应细胞上的标志抗原,激发效应细胞靶向杀伤肿瘤细胞。相较于传统抗体,能够减少肿瘤细胞逃逸并提高疗效,在肿瘤免疫治疗中发展前景广阔。

(一)双特异性抗体的结构

根据 BsAb 抗原结合位点和是否具有 Fc 区进行分类,主要分为两类:一类是含可结晶片段(fragment crystallizable, Fc 段)的 BsAb,即免疫球蛋白 G(immunoglobulin G, IgG)样分子,具有 Fc 介导的效应功能,Fc 段有助于抗体后期的纯化并提高溶解度和稳定性,有诸多形式,包括三功能抗体（TriMab）、杵臼结构抗体（knobs-into-holes IgG）、交叉抗体（CrossMab）、双重可变区免疫球蛋白（double variable domain IgG，DVD-IgG）、IgG 单链抗体等；另一类是不含 Fc 段的 BsAb，即非 IgG 样分子，缺乏 Fc 部分，仅通过抗原结合力发挥治疗作用，免疫原性低，分子量小，可渗透至肿瘤组织，具有更强的治疗效果，也有诸多形式，包括有双特异性 T 细胞衔接分子（bispecific T cell engager，BiTE）、串联抗体（TandAb）、双亲和重靶向分子（dual affinity re-targeting molecules，DART）、对接和锁定、纳米抗体等。

　　目前的研究多集中在三功能抗体和 BiTE 两大类上。三功能抗体通常包括 3 个功能结构域：第一个结构域用于识别和结合肿瘤相关抗原，第二个结构域常用于连接 T 细胞上的 CD3 分子，第三个为 Fc 结构域，优先识别辅助细胞受体 I（CD64）、Ⅱα（CD32α）、ⅢFcγ（CD16）。激活的 T 细胞会分泌大量细胞因子，如干扰素 γ（interferon-γ，IFN-γ）、肿瘤坏死因子 -α（tumor necrosis factor-α，TNF-α）等，随后辅助细胞如树突状细胞、巨噬细胞和自然杀伤细胞等趋化运动到肿瘤细胞附近，并释放高水平的前炎症因子如 IL-2、IL-6 等，促使肿瘤细胞被依赖抗体的细胞毒性（antibody-dependent cell-mediated cytotoxicity，ADCC）作用杀死。BiTE 则是一种双特异性 T 细胞连接器，它的一端靶向 T 细胞的 CD3 分子，另一端靶向肿瘤特异性抗原。此类抗体是由一条肽链将两条来源不同的单链 Fv（single chain Fv，ScFv）连接而成，这样的结构赋予了串联 ScFv 中每个 ScFv 极大的灵活性，提高其与抗原的结合效率。除以上 2 种主要结构外，BsAb 的其他结构还有免疫治疗抗体（immune-therapy antibody，iTab）、TandAb 等。iTab 结构特点是其具有 2 种结合位点，可降低抗体免疫原性。TandAb 结构特点是具有 2 个结合位点，每个位点有 2 个位置可结合抗原，属于 BiTE 结构基础上的改进。

　　（二）双特异性抗体的作用机制

　　1. 利用免疫细胞靶向肿瘤细胞发挥杀伤作用　　BsAb 可特异性结合效应细胞上的标志抗原和肿瘤细胞上的靶抗原，招募并激活效应细胞如 T 细胞或 NK 细胞等促进抗肿瘤免疫。Mazzoni 等构建的针对 CD28 和叶酸结合蛋白的 BsAb 可显著增加外周淋巴细胞对卵巢癌细胞的杀伤作用。而同时靶向白血病细胞表面的 CD19 分子和 T 细胞表面的 CD3 分子的 BsAb 可显著提高急性淋巴细胞白血病联合化疗后微量残留病（minimal residual disease，MRD）的清除率。

　　2. 阻断多条肿瘤发生发展的信号通路　　肿瘤的发生发展常涉及多条异常的信号通路，而这些信号通路之间彼此交叉激活进一步促进肿瘤细胞的免疫逃逸。同时抑制两种相关信号分子能在一定程度上抑制肿瘤细胞的免疫逃逸。IgG-scFv 双特异性抗体 MM141（istiratumab）可与人表皮生长因子受体家族的 HER3（human epidermal growth factor receptor 3，HER3）和非 HER 家族的胰岛素样生长因子 1 受体（insulin-like growth factor 1 receptor，IGF-1R）同时结合，MM141（istiratumab）对肝细胞癌的杀伤效果显著高于 HER3 单抗。诱导血管生成是肿瘤的特征之一，抑制血管内皮生长因子（vascular endothelial growth factor，VEGF）具有一定的抗肿瘤的作用。肿瘤血管生成受到多种血管生成因子的控制，肿瘤细胞可通过多种通路逃避抑制，骨桥蛋白（osteopontin，OPN）是一种能够促进新生血管生成的磷酸化蛋白。Kou 等通过构建人肝细胞癌裸鼠模型，发现抗 VEGF/OPN 双特异性抗体比抗 VEGF 单抗更有效抑制血管生成，促进肿瘤细胞的凋亡。

　　3. 荷载药物靶向杀伤肿瘤细胞　　BsAb 能在荷载药物的同时靶向细胞表面抗原，在一项甲状腺髓样癌的研究中，为了增加肿瘤病灶摄入的放射性同位素含量，研究人员构建出一个双特异抗性体 TF2。TF12 是包含两个抗 Trop2 抗原结合片段（fragment of antigen binding，Fab 片段）和一个抗组胺 - 琥珀酰 - 甘氨酸（HSG）Fab 片段的三价双体特异性抗体。IMP288 是一种放射性标记的抗半抗原肽。载有 ^{68}Ga 标记的 IMP288 半抗原的同时能靶向结合癌胚抗原（carcinoembryonic antigen，CEA），结果明显提高了肿瘤细胞摄入的标记物。TF2 有利于放射性药物在肿瘤病灶处富集，因此减少正常组织的损伤。且其半衰期延长，进一步促进了对肿瘤细胞的杀伤。因此双特异性抗体在肿瘤成像和放射免疫疗法中亦有很大的发展潜力。

（三）双特异性抗体在多发性骨髓瘤中的应用

BsAb 在多种肿瘤的治疗和诊断中都显示出积极的应用价值，发挥着较单克隆抗体更好的诊治前景。

1. teclistamab（JNJ-64007957） teclistamab 是一种人源 BCMA-CD3 双靶向 IgG-4 抗体。它可将 CD3$^+$ T 细胞重定向到 BCMA 表达骨髓瘤细胞。研究表明 teclistamab 可诱导重度 RRMM 患者和异种移植模型的骨髓瘤细胞中 T 细胞介导的免疫杀伤，在治疗重度 RRMM 患者中表现出有前景的疗效。一项 BCMA-CD3 双靶向抗体 teclistamab 治疗 RRMM 的 I 期实验共纳入 84 例 RRMM 患者，44 名患者皮下注射。患者接受 0.3～720μg/kg teclistamab 静脉注射，其中 44 例接受 80～3 000μg/kg teclistamab 皮下注射。研究表明 teclistamab 皮下注射 1 500μg/kg 耐受性良好，目前最大耐受剂量未明确，所有细胞因子释放综合征（cytokine release syndrome，CRS）事件为 1～2 级，普遍局限于启动剂量和首次全剂量。II期临床研究推荐剂量（recommended phase II dose，RP2D）组（1 500μg/kg 皮下注射）观察到高缓解率，其客观缓解率（objective response rate，ORR）为 73%，其中 55% 的患者取得了非常好的部分缓解（very good partial response，VGPR）或更好（≥VGPR）；23% 的患者取得了完全缓解（complete response，CR）或更好（≥CR）；70% 三重难治患者应答；75% 四重难治患者应答。随访至中位数 3.9 个月，15/16（94%）应答者存活和无疾病进展。目前有关 teclistamab 的 I 期研究正在进行，II期扩展研究已经开始。

2. talquetamab talquetamab 是首个结合 G 蛋白偶联受体家族 C 组 5D（G protein-coupled receptor 5D，GPRC5D）和 CD3 的双特异性抗体，它通过引导 T 细胞到表达 GPRC5D 的骨髓瘤细胞调控细胞杀伤。在骨髓瘤细胞和移植瘤模型中均表现出抗癌活性。一项关于 talquetamab 的首个 I 期临床试验共纳入 157 例对现有治疗方案不耐受的 RRMM 患者，其主要研究目的为确定安全性和推荐II期试验剂量。患者分别接受 talquetamab 静脉注射（0.5～180μg/kg，$n = 102$）和 talquetamab 皮下注射（5～800μg/kg，$n = 35$）。研究表明 talquetamab 皮下注射 405μg/kg 是安全、可耐受的，其安全性特征总体与低剂量一致，感染发生率低；皮下注射剂量组 CRS 总体为低等级，无≥3 级 CRS；且神经毒性发生率低。talquetamab 皮下注射 405μg/kg 剂量组首次起效的时间中位数为 1 个月，ORR 为 69%（9/13）。其中 39% 患者取得了 VGPR 或更好（≥VGPR）；67%（6/9）三重难治患者应答；100%（2/2）四重难治患者应答。

3. AMG420 AMG420 是首个表现抗骨髓瘤活性 BCMA 介导双特异性抗体，其靶点为 MM 细胞上 BCMA 和 T 细胞上的 CD3ε。它通过促使 T 细胞增殖活化、释放细胞因子促进抗肿瘤免疫，靶向杀伤表达 BCMA 细胞。在 2019 年的 ASCO 会议上公布的 AMG-420 早期数据显示，AMG-420 在给药组 42 名患者中的 13 名患者诱导了临床反应。未观察到 3 级或

4 级中枢神经系统毒性,但 13 名患者出现感染,2 名患者出现外周多发性神经病变,1 名患者出现 3 级 CRS。

第 62 届 ASH 年会上更新了关于 AMG420 的中期随访近 3 年的长期结果。该研究共纳入 23 例 RRMM 患者,以 AMG420 输液 4 周,暂停 2 周(6 周为 1 个疗程,共计 10 个疗程)的方式接受治疗。研究终点为剂量限制性毒性(dose limited toxicity,DLT)和最大耐受剂量(maximum tolerated dose,MTD),次要研究终点为 ORR、缓解持续时间。其中 10 例应答者平均接受 7 个周期的 AMG420 治疗,其中 4 例患者完成 10 个周期,2 例患者仍处于 CR,1 例患者仍处于持续部分缓解(partial response,PR)。应答者的无进展生存期(progression-free-survival,PFS)为 23.5 个月。应答者(10 例)的总生存期(overall survival,OS)中位数为 32 个月,非应答者(13 例)的 OS 中位数为 39 个月。2020 年 ASH 会议上研究者公布 AMG420 具有 23.5 个月的持久缓解。

4. CC-93269   CC-93269 是一种基于不对称双臂 IgG1 构建的人源化 IgG T 细胞融合蛋白(T cell engager,TCE),具有 2 个 BCMA 结合位点和 1 个 CD3 结合位点。可介导 T 细胞与表达 BCMA 的 MM 细胞之间的相互作用,但相比于其他 T 细胞接合器,其优势在于它可与骨髓瘤细胞的 BCMA 二价结合,并与 T 细胞的 CD3ε 单价结合。这种"2 + 1"的形式在动物模型中更易诱导 T 细胞活化,抑制肿瘤增殖,促进骨髓瘤细胞死亡。其 I 期剂量递增试验(NCT03486067)的中期结果显示,30 例 RRMM 患者总体 ORR 为 43%,13 例患者在第 4 个周期前达到 MRD 阴性(10^{-5}),9 例接受最大剂量治疗患者的 ORR 为 89%,且 sCR/CR 率为 43%。最常见的 3 级以上 AE 是中性粒细胞减少(43%)、贫血(37%)、感染(30%)等,77% 的患者出现 CRS(大多为 2 级以下)。该研究仍在继续招募扩大剂量治疗组患者。

5. 其他 BsAb   BsAb 在 MM 领域内发展迅速,其临床研究大多以 BCMA 为靶点,与之相比抗 CD38 的 BsAb 相关研究较少。French 等构建了由抗 CD38 单抗 AT13/5 和针对核糖体失活蛋白(ribosome-inactivating protein,RIP)白树毒素的抗体组成的双特异性抗体。该抗体通过特异性靶向表达 CD38 的细胞,高效传递白树毒素发挥作用。在体外研究中取得了不错的成绩。然而,目前 CD38 的临床应用仍有一定局限性,这是因为部分 MM 患者的瘤细胞 CD38 表达较弱,甚至极少数 RRMM 患者不表达 CD38。另外靶抗原的非特异性表达也是 CD38 免疫靶向疗法治疗 MM 效果欠佳的最主要问题。

目前还在临床前研究中的 BsAb 包括 TNB383B 和 TNB-384B、Ab-957 及 BCMA-TCB2 等,其中前三者通过双特异性抗体,可通过靶向 BCMA 和 CD3 发挥抗肿瘤作用,而后者为三特异性抗体,可通过靶向 1 个 CD3 及 2 个 BCMA 结合位点发挥高效抗肿瘤作用。另外还有一种三特异性抗体,即抗 CD16A/BCMA/CD200 抗体,分别靶向 NK 细胞表面的 CD16,及骨髓瘤细胞表面的 BCMA 及 CD200。这种双靶向结构可以结合表达任意一种抗原的 MM 细胞,大大提高靶向治疗的选择性、有效性,为 MM 的下一代免疫治疗提供了新思路。

二、抗体偶联药物治疗

近年来,单克隆抗体类药物在肿瘤治疗领域已有了突飞猛进的发展,但其治疗效果有限。细胞毒性药物对癌细胞杀伤力强,但缺乏靶向性,因而常伴有严重的全身性毒副作用。抗体 - 药物偶联物(antibody-drug conjugate,ADC)可利用单克隆抗体对肿瘤细胞相关抗原的特异靶向性,作为载体将细胞毒性药物靶向输送至肿瘤细胞。

（一）抗体偶联药物概述

ADC 由单抗、生物活性连接器、小分子细胞毒性药物组成。细胞毒性药物被偶联至单克隆抗体上，单抗对肿瘤细胞表面特异性抗原的高亲和力可以将细胞毒性药物靶向输送至肿瘤病灶部位，大大提高药物的特异性，降低非特异性毒副作用，抗体偶联药物也被认为是更高级的药物递送系统，在业内被誉为具有新作用机制的抗体升级版药物。该类药物就像一枚精准制导的"生物导弹"，具备"定点定位"杀伤癌细胞的能力。理论上，一方面 ADC 增强了单抗的杀伤癌细胞作用，另一方面提升了细胞毒类药物的特异靶向作用，大大提高了药物的疗效和治疗窗口。

（二）抗体偶联药物抗肿瘤作用机制

ADC 通过血液循环进入肿瘤组织后，抗体特异性识别肿瘤细胞表面特定抗原表位，受体介导下发生细胞内吞，溶酶体发生融合，连接器在溶酶体内裂解，释放细胞毒性药物到肿瘤细胞的胞质中，细胞毒性药物发挥其细胞杀伤功能，最终导致肿瘤细胞凋亡。

抗体偶联药物的抗体部分特异性结合肿瘤细胞表面抗原靶点，可抑制该抗原受体下游的信号转导，如恩美曲妥珠单抗（trastuzumab emtansine）可与肿瘤细胞 HER2 受体结合。HER2 可以活化多种下游信号通路，并能与 HER1、HER3 或 HER4 形成异源二聚体，交叉激活多种细胞生长信号通路。该抗体阻碍了上述多种信号通路的传导，诱导肿瘤细胞凋亡。

有些肿瘤的抗原表达是异质性的，即部分肿瘤细胞可能不表达单抗靶向的抗原位点，抗体偶联药物无法被这类肿瘤细胞群体内化吸收直接发挥作用。但是抗体偶联药物被抗原阳性的肿瘤细胞吸收后，在细胞内释放的细胞毒性药物可渗透或跨膜，释放出去的细胞毒性药物就可以杀死附近的其他癌细胞，这种现象称为"旁观者效应"。同时，药物还破坏了肿瘤生长的环境，如肿瘤基质细胞和肿瘤血管，进一步影响肿瘤细胞的生存。

（三）抗体偶联药物在多发性骨髓瘤中的应用

在多发性骨髓瘤领域，目前已经研发了不少靶向骨髓瘤细胞表面抗原的 ADC 药物，正在进行临床前或临床阶段的研究，除了靶向 BCMA 的药物，亦有以 CD138、CD56 等分子为靶点的研究。而在 MM 细胞表面广泛表达的 BCMA 则为目前该领域新型药物开发的研究热点。

1. belantamab mafodotin belantamab mafodotin（GSK2857916）是一种新型人源化 Fc 改造过的单克隆抗体偶联药物，由抗 BCMA 抗体与细胞毒性药物（monomethyl auristatin F，MMAF）通过偶联而成。在临床前研究中，GSK2857916 可有效根除骨髓微环境中的 MM 细胞，而对正常细胞无影响，已被美国 FDA 批准用于治疗复发性或难治性多发性骨髓瘤患者。

GSK-2857916 具有 3 种不同作用机制有效杀伤肿瘤细胞，其靶向结合 BCMA 后，进入 MM 细胞内发挥直接毒性作用，在溶酶体中降解并释放出非渗透性的 MMAF，MMAF 能通过阻断微管聚合抑制细胞分裂，可使肿瘤细胞停止于 G_2/M 期并诱导胱天蛋白酶（caspase）3/7 依赖性细胞凋亡。此外，GSK-2857916 还能在诱导 NK 细胞介导的 ADCC 的同时，诱导巨噬细胞介导抗体依赖性细胞吞噬作用（antibody dependent cell-mediated phagocytosis，ADCP）。GSK-2857961 与 Fc 结合增强其与效应细胞（即 NK 细胞、单核细胞、巨噬细胞）的结合，因此 ADCC 和 ADCP 显著增加，更有利于杀死 MM 细胞。这些不同的作用机制使得 GSK2857916 在体内和体外实验中对骨髓瘤细胞均具有很强的杀伤效应。

GSK-2857916 的 I 期研究 DREAMM-1 显示单药治疗多线治疗失败的复发或难治性 MM 有效。目前正在进行的 DREAMM-2（NCT03525678）是一项非盲、双臂 II 期多中心临床研究，纳入来自 8 个国家地区 58 家 MM 专科治疗中心的患者，旨在进一步探索该药的安全性、有效性，以及两种剂量（2.5mg/kg 和 3.4mg/kg）在对免疫调节药物、蛋白酶体抑制剂耐药，或对抗 CD38 单克隆抗体耐药或不耐受（或两者兼有）RRMM 患者中的临床获益。共入组 293 例患者，196 例有治疗意向，其中 2.5mg/kg 剂量组入组 97 例，3.4mg/kg 组入组患者 99 例。数据收录截止日期 2019 年 6 月 21 日，2.5mg/kg 剂量组 97 例患者中有 30 例（31%，97.5%CI 20.8%～42.6%）和 3.4mg/kg 组 99 例中 34 例（34%，97.5%CI 23.9%～46.0%）获得了总缓解。2.5mg/kg 剂量组 19% 的患者取得了 ≥VGPR 的疗效，3.4m/kg 组为 20%。总生存期数据尚不成熟，两组分别有 32 例、31 例患者死亡。无进展生存期中位数分别为 2.5mg/kg 组 2.9 个月（95%CI 2.1～3.7 个月），3.4mg/kg 组 4.9 个月（2.3～6.2 个月）。安全性方面，2.5mg/kg、3.4mg/kg 两组中，分别有 98%、100% 患者出现过至少一项不良反应事件。

关于该药尚有另一项正在进行的临床研究 DREAMM-6（NCT03544281），旨在评估 GSK-2857961 联合硼替佐米 / 地塞米松（BorDex）和来那度胺 / 地塞米松在接受过 ≥1 线治疗的患者中的安全性、耐受性和临床活性。最新一项 GSK-2857916 联合泊马度胺、地塞米松治疗 RRMM 的剂量探索试验旨在评估可替代剂量 / 周期，以进一步优化疗效 / 安全性特征。研究表明经过 GSK-2857961 1.92mg/kg，每 4 周一次的治疗后，64% 的患者取得了 ≥VGPR 的疗效，PFS 中位数为 14.1 个月，25% 患者发生 3/4 级角膜病。而经过 GSK-2857916 2.5mg/kg，每 4 周一次的治疗后，100% 的患者取得了 ≥VGPR 的疗效，PFS 中位数未达到，70% 患者发生 3/4 级角膜病。这些临床研究的最新数据都进一步展示出来 belantamab mafodotin 的治疗潜力，有望成为 RRMM 患者的新希望。

2. MEDI2228　MEDI2228 由抗 BCMA 单克隆抗体与吡咯苯二氮䓬类药物（pyrroloben-zodiazepine，PBD）二聚体，通过可被蛋白酶切割的缬氨酸 - 丙氨酸二肽连接体偶联而成。MEDI2228 优先与细胞膜 BCMA 结合，并可有效将 PBD 递送至 MM 细胞。一项关于 MEDI2228 的首个 I 期临床研究旨在评估 MEDI2228 治疗 RRMM 安全性及耐受性。该试验主要研究终点为安全性和耐受性，次要研究终点为初步疗效、药物代谢动力学及免疫原性。该研究共招募 82 名患者，均为 >18 岁且伴随可测量疾病的 RRMM 患者，且 ECOG 评分 ≤1 分，经 3 级抗骨髓瘤药物（PI，IMID，单抗）治疗后疾病进展。该研究表明 0.14mg/kg MEDI2228 治疗 RRMM 具有临床疗效和可管理的安全特征。所有剂量水平的 MEDI2228 均在重度难治 RRMM 患者中表现出临床疗效。0.14mg/kg，每 3 周给药一次的患者 ORR 为 66%，反应持续时间（duration of response，DOR）中位数为 6 个月（可能受随访患者脱落的影响）。截至 2020 年 10 月 16 日，MEDI2228 0.14mg/kg 组（$n=41$），在治疗中患者 0 例，中止治疗患者 41 例。

3. indatuximab ravtansine　indatuximab ravtansine（BT062）是抗 CD138 单克隆抗体与美登素衍生物 4（drug maytansinoid 4，DM4）偶联的 ADC 药物，临床前研究已证明 BT062 在体内对抗 MM 细胞生长的作用。一项已经完成随访的非盲、多中心 I/II 期临床研究 Study975（NCT01001442）在 2011 年 1 月至 2014 年 7 月，纳入 35 例先前免疫调节药物和蛋白酶体抑制剂治疗失败的 RRMM 患者。该项研究为多药联合。61.8% 的患者病情稳定。5.9% 患者获得 PR，8.8% 患者获得 MR，ORR 为 5.9%，OS 中位数和 PFS 中位数分别为 26.7 个月和 3 个月。安全性方面，有 88% 的药物不良反应为 1～2 级，最常见的是疲劳（47.7%）和腹泻

（43.2%）。药物能迅速清除，无相关积累。

2016 年 *Blood* 上报道了另一项前瞻性、开放、多中心 I/IIa 期临床试验，该研究旨在评估 BT062 联合来那度胺、地塞米松或泊马度胺在 RRMM 患者治疗中的有效性和安全性。共计 64 位患者入组该研究，其中 47 位患者入组 BT062/ 来那度胺 / 地塞米松治疗组，PFS 中位数为 16.4 个月，在 43 例可评价疗效的患者中，33 例获得≥PR 的疗效，*ORR* 为 77%，DOR 中位数为 21 个月。17 例患者接受 BT602/ 泊马度胺 / 地塞米松治疗，所有患者曾经接受过来那度胺及硼替佐米治疗，并且距离上一次治疗 60 天内疾病进展，在 14 例可评估疗效患者中，*ORR* 为 79%，4 例 VGPR，7 例 PR，在中位数为 7.5 个月的随访期内，7 位患者尚在治疗，PFS 中位数尚未获得。安全性方面，入组患者基本可耐受联合用药，近 90% 的不良反应事件为 1～2 级，最常见的为腹泻、乏力、恶心。这表明 BT062 耐受性好，疗效值得期待。

随着免疫疗法在血液恶性肿瘤的迅速发展，这些靶向免疫疗法在临床前及临床研究中疗效显著，有望为 RRMM 的免疫治疗提供选择性更高、耐受性更好的免疫治疗新途径，为患者带来新希望。

三、细胞过继免疫治疗

细胞过继免疫治疗（adoptive cellular immunotherapy，ACI）是指向肿瘤患者输注具有抗瘤活性的免疫细胞，直接或激活机体免疫细胞杀伤肿瘤细胞。MM 患者常常伴有体液免疫紊乱、细胞免疫功能异常等问题。ACI 在体外诱导扩增自身的免疫细胞，因所用效应细胞大部分源自患者自身外周血单个核细胞，不仅可以避免患者体内的各种免疫抑制因素，避免异体细胞排斥，而且能提高体外扩增的细胞活性，因而回输后具有长期的抗肿瘤效应。ACI 的效应细胞分为两类：一类为非特异性免疫细胞，具有广谱抗瘤活性，如淋巴因子激活的杀伤细胞（lymphokine-activated killer cell，LAK）、肿瘤浸润淋巴细胞（tumor-infiltrating lymphocyte，TIL）、细胞因子诱导的杀伤细胞（cytokine-induced killer cell，CIK）、自然杀伤细胞等；另一类为特异性细胞，针对特定肿瘤抗原，如 $CD8^+$ 细胞毒性 T 细胞，肿瘤抗原激活的杀伤细胞（tumor antigen-activated killer cell，TAK）和 DC 肿瘤疫苗等。近来，ACI 发展迅速，在体内外实验中均取得了不错的成功，有望成为 MM 的新的治疗手段之一。

（一）淋巴因子激活的杀伤细胞

淋巴因子激活的杀伤细胞（LAK）是外周血单个核细胞在体外经大剂量 IL-2 诱导产生的 T 细胞，并非独立的淋巴群或亚群，尚未发现特有的表面标志物。LAK 表现为非 MHC 限制性细胞毒活性，在体外能杀伤多种类型的肿瘤。1982 年，Grimm 等首次报道了 LAK 能在体外杀伤对自然杀伤细胞无反应的多种实体肿瘤细胞。尽管 LAK 可以杀伤肿瘤细胞，但其在体内的扩增需要大剂量 IL-2 来维持，而大剂量 IL-2 会引起血管通透性增加和严重的低血压，这大大限制了 LAK 的应用。一些学者致力于优化 LAK 治疗方案。Yiang 等证实重组 II 型血清型腺相关病毒编码的人类白介素 15（rAAV2-hIL15）能在组织中长效表达，促进 T 细胞的分化和增殖，从而增强 LAK 的抗肿瘤效应，Sun 等发现 CD44 的表达对 LAK 杀伤肿瘤起着重要作用，经 IL-2 刺激的脾细胞能增强 NK、T、NKT 细胞表面 CD44 的表达。这些新的发现均有望用于优化 LAK 方案。

（二）肿瘤浸润淋巴细胞

肿瘤浸润淋巴细胞（TIL）是从肿瘤组织中分离出的浸润淋巴细胞，绝大多数为 $CD3^+$

细胞,不同肿瘤来源的 TIL 中,CD4$^+$/CD8$^+$ 细胞比例有差异,大多以 CD8$^+$ 为主,表现出与 LAK 类似的活性。在单一细胞水平上,TIL 的细胞生长、扩增能力及杀伤效应比 LAK 更强。Rosenberg 团队从肿瘤组织中分离出 TIL,在体外与大剂量 IL-2 共培养后输入荷瘤小鼠体内,可显著缓解肿瘤生长。Noonan 等的研究表明,来自骨髓瘤患者的骨髓浸润淋巴细胞在体外具有比外周血淋巴细胞更强的增殖能力和特异性抗 MM 的细胞毒性。将来自骨髓瘤患者的 MIL 经 IL-2、抗 CD3 抗体和抗 CD28 共培养后输入患者体内,能明显延长患者的无进展生存期。

(三)肿瘤引流淋巴结活化的 T 细胞

肿瘤引流淋巴结内含有致敏但功能不成熟的效应 T 细胞前体,在体外经免疫制剂激活扩增后回输至患者体内,可表现出针对肿瘤细胞特异性的免疫应答。此外,肿瘤多肽疫苗可刺激患者淋巴结内 T 细胞活化增殖,促进细胞因子分泌,引起特异性的抗肿瘤细胞免疫反应,促进诱导产生抗体,这也为 MM 的治疗提供了新思路。

(四)抗 CD3/ 抗 CD28 共激活的 T 细胞

T 淋巴细胞活化是免疫应答的核心。诱导 T 细胞活化、增殖及分化为效应 T 细胞需要双信号刺激,第一信号(TCR-CD3 复合体)决定了 T 细胞活化的特异性,而第二信号则决定了 T 细胞活化方向。但第二信号由 T 细胞表面共刺激分子 CD28 与抗 CD28 抗体或 CD80 和 CD86 相互作用。活化的 T 细胞分泌大量的 IL-2、INF-γ、TNFα、TNFβ 及趋化因子等,可使效应细胞在肿瘤病灶处聚集。非霍奇金淋巴瘤患者接受外周血干细胞移植后输入抗 CD3/ 抗 CD28 共激活的 T 细胞(COACTS),发现不仅纠正了移植前的 T 细胞活化缺陷,而且能明显增强抗 CD3 抗体介导的增殖活化反应。然而 COACTS 也存在一定局限性。抗 CD3/ 抗 CD28 能非选择性地激活所有 T 细胞,包括免疫抑制性的 Treg 细胞,另外 COACTS 易受肿瘤细胞周围环境中免疫抑制因子的影响,故而 COACTS 在体内抗肿瘤活性受限。联合检查点抑制剂和针对骨髓微环境的免疫调节剂有望于改善 COACTS 应用的局限性。

(五)细胞因子诱导的杀伤细胞

细胞因子诱导的杀伤细胞(CIK)是将患者的外周血单个核细胞与多种细胞因子如 INF-γ、IL-2 和抗 CD3 单抗共培养一段时间后在体外扩增得到的杀伤细胞。它具有非 MHC 限制性杀瘤活性。CIK 同时表达 CD3 和 CD56 等 T 细胞和 NK 细胞表面标志,功能上也兼具 T 细胞和 NK 细胞的特性,同时具备 T 细胞的强大的特异性抗瘤活性和 NK 细胞的非 MHC 限制性杀瘤能力。CIK 细胞增殖速度快且活性也大大增强,特异性杀伤肿瘤细胞,杀瘤谱广,对多重耐药的肿瘤细胞同样敏感。此外 CIK 细胞是活化的自体细胞,无排异反应。Gorschluter 等报道,CIK 对小鼠 MM 模型的疗效显著。由多药耐药基因 *MDR1* 编码的 P- 糖蛋白(P-glycoprotein, P-gp)是导致 MM 化疗耐药的主要原因,多数 MM 细胞都高表达该蛋白,而 CIK 对 P-gp 高度敏感,可通过识别它而高效杀伤骨髓瘤细胞。总的来说,CIK 来源广、易于培养获得,且对多重耐药的肿瘤细胞株表现出非 MHC 限制性杀伤活性,能重复输注以达到清除肿瘤的目的。CIK 尤其适用于生长缓慢、瘤负荷低、尚未发现特异性抗原的肿瘤,这些优势使之成为 MM 免疫治疗的理想候选细胞。

(六)NK 细胞

NK 细胞(CD3$^-$/CD16$^+$/CD56$^+$)是固有免疫的主要免疫细胞,同时还是特异性免疫的调节细胞,被认为是机体监视和抑制肿瘤的第一道防线。NK 细胞具有非 MHC 限制性杀瘤能力。体外培养时加入自然杀伤细胞刺激因子（如 IL-2、INF-γ 等）可明显提高 NK 细胞的杀伤活性。而在多发性骨髓瘤治疗领域，骨髓瘤细胞表面常表达 NK 细胞表面分子配体，例如 NK 细胞表面分子 NKG2D 和 CD226（DNAM-1）等，NK 细胞可通过与之结合而对瘤细胞产生杀伤，故而 NK 细胞对控制 MM 进展发挥重要作用。小剂量用于 MM 的化疗药，如多柔比星、美法仑和硼替佐米等，可增强骨髓瘤细胞高表达这两种分子的配体，促进 NK 细胞脱颗粒杀伤瘤细胞。这提示 NK 细胞治疗联合化疗能协同改善化疗的有效性。

（七）树突状细胞

树突状细胞（dendritic cell，DC）是功能最强的抗原提呈细胞，能呈递肿瘤抗原给淋巴细胞、诱导特异性的细胞毒性 T 淋巴细胞生成，是激活机体抗肿瘤免疫的关键，故 DC 瘤苗的研究是肿瘤治疗的主要方向之一。其过程是提取患者外周血单个核细胞（PBMC）来源的 DC，在体外给予肿瘤相关抗原或抗原多肽体外冲击致敏，然后回输给患者，可诱发特异性细胞毒性 T 细胞（cytotoxic T lymphocyte，CTL）的抗肿瘤免疫反应。DC 瘤苗激活的效应细胞不仅是 T 细胞，同时也会激活动员 NK 细胞、NK T 细胞和巨噬细胞发挥肿瘤杀伤作用。李纯团等在体外对健康志愿者的 DC 给予 U266 瘤细胞冻融抗原致敏，发现 DC 与 T 细胞混合培养形成对 U266 具有特异杀伤作用，增殖活化的 T 细胞能明显杀伤 U266。Lee 等经免疫磁珠分离患者骨髓瘤细胞，将冻融细胞裂解物致敏自体 DC，诱导后的 CTL 对自体骨髓瘤细胞具有强烈杀伤能力，这提示瘤细胞裂解物致敏 DC 后激活的 CTL 有望用于 MM 的临床治疗。

（八）CD8⁺ 细胞毒性 T 细胞

CTL 可特异性识别肿瘤细胞表面 MHC Ⅰ类分子，并具有杀伤功能，是抗肿瘤免疫的重要防线。CTL 是 MM 过继免疫的最佳效应细胞之一，过程是从患者 PBMC 中分离淋巴细胞和抗原呈递细胞，将它们与灭活的自体瘤细胞混合培养，刺激活化后回输至患者体内。目前治疗中面临的困难是 CTL 对肿瘤杀伤的 MHC 限制性、体外难以大量诱导，以及晚期 MM 患者 T 细胞功能缺陷等，这些因素限制了 CTL 的疗效。Lokhorst 等在 6 位 MM 患者行干细胞移植前收集患者 T 细胞，给予抗 CD3/抗 CD28 共培育活化，在移植后 14 天回输给患者，发现所有患者对治疗均产生反应，但其中 2 例伴有严重的自身免疫损伤。因此，在扩增 CTL 的同时还应尽可能避免针对自身组织的杀伤。通过基因技术产生高效的抗原肽片段，增加特异性 CTL 体外扩增，将是 CTL 治疗 MM 的研究方向。

随着对 MM 分子生物学机制的不断阐明，一些关键技术逐步改善。ACI 在体内外都被证实具有强大的抗瘤作用，它与其他治疗手段的有机结合和合理安排可能为 MM 患者的治疗带来新的曙光。

（阙伊湄　李春蕊）

【参考文献】

[1] 刘海玲，蒙珊，路晨阳，等. 多发性骨髓瘤 T 细胞免疫治疗 [J]. 现代肿瘤医学，2016，24（18）：2983-2988.

[2] 刘妍，付凯飞，周丽君. 双特异性抗体在肿瘤治疗中的研究进展 [J]. 实用医学杂志，2017，33（18）：3141-3144.

[3] VELASQUEZ M P, BONIFANT C L, GOTTSCHALK S. Redirecting T cells to hematological malignancies with bispecific antibodies[J]. Blood, 2018, 131（1）: 30-38.

[4] 李潇，杨利蓉，李琳，等. 双特异性抗体在肿瘤治疗中的靶向位点及结构研究进展 [J]. 医学研究生学报，2018，31（09）：995-1000.

[5] MAZZONI A，MEZZANZANICA D，JUNG G，et al. CD3-CD28 costimulation as a means to avoiding T cell preactivation in bispecific monoclonal antibody-based treatment of ovarian carcinoma[J]. Cancer Res，1996，56（23）：5443-5449.

[6] MAY M B，GLODE A. Blinatumomab: A novel，bispecific，T-cell engaging antibody[J]. Am J Health Syst Pharm，2016，73（1）：e6-e13.

[7] KONTERMANN R E，BRINKMANN U. Bispecific antibodies[J]. Drug Discov Today. 2015，20（7）：838-847.

[8] KOU G，SHI J P，CHEN L，et al. A bispecific antibody effectively inhibits tumor growth and metastasis by simultaneous blocking vascular endothelial growth factor A and osteopontin[J]. Cancer Lett，2010，299（2）：130-136.

[9] BODET-MILIN C，FAIVRE-CHAUVET A，CARLIER T，et al. Immuno-PET using anticarcinoembryonic antigen bispecific antibody and ^{68}Ga-labeled peptide in metastatic medullary thyroid carcinoma: Clinical optimization of the pretargeting parameters in a first-in-human trial[J]. J Nucl Med，2016，57（10）：1505-1511.

[10] HIPP S，TAI Y T，BLANSET D，et al. A novel BCMA/CD3 bispecific T-cell engager for the treatment of multiple myeloma induces selective lysis *in vitro* and *in vivo*[J]. Leukemia，2017，31（8）：1743-1751.

[11] 刘敏杰，李莉娟，李婷，等. 以 B 细胞成熟抗原为靶点的免疫疗法在多发性骨髓瘤中的研究进展 [J]. 兰州大学学报（医学版），2019，45（04）：67-73.

[12] FRENCH R R，PENNEY C A，BROWNING A C，et al. Delivery of the ribosome-inactivating protein，gelonin，to lymphoma cells via CD22 and CD38 using bispecific antibodies[J]. Br J Cancer，1995，71（5）：986-994.

[13] TEMBHARE P，YUAN C，KORDE N，et al. Antigenic drift in relapsed extramedullary multiple myeloma: Plasma cells without CD38 expression[J]. Leuk Lymphoma，2012，53（4）：721-724.

[14] ISE M，MATSUBAYASHI K，TSUJIMURA H，et al. Loss of CD38 expression in relapsed refractory multiple myeloma[J]. Clin Lymphoma Myeloma Leuk，2016，16（5）：e59-e64.

[15] 钟明星，邱录贵，张敬东. CD38 免疫靶向治疗在多发性骨髓瘤中的研究进展 [J]. 国际输血及血液学杂志，2018，41（04）：343-347.

[16] 周玥，刘小宇，卢小玲. 抗体偶联药物研究进展 [J]. 中国海洋药物，2016，35（5）：89-94.

[17] 郭立红，王金朋，翟立海，等. 抗体偶联药物和小分子偶联药物的研究进展 [J]. 中国医药工业杂志，2019，50（08）：842-851.

[18] 宋洪彬，刘冬连，李鹏飞，等. 抗体偶联药物发展与进展 [J]. 药学学报，2019，54（10）：1810-1817.

[19] 聂鲁，邱玲玲，江韵，等. 靶向 B 细胞成熟抗原的多发性骨髓瘤在研新药：GSK2857916[J]. 临床药物治疗杂志，2019，17（3）：1-5.

[20] LONIAL S，LEE H C，BADROS A，et al. Belantamab mafodotin for relapsed or refractory multiple myeloma（DREAMM-2）: A two-arm，randomised，open-label，phase 2 study[J]. Lancet Oncol，2020，21（2）：207-221.

[21] 钟国成，孙薏. 多发性骨髓瘤过继细胞免疫治疗的研究进展 [J]. 华西医学，2011，26（12）：1805-1809.

[22] GRIMM E A, MAZUMDER A, ZHANG H Z, et al. Lymphokine-activated killer cell phenomenon. Lysis of natural killer-resistant fresh solid tumor cells by interleukin 2-activated autologous human peripheral blood lymphocytes[J]. J Exp Med, 1982, 155（6）: 1823-1841.

[23] YIANG G T, CHOU R H, CHANG W J, et al. Long-term expression of rAAV2-hIL15 enhances immunoglobulin production and lymphokine-activated killer cell-mediated human glioblastoma cell death[J]. Mol Clin Oncol, 2013, 1（2）: 321-325.

[24] SUN J, LAW G P, MCKALLIP R J. Role of CD44 in lymphokine-activated killer cell-mediated killing of melanoma[J]. Cancer Immunol Immunother, 2012, 61（3）: 323-334.

[25] ROSENBERG S A, SPIESS P, LAFRENIERE R. A new approach to the adoptive immunotherapy of cancer with tumor-infiltrating lymphocytes[J]. Science, 1986, 233（4770）: 1318-1321.

[26] NOONAN K A, BORRELLO I M. Marrow infiltrating lymphocytes: Their role in adoptive immunotherapy[J]. Cancer J, 2015, 21（6）: 501-505.

[27] GORSCHLUTER M, ZISKE C, GLASMACHER A, et al. Current clinical and laboratory strategies to augment the efficacy of immunotherapy in multiple myeloma[J]. Clin Cancer Res, 2001, 7（8）: 2195-2204.

[28] 李纯团, 朱雄鹏, 许文前, 等. 抗原致敏、GM-CSF 基因修饰的树突状细胞诱导免疫杀伤多发性骨髓瘤细胞 U266 的研究 [J]. 中国实验血液学杂志, 2009, 17（4）: 929-932.

[29] LEE J J, CHOI B H, KANG H K, et al. Induction of multiple myeloma-specific cytotoxic T lymphocyte stimulation by dendritic cell pulsing with purified and optimized myeloma cell lysates[J]. Leuk Lymphoma, 2007, 48（10）: 2022-2031.

[30] LOKHORST H M, LIEBOWITZ D. Adoptive T-cell therapy[J]. Semin Hematol, 1999, 36（1 Suppl 3）: 26-29.

第四节　检查点抑制剂在多发性骨髓瘤的应用

在多发性骨髓瘤治疗中，尽管自体造血干细胞移植及免疫调节剂和蛋白酶体抑制剂等新药的应用显著改善了 MM 患者的生存，但 MM 仍然无法治愈，在免疫调节剂及蛋白酶体抑制剂双耐药的骨髓瘤患者中，OS 中位数不足 9 个月。此外，几乎所有高危的多发性骨髓瘤患者的预后都很差，因此，包括免疫治疗在内的新药研究迫在眉睫。

免疫疗法在许多恶性肿瘤的治疗中证实有效，它的作用机制是识别肿瘤细胞，并通过刺激和激发人体自身免疫系统消灭它们。在多发性骨髓瘤的病理生理特征中，免疫抑制起了重要作用。研究显示，免疫抑制机制包括抗原呈递细胞和效应细胞功能减弱导致的免疫失衡，以及抗骨髓瘤活性的效应 T 淋巴细胞数量的缺乏和骨髓瘤微环境触发的免疫逃逸，因此逆转这种抑制可能会潜在地恢复骨髓瘤的免疫监控，并改善疾病控制。

免疫检查点抑制剂作为肿瘤免疫治疗方案之一，近年来，越来越受到重视。免疫检查点包括刺激性检查点和抑制性检查点，其中抑制性检查点的作用是防止人体出现过激的免疫反应，以保护宿主免受自身免疫或炎症的损害。肿瘤细胞经常会利用此机制，通过增加抑制性免疫检查点配体来逃避免疫监视，从而导致宿主 T 细胞耗尽并导致免疫逃逸。而免疫检查点抑制剂则可通过阻断抑制性检查点与配体间的交互作用，调节体内免疫细胞活性以达到抗肿瘤作用。因此，在肿瘤免疫疗法中免疫检查点已成为重要的治疗靶点。目前，较为热门的免疫检查点抑制剂包括 PD-1 抗体、PD-L1 抗体、CTLA-4 抗体等。

其中，PD-1/PD-L1 免疫疗法是广受关注的的免疫新疗法之一，该疗法主要通过阻断 PD-1/PD-L1 信号途径，使肿瘤细胞失去自我保护能力，具有治疗多种类型肿瘤的潜力，被认为是可能提高肿瘤患者生命预期的关键疗法。在黑色素瘤、肾细胞癌、非小细胞肺癌及头颈癌等部分实体肿瘤中，该疗法已经成为标准治疗方案。在血液肿瘤领域，PD-1/PD-L1 抑制剂已被批准用于经典型霍奇金淋巴瘤和原发性纵隔大 B 细胞淋巴瘤的适应症。截至目前，国内外上市的 PD-L1 抑制剂包括 avelumab、atezolizumab、durvalumab 等，以及 PD-1 抑制剂，包括：nivolumab、pidilizumab、pembrolizumab 等。

根据多发性骨髓瘤的免疫抑制机制原理，PD-1/PD-L1 可能是骨髓瘤治疗的新兴希望，本章节将详细介绍 PD-1/PD-L1 在多发性骨髓瘤治疗中的应用。

一、PD-1/PD-L1 信号通路

在特异性免疫中，激活效应 T 细胞需要双信号同时作用，T 细胞受体复合物与主要组织相容性复合体相互识别产生第 1 信号；第 2 信号则是共刺激信号，其控制 T 细胞是否转变为具有杀伤力的效应细胞。PD-1 被称作程序性死亡受体 -1（programmed death-1），是其中一种共刺激信号，PD-1 在 $CD4^+$ 和 $CD8^+$ T 细胞、自然杀伤 T 细胞、B 细胞、活化的单核细胞和树突状细胞等均有表达。PD-1 拥有两个配体 PD-L1 和 PD-L2，主要表达于抗原呈递细胞及非造血细胞（包括胰岛细胞、内皮细胞和上皮细胞），以保护组织免受免疫介导的损伤。另外，PD-L1 在各类恶性肿瘤中也有表达。PD-1/PD-L1 的免疫检查点受体信号传导是控制免疫平衡的重要途径。在正常生理环境下，当 PD-1 与其配体 PD-L1 结合时，能通过抑制 T 细胞过度增殖活化来维持人体正常的免疫平衡。但在异常的病理状态中，通过 PD-1/PD-L1 信号通路会导致一种疲乏的 T 淋巴细胞表型的产生，其特征在于不能进行保护性免疫反应，从而导致自身免疫性疾病的发生。而在肿瘤细胞中，表达在肿瘤细胞上的 PD-L1 与表达在 T 淋巴细胞上 PD-1 上调能削弱反应性 T 淋巴细胞群的活化和功能，有助于肿瘤细胞避开免疫系统的进攻并促进肿瘤的生长。许多实体瘤和血液肿瘤就是通过高表达 PD-L1 逃避宿主的免疫系统监视。

二、PD-1/PD-L1 在 MM 中的表达与作用机制

PD-L1 的表达上调同样见于 MM 细胞。几个研究小组已经证明，PD-L1 在健康志愿者和 MGUS 患者的浆细胞上的表达较低，而在 40 例新诊断的 MM 患者中，有 25% 的样本检测到 PD-L1 的高表达。恶性浆细胞上 PD-L1 的表达也与疾病从冒烟到症状性骨髓瘤进展的风险增加相关。此外，复发 / 难治性 MM 患者的 PD-L1 表达水平比新诊断的 MM 患者高，对药物耐药的 MRD 阳性的患者 PD-1 表达也高于初诊的患者。最近研究表明，MM 患者中高表达 PD-L1 与患者无进展生存和总生存时间相关。小鼠骨髓瘤模型发现，PD-1 缺失和 PD-L1 抑制剂都能抑制肿瘤生长。此外，与表达 PD-L1 的骨髓瘤细胞株相比，不表达 PD-L1 的骨髓瘤细胞株对化疗更敏感。以上研究提示 PD-L1 可能表达于 MM 所有阶段中的克隆性浆细胞，且可能参与了疾病的进展及耐药。

MM 微环境中可促进骨髓瘤细胞表达 PD-L1，阻断 PD-L1 能够抑制基质细胞介导的骨髓瘤细胞生长，此种抑制效果效应依赖于 IL-6，并通过 STAT3、MEK1/2 和 JAK2 通路介导。

CTL 和 NK 细胞产生的干扰素 -γ 通过信号转导及转录激活蛋白（STAT）信号通路可以强烈诱导 PD-L1 的表达。此外，MM 患者骨髓 DC、浆细胞样树突状细胞（PDC）和髓样树突状细胞（MDSC）表达 PD-L1，缓解期 MM 患者 PD-L1[+] MDSC 比例高于初诊和复发 MM。此外，研究表明 MM 患者 T 细胞和 NK 细胞上 PD-1 的表达明显高于健康志愿者。在 MRD 阳性的患者中，与诊断时相比，T 细胞表达更高水平的 PD-1，在大剂量化疗后达到 MRD 阴性的患者的 T 细胞中 PD-1 的表达减少。在 MM 患者的骨髓中，CD8[+] T 细胞中 PD-1 阳性细胞的比例明显高于 MGUS/SMM 患者。

体外研究进一步证实阻断 PD-1/PD-L1 可增强 NK 和 T 细胞介导的抗 MM 应答，并恢复 PD-L1[+] PDC 诱导 T 细胞和 NK 细胞对 MM 细胞的杀伤活性。使用小鼠荷瘤模型（使用 5T33 小鼠骨髓瘤细胞），发现多发性骨髓瘤小鼠 CD8[+] 和 CD4[+] T 细胞上 PD-1 的表达水平均高于非荷瘤小鼠，且 PD-1[+] T 细胞的百分比与肿瘤负荷量相关。此外，从这些小鼠分离的 PD-1[+] CD8[+] T 细胞在体外刺激后表现出促炎细胞因子（IFN-γ 和 IL-2）的产生缺陷，并表达耗竭的 T 细胞标志物 TIM-3。使用 PD-1 抑制剂后可延长骨髓瘤小鼠的存活时间。

综上所述，骨髓瘤患者中淋巴细胞高表达 PD-1，当其与 MM 细胞中高表达的 PD-L1 配体结合时，就会引发 MM 细胞产生免疫逃逸应答。此外，基质细胞释放的 IL-6 也能刺激 PD-L1 的表达上调，反之，PD-L1 抑制剂会抑制基质细胞介导的 MM 细胞增殖。这些研究支持 PD-1/PD-L1 通路在 MM 免疫逃逸中的潜在作用，提示阻断 PD-1/PD-L1 通路可能是治疗 MM 的有效策略。

三、PD-1/PD-L1 抑制剂的临床试验

上面提及的研究结果显示，PD-1 和 PD-L1 在 MM 细胞以及 MM 微环境细胞表面的表达呈上升趋势。而且，动物实验也确认了 PD-1 抑制剂能够提升免疫治疗的功效。目前 PD-1/PD-L1 抑制剂在临床试验中的疗效也有很多相关报道。

（一）PD-1/PD-L1 抑制剂单药

1. 纳武利尤单抗　Leshokin 等人已经公布了一项评估纳武利尤单抗作为单药治疗复发性或难治性 T 或 B 细胞淋巴瘤或 MM 的 I 期临床试验的结果。在接受评估的 27 名 RRMM 患者中（之前已经接受过的治疗中位数为 3 线），每 2 周给药 1mg/kg 或 3mg/kg，随访时间中位数为 65.6（1.6~126.0）周，17 例（63.0%）患者观察到疾病稳定（SD），持续 11.4（3.1~46.1）周，除了 1 名患者在局部浆细胞瘤照射后达到 CR 外，SD 是该研究最好疗效，未观察到纳武利尤单抗治疗有效的重要证据；纳武利尤单抗单药治疗的安全性与在实体肿瘤中观察到的相似，34% 的患者出现不良反应，其中肺炎是最常见的不良反应（11%）。

2. 帕博利珠单抗　Ribrag 等人报道帕博利珠单抗单药治疗 RRMM 的 Ib 期试验（NCT01953692，Keynote-013），入组患者既往接受至少 2 线治疗失败，并包括一种蛋白酶体抑制剂和一种免疫调节剂，药物用量 10mg/kg 每 2 周 1 次，或固定剂量 200mg 每 3 周 1 次。观察到的 30 名患者中，56.7%（17/30）患者实现了 SD，但在中位数为 15 个月的随访中，28 名（93%）患者因疾病进展而停止此项研究。不良反应方面，仅有 1 例（3%）患者出现免疫相关不良事件（1 级瘙痒），仅 1 例（3%）患者发生与 3 级治疗相关的 AE（肌痛），没有 4 级治疗相关的 AE 或死于治疗相关的 AE。

3. pidilizumab　pidilizumab 在 I 期临床研究中作为单一药物用于 17 例晚期血液系统

恶性肿瘤患者,患者接受 0.2mg/kg、0.6mg/kg、1.5mg/kg、3mg/kg 和 6mg/kg 共 5 个剂量水平的治疗。pidilizumab 在该患者群体中是安全和耐受性良好的,但只有 1 例 RRMM 骨髓瘤患者入选研究,该患者接受 6mg/kg 剂量治疗,经治疗后患者病情稳定超过 13 个月。

目前的证据表明,使用抗 PD-1/PD-L1 的抑制剂作为单药治疗 RRMM 患者的临床试验结果并不符合预期,PD-1/PD-L1 抑制剂的低有效性可能是由于免疫功能障碍和免疫抑制细胞增加。另外 RRMM 患者 T 细胞信号转导功能受损,IL-γ、IL-2、IL-4 表达下调,骨髓中 PD-1$^+$CD8$^+$ T 细胞共表达 RAG3、TIGIT 等免疫检查点抑制受体。因此,单独使用抗 PD-1 抗体并不能有效恢复 T 细胞的增殖,提示阻断 PD-L1/PD-1 通路并不能显著逆转 T 细胞的耗竭。在小鼠骨髓瘤模型中,与抗 PD-1 相比,抗 TIGIT 在提高存活率方面更有效。而且在 RRMM 患者中已经报道了多种类型 T 细胞功能障碍,即 CD4$^+$ T 细胞数量减少,CD4$^+$/CD8$^+$ T 细胞比例异常和 Th1/Th2 失衡。而且在功能异常的 T 细胞中 PD-1 的表达较低,提示抗 PD-1 抗体结合率较低。由此可见,单药治疗 MM 的结果并不理想,联合用药也许可以改善 PD-1/PD-L1 抑制剂的疗效。

（二）PD-1/PD-L1 抑制剂与 IMID 联合应用

当单一治疗的免疫检查点阻断不能显示预期结果时,IMID 是 MM 治疗最合理的合作伙伴。IMID 与 PD-1/PD-L1 抑制剂有协同作用,能够增强 PD-1/PD-L1 的阻断效果。例如,有证据显示来那度胺可以直接下调 MM 细胞、MDSC 和单核细胞 / 巨噬细胞中的 PD-L1 的表达,同时降低调节性 T 细胞(Treg)的水平,并激活 T 细胞和 NK 细胞,以及下调所有效应细胞(CD4$^+$ T 细胞、CD8$^+$ T 细胞、NK 细胞和 NK T 细胞)上 PD-1 的表达。在临床前研究中,IMID 还被发现可以增强 PD-1/PD-L1 抑制剂对 T 细胞和 NK 细胞介导的细胞毒作用的影响。IMID 与 PD-1/PD-L1 抑制剂联合应用可诱导 MM 细胞凋亡。值得注意的是,这种效应与效应细胞上 PD-1/PD-L1 表达的增加无关。这些令人鼓舞的临床前结果进一步支持了对 MM 患者使用 PD1/PD-L1 抑制剂与 IMID 联合治疗的临床试验,然而,这种结合有可能激发免疫反应,导致严重的毒性。

Keynote-023(NCT02036502)是一项针对帕博利珠单抗、来那度胺和小剂量地塞米松在以前接受过≥2 线治疗(包括蛋白酶体抑制剂和 IMID)的 RRMM 患者有效性的 I 期临床试验。截至 2017 年 5 月,共有 62 名 RRMM 患者参加了这项研究,其中 50 名患者可评估疗效。治疗方案为帕博利珠单抗(200mg 固定剂量)联合来那度胺(第 1~21 天,每 28 天 1 周期),地塞米松 40mg(每周口服 1 次)。在可评估的患者中,22 例(44%)对治疗有反应,其中 2 例(4%)达到 sCR,6 例(12%)达到 VGPR,14 例(28%)达到 PR。此外,另有 25 名患者(50%)符合 SD 标准,总体疾病控制率为 94%。应答是持久的,应答者的持续时间中位数为 18.7 个月。只有 8 名患者(13%)出现了免疫介导的不良事件(最常见的是甲状腺功能障碍),但在试验中有 2 人死亡:1 人死于肝静脉闭塞疾病,1 人死于缺血性脑梗死。

随后,Badros 等人发表了帕博利珠单抗联合泊马度胺和小剂量地塞米松的 II 期试验的令人鼓舞的结果。2017 年 48 例既往接受多线治疗(中位数为 3 线)失败的患者入组,70% 的入组患者接受过自体造血干细胞移植,62% 患者有高危细胞遗传学。用药方案:帕博利珠单抗(200mg 静脉滴注,每 2 周 1 次),泊马度胺(4mg,第 1~21 天,停药 1 周),地塞米松(40mg,每周 1 次,28 天为一周期)。*ORR* 为 60%(29/48),其中 4 例达到 sCR/CR(8%),9 例达到 VGPR(19%),16 例达到 PR(33%),PFS 为 17.4 个月。发生 3~4 级 AE 的 20 例(41%),

其中间质性肺炎 6 例,甲状腺功能减退 5 例,肾上腺功能不全 2 例,肝炎 2 例,白癜风 1 例。由于其他帕博利珠单抗试验的安全问题,这项研究在 2017 年被 FDA 搁置,而最近,同一组作者发表了 16 例停用帕博利珠单抗的患者的数据。停药时,所有患者均取得较好疗效:sCR 5 例(31%),VGPR 5 例(31%),PR 6 例(38%)。9 例患者继续使用泊马度胺和地塞米松,其中 5 例(56%)持续有效,经 18 个月随访后,sCR 组 1 例,VGPR 组 3 例,22 个月随访时,PR 组 1 例。其余 7 名患者仅选择观察,其中 4 名患者(57%)有持续反应,其中 3 名患者在 18 个月和 27 个月仍为 sCR,1 名患者在 17 个月时为 PR。

以上试验推动了 Keynote-183 的Ⅲ期临床试验,以前至少接受过 2 线治疗的 RRMM 患者接受泊马度胺和小剂量地塞米松加或不加帕博利珠单抗(每 3 周 200mg)治疗。截至 2017 年 6 月 2 日的数据截止日,共有 249 名患者入选,其中 125 名患者进入帕博利珠单抗组,124 名患者为对照组,接受泊马度胺和地塞米松单独治疗。ORR 在帕博利珠单抗组和对照组分别为 34% 和 40%,TTP 分别为 8.1 个月和 8.7 个月(HR = 1.14,95%CI 0.75～1.74)。在中位数为 8.1 个月的随访中,帕博利珠单抗组有 29 人死亡,而对照组有 21 人死亡,与对照组相比,帕博利珠单抗组死亡的相对风险增加了 50% 以上。帕博利珠单抗组 3～5 级严重毒性发生率为 83%,对照组为 65%。严重不良事件发生率分别为 63% 和 46%。帕博利珠单抗队列中与疾病进展无关的死亡原因包括心肌炎、史 - 约综合征(Stevens-Johnson syndrome)、心肌梗死、心包出血、心力衰竭、呼吸道感染、中性粒细胞败血症、脓毒症、多器官功能障碍和呼吸衰竭。2017 年 6 月,FDA 因毒性问题暂停此试验,风险收益比认为不利于治疗 RRMM 患者。在这些发现之后,不仅是这项试验,还有大约 30 项研究用 IMID 阻断多发性骨髓瘤患者 PD-1/PD-L1 的效果的其他研究也被暂停。随着对正在进行的试验的安全性数据的进一步审查,一些关于多发性骨髓瘤 PD-1/PD-L1 阻滞剂组合的研究现已重新启动。PD-1 阻滞剂与其他 MM 疗法的组合目前也在评估中。

(三)PD-1/PD-L1 抑制剂与其他药物的联合应用

1. PD-1/PD-L1 抑制剂与 elotuzumab 的联合应用　elotuzumab 是一种直接激活 NK 细胞并介导抗体依赖性细胞毒作用的抗 SLAMF7 单抗。Bezman 等人的研究表明,elotuzumab 和 PD-1 抑制剂联合使用可以增强骨髓瘤小鼠模型的抗肿瘤效果。在这些小鼠模型中,elotuzumab 和抗 PD-1 联合治疗促进了肿瘤浸润的 NK 和 CD8+ T 细胞活化,并增加了肿瘤内细胞因子和趋化因子的释放。这些观察结果为对多发性骨髓瘤患者进行 elotuzumab/ 抗 PD-1 联合治疗的临床研究提供相关的理论基础。CHECKMATE 602 是一项Ⅲ期临床试验,旨在探索纳武利尤单抗、elotuzumab、泊马度胺和地塞米松的组合在 RRMM 患者的益处。CA204142 是一项Ⅱ期多队列研究,将 elotuzumab 与泊马度胺、小剂量地塞米松和纳武利尤单抗联合使用,用于先前使用来那度胺治疗方案进展的复发性或难治性多发性骨髓瘤患者。以上研究在 2017 年 10 月被 FDA 部分搁置,在 2017 年 12 月 5 日解除了第二阶段 CA204142 试验的暂停;而对第三阶段 CHECKMATE-602 试验的暂停一直持续到 2018 年 6 月,到目前为止还没有可用的结果。

2. PD-1/PD-L1 抑制剂与抗 CD38 单克隆抗体的联合应用　目前,研究最多的检查点抑制剂组合是 PD-1/PD-L1 抑制剂与抗 CD38 单抗的联合应用。抗 CD38 单抗如达雷妥尤单抗或 isatuximab 是治疗 MM 的有效方案,达雷妥尤单抗已经在几个适应证中被批准。Bezman 等人在小鼠荷瘤 MM 模型中证实抗 PD-L1 和抗 CD38 单抗联合治疗可有效抑制肿瘤细胞增长。基于这些临床前数据，启动了后续的 PD-L1 抑制剂与抗 CD38 单克隆抗体联合应用的临床试验。来那度胺或泊马度胺联合使用或不使用阿替利珠单抗，并联合的达雷妥尤单抗的 I 期研究的初步数据看起来很有希望，具有可接受的毒性和持久的反应。然而，还需要对更大的患者群体进行进一步的研究。MEDI4736-MM-003 试验（NCT02807454）旨在研究 PD-L1 抑制剂 duvalumab 联合达雷妥尤单抗与泊马度胺和地塞米松联合治疗 RRMM 的疗效。然而，这项试验于 2017 年 9 月被 FDA 部分搁置，此后不久研究终止。在停药时只有 37 名患者参加了这项研究。到目前为止，还没有关于 isatuximab 和 cymplimab 的 I/II 期试验和达雷妥尤单抗联合抗 PD-1 单抗 JNJ63723283 的 II/III 期试验的公开数据。

（四）PD-1/PD-L1 抑制剂在自体干细胞移植后的巩固作用

ASCT 后使用 PD-1/PD-L1 抑制剂作为巩固治疗具有免疫学价值。根据 Chung 等人的研究，认为在此期间，Treg 数量下降，肿瘤负荷降至最低点，$CD8^+$ CTL 数量增加，并表达 PD-1 等检查点抑制分子。也有基于骨髓瘤小鼠模型的临床前证据，小鼠接受 ASCT 后使用 PD-L1 阻滞剂，骨髓瘤荷瘤小鼠的存活率从 0 提高到 40%。目前几项临床研究已经在进行中。

在 EHA 2019 年会议上介绍了纳武利尤单抗和 ASCT 的 I/II 期阶段研究的中期数据。对诱导后未达到完全缓解的患者（PR 组 10 例，SD 组 2 例，进展期 PD 组 4 例）在 ASCT 后 +3 天和 +17 天分别给予纳武利尤单抗治疗，结果令人鼓舞，56%（9/16）患者有效，CR 率为 31%（5/16），VGPR 率为 19%（3/16），PR 率为 6%（1/16），其余患者维持原来的反应状态，联合用药毒性可接受，仅 1 例患者出现 4 级毒性（植入后自身免疫性血小板减少），3 例患者出现 3 级毒性（输液反应、结肠炎、神经毒性）。

GEM-Pembresid 是一项西班牙 II 期临床试验，评估至少实现 VGPR 但存在 MRD 阳性的患者在 ASCT 后予以帕博利珠单抗单药巩固治疗的效果。帕博利珠单抗自 ASCT 后 +14 天开始服用，200mg，共 9 次，每 3 周 1 次，疗程 12 个月。在 14 例可评价的患者中，3 例（21%）提高了疗效，2 例 VGPR 转为 sCR，1 例 CR 转为 MRD 阴性。另外 2 名患者的 FLC 和 MRD 正在持续减少。29 例患者中有 2 例出现 3 级毒性反应（结肠炎、输液反应），1 例出现 2 级毒性反应（神经根病），导致停止治疗。未导致停药的 12 例 irAE 包括 1～2 级事件，包括 4 例输液反应，2 例甲状腺功能减退，皮疹和结肠炎各 2 例，急性肾损伤和肝炎 3 级事件。作者得出结论，ASCT 后使用帕博利珠单抗是安全的。然而此结果必须进一步分析，目前的结果未能区分 HDM 和帕博利珠单抗的效果。

在 ASCT 后 3～6 个月的高危多发性骨髓瘤患者中，正在进行的一项使用帕博利珠单抗联合来那度胺和地塞米松的期 II 临床试验。*ORR* 为 100%，其中 sCR 组 4 例（33.3%），CR 组 1 例（8.3%），VGPR 组 6 例（50%），PR 组 1 例（8.3%），治疗耐受性良好，仅 5 例（5.6%）出现 3 级毒性反应。由于 FDA 暂停了帕博利珠单抗和 IMID 联合的临床研究，该试验也被暂停。

在 CPIT-001 试验中，纳武利尤单抗和伊匹木单抗的组合用于 ASCT 后对包括 MM 在内的高危血液恶性肿瘤的巩固治疗，共入组 12 例患者（7 例高危 NDMM 患者和 5 例在既往单次/串联 ASCT 后 3 年内复发的 MM 患者）。Skarbnik 等人发表的初步结果提示 NDMM 预后较好，18 个月 PFS 率为 71%，18 个月 OS 率为 86%。尽管 65% 的患者有 2 级以上的毒副作用，但仍被认为耐受性良好，没有明显的意外毒性。最常见的 irAE 是结肠炎（58%）、皮疹（48%）、血小板减少症（45%）、贫血（45%）和转氨酶升高（32%）。观察到 1 例与研究药物有关的死亡（复发性肺炎合并副流感病毒感染）。

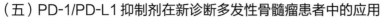

（五）PD-1/PD-L1 抑制剂在新诊断多发性骨髓瘤患者中的应用

Keynote-185 是一项Ⅲ期随机临床试验，选择了新诊断且不适合自体移植的 MM 患者，接受来那度胺和小剂量地塞米松加或不加帕博利珠单抗（每 3 周 200mg）治疗。截至 2017 年 6 月 2 日，共有 301 名患者纳入安全性和有效性分析。帕博利珠单抗组的 ORR 为 64%，而对照组为 62%。在数据截止时，两组的 TTP 中位数都还没有达到（$HR = 0.55$；95%CI 0.20~1.50）。在平均 6.6 个月的随访中，帕博利珠单抗有 19 人死亡，而对照组有 9 人死亡（OS 组 $HR = 2.06$；95%CI 0.93~4.55）。服用帕博利珠单抗的患者死亡的相对风险是对照组的两倍多。严重的 3~5 级毒性发生率在帕博利珠单抗组为 72%，对照组为 50%。严重不良反应发生率分别为 54% 和 39%。在帕博利珠单抗队列中确定的与疾病进展无关的死亡原因包括肠缺血、心搏呼吸骤停、自杀、肺栓塞、肺炎、猝死、心肌炎、肠穿孔和心力衰竭。由于在 Keynote-183 和 Keynote-185 研究中观察到帕博利珠单抗组的死亡风险增加，FDA 在 2017 年 7 月 3 日停止了这些试验。试验结束时两组均未达到中位数的 PFS，但估计 6 个月的 PFS 率具有可比性（82% vs. 85%）。结论是在不适合移植的 NDMM 患者中，风险大于抗 PD-1 抑制剂和 IMID 联合应用的潜在益处。除此之外，在 Keynote-185 中，含有帕博利珠单抗的 102 名患者（68%）有一个或多个 irAE，这与 73% 的 ORR 相关。54 例（36%）≥3 级 irAE 患者的有效率相似，为 70%。这两个值都明显高于 49 名没有任何 irAE 的患者的应答率（45%），这表明在这项试验中，反应性和 irAE 之间存在关联。

（六）PD-1/PD-L1 抑制剂在冒烟性骨髓瘤患者中的应用

帕博利珠单抗单药在中高危冒烟性骨髓瘤（SMM）研究（NCT02603887）中显示了有趣的结果。在 ASH 2017 年会上，公布了帕博利珠单抗用于 SMM 的初步研究结果。这项研究包括根据 Mayo 或 SWOG 标准的中高风险 SMM（I-HR-SMM）患者。帕博利珠单抗剂量为 200mg，每 21 天给药一次，共 8 个周期。8 个周期后取得≥MR 疗效的患者继续治疗 24 个周期，ORR 为 25%。12 例 I-HR-SMM 患者入选。1 名患者（8%）获得 sCR，10 名患者（83%）观察到 SD，1 名患者（8%）PD。5 例患者因肝功能损伤（$n = 2$）、急性肾损伤（$n = 2$）和肌痛（$n = 1$）而导致相关不良反应而停止治疗。

综上所述，PD-1/PD-L1 抑制剂单一疗法对多发性骨髓瘤无效，将抗 PD-1/PD-L1 单克隆抗体与 IMID 联合使用是可以产生疗效的，但由于免疫相关毒性增加，需要慎重考虑，虽然 PD-1/PD-L1 与其他治疗方案联合应用具有很大的前景，但关于这个新兴治疗的安全性仍然需要进一步评估及探讨。多发性骨髓瘤目前尚无批准使用检查点抑制剂，但不应放弃这种治疗策略，因为一部分 RRMM 多发性骨髓瘤患者可能会受益于这种方法。

（李晓哲　李　娟）

【参考文献】

[1] HTUT M. Immunotherapeutic approaches for multiple myeloma：Where are we now?[J]. Curr Hematol Malig Rep, 2019, 14（1）：1-10.

[2] KAZMI S M, NUSRAT M, GUNAYDIN H, et al. Outcomes among high-risk and standard-risk multiple myeloma patients treated with high-dose chemotherapy and autologous hematopoietic stem-cell transplantation[J]. Clin Lymphoma Myeloma Leuk, 2015, 15（11）：687-693.

[3] JELINEK T, PAIVA B, HAJEK R. Update on PD-1/PD-L1 inhibitors in multiple myeloma[J]. Front

Immunol，2018，9：2431.

[4] QUEZADA S A，PEGGS K S. Exploiting CTLA-4，PD-1 and PD-L1 to reactivate the host immune response against cancer[J]. Br J Cancer，2013，108（8）：1560-1565.

[5] MINNIE S A，HILL G R. Immunotherapy of multiple myeloma[J]. J Clin Invest，2020，130（4）：1565-1575.

[6] HRADSKA K，KASCAK M，HAJEK R，et al. Identifying and treating candidates for checkpoint inhibitor therapies in multiple myeloma and lymphoma[J]. Expert Rev Hematol，2020，13（4）：375-392.

[7] TAMURA H，ISHIBASHI M，SUNAKAWA-KII M，et al. PD-L1-PD-1 pathway in the pathophysiology of multiple myeloma[J]. Cancers（Basel），2020，12（4）：924.

[8] DHODAPKAR M V，SEXTON R，DAS R，et al. Prospective analysis of antigen-specific immunity，stem-cell antigens，and immune checkpoints in monoclonal gammopathy[J]. Blood，2015，126（22）：2475-2489.

[9] PAIVA B，AZPILIKUETA A，PUIG N，et al. PD-L1/PD-1 presence in the tumor microenvironment and activity of PD-1 blockade in multiple myeloma[J]. Leukemia，2015，29（10）：2110-2113.

[10] HUANG S Y，LIN H H，LIN C W，et al. Soluble PD-L1：A biomarker to predict progression of autologous transplantation in patients with multiple myeloma[J]. Oncotarget，2016，7（38）：62490-62502.

[11] BENSON D M JR.，BAKAN C E，MISHRA A，et al. The PD-1/PD-L1 axis modulates the natural killer cell versus multiple myeloma effect：a therapeutic target for CT-011，a novel monoclonal anti-PD-1 antibody[J]. Blood，2010，116（13）：2286-2294.

[12] TAMURA H，ISHIBASHI M，YAMASHITA T，et al. Marrow stromal cells induce B7-H1 expression on myeloma cells，generating aggressive characteristics in multiple myeloma[J]. Leukemia，2013，27（2）：464-472.

[13] COSTA F，DAS R，KINI BAILUR J，et al. Checkpoint inhibition in myeloma：Opportunities and challenges[J]. Front Immunol，2018，9：2204.

[14] KWON M，KIM C G，LEE H，et al. PD-1 blockade reinvigorates bone marrow CD8[+] T cells from patients with multiple myeloma in the presence of TGFβ inhibitors[J]. Clin Cancer Res，2020，26（7）：1644-1655.

[15] RAY A，DAS D S，SONG Y，et al. Targeting PD1-PDL1 immune checkpoint in plasmacytoid dendritic cell interactions with T cells，natural killer cells and multiple myeloma cells[J]. Leukemia，2015，29（6）：1441-1444.

[16] HALLETT W H，JING W，DROBYSKI W R，et al. Immunosuppressive effects of multiple myeloma are overcome by PD-L1 blockade[J]. Biol Blood Marrow Transplant，2011，17（8）：1133-1145.

[17] LESOKHIN A M，ANSELL S M，ARMAND P，et al. Nivolumab in patients with relapsed or refractory hematologic malignancy：Preliminary results of a phase Ⅰb study[J]. J Clin Oncol，2016，34（23）：2698-2704.

[18] BERGER R，ROTEM-YEHUDAR R，SLAMA G，et al. Phase Ⅰ safety and pharmacokinetic study of CT-011，a humanized antibody interacting with PD-1，in patients with advanced hematologic malignancies[J]. Clin Cancer Res，2008，14（10）：3044-3051.

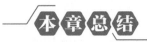

本章总结

　　本章第一节主要阐述单克隆抗体在多发性骨髓瘤的应用。目前应用于多发性骨髓瘤治疗的单克隆抗体主要是抗 CD38 单克隆抗体和抗 CS1 单克隆抗体。而抗 CD38 单克隆抗体又包括 DARA、ISA、MOR202 等。其中 DARA 是最早研发的抗 CD38 单克隆抗体，单药 DARA（16mg/kg）可使对蛋白酶体抑制剂和免疫调节剂耐药的难治复发多发性骨髓瘤患者获益，2015 年在美国获得批准用于接受过 3 线及以上包括一种蛋白酶体抑制剂和免疫调节剂在内的治疗方案或对蛋白酶体抑制剂和免疫调节剂双重耐药的多发性骨髓瘤患者。DARA 联合其他抗骨髓瘤药物的 DVd、DRd、DPd 等方案较 DARA 单药疗效有了进一步提高，研究显示以 DARA 为基础的联合方案可以获得更高的缓解率，更好的缓解深度，更长的缓解持续时间，且耐受性良好，是 RRMM 患者的治疗选择。2016 年美国 FDA 批准其用于至少接受过 1 线治疗的 RRMM 患者。其中 DRd 较 DVd 方案有更好的疗效。近年还开展了 DARA 用于新诊断骨髓瘤的临床研究，其中 DARA 联合 VMP 治疗新诊断不适合移植多发性骨髓瘤患者的研究显示其有更好的缓解率、MRD 转阴率，PFS 和 OS 优于 VMP 方案，也优于 Rd 持续应用、Rd18、MPT 方案。该药目前已在中国上市。ISA 是另一个针对 CD38 的单克隆抗体，与其他抗 CD38 抗体比较，它能更有效抑制 CD38 的酶活性，且耐受性好，输注时间更短。ISA 单药和联合用药均能改善复发难治骨髓瘤患者的疗效，其与 Rd、Pd 方案的联合提高了缓解率，且不受既往使用来那度胺的影响。须注意抗 CD38 单克隆抗体可能干扰部分实验室检查结果，在进行血型鉴定、M 蛋白检测、流式细胞术检测 MRD 时应谨慎判断。ELO 是抗 CS1 单克隆抗体，不同于单药 DARA 和 ISA 的抗肿瘤作用，其单药疗效欠佳，但 ELO 与 Rd、Bd、Pd、Td 等方案联合使用时疗效有所提高。其中 Eloquent-2 研究显示，对于 RRMM 患者，ERd 方案的疗效优于 Rd，且安全性良好。基于这一研究结果，2015 年美国批准 ELO 联合 Rd 方案用于接受过 1~3 线治疗的 RRMM 患者。但目前的研究数据显示，DARA 联合 Rd 的总体疗效好于 ELO 联合 Rd。此外还有针对 IL-6、CD138、CD40、CD56、CD74、IGF-1R、BCMA、EGFR、ICAM-1、BAFF、KIR、KMA、GRP78、RANKL、DKK1 等靶点的单克隆抗体都在开展骨髓瘤方面的临床研究，并取得了初步的成果。单克隆抗体应用中最常见的毒副作用为输注相关反应，多数发生在首次给药，症状 1/2 级，通过输注前后给予抗组胺药、糖皮质激素、对乙酰氨基酚等能有效预防和控制，安全性良好。

近 10 年来，CAR-T 细胞疗法首先在 B 细胞白血病和淋巴瘤中取得了突破性进展，成为全球血液及实体肿瘤治疗领域研究的重点和热点。B 细胞肿瘤中的有效性促使研究者进一步尝试开发 CAR-T 细胞疗法来治疗复发难治性 MM（RRMM）患者。从 2015 年开始，就陆续有 CAR-T 细胞治疗 MM 的临床数据报道。2021 年 3 月 26 日，全球首款靶向 BCMA 的 CAR-T 细胞疗法产品 bb2121 获美国食品药品监督管理局（FDA）批准上市，用于 4 线治疗后（包括免疫调节剂、蛋白酶体抑制剂，以及抗体类药物）的成年 RRMM 患者。从国内外多项临床研究已报道的数据来看，BCMA CAR-T 对 RRMM 的总体反应率虽可高达 70%~80% 以上，但多数患者 PFS 不足一年，最终仍会复发进展，患者应答的持久性仍然不佳。MM 经 CAR-T 细胞治疗后出现再复发进展的原因是多方面的，包括 CAR-T 产品本身，CAR-T 细胞在体内的扩增，持续存活时间，靶抗原表达弱或丢失，肿瘤抗原的异质性，免疫抑制的肿瘤微环境等。而且 CAR-T 治疗过程中引发的细胞因子风暴、神经毒性、脱靶等安全性问题也需要关注。如何进一步提高 CAR-T 的安全性和疗效也是迫切需要克服的难点。这些问题都表明单独应用 CAR-T 细胞治疗存在的局限性，CAR-T 疗法能否与现有的治疗方式进行组合优化，是科学家们一直在思考和探索的问题。多项研究尝试了 CAR-T 治疗与放/化疗、自体干细胞移植、BTK 抑制剂、免疫调节剂、免疫检查点拮抗剂和溶瘤病毒等疗法相结合应用的策略,初步结果显示出不错的疗效。另外,在提高安全性方面,CAR-T 细胞疗法与放疗和 IL-1 拮抗剂等联合可能降低 CRS 发生和严重程度。CAR-T 细胞治疗仍在持续不断的改进中,未来有可能针对不同的疾病类型,每个患者都可找到一种适合自身的最优化联合治疗方案。

双特异性抗体(BsAb)是指能特异性结合两个抗原位点的人工抗体。它分别结合靶抗原和效应细胞上的标志抗原,从而激发效应细胞靶向杀伤肿瘤细胞。相较于传统抗体,双特异性抗体 BsAb 能够减少肿瘤细胞逃逸并提高疗效,在肿瘤免疫治疗中发展前景广阔。双特异性抗体具有能够快速生产,标准成药等特点,且严重细胞因子释放综合征(cytokine release syndrome,CRS)发生率有限,在老年虚弱人群中应用可能安全。但 BsAb 治疗需要接受初始剂量管理直到 CRS 风险降低,且其剂量 / 周期还需进一步明确,其毒性(感染,神经毒性)还有待深入研究。典型代表药物如 teclistamab、talquetamab 等双抗的早期数据都表现出了良好的临床活性和安全性,目前部分已开展Ⅱ期研究。抗体 - 药物偶联物(ADC)利用单克隆抗体对肿瘤细胞相关抗原的特异靶向性,作为载体将细胞毒性药物靶向输送至肿瘤细胞。ADC 大大提高药物的特异性,降低非特异性的药物毒副作用,因而也被认为是更高级的药物递送系统,在业内被誉为具有新作用机制的抗体升级版药物。但其常伴有眼毒性和血小板减少症,对 3 重 /4 重难治患者 ORR 和 PFS 中等,且需要持续治疗直到疾病进展。典型代表药物如 belamaf 和 MEDI2228 等,其可替代的剂量和疗程还需进一步探索。此外其他细胞免疫治疗还包括细胞过继免疫治疗。ACI 是指向肿瘤患者输注具有抗瘤活性的免疫细胞,直接或激活机体免疫细胞杀伤肿瘤细胞。ACI 发展迅速,在体内外实验中均取得了不错的成功,有望成为 MM 的新治疗手段之一。总体上,细胞免疫治疗在体内外均取得了令人鼓舞的初期结果。新机制新靶点药物不断涌现为难治 / 复发性 MM 患者带来了新希望和新的治疗选择。

针对"免疫检查点"的单克隆抗体的相关研究越来越受到重视。PD-1 及其配体 PD-L1 作为肿瘤"免疫检查点"的有效靶点之一,其阻断可恢复 MM 效应细胞介导的抗肿瘤免疫应答,其抑制剂为血液恶性肿瘤的治愈带来了新的希望。本章节综述了近年来 PD-1/PD-L1 抑制剂在 MM 方面的临床研究进展,并总结了其在 MM 治疗中的意义和地位。临床前研究结果支持 PD-1/PD-L1 通路在 MM 患者中介导效应细胞功能紊乱和免疫逃逸中起关键作用,但不是唯一的作用。目前,已有的临床试验结果尚未提示显著的单药疗效,这很可能与 MM 中肿瘤微环境中所表现的免疫功能失调的复杂性有关。作为可逆转肿瘤介导的免疫抑制等联合疗法中的一部分,检查点抑制剂是目前的研究热点,同时展示出很大的潜能。然而,PD-1/PD-L1 抑制剂和免疫基础疗法的疗效很大程度上取决于既定疾病的复杂免疫环境,同时其应用也存在着问题和挑战,安全性的检测与疗效评估机制也需要进一步完善。

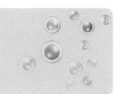

第十六章
造血干细胞移植护理

第一节 诱导期间的护理

一、常用的诱导化疗药物给药期间的护理

有症状的多发性骨髓瘤患者无论是否接受自体造血干细胞移植，诊断后均首先需要接受诱导化疗。常用的诱导治疗药物包括传统化疗药物如地塞米松、多柔比星（以及多柔比星脂质体）、环磷酰胺、美法仑等两药或三药联合使用，新药如沙利度胺、硼替佐米、来那度胺，以及更新一代的药物如伊沙佐米、卡非佐米、达雷妥尤单抗，见表 16-1-1。

表 16-1-1　多发性骨髓瘤常用药物

种类	药物	给药途径	不良反应
糖皮质激素	地塞米松	i.v.gtt. 或 p.o.	近期：神经中枢兴奋、血糖升高、继发感染、水钠潴留、顽固性呃逆 远期：骨质疏松、真菌感染
植物碱	长春新碱	i.v.（泵）	末梢神经炎、共济失调、静脉炎及药物外渗
蒽环类抗生素	多柔比星	i.v.gtt.	心脏损害、骨髓抑制、消化道反应、高尿酸血症、静脉炎及药物外渗，多柔比星脂质体毒副作用较多柔比星明显减轻
	多柔比星脂质体	i.v.gtt.	
烷化剂	美法仑	p.o.	骨髓抑制、消化道反应
	环磷酰胺	i.v.gtt.	骨髓抑制、消化道反应、出血性膀胱炎
蛋白酶体抑制剂	硼替佐米	i.v. 或 s.c.	骨髓抑制、消化道反应、周围神经病变
	伊沙佐米	p.o.	恶心、血小板减少、疲乏、皮疹
	卡非佐米	i.v.gtt.	疲乏、消化道反应、骨髓抑制、心脏衰竭
抗血管新生药物	沙利度胺	p.o.	口鼻黏膜干燥、头晕、倦怠、恶心、致畸
	来那度胺	p.o.	骨髓抑制、疲劳、消化道反应、血栓并发症
单克隆抗体	达雷妥尤单抗	i.v.gtt.	输液相关反应、骨髓抑制

化疗药物为高危药品，执行化疗为高危操作，应遵循"Time Out"制度和"三查九对"制度。"Time Out"制度：在执行输血、使用高危药物、使用超正常剂量药物、执行抢救口头医嘱操作时，停止其他一切治疗活动，严格执行床边两人核对。"三查九对"制度：应在操作

前查、操作中查、操作后查,并核对床号、姓名、药名、剂量、浓度、时间、用法、有效期、过敏史,必要时还应核对批号。

(一)注射用化疗药物给药

1. 医生医嘱开立、护士审核医嘱　护士应熟练掌握各化疗方案的使用,护士审核医嘱时若发现用法、用量、给药时间与常规操作不符时,应与医生确认后再审核医嘱。

2. 核对医嘱　两名护士准确核对医嘱。

3. 药物准备齐全有效　药物准备齐全无误后方可用药,避免因药品准备不足导致的化疗方案进行中断。

4. 评估患者及解释　评估患者情况(环境、病情),解释沟通取得配合。

5. 化疗药物配制　化疗药物配制对护士有一定的风险,包括脱发、免疫力下降、肾毒性、生殖系统损害、致癌等,所以在配制化疗药物过程中应做好职业防护,防护技术指引见表16-1-2。

表 16-1-2　配制化疗药物的防护技术指引

环境要求	1. 在安装有"垂直层流生物安全柜(BSC)"的配制中心(室)实行集中配制和供应 2. 如无上述条件,在通风的环境内避风配制。在配制药品过程中,操作台面应覆盖一次性防护垫,一般为塑料吸水纸,以吸附溅出的药物,以免药液溅在工作台面上挥发,造成空气污染
操作前防护措施	1. 妊娠期和哺乳期护士避免接触抗癌药 2. 穿防护衣裤,佩戴一次性口罩、帽子,戴双层手套,内层为薄膜手套,外层为乳胶手套。在操作过程中,一旦手套破损或被化疗药污染应立即更换 3. 配药时应使用专用的防护面罩或护目镜
操作中防护措施	1. 轻弹安瓿颈部,使附着的药物降至瓶底 2. 用纱布包裹安瓿颈部并折断,避免粉末、药液和玻璃碎片四处飞溅 3. 溶解粉剂药液时,溶剂沿瓶壁缓慢注入瓶底,待药粉浸透后行搅动,防粉末逸出 4. 抽取药液时不超过注射器容量的3/4,防止瓶内压力过高,药液溢出 5. 排出空气时要将针头埋在无菌纱布内,防止药物颗粒扩散
操作后防护措施	1. 化疗药配制完毕后,化疗药安瓿或玻璃瓶置于带盖、防漏、标有"细胞毒性废弃物"的容器中 2. 护理人员或患者及家属在48h内清除患者的各种排泄物(尿、便及呕吐物)时,需要穿隔离衣、戴手套,防止液体溅出
发生暴露后的处理	1. 药物溅到衣服、皮肤时,应立即更换工作服,并用大量流动清水或生理盐水冲洗局部皮肤,持续10~15min 2. 药物溅到眼部时,应立即用大量清水或生理盐水持续冲洗15分钟,并及时咨询眼科医生以待进一步处理 3. 药物溢洒到桌面或地面上时,应用纸或纱布吸尽,再用肥皂水擦洗,并将污染的纸或纱布置于化学性包装袋内

6. 床边双人核对给药　应遵循"Time Out"制度,执行"三查九对"。

7. 进行宣教　给药后对于药物可能出现的不良反应告知患者及家属,如有不适应及时告知医护人员,早发现早处理。

8. 记录及护理交接班　准确记录药名、剂量、用法、给药时间及患者用药反应,做好床边交接班。

9. 给药具体情况

(1) 硼替佐米:硼替佐米使用的时间通常为每个疗程的第 1、4、8、11 天,两次用药至少间隔 72 小时,因此在第 1 天和第 8 天给药时两名护士需要邀请患者及家属参与,以准确记录给药时间。年龄较大、使用硼替佐米副作用大的患者可改为每周 1 次。硼替佐米可通过静脉注射和皮下注射给药。对于静脉注射给药,目前国内注射用硼替佐米有 1mg 和 3.5mg 两种规格,用注射器抽吸生理盐水 1ml 或 3.5ml 溶解于相应规格的硼替佐米冻干粉中,充分溶解后根据医嘱用量抽吸医嘱相应剂量静脉推注,推注前确认静脉通道回血良好,输注通畅,在 3 秒内通过静脉注射,推注完毕后接 0.9% 氯化钠溶液冲管。对于皮下注射给药,用注射器抽吸生理盐水 1.4ml 溶解硼替佐米(3.5mg/ 瓶),配制成 2.5mg/ml 的溶液,根据医嘱用量抽吸。为便于皮下注射部位操作,依次按照左腹 - 左大腿前外侧 - 右大腿前外侧 - 右腹的顺序轮换。腹部注射部位为脐至左右腹外缘连线 1/2 和外 1/3 处,距脐周 5cm 以外。抽吸一定的药物后再抽吸 0.1ml 的空气,不必将空气排除,将注射器倒转,针头向下,气泡在上进行皮下注射。正常体质患者捏起皮肤 90° 进针,消瘦患者捏起皮肤 45° 进针,肥胖患者无须捏起皮肤,直接 90° 进针。

(2) 卡非佐米:每周连续 2 天于 30~60 分钟内静脉给药,每 28 天一个周期,即第 1、2、8、9、15、16 天给药。

(3) 长春新碱:用 0.9% 氯化钠溶液 500ml 快速静脉滴入的同时在精密输液管 Y 型管处连接化疗药物静脉注射泵入,以减轻药物对血管的刺激,减少静脉炎和药物外渗的发生。

(4) 多柔比星:多柔比星和多柔比星脂质体使用时需要用葡萄糖溶液进行溶解。

(5) 达雷妥尤单抗:①用药前准时提前 1 小时按医嘱使用抗过敏的药物;②备好必要的吸氧用物及抢救药物,包括去乙酰毛花苷(西地兰)、呋塞米、氨茶碱、苯海拉明、氢化可的松、吗啡等;③开通 2 条静脉通道,1 条用于缓慢滴注生理盐水,目的是出现过敏反应时抢救用,另 1 条用于滴注达雷妥尤单抗;④使用专用的输液器,为含 0.2μm 过滤器的聚丙烯输液器和一次性输液调节器或输液泵;⑤避免使用生理盐水为输液器排气,应直接使用含达雷妥尤单抗的液体。因为输注开始时的速率一般从 5 滴 /min 开始,30 分钟后调为 10 滴 /min,每 30 分钟向上调整 5 滴 /min,直至 30 滴 /min 维持。如果排气使用生理盐水,则输注开始后 1 小时内实际输入的仍为生理盐水,会影响不良反应发生的判断(不良反应的发生率为 43%,基本发生在用药后 2~2.5 小时内);⑥严格按医嘱调节输液速度,全程使用心电监护,密切观察不良反应,患者出现不适时,应立即向医生汇报。同时向患者做好宣教,明确出现哪些不适时应向医护人员反映。由于易发生输液相关反应,使用前要应用抗过敏治疗。目前也有皮下注射可减轻输液反应和副作用的报道。

(二)口服化疗药物的给药

1. 医生开立医嘱后由药房发药,应使用一次性密封药袋,并有高危药品标识。

2. 给药护士洗手,使用不接触技巧或戴双层手套,不要碾碎药丸或打开药的胶囊。

3. 两名护士携病历或治疗本到床边,进行"三查九对"并给药口服。

4. 进行用药宣教。

5. 观察药物不良反应。

6. 各化疗口服药注意事项：①沙利度胺因有倦怠、嗜睡等不良反应，所以此药应在睡前口服；②来那度胺，每个重复 28 天周期里的第 1~21 天，每日口服 10mg 或 25mg，根据患者肾功能情况调整；③美法仑，接触薄膜包衣完整的美法仑片无害，不可掰开或碾碎后使用；④伊沙佐米应根据肾功能应用 4mg 或 3mg，在 28 天治疗周期的第 1、8 和 15 天，每周 1 次。

7. 记录及护理交接班　准确记录药名、剂量、用法、给药时间及患者用药反应，做好床边交接班。

（三）药物不良反应的护理

1. 消化道反应的护理　化疗所致的消化道反应主要有恶心、呕吐、纳差、腹泻、便秘等。

（1）恶心、呕吐、纳差：由于化疗方案及个体差异，这些症状出现的时间及严重程度有很大的差异，通常首次用药反应较大，症状多出现在用药后的 1~3 小时或 1~3 天。①化疗前遵医嘱使用镇吐药物，如帕洛诺司琼、昂丹司琼、托烷司琼等。镇吐药也可能产生头痛、嗜睡等副作用，用药期间要严密观察，用药后仍有呕吐时根据情况再次使用镇吐药。②保持良好的休息与睡眠，以及放松愉悦的心情。保持病房环境安静舒适，患者在化疗期间可以通过听音乐、看电视、阅读等方式转移注意力。床边可放橙子、柠檬等味道清新的食物缓解气氛。③备好容器以减少呕吐时弄脏衣物、床被，剧烈呕吐时患者可能有嘴唇干燥、唾液黏稠、极度口渴等脱水症状，要密切观察并记录呕吐量及性质。④呕吐后漱口，必要时做口腔护理，饮水以补充水分。⑤给予高热量、高蛋白、高维生素、清淡易消化饮食，少量多餐。在避免高糖、高脂、刺激辛辣食物情况下尽可能满足患者饮食需求。

（2）腹泻：硼替佐米用药后易发生腹泻，通常发生在用药后 12~24 小时。发生腹泻要观察腹泻的程度、性质，3 次以上黄色水样大便患者可以遵医嘱给予盐酸洛哌丁胺胶囊口服，并监测生化指标，低钾者需要进行补钾。同时，对于腹泻次数多的患者应观察其精神状况，防止虚脱导致跌倒。另外，还要做好肛周护理。

（3）便秘：患者在住院期间因为生活习惯的改变、化疗，以及使用镇吐药抑制了胃肠蠕动，可能会发生便秘。为预防患者便秘，培养良好的排便条件反射，应鼓励患者多饮水，食用高纤维素食物，化疗结束后状况良好者鼓励多下床活动，需卧床患者指导腹部按摩促进胃肠蠕动。发生便秘可遵医嘱予缓泻药，如乳果糖或开塞露塞肛通便，但要避免用力排便导致腹压增大。

2. 骨髓抑制的护理　大多数化疗药物都会导致不同程度的骨髓抑制。骨髓抑制是指骨髓中的血细胞前体的活性下降。大多数以白细胞（尤其是粒细胞）下降，以及血小板下降为主，红细胞及血红蛋白下降程度较为缓慢或平稳。

（1）预防感染：①病房环境宽敞明亮、温湿度适宜，每天通风 2 次，紫外线消毒 2 次，含氯消毒液擦拭桌柜和地面，病床周围环境保持干净整洁。当中性粒细胞低于 0.5×10^9/L 时进行保护性隔离，有条件者住进层流病房，无条件者住单人间或双人间，限制探视，患者及家属戴口罩。②每天监测患者血常规，遵医嘱使用粒细胞集落刺激因子（G-CSF）进行升白细胞治疗。③做好口腔护理。可选择的漱口液有制霉菌素漱口液（制霉菌素 500 万 U 溶于生理盐水 500ml）、碳酸氢钠溶液、过氧化氢溶液、氯己定溶液、甲硝唑溶液，应根据情况遵医嘱选择合适至少一天 4 次（三餐后及睡前）漱口，可先用清水漱口，以减少口腔内的食物残渣，再用漱口液 10ml 含漱 1 分钟，如此反复 3 次。④做好肛周护理。使用 1:10 000 或 1:5 000 高锰酸钾液（0.1g 高锰酸钾配 500~1 000ml 水）进行坐浴，温水坐浴 10 分钟左右。

为预防跌倒，坐浴盆选择可以稳妥安置在马桶坐便器上的为宜。卧床患者可以用配好的高锰酸钾液进行肛周擦洗，每天 1～2 次。⑤做好皮肤护理。注意个人卫生，及时更换衣物及床单位，涂润肤霜，避免因干燥发痒而抓挠皮肤，及时理发、洗发、修剪指甲。⑥若有感染征象，及时协助医生做好血液、咽部、尿液、粪便或伤口分泌物的标本采集，进行细菌培养及药物敏感试验，遵医嘱使用抗生素。⑦密切监测患者生命体征变化，如有发热应注意后续体温变化，并监测脉搏、呼吸、血压，遵医嘱予相应的降温处理。

（2）出血的预防及护理：①监测血小板指标。PLT<50×10⁹/L 时患者应减少活动，卧床休息；PLT<20×10⁹/L 时患者应绝对卧床休息。遵医嘱应用重组人血小板生成素等升血小板药物，以及输注血小板治疗。②指导出血的自我观察，包括皮肤有无出血点、瘀斑等，口腔、鼻腔、外耳道、眼底有无出血症状，有无突发头痛、烦躁等可能发生颅内出血的症状。有上述症状应及时告知医护人员，及早进行病情判断和监测。③皮肤出血的预防及护理。保持床单平整，衣着宽松柔软。避免肢体碰撞，勤剪指甲，避免抓伤皮肤。沐浴或清洗时避免水温过高和擦洗力度过大，发热降温时禁用酒精擦浴。减少穿刺，动作轻柔，拔针后按压 5～10 分钟。若有皮下出血点无须恐慌，密切观察，避免出血的扩大及形成皮下血肿。④鼻出血的预防及护理。室内温度保持 50%～60% 以避免鼻黏膜干燥。勿用力擤鼻，抠鼻痂，少量出血时可用棉球或者 0.1% 肾上腺素棉球填塞，出血严重时，特别是后鼻腔出血，可用凡士林油纱条行后鼻腔填塞术。⑤口腔、牙龈出血的预防及护理。使用软毛刷，勿用牙签剔牙。避免食用辛辣刺激坚硬带刺的食物，防止黏膜损伤。牙龈出血时，可用 0.1% 肾上腺素棉球局部压迫止血，并及时用生理盐水或 1% 过氧化氢清除口腔内陈旧血块，以免发生口臭影响食欲及导致继发感染。⑥消化道出血的预防及护理。作息饮食规律，进食细嚼慢咽。勿用力排便，必要时遵医嘱使用缓泻药如乳果糖，或者开塞露塞肛通便，避免腹压增大导致出血。若患者出现呕血与黑便，警惕发生消化道出血，遵医嘱补充血容量及药物止血，必要时遵医嘱输血治疗。⑦颅内出血的预防及护理。PLT<20×10⁹/L 时发生颅内出血的概率增高，遵医嘱输注血小板。保持充足睡眠，稳定的情绪，避免过于激动。若出现烦躁、头痛、喷射性呕吐等情况，应立即实施抢救。抢救操作为立即置患者于去枕平卧位，保持情绪稳定，头偏向一侧，吸氧，保持呼吸道通畅，头部置冰袋，建立静脉输液通道，遵医嘱使用甘露醇等降颅内压药物，密切监测并记录生命体征、神志的变化。⑧血小板输注的护理。输血前执行"Time Out"制度，做好核对工作，血小板取回后立即输注，以患者可以承受的最快速度输注。输注前遵医嘱应用抗过敏药物，输注过程中注意观察有无输血反应，输注后第二天追踪血小板指标，观察患者病情。

3．疲乏的护理　化疗期间患者疲乏的情况有个体差异，多关注患者病情，评估自理能力、平衡能力、跌倒/坠床风险。对于跌倒/坠床高风险患者要加强巡视，留家属陪同，做好宣教及预防指导。嘱患者卧床休息，保证足够睡眠，但应避免昼夜颠倒。饮食上根据需要适当补充营养。

4．周围神经炎的护理　除了骨髓瘤疾病本身及伴随疾病如糖尿病导致的周围神经炎（PN）外，硼替佐米、沙利度胺、长春新碱的应用也会出现不同程度 PN 症状，特别是硼替佐米。MM 疾病及药物所致 PN 包括感觉神经、运动神经及自主神经病变，主要表现为四肢末端麻木、刺痛、感觉异常、烧灼感等，通常呈手套或袜套样分布，以及肌肉痉挛、震颤或远端肌无力。自主神经病变可影响心血管系统（直立性低血压、晕厥）、消化系统（便秘、腹泻、胃肠不适、吞咽困难、呃逆)、泌尿生殖系统(排尿障碍、尿潴留、尿失禁、性功能障碍等)。①评估：采用问卷调查及神经功能评估，一旦诊断明确 PN 应积极治疗。②根据 PN 症状调整化疗方案中的用药剂量及给药时间。③遵医嘱硼替佐米改为皮下注射，并予甲钴胺片营养神经治疗。④注意四肢保暖，洗澡、泡脚使用热水袋时注意温度，避免烫伤，温水泡脚后局部按摩，并予双氯芬酸二乙胺乳胶剂外涂缓解疼痛。⑤饮食上多进食富含 B 族维生素、钾、镁的食物，如马铃薯、菠菜、西红柿、胡萝卜、肉类、蛋类、核桃仁等，忌冷食冷饮。⑥在康复师的指导下制定训练计划，通过针灸、按摩等措施实施康复训练，以尽量减轻刺痛，恢复肢体感觉。⑦疾病及药物导致的疼痛使患者生活质量下降，会产生焦虑。鼓励患者排解焦虑，多与家属、病友及医护人员交流，取得支持。休息之余可培养个人兴趣爱好，转移疾病及药物带来的痛苦。

5. 心脏毒性的护理　多柔比星类药物可导致严重的心肌损伤和心力衰竭，应用此类药物时应注意：①用药前了解患者有无心脏病史，检查心脏功能；②限制多柔比星的累积量，累积量超过 450mg/m² 时，充血性心力衰竭的发病率迅速增高；③初次给药时缓慢滴注，水化可以减低药物毒性反应，延长静脉滴注时间也可减少心脏毒性；④用药过程中密切观察患者病情变化，询问主诉，必要时使用床边心电监护；⑤遵医嘱使用右雷佐生、辅酶 Q 等药物保护患者心脏功能。

6. 血管刺激的护理　长春新碱和多柔比星类药物属于发疱性化疗药，对血管的刺激分为静脉炎和药物外渗，应用此类药物时应注意：①输液工具尽可能选择中心静脉导管给药，保证用药安全。②由于各种原因未使用中心静脉导管的患者须使用外周静脉留置针，选择粗直、弹性好的血管进行穿刺，尽量一次穿刺成功，并有计划地更换使用血管，不选用末梢循环差及弹性差的血管。③化疗药用药前后用生理盐水冲管，保证输液通畅。④化疗药物使用期间加强巡视，关注主诉，若有炎性反应或者红、肿、痛要立即处理。⑤化学性静脉炎应禁止继续滴注，患处勿受压，并另更换血管穿刺。先予 50% 酒精或 50% 硫酸镁湿敷患处，再用多磺酸粘多糖乳膏外涂按摩，鼓励患者多做肢体活动，以促进局部血液循环。⑥发生化疗药物外渗时应立即停止注射，以空针回抽渗漏于皮下的药液然后拔出针头。局部行封闭治疗，用生理盐水 5ml 与地塞米松 2.5mg 行多处皮下注射，范围须大于发生渗漏的区域。根据具体药物选用拮抗剂，多柔比星、长春新碱用 8.4% 碳酸氢钠拮抗。大部分化疗药可以局部冰敷，植物碱类化疗药局部温热敷以加快外渗药物的吸收及分散，减轻外渗所致皮肤伤害。在Ⅱ级以内的外渗可根据实际情况用自粘性硅酮泡沫敷料外贴。对多发性小水疱注意保持水疱的完整性，避免摩擦和热敷，粘贴薄膜敷料，让水疱自然吸收。大水疱应在严格消毒后用针头在水疱的边缘穿刺将水疱的液体抽吸，再粘贴薄膜敷料。情况严重的，应由静脉输液专科护士或造口医师会诊和负责处理。⑦向患者做好用药的健康宣教，出现相关症状立即告知，以便及时处理。

7. 地塞米松使用的护理　①用药期间如出现顽固性呃逆，可嘱患者适当饮用温水或遵医嘱使用巴氯芬片口服、氟哌啶醇肌内注射等。②对于可能引起的血糖升高，用药后遵医嘱监测患者血糖，观察病情变化。③对于可能出现的胃部不适、溃疡、出血，用药期间加强巡视，观察患者用药反应，关注主诉，同时遵医嘱配合使用胃黏膜保护药物如奥美拉唑、雷尼替丁加以预防。④用药期间兴奋中枢神经，可能导致患者夜间难以入睡，可遵医嘱使用镇静催眠药物，同时为患者创造安静舒适的休息环境，指导患者睡前温水泡脚，保持心情愉

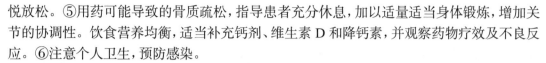

悦放松。⑤用药可能导致的骨质疏松，指导患者充分休息，加以适量适当身体锻炼，增加关节的协调性。饮食营养均衡，适当补充钙剂、维生素 D 和降钙素，并观察药物疗效及不良反应。⑥注意个人卫生，预防感染。

8. 带状疱疹的护理　疾病本身及化疗都可导致抵抗力下降，进而导致带状疱疹。带状疱疹主要发生在胸背部及腰背部，可伴有低热、剧烈疼痛。遵医嘱予阿昔洛韦或伐昔洛韦抗病毒治疗。做好皮肤护理，保持皮肤清洁干燥，穿着柔软衣物防止摩擦加剧疼痛或引起感染，局部可用 0.02% 呋喃西林液湿敷，促进结痂。避免辛辣、刺激饮食。

9. 静脉血栓的护理　了解患者有无静脉血栓栓塞病史，用药期间观察病情和体征。若出现胸痛、气短、手臂或大腿肿胀情况立即告知，及时处理。注意事项包括：①遵医嘱予抗凝治疗；②患肢抬高制动，每天监测肢体皮肤颜色、温度及肿胀程度，对比监测臂围或腿围；③若为下肢静脉血栓，可能增加跌倒的发生率，及时做好宣教，留陪护人员并加强巡视。

二、支持对症治疗的护理

（一）骨痛的护理

1. 观察骨痛的部位　骨痛是最常见的症状，发生率为 70%。疼痛部位多在腰骶部，其次是胸廓和肢体。如果活动或扭伤后出现剧烈疼痛，可能发生了病理性骨折，通常发生在肋骨、锁骨、下胸椎和上腰椎，可多处同时存在。

2. 评估疼痛严重程度　WHO 规定的骨痛分级标准为：0 级，无疼痛；1 级，轻度疼痛，可忍受，不影响睡眠及活动；2 级，中度疼痛，有时剧痛，影响睡眠及活动；3 级，重度疼痛，严重影响睡眠及活动，强迫体位，需用阿片类镇痛药。

3. 缓解疼痛　对于轻中度疼痛患者，可以减少噪声或活动，保持室内安静、光线柔和。保持舒适体位，适当散步，保持足够休息和睡眠，劳逸结合。可通过听音乐、听广播、看书等方式转移注意力，放松心情。医护人员和家属给予有效沟通，进行心理安慰和疏导。疼痛剧烈时可以局部轻度按摩，降低肌肉张力，增加舒适度，但避免用力过度。红外线照射热疗，每次 15～30 分钟，每天两次，注意防止烫伤。

4. 药物镇痛　重度疼痛患者需给予阿片类镇痛药。遵医嘱给药，观察用药效果和不良反应。

5. 其他　患者应睡硬板床，床上加硬度合适的软垫，预防脊柱骨折而导致的脊髓压迫。被褥宜松软，不宜过重。应安置床栏，防止坠床。协助患者翻身或者护理操作需要改变体位时，顺应患者方向给予支持和鼓励，注意患者感受。病床周围物品摆放有序，方便拿取，地面防滑，避免障碍物，防止患者跌倒。

6. 治疗　化疗是缓解症状及避免骨骼破坏进一步进展的根本治疗方法。

7. 双膦酸盐　双膦酸盐可诱导破骨细胞的凋亡及骨的重吸收，可减轻骨痛，防止新的溶骨性损害，预防病理性骨折。

8. 手术治疗　若患者出现骨折、脊髓压迫或椎体不稳等情况，可能需要矫形外科协助治疗。

9. 局部放疗　对长骨骨折的患者来说，局部放疗可以有效控制疼痛。放疗后患者放疗部位皮肤容易受损，应注意加强保护，具体包括：不使用刺激性化学物品；避免局部皮肤受到强热或强冷的刺激；衣着舒适柔软；使用柔软毛巾；擦洗局部皮肤时动作应轻柔等。

（二）高钙血症、高尿酸血症和肾损害的护理

多发性骨髓瘤患者常合并高钙血症、高尿酸血症和肾功能损害。当血钙>2.75mmol/L即为高钙血症。临床表现为头痛、呕吐、神志不清、厌食、多尿、便秘，重者昏迷、心律失常甚至死亡。在正常嘌呤饮食状态下，非同日两次空腹血尿酸水平男性高于420μmol/L，女性高于360μmol/L，即为高尿酸血症。高尿酸血症临床症状较不明显，严重者会发生尿路结石，导致肾脏功能损害。多发性骨髓瘤患者肾损害可表现为尿量减少、尿中泡沫增多、尿色改变、水肿（主要为颜面部及下肢）等。

1. 病情观察 密切观察患者病情变化，每天监测体重，查体有无水肿，观察尿量、尿色及性质，关注患者主诉有无头痛、呕吐等病情变化。

2. 监测指标 定期监测生化指标及肾功能指标，重点关注血钙、血尿酸、血肌酐、尿素氮及肌酐清除率等，当指标异常时遵医嘱做出相应处理。

3. 指导正确留取尿标本 多发性骨髓瘤导致肾损害会使尿中出现本周蛋白，大量蛋白尿，因此患者经常需要留取尿标本进行检验。尿常规、尿微量蛋白、尿本周蛋白、24小时尿蛋白定量是患者常常要进行的化验项目。正确留取尿标本有助于医生对于病情的判断及处理，见表16-1-3。

表 16-1-3　多发性骨髓瘤患者常见尿标本留取方法

项目	检测意义	留取方法
尿常规	检查尿液颜色、透明度，测定比重，检查有无细胞和管型，并用于尿蛋白和尿糖定性检测等	晨起第一次尿
尿微量蛋白	肾小球早期病变的重要指标	晨起第一次尿中间段
尿本周蛋白	尿本周蛋白阳性可见于多发性骨髓瘤、慢性白血病、骨髓瘤有转移时、巨球蛋白血症、肾淀粉样变、慢性肾盂肾炎、恶性淋巴瘤等	晨起第一次尿中间段
24h尿蛋白定量	通过收集24h的全部尿液来测定其中的蛋白质的含量，进而计算出24h内的蛋白总量，可以反映患者的肾脏功能	第1天8:00排空膀胱后开始至第2天8:00，将尿收集在集尿瓶中，记录总量在检验单上，混匀后留取一管尿（10ml）送检

4. 鼓励饮水 疾病急性发作期多喝水，适当增加补液量，每天液体摄入量2 000～3 000ml，保证足够尿量，促进尿酸排出。心功能、肾功能不全时适量饮水，记录24小时出入量，保持出入量的平衡。

5. 用药护理 遵医嘱使用苯溴马隆抑制尿酸合成，别嘌醇增加尿酸排出，碳酸氢钠碱化尿液，利尿药、降钙素、糖皮质激素等降低血钙水平。双膦酸盐类药物抑制骨吸收。正确掌握药物剂量、用法、频次、给药时间等，观察用药后患者情况。

6. 饮食指导 针对患者情况制定个性化饮食指导。总体上，患者应该戒烟、戒酒，摄入低盐、低脂、优质蛋白饮食。尿酸偏高患者要优质低蛋白、低嘌呤饮食，如牛奶、鸡蛋、新鲜蔬菜水果，少吃海鲜、动物内脏。

7. 血液透析的护理 掌握患者血液透析的频次，若在化疗期间进行血液透析，先进行血液透析再进行化疗。做好院内转运安全，行动不便患者使用轮椅或车床。患者血液透析

管每周 2 次进行维护，观察有无红肿、渗血、渗液，敷料有无松动，妥善固定防止管道脱出。患者动静脉吻合术后观察伤口有无红肿渗血，敷料是否干洁、是否固定妥当，防止松脱。若敷料渗血严重应及时更换。初次使用动静脉瘘应由有经验、穿刺成功率高的护士穿刺，以免造成损伤，同时注意无菌操作。透析结束拔针后用方纱压迫止血，24 小时保持方纱干洁。透析间歇期要观察动静脉瘘内是否有震颤及杂音。禁止在有内瘘侧肢体行动静脉穿刺、测血压、提重物（超过 3kg）等操作。向患者及家属宣教，使其掌握自我观察及居家护理。

（三）贫血的护理

因为恶性肿瘤的消耗及化疗药物引起的骨髓抑制，骨髓瘤患者有不同程度的贫血。我国海平面地区，贫血的诊断标准为成年男性 Hb<120g/L、成年女性 Hb<110g/L、孕妇 Hb<100g/L。贫血的严重程度以血红蛋白浓度（Hb）为依据，轻度贫血 Hb>90g/L，有轻微症状；中度贫血 Hb 60～90g/L，活动后感觉心悸、气促；重度贫血 Hb 30～59g/L，静息状态下仍感心悸、气促；极重度贫血 Hb<30g/L，常并发贫血性心脏病。

骨髓瘤患者通常为中度、重度贫血。常见症状包括疲乏、无力、困倦、头晕、头痛等，皮肤、黏膜苍白是贫血的主要体征，可通过观察甲床、口唇、睑结膜及舌质颜色确认。其他症状还包括耳鸣、记忆力下降、难以集中注意力，活动后胸闷、心慌、气短，食欲减退、恶心，蛋白尿、夜尿增多，女性患者月经失调等。

贫血患者的护理主要包括以下事项。

1．监测患者血常规，判断患者贫血严重程度。

2．观察患者的贫血症状，特别是重度贫血以上的患者。有无贫血貌、明显的疲乏、无力感，有无心悸、胸闷、气促等症状。

3．重度贫血患者需要吸氧，提高携氧能力。

4．指导休息与活动　维持患者充足的休息与适量活动，活动量以不感到疲劳、不加重症状、脉搏不超过 100 次/min 为宜。重度贫血患者卧床休息，减少活动，预防直立性低血压和跌倒。

5．饮食指导　均衡营养的饮食，合理搭配，增强食欲，提高抵抗力。

6．遵医嘱应用促红细胞生成素（EPO）。

7．红细胞输注的护理　当患者 Hb≤60g/L 或有明显的贫血症状时，遵医嘱输注红细胞。①严格核对医嘱，进行交叉配血。②输血前测量体温、遵医嘱予抗过敏治疗。③执行"Time Out"制度，核对患者姓名、年龄、性别、住院号、血型、输血种类、输血量、血袋号、交叉配血结果、有效期、血袋包装完好、血液质量等，床边再次核对，询问姓名、血型时要开放式提问，并鼓励患者参与，核对血袋信息。④输注前用生理盐水预充输血管，确定静脉通畅，核对无误后接输血袋，待红细胞输注血管内调节输血速度，前 15 分钟内慢滴，15～20 滴/min，观察有无输血反应。15 分钟后无特殊反应，调节输血速度为 40～60 滴/min，或以患者能够耐受的最快速度输注。⑤常见输血反应有发热反应、过敏反应，严重的输血反应有溶血反应、循环负荷过重、细菌污染等。输血期间严密观察，若有不适，根据情况暂停或停止输血，遵医嘱处理，必要时心电监护、吸氧或配合抢救。⑥完成输血记录，准确记录输血时间、血型、输血成分、输血量及有无输血反应，输血结束时间。⑦若患者有溶血性贫血、肾功能不全，或既往有严重的输血反应，宜输注洗涤红细胞。⑧追踪输血效果，监测血红蛋白有无升高、症状有无减轻。

（四）高黏滞综合征的护理

高黏滞综合征是多发性骨髓瘤患者中一组较为少见的特殊临床表现，国内报道的发生率为3.2%，国外报道发生率<7%。MM患者血清M蛋白含量明显增加，这些异常的单克隆免疫球蛋白可以包裹红细胞，降低红细胞表面负电荷的相互斥力，导致红细胞聚集。这两方面因素造成血液黏滞度和血流阻力增加，当血清黏度超过$4\times10^{-3}Pa\cdot s$(4cP)时，可以造成显著的血流淤滞和微循环障碍，导致组织缺氧，毛细血管壁损害、通透性增加，引起一系列临床症状，称为高黏滞综合征。临床表现为视力下降、头痛、头晕、嗜睡、痴呆、木僵甚至昏迷，以及口腔、鼻腔和皮肤黏膜的出血。皮肤改变包括雷诺现象、网状青紫、可触性紫癜、指纹状梗死和周围性坏疽等。目前治疗方法有血浆置换、水化、化疗。护理措施主要为预防感染、水化、化疗的护理。

（五）骨髓穿刺术的护理

骨髓穿刺术是利用骨髓穿刺针刺入骨髓腔，抽取骨髓液用于检测的一种常用的诊断技术，穿刺的部分可以是髂骨、胸骨（多用于儿科）或腰椎棘突。规范操作的骨髓穿刺术对人体损伤很小。MM患者在诊断病情、判断化疗效果及预后的时候都需要行骨髓穿刺。

1. 术前护理　①解释：向患者解释操作目的及过程，取得患者配合，嘱患者尽可能进行一次沐浴；②查阅报告单：注意凝血功能指标；③进行用物准备：骨髓穿刺包、骨髓穿刺针、2%利多卡因（过敏者使用普鲁卡因）、消毒液、无菌手套、玻片、标本盒及培养试管等；④体位准备：协助患者摆放适宜体位。

2. 术后护理　①解释：向患者说明术后穿刺部位疼痛是暂时的。②观察：观察穿刺口伤口敷料有无渗血，并及时更换，保持伤口敷料干洁24小时。

（韩玉霞　侯秋秀）

第二节　动员期间的护理

一、造血干细胞动员

在人体稳定造血状态情况下，外周血造血干细胞数量很少，数量仅相当于骨髓中的1%，不能采集到满足造血干细胞移植所需的足量的造血干细胞。通常在大剂量化疗后血象恢复期或体内应用细胞因子如粒细胞集落刺激因子（granulocyte colony stimulating factor，G-CSF）后外周血中可有高比例的造血干细胞，这一过程即为"造血干细胞动员"。动员到外周血的造血干细胞通过血细胞分离机进行采集，可获得足够数量的造血干细胞，以满足临床移植所需。

目前国际上关于MM患者的动员方案主要有大剂量环磷酰胺（HD-CTX）联合粒细胞集落刺激因子（G-CSF）、G-CSF单药或联合CXCR4抑制剂普乐沙福。

（一）HD-CTX应用期间的护理

遵医嘱执行HD-CTX，由于24小时维持滴注，需要使用静脉输液泵或者精密输液调节器严格控制速度。另一输液通道同时给予水化、碱化、美司钠解毒溶液，用于水化的氯化钠溶液和葡萄糖溶液应交替进行匀速滴注，予碳酸氢钠溶液予以碱化，美司钠在用CTX后的第0、4、8小时执行，注意用药时间。CTX常见不良反应有消化道反应、骨髓抑制、肝脏毒

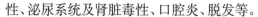

性、泌尿系统及肾脏毒性、口腔炎、脱发等。

1. 消化道反应　恶心、呕吐是患者常见的消化道反应。使用 HD-CTX 前应遵医嘱应用止吐剂如帕洛诺司琼、昂丹司琼等,密切观察病情变化。护理措施:①使患者处于安静舒适的环境中。②护理操作轻柔,集中进行。③食欲减退患者少食多餐,以软质流质食品为主,营养丰富、清淡、少刺激,必要时可以协助患者进食。④用药期间多休息,听轻音乐放松心情,转移注意力。⑤发生呕吐及时告知,准确记录呕吐性质、呕吐量。嘱患者多漱口,加强生活护理。发生大量呕吐时,还需要监测患者的生化指标,及时纠正电解质紊乱。

2. 骨髓抑制　HD-CTX 使用后患者血象下降速度加快,以白细胞、血小板下降为主,白细胞较血小板减少更明显。护理措施:①用药期间进行保护性隔离,将患者安置在层流病房,严格限制探视,原则上除保留一名家属生活照顾外不接受其他家属探视;②用药后每天监测血常规;③病房物品尽量简单,保持病房干净卫生,每天紫外线消毒 2 次;④注意个人卫生及保暖;⑤遵医嘱预防性应用抗生素。

3. 肝脏毒性　用药前监测患者肝功能,肝功能异常时可能增加毒性反应,用药期间严密监测肝功能,若肝脏的氨基转移酶升高明显,遵医嘱使用护肝药物。

4. 泌尿系统及肾脏毒性　护理措施:①用 CTX 前测一次尿 pH,维持在 7~8,若尿 pH<7,告知医生,并遵医嘱应用碳酸氢钠碱化,尿 pH 调整至 7~8 之后开始进行 HD-CTX 化疗。嘱患者及家属在动员期间每次小便都要测量尿 pH,若尿 pH<7 要立即告知医生及护士,以便及时处理。②准确记录出入水量。用药前提前告知患者及家属出入量的记录方法,准备好有刻度的水杯和尿壶,每 8 小时小结患者出入量情况,当患者入量大于出量 500ml 时,要及时告知医生以便利尿。由于已有大量水化补液,饮水量应量出为入,少量多次,以免加重心脏负荷导致心力衰竭。常用食物含水量见表 16-2-1,仅供参考。③水化同时予以利尿剂,促进尿液排出,保证尿量与入量的平衡。④遵医嘱予尿路保护剂美司钠,若患者主诉有尿频、尿急、尿痛、下腹不适等症状,要警惕发生出血性膀胱炎,应予以重视,及时处理。

表 16-2-1　常见食物的含水量参考

食物	重量/g	含水量/ml	食物	重量/g	含水量/ml
米饭	100	240	苹果	100	68
大米粥	50	400	梨	100	71
面条	100	250	葡萄	100	65
馒头	50	25	桃	100	82
水饺	10	20	香蕉	100	60
蛋糕	50	25	橘子	100	54
煮鸡蛋	40	30	西瓜	100	79
蒸鸡蛋	60	260	西红柿	100	90
牛奶	250	217	樱桃	100	67
猪肉	100	29	李子	100	68
牛肉	100	69	黄瓜	100	83
青菜	100	92	菠萝	100	86
豆腐	100	90	萝卜	100	73

出血性膀胱炎一般是指膀胱内的急性或慢性弥漫性出血,多由抗癌药的毒性或过敏反应、盆腔高剂量照射引起的放射性损伤、病毒感染及毒物等所致,与继发于泌尿系细菌感染、结石及肿瘤等的膀胱出血无关,是肿瘤患者在接受抗癌治疗过程中较常见的并发症。抗癌治疗过程大量药物和化学制剂经肾脏通过尿液排出,膀胱因贮存尿液的功能,与含有高浓度药物的尿液长期接触,导致膀胱黏膜急性或慢性损伤,引起化学性炎症,造成膀胱广泛的出血。如 CTX 本身对膀胱无任何作用,但其代谢产物可引起出血性膀胱炎。所以在应用 CTX 期间应做好上述预防措施,若发生出血性膀胱炎,应根据严重情况及时处理,包括清除血块、应用止血药物,病情严重则需考虑高压氧舱治疗或各种外科治疗手段。

5. 口腔炎 CTX 可以抑制口腔黏膜增殖,引起口腔炎。制霉菌素漱口液或 3%~5% 碳酸氢钠溶液漱口,有一定预防作用具体漱口方法详见本章第一节。加强口腔观察及护理,若出现口腔炎,及时处理。

6. 脱发 脱发为化疗可逆的反应,动员后患者进入移植前也需要备皮、剃毛发,化疗前向患者说明,取得心理准备。

7. 血管的维护 HD-CTX 的使用对患者血管刺激较大,极容易发生静脉炎或药物外渗,应采用外周中心静脉导管(peripherally inserted central catheters,PICC)或输液港(implantable venous access port,PORT)。若因各种原因无法使用中心静脉管的情况,应选择粗直、弹性好的血管进行穿刺,密切注意血管情况,若发生静脉炎或药物外渗应立即处理,见表 16-2-2。

表 16-2-2 PICC 和 PORT 的注意事项

	PICC	PORT
定义	经上肢贵要静脉、肘正中静脉、头静脉、肱静脉、颈外静脉(新生儿还可通过下肢大隐静脉、头部颞静脉、耳后静脉等)穿刺置管,尖端位于上腔静脉或下腔静脉的导管	一种完全植入体内的闭合静脉输液系统,包括尖端位于上腔静脉的导管部分及埋置于皮下的注射座
适应证	1. 需长期输液治疗或反复输注刺激性药物,如肿瘤化疗 2. 需长期或反复输血或血液制品或采血 3. 需长期输注高渗性或高黏稠度液体,如长期胃肠外营养 4. 应用输液泵或压力输液治疗 5. 缺乏外周静脉通路	
禁忌证	1. 插管途径或穿刺局部近期有感染 2. 已知或怀疑有菌血症或败血症 3. 不能确认穿刺静脉 4. 预定穿刺肢体既往有放疗史、血栓史、外伤、手术史 5. 有严重出血倾向 6. 血管顺应性差 7. 已有锁骨下或颈内静脉插管	1. 植入部位近期有感染 2. 已知或怀疑有菌血症或败血症 3. 对输液港材料过敏 4. 患者体形不适宜任意规格的输液港尺寸 5. 预定植入部位既往有放疗史、外科手术史 6. 患者严重肺部阻塞性疾病 7. 有严重出血倾向
置入方法	由专科静脉治疗护士在超声引导下穿刺置管,导管可留置体内 1 年	由医生在手术室进行。注射座使用无损伤针可以反复穿刺 2 000 次。使用寿命可达 15 年以上

续表

	PICC	PORT
输液期间维护方法	1. 输液期间输液前冲管,输液结束后脉压冲管,正压封管 2. 输血、输注高黏稠度液体时每2小时冲管一次,防止堵管 3. 观察穿刺伤口有无红肿、渗血、渗液,敷料有无松脱。发现问题及时处理 4. 一般每7天更换敷料及肝素帽	
家庭护理指导	1. 每7天在医院门诊进行护理 2. 观察穿刺点有无红肿、渗血、渗液,保持伤口敷料干洁 3. 患肢避免提重物,活动受限 4. 患肢若有肿胀、疼痛感及时就医	1. 每个月进行冲管维护1次 2. 观察输液港周围皮肤有无红、肿、热、痛等异常现象 3. 避免活动度大的体育锻炼,日常活动不受限
常见并发症	1. 穿刺部位渗血、渗液 2. 导管堵塞、异位、脱出 3. 静脉炎 4. 静脉血栓 5. 导管相关血流感染	1. 周围皮肤红肿 2. 输液不畅或回抽困难 3. 导管破裂、堵塞、脱落、断裂 4. 注射底座翻转 5. 导管夹闭综合征

（1）静脉炎：静脉炎是由于长期输注浓度较高,刺激性较强的药物,或在输液过程中因无菌操作不严,导致产生的局部静脉壁化学炎性反应或局部静脉感染,表现为沿静脉走向的条索状红、肿、热、痛,是静脉输液治疗中常见的一种并发症。静脉炎发生的机制是输液过程中由于物理、化学、感染或损伤等因素导致血管内皮细胞受损,引起静脉的炎症反应。临床表现为局部不适或有轻微疼痛,进而局部组织发红、肿胀、灼热,并出现沿静脉走向条索状红线,按之可触及条索状硬结。严重者穿刺处有脓液,伴有畏寒、发热等全身症状。预防及护理措施见第一节。患者若出现静脉炎,应立即停止输液,抬高患肢,另选血管穿刺输液,患处使用50%硫酸镁湿敷、多磺酸黏多糖乳膏外涂,严重者可应用水胶体敷料外贴,并密切观察病情。

（2）药物外渗：静脉输液过程中,腐蚀性药液进入静脉管腔以外的周围组织称为药物外渗。临床表现为局部肿胀、红斑或苍白、起疱,中度或重度疼痛,常为胀痛或烧灼样疼痛、刺痛,严重者皮肤呈暗紫色、局部变硬,甚至引起组织坏死、皮肤溃烂、深部结构如肌腱和关节损伤,甚至造成肢体断残。回抽输液管路无回血。预防及护理措施见本章第一节。若患者发生药物外渗,立即停止输液并回抽,尽可能将化疗药物回抽出来,进行环形局部封闭,患处冷湿敷,观察,若有严重的局部组织损伤或坏死,应请造口医师会诊处理。

（二）G-CSF使用的护理

遵医嘱在用HD-CTX的第二天开始进行皮下注射直至干细胞采集结束,由于需要每天注射,交替部位进行可以减少注射部位出现的不良反应。也可遵医嘱在HD-CTX结束后24小时皮下注射PEG-G-CSF一次即可。由于HD-CTX后患者血象下降速度快,容易感染,因此更加要注意手卫生和无菌操作。G-CSF使用期间,副作用较少且程度轻微,但不排除出现严重不良反应的可能,所以也需要观察患者的用药不良反应,常见不良反应有:

1. 骨骼肌肉系统　骨痛及关节肌肉酸痛、腰痛、胸痛等,与白细胞的快速生长有关,可指导患者寻找舒适体位,转移注意力,疼痛剧烈的患者遵医嘱使用止痛剂。

2. 消化系统 有时会出现食欲减退的现象，或肝脏谷丙转氨酶、谷草转氨酶升高。监测患者肝功能指标，做好饮食宣教。

3. 极少数患者会出现休克、间质性肺炎、多器官功能衰竭肺功能衰竭、幼稚细胞增加。密切观察患者有无药物过敏反应。

4. 其他 患者可能会出现发热、头痛、乏力及皮疹，ALP、LDH升高。观察患者情况，重视患者主诉，轻度症状患者加强观察，严重时及时对症处理。

（三）普乐沙福使用的护理

普乐沙福与 G-CSF 联用可使患者的造血干细胞（HSC）进入外周血，便于完成 HSC 采集与自体移植。常用的普乐沙福规格为 1.2ml，含普乐沙福 24mg，在 HSC 采集前 11 小时由医生根据患者体重确定给药剂量进行皮下注射。

使用普乐沙福可能出现的不良反应如下。

1. 腹泻 观察患者有无腹泻，根据腹泻程度遵医嘱用药，严重腹泻者应观察有无电解质紊乱。

2. 恶心、呕吐 使用药品后观察患者胃肠道反应，进行对症处理。

3. 头晕、头痛 皮下注射普乐沙福后可发生血管迷走神经反应、直立性低血压和/或晕厥，做好跌倒防护，注射后 30 分钟内尽量不要下床。

4. 注射部位反应 注射部位反应包括红斑、血肿、出血、硬结、炎症、疼痛、感觉异常、皮疹、瘙痒等，注射药物 30 分钟内观察患者有无上述反应，轻度可自行缓解，严格遵医嘱对症治疗。

5. 过敏反应 过敏反应严重者可有低血压及休克，用药 30 分钟内观察有无过敏反应，准备抗过敏药物，及时遵医嘱进行抗过敏治疗。

（四）动员失败的护理

化疗联合 G-CSF 的动员方案有很高的成功率，应鼓励患者建立信心。动员效果与骨髓抑制、细胞因子的剂量有关，也存在个体差异，因此也应该向患者及家属表明存在动员失败的可能，提前进行心理建设。医生根据患者具体情况进行评估，以便患者及家属选择较优的动员方案，配合医护人员共同完成动员。若出现动员失败，也有第二次动员成功的可能性，应鼓励患者调整心理状态，并得到家庭支持，医护配合再次进行动员，争取动员成功。

二、造血干细胞采集

外周血中造血干细胞含量极少，但经动员后，部分造血干、祖细胞释放到外周血中，通过血细胞分离机分离血液中的单个核细胞，即可以获得足够数量的造血干、祖细胞。目前国内外均使用单个核细胞计数（MNC）和 CD34$^+$ 细胞计数来反映造血干细胞的数量与质量。既往已接受过移植的患者，由于已经应用过大剂量 CTX 动员及大剂量美法仑预处理，一般再次动员很难再采集到足够的干细胞。因而在进行第一次移植之前，一般主张至少保证 2 次 ASCT 所需足够数量的造血干细胞，推荐采集物 MNC≥4.0×10^8/kg，CD34$^+$ 细胞 ≥4.0×10^6/kg。

（一）采集时机与次数

动员后检测外周血白细胞数量峰值时间，以选择最佳的采集时机。大剂量化疗联合 G-CSF 的动员方案采集时间通常在动员开始的第 10～13 天，即外周血白细胞降至最低点后

恢复至 $>2.0\times10^9$/L 即可开始采集。单药 G-CSF 一般在使用 G-CSF 的第 5 天开始采集,一次动员采集天数(次数)一般不超过 4 天(或 4 次)。

（二）采集方法

使用血细胞分离机进行造血干细胞的采集。其原理是通过密度梯度离心的方法,使白膜层细胞更精确地分离为单个核细胞层和多型核细胞层,然后精确采集其中的单个核细胞层的细胞。

（三）干细胞采集操作流程

1. 采集前向患者解释操作目的及操作过程,取得配合,由于采集时间较长,可嘱患者提前排空大小便。

2. 采集前查阅患者的检验报告,确认血常规及出血/凝血功能。

3. 检查患者有无签署知情同意书。

4. 采集用物准备,包括血细胞分离机、一次性使用干细胞采集耗材一套,生理盐水 2 000ml、葡萄糖酸钙 4 支、采集后送检用试管。

5. 患者血管准备。评估患者血管情况,干细胞采集前尽量不在患者肘部采血,以保留最佳血管。

6. 插入智能程序卡,开启电源。血细胞分离机开机,自检成功,选择子程序。

7. 安装耗材。可根据页面所显示的提示信息一步一步进行安装。特别注意以下两点:①安装时尤其要注意离心杯的正确安装;②安装好耗材后不要马上连接盐水与抗凝剂。

8. 加载泵管（Draw 键）。

9. 穿刺抗凝剂袋,并预冲抗凝剂（Prime 键）。

10. 输入参数。根据不同的程序输入相关的参数。

11. 采集或浓缩过程（Draw 键）。

12. 采集结束卸下耗材。注意:不要急于卸下耗材,必须首先保护患者(拔针),其次保护采集产品,确认这两点无误后再卸下耗材。

13. 关机,取卡。

（四）造血干细胞的冻存

将采集物在冰浴中加入冻存保护剂,混合物最终含 5% 二甲基亚砜（DMSO）、6% 羟乙基淀粉（HES）和 4% 人血清清蛋白,每袋 70ml 分装,置于 −20℃ 冰箱中预冷,然后冻存于 −80℃ 低温冰箱。理论上这种冻存方法可以保存干细胞 10 年以上,但是干细胞的数量、活性随着时间的推移而下降,因此推荐在 5 年内使用这些冻存的干细胞。此方法简便易学,对实验室要求低,节省空间,被大多数移植中心所接受。通过程控降温设备控制细胞冷冻,并最终冻存于 −196℃ 的液氮中,可以保存 15 年以上。

（五）干细胞采集过程中不良反应的处理

1. 血流不足　血流不足是外周血造血干细胞（PBSC）采集中常见的不良反应,采集前需对患者血管情况进行评估,拟定血管通路方式,选择粗大血管,以提高穿刺成功率,必要时使用中心静脉管道。其他处理包括:消除紧张情绪;注意保暖,冬季可开放暖气提高室温;采集过程中密切观察穿刺部位有无肿胀,管道有无扭曲、折叠等并及时处理。

2. 柠檬酸盐中毒　PBSC 采集全程均采用 ACD-A 抗凝剂(主要成分为柠檬酸盐)进行全血抗凝,其抗凝原理是柠檬酸盐与钙离子结合生成螯合物,从而阻断钙离子依赖的凝血因子介导的凝血反应。因此，ACD-A 抗凝剂在抗凝的同时，可致血浆的游离钙浓度下降。当 ACD-A 抗凝剂滴速过快或滴入的量过多时，血浆中的游离钙浓度下降过快则引起低血钙反应。预防性补钙可降低柠檬酸盐中毒的发生率。采集前 30min 预防性给予 10% 葡萄糖酸钙 20ml 加温开水 100ml 口服，采集过程定期静脉缓慢注射 10% 葡萄糖 20ml＋10% 葡萄糖酸钙 10ml（约每处理全血 2 000～3 000ml 注射 1 次），整个治疗过程一般注射 3 次或 4 次。

3. 血管穿刺侧肢体麻木感　PBSC 采集中绝大多数患者自觉血管穿刺侧肢体麻木，主要与静脉穿刺侧肢体长时间制动、局部循环不良有关。在外周静脉良好的情况下，可考虑穿刺一侧肘部静脉，另一侧则穿刺前臂静脉。前臂静脉采集过程中可小幅度活动，以减轻麻木症状。肘部静脉穿刺侧肢体则可由家人或医护人员定期按摩，以改善局部血液循环。

4. 穿刺部位血肿、渗血　血肿形成多与穿刺失败或患者移动穿刺侧肢体致穿刺针刺破血管壁有关，渗血则可能与采集前血小板计数偏低，凝血功能障碍，或穿刺时反复进针造成血管壁损伤有关。预防的关键在于提高穿刺技术，力求做到"一针见血"。采集过程嘱患者对穿刺侧肢体适当制动。采集过程中若出现血肿，予重新穿刺，若出现渗血，用无菌纱布加压包扎后止血。

5. 采集后穿刺部位渗血　采集结束后穿刺部位予无菌方纱加压止血，观察伤口敷料渗血情况，渗血严重者及时处理，止血后更换敷料。12 小时内不在患肢进行测量血压等操作。

PBSC 采集过程是一个相对安全的过程，虽存在不良反应，但绝大部分不良反应较轻。只要操作者在采集前做好相关的预防措施，采集中密切观察病情，及早发现并及时妥善处理，绝大多数不良反应都可逆转，不会对 PBSC 采集过程，以及采集 PBSC 的数量及质量造成影响。

（六）血细胞分离机常见报警及处理

1. 进血管路血流不足（Inlet Line Insufficent Flow）

（1）可能原因：患者本身的血管细小，尤其是长期化疗、血管破坏严重者；穿刺针刺破血管，引起穿刺部位血肿形成；患者情绪紧张、寒冷、疼痛的刺激或柠檬酸盐中毒引起血管痉挛；分离管道扭曲、折叠；静脉插管血栓形成造成管腔堵塞，或静脉插管位置改变致出血孔紧贴血管壁；盐水管路连接错误或夹子处关闭状态。

（2）预防及处理：检查并去除原因，选择粗大血管，提高穿刺成功率；采集前做好解释工作，消除患者恐惧心理；注意保暖，盖好被子，寒冷季节可开放暖气等措施预防血管痉挛；采集中密切观察穿刺部位有无肿胀，管道有无扭曲、折叠等；采集前及采集过程定期予口服或静脉推注 10% 葡萄糖酸钙以预防或纠正柠檬酸盐中毒；去除原因后打开全血泵盖再关上，将血流量暂时降低，按 Resume 键恢复运转，待报警消除后逐渐恢复正常的血流量。

2. 返血管路正压（Return Line Positve Pressure）

（1）可能原因：返血管路折叠、扭曲；返血管路侧穿刺针头堵塞；返血管路侧静脉渗漏引起局部血肿；排气管路钳子和滑轮夹未打开；管道安装不正确。

（2）预防及处理：检查并去除原因。去除原因后，按 Halt/Irrigate 键，将盐水调至最低流速保持管道通畅，打开然后关上血浆泵及全血泵的泵盖以释放压力，待报警灯熄灭后按 Resume 键恢复运转。

3. 管路内部正压（Block Line Positive Pressure）

（1）可能原因：压积红细胞（PRBC）管路折叠、堵塞或其内的 PRBC 过于黏稠流速缓慢

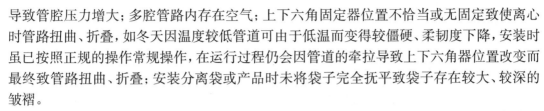

导致管腔压力增大；多腔管路内存在空气；上下六角固定器位置不恰当或无固定致使离心时管路扭曲、折叠，如冬天因温度较低管道可由于低温而变得较僵硬、柔韧度下降，安装时虽已按照正规的操作常规操作，在运行过程仍会因管道的牵拉导致上下六角器位置改变而最终致管路扭曲、折叠；安装分离袋或产品时未将袋子完全抚平致袋子存在较大、较深的皱褶。

（2）预防及处理：检查并去除原因，尤其在安装分离袋及产品袋时要注意将袋完全抚平，冬季室内温度不能过低，可于安装前对机器、管道、盐水及抗凝剂进行适当的预热，确保运行时上下六角器在正确的位置上。去除原因后打开然后关闭全血泵及血浆泵数次以释放压力，待报警消除后按 Resume 键恢复运转。

4. 溢出延迟（Spillover Late）

（1）可能原因：富含成分（CRP）管路堵塞；多腔管路扭曲；患者红细胞过低，长时间无法积聚足够的压积红细胞而影响溢出；开始运行前未进行参数的设定、确认，导致参数设定不准；介面探测基准值（IDB）探测器失灵。

（2）预防及处理：检查并去除原因，如患者的血红蛋白低于 70g/L，建议采集前输注经辐照的浓缩红细胞 200～400ml 以提高红细胞压积，在运行中如由此引起溢出延迟报警，可将介面探测值（IDO 值）提高至 130～140。每次开始运行前必须进行参数的设定、确认，并根据患 / 供者的红细胞压积及外周血单个核细胞数修改参数。如发生 IDB 探测器失灵，则先按 Halt/Irrigate 键停机，关闭 ACD 管，开放盐水管至最低滴速维持血管通畅，再夹住进离心机的多腔管路，旋开主控开关重新安装分离管道，以去除由于安装不当导致 IDB 探测器失灵的原因。去除原因后，可进行 1 次至多次人为溢出，具体步骤：打开血浆泵盖，用止血钳夹住 PRBC 管路（暂时阻止 PRBC 返回人体以提高分离袋中的压积红细胞）直至溢出的出现；关上血浆泵盖，取下血管钳，恢复正常运转。

5. 机器运行过程中突然停电

（1）可能原因：供电系统短暂中断供电；分离机出现机械故障，如短路等。

（2）处理：属于第一种情况者，待供电恢复后使用手动旁路法恢复机器的正常运转。具体操作如下：将断电前面板显示的数据记录下来；恢复电源后，重新开机，将主控开关松开然后旋紧；将 Prime、Run 键置于手动位置；用 Mode 键选择程序 Prime；持续按住 Start/Resume 键，直至出现"86"代码；再用 Mode 键选择 Run 程序；按 Start/Resume 键，直至出现"84"代码；将 Prime、Run 键置回自动位置；按 Start/Resume 键恢复运行状态。如属机器机械故障引起短暂停电的，恢复电源后，经上述手动旁路法全部恢复正常运转，PBSC 采集的产量、质量不受影响。曾发生过机器在运行过程中，无供电中断的情况下突然出现停机状态，后经工程师检查，发现是离心机控制板故障所致，无法短时间内维修正常。对该接受此机器采血的患者采取以下处理措施：马上回血，联系外单位继续进行采集。

只要操作人员及时发现恰当处理，可以处理绝大部分 PBSC 采集中常见的报警 / 故障，使 PBSC 的采集顺利进行，不影响 PBSC 采集的产量及质量。

三、骨髓采集

患者若选择自体骨髓移植，则需进行骨髓的采集。在无菌条件下，先予供者硬膜外麻醉，再依所需骨髓量的不同，自其髂前上棘或髂后上棘等 1 个或多个部位抽取骨髓。采集量以受者的体重为依据，采集的骨髓经无菌不锈钢网过滤以清除内含的血凝块等，再装入血袋，骨髓采集术操作流程如下。

（一）评估

1．患者的年龄，病情，生命体征，治疗方案，中心静脉导管留置情况。

2．穿刺部位组织状况，有无瘢痕、炎症、硬结、外伤史等。

3．患者的心肺功能，血细胞计数、出血/凝血功能。

4．患者的心理状态，沟通，理解及合作能力，对骨髓采集的认知及合作程度。

（二）准备

1．操作者按外科手术洗手法洗手，按外科手术要求穿戴无菌衣、帽。评估患者病情。

2．环境光线充足，符合手术无菌层流操作及职业防护要求，治疗车摆放合理。

3．用物

（1）无菌采血袋：4～6个，用3块双层包布包裹，行环氧乙烷消毒。

（2）穿刺针：普通16号骨髓穿刺针（活检针），亦可用侧面多孔穿刺针。

（3）注射器：10ml注射器100～200个；1ml注射器5个。

（4）针头：7号头皮针头20～30个，供髓过滤及抽取肝素稀释液冲洗采髓注射器之用。

（5）止血钳4把；骨髓穿刺包3～4个；含EDTA的真空采血管（紫色盖）3～5支；肝素注射液8～10支；0.9%氯化钠注射液500ml×2袋；葡萄糖氯化钠注射液（或5%葡萄糖注射液）500ml×1～2袋；输液管2条、输血管2条（或红细胞过滤器），消毒小方纱10小包、灭菌手套10双、无菌治疗巾数条，灭菌隔离衣数件，口罩、帽数个，手术包一个（由手术室提供）、封口机1部、天平一台。

4．患者签署置管同意书，解释、询问大小便情况及需求，按手术方法取仰卧位或俯卧位，暴露穿刺部位。

（三）实施操作

1．采集前 巡回护士（1名）摆放各类物品，先用9#针头及0.9%氯化钠注射液500ml接通静脉通道；手术护士（2名）按手术要求着装后用10ml注射器吸取100U/ml的肝素1.2ml，按所采骨髓量准备100～150支含肝素的注射器；手术者（2名）铺巾、消毒。

2．采集 巡回护士协助手术者准备局麻药、开骨髓穿刺包。观察并记录患者术程中的生命体征及病情变化。当骨髓量采集到1/3时，与手术护士核对输注红细胞，协调并处理整个采集过程的工作。手术护士传递含肝素液的注射器给手术者，将抽出的骨髓液通过7#头皮针过滤后注入无菌采血袋。当血袋采集满250ml左右时，混匀后抽取1ml骨髓液交巡护士送实验室检测细胞计数。用止血钳夹闭穿刺部位后传递给巡回护士进行封口及称重。

3．采集后 巡回护士协助手术者消毒拔针后的穿刺部位，用无菌方纱加压；输注完红细胞后进行冲管，并进行中心静脉导管冲、封管。整理所有用物并归位，将采集到的骨髓液每袋做详细标记，装入专用箱送血库保存。手术护士清点所用注射器并记录，清点所用骨髓穿刺针数量，与手术者护送患者返回层流室。

（四）注意事项

1．严格执行无菌要求。

2．输血时严格执行双人或双人以上输血查对制度。

3．护士与医生配合协调，及时沟通。

4. 过滤时勿将脂肪颗粒注入无菌血袋。

5. 每袋骨髓液上标注患者姓名、床号、采集时间、重量。

6. 送血库时须与血库人员共同检查血袋有无破损、漏液，作好交接班。

7. 一定要清点注射器的数量，作为回输时计算鱼精蛋白（肝素拮抗剂）使用量的依据。

四、脐带血造血干细胞采集

脐血带干细胞由特定的脐血库负责采集和保存。

（韩玉霞　侯秋秀）

第三节　预处理期间的护理

一、层流无菌病房的准备

由于大剂量的化疗，接受造血干细胞移植患者的造血功能和免疫系统几乎被摧毁，患者处于骨髓抑制、全血细胞缺乏的严重免疫缺乏状态，极易发生各种感染及其他并发症。在粒细胞缺乏期间，严重感染主要来自细菌和真菌，将患者置于100级层流室进行严密的全环境保护性隔离，能有效减少感染机会。预处理前的准备是预防移植术后感染的重要环节，需要严格认真地做好各方面的清洁、消毒、灭菌工作。备齐各种生活必需品及医疗用品，并根据治疗方案制定详细的护理计划，使患者入室后熟悉并适应无菌室内的生活，为移植手术创造必须的条件。

（一）层流物品准备

一个层流单位分为百级层流室（Ⅰ室）、千级层流室（Ⅱ室）以及万级层流室。Ⅰ室即患者居住的房间，洁净度最高；Ⅱ室为过渡区，放置无菌台；万级层流室为医护人员工作区域。Ⅰ室内放置体重秤1台，皮尺1条，床，床头桌，椅子，角柜，餐桌，电视，可视对讲系统，热水壶1个，尿桶、垃圾桶、马桶各1个；Ⅱ室无菌台放置安尔碘2瓶，棉签若干，止血带1根，水银血压计1台，听诊器1副，注射泵1台，心电监护仪1台，电极片5个，手电筒1个，一次性口罩帽子各1包，无菌手套1盒，墙上挂快速手消毒液1瓶，隔离衣/脚套1套。

（二）层流病房的消毒

层流无菌室是为了消除空气中的尘粒及细菌，所以层流室内的一切物品均要避免脱粒脱屑，并易于消毒灭菌，以彻底清除表面微生物，以免物体表面的微生物随着医护人员的活动和空气流动扩散，导致污染空气增加呼吸道感染发生率。注意事项包括：①在新收下一位患者时，应做好层流无菌室的消毒灭菌工作并负压循环4小时。空调过滤网应拆开充分清洗，用健之素消毒剂（主要成份为三氯异氰尿酸钠速溶泡腾制剂，每片含有效物250mg）认真擦洗房间内所有墙壁、天花板、地面、门窗、桌椅、床、电视机、对讲机及所有暴露物品2次。②被褥、病员服等打包高压蒸汽灭菌。③拖鞋、各种桶盆用健之素清洗液清洗干净后，再用健之素溶液浸泡30分钟。④整个病室用紫外线做全环境空气消毒，时间为60分钟。病室内的床垫、枕垫正反面各用紫外线照射消毒1小时，使用时套上防水床罩、枕罩。⑤内走廊内所用医疗物品如血压计、听诊器等，以及无菌室内的热水壶、台秤均用健之素溶液擦拭消毒。⑥消毒物品及卫生用具专人专室，定期对病室进行空气培养。

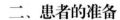

二、患者的准备

(一) 心理准备

接受造血干细胞移植的患者需要单独居住于无菌层流室内约 1 个月，不但与外界隔离，而且易发生较严重的治疗反应，患者极易产生各种负性情绪，如焦虑、恐惧、孤独、失望等。因此，需要帮助患者充分做好治疗前的心理准备。

1. 评估了解患者、家属对造血干细胞移植的目的、过程、可能的不良反应的了解程度；是否有充分的思想准备；患者的经济状况如何等。

2. 介绍与解释帮助患者提前熟悉环境，入室后详细介绍在层流室生活的情景，帮助患者尽快适应。向患者详细介绍外周血干细胞／骨髓／脐血回输的方法、过程、注意事项的方面的知识，消除疑虑。

(二) 身体准备

1. 相关检查　心、肝、肾功能及人类巨细胞病毒检测；异体移植的患者还需做组织配型、ABO 血型配型等。

2. 清除潜在感染灶　请口腔科、眼科、耳鼻喉科和外科等会诊，彻底治疗或清除已有感染灶，如龋齿、疖肿、痔疮等；胸片排除肺内感染、结核。

3. 皮肤准备　入室前剪指／趾甲、理发、备皮，准备药浴；浴池放 50L 左右 0.05% 氯己定药浴液，水温 38～45℃，因人因时而定。①患者在药浴前，护理人员使用棉签协助患者用 0.05% 氯己定稀释液擦洗外耳道及双侧鼻孔、用制霉素漱口液漱口；②药浴 30～40 分钟，患者全身浸泡于消毒水中，头部用浸泡于氯己定药浴液的毛巾反复擦拭，交替采用仰卧、左侧卧、右侧卧等姿势充分浸泡；③协助充分清洗腋下、脐部、腹股沟及会阴部等皮肤及皮肤褶皱处；④换穿无菌衣，即刻采集患者外耳道、鼻腔、咽、腋下、肛周共 5 个部位的样品进行细菌培养，进入百级层流病室，入室后不得擅自走出病室。

注意事项：药浴时注意保暖，关好门窗，室温不可过低，水温根据室温、季节的变化适度调整。患者身体要全部浸泡在消毒液中，全身放松，身体的褶皱处要浸泡彻底。皮肤不完整处，如未愈合骨髓穿刺针眼及锁骨下静脉插管等，局部伤口可以敷以无菌敷料，药浴后立即更换敷料。指导患者在药浴或药浴后，双手及身体各部位不要触摸非清洁区域。患者在药浴时，可有家属陪同，注意观察和询问患者是否有头晕、恶心、乏力等不适，及时发现问题，及时处理。药浴后，患者坐起要慢，避免出现体位性低血压等不良反应，协助穿衣，避免滑倒。

4. 静脉置管　在移植前常规留置中心静脉导管，可以减少化疗药物、静脉营养对周围血管的损伤，保证大量输血（包括干细胞血）、补液的需求。同时，在紧急情况、急危重症抢救时不仅可作为大量输血、输液的途径，还能及时了解有效血容量、心功能及周围循环阻力的综合情况。

(三) 物品准备

主要是生活物品的准备，包括 2～3 套微波炉专用饭盒，陶瓷水杯 1 个，新软毛刷 1 支，一次性塑料杯 1 包，消毒湿巾 2 包，水银体温计 1 根，一次性口护包、帽子各 20 只，大号（50cm×50cm）和小号背带式塑料胶袋各 50 个，尿 pH 试纸 1 包，高锰酸钾片（0.1g×24 粒）1 盒，含氯消毒液泡腾片 40 瓶，润唇膏 1 支（按需），手机 1 部，卷纸 2 卷，72cm×32cm 毛巾 10 条，中毛巾 10 条（需打包送供应室消毒后使用，因此可按需多备）。

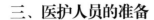

三、医护人员的准备

造血干细胞移植是指对患者进行全身照射、化疗和免疫抑制预处理后,将正常供体或自体造血干细胞经血管输注给患者,使之重建正常的造血功能。在整个移植期间的护理工作极为重要,其质量将直接影响到患者的预后。有 8 间层流室的移植病房每天应至少配备 7 名护理人员,进行 3 班轮流值班,除进行基础护理及消毒工作的 2 个辅助班次外,白天应配备 2 个有 5 年以上移植经验的责任护士担任管床护士,负责审核医嘱的电脑班护士一名,上下夜均为一人值班,这就要求值班的护理人员具备造血干细胞移植相关的专业知识及护理技能。在造血干细胞移植过程中,由于其护理操作及理论不同于其他专科,给护理工作提出了岗位强化培训及学习的课题,旨在提高护理质量和护理满意度,提高护理人员的综合素质,为患者提供更优质的服务。

(一)培训对象、方式、内容

1. 培训对象　本科室不同年资、具有高度责任心和良好业务素质的护理人员,新入职护士,轮转护士,进修护士。

2. 培训方式　根据护理人员的层级制定不同的培训计划,主要采取临床带教、护理教学/业务查房、操作示范的形式进行培训。护理操作技术主要采取临床一对一带教,边操作、边学习的训练方法,从中渗透理论知识;每两周一次的护理查房在护理上对常见疾病、疑难问题进行讨论学习;操作示范由指定护士进行,但要对其按照考核标准审核后方能对其余护士示范。

3. 培训内容　层流室规则及消毒隔离制度、药浴护理程序及注意事项、患者入室后移植中注意事项及自我监测的宣教、各种药物的治疗作用及毒副作用、移植前中后的病情观察。

(二)培训考核

按照护理层级,设立不同的考核目标,由临床带教导师进行一对一考核。N0 级护士要通过基础护理技术培训考核,达到护理工作的基本要求。N1 级除熟练掌握基础护理技能外,还应能与患者进行有效沟通,掌握基本急救技能。N2 级需在掌握专科技能的基础上对患者进行准确的评估,将理论应用于临床。N3 级除以上技能基础,还应掌握专科新技术和急救新技术,能与患者充分沟通,应对临床出现的常见问题。

四、无菌护理及无菌环境的保持

造血干细胞移植的患者多需要大剂量化疗,外周血白细胞急剧下降,一般身体情况较弱,此时对患者的消毒隔离尤为重要。一切操作都要严格执行无菌操作要求,增强对其皮肤、口腔、眼、鼻、耳、肛门等处的护理。

(一)无菌护理

1. 生活护理　各种食物(如饭菜、点心、汤类等)须经微波炉消毒后食用。口腔护理每天 3～4 次。进食前后用制霉菌素漱口液漱口。使用左氧氟沙星氯化钠滴眼液滴眼、鼻(药物过敏者禁用),每天 2～3 次;每晚用 0.05% 氯己定稀释液擦浴,1/5 000 高锰酸钾溶液坐浴(女性患者月经期间采取冲洗的方法),早上用氯己定稀释液洗脸,平时大小便后用消毒湿巾擦手,以保持皮肤清洁。患者的毛巾、床上用物须经高压蒸汽灭菌后使用,且毛巾一次一换,床上用物至少 2 天一换。

2. 治疗护理　进行一切治疗应严格无菌操作。进行侵入性操作时,应消毒穿刺部位皮肤两遍。护理操作集中进行,减少空气流动。Ⅲ室与Ⅱ室的脚踏式自动门在任何情况下都不能同时开启,应等一扇门关闭后,再开启另一扇门。

3. 导管护理　对深静脉导管进行固定防止脱出,每班次观察导管情况、无菌敷贴情况及周围皮肤情况。每周对导管进行维护 2 次,如有松脱、渗血渗液及时更换敷料,避免发生感染,每 6 小时用 0.9% 氯化钠注射液 20ml 脉冲式冲管一次,补液输注完毕用 0.9% 氯化钠注射液 20ml 脉冲式封管 + 肝素溶液正压封管。指导患者注意保护导管,勿牵扯拔出。对置入输液港的患者,每 7 天更换直角针一次,避免在皮肤同一点反复穿刺。每次更换针头后,需用无菌纱块垫于针柄下,以免擦伤皮肤。补液时如发生液体滴注停止,在确定直角针未脱出的情况下,可让患者左右翻身变换体位或旋转直角针的角度,同时注意观察患者的无菌敷贴有无渗液,注意患者有无疼痛感,观察输液港周围的皮肤是否隆起,谨防底座与导管分离。

（二）无菌环境的保持

工作人员应穿无菌衣裤,戴口罩、帽子,用快速手消毒剂消毒双手,穿无菌袜,换无菌拖鞋,穿无菌隔离衣,戴无菌手套后方可进入层流室。每位工作人员都应注意保持环境的整洁,必要时随时清理。做清洁卫生时要仔细认真,不留死角。百级层流室每日用 0.05% 健之素液清洁卫生,擦拭天花板、墙壁、桌椅等,治疗室、办公室、更衣室、浴室、操作间等各室的桌椅、门窗、墙壁、天花板,每天用 0.05% 健之素液擦拭。注意病房空调的运转情况,随时观察指示灯。

一切物品进出层流无菌室必须遵守规定线路和要求,不得擅自更改。清洁、污染物品线路应分开。注意事项包括:①用过的物品拿出病房时应经专用窗口传递;②各种物品定点存放,数量要固定,专人负责,以方便使用及清点更换;③用过的物品及器械要及时清理,检查清洗,补充、打包、更换及消毒;④临时入仓的物品,须经过高压蒸汽灭菌或微波炉灭菌,也可采用氯己定擦拭灭菌,戴无菌手套送入(患者使用的布类物品不可采用此方法);⑤患者住院期间所用便器、所穿拖鞋每天更换,经清水刷洗干净后,完全浸泡于 0.05% 健之素溶液中 30 分钟后方可取出;⑥无菌室内有一污物出口,放置一污物桶,桶内用于收集患者产生的生活垃圾及大便,桶外放置患者换下的衣物,污物出口每日紫外线消毒 2 次,每次 30 分钟。

五、层流病房的人员组织管理

进出层流无菌室内的人员包括医务人员、患者、家属。做好这些人员的组织管理是保证单元内工作顺利进行、防止交叉感染的重要环节之一。

（一）工作人员的组织管理

层流无菌室内的工作不同于普通病房,任何环节的失误均可导致移植手术的失败。单元内工作量大,工作要求细致入微,清洁消毒工作也容不得马虎,这就对在层流无菌室的工作人员提出了高要求。为做好无菌管理,工作人员须遵守以下规则:

1. 一切人员进出层流无菌室必须遵守规定的分区和要求,不得擅自改变。

2. 进入百级层流室时,须更换消毒拖鞋、穿双层无菌隔离衣、戴双层口罩帽子、无菌脚套和手套。入病室后不得用手接触头颈部,每进入一间室更换一次拖鞋。入室一般每次不超过 2 人,避免不必要的进出。医务人员应根据患者的病情和感染情况,先进入无感染患者房间,最后进感染较重的房间,每进一间层流室必须更换无菌手套、隔离衣、袜套、拖鞋,以免引起交叉感染。

3. 非本室工作人员不得进入层流无菌室。如有麻醉医生或会诊医生进入,本室工作人员必须陪伴讲解指导入室,执行无菌操作规则。

4. 不得带挎包、衣物进入单元内,工作时间也不得穿无菌衣离开单元,严禁单元内会客。

5. 工作人员的双手是移植病房细菌交叉感染的主要来源,除洗手外,工作人员须戴无菌手套后方可接触无菌病室内的物品。

6. 工作人员不可在配餐室以外的区域以外进餐;工作人员出病室时脱下的衣物应有指定地点存放;日常产生的医疗、生活垃圾应有专用的出口。

(二)患者的管理

患者进入层流无菌室后约需 15～20 天的治疗。护理及生活均在无菌室内完成,治疗期间患者长时间与外界及家人隔离,疾病本身及各种心理负担等都对其心身带来较强的负面影响。因此做好对患者的管理是减轻以上负面影响并积极配合完成治疗护理工作的基本要求。患者入室前需要严格按照要求药浴,浴后着无菌衣裤和拖鞋进入内走廊。入室后详细介绍环境及各种要求,饮食、睡眠、治疗等,应形成规律,按时进行。护理人员须观察患者的思想变化和要求,取得患者的积极配合,使得移植护理工作的顺利完成。

六、预处理期间的护理

预处理是造血干细胞移植的一个关键环节,即患者在回输供者的造血干细胞前患者要接受一个疗程的大剂量化疗和 / 或放疗,这个疗程被称为预处理。预处理的目的是尽可能杀死患者体内残留的肿瘤细胞,并破坏患者的免疫系统,使患者处于免疫抑制状态,以便供者的干细胞能顺利植入。根据患者原发肿瘤的病情和伴随基础疾病的不同,以及移植种类选择合适的预处理方案。多发性骨髓瘤自体造血干细胞移植一般静脉滴注 2 天美法仑,用量频次遵医嘱。做好预处理中化疗药物应用的护理对造血干细胞移植的成功具有重要的作用。

(一)预处理期间美法仑的毒性、注意事项及观察护理

1. 美法仑应在避光、密闭、25℃以下的环境保存,配制时使用生理盐水 8.6ml 作为溶剂,可配置成 10ml 溶液含 50mg 美法仑。溶解后在 5℃可稳定保存 24 小时,在室温下(25℃)可稳定保存 1 小时;根据患者体表面积计算所需要的剂量,抽取相应的体积加入到 0.9% 的氯化钠注射液中,配置成终浓度为 0.45mg/ml 的混合溶液,该混合溶液在室温下可稳定保存 4 小时。

2. 美法仑不良反应以口腔溃疡、恶心、呕吐常见。在使用美法仑的前后 2 小时,给予冰盐水含漱。有研究表明,口腔低温环境可降低大剂量美法仑导致的口腔黏膜炎的发生率,减少患者的痛苦,提高生活质量。

(二)化疗常见不良反应的护理

1. 骨髓抑制的护理　骨髓抑制是多种化疗药物共有的不良反应,化疗药物一方面杀灭肿瘤细胞,另一方面可导致骨髓抑制,严重的骨髓抑制又可增加患者重症贫血、感染和出血的风险而危及生命。多数化疗药物骨髓抑制作用最强的时间为化疗后第 7～14 天,恢复时

间多为之后的 5～10 天,但存在个体差异。严密观察体温变化,遵医嘱定期检查血象,初期为每周 2 次,造血干细胞移植后为每天 1 次,以便了解骨髓移植的有效程度。同时根据患者血象,针对性地加强贫血、感染和出血的预防、观察和护理,出现发热症状时,进行细菌或真菌培养,选用敏感抗生素。同时根据医嘱正确使用粒细胞集落刺激因子、红细胞生长因子等,血小板、血红蛋白低下时可输注血小板及红细胞悬液。

2. 消化道反应的护理　恶心、呕吐、纳差等消化道反应出现的时间及反应程度与化疗药物的种类有关,但常有较大的个体差异。患者一般在预处理的第 3 天开始出现消化道症状,后随着预处理的进行逐渐加重,大部分患者在造血干细胞移植后消化道反应逐渐减轻。体弱者症状出现较早且较重。预处理期间的注意事项如下。

(1) 良好的休息与进餐环境:为患者提供一个安静、舒适、通风良好的休息与进餐环境,避免不良刺激。

(2) 选择合适的进餐时间,减轻胃肠道反应:建议患者选择胃肠道症状最轻的时间进食,避免在治疗前后 2 小时内进食。当出现恶心、呕吐时应暂缓或停止进食,及时清除呕吐物,保持口腔清洁。必要时,遵医嘱在治疗前 1～2 小时给予止吐、护胃药物,以减轻患者恶心、呕吐、胃痛等消化道反应。

(3) 饮食指导:给予高热量富含蛋白质与维生素、适量纤维素、清淡、易消化饮食,以半流质为主,少量多餐。避免进食高糖、高脂、产气过多和辛辣的食物,并尽可能满足患者的饮食习惯或对食物的要求以增加食欲。进食后可依据病情适当活动,休息时取坐位和半卧位,避免饭后立即平卧。如因恶心、呕吐现象严重不能进食时,可加入肠内营养粉。肠内营养粉是无菌制剂,可直接食用,其成分为蛋白质、脂肪、碳水化合物、维生素、矿物质,适合于成人及 4 岁以上的儿童,作为全身营养的支持和部分营养的补充。遵照说明书使用,每次用温水调服 200ml,每日 2～4 次,开启后有效期为 3 周。

(4) 其他:如减慢化疗药物的滴速。若胃肠道症状较严重,无法正常进食,应尽早遵医嘱给予静脉补充营养,保持机体正常的营养摄入。

3. 口腔黏膜炎护理　为降低患者口腔黏膜炎(OM)的发病率,在预处理前要对患者口腔疾患进行处理,如治疗修补龋齿、牙龈炎等,排除潜在感染灶。进入层流无菌室全环境保护预处理开始,对患者做好相关知识的宣教,介绍漱口的重要性,主动帮助患者掌握正确的含漱方法,督促并协助患者每天睡觉前后、三餐后使用漱口液,含漱次数不少于 5 次 /d,目的是预防和降低口腔黏膜炎的发生。

(1) 口腔黏膜炎分级:根据世界卫生组织(WHO)的标准将口腔黏膜炎分为 0～Ⅳ级。0 级为口腔黏膜无异常;Ⅰ级为口腔黏膜有 1～2 个 <1.0cm 的溃疡,轻度疼痛,不影响进食;Ⅱ级为口腔黏膜有 1 或 2 个 >1.0cm 的溃疡和数个小溃疡,疼痛加重,能进半流食;Ⅲ级为口腔黏膜有 2 个 >1.0cm 的溃疡和数个小溃疡形成,疼痛明显,需流质饮食;Ⅳ级为有 2 个以上 >1.0cm 的溃疡或(和)融合溃疡,疼痛剧烈,进食困难。Ⅰ、Ⅱ级为轻度黏膜炎,Ⅲ、Ⅳ级为重度黏膜炎。

(2) 漱口液的选择与含漱方法:①一般情况下可选用制霉菌素溶液(制霉菌素片剂 500 万 U 研磨至细粉加生理盐水 500ml)、西吡氯铵含漱液、注射用重组人白介素 -11 3mg 加入 100ml 生理盐水中等交替漱口。若疑为厌氧菌感染可选用 1%～3% 过氧化氢溶液。真菌感染可选用 1%～4% 的碳酸氢钠溶液、制霉菌素溶液。每次含漱时间为 5～10 分钟,至少每天 4 次,溃疡疼痛严重者可在漱口液内加入 2% 利多卡因止痛,或使用芬太尼透皮贴剂治疗。②含漱的方法为先将水含在口内,闭口,然后鼓动两颊及唇部,使溶液能够在口腔内充分接触牙齿、牙龈及黏膜表面,并利用水力反复地冲击口腔各个部位,使贮留在牙体沟裂、牙颈部、牙间隙及唇颊沟等处的食物碎屑和部分牙垢得以清除,口腔的微生物密度也相应地减少。

(3)促进溃疡面愈合的用药:①碘甘油 10ml 加蒙脱石散剂 1 包与地塞米松 5mg,调配成糊状。此外也可选用溃疡贴膜、外用重组人表皮生长因子衍生物、锡类散、新霉素、金霉素甘油等。真菌感染者可选用制霉菌素甘油。②用药方法为三餐后及睡前用漱口液含漱后,将药涂于溃疡处。为保证药物疗效的正常发挥,涂药后 2～3 小时方可进食或饮水。

(4)其他:化疗开始前,遵医嘱预防性静脉滴注氨磷汀。氨磷汀是一种细胞保护剂,能选择性保护正常组织,却不减弱放/化疗药物的抗肿瘤效果,能明显减轻预处理放/化疗相关黏膜炎发生的严重程度。鼓励患者进食,少量多餐,对于吞咽困难、不能进食者可选用静脉营养。

4. 出血性膀胱炎的防治与护理 出血性膀胱炎(HC)可在异基因 HSCT 后早期/急性(30 天以内)或晚期/迟发性(30 天以后)出现,早期/急性 HC 发生在预处理后不久,多由药物或其代谢产物损伤膀胱黏膜所致,如环磷酰胺的代谢产物丙烯醛对膀胱黏膜有毒性作用,全身照射(TBI)、白消安均可损害膀胱黏膜导致 HC。晚期/迟发性 HC 多与病毒感染有关,如 BK 病毒、巨细胞病毒。

(1)分级:根据血尿程度不同,临床上可以分为以下 4 级,1 级为镜下血尿,2 级为肉眼血尿,3 级为肉眼血尿伴血块,4 级为肉眼血尿伴泌尿系梗阻。

(2)临床表现:患者出现尿频、尿急、尿痛,并可有血块从尿中排出。轻者为镜下血尿,重者可见肉眼血尿。严重者血块阻塞尿道出现排尿困难、尿潴留、肾盂积水、尿素氮升高、腰痛、下腹部疼痛。行膀胱镜检可见膀胱黏膜充血水肿,血管扩张,弥漫性点状出血,可有黏膜溃疡形成。

(3)护理:①严密观察生命体征,尿量、尿色的变化,准确记录每日出入量。②定期监测尿常规、电解质,正确留取标本,及时送检。③为减轻或避免环磷酰胺代谢产物对膀胱黏膜上皮的损害,遵医嘱合理使用解毒剂美司钠。④给药前后给予超量补液,充分水化,每日输液量在 4 000～5 000ml 之间,液体在 24 小时匀速输入,不可在日间输入速度过快,夜间过慢。⑤如在此期间发生严重恶心、呕吐,又有因化疗副作用所产生的腹泻,应根据排出量适当调整补液量。⑥使用环磷酰胺期间,在保证水化的同时,给予呋塞米利尿、碳酸氢钠碱化尿液,测尿 pH,使得尿 pH 保持在 7～8 之间,如偏低,及时告知医生,遵医嘱临时加用一次碳酸氢钠。鼓励患者多饮水,以达到自行冲洗膀胱,减少细菌及病毒在膀胱停留、生长、繁殖的机会。⑦加强基础护理,保持外阴及尿道口清洁。⑧对于 3 级膀胱炎患者如经以上治疗血块形成仍较多,可留置尿管,行膀胱冲洗,以阻止血块形成。开始持续匀速冲洗,60 滴/min,并根据引流液颜色、性质调节冲洗速度。留置尿管期间每 3 天更换集尿袋。⑨操作时应注意无菌,加强抗感染措施,避免外源性感染加重病情。⑩遵医嘱使用前列腺素制剂进行治疗,保护血管内皮细胞、抑制血小板聚集、加速血栓溶解。对于由病毒感染引起的 HC,应遵医嘱应用阿昔洛韦、利巴韦林等进行抗病毒治疗。

5. 癫痫的预防和护理 因静脉注射 BU 可通过血 - 脑屏障诱发癫痫,故进行静脉注射前 1 小时应给予丙戊酸钠 0.5g 口服,1 次 /d;盐酸异丙嗪 25mg 每日用药前 30min 肌内注射。密切观察患者反应,如有眩晕、心悸、焦虑、幻觉、局部肢体麻木、抽动等症状,可遵医嘱口服苯妥英钠防止癫痫的发生。癫痫发作时,应立即将患者平卧,防止外伤,切忌用力按压患者抽搐肢体,以防骨折和脱臼;松开衣领,取下假牙,将压舌板置于口腔上下臼齿之间,防止舌咬伤,及时清理口鼻分泌物,防舌后坠、误吸,保持呼吸道通畅。高流量吸氧保护脑细胞。同时遵医嘱予地西泮、苯巴比妥控制癫痫发作。加床栏防跌伤。同时在整个预处理期间应进行床边心电监护,密切观察生命体征变化,如有异常及时通知医生。

6. 肝静脉闭塞病的防治与护理 由于移植前超大剂量化疗药物的应用可损伤肝细胞和血管内皮细胞,部分凝血物质性能也发生改变,使肝静脉受阻,致肝静脉闭塞病。①肝静脉闭塞病一般发生在移植后 7~12 天,临床表现为皮肤黄染、突发上腹部不适、肝区疼痛、肝脏肿大、腹围增大、体重增加、肝功能异常等,因此移植后一周内应每日监测体重、腹围,与基础体重、腹围相比较,注意观察患者有无上述改变及患者皮肤、巩膜黄染情况,并协助医生进行有关检查,如肝功能和凝血功能检查,同时进行积极抗感染、护肝治疗;②遵医嘱预防性使用前列地尔,抑制血小板聚集,扩张小静脉;③如果患者有血氨偏高并发脑病,在治疗期间应限制蛋白质入量,严重者要禁止摄入不必要的蛋白质;④对出现腹水的患者,要加强对皮肤、黏膜等部位的护理,同时嘱咐患者在治疗期间小心活动,防止皮肤出现擦伤、破裂等情况;⑤遵医嘱使用利尿剂,增加患者的尿量,还应注意患者的血压变化。

7. 尿酸性肾病的预防与护理

(1)定期检测:化疗期间定期检查白细胞计数、血尿酸、尿常规和肾功能等,记录 24 小时出入量,注意观察有无血尿或腰痛发生。一旦发生血尿、少尿或无尿,应通知医生及时停药,并协助进行救治。

(2)供给充足的水分:鼓励患者多饮水,化疗期间每天饮水量 3 000ml 以上,24 小时持续静脉补液,保证尿量 >150ml/(m²•h),以利于尿酸和化疗药物降解产物的稀释和排出,减少对泌尿系统的化学刺激。

(3)用药护理:遵医嘱预防性使用别嘌醇和碳酸氢钠,以抑制尿酸的形成和碱化尿液。在化疗药前后的一段时间,遵医嘱给予利尿剂,嘱患者每半小时排尿 1 次,持续 5 小时,就寝前排尿 1 次。

8. 急性肺水肿的防治与护理 造血干细胞移植预处理期间为避免环磷酰胺代谢产物丙烯醛对膀胱黏膜的损伤,需要加大液体量的输入,以保证机体充分水化。但水化所致的液体量过多过快可导致心脏及肺部的损伤,诱发急性肺水肿。

(1)临床表现:发病早期症状不典型,患者呼吸短促,有时表现为烦躁、焦虑不安,体检可见皮肤苍白、湿冷,心率加快。间质性肺水肿期出现明显呼吸困难,端坐呼吸,皮肤苍白或发绀,部分患者可见颈静脉怒张,肺部可闻及哮鸣音或细湿啰音,此时血气分析示 PaO_2 与 $PaCO_2$ 轻度降低。肺泡内水肿期患者频繁咳嗽,呼吸极度困难伴有恐惧,窒息感或面色青灰,口唇发绀,咯粉红色泡沫样痰,体检双肺广泛干湿啰音,湿啰音随体位改变,坐位与站位以中下肺明显,仰卧位时背部明显。血气分析示 PaO_2 显著下降,也常见 PCO_2 降低。休克期表现为血压下降,脉搏细速,发绀加重,大汗淋漓,意识模糊。临终期病情进一步恶化,心律和呼吸均严重紊乱,濒临死亡。

(2)护理:①立即协助患者取坐位或半坐卧位,两腿下垂,以减少静脉回流,减轻心脏前负荷；②患者常烦躁不安，须注意安全，谨防跌倒；③立即高流量给氧，湿化瓶内加20%～30%酒精湿化，降低肺泡表面张力；④遵医嘱正确给予镇静及解除支气管痉挛药物，减轻呼吸困难，迅速注射利尿、强心药；⑤应用血管扩张剂，如硝普钠、硝酸甘油等；⑥严密监测血压、呼吸、血氧饱和度、查血电解质、血气分析等，观察患者意识，精神状态，皮肤颜色，温度及出汗情况，定时监测心音及肺呼吸音，监测24小时出入量，限水限钠；⑦平稳后持续低流量吸氧，抬高床头，避免各种使心脏前后负荷增加的因素，保持液体匀速输入，必要时减慢输液速度；⑧保持房间环境安静，避免各种噪声刺激，避免在患者面前讨论病情，必要时可留一亲属陪伴；⑨做好基础护理和日常生活护理。

（李福嫦　马静玲）

第四节　移植后的护理

一、心理护理

造血干细胞移植治疗血液病可以取得很好的临床疗效，但由于治疗周期长，治疗费用高，患者及其家属都会产生不同程度的心理压力。对于患者来说，除移植前对疾病认识不全面及对层流生活环境的陌生、探视限制、饮食受限外，移植后恢复期对病情的反复、迁延等情况也会产生焦虑情绪。同时因化疗后不良反应的发生、家庭关系不和谐、部分身体机能下降、病情迁延反复，使得患者出现抑郁心理障碍及严重的依赖心理。家属是移植患者的精神支柱，对患者的治疗恢复起着十分重要的作用。家属在患者治疗期间会产生焦虑、抑郁的心理，一方面是因为治疗费用及患者身体功能受限无法承担家庭及社会角色；另一方面，移植后期患者出现并发症且难以承受时，会将情绪发泄在家属身上。此外，家属对相关医学知识的缺乏，以及对患者的病情的担忧，则进一步加重了心理障碍。此时，护士应根据患者的特征，如受教育程度、疾病种类、治疗方式等，在常规护理中加入健康教育，对患者和家属所存在的心理问题进行疏导，帮助他们舒缓负性情绪，重建心理机制，以缓解和消除由病痛和治疗带来的生理上的痛苦及心理上的压力。

（一）移植患者的健康教育及心理干预

1. 健康教育　对于有心理障碍的患者，应加强健康教育，有助于建立良好的护患沟通，还可帮助患者康复。①护理人员应了解患者的心理状况，根据患者的特点进行针对性沟通，让患者清楚自己的病情及治疗程序。应将患者有疑问、有可能引起纠纷的地方视为重点沟通内容。患者出院后，要进行出院随访，追踪患者的后期康复，并根据病情及时作出判断。异基因造血干细胞移植术后出院患者可在其出院后第一次复查时进行随访，针对患者提出的家庭护理方面问题给出指导建议。②在院期间，针对造血干细胞移植的相关知识进行教育，可通过问答的方式，了解患者对疾病知识及自我护理的掌握程度，让患者树立自我保健意识，缓解患者的不良情绪。③护理人员评估患者的体力，并根据患者不同的特性，指导患者进行锻炼，辅助患者机体功能康复。

2. 心理干预　针对患者不同的心理问题，采取不同的干预方式：①由于层流病房无菌环境的保护，一次入室不得超过两人，护士经常是一人单独护理一名患者，健康教育常采用口头宣教方式，内容效果有限。面对患者焦虑的情绪，护理人员应该倾听患者的诉说，帮助寻找原因,解释并安慰;指导患者借助手机、电视等转移注意力,帮助患者缓解情绪。另外,在预处理阶段,患者常因全封闭状态、日渐加重的疲乏虚弱无力及各种并发症产生烦躁情绪,导致治疗及护理上的不合作。此阶段应抽出时间与患者交谈,鼓励患者表达,了解患者的心理变化,及时做好心理疏导和心理支持。②面对患者抑郁的情绪,家属的关心和支持是对患者最大的鼓舞。通过对讲机、隔窗探视等方式加强患者与亲属的联系,充分利用亲属的作用,如父母、儿女、亲朋好友等,想方设法调节患者心理,使得患者消除孤独感。③患者对家属的依赖常源于对疾病的恐惧,以及因部分身体机能受限而对自我护理的不自信。此时护理人员应评估患者的情况,鼓励患者做自己力所能及的事情,如保持个人卫生等,调动积极性,稳定患者的情绪。

(二)家属的健康教育及心理干预

1. 健康教育　①医护人员在患者准备进入层流室时,向家属讲述疾病的知识与治疗,帮助家属学习、掌握移植相关的日常护理;②可让家属关注医院或科室关于移植宣传的微信公众号,浏览阅读移植相关内容;③告知家属健康教育宣传单张的位置,方便取阅。

2. 心理干预　医护人员应与家属建立良好的沟通机制,在与家属的沟通中识别家属的心理问题,分析家属的应激源,并教会其如何面对。加强移植相关知识宣教,帮助其了解患者的病情,缓解家属的负面情绪。

二、常见并发症的防治及护理

(一)感染的防治与护理

患者在进行造血干细胞移植期间,需要接受大剂量化疗,使原有的造血功能被摧毁,黏膜防御功能受到损坏,粒细胞缺乏等,因此容易合并细菌、真菌、病毒等感染。除此之外,患者还要应用预防移植物抗宿主病的药物,使免疫功能处于抑制状态,也增加了感染的机会。而一旦发生移植物抗宿主病,更需要进一步增加免疫抑制药物,也会让患者更容易发生感染。

1. 生活护理　需要进行造血干细胞移植的患者均居住在百级层流室中,一切入室物品需灭菌处理,严格无菌操作。每日用1:2 000氯己定稀释液全身擦浴;每日用制霉菌素漱口液漱口、口腔护理3次;用左氧氟沙星氯化钠滴眼液滴眼、鼻;75%酒精擦洗外耳道;肛周用1:5 000高锰酸钾液便后、睡前坐浴,保持肛周及外阴部清洁;患者的饮食须经微波炉消毒;指导患者勿用手挖鼻、勿用牙签剔牙、勿用指甲搔抓皮肤。根据血小板情况,指导患者适当进行室内活动,加强扩胸运动,促进呼吸道分泌物排出,避免发生肺部感染。

2. 病情观察与护理　每天询问患者主诉,监测生命体征变化及精神状态,每天测量体温5次,测量血压1次,以及时发现体温变化。造血干细胞移植的过程中,接受预处理后,化疗药物会造成骨髓抑制,在此期间外周血化验会呈现全血细胞下降,尤其是白细胞会降至0.1×10^9/L以下。至干细胞回输后2~4周,造血功能重新建立,白细胞数量可恢复至1.0×10^9/L以上。注意观察有无局部感染灶的存在,如咽部、肛周、皮肤、穿刺处等,必要时做血、尿、粪便,以及分泌物的细菌学培养和药敏试验,以利于抗生素的选择。需要注意的是,血培养应在抗生素治疗前采集两个部位的标本,如果发热持续存在,需要定期复查。

3. 导管护理及药物的治疗护理　造血干细胞移植患者均留置有中心静脉导管,在护理时应注意无菌操作,观察穿刺口有无渗血、渗液,周围皮肤有无红肿等,每周更换2次无菌敷料。预处理开始时医生会应用广谱抗细菌、真菌及抗病毒药物如膦甲酸钠、复方磺胺甲噁唑、伏立康唑对常见病原菌进行预防，一旦发生突破性感染，则会换成强效抗菌药物。

（二）出血的防治与护理

造血干细胞移植的患者经过大剂量化疗，血象急剧下降，出血/凝血机制异常，机体免疫力下降，最终可引起的各种炎症，全身各部位易出血，如皮下、巩膜、鼻腔、口腔黏膜、阴道、尿道等，同时还应警惕发生颅内出血。

1. 一般护理　①化疗药物造成骨髓抑制，外周血化验呈现全血细胞下降，须监测血常规，掌握血小板计数。②注意观察患者有无出血征象，为避免增加出血的危险或加重出血，应做好患者休息与饮食指导。③若出血仅限于皮肤、黏膜，无须太多限制；若血小板计数 $<50\times10^9$/L，应减少活动，增加卧床休息时间；严重出血或血小板计数 $<20\times10^9$/L 者，绝对卧床休息，协助做好各项生活护理。④鼓励患者进食高蛋白、高维生素、易消化的软食或半流质食物，禁食过硬、粗糙食物。⑤保持排便通畅，便秘者可使用开塞露或缓泻剂，排便时不可用力，以免腹压增加引发内脏出血，以及因血压升高导致颅内出血。

2. 鼻出血的止血技术和护理

（1）止血技术：少量鼻出血时，用示指立即压迫出血侧鼻翼 5 分钟以上，然后轻轻放开手指即可。以上方法不可行时，用棉球填塞止血，可在棉球中滴入 0.1% 肾上腺素，局部冷敷。出血严重时，尤其是后鼻腔出血，请耳鼻喉科会诊，用膨胀海绵填塞止血，填塞后定时用无菌液体石蜡湿润，48～72 小时拔出棉条。

（2）护理：①稳定患者情绪，消除其焦虑和恐惧心理，使其积极配合止血等治疗。②填塞法止血后，嘱患者尽量避免咳嗽或打喷嚏，如果感觉将要咳嗽或打喷嚏时立即做深呼吸，也可用舌尖顶住上颚以求克制。如发生无法避免的咳嗽或喷嚏，立即用手指捏压鼻翼防止填塞物脱出。③如果双侧鼻都已填塞，指导患者张口呼吸，在口唇外盖一清洁湿润的纱布，湿化吸入的空气，防止口腔黏膜干燥不适，同时加强口腔护理，增加口腔舒适感。④鼻腔出血停止须取出填塞物时，应在局部滴入适量液体石蜡，然后再轻轻取出填塞物。⑤为防止鼻黏膜干燥而出血，应保持室内相对湿度在 50%～60% 之间，指导患者每天用棉签蘸取左氧氟沙星氯化钠眼药水的清洁鼻腔，平时克服用手指挖鼻孔的习惯，预防鼻腔感染。⑥指导患者勿用力擤鼻，以防再次鼻出血。

3. 阴道出血的护理　女性患者在 HSCT 的过程中，随着血象的下降和内分泌的变化，易出现阴道出血。①在 HSCT 前给患者讲明可能出现阴道出血，准备全棉内裤、卫生巾等，使其有心理准备，以减轻恐惧心理。②阴道出血一般在血小板低于 20×10^9/L，随着月经来潮而发生。如月经来潮 3 天后每日出血量仍超 100ml，则视为阴道出血。③遵医嘱给予妥诺酮，需要注意停药时要逐渐减量，否则将出现反跳现象。④观察病情，注意血压变化，及时输注血小板，凝血酶原复合物等，纠正凝血功能。

4. 口腔黏膜出血的护理　口腔黏膜出血是由于血小板低，出血/凝血功能异常，口腔黏膜损伤、溃疡、糜烂等引起的局部出血和血泡形成。①在造血干细胞移植前，要清除潜在感染灶，治愈原有的口腔黏膜炎；②指导患者用软毛牙刷刷牙，忌用牙签剔牙，可使用牙线代替；③在 HSCT 过程中勤漱口，保持口腔清洁，尽量避免食用煎炸、带刺或含骨头的食物，进食时应细嚼慢咽，避免口腔黏膜损伤；④口腔黏膜炎颊部形成白膜时，勿强行剥脱，应使其自然脱落，同时使用制霉素漱口液漱口；⑤有明显齿龈出血者暂停使用牙刷刷牙，可用冰盐水漱口使血管收缩减少出血。

5. 皮下出血的护理 区别于其他皮疹，皮下出血压迫皮肤后不褪色。血小板低于20×10⁹/L 时出凝血功能异常时容易出现，常出现于双下肢、双上肢、前胸等皮肤，轻者出血点如针尖大小，重者片状青紫斑，此时应卧床休息，尽量少活动，避免挤压、磕碰等。擦浴时避免水温过高和用力擦洗皮肤，勤剪指甲，以免抓伤皮肤。及时给予输注血小板，升血小板的药物等。进行治疗、护理操作时，动作要轻，避免损伤和长时间的压迫皮肤，如测量血压或静脉穿刺时，扎袖带或止血带不宜过紧，时间不宜过长。静脉穿刺、皮下注射等部位拔针后按压 10～15 分钟。此外，注射或穿刺部位应交替使用，以免局部血肿形成。

6. 消化道出血 大量呕血或便血时，患者出现头晕、冷汗、脉细数、血压下降等失血性休克表现，应立刻通知医生，采取措施避免病情恶化，严密观察生命体征，观察记录呕血和便血的量和性质，快速建立静脉通道。遵医嘱补血、补液，密切观察，做好急救准备。出血量少可进食温凉饮食，大出血时应禁食。

7. 颅内出血的预防与护理 保证充足睡眠，避免情绪激动；高热患者应及时有效降温；注意观察患者是否有头晕、头痛、视力模糊、呼吸急促、喷射性呕吐甚至昏迷，是否存在双侧瞳孔不等大、对光反射迟钝，一旦有上述症状、体征应警惕颅内出血的发生，一旦发生，应及时与医生联系，并积极配合抢救。注意事项包括：立即去枕平卧，头偏向一侧；清除呼吸道分泌物及呕吐物，保持呼吸道通畅，给予高流量吸氧；建立第 2 条静脉通道，遵医嘱快速静脉滴注 20% 甘露醇、地塞米松、呋塞米等，以降颅内压，同时进行输血或成分输血；留置尿管观察尿量；观察生命体征、意识状态及瞳孔的变化，做好交接班。

（三）植入综合征的防治与护理

植入综合征（ES）是发生于造血干细胞移植后中性粒细胞恢复过程中，以发热、皮疹、毛细血管渗漏和非心源性肺水肿为主要临床表现的临床综合征，多发生于中性粒细胞植入前后，多见于自体造血干细胞移植后，也可见于异基因造血干细胞移植后。其发病机制与移植过程中使用 G-CSF、回输单个核细胞及 CD34⁺ 细胞的数量、预处理时使用含有白消安的药物、大剂量烷化剂等因素有关。

1. 临床表现 发热常为 ES 的首发症状，属于非感染性发热，不伴有临床感染征象。血、咽拭子、皮肤、大小便等各种细菌学培养均无阳性发现，抗生素治疗无效。皮肤损害的表现与异基因造血干细胞移植后急性 GVHD 相类似，为全身或者局部皮肤的红斑或斑丘疹，色泽暗红，可略高出皮肤；严重者可出现水疱、表皮剥脱、松解等。有毛细血管渗漏表现，如低蛋白血症，全身皮肤、黏膜进行性水肿，以眼睑和双下肢为甚。可有胸腔、腹腔渗液，尿量减少，呋塞米治疗无显效。也可合并血流动力学改变，如心动过速、血压下降等。患者出现气促、呼吸困难、发绀等肺间质浸润表现，常伴有烦躁、焦虑、出汗等。不能用通常的氧疗法使之缓解，也不能用原发的心肺疾病（如心力衰竭）解释。

2. 护理 除在治疗过程中向患者解释药物的副作用及应对方式，做好心理护理，以及医务人员在进行各项检查、治疗护理时注意各项无菌操作和消毒隔离措施外，还应做好对症护理。

（1）发热的观察及护理：患者体温一般波动在 38.5℃左右，往往不伴有感染征象。①如出现不明原因的发热，护士应根据医嘱及时为患者留取血、咽拭子、皮肤、大小便等各种细菌培养标本，为医生鉴别诊断提供信息；②鼓励患者多饮水，及时更换衣物、被服，必要时给予物理降温,如温水擦浴,但避免使用酒精擦浴,避免对皮肤的刺激。

(2)低氧血症的观察护理:严密观察患者的症状体征,监测血氧饱和度的改变,保证组织供氧。如患者出现气短、发绀等用一般氧疗无法缓解症状时,应立即采取高浓度面罩吸氧,及时报告医生,留血标本进行血气分析,并协助作进一步治疗。

(3)皮疹的观察与护理:ES 相关的皮疹与异基因移植中急性 GVHD 的表现类似,应密切观察皮疹出现部位、时间、与血象的关系。ES 所致的皮疹多出现在中性粒植入后(即中性粒细胞连续两天 >0.5×10⁹/L)的 96 小时内,出现在发热后的 1~2 天,且皮疹主要累及上半身皮肤。皮疹出现后,护士要密切观察皮疹的变化,遵医嘱正确及时用药。温水擦浴,保持皮肤清洁干燥;穿柔软衣裤,保持床铺整洁。如皮疹融合成片或出现水疱,可用无菌注射器抽出水泡中的渗液,局部用无菌纱布覆盖,避免与衣服摩擦。

(4)药物治疗与护理:对于自体移植后发生植入综合征患者,如表现为短期低热,少量皮疹,在血液系统完全恢复及停用生长因子和抗生素后,大多数症状可自行消失,因此可不需要治疗。对于临床症状重,发热及肺部受累的患者,皮质类固醇可能通过其抗炎效应和免疫抑制作用达到良好的疗效。护士应遵医嘱使用甲泼尼龙,掌握短程、足量的原则。同时注意血压、血糖变化,做好全身皮肤黏膜护理,及时运用抗生素预防感染。患者有水肿表现,但毛细血管通透性增加,血管内容积减小,利尿剂会增加环孢素和其他免疫抑制剂的神经毒性,应严格遵照医嘱使用。

(四)移植物抗宿主病的防治与护理

由于供者与受者主要及次要组织相容性抗原差异,移植物中的淋巴细胞在宿主体内增殖分化,对宿主靶器官造成免疫损害,产生的病变即为移植物抗宿主病(GVHD),俗称"排异"。自体移植不会发生 GVHD。GVHD 根据发生的时间,可分为超急性、急性和慢性三种,超急性 GVHD 一般在干细胞植入过程中出现,多发生在移植后 10 天左右,急性移植物抗宿主病(aGVHD)可发生于造血干细胞移植后的数日或数周,一般在移植后 100 天或 3 个月内发生。发生越早,则病情越重。发生于 100 天或 150 天以上者为慢性。慢性移植物抗宿主病(cGVHD)在移植后 100 天或 3 个月以后发生,但也可发生在 100 天内。通常 GVHD 的症状常在细菌与病毒感染处及破损处的相邻皮肤出现,并由此处向身体的其他部位传播。GVHD 的严重程度和所属供者 T 淋巴细胞数,组织配型,以及供者的年龄、性别、妊娠次数等因素有关。

1. 临床表现　aGVHD 发生在移植后 100 天,主要累及皮肤、胃肠道和肝脏。皮肤最早和最常累及,表现为手掌和脚掌的斑丘疹,是 aGVHD 发生的标志,伴有瘙痒和 / 或疼痛。皮疹范围逐渐扩大,可以累及全身。严重者皮肤显著充血、类似阳光灼伤样改变,皮肤疼痛,甚至表皮坏死、皮肤剥脱和水疱形成,严重者发生皮肤广泛大疱性表皮松解坏死。肝脏是另一个易受累的脏器,主要是肝胆管系统,常见为胆汁淤积性肝病,伴或不伴黄疸,转氨酶升高是非特异性改变。肠道 aGVHD 常在皮肤 aGVHD 出现后 1 周至数周发生,最常见的表现为腹泻,常为墨绿色水样便,严重者为血水样便,伴有腹部痉挛性疼痛,恶心、呕吐、厌食,严重者可累及整个消化道。aGVHD 累及小肠远端和结肠可引起大量腹泻、肠道出血和肠梗阻。

发生慢性移植物抗宿主病(cGVHD)时,常发生自身免疫反应,以致多种器官或组织受到损害,产生相应的多种临床表现。cGVHD 的临床表现包括皮肤病变(起病时表现为扁平苔藓样变,之后可进展为全身性硬皮病)、角/结膜炎、口腔黏膜炎、食道和阴道狭窄、肠道功能异常、慢性肝病、闭塞性细支气管炎所致的肺功能不全和衰竭综合征等。如合并全身性硬皮病,还有可能出现关节挛缩和无力。

2. 预防　通过如 HLA 配型、性别、年龄、致敏史、CMV 检查等指标筛选供者;居住空气层流病房,进行肠道杀菌消毒;应用免疫抑制剂,如环孢素,环磷酰胺和甲氨蝶呤,肾上腺皮质激素,抗胸腺细胞免疫球蛋白等。

3. 护理　及时控制 GVHD 的症状极为重要,除及时合理加用免疫抑制剂,如常规给予环孢素、甲氨蝶呤等,发作时给予甲泼尼龙等药物控制外,重要的是对局部感染或有症状的部位进行及时处理及细致的护理。

(1)一般护理:①移植后每天进行血常规检查,患者外周血内中性粒细胞低于 0.5×10^9/L 时,住在层流病房实行全环境保护性隔离。当中性粒细胞大于 0.5×10^9/L 时,可逐渐过渡到无污染、阳光充足、空气流通的普通房间,每日至少早晚各通风一次,紫外线消毒 30 分钟,根据患者的具体情况实施保护性隔离措施。②严密观察生命体征,注意皮肤、口腔、肝脏和胃肠道受损及变化情况。③以卧床休息为主,根据自身体力情况进行适当活动。患者饮食需以易消化、低脂、营养丰富的食物为主,食物均需要灭菌后食用,避免食用新鲜水果。④在发生肠道 GVHD 合并肠梗阻时,应禁食禁水减轻肠道负担,给予充足的静脉营养。

(2)皮肤 GVHD 的观察、护理:皮疹是 GVHD 最早出现的症状。①观察皮疹出现的时间、面积,以及用药后的变化。出现的时间越早,面积越大,提示 GVHD 越重,预后越差。遵医嘱给予抗排斥药以减轻症状。如用药后皮疹颜色变暗,说明症状得到控制,停药时注意观察皮肤有无反常。②皮疹量较少的患者可对全身皮肤进行温水擦浴,及时更换床单被罩,保持清洁,减少对皮疹及周围皮肤的刺激,避免因瘙痒及疼痛搔抓皮肤,减少或避免感染的机会。③病变部位形成水疱时,加强皮肤护理,保持水疱完整性,积极处理水疱及皮损部位,大水疱应在无菌操作下抽出液体。④皮肤出现广泛表皮松解、坏死时应注意避免破溃处感染,坏死皮肤结痂后患者可有紧绷感、疼痛感,嘱其不要用手触碰,足底部表皮起疱老化后,可用剪刀剪去。做好皮肤黏膜的清洁消毒。

(3)肠道 GVHD 的观察、护理:①肠道 GVHD 患者主要表现为腹痛、腹泻,移植后需密切观察患者的腹痛、腹泻情况,对腹痛的患者加强腹部保暖,必要时解痉、止痛。腹泻严重时,记录大便的性质和量,留取粪便标本排除感染性腹泻。适当给予止泻药物,以及蒙脱石散保护肠黏膜,观察患者生命体征、精神、肝肾功能及有无消化道出血等情况。②对患者肠道 GVHD 程度进行正确评估,遵医嘱调整抗排异药物的剂量,评价药物的疗效。③由于腹泻可致体液、蛋白质及电解质大量丢失,护理过程中须及时观察患者电解质、酸碱平衡及营养状况,并同时应用肠外营养补充能量提高患者的免疫力。④因患者抵抗力低下,以及反复水样便刺激肛周,出现肠道损害时须加强肛周护理,保持肛周清洁干燥,避免肛周黏膜破损。⑤发生肠梗阻或便血时,遵医嘱及时给予胃肠减压及禁食,并做好全肠外营养的护理。早期给予全肠外营养治疗同时联合生长抑素可降低消化道血供和改善肠道菌群失调,能有效缓解患者腹泻症状。

(4)肝脏 GVHD 的观察:肝脏 GVHD 主要表现为肝脏肿大、肝区疼痛、皮肤巩膜黄染、原因不明的体重增加及液体潴留等。当患者肝功能出现异常时,常表现为厌食、恶心、呕吐等,应严密监测患者肝功能变化,护士应密切观察患者的皮肤、巩膜及尿液的颜色,每天进行体重及腹围的测量，并作详细记录。一旦出现肝功能异常，应以卧床休息为主，避免劳累，遵医嘱给予保肝药物及激素治疗。

（5）免疫抑制剂应用后副作用的观察及护理：对于 GVHD 的预防，全部异基因移植患者均采用标准的环孢素加短程甲氨蝶呤（MTX）预防方案，所有患者均加用吗替麦考酚酯（MMF）。①环孢素是预防和治疗 GVHD 的首选药物，其毒副作用为肾毒性（BUN、Cr 增高）、胃肠道反应、血压升高、精神错乱等。在使用期间应注意监测血生化及肝功能，每周两次，严密观察血压及尿量的变化，以便及时发现环孢素的毒性反应。②由于肠道对 CSA 的生物利用范围为 10%～75%，如为口服 CSA，应在饭前半小时服用，可用牛奶、果汁等饮料送服，既可减轻胃肠道反应，也能增加 CSA 生物利用度。③避免或减少摄入影响 CSA 血药浓度食物，包括增高血药浓度的药物（红霉素、交沙霉素等大环内酯类抗生素，钙离子拮抗剂，酮康唑、氟康唑等抗真菌药物，激素等），降低血药浓度药物（抗惊厥药物，利福平、甲氧苄啶等）。在使用 CSA 治疗过程中应尽量不用或少用该类药物，如必须使用，则应严密观察临床毒副作用及监测 CSA 的血药浓度，每周至少监测 2 次。④造血干细胞移植患者环孢素血药浓度应维持在 150～250ng/ml，如血药浓度升高或降低，遵医嘱随时调整 CSA 的给药剂量。⑤环孢素一般在预处理同时开始给药，在给药满 30 天改为口服。在静脉给药时，应维持 24 小时给药，并限制滴速。至少用药 3 个月，目前临床提倡用 6 个月。

MMF 用法：1g/d，分两次服用，从造血干细胞回输后第 1 天开始，于移植后第 28 天停用。在用药期间如患者因呕吐将药丸吐出，应重新摄入相应剂量的 MMF。开始用药后的 1～2 周，患者的血象表现为白细胞和血小板降低，停药后 2～3 周恢复正常。可出现以恶心、呕吐为主要表现的胃肠道反应，停药后消失。另外，因移植后患者免疫力低下且使用免疫抑制剂，感染的机会增加，在使用 MMF 时发生真菌、病毒感染的概率也增加，在日常的生活护理及治疗护理中应更注重无菌操作。

甲氨蝶呤应在 25℃以下避光保存，且在移植后第 1、3、6、11 天以静脉注射的方式使用。肝肾功能不全者忌用，不宜与抑制 RNA 及蛋白质合成的药物合用。使用甲氨蝶呤的患者常出现骨髓抑制、口腔溃疡、腹泻、肝功能损害等不良反应。应嘱患者勤漱口，加强肛周护理，做好个人卫生，防感染，遵医嘱定期监测肝功能。有研究表明，叶酸可显著降低 MTX 引起的 OM，同时并不增加 aGVHD 的发生，因此临床上可用叶酸来预防 Allo-PBSCT 术中 MTX 引起的 OM，常选用亚叶酸钙，其剂量为 $15mg/(m^2 \cdot d)$，每次 MTX 应用 24 小时后使用（即移植后第 2、4、7、12 天），直至中性粒细胞达到临床造血重建标准。

甲泼尼龙具有抗炎、抗病毒、抗休克、免疫抑制等作用，其副作用为严重感染，水钠潴留及精神兴奋。类肾上腺皮质功能亢进表现为向心性肥胖、满月脸、痤疮、低血钾、浮肿、高血压、尿糖增高、易感染、诱发和加重溃疡等，影响生长发育，还可引起神经精神症状，患者出现欣快、激动、失眠。遵医嘱给予口服镇静催眠药，同时减少强光及噪声刺激，为患者提供良好的睡眠环境，保证正常睡眠时间。长期用药后突然停药或减量太快会出现反跳现象（即原有症状可能迅速出现或加重）及停药症状，如肌痛、肌强直、关节痛。故停药时应逐渐减量停药。同时在应用肾上腺皮质激素时，应监测血压、血糖，对患者做好相关的健康宣教，指导患者参与病情观察。

注意事项：HSCT 前，应向患者说明可能出现 GVHD，在 HSCT 后血象开始恢复时，提醒患者注意手掌、脚掌及面部等部位皮肤的感觉和变化，以便及早发现、及早处理。遵医嘱按时用药,定期检查肝、肾功能、血常规、血压等。由于预处理大剂量化疗破坏了人体免疫机制,加之长期应用免疫抑制剂,患者抵抗力低下,故应特别注意个人卫生,预防感染,避免感冒,少去或不去公共场所。

（五）间质性肺炎的防治与护理

间质性肺炎是仅次于 GVHD 的第二位严重并发症,多发生在移植后 100 天内,其发生与放射治疗、CMV 感染、卡氏肺孢菌感染有关。肺炎初期阶段有发热、干咳等轻度感冒症状,继而出现胸闷气促、呼吸困难、胸痛,重者有明显的呼吸窘迫,呼吸衰竭是致死的主要原因。肺部 X 线显示病变部位毛玻璃样改变。肺功能检查显示限制性通气功能障碍、肺弥散功能下降。动脉血气分析示低氧血症。在护理方面要做到:①密切观察患者体温、脉搏、呼吸变化,注意呼吸频率、节律、深浅度,同时注意患者神态、反应、面色及末梢温度变化。对其主诉的咽痒、突发性干咳、流涕等感冒症状予以重视,并注意其症状是否进展为间质性肺炎临床症状。②保持呼吸道通畅,密切观察患者呼吸,如出现呼吸困难予以半卧位,高流量吸氧。密切观察氧饱和度,根据血气分析结果调节氧气浓度。密切观察氧疗效果,防止氧中毒,鼻导管氧疗效果差者改用面罩给氧。③严密观察水电解质及酸碱平衡状况,定时检测肾功能。④按医嘱给予更昔洛韦、阿昔洛韦等治疗,使用复方新诺明预防卡氏肺孢菌感染。⑤做好心理护理,消除紧张情绪,以免加重缺氧。

（六）带状疱疹的防治与护理

带状疱疹为水痘 - 带状疱疹病毒感染引起的急性渗出性皮肤炎症,为自限性疾病,病程约 2～4 周,病变部位皮肤潮红,继而出现成群簇集性的粟粒至绿豆大的丘疹,转而成为水疱,常伴有不同程度发热及纳差。皮疹沿某一周围神经分布,单侧发疹,不超过体表正中线,多呈不规则带状排列,常伴有烧灼样疼痛。由于移植期间患者免疫功能极低,抗病毒及抗感染的能力差,易合并感染。带状疱疹病毒发生在移植后的时间中位数为 5 个月。带状疱疹虽为自限性疾病,但很有必要采用有效的治疗方法和恰当的局部处理,以缩短病程、减轻患者病痛。

1. 基础护理　①做好消毒隔离及病室的清洁卫生,注意病床整洁及患者个人卫生,衣着柔软宽松,床单、被套、衣服勤更换,并用枕头或衣物等做支撑物维持健侧卧位,防止水疱压破,避免创面与衣服粘连摩擦加剧疼痛;②加强皮肤护理,当疱疹累及头面部时,应剪去局部的头发,保持创面清洁,防止感染;③疱疹部位发生溃破时可用阿昔洛韦软膏或莫匹罗星软膏外涂,未破溃的皮肤可用炉甘石洗剂外涂,每天 2～3 次,勿搔抓局部皮肤,以防水疱破裂,发生继发感染;④水疱渗液较多,局部出现臭味,疼痛加剧且出现红肿,应考虑发生感染,此时应留取分泌物做细菌培养和药敏试验,选择合适的抗生素。

2. 水疱的护理　小于 1cm 的水疱可让其自行吸收,大于 1cm 的水疱在无菌操作下抽取水疱液,保持疱壁的完整性,避免摩擦。水疱破溃时,应用生理盐水清洗后用 3% 硼酸湿敷,可配合氦氖激光进行局部治疗,起到止痛收敛的作用。湿敷时纱布要紧贴皮肤表面,厚度以 6～8 层为宜,保持湿润,以不滴水为准。湿敷时间为 20～30 分钟,每 10～15 分钟加药液一次。

3. 疼痛的护理　疼痛是带状疱疹患者的主要自觉症状,特别是发生在三叉神经部位者,疼痛更加剧烈。减轻患者疼痛、促进皮损愈合、缩短病程是护理的主要目标。护理的重点在于促进神经功能恢复。故在安慰患者的同时,采用物理治疗的方法进行局部治疗,根

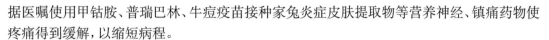

据医嘱使用甲钴胺、普瑞巴林、牛痘疫苗接种家兔炎症皮肤提取物等营养神经、镇痛药物使疼痛得到缓解，以缩短病程。

4. 心理护理 造血干细胞移植患者均存在不同程度的心理障碍，并发带状疱疹后，患者出现不同程度的刺痛或烧灼痛，常影响休息和睡眠。同时，因缺乏对疾病的了解，部分患者会出现紧张、恐惧、焦虑、烦躁等情绪。护士应向患者宣教疾病知识，使患者树立信心，指导患者学会自我调节，稳定其情绪，积极配合治疗。

三、出院指导

患者接受造血干细胞移植治疗术后，中性粒细胞计数 $> 1.0 \times 10^9/L$ 可出层流室，此时患者的免疫功能十分低下，仍有受细菌、真菌、病毒等病原微生物感染的风险，此阶段的自我保护及家庭护理对造血干细胞移植术后患者免疫力及健康能否尽快恢复影响很大。护理人员应对感染及各种并发症有所估计，针对患者的实际情况进行出院宣教，并教会患者及家属认识感染及各种并发症征象，指导患者家属给予患者积极的鼓励，必要时给予适当的帮助，增强患者自理能力和康复信心。

（一）预防感染

1. 手卫生 要经常用中性洗手液在流动水下洗手（洗手时最好使用洗手液，因香皂使用时间过久会滋生细菌），洗手液的瓶子不可反复使用。洗手时可采用七步洗手法。

2. 保持皮肤清洁 每日用温和的沐浴液擦浴或淋浴，特别注意皮肤褶皱处的清洁卫生。移植后患者皮肤容易过敏、干燥，经常涂一些温和的护肤霜会有效改善肤质，使用中性的沐浴液也可以减少皮肤干燥及皮炎症状。毛巾及贴身衣物应每天更换清洗，并在阳光下充分晾晒。每次大便后，温水清洗会阴部，保持会阴部清洁干燥。

3. 口腔护理 每日早晚和餐后用漱口水或淡盐水漱口，刷牙使用软毛牙刷，牙刷应每月更换。

4. 环境的清洁消毒 居住和生活环境是导致外源性感染的重要因素。出院后患者居住的卧室应通风、干燥、阳光充足，每天用紫外线消毒房间 1~2 次。床单、被褥专用，勤换洗。移植后的前 3 个月使用含氯消毒液擦拭房间及里面物品，每天一次，后 3 个月可用清水擦拭。因水、植物、土壤中的微生物极易引起感染，所以请勿在家中摆放植物或鲜花。

5. 避免交叉感染 尽可能避免与患有上呼吸道感染的人群接触，少到人员密集的公共场所，如电影院、高峰时段的餐厅、学校、超市等，更不能去网吧、酒吧、KTV 等空气浑浊的封闭场所。在免疫系统恢复正常前，不要去湖、池塘或公共泳池游泳。户外活动时应戴口罩，减少交叉感染的机会。亲友交往不宜过多，每天不超过两人，谈话时间也不宜过长，每次不超 30 分钟。严禁吸烟。

6. 饮食卫生 肠道是内源性感染的主要源泉，为减少肠道内微生物，避免肠道内机会致病菌的感染，应注意饮食卫生。不随便在外饮食，不进食隔夜食物。食用水果时应选择可以削皮的水果，对于不易清洁干净、难于去皮的水果，如葡萄、草莓，尽可能不吃。切忌吃腐烂或不新鲜的水果。

7. 导管护理 出院回家时，带有 PICC 导管的患者正常肢体活动不受限，但应避免提拉重物、过度用力，禁止拄拐。穿衣应先患侧后健侧，脱衣相反，勿穿过紧衣物。洗澡时应注意保持 PICC 敷料干洁。每周按时到门诊进行常规的冲管、换药维护。如出现导管外移、脱出，穿刺点渗血、渗液、有分泌物应及时就诊。输液港每月进行常规维护。

（二）饮食护理

造血干细胞移植患者在移植期间由于大剂量的化疗，引起一系列胃肠道反应如恶心、呕吐、口腔炎、食欲减退等，可致患者营养摄入不足，需一段时间调理。患者应食用易消化、营养丰富的食物，加强饮食管理，除补充基本营养素（蛋白质、脂肪、碳水化合物）之外，还要注意维生素和矿物质的补充，应多吃蔬菜水果。根据患者的食欲，饮食以少量多餐为宜，严禁暴饮暴食和饮酒，禁食刺激性或过硬的食物，不食剩饭剩菜及腌制食品，每天饮用足量的温开水。造血干细胞移植患者出院后应适当注重营养，无须过分强调，更应均衡饮食。

（三）休息与活动

造血干细胞移植患者出院后必须强调充分休息，每日睡眠应保持在 8 小时以上。保持乐观和良好的状态，在此基础之上加适当的锻炼有助于提高患者的体和生活质量。对于正在服用激素如泼尼松的患者来说，锻炼是特别重要的，但要选择低强度运动，避免使骨骼和关节因受重压而受到损害。锻炼时应按照先室内后室外、循序渐进的原则进行活动。根据自己的体力到环境洁净、空气清新的环境进行散步、听音乐、打太极拳等活动，当白细胞计数 $> 3.0 \times 10^9$/L、移植后 2 个月，可适当增加活动时间，应随时注意天气情况，随时增减衣物，气候变化时停止户外活动。自体移植后至少 3~6 个月应避免工作和上学，而异基因造血干细胞移植患者则需要更长的时间。配型相合患者至少需要 6 个月至 1 年的时间居家休息，而配型不合患者则需要 1 年以上的时间，应根据患者的个人情况（如从事工种及工作强度等），向医生咨询后再决定何时开始学习工作。

（四）按时服药，定时复查

为预防移植物抗宿主病，异基因造血干细胞移植患者需遵医嘱按时按量服用环孢素，不可随意调整剂量，并遵嘱定期监测环孢素血药浓度，以防药物中毒或量不足，影响疗效。指导告知患者到医院复查血常规和骨髓检查的时间。若出现疲乏、皮肤黏膜出血、感染及发热、不适等症状，应及时就医。

（李福嫦　马静玲）

第五节　维持治疗的护理

对于接受 ASCT 的患者来说，维持治疗是在患者移植后进行的长期药物治疗，一旦患者移植后造血恢复即开始进行，多数患者在移植后 1 个月左右启动维持治疗，一般不超过 3 个月。对于不移植的患者，维持治疗是在接受系统治疗后的长期药物治疗，自患者使用传统药物达平台期 2 疗程后或使用新药最佳疗效 2 疗程后开始进行。选择药物一般采用价廉、有效、使用方便、患者耐受性好的药物。

由于多发性骨髓瘤大多采用自体造血干细胞移植或药物治疗，不能彻底清除骨髓瘤细胞，因此维持治疗必须长期坚持，停止后有可能出现疾病进展。目前 MM 的维持治疗药物主要有 α- 干扰素、类固醇激素、沙利度胺、来那多胺、硼替佐米等。但由于 α- 干扰素及类固醇激素疗效差，并且毒副反应较多，目前多不推荐用于 MM 维持治疗的一线方案。来那度胺、硼替佐米、沙利度胺、糖皮质激素这些药物也都出现在诱导化疗方案中，详细内容见本章第一节，不良反应的观察及护理仍是我们关注重点。

一、药物不良反应观察及护理

（一）静脉血栓栓塞的预防及护理

静脉血栓栓塞症（venous thromboembolism，VTE），包括深静脉血栓（deep venous thrombosis，DVT）和肺血栓栓塞症（pulmonary thromboembolism，PTE）等。恶性肿瘤本身即为 VTE 的重要高危因素，使用沙利度胺、来那度胺特别是联合使用糖皮质激素药物使得 VTE 风险增高。

1. VTE 的评估　肿瘤相关静脉血栓栓塞症的预防与治疗中国专家指南（2019 版）指出了 VTE 的相关风险因素，详见表 16-5-1。

表 16-5-1　肿瘤患者静脉血栓栓塞症风险因素

一般性风险因素	肿瘤进展期
治疗相关性风险因素	晚期癌症
	风险更高的肿瘤类型：胰腺癌、胃癌、膀胱癌、前列腺癌、脑瘤、妇科癌症（宫颈癌、卵巢癌）、肺癌、恶性淋巴瘤、骨髓增殖性疾病、睾丸癌、食管癌、肝癌局部大面积淋巴结病变伴外部血管压迫
	家族性和 / 或获得性高凝状态（包括妊娠）
	内科并发症：感染、肾病、肺病、充血性心力衰竭、动脉血栓栓塞症
	体力状态差、高龄、大型手术；
	中心静脉插管 / 外周静脉插管
	化疗，特别是使用贝伐珠单抗，沙利度胺和 / 或来那度胺加高剂量地塞米松
	外源性雌激素复合物：激素替代治疗（HRT）、避孕药、他莫昔芬 / 雷洛昔芬、己烯雌酚
	抗血管生成抑制剂：重组人血管内皮抑制素
可调整的风险因素	吸烟、肥胖、活动水平 / 运动量
门诊化疗高风险患者包含因素	活动性癌症：胃癌、胰腺癌、肺癌、淋巴瘤、妇科癌症、膀胱癌和睾丸癌
多发性骨髓瘤因素	化疗前血小板计数 $> 300 \times 10^9$/L
	化疗前白细胞计数 $> 10 \times 10^9$/L
	血红蛋白 < 100g/L
	使用促红细胞生成素
	体重指数 $\geqslant 35$
	曾患 VTE
	M 蛋白 > 16g/L；进展性；高黏状态

多发性骨髓瘤相关静脉血栓栓塞症防治中国专家共识（2022 年版）再次重点提出了多发性骨髓瘤（MM）相关静脉血栓栓塞症（VTE）的常见危险因素，详见表 16-5-2。

DVT 典型症状包括疼痛、静脉血栓形成的同侧下肢远端水肿和沉重或锁骨上区水肿，如果出现任何急性 DVT 症状和 / 或体征，临床上应高度怀疑 DVT，患者应尽可能接受血管超声检查。肺栓塞（PE）典型的临床症状包括不明原因的呼吸急促、胸痛、心动过速、情绪不安、呼吸急促、晕厥、血氧饱和度下降，若出现相关症状，患者可以行 CT 血管造影（CTA）进行诊断。浅表血栓性静脉炎的临床症状包括：触痛、红斑；浅静脉相关性坚硬条索。

表 16-5-2　多发性骨髓瘤(MM)相关静脉血栓栓塞症(VTE)的常见危险因素

患者因素 　高龄 　既往 VTE 病史 　近期手术史 　制动 　合并其他基础疾病(肥胖、糖尿病、心肌梗死等)
疾病相关因素 　高 M 蛋白血症 　继发淀粉样变性(以肾病综合征为主要表现者)
治疗相关因素 　免疫调节剂(沙利度胺、来那度胺、泊马度胺) 　蒽环类为主的多药化疗 　糖皮质激素 　卡非佐米 　促红细胞生成素 　中心静脉置管

2. VTE 的预防

(1)在身体条件允许的情况下适当增加活动量,避免长时间卧床。长期卧床者行床上活动,适度按摩。

(2)使用加压弹力袜。

(3)对于住院患者,在没有机械性预防禁忌证(如外周动脉疾病、开放性伤口、充血性心力衰竭、急性浅表静脉或 DVT 等)的情况下,应考虑采用静脉加压装置(VCD)进行机械性预防。

(4)抗凝药物预防:普通肝素,低分子肝素,活化 X 因子抑制剂(FXaI)如利伐沙班、阿哌沙班、依度沙班等,磺达肝癸钠、华法林。

(5)多发性骨髓瘤相关静脉血栓栓塞症防治中国专家共识(2022 年版)指出应针对 MM 患者 VTE 风险评估分层进行预防,药物预防时伴有出血风险,所以同时也应做好出血风险的评估。

3. VTE 的护理

(1)护理人员对 VTE 要有一定的认识,定期进行培训考核,有条件的可以培养专科护士。

(2)定期进行血象监测,特别是血小板。

(3)对于不合并抗凝禁忌证的患者,一旦确诊 VTE,遵医嘱立即抗凝治疗。

(4)PE 患者进行溶栓治疗和 / 或肺部取栓术,并同时评估患者的出血风险。

(5)浅表性血栓性静脉炎患者初期抬高患者,热敷,遵医嘱应用消炎药。

(6)关注患者主诉,定时评估患者血栓程度。

(二)周围神经病变的护理

化疗致周围神经病变(chemotherapy-inducedperipheral neuropathy,CIPN)是使用抗肿瘤药物所致的周围神经功能紊乱,主要由紫杉烷类、铂类、长春碱类、硼替佐米和沙利度胺等化疗药物引起。

1. CIPN 的评估

（1）评估患者病史：有无存在除 MM 外其他疾病，如糖尿病。

（2）应用评估工具：CIPN 所致的神经病变多采用美国国立癌症研究所常见毒性事件标准（National Cancer Institue's Cornmon Terminology Criteria for Adverse Events，NCI-CTCAE）4.0 版本进行程度分级评估，此外可应用化疗导致的周围神经病变评估工具（Chemotherapy-induced Peripheral Neuropathy Assessment Tool，CIPNAT）、医院焦虑抑郁量表（Hospital Anxiety and Depression Scale，HADS）、匹兹堡睡眠指数量表（Pittsburgh Sleep Quality Index，PSQI）、生活质量调查问卷（EORTC-QLQ-C30）等对 CIPN 患者进行多维度评估。

2. CIPN 的症状

（1）感觉神经症状：主要为肢体远端感觉异常（麻木、刺痛、蚁走感等）和袜套样缺失、感觉过度、烧灼样疼痛、皮肤触痛，发生本体感觉受损时表现为精细动作受损（扣扣子、写作等）和感觉性共济失调等。

（2）运动神经症状：表现为肌肉无力、萎缩和肌束震颤等。

（3）自主神经症状：表现为肢体远端皮肤发凉、苍白或青紫、多汗或无汗，便秘或腹泻，血压改变等；异常体征包括四肢针刺觉、振动觉、腱反射减弱或消失，通常踝反射减弱出现最早。

3. CIPN 的预防　预防重点在于保持生活质量，避免加重的相关因素。在用药方面可以调整用药剂量和频次，延迟给药时间；在营养方面，补充维生素、镁、钾食物的摄入；在生活护理方面，加强四肢的护理，给予保暖及按摩。

4. CIPN 的护理

（1）继续教育：护士（特别是从事肿瘤专科方向的护士）应有接受 CIPN 护理培训的机会，可通过科室组织进行理论学习、专业的学习班、书籍等方式进行，以及参加肿瘤护理专委会的学术会议，学习对 CIPN 患者进行多维度的评估：CIPN 症状的严重程度、对日常生活的影响（包括睡眠、跌倒等）、心理状态、应对方式等。

（2）宣教：对化疗患者进行相应知识的宣教，使用会导致 PN 的化疗药物使用前应向患者告知其不良反应及相关症状，以便患者出现症状时能及时发现和告知，避免病情的加重。

（3）非药物干预：对于 CIPN 的非药物干预因为简单易行实用、不良反应少受到重视，但是目前研究量少，对于效果不具有普遍性，可进行相应尝试。①针刺疗法：从化疗前 1 天起，给予针刺干预，每周 3 次。常规取气海，百会，双侧足三里、三阴交、合谷、曲池和太冲，同时根据患者的不同症状，增加八风、八邪等局部穴位。常规消毒穴位区域后垂直进针，得气后留针 20min，气海、百会、足三里、三阴交用补法，合谷、曲池用泻法，太冲平补平泻，局部穴位仅用泻法。②常规按摩患者平卧 10～15min 后，首先从患者膝盖下方至趾尖方向按摩，然后从肘关节下方到指尖，先后采用抚摩、揉捏手法，上下肢各 25min，治疗结束后患者保暖休息 30min，每周 3 次。③穴位按摩：患者取舒适坐位或平卧位，操作者先后按摩外关穴、五虎穴，左右交替，按摩手法为环形不间断，强度以患者局部有酸胀感、能耐受为宜，每次每穴 20min。④多模式联合训练：包括有氧训练、力量训练、平衡训练等。⑤手套压迫法：室温下在患者的手上佩戴 2 只外科手套，尺寸比适合患者的尺寸小 1 号，佩戴时间为药物输注前 30 分钟至输注结束后 30 分钟。

（4）药物干预：遵医嘱使用甲钴胺、维生素 B、氨磷汀、左卡尼汀、还原型谷胱甘肽、ω-3 鱼油脂肪乳等，观察药物疗效。

（5）跌倒风险评估：PN增加了患者跌倒和近乎跌倒的发生率，所以用药期间还需要对患者进行跌倒风险评估，同时做好防护措施及宣教。

（三）中性粒细胞减少的护理

化疗药物的使用会有不同程度的中性粒细胞减少，增加的感染发生的概率，因此重点还是在于预防感染的护理。住院期间做好病房通风、消毒，温湿度适宜，限制探视；加强个人卫生方面的宣教及指导，并定期检查易发生感染部位有无感染灶；严格执行无菌操作和手卫生。患者居家期间，注意休息与活动的调节，保证营养，增强自身免疫力、抵抗力；护士在患者出院前应做好家庭预防感染的宣教工作，出院后应做好随访工作，定期给予关心和指导，定期检查血常规。

（四）血小板减少的护理

用药期间进行血小板的监测，当血小板计数 $< 50 \times 10^9/L$ 时观察有无出血倾向，血小板计数 $< 20 \times 10^9/L$ 的时候警惕颅内出血，遵医嘱皮下注射重组人血小板生成素升血小板，输注血小板制品。另外，进行相关知识宣教，做好出血的自我观察和预防指导。

（五）α-干扰素的护理

α-干扰素（interferon，IFN）具有抗病毒、抑制细胞增殖、调节免疫及抗肿瘤作用，虽已不推荐用于MM维持治疗的一线方案，但根据患者具体病情评估，也会有个性化的使用。IFN的注射方法与胰岛素笔注射方法相似，患者及家属在家庭中使用时间比较多，所以患者初次使用时应教会患者及家属注射方法。首次使用时不良反应比较明显，如发热、头痛、乏力等，使用前应向患者做好解释及宣教，使用后24小时内密切观察不良反应。其他不良反应如肌肉酸痛、关节痛、消化道反应、中性粒细胞减少、血小板减少、转氨酶升高的等，多为一过性和可逆性反应，严重时停药后可恢复。若有过敏反应应立即停药。

二、维持治疗期间的对症护理

（一）骨病的护理

患者经过化疗、移植，骨病的症状，特别是骨痛有明显改善，但是仍需要进行维持治疗以防止骨质破坏。遵医嘱使用帕米膦酸二钠、唑来膦酸、伊班膦酸钠等药物，预防骨病的进展。循序渐进地进行功能锻炼，避免过激运动破坏骨骼。

（二）肾功能不全的护理

定期进行肾功能指标的监测，注意休息，避免劳累，适当运动，增强自我保健意识，注意保暖，防止受凉，预防感染。遵医嘱正确用药，观察及预防药物毒副作用。饮食上少食多餐，低盐、低脂、低磷、低嘌呤、优质低蛋白饮食，补充足够能量，保证营养均衡。慢性肾衰患者应该定期行血液透析。

（三）贫血患者的护理

MM患者维持治疗期间多为轻度至中度贫血，病情进展严重可能有重度贫血。定期检查血常规，学会自我观察，判断贫血症状有无加重。注意休息与活动之间的平衡，保证足够的睡眠，避免太过疲劳。合理饮食，保证足够的营养。

三、营养指导

营养是指人体为了维持正常的生理、生化、免疫功能及生长发育、代谢、修复等生命活动而摄取和利用食物养料的生物学过程。营养素（nutrient）是指食物中可给人体提供能量、构成机体和组织修复，以及具有生理调节功能的化学成分。人体所必需的营养素有蛋白质、脂类、糖类、维生素、水和无机盐（矿物质）、膳食纤维（纤维素）7类，还包含许多非必需营养素。

营养不良（malnutrition）是能量、蛋白质及其他营养素缺乏的状态，对机体功能乃至临床结局造成不良影响。营养不良包括饥饿相关性低体重（starvation-related underweight），恶病质/疾病相关性营养不良（cachexia/disease related malnutrition）、肌肉减少症（sarcopenia）及衰弱（frailty）。

对于恶性肿瘤患者，不论是疾病本身还是治疗都增加了身体消耗，影响营养摄入和吸收利用。恶性肿瘤是一类代谢疾病，它使人体代谢异常，增加身体炎症，导致食欲减退，还会加速体内蛋白质的分解，移植蛋白质的合成；加速脂肪的分解，减少脂肪的合成，使得身体消瘦。同时，恶性肿瘤的治疗方式主要是化疗和放疗，不同程度地加速了蛋白质周转，致使蛋白质流失。而且化放疗治疗的副作用会导致一系列消化道异常症状，如恶心、呕吐、腹泻、便秘、吸收不良等，影响患者进食获取营养。因此，营养支持在肿瘤患者患病初期、治疗期间、治疗后等都起到重要作用。

（一）营养风险筛查

营养风险筛查（nutrition risk screening）是由医护人员实施的简便的筛查方法，用以决定是否需要制定或实施肠外肠内营养支持计划。营养风险筛查2002（NRS 2002）工具是迄今唯一以128个随机对照研究作为循证基础的营养筛查工具，信度和效度在欧洲已得到验证。包括四个方面的评估内容，即人体测量、近期体重变化、膳食摄入情况和疾病的严重程度，见表16-5-3。

表16-5-3　住院患者营养风险筛查（NRS 2002）

患者资料

病区		床号		住院号	
姓名		性别		年龄	
身高/cm		体重/kg		体重指数/BMI	
血清白蛋白/(g·L^{-1})			临床诊断		

疾病的严重程度评分

疾病的严重程度		分数	若"是"请打√
正常营养需要量	没有	0	
需要量轻度提高：髋关节骨折、慢性疾病有急性并发症（肝硬化、慢性阻塞性肺疾病、血液透析、糖尿病、一般肿瘤患者）	轻度	1	
需要量重度增加：腹部大手术、脑卒中、重症肺炎、血液恶性肿瘤	中度	2	
需要量明显增加：颅脑损伤、骨髓移植、APACHE>10的ICU患者	重度	3	
	合计		

续表

营养状态受损评分

营养状态指标（单选）		分数	若"是"请打√
正常营养状态	没有	0	
3个月内体重减少 >5% 或食物摄入比正常需要量低 25%～50%	轻度	1	
一般情况差或 2 个月内体重减少 >5%，或食物摄入比正常需要量低 50%～75%	中度	2	
BMI < 18.5 且一般情况差，或 1 个月内体重减少 >5%（或 3 个月内体重减少 15%），或前 1 周食物摄入比正常需要量低 75%～100%	重度	3	
	合计		

年龄

年龄超过 70 岁者总分加 1 分，及年龄调整后总分值	1	

营养风险筛查评估结果

营养风险筛查总分	
处理	
总分≥3.0：患者有营养不良的风险，需营养支持治疗	
总分 <3.0：若患者将接受重大手术，则每周重新评估其营养状况	
执行者：	时间：

NRS 2002 使用中的注意事项：

1. 患者知情同意参加，需要说明营养风险筛查的意义，无额外费用、无创伤，仅测身高、体重和询问少量问题。

2. 入院日期、姓名、性别、年龄（具体到岁）、病房、病床、病历号、联系电话均按照入院记录的内容填全。

3. 入院诊断按照 24 小时入院病历描述的诊断填写。如果与列出的疾病相同就在相应栏目做标记；如果不同则向表中所列出的诊断靠拢，给出评分。疾病营养需要量程度分类是按照随机对照临床研究的结果。对于没有明确列出诊断的疾病参考以下标准，依照调查者的理解进行评分。1 分，慢性疾病患者因出现并发症而住院治疗。患者虚弱但不需卧床。蛋白质需要量略有增加，但可以通过口服和补液来弥补。2 分，患者需要卧床，如腹部大手术后，蛋白质需要量相应增加，但大多数人仍可以通过营养支持得到恢复。3 分，患者在加强病房中靠机械通气支持，蛋白质需要量增加而且不能被营养支持所弥补，但是通过营养支持可能使蛋白质分解减少。

4. 注意在早晨免鞋后测定身高，实际体重应尽可能空腹、着病房衣服、免鞋测量。测量值身高精确到 0.5cm，体重精确到 0.5kg，计算出 BMI（到小数点后 1 位）。

5. 近期（1～3 个月）体重是否下降。先询问患者近期内体重是否有变化、是否下降，如果下降且超过 5%，则进一步确认体重下降发生的时间，是在 3 个月内、2 个月内或者 1 个月内。

6. 1周内进食量是否减少。询问近1周内进食量的变化,是减少了1/4、1/2还是3/4以上。

7. 在营养状态受损评分中,各项评分取最高分作为该项评分。

(二)营养评估

营养评估的目的在于发现营养不良并判断其严重程度。营养评估的方法较多,目前国际上较为常用的有主观整体评估(subjective global assessment,SGA)、微型营养评价(mini nutritional assessment,MNA)、患者主观整体评估(patient generated subjective global assessment,PG-SGA)等。SGA是一种通用型临床营养评估工具,是目前临床营养评估的"金标准",适用于一般成年住院患者。

对营养筛查阳性患者应该常规进行营养评估。对全部肿瘤患者、老年患者及危重症患者3类特殊患者群,即使营养风险筛查阴性,也应该常规进行营养评估,因为营养风险筛查工具NRS2002对上述患者群有非常高的假阴性率。要求在患者入院后48小时内完成,由营养护士、营养师或医师实施。对营养评估阴性(即无营养不良)患者,可实施营养教育,但无须人工营养(特指肠内营养和肠外营养)。对营养评估阳性(即营养不良)患者,应该进一步实施综合评价,或同时实施营养治疗(特指营养教育和人工营养)。

(三)综合评价

目的在于了解营养不良的原因、类型及其后果。综合评价的内容包括膳食情况、能耗水平、应激程度、炎性反应、代谢状况、器官功能、人体组成、心理状况、体能等方面。综合评价的方法仍然是一般疾病诊断中常用的手段如病史采集、体格体能检查、实验室检查、器械检查,但是具体项目与一般疾病诊断有显著不同,重点关注营养不良对患者的影响。

对综合评价阴性(即无代谢紊乱、无器官功能不全、无心理障碍)患者只需要营养治疗;对综合评价阳性的患者,要实施综合治疗,包括营养治疗、炎症修饰、代谢调节、免疫调理、功能维护、心理支持等。

(四)营养教育

营养教育(nutrition education)是营养干预的基本内容,是营养治疗的首选方法。对患者进行完营养诊断后,应根据结果提出饮食、营养建议。肿瘤患者的营养误区较多,其中最常见的误区是"忌口"、偏饮偏食、迷信素食、迷恋保健品,其后果只能是营养不良、生活质量下降、生存时间缩短。破除误区,传授科学营养知识,提出合理饮食、营养建议十分重要。

有患者认为鱼、家禽、家畜等是"发物"、是"酸性食品",因此不能吃。实际上,上述动物食物都是优质蛋白质来源,肿瘤患者蛋白质需求高于健康人。2009年欧洲肠外肠内营养学会(European Society for Clinical Nutrition and Metabolism,ESPEN)指南提出:肿瘤患者的氨基酸需要量推荐范围最少为1g/(kg·d),到目标需要量需要1.2~2g/(kg·d)。肿瘤恶病质患者蛋白质的总摄入量(静脉+口服)应该达到1.8~2g/(kg·d),BCAA应该达到≥0.6g/(kg·d),必需氨基酸应该增加到≥1.2g/(kg·d)。严重营养不良肿瘤患者的短期冲击营养治疗阶段,蛋白质供给量应该达到2g/(kg·d)。而且营养学没有"发物"及"酸性食品"之说,更何况人体有强大的酸碱平衡系统。单纯素食无益于健康,主张荤素搭配,植物性食物占70%~80%,动物性食物占20%~30%;主张粗细搭配,粗加工食品与精加工食品搭配,细粮(米、面)与杂粮(玉米、小米、红薯等)搭配。反对"忌口",反对偏食,建议增加食物品种,每天进食20种以上食物,每周进食30种以上,食物或营养素来源(包括产地)愈杂愈好。保健品不等于营养素,不主张常规补充保健品，推荐以增加果蔬摄入量来补充植物化学物。饥饿不能饿死肿瘤细胞，只能引起营养不良，导致体重下降、免疫力下降，使肿瘤生长更快，患者生存时间缩短。营养良好不会促进肿瘤生长，而会提高免疫功能，帮助杀灭肿瘤，从而提高患者生活质量，延长患者生存时间。

（五）营养干预

营养干预的手段有饮食调整、肠内营养、肠外营养三个方法，实施营养干预的通路有口服、管饲及静脉三条途径。其中，口服方式最符合人体的生理特点，它包括口服饮食，口服营养补充（oral nutritional supplements，ONS）及完全肠内营养（total/exclusive enteral nutrtion，TEN/EEN）。管饲包括经鼻、经胃及经小肠管饲。静脉有外周静脉、中心静脉两条途径。

四、生活质量评估

生活质量（quality of life，QOL）又被称为生存质量或生命质量。全面评价生活优劣的概念。通常指社会政策与计划发展的一种结果。MM 患者进入维持治疗阶段，对生活质量评定是极其重要的，与患者的预后也联系紧密。可以采用 EORTC QLQ-C30 V3.0 问卷来对患者的生活质量进行评估。

（一）EORTC QLQ-C30 V3.0 生活质量调查问卷（表 16-5-4）

表 16-5-4　EORTC QLQ-C30 V3.0 生活质量调查问卷

我们很希望了解一些有关您及您的健康状况的信息。请独立回答以下所有问题，并圈出对您最合适的答案。答案无"正确"、与"错误"之分。您提供的信息我们将绝对保密。

请填写您的姓名：

出生日期：

今日日期：

	没有	有一点	有一些	非常多
1. 当您做一些费力的动作，如提沉重的购物袋或行李箱时，您是否感到困难？	1	2	3	4
2. 长距离步行时，您是否感到困难？	1	2	3	4
3. 在户外短距离散步时，您是否感到困难？	1	2	3	4
4. 在白天，您是否必须卧床或坐在椅子上？	1	2	3	4
5. 您是否需要别人协助进食、穿衣、洗漱或上厕所？	1	2	3	4
在过去的一周中	没有	有一点	有一些	非常多
6. 您的工作或者日常活动是否受到体能限制？	1	2	3	4
7. 您的业余爱好和休闲活动是否受到体能限制？	1	2	3	4
8. 您曾感到气短吗？	1	2	3	4
9. 您有过疼痛吗？	1	2	3	4
10. 您曾需要休息吗？	1	2	3	4
11. 您曾感到睡眠不好吗？	1	2	3	4
12. 您曾感到虚弱吗？	1	2	3	4
13. 您曾感到没有胃口吗？	1	2	3	4

续表

在过去的一周中	没有	有一点	有一些	非常多
14.您曾感到恶心想吐吗?	1	2	3	4
15.您曾呕吐过吗?	1	2	3	4
16.您曾有便秘吗?	1	2	3	4

在过去的一周中	没有	有一点	有一些	非常多
17.您曾有过腹泻吗?	1	2	3	4
18.您曾感觉疲乏吗?	1	2	3	4
19.疼痛妨碍您的日常活动吗?	1	2	3	4
20.您是否很难集中注意力做事,例如读报或看电视?	1	2	3	4
21.您曾感到紧张吗?	1	2	3	4
22.您曾感到担心吗?	1	2	3	4
23.您曾感到容易动怒吗?	1	2	3	4
24.您曾感到情绪低落吗?	1	2	3	4
25.您曾经感到记事困难吗?	1	2	3	4
26.您的身体状况或治疗过程,妨碍了您的家庭生活吗?	1	2	3	4
27.您的身体状况或治疗过程,妨碍了您的社交活动吗?	1	2	3	4
28.您的身体状况或治疗过程,造成了您的经济困难吗?	1	2	3	4

以下问题,数字1~7代表从"很差"到"很好"的等级,请在1至7之间圈出对您最合适的答案

29.您如何评定过去一周中您的整体健康状况?

1	2	3	4	5	6	7
很差						很好

30.您如何评定过去一周中您的整体生活质量?

1	2	3	4	5	6	7
很差						很好

许艳洁等对多发性骨髓瘤维持治疗阶段患者生活质量及相关因素研究,以 EORTC QLQ-C30 V3.0 问卷为主要工具,评估 MM 维持治疗阶段患者的 QOL 情况。结果显示,该群患者的总体健康状况较一般人群差,但明显优于 MM 患者参考值。由此可以推断,维持治疗可以改善 MM 患者的 QOL。

(二)MM 患者维持阶段 QOL 的影响因素

1. 患者的初诊年龄和基础疾病 患者的初诊年龄和基础疾病是影响 QOL 的主要因素,高龄和有基础疾病患者的总体健康状况和各功能领域的得分均下降。

2. 自费比例 自费比例影响患者的总体健康和经济困难维度。MM 治疗不仅需要昂贵的化疗药物,还需要强有力的支持治疗,而 MM 多发于 60 岁以上的老年人,病程长,易出现各种严重感染等各种原因加重了个人及家庭的经济负担,若自费比例高,则更影响其 QOL。所以在临床治疗方案的选择中,不仅需要关注药物毒性,还需要关注药物经济学因素。

3．疼痛和疲劳　疼痛和疲劳降低了患者的QOL，且分别与血钙和血红蛋白浓度有关。

（三）提高MM患者QOL的若干建议

1．每年定期体检，若感觉疲乏、疼痛等异常状况应及时就医，如出现健康问题早发现早处理。

2．养成良好的作息习惯，饮食习惯，加强身体锻炼，增强机体抵抗力。

3．防患于未然，在有社会医疗保险的保障下，根据家庭经济条件适当的购买重疾商业保险。

4．有效的家庭支持，在患者前和谐的家庭氛围促使人身心健康，患病期间家庭的经济支持和生活照顾能减轻患者的思想负担，维持阶段家庭的支持系统也是极其重要的。通过建立家庭支持系统，使家属掌握本病对身体各系统的影响及其护理要点，使其积极参与到护理的过程中，以进一步提高患者的生活质量。家庭支持系统内容包括：①疾病相关知识。了解MM有关的临床表现、治疗方法、用药的不良反应及注意事项，饮食相关知识。了解MM疾病治疗过程、预后情况。②精神支持。家庭是患者强有力的精神后盾，生病后多数患者会比较脆弱，有各方面的担心和顾虑，家庭的鼓励是他们战胜疾病的强大动力。同时，家庭成员之间也应该合理安排，避免照顾者疲劳而出现身体状况，或者长期照顾患者出现烦躁不满情绪，因为这些都有可能加重患者心理负担。③物质支持。家庭应为患者提供安全方便的家庭设施，地面平整防滑，去除门槛，卫生间设坐便器，用物摆放合理，为MM患者准备硬板床，必要时准备助行器、轮椅等。④生活照顾。提供营养合理的饮食，保证居室环境整洁，给予生活起居指导。卧床患者给予翻身叩背，恢复期患者协助功能锻炼。

（韩玉霞　侯秋秀）

【参考文献】

[1] 尤黎明，吴瑛．内科护理学[M]．6版．北京：人民卫生出版社，2017：507-522.

[2] 中国医师协会血液科医师分会，中华医学会血液学分会，中国医师协会多发性骨髓瘤专业委员会．中国多发性骨髓瘤诊治指南（2022年修订)[J]．中华内科杂志，2022，61（5）：480-487.

[3] 左丽宏，杨便红．多发性骨髓瘤护理与管理[M]．北京：人民卫生出版社，2017.

[4] 李娟．造血干细胞移植治疗多发性骨髓瘤：历史与进展[J]．临床血液学杂志，2015，28（04）：553-557.

[5] 刘俊茹，李娟，陈媚，等．大剂量环磷酰胺联合粒细胞集落刺激因子动员多发性骨髓瘤造血干细胞的价值研究[J]．中国实用内科杂志，2011，31（07）：530-532.

[6] 陈美兰，李娟．PEG-G-CSF在多发性骨髓瘤外周血造血干细胞动员及预处理后造血重建中的应用进展[J]．实用肿瘤杂志，2018，33（05）：407-409.

[7] 崔俊．PICC管与输液港在临床护理中的应用与比较[J]．实用临床护理学电子杂志，2018，3（36）：193.

[8] 陈富臻，骆宜茗，洪强，等．多发性骨髓瘤患者CTX或E-CHOP化疗联合G-CSF动员采集外周血造血干细胞的成功率及影响因素分析[J]．中国实验血液学杂志，2018，26（03）：812-816.

[9] 陈惠珍，侯秋秀，揭素铭，等．血细胞分离机在外周血造血干细胞采集中常见报警故障分析及处理[J]．实用医技杂志，2007（09）：1157-1158.

[10] 陈惠珍，刘晓华，揭素铭，等．外周血造血干细胞采集中不良反应分析及处理[J]．护理研究，2007（26）：2391-2392.

[11] 殷国美，沈卓岚，秦斐，等．3种血细胞分离机采集外周血造血干细胞的安全性与有效性研究[J]．中国

输血杂志, 2013, 26 (07): 639-642.

[12] 张金辉, 张淑香. 自体造血干细胞移植患者动员化疗期间的护理 [J]. 中国肿瘤临床与康复, 2012, 19 (02): 178-179.

[13] 胡晓蓉, 廖巧芬. 硼替佐米治疗多发性骨髓瘤不良反应的观察与护理 [J]. 中华护理杂志, 2008 (11): 1002-1004.

[14] 李媛, 傅荣, 叶红芳. 硼替佐米皮下注射治疗多发性骨髓瘤给药流程设计与实践 [J]. 护理学杂志, 2015, 30 (23): 12-14.

[15] 万李, 叶红芳, 张新月, 等. 硼替佐米皮下注射治疗多发性骨髓瘤给药流程设计和护理分析 [J]. 中西医结合护理 (中英文), 2017, 3 (03): 4-7.

[16] 彭玉晓, 胡小冬, 杜慧姣. 化疗致周围神经病变非药物干预的研究进展 [J]. 中华护理杂志, 2019, 54 (12): 1907-1910.

[17] 侯晓婷, 陆宇晗, 柏冬丽. 化疗致周围神经病变相关测评工具的研究进展 [J]. 中国护理管理, 2017, 17 (01): 128-132.

[18] 赵英娜, 刘华平. 静脉血栓栓塞个体风险评估工具研究进展 [J]. 中国护理管理, 2016, 16 (04): 442-447.

[19] 董晶, 闫岩, 耿传营. 集束化疼痛管理对多发性骨髓瘤患者疼痛和心理状态的影响 [J]. 癌症进展, 2019, 17 (23): 2863-2866.

[20] 应金萍, 袁静, 周淑亚. 多发性骨髓瘤伴肾功能衰竭患者行血液净化治疗期间并发症的护理 [J]. 护理与康复, 2014, 13 (08): 746-748.

[21] 赵锐祎. 空气层流洁净病房在骨髓移植中的消毒隔离与护理 [J]. 护士进修杂志, 1998, 13 (5): 43-44.

[22] 韩瑜. 临床护理人员岗位强化培训对护理质量及护理满意度的影响 [J]. 中国医药科学, 2020, 10 (5): 238-251.

[23] 戎花, 杨瑛, 董丽敏. 护理技术操作分层级培训与考核的做法与体会 [J]. 山西医药杂志, 2020, 49 (07): 875-876.

[24] 胡会平, 颜磊. 造血干细胞移植护理研究进展 [J]. 齐鲁护理杂志, 2016, 22 (17): 48-50.

[25] 黄晓军. 造血干细胞移植问与答 [M]. 北京: 人民卫生出版社, 2014: 101-174.

[26] 廖利芳, 何华, 朱莉雯. 异基因造血干细胞移植预处理中静脉注射白消安的护理 [J]. 中华现代护理杂志, 2011, 17 (2): 176-177.

[27] 文玲. 以白消安联合 CTX 作为异基因干细胞移植预处理方案的不良反应的观察即护理体会 [J]. 中华现代临床护理学杂志, 2007, 2 (3): 205-206.

[28] 喻新容, 孙爱华, 张诚, 等. 改良 BU/CY 方案在单倍体造血干细胞移植预处理中的护理 [J]. 西部医学, 2010, 22 (7): 1346-1347.

[29] 张玲, 阎平, 韩丽娟, 等. 低温预防大剂量美法仑导致口腔黏膜炎的临床观察 [J]. 护理研究, 2010, 24 (3): 708-709.

[30] 周萍, 邓钊, 杨竹. 造血干细胞移植患者口腔黏膜炎的治疗与护理现状 [J]. 中华现代护理杂志, 2014, 20 (9): 1114-1116.

[31] 黄慧强, 蔡清清, 林旭滨, 等. 芬太尼透皮贴治疗造血干细胞移植相关性口腔黏膜炎所致严重疼痛 [J]. 癌症, 2007, 26 (4): 390-393.

[32] 林金香, 李亚洁, 张立颖. 思密达与碘甘油混合液治疗化疗性口腔黏膜炎的效果观察 [J]. 护理学报, 2010, 17 (6): 62-63.

[33] 周健，宋永平，张龚莉，等. 异基因造血干细胞移植中出血性膀胱炎的病因及防治 [J]. 白血病•淋巴瘤，2005，14（1）：17-19.

[34] 李秀芹，马桂芬，刘书琴. 出血性脑卒中继发癫痫的护理体会 [J]. 现代医学，2012，40（1）：130-132.

[35] 林金香，钟桂玲，曾咏梅. BU/CY 预处理方案并发肝静脉闭塞病的预防及护理 [J]. 实用医技杂志，2008（04）：418-419.

[36] 赵新玲，郝彩琴，禹春爽，等. 健康教育在造血干细胞移植患者及家属心理护理中的应用 [J]. 中国医学伦理学，2018，31（6）：758-761.

[37] 张灵. 血液病患者入住层流病房后的常见心理反应及护理对策 [J]. 世界最新医学信息文摘，2019，19（40）：238-241.

[38] 董晓静，贾博军. 层流病房健康教育的实施与管理 [J]. 中国医药指南，2012，10（35）：421-422.

[39] 陈新茹. 造血干细胞移植患者心理问题和躯体主诉分析 [J]. 世界临床药物，2016，37（11）：776-780.

[40] 王学萍. 精细化护理联合健康教育对阑尾炎术后患者康复效果的影响 [J]. 中国实用医药，2018，13（4）：156-157.

[41] 肖扬，肖浩文. 血液系统疾病常见并发症的诊治 [M]. 长春：吉林大学出版社，2010：158-178，230-235.

[42] 李兰花. 造血干细胞移植术后并发植入综合征患者的护理 [J]. 护士进修杂志，2014，29（4）：339-340.

[43] 肖毅，刘文励. 植入综合症研究进展 [J]. 中华器官移植杂志，2005，26（10）：633-634.

[44] 张学军. 造血干细胞植入综合征 [J]. 医学综述，2003，9（7）：444-446.

[45] 熊傲雪，张诚，高雷，等. 单倍体相合造血干细胞移植合并重症移植物抗宿主病的护理 [J]. 国际输血与血液学杂志，2014，37（1）：23-25.

[46] 周瑾，吴斌，张友山. 异基因造血干细胞移植后急性移植物抗宿主病患者的护理 [J]. 现代临床护理，2015，14（2）：21-24.

[47] 赵海蓉，张瑞丽，史静云，等. 异基因外周血造血干细胞移植并发症及护理 [J]. 当代护士（上旬刊），2017（5）：23-25.

[48] 韩雪，冯媛媛，袁玖莲. 异体骨髓移植术后并发肠道移植物抗宿主病的观察及护理 [J]. 实用临床护理学电子杂志，2019，4（29）：58-62.

[49] 孙丽敏. 生长抑素联合全肠外营养治疗移植物抗宿主病的观察与护理 [J]. 海南医学，2011，22（2）：136-137.

[50] 江英芳. 环孢素 A 毒副作用的临床观察及护理措施 [J]. 实用护理杂志，2000，16（1）：43.

[51] 陈欢，刘开彦，刘代红，等. 应用吗替麦考酚酯治疗异基因造血干细胞移植后移植物抗宿主病 [J]. 中华医学杂志，2008，88（30）：2127-2130.

[52] 季静，韩颖，化罗明，等. 大剂量甲氨蝶呤化疗副作用观察及处置 [J]. 医学研究与教育，2012，29（6）：32-34.

[53] 许多荣，杨茂华，张祥忠，等. 叶酸预防异基因造血干细胞移植术中甲氨蝶呤引起的口腔黏膜炎的临床疗效 [J]. 中国实用医刊，2009，36（15）：1-3.

[54] 周兰月. 外周血造血干细胞移植术后并发间质性肺炎 19 例临床护理 [J]. 齐鲁护理杂志，2011，17（14）：23-24.

[55] 刘桂兰，汪蕾. 亲体肾移植患者出院后生活质量调查及护理指导 [J]. 护理学报，2011，18（9B）：6-8.

[56] 王海婧. 家庭护理用于 48 例白血病骨髓移植患者康复期的效果观察 [J]. 当代临床医刊，2019，32（3）：235-236.

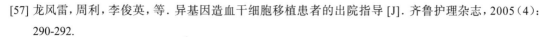

[57] 龙风雷,周利,李俊英,等.异基因造血干细胞移植患者的出院指导[J].齐鲁护理杂志,2005(4): 290-292.

[58] 庄韵,沈群.多发性骨髓瘤维持治疗的最新进展[J].中国实验血液学杂志,2015,23(01):250-254.

[59] 许艳洁,许雯,陈静,等.多发性骨髓瘤维持治疗阶段患者生活质量及相关因素研究[J].中国实验血液学杂志,2019,27(01):96-103.

[60] 许艳洁,夏冰,王路,等.沙利度胺和硼替佐米在多发性骨髓瘤维持治疗中的临床分析[J].中国实验血液学杂志,2018,26(06):1668-1674.

[61] 左丽宏,杨光忠,王兵,等.联合方案治疗多发性骨髓瘤患者不良反应观察与护理[J].齐鲁护理杂志,2013,19(01):80-82.

[62] 马军,吴一龙,秦叔逵,等.肿瘤相关静脉血栓栓塞症的预防与治疗中国专家指南(2015版)[J].中国肿瘤临床,2015,42(20):979-991.

[63] 彭玉晓,胡小冬,杜慧姣,等.化疗致周围神经病变非药物干预的研究进展[J].中华护理杂志,2019,54(12):1907-1910.

[64] 石汉平.恶性肿瘤患者营养诊断及实施流程[J].中国实用外科杂志,2018,38(03):257-261.

[65] 石汉平,杨剑,张艳.肿瘤患者营养教育[J].肿瘤代谢与营养电子杂志,2017,4(01):1-6.

[66] 陈晓欢.多发性骨髓瘤患者家庭功能与生活质量的相关性[J].现代临床护理,2018,17(02):14-17.

[67] 胡荣,王玉芳,方文添.老年血液肿瘤患者的社会支持与应对方式[J].中国老年学杂志,2014,34(02):458-460.

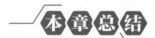

本 章 总 结

　　为配合多发性骨髓瘤的医疗诊治(含移植)及维持治疗,本章节从诱导期间、动员期间、预处理期间、移植后、维持治疗的护理进行了详细的阐述。包括诱导化疗期间化疗方案的选择,化疗期间副作用的处理,动员期间使用 HD-CTX 的注意事项、动员后干细胞采集,进入移植仓清髓、干细胞回输、移植后并发症的处理,维持治疗过程中出现的并发症的观察等方面都作了详细的介绍。旨在给血液科护理人员,尤其从事多发性骨髓瘤患者护理的专业的护理人员提供指引。

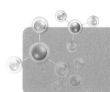

附 录

缩写	英文全称	中文全称
MM	multiple myeloma	多发性骨髓瘤
MGUS	monoclonal gammopathy of unknown significance	意义未明的单克隆免疫球蛋白血症
SMM	smoldering multiple myeloma	冒烟型骨髓瘤
AMM	active multiple myeloma	活动性多发性骨髓瘤
PCL	plasma cell leukemia	浆细胞白血病
Mel	melphalan	美法仑
HD-Mel	high dose melphalan	大剂量美法仑
TRM	treatment/transplant related mortality	治疗相关死亡率/移植相关死亡率
sCR	stringent complete response	严格意义的完全缓解
CR	complete response	完全缓解
ORR	overall response rate	总缓解率
VGPR	very good partial response	非常好的部分缓解
nCR	near complete response	接近完全缓解
PR	partial response	部分缓解
MR	minor response	微小缓解
SD	stable disease	疾病稳定
PD	progressive disease	疾病进展
EFS	event-free survival	无事件生存时间
OS	overall survival	总生存时间
TTP	time to tumor progression	疾病进展时间
PFS	progression free survival	无进展生存时间
CVB	cyclophosphamide，etoposide, busulfan	环磷酰胺+依托泊苷+白消安
BU/Cy	busulfan, cyclophosphamide	白消安+环磷酰胺
BEAM	carmustine，etoposide, cytarabine, melphalan	卡莫司汀+依托泊苷+阿糖胞苷+美法仑

缩写	英文全称	中文全称
MSC	mesenchymal stem cell/mesenchymal stromal cell	间充质干细胞
HSCT	hematopoietic stem cell transplantation	造血干细胞移植
VTE	venous thromboembolism/Venous Thrombus Embolism	静脉血栓栓塞 / 静脉血栓栓塞症
DVT	deep vein thrombosis	深静脉血栓
PE/PTE	pulmonary embolism/pulmonary thrombo embolism	肺栓塞 / 肺血栓栓塞症
AT	arterial thrombosis	动脉血栓形成
CRT	catheter-related thrombosis	导管相关血栓形成
TA-TMA	transplant-associated thrombotic microangiopathy	移植相关血栓性微血管病
HBV	hepatitis B virus	乙型肝炎病毒
IMWG	International Myeloma Working Group	国际骨髓瘤工作组
EMN	European Myeloma Network	欧洲骨髓瘤网络
NCCN	National Comprehensive Cancer Network	国家综合癌症网络
LMWH	low-molecular-weight heparin	低分子量肝素
ADCC	antibody-dependent cell-mediated cytotoxicity	依赖抗体的细胞毒性
ADCP	antibody-dependent cellular phagocytosis	依赖抗体的细胞吞噬
CDC	complement-dependent cytotoxicity	补体依赖的细胞毒效应
RRMM	relapsed/refractory multiple myeloma	复发 / 难治多发性骨髓瘤
IRR	infusion-related reaction	输注相关反应
IL-6	interleukin-6	白细胞介素 -6
PD-1	programmed death-1	程序性死亡受体 -1
EBMT	European Group for Blood and Marrow Transplant	欧洲血液与骨髓移植协会
ASBMT	American Society for Blood and Marrow Transplantation	美国血液与骨髓移植协会
PCP	pneumocystis pseumonia	肺孢子菌肺炎
NGS	next-generation sequencing	二代测序
SOS	sinusoidal obstruction syndrome	肝窦阻塞综合征
VOD	veno-occlusive disease	静脉闭塞性病
HC	hemorrhagic cystitis	出血性膀胱炎
GVHD	graft versus host disease	移植物抗宿主病
aGVHD	acute graft versus host disease	急性移植物抗宿主病
cGVHD	chronic graft versus host disease	慢性移植物抗宿主病
PTLD	post-transplant lymphoproliferative disorder	移植后淋巴细胞增殖性疾病
RIC	reduced intensity conditioning	减低强度预处理

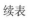

续表

缩写	英文全称	中文全称
MAC	myeloablative conditioning	清髓性预处理
NMAC	non-myeloablative conditioning	非清髓性预处理
TBI	total body irradiation	全身放射治疗
DLI	donor lymphocyte infusion	供者淋巴细胞输注
FLCr	free light chain ratio	血清游离轻链比值
SP	solitary plasmacytoma	孤立性浆细胞瘤
SBP	solitary bone plasmacytoma	骨孤立性浆细胞瘤
SEP	solitary extramedullary plasmacytoma	孤立性髓外浆细胞瘤
WM	Waldenström macroglobulinemia	瓦尔登斯特伦巨球蛋白血症
NSMM	non-secretory multiple myeloma	不分泌型多发性骨髓瘤
PET-CT	positron emission tomography-computed tomography	正电子发射计算机断层显像
MRD	minimal residual disease	微量残留病
MS	mass spectrum	质谱
MFC	multi-parameter flow cytometry	多参数流式细胞术
NGF	next generation flow cytometry	二代流式细胞术
EPO	erythropoietin	红细胞生成素
ECT	emission computed tomography	发射计算机断层显像
WBLD-CT	whole body low-dose CT	全身低剂量 CT
MIDD	monoclonal immunoglobulin deposition disease	单克隆免疫球蛋白沉积病
RBP	retinol-binding protein	视黄醇结合蛋白
vWF	von Willebrand factor	血管性血友病因子
PN	peripheral neuropathy	周围神经病
AL	amyloidosis	淀粉样变性
LDH	lactate dehydrogenase	乳酸脱氢酶
FISH	fluorescence *in situ* hybridization	荧光原位杂交
ASCT	autologous stem cell transplantation	自体造血干细胞移植
MEPG	methoxypolyethylene glycol	甲氧基聚乙二醇
Tandem ASCT	tandem autologous stem cell transplantation	串联移植
PI	proteasome inhibitor	蛋白酶体抑制剂
IMID	immunomodulatory drug	免疫调节剂
CAR-T	chimeric antigen receptor T-cell immunotherapy	嵌合抗原受体 T 细胞免疫治疗
Dara	daratumumab	达雷妥尤单抗

缩写	英文全称	中文全称
sFLC	serum free light chain	血清游离轻链
FCM	flow cytometry	流式细胞术
ASO-PCR	allele-specific oligonucleotide-polymerase chain reaction	等位基因特异性寡核苷酸杂交 - 聚合酶链式反应
allo SCT/allo-HSCT	allogeneic stem cell transplantation/allogeneic hematopoietic stem cell transplantation	异基因造血干细胞移植
GVM	graft versus myeloma effect	移植物抗骨髓瘤效应
CIBMTR	Center for International Blood and Marrow Transplant Research	国际骨髓移植研究中心
SEER	Surveillance，Epidemiology，and End Results	美国国立癌症研究所数据库
ADL	activities of daily living	日常活动能力评分
IADL	instrumental activity of daily living	工具性日常生活能力评分
CCI	Charlson Comorbidity Index	查尔森合并症指数评分
FEV$_1$	forced expiratory volume in one second	第 1 秒用力呼气容积
NDMM	newly diagnosed multiple myeloma	新诊断多发性骨髓瘤
ESMO	European Society for Medical Oncology	欧洲肿瘤内科学会
BCSH	British Committee for Standards in Haematology	英国血液学标准委员会
Elo	elotuzumab	埃罗妥珠单抗
PBSC	peripheral blood stem cell	外周血造血干细胞
BMT	bone marrow transplantation	骨髓移植
PBSCT	peripheral blood stem cell transplantation	外周血造血干细胞移植
Ang-1	angiopoietin-1	血管生成素 -1
VLA-4	very late antigen-4	迟现抗原 -4
CXCR4	C-X-C chemokine receptortype-4	趋化因子 CXC 亚家族受体 -4
SDF-1	stromal cell-derived factor 1	基质细胞衍生因子 -1
GRO-β	growth-regulated oncogene-β	人生长调节致癌基因 β
VCAM-1	vascular cell adhesion molecule-1	血管细胞黏附分子 -1
G-CSF	granulocyte colony-stimulating factor	粒细胞集落刺激因子
GM-CSF	granulocyte-macrophage colony-stimulating factor	粒细胞 - 巨噬细胞集落刺激因子
MMP-9	matrix metalloprotein-9	基质金属蛋白酶 9
PEG-G-CSF	PEGylated granulocyte colony stimulating factor	聚乙二醇化粒细胞集落刺激因子
CFU-GM	colony forming unit granulocyte-macrophage	粒 - 巨噬细胞集落形成单位

缩写	英文全称	中文全称
DMSO	dimethyl sulfoxide	二甲基亚砜
HES	hetastarch/hydroxyethyl starch	羟乙基淀粉
ISHAGE	International Society of Hematotherapy and Graft Engineering	血液病治疗及移植国际联合会
real time RT-PCR	real-time reverse transcription polymerase chain reaction	实时反转录聚合酶链式反应
single-cell RT-PCR	single cell reverse transcription polymerase chain reaction	单个细胞反转录 PCR
TMI	total marrow irradiation	全骨髓照射
TMLI	total marrow and lymphatic irradiation	全身骨髓淋巴结照射
OM	oral mucositis	口腔黏膜炎
KGF	keratinocyte growth factor	角质细胞生长因子
rHuTPO	recombinant human thrombopoietin	重组人血小板生成素
GF	graft failure	植入失败
γ-IFN	interferon-γ	γ 干扰素
TNF-α	tumour necrosis factor-α	肿瘤坏死因子 -α
ITT	intention to treat	意向性分析
EMD	extramedullary disease	髓外病变
DOR	duration of response	缓解持续时间
CMV	cytomegalovirus	巨细胞病毒
HSV	herpes simplex virus	单纯疱疹病毒
CVC	central venous catheter	中心静脉置管
VZV	varicella-zoster virus	水痘 - 带状疱疹病毒
IFD	invasive fungal disease	侵袭性真菌病
GM	galactomannans	半乳甘露聚糖
BDG	(1, 3)-β-D glucan	1, 3-β-D 葡聚糖
APC	antigen presenting cell	抗原呈递细胞
CsA	cyclosporin A	环孢素 A
MTX	methotrexate	甲氨蝶呤
MMF	mycophenolate mofeti	吗替麦考酚酯
ATG	antithymocyte globulin	抗胸腺细胞球蛋白
MP	methylprednisolone	甲泼尼龙
BCMA	B cell maturation antigen	B 细胞成熟抗原
ctDNA	circulating tumor DNA	循环肿瘤 DNA
Isa	isatuximab	伊沙妥昔单抗

缩写	英文全称	中文全称
PAN	panobinostat	帕比思他
VOR	vorinostat	伏立诺他
sASCT	salvage autologous hematopoietic stem cell transplantation	挽救性自体造血干细胞移植
HBsAg	hepatitis B surface antigen	乙型肝炎表面抗原
HBcAb/Anti-HBc	hepatitis B virus core antibody	乙型肝炎核心抗体
HBeAb/Anti-Hbe	hepatitis B virus e antibody	乙型肝炎 e 抗体
CRE	carbapenem-resistant Enterobacterales	耐碳青霉烯类肠杆菌
TA-GVHD	transfusion associated graft-versus-host disease	输血相关性移植物抗宿主病
Hct	hematocrit	红细胞压积
HLA	human leukocyte antigen	人类白细胞抗原
HPA	human platelet antigen	人类血小板抗原
FFP	fresh frozen plasma	新鲜冰冻血浆
FP	frozen plasma	冰冻血浆
PLS	passenger lymphocyte syndrome	过客淋巴细胞综合征
DAT	direct anti-human globulin test	直接抗人球蛋白试验
PRCA	pure red cell aplasia	纯红细胞再生障碍
PAI-1	plasminogen activator inhibitor-1	纤溶酶原激活物抑制物 -1
sICAM-1	soluble intercellular adhesion molecule-1	可溶性细胞间黏附分子 -1
FIB	fibrinogen	纤维蛋白原
DOAC	direct oral anticoagulant	直接口服抗凝剂
ALL	acute lymphoblastic leukemia	急性淋巴细胞白血病
MDS/AML	myelodysplasia/acute myeloid leukemia	骨髓增生异常综合征 / 急性髓系白血病
CIF	cumulative incidence function	累积发病率
BsAb	bispecific antibody	双特异性抗体
ADC	antibody-drug conjugate	抗体药物偶联物
BiTE	bispecific T cell engager	双特异 T 细胞衔接分子
HER3	human epidermal growth factor receptor 3	人表皮生长因子受体 3
IGF-1R	insulin-like growth factor 1 receptor	胰岛素样生长因子 1 受体
VEGF	vascular endothelial growth factor	血管内皮生长因子
DC	dendritic cell	树突状细胞
CTL	cytotoxic T lymphocyte	细胞毒性 T 细胞
LAK	lymphokine-activated killer cell	淋巴因子激活的杀伤细胞

续表

缩写	英文全称	中文全称
TIL	tumor-infiltrating lymphocyte	肿瘤浸润性淋巴细胞
CIK	cytokine-induced killer cell	细胞因子诱导的杀伤细胞
TAK	tumor antigen-activated killer cell	肿瘤抗原激活的杀伤细胞
ACI	adoptive cellular immunotherapy	细胞过继免疫治疗
RP2D	recommended phase II dose	II期临床研究推荐剂量
GPRC5D	G protein-coupled receptor class-C group-5 member-D	G 蛋白偶联受体家族 C 组 5 成员 D
CRS	cytokine release syndrome	细胞因子释放综合征
CEA	carcinoembryonic antigen	癌胚抗原
Fab	fragment of antigen binding	抗原结合片段
HHV-8	human herpes virus 8	人类疱疹病毒 8 型
TSG	tumor suppressor gene	抑癌基因
MDE	myeloma defined event	多发性骨髓瘤相关事件
MLPA	multiplex ligation-dependent probe amplification	多重连接探针扩增技术